Kurt Langbein
Hans-Peter Martin
Hans Weiss

Bittere Pillen

Kurt Langbein
Hans-Peter Martin
Hans Weiss

Bittere Pillen

Nutzen und Risiken der Arzneimittel

Ein kritischer Ratgeber

Überarbeitete Neuausgabe
2002–2004

Kiepenheuer & Witsch

Jubiläumsausgabe 2004

76. ergänzte und korrigierte Auflage

Umschlaggestaltung: Philipp Starke, Hamburg, nach einer Idee von Hannes Jähn
Satz: Gisela Demmel, München
Druck und Bindearbeiten: Clausen & Bosse, Leck
ISBN 3-462-03401-4

Wissenschaftliche Beratung bei den Empfehlungen und beim Text:

Prof. Dr. rer. nat. Gerd Glaeske, Forschungseinheit Gesundheitspolitik und Evaluation der medizinischen Versorgung am Zentrum für Sozialpolitik, Universität, Bremen
Christine Remien, Ärztin, München
Prof. Dr. med. Jörg Remien, Pharmakologe und Arzt, Institut für Pharmakologie und Toxikologie der Universität München
Prof. Dr. med. Hans Winkler, Vorstand des Pharmakologischen Institutes, Universität Innsbruck, und Mitglied der europäischen Arzneimittel-Zulassungskommission (EMEA) in London

Wissenschaftliche Beratung beim Text:

Prof. Dr. Michael Berger, Diabetologe, Internist, Endokrinologe, Direktor der Klinik für Stoffwechselkrankheiten und Ernährung und des WHO Collaborating Center for Diabetes Treatment and Prevention, Düsseldorf (Kapitel 16: Zuckerkrankheit)
Dr. Reinhard Dörflinger, Praktischer Arzt, Wien
Dr. Ekkehard Heel, Praktischer Arzt, Westendorf/Tirol
Dr. Andrea Herdey, Ärztin, Bremen
Dr. Rosemarie Klesse, Ärztin, Bremen
Dr. Ingeborg Lackinger-Karger, Frauenärztin und Ärztin für Psychotherapeutische Medizin, Düsseldorf
Dr. Susanne Matthes-Martin, Ärztin, Wien
Prof. Dr. Ingrid Mühlhauser, Internistin, Diabetologin, Endokrinologin, Professur für Gesundheit, IGTW, Universität Hamburg (Kapitel 16: Zuckerkrankheit)
Dr. Ferdinand Sator, Kinderfacharzt, Bisamberg bei Wien
Dr. Eva Weiss, Fachärztin für Psychiatrie und Neurologie und Psychotherapeutin, Wien

Weitere Mitarbeit:

Gisela Demmel, München
Lutz Dursthoff, Köln
Dr. Krista Federspiel, Wien
Dr. Eleonore Macek, Wien
Alexander Scheiblhofer, Wien
Ilka Wonschik, Overath
Nikolaus Wolters, Köln

Inhalt

Vorwort zur Ausgabe 2002–2004

Die überraschende Nachricht

Sowohl Homöopathie als auch Pflanzenheilkunde befinden sich in Deutschland auf dem Rückzug. Medikamente dieser Therapierichtungen werden in Deutschland nicht mehr so häufig verwendet.
Laut Marktforschungsfirma IMS Health gaben die Deutschen in Apotheken, Drogerien und Kaufhäusern von Juni 1999 bis Juni 2000 nur noch 2,25 Milliarden Euro für pflanzliche Arzneimittel aus – gegenüber dem Vorjahr ein Rückgang von 3,3 Prozent.
Und bei den in dieser Ausgabe bewerteten homöopathischen Mitteln gibt es – gemessen an der Zahl der verkauften Packungen – sogar einen Rückgang von vier Prozent (siehe Kapitel 23. Homöopathie).
Auch statistische Analysen von IMS Health vom Januar 2001 über den Gesamtmarkt der Homöopathika belegen diesen Trend.
Möglicherweise sind diese Marktveränderungen Ausdruck von sinkendem Vertrauen in Pflanzenheilkunde und Homöopathie.

Die gute Nachricht

Seit dem erstmaligen Erscheinen von Bittere Pillen im Jahr 1983 ist die Qualität der Arzneimittel in Deutschland und Österreich stetig gestiegen. Ablesbar ist das an der Zahl der negativ bewerteten Medikamente: 1983 mussten fast 60 Prozent aller Medikamente als »abzuraten« oder »wenig zweckmäßig« eingestuft werden, 1999 noch 30 Prozent, jetzt nur noch 26 Prozent. Eine deutliche Verbesserung.

Die schlechten Nachrichten

– Die weltweit wichtigste Zulassungsbehörde FDA in den USA hat in den vergangenen Jahren einen Schwenk vollzogen. Sie scheint »zum Handlanger der Industrie« geworden zu sein (Fachzeitschrift »The Lancet« 2001; 357, S. 1544–45). Neue Medikamente werden oft nicht ausreichend auf Wirksamkeit und Sicherheit geprüft und verursachen schwere Nebenwirkungen bis zu Todesfällen. Beispiele dafür sind der aus dem Handel gezogene Fettstoffsenker *Lipobay*, das Antirauchermittel *Zyban*, die Potenzmittel *Viagra* und *Uprima*.
– In der medizinischen Fachliteratur häufen sich Meldungen über manipulierte Ergebnisse von Medikamentenversuchen durch Pharmakonzerne bzw. die beteiligten Wissenschaftler. Auf wundersa-

me Art und Weise werden aus fragwürdigen oder riskanten Arzneimitteln plötzlich hochwirksame und gut verträgliche. Aktuelle Beispiel dafür sind die Rheumamittel *Celebrex* und *Vioxx*.

- Die Abhängigkeit der Ärzte von der Pharmaindustrie ist inzwischen so bedrohlich geworden, dass nicht nur angesehene medizinische Fachzeitschriften dagegen aufzumucken beginnen. Im Sommer 2001 kritisierte die US-Tageszeitung »New York Times« in ungewöhnlich scharfem Ton das systematische Pharma-Sponsoring mit Geschenken, Reisen, Geburtstagsfeiern, Pseudostudien und Geldzuwendungen. In den USA gaben die Konzerne für solche »Aufmerksamkeiten« im Jahr 2000 umgerechnet 16,5 Milliarden Euro aus. Insider schätzen, dass die Situation in Deutschland oder Österreich ähnlich ist. Die Berliner Fachzeitschrift »arznei-telegramm« schreibt ganz unverblümt von der »weit verbreiteten Korruption medizinischer Meinungsbildner«.
- Obwohl der Pillenkonsum der Deutschen und Österreicher in den vergangenen Jahren gefallen ist (von 1,666 Milliarden Packungen im Jahr 1996 auf 1,588 Milliarden im Jahr 2000), sind die Kosten für Arzneimittel dramatisch gestiegen (jährlich um 5–10 Prozent). Ursache dafür sind die vielen »neuen« Medikamente, die in Wirklichkeit gar nicht neu, sondern nur geringfügig veränderte chemische Abwandlungen altbekannter Präparate sind. Ihr Zweck besteht nicht darin, die Therapie zu verbessern, sondern zu verteuern. Denn für jedes »neue« Medikament können die Firmen jeden beliebigen Preis verlangen. Als besonders dreistes Beispiel dafür gilt das Diabetesmittel *Avandia*.
- Pharmakonzerne lassen ihre Medikamentenversuche zunehmend häufiger in Ländern der Dritten Welt oder in Osteuropa durchführen. Dort gibt es weniger Vorschriften und es ist leichter, negative Ergebnisse zu schönen. Um diese Sache näher zu untersuchen, verwandelte sich der alleinverantwortliche Autor dieser Ausgabe, Hans Weiss, über Nacht in einen freischaffenden Pharma-Manager. Er bot Klinikchefs in Ungarn via Internet Geld dafür an, dass sie Medikamentenversuche durchführen, die nach den Regeln des Weltärztebundes verboten sind. Im Kapitel »Menschliche Versuchskaninchen« können Sie nachlesen, wie die Ärzte auf dieses unmoralische Angebot reagierten.
- Nach einer Untersuchung des deutschen Arzneimittelexperten Peter S. Schönhöfer verursachen Nebenwirkungen von Medikamenten in Deutschland jedes Jahr 16.000 Tote. Ein Vergleich:

Rund 10.000 Menschen kommen jährlich in Deutschland durch Verkehrsunfälle um.

– Mehrere tausend Medikamente, die als riskante Altlasten gelten und laut EU-Recht längst nicht mehr verwendet werden dürften, können in Deutschland bis Juli 2003 weiterhin verkauft werden.

Wie viele Pillen?

Bis zu dieser Ausgabe verwendeten wir folgende Zählweise: Unabhängig davon, ob ein Medikament in verschiedenen Darreichungsformen wie Zäpfchen, Tabletten, Injektion, Salben etc. vorlag, wurde es für unsere interne Statistik nur einmal gezählt. Auf dem Umschlag der letzten Ausgabe (Bittere Pillen 1999–2001) stand deshalb: Über 3.000 Medikamente seriös bewertet.

Um den Verbrauchern einen direkten Vergleich mit anderen Medikamenten-Publikationen zu erleichtern, stellen wir mit dieser Ausgabe auf eine verbreitetere Zählweise um: Jede Darreichungsform zählt jetzt als eigenes Medikament. Das ergibt eine Summe von insgesamt mehr als 10.000 Medikamenten. Davon sind mehr als 2.000 neue Bewertungen.

Um einen Vergleich zwischen der Erstausgabe von Bittere Pillen im Jahr 1983 und heute zu ermöglichen, führen wir die folgende Statistik jedoch nach dem alten System fort.

Deutschland

	1983	2002–2004
Anzahl der bewerteten Medikamente	1.433	3.190
Therapeutisch zweckmäßig (einschließlich der mit Einschränkungen zweckmäßigen Medikamente)	41,2 %	68,4 %
Wenig zweckmäßig	14,2 %	14,9 %
Abzuraten	44,1 %	11,7 %
Sinnvolles Naturheilmittel		3,7 %
Sinnvolles Homöopathie-Mittel		1,3 %
Keine Empfehlung möglich	0,5 %	0 %

Seit 1983 hat sich die Qualität der Arzneimittel stetig verbessert. 1983 waren in Deutschland nur 41,2 Prozent aller Arzneimittel »therapeutisch zweckmäßig«, heute sind es bereits 68,4 Prozent. Der Anteil der als »abzuraten« bewerteten Arzneimittel ist von 44,1 auf 11,7 Prozent gefallen.

Der Anteil der »wenig zweckmäßigen« Arzneimittel ist ungefähr gleich geblieben, jener der sinnvollen Naturheilmittel und Homöopathika gestiegen.

Österreich

	1983	2002–2004
Anzahl der bewerteten Medikamente	732	1.250
Therapeutisch zweckmäßig (einschließlich der mit Einschränkungen zweckmäßigen Medikamente)	49,4 %	68,9 %
Wenig zweckmäßig	13,5 %	15,5 %
Abzuraten	36,9 %	13,4 %
Sinnvolles Naturheilmittel		2,2 %
Sinnvolles Homöopathie-Mittel		0 %

Der Arzneimittelmarkt in Österreich hat sich bei den am häufigsten verwendeten Mitteln ähnlich entwickelt wie in Deutschland: Der Anteil der »therapeutisch zweckmäßigen« Medikamente ist seit 1983 von 49,4 auf 68,9 Prozent gestiegen, der Anteil der »wenig zweckmäßigen« von 13,5 auf 15,5 Prozent. Der Anteil der Medikamente, die als »abzuraten« bewertet wurden, ist von 36,9 auf 13,4 Prozent gefallen. Weil in Österreich Homöopathika bis vor kurzem nicht zulassungspflichtig waren und uns keine Verkaufszahlen zur Verfügung stehen, haben wir keines dieser Mittel in die Tabellen aufgenommen.

Zu dieser Ausgabe

Allein verantwortlicher Autor dieser Ausgabe (2002–2004) ist Hans Weiss. Hans-Peter Martin wird wieder allein verantwortlicher Autor der Ausgabe 2005–2007 sein. Kurt Langbein ist seit 1992 in keiner Weise mehr an Neuausgaben der »Bitteren Pillen« beteiligt und wird nur noch aus urheberrechtlichen Gründen auf dem Buchumschlag namentlich genannt. Peter Sichrovsky war Mitautor der Erstausgabe von »Bittere Pillen« (1983).

Autorenadressen

c/o Verlag Kiepenheuer & Witsch
Rondorfer Str. 5
D-50968 Köln

Gebrauchshinweis

Wer schnell wissen möchte, wie ein bestimmtes Medikament von uns bewertet wurde, schlägt am Ende von »Bittere Pillen« im Register (Medikamenten- und Wirkstoffregister, Stichwortverzeichnis) den gesuchten Namen nach und findet die entsprechende Seitenzahl. Dieselbe Vorgangsweise ist auch sinnvoll, wenn man einen bestimmten Wirkstoff, eine Krankheit oder ein Symptom sucht.

Eine zweite Suchmöglichkeit besteht darin, am Anfang von »Bittere Pillen« im Inhaltsverzeichnis (S. 9–13) nachzuschlagen – jedes Kapitel umfasst ein ganz bestimmtes Anwendungsgebiet. Schlagen Sie den entsprechenden Textteil auf. Er enthält einen kurzen Überblick über die Krankheit, über sinnvolle Behandlungsmethoden und die wichtigsten Arzneimittel. In der anschließenden, alphabetisch geordneten Tabelle sind die meistverwendeten Arzneimittel mit den wichtigsten Nebenwirkungen und einer Empfehlung enthalten.

> Wichtig: Ein Medikament, das als *therapeutisch zweckmäßig* eingestuft wurde, sollte keinesfalls bedenkenlos eingenommen werden. Wenn ein Medikament als *abzuraten* oder *wenig zweckmäßig* bewertet wird, bedeutet das nicht unbedingt, dass Sie sofort aufhören sollen, es einzunehmen. Sprechen Sie mit einem Arzt Ihres Vertrauens darüber.

Dies ist kein Buch *gegen* Medikamente. Im Gegenteil – durch die gezielte Beurteilung versteht es sich als Buch *für* den sinnvollen Gebrauch von Arzneimitteln, egal ob es sich um konventionelle oder alternative handelt. Uns ist bewusst, dass auch viele Mittel, deren Wirksamkeit zweifelhaft ist, die jedoch harmlos sind, oft schon durch den so genannten »Placebo-Effekt« wirken. Es kann also durchaus sinnvoll sein, solche Medikamente in bestimmten Fällen zu verschreiben.

Dieses Buch ersetzt nicht den Arztbesuch und auch nicht die genaue Beachtung von Anweisungen zum Gebrauch von Arzneimitteln.

Methodik

In Deutschland sind etwa 50.000 industriell hergestellte Arzneimittel im Handel, in Österreich rund 10.000.
Auf der Basis der Verkaufsstatistiken wurden die wichtigsten der meistverkauften Präparate in Deutschland und Österreich in dieses Buch aufgenommen und der Herkunft entsprechend mit »D« bzw. »Ö« gekennzeichnet.
In dieser Ausgabe wurden mehr als 10.000 Arzneimittel erfasst und bewertet. Damit umfassen wir in Deutschland einen Marktanteil von etwa 1,4 Milliarden verkauften Packungen der 1,6 Milliarden Packungen des Gesamtmarktes, also rund 88 Prozent.

Zuordnung von Medikamenten zu Anwendungsgebieten
Die Zuordnung der Medikamente zu den einzelnen Kapiteln bzw. Anwendungsgebieten stützt sich primär auf die Einteilung in der »Roten Liste 2001«, dem Medikamentenverzeichnis des Bundesverbandes der Pharmazeutischen Industrie. Als weitere Unterlagen wurden außerdem die »Scholz-Datenbank« in Form einer CD-Rom, Ausgabe 2/2001, der »Austria Codex«, Ausgabe 2000/01 und Medikamentenverzeichnisse von öffentlichen Apotheken verwendet.
In zahlreichen Fällen wurde ein Arzneimittel in mehreren vom Hersteller empfohlenen Anwendungsgebieten bewertet. Beispielsweise die Beta-Blocker in Kapitel 12.1. (Mittel gegen Bluthochdruck), 12.3. (Mittel gegen Angina pectoris) und 12.6. (Mittel gegen Herzrhythmusstörungen). In der Regel haben wir uns jedoch auf Empfehlungen zu den Anwendungsgebieten beschränkt, die von den Pharmafirmen als die wichtigsten angegeben wurden.

Die Empfehlungen zu den einzelnen Medikamenten
stützen sich auf die Angaben der Gutachter und den letzten Stand der medizinisch-pharmakologischen Fachliteratur.
Wenn nicht anders angeführt, bezieht sich die Empfehlung und ihre Begründung auf das Anwendungsgebiet, das in der Kapitelüberschrift angegeben ist. Ähnlich wie bei vielen pharmakologischen Fachbüchern dieser Art (beispielsweise »AMA Drug Evaluations«) handelt es sich bei den Empfehlungen letztlich um subjektive Meinungsäußerungen, die jedoch auf wissenschaftlicher Literatur und dem Sachverstand der Gutachter beruhen und wissenschaftlich begründbar sind.

Die veränderte Gliederung, die neu gestaltete Zuordnung der Medikamente zu den jeweiligen Anwendungsgebieten und neue wissenschaftliche Erkenntnisse haben dazu geführt, dass sich manche Bewertungen und Empfehlungen von denen der früheren Ausgaben unterscheiden.

Therapeutisch zweckmäßig

bedeutet, dass nach den Angaben der Gutachter und der verwendeten Fachliteratur der zu erwartende Nutzen des Präparats unter bestimmten, oft im Text angegebenen Voraussetzungen in einem sinnvollen Verhältnis zu den Risiken steht, die jedes wirksame Arzneimittel hat. Die Einstufung als therapeutisch zweckmäßig sollte jedoch keinesfalls als Freibrief für die unbegrenzte Verwendung verstanden werden. Gerade bei einigen dieser Präparate gibt es einen enormen Missbrauch.

Therapeutisch zweckmäßig nur zur . . . (bei . . ., wenn . . .)

Für diese Empfehlung gilt sinngemäß das Gleiche wie bei *Therapeutisch zweckmäßig*. Hinzu kommen laut den Gutachtern und der Fachliteratur wichtige Hinweise für das spezielle Anwendungsgebiet dieses wirksamen Präparats.

Zweckmäßig

ist ein Präparat, das zwar nicht zur Behandlung einer Krankheit verwendet wird, jedoch trotzdem ein sinnvolles Arzneimittel ist (beispielsweise die »Pille«). Zweckmäßig bedeutet, dass nach den Angaben der Gutachter und der verwendeten Fachliteratur der zu erwartende Nutzen des Präparats unter bestimmten, oft im Text angegebenen Voraussetzungen in einem sinnvollen Verhältnis zu den Risiken steht, die jedes wirksame Arzneimittel hat.

Nur zweckmäßig bei . . . (wenn . . .)

Diese Empfehlung wurde abgegeben, wenn nach den Ansichten der Gutachter und laut der verwendeten Fachliteratur Einschränkungen in der therapeutischen Wirksamkeit gegenüber dem in der Kapitelüberschrift angegebenen Anwendungsgebiet oder den vom Hersteller empfohlenen Anwendungen notwendig waren. Die Begründung dafür findet sich jeweils im Text unter der Empfehlung oder im Textteil des Kapitels.

Möglicherweise zweckmäßig

bedeutet, dass Hinweise auf ein positives Wirkungs-Risiko-Verhältnis dieses Präparats vorliegen, diese aber nach Meinung der Gutachter und in der verwendeten Fachliteratur noch nicht zweifelsfrei belegt sind.

Wenig zweckmäßig

Diese Empfehlung wurde abgegeben, wenn nach Angaben der Gutachter und der verwendeten Fachliteratur

- die Wirksamkeit des Medikaments nicht zweifelsfrei belegt, das Risiko jedoch relativ gering ist; und/oder
- andere, geeignetere oder weniger risikoreiche bzw. auch besser erprobte Medikamente im gleichen Anwendungsgebiet angeboten werden; und/oder
- grundsätzlich bei den betreffenden Erkrankungen Behandlungsmethoden ohne Medikamente sinnvoller wären, aber dennoch mit den Arzneimitteln gewisse Linderungen erzielt werden können.

Abzuraten

bedeutet, dass es nach Ansicht der Gutachter und laut der verwendeten Fachliteratur zweifelhaft ist, ob die mögliche Wirksamkeit und das zu erwartende Risiko beim betreffenden Präparat in einem sinnvollen Verhältnis zueinander stehen. Das kann der Fall sein, wenn z. B. das Risiko von Nebenwirkungen bei bestimmten Substanzen oder Darreichungsformen besonders groß ist.
Eine weitere Begründung ist dann gegeben, wenn z. B. die Wirksamkeit zweifelhaft, gleichzeitig jedoch das Risiko von Nebenwirkungen beträchtlich ist und andere, weniger risikoreiche Alternativen vorhanden sind.
Abzuraten ist auch von »Naturheilmitteln« oder »homöopathischen Mitteln«, wenn der Hersteller Anwendungsgebiete nennt, bei denen es nach dem heutigen Stand der Medizin unbedingt notwendig ist, ein therapeutisch wirksames und zweckmäßiges Medikament zu verwenden.
Die Empfehlung abzuraten wurde auch gewählt, wenn es sich beim betreffenden Präparat laut Gutachtern und der verwendeten Fachliteratur um eine »nicht sinnvolle« oder »wenig sinnvolle« Kombination handelt. Diese Begründung kann z. B. bedeuten:

- dass eine oder mehrere Substanzen, deren Wirksamkeit zweifelhaft ist, mit zweckmäßig einzusetzenden Substanzen in einem Medikament kombiniert wurden,
- dass mehrere als Einzelsubstanzen sinnvolle Wirkstoffe in einem Arzneimittel kombiniert wurden und dadurch u. a. folgende Nachteile entstehen können: Verlust der individuellen Dosierbarkeit der einzelnen Wirkstoffe, höheres Nebenwirkungs- und Vergiftungsrisiko.

In manchen Anwendungsgebieten kann eine individuell in der Form von Einzelpräparaten dosierbare Kombination mehrerer Wirkstoffe jedoch durchaus sinnvoll sein (z. B. bei Mitteln gegen Magenübersäuerung).

Zweckmäßig wie . . .

und ähnliche Formulierungen stellen Sonderfälle dar, die zur besseren Verständlichkeit der Wirkung von bestimmten Präparaten gewählt wurden.

Als Naturheilmittel

werden von uns Präparate bezeichnet, wenn sie folgende Eigenschaften aufweisen:

- es dürfen nur pflanzliche Inhaltsstoffe enthalten sein,
- es sind keine nennenswerten Nebenwirkungen zu erwarten,
- die therapeutische Wirksamkeit ist zwar nicht zweifelsfrei nachgewiesen, es gibt jedoch ein relativ gesichertes Erfahrungswissen, dass die Anwendung sinnvoll sein kann, wenn der Patient dadurch eine positive Wirkung verspürt,
- es wird vom Hersteller kein Anwendungsgebiet genannt, bei dem nach dem heutigen Stand der Medizin ein therapeutisch wirksames Medikament zwingend vorgeschrieben ist.

Als homöopathisches Mittel

gilt ein Medikament, wenn es folgende Eigenschaften aufweist:

- es dürfen nur Inhaltsstoffe in homöopathischer Verdünnung enthalten sein,
- es wird vom Hersteller kein Anwendungsgebiet genannt, bei dem nach dem heutigen Stand der Medizin ein therapeutisch wirksames Medikament zwingend vorgeschrieben ist.

Wichtig: Man sollte nicht nur die Empfehlung lesen, sondern auch immer den Text.

Nebenwirkungen

Die Rubrik Wichtigste Nebenwirkungen beinhaltet nicht alle, sondern nur die nach der Meinung der Gutachter und laut der verwendeten Fachliteratur bedeutsamsten Begleiterscheinungen, die bei der Verwendung des jeweiligen Mittels auftreten können. Wenn der Vermerk »nicht erfasst« oder »keine wesentlichen bekannt« erscheint, bedeutet das keineswegs, dass keine Risiken vorhanden sind. Insgesamt kann wegen der in der Medizin nur mangelhaften Erfassung von Nebenwirkungen davon ausgegangen werden, dass die Angaben unvollständig sind.

Inhaltsstoffe

Die bei den Medikamenten angegebenen Inhaltsstoffe wurden der »Roten Liste 2001« bzw. dem »Austria Codex 2000/01« entnommen. Bei Präparaten, die in diesen Verzeichnissen nicht angeführt sind, wurden auch Angaben aus der »Scholz-Datenbank« 2/2001 und Beipackzettel verwendet.

Register

Das Register umfasst das Stichwortverzeichnis sowie ein Medikamenten- und Inhaltsstoffregister. Es sind nur Inhaltsstoffe von so genannten Monopräparaten angeführt, das sind Präparate mit nur einem Wirkstoff.

Textteil

Im Textteil wird versucht, einen kurzen Überblick über die Bedeutung der einzelnen Krankheiten, ihre Ursachen, den Stellenwert der Behandlung mit Medikamenten und die Verkaufspolitik der Pharmakonzerne zu geben. Der Textteil beruht auf den Angaben der angeführten Experten und medizinisch-pharmakologischen Fachquellen.

Menschliche Versuchskaninchen

Beim Testen neuer Medikamente sind manche Pharma-Firmen nicht zimperlich: Ergebnisse werden verfälscht, Nebenwirkungen verschwiegen. Patienten mit lebensbedrohlichen Erkrankungen erhalten keine wirksamen Medikamente. Ärzte werden zu Komplizen. Eine Reportage von Hans Weiss.[1]

Am 22.2.2001wechselte ich meinen Beruf und wurde vom Buchautor zum Pharma-Consultant. Diese Berufsbezeichnung habe ich erfunden. Bis zu diesem Tag hatte ich noch keine Ahnung von dem neuen Job, danach verhandelte ich mit Klinikchefs darüber, wie viel es kostet, fragwürdige Medikamentenversuche durchzuführen.
Für die Ausübung dieser Tätigkeit musste ich keine einzige Mark, keinen einzigen Schilling investieren. Ich benötigte nur ein wenig Hintergrundwissen über Medikamentenversuche, Einfühlungsvermögen und einen Computer mit Internetanschluss.
Als Pharma-Consultant wollte ich testen, ob Ärzte sich an die ethischen Regeln halten, die der Weltärztebund in der Deklaration von Helsinki im Oktober 2000 festgelegt hat.[2]
Diese Deklaration verbietet es, schwere Erkrankungen nur mit einem Placebo, einem Scheinmedikament zu behandeln, wenn es bereits eine erprobte Behandlung gibt. Das gilt ausdrücklich auch für Patienten, die an Medikamentenversuchen teilnehmen.
Erlaubt sind nur Versuche, bei dem eine Gruppe von Patienten das Testmedikament erhält, die andere Gruppe ein Standardmedikament.
Ich hatte Hinweise bekommen, dass Mediziner im Auftrag bekannter Pharmakonzerne diese Regeln verletzen. Dem wollte ich nachgehen.
Mein Plan war es, Ärzte zu fragen, ob sie bereit sind, einen Medikamentenversuch durchzuführen, bei dem schwer kranke Patienten nur ein unwirksames Medikament – also ein Placebo – erhalten. Das hieße, dass Ärzte ihre Patienten bewusst unnötig leiden lassen. Als Köder wollte ich das in Westeuropa oder den USA übliche Honorar anbieten.

Schöne Ergebnisse

Die medizinische Fachliteratur verzeichnet Dutzende von gut dokumentierten Fällen, in denen Pharma-Konzerne die Versuchs-Ergebnisse massiv beeinflussten. Angesehene Mediziner behaupten, dass die Kontrolle der Firmen über die Medikamenten-Forschung bereits so

weit geht, dass es zu einer systematischen Verzerrung von Ergebnissen kommt. Deshalb seien Angaben über Wirksamkeit und Nebenwirkungen generell mit Vorsicht zu genießen.[3] Wo immer möglich, wird geschönt und manipuliert, was das Zeug hält.[4]
Es steht eben viel Geld auf dem Spiel. Die Entwicklung eines neuen Medikaments ist mit hohen Kosten und beträchtlichen Risiken verbunden. Nur jedes fünfte Medikament schafft es, von der Gesundheitsbehörde genehmigt zu werden.[5] Nichts fürchten die Firmen mehr als ein negatives Ergebnis bei einem Medikamenten-Versuch. Denn dann wäre die Marktzulassung in Frage gestellt und alle Investitionen wären umsonst gewesen. Um das zu vermeiden, streben sie die totale Kontrolle über Forschung und Forscher an.
Wenn eine Firma einen neuen pharmazeutischen Wirkstoff beim Patentamt anmeldet, erhält sie einen 20 Jahre andauernden Schutz vor Konkurrenten. Das allerdings bringt noch kein Geld. Denn schon ab dem Zeitpunkt der Anmeldung läuft die Patentuhr – obwohl die Firma jetzt erst mit Versuchen beginnen kann und herausfinden muss, ob das Medikament tatsächlich wirkt und keine schwer wiegenden Nebenwirkungen hat. Das dauert meist viele Jahre. Je schneller die Firma es schafft, die notwendigen Wirksamkeits- und Verträglichkeits-Beweise zu liefern und die Zulassung der Gesundheitsbehörden zu erhalten, umso mehr Zeit bleibt bis zum Ablauf der Patentfrist.
Ab dem Zeitpunkt der Zulassung sprudeln dann etwa acht bis zwölf Jahre lang sagenhafte Gewinne, denn für ein neues Medikament kann jeder beliebige Preis verlangt werden. Nach Ablauf der Patentfrist ist es damit vorbei. Andere Pharma-Firmen können das Medikament nachahmen und über einen billigeren Preis versuchen, ebenfalls ein Geschäft zu machen. Damit sinken automatisch die Gewinne.

Als Pharma-Consultant

Bevor ich Anfang 2001 mit meinem Test beginnen konnte – ob Ärzte ohne weiteres bereit sind, im Auftrag von Pharmafirmen unethische Medikamentenversuche durchzuführen –, musste ich eine Reihe von entscheidenden Fragen klären:
Welche Ärzte sollte ich fragen? Sollte ich persönlich auftreten, als Mitarbeiter eines real existierenden Pharmakonzerns? Oder sollte ich mein Angebot per E-Mail abschicken? Welche schwere Krankheit sollte behandelt, welches Medikament getestet werden? Und wie viel Geld sollte ich den Ärzten anbieten?

Welche Krankheit?

Ich entschied mich für eine schwere oder mittelschwere Depression. Wenn diese Krankheit unbehandelt bleibt, besteht stark erhöhte Selbstmordgefahr. Es gilt deshalb als Standardtherapie, mit einem Antidepressivum zu behandeln.

Welches Medikament?

Wenn ich mich nicht verdächtig machen wollte, musste ich genau festlegen, welche Wirkungen und Nebenwirkungen das Test-Medikament haben sollte.
Ein Psychiater in München half mir beim »Erfinden« eines neuen Arzneimittels. Ich legte mich auf ein Antidepressivum vom Typ der Serotonin-Wiederaufnahmehemmer (SSRI; siehe Kapitel 2.4.) fest. Solche Mittel verstärken die Wirkung bestimmter Botenstoffe an den Nervenzellen des Gehirns und führen zu einer Aufhellung der Stimmung, zum Abbau von Spannung und Angst und zu einer Steigerung des Antriebs.

Bekannte Antidepressiva vom Typ der SSRI sind zum Beispiel *Cipramil* oder *Fluctin* oder *Seroxat*. Diese Mittel wurden in den letzten Jahren mit großem Erfolg weltweit vermarktet.

Welche Ärzte?

Mein erster Gedanke war, Klinikärzte in Deutschland oder Österreich auf die Probe zu stellen.
Aber dann fiel mir ein Satz ein, der mir bei der Firma Bayer vor zwanzig Jahren während meiner Ausbildung zum Ärzteberater* eingebläut worden war: »*Geldsachen sind Vertrauenssachen, besonders dann, wenn es um Bestechung geht. Sie müssen einen Arzt gut kennen, bevor Sie ihm Geld anbieten.*«
Es ging in diesem Fall zwar nicht um Bestechung, aber es ging um viel Geld, und zwar um eine Summe zwischen 50–250.000 Euro. Ich hatte natürlich nicht vor, für meinen Test so viel Geld auszugeben – ich wollte nur herausfinden, ob Ärzte auf mein Angebot eingehen würden.

* Ich hatte 1980 ein Jahr lang aus journalistischen Gründen als Ärzteberater bei den Firmen Sandoz (heute Teil des schweizerischen Konzerns Novartis) und Bayer gearbeitet, um herauszufinden, wie Ärzte bestochen und Patienten als Versuchskaninchen benützt werden. Daraus entstand das Buch »Gesunde Geschäfte – die Praktiken der Pharmaindustrie«, Kiepenheuer & Witsch, Köln 1981.

Bei einem deutschen oder österreichischen Arzt konnte ich nicht einfach mit der Tür ins Haus fallen oder eine E-Mail schicken, in der ich für die Durchführung eines Medikamentenversuchs ein hohes Honorar anbot. Geschäfte dieser Art werden hier entweder persönlich über die Pharmaberater der Firmen angebahnt oder die Konzernzentrale selbst setzt sich mit den Ärzten in Verbindung.
Doch mich als Mitarbeiter der Zentrale eines namhaften Pharmakonzerns auszugeben, kam nicht in Betracht: Der Konzern würde mich sofort verklagen.
Mir blieb also nur die Möglichkeit, ins Ausland auszuweichen. Da würde es auch keine Rolle spielen, wenn ich meinen richtigen Namen angab. Außerdem war es vielleicht gar nicht notwendig, persönlich aufzutreten. Ich konnte versuchen, per E-Mail mit Ärzten ins Geschäft zu kommen.
Jetzt fehlte nur noch eine unverdächtige Berufsangabe. Ich kreierte den neuen Beruf »Pharma-Consultant«. Das wirkte so hochtrabend, dass ich es wagen konnte, direkt einen Klinikchef anzusprechen.

Nach Ungarn

Während ich diese Überlegungen anstellte, kam mir ein Zufall zu Hilfe. In amerikanischen Medien fand ich Hinweise, dass US-Konzerne ihre Medikamentenversuche zunehmend in Entwicklungsländer und nach Osteuropa verlagern.[6]
Es gab dafür viele Gründe, vor allem die laxere oder gänzlich fehlende Kontrolle durch Gesundheitsbehörden. Außerdem ist das »Kopfgeld«, das Mediziner pro Versuchspatient erhalten, viel geringer als in den USA oder Westeuropa, und die Versuche können rascher durchgeführt werden. Die Firmen sparen damit also mehrfach und können auf diese Art und Weise ihre üppigen Gewinne weiter steigern.
In einem Artikel fiel mir der Satz eines ungarischen Psychiaters ins Auge: »*Die Pharma-Firmen machen uns finanzielle Angebote, die uns den Kopf verdrehen.*«[7]
Damit war meine Entscheidung gefallen: Ich wollte den Direktor eines Budapester Krankenhauses auf die Probe stellen. War er einverstanden damit, einen unethischen Medikamentenversuch an depressiven Patienten durchzuführen?
Mit Hilfe der Internet-Suchmaschine *google*[8] fand ich Name und E-Mail-Adresse von Dr. Àkos Kassai-Farkas heraus, dem Klinikchef des Nyirö Gyula Krankenhauses in Budapest.

Ein erster Versuch

Die erste E-Mail war die schwierigste. Ich mühte mich ab, den richtigen Ton zu finden. Dr. Àkos Kassai-Farkas durfte keinen Verdacht schöpfen.

Mein Angebot formulierte ich auf Englisch. Um Vertrauen zu erwecken, verwies ich auf einen der weltweit größten Pharma-Konzerne: Ein Kollege von Novartis habe mir empfohlen, mich an ihn zu wenden. Ich sei – im Auftrag eines großen Konzerns – auf der Suche nach Möglichkeiten für einen Medikamentenversuch mit einem sehr erfolgversprechenden neuen Antidepressivum.

Für September dieses Jahres sei eine internationale Studie an mehreren Orten geplant: in Deutschland, in England und in den Vereinigten Staaten. Die Firma wolle zunächst die Zulassung bei der US-Gesundheitsbehörde und kurz darauf auch bei der zentralen europäischen Behörde in London erreichen. Um die Sache zu beschleunigen, seien zusätzliche 40 bis 80 Versuchspatienten vorgesehen. Ob er an seiner Klinik eine so große Zahl zur Verfügung stellen könne?

Die notwendigen Voruntersuchungen seien schon fast abgeschlossen. Das Medikament solle mit dem bekannten Antidepressivum Sertralin (enthalten z. B. im Boehringer-Ingelheim-Medikament *Gladem* oder im Pfizer-Medikament *Zoloft*) und mit einem Placebo verglichen werden. Das bedeutete im Ernstfall: Wenn an dem Versuch 60 Patienten teilnahmen, erhielten nach dem Zufallsprinzip 20 das neue Antidepressivum, 20 das bewährte Antidepressivum Sertralin und 20 das Placebo-Präparat. Nach einigen Monaten Behandlung könnte man auf diese Weise die Wirksamkeit des neuen Antidepressivums ermitteln.

Ich gab mich unerfahren, was die gesetzlichen Vorschriften zur Durchführung von Versuchen in Ungarn betrifft, und brachte einige weitere Fragen unter, die mich interessierten.

Zum Beispiel:

- Müssen wir vor Beginn der Studie bei einer staatlichen Behörde oder bei der Krankenhaus-Verwaltung um Erlaubnis ansuchen?
- Gibt es ein Ethik-Komitee, das unseren Versuchsplan überprüft und genehmigt?
- Falls es nicht möglich sein sollte, am seinem Krankenhaus genügend Patienten aufzutreiben – könnte er mir dann weitere ungarische Krankenhäuser nennen?

Für die Mitwirkung an der Studie bot ich 3.500 Dollar pro Patient (3.800 Euro) und zusätzliche finanzielle Belohnungen an, je nachdem, wie schnell die Studie durchgeführt wurde. Das lag beträchtlich über dem, was normalerweise osteuropäischen Ärzten angeboten wurde, und war vergleichbar mit den Honoraren, die amerikanische Ärzte erhalten.

Ein weiterer Anreiz: Die finanziellen Transaktionen würden wir ganz nach seinen Wünschen gestalten. Ich dachte an ein Schweizer oder Liechtensteiner Konto.

Vertraulich

Wenn man eine E-Mail abschickt, erwartet man eine schnelle Antwort. Ein Tag verstrich, ein zweiter, ein dritter. Ich wurde unruhig. Hatte ich einen Fehler gemacht?

Am vierten Tag kam die Antwort von Dr. Kassai-Farkas, auf Englisch[9]: »*Ich freue mich, dass Sie uns kontaktiert haben. Natürlich würden wir gerne an der Studie teilnehmen, um dieses viel versprechende Antidepressivum zu testen. Wir sind in Kontakt mit anderen Krankenhäusern, die Versuchserfahrungen haben. Selbstverständlich behandeln wir alle Details vertraulich.*« Am Ende des Briefes fügte er die Bemerkung an, dass er lieber auf Deutsch schreiben würde, das falle ihm leichter – mein Name lasse darauf schließen, dass ich Deutscher oder Österreicher sei.

Fragen

In meiner nächsten E-Mail gab ich ein erfundenes privates Detail von mir preis, um die Vertraulichkeit zu erhöhen: Ich sei das Produkt eines privaten »Joint Venture« zwischen einer Amerikanerin und einem Österreicher. Dann kam ich schnell zum Wesentlichen und stellte eine Reihe von Fragen:

Wie viele Patienten mit einer mittelschweren bis schweren Depression an der klinischen Studie teilnehmen könnten?

Welche Regeln einzuhalten seien?

Ob wir ein schriftliches Einverständnis der Patienten benötigten?

Ob das Testen mit einem Placebo ein Problem sei?

Um von Dr. Kassai-Farkas nicht in einen Dialog über medizinische Details des Versuchs verwickelt zu werden, erklärte ich, dass für Fachfragen der wissenschaftliche Leiter der Firma zuständig sei.

Ich gab Dr. Kassai-Farkas noch einige Hintergrundinformationen zum angeblichen Auftraggeber der Studie: Es handle sich um einen großen deutschen Pharma-Konzern, der vor kurzem die Forschungsabteilung einer renommierten deutschen Universität aufgekauft habe, um sich

die Rechte an einem neuen Wirkstoff zu sichern, der von Experten als bahnbrechend eingestuft würde. Geld spiele keine Rolle.
Genaue Firmen-Informationen erhalte er im Falle einer konkreten Vereinbarung.

Kein Problem

»Sehr geehrter Herr Dr. Weiss,
144 Betten sind in meiner Abteilung und 49 Betten im 'Day Hospital'. Pro Jahr behandeln wir 500–700 Patienten mit Depression.«
Es folgte eine Reihe weiterer Details und dann der Hinweis: *»Natürlich brauchen wir ein schriftliches Einverständnis der Patienten, die daran teilnehmen. Mit Placebo-Tests habe ich eigentlich kein Problem, aber das Ethik-Komitee macht es manchmal schwer.«*

Dr. Kassai-Farkas wies darauf hin, dass seine Abteilung eine eigene Website habe[10], dort könne ich Informationen über frühere Studien nachlesen, unter *»Érdeklödök figyelmébe«* und *»A szponzorok és CRO-k figyelmébe«*. Übersetzt heißt das: *»Für Interessierte«* beziehungsweise *»Für Sponsoren«*.

Érdeklödök figyelmébe

Mit dem Anklicken dieser beiden ungarischen Wörter landete ich einen Volltreffer: In englischer Sprache eine Liste mit 18 Medikamenten- Studien, die an der Abteilung durchgeführt wurden oder werden. Unter anderem:

– drei Studien des Schweizer Konzerns Novartis, darunter eine Placebo-Studie an Schizophrenen mit einem neuen Wirkstoff namens Iloperidone. Nach den Regeln der Helsinki-Deklaration des Weltärztebundes wären solche und die im Folgenden aufgezählten Placeboversuche verboten;
– zwei Placebo-Studien bei akut manischen Patienten, die vom englischen Pharma-Konzern Glaxo-Wellcome (inzwischen unter dem Namen GlaxoSmithKline bekannt) finanziert wurden;
– eine Placebo-Studie des deutsch-französischen Konzerns Hoechst Marion Roussell (inzwischen unter dem Namen Aventis bekannt) an Schizophrenen mit der Testsubstanz M100907;
– zwei vom dänischen Pharma-Konzern Lundbeck finanzierte Studien, darunter eine Placebo-Studie mit der Testsubstanz Lu-26-054 an Patienten mit mittelschwerer bis schwerer Depression; – und

zwei Studien über das Schizophrenie-Medikament Aripiprazol, die von den amerikanischen Pharma-Konzernen Bristol-Myers Squibb und Otsuka America Pharmaceutical finanziert wurden.

Ich war mit meinem Angebot in guter Gesellschaft und fing an, im Internet herumzusurfen, um weitere Informationen über die angegebenen Medikamente zu suchen.

Milliarden von Dollar

In Deutschland und Österreich wird über Geld nur hinter vorgehaltener Hand geredet. Das gilt auch für den Bereich der Medikamenten-Forschung.[11] Amerikanische Ärzte aber sind stolz auf das, was sie tun und wie viel Geld sie damit verdienen. Im Internet erfährt man, welche amerikanischen Ärzte und Kliniken Versuche mit einem bestimmten Medikament gemacht haben – und wie viel ihnen die Firma dafür bezahlt hat.
Versuche zum Beispiel mit Aripiprazol. Am Budapester Krankenhaus wurde es von Dr. Kassai-Farkas gleich zweimal getestet. Für diesen neuen Wirkstoff zur Behandlung von Schizophrenie will der US-Konzern Bristol-Myers Squibb im Herbst 2001 bei der amerikanischen Gesundheitsbehörde die Zulassung erreichen. Die Firma organisierte in den vergangenen Jahren Dutzende von Medikamentenversuchen in der ganzen Welt, unter anderem in Ungarn und in den USA.
Mit Hilfe der Suchmaschine Google stößt man im Internet auf unzählige Hinweise zu Aripiprazol-Versuchen in Kliniken.[12] Allein in den USA sind es mindestens 35.[13]
Der US-Konzern Bristol-Myers Squibb hat große Pläne mit diesem Wirkstoff. Er soll ein »*Blockbuster*« werden. Das ist die amerikanische Bezeichnung für ein erfolgreiches Produkt, das alle Konkurrenz aus dem Weg räumt.
Am 28. November 2000, während einer Konferenz vor Hunderten von Investment-Spezialisten in New York, berichteten die Firmenchefs über die Erfolgsgeschichte und die Zukunftsstrategien des Konzerns, der weltweit zu den größten im Pharma-Bereich zählt.[14]
Ohne größere Schrammen hatte die Firma in den 90er Jahren das juristische und finanzielle Desaster mit Silikon-Implantaten zur Brustvergrößerung überstanden. Derzeit kann Bristol-Myers Squibb an seine Aktienbesitzer jährlich Gewinne von zwei Milliarden Dollar ausschütten (= 2,17 Mrd. Euro) – bei einem Umsatz von 15 Milliarden Dollar (= 16 Mrd. Euro).

Vorstandsvorsitzender Charles A. Heimbold erklärte während der Konferenz: »Ich bin stolz darauf, dass wir im Zeitraum von Januar 1994 bis Dezember 2000 das von mir gesetzte Ziel erreichen werden, Umsatz und Gewinne zu verdoppeln.«

Und der Präsident der Firma, Peter R. Dolan, versicherte den Anwesenden: »Wir werden das Wachstum unserer Firma noch einmal enorm beschleunigen und innerhalb der nächsten fünf Jahre doppelt so groß werden.« Die Begeisterung in seiner Stimme war unüberhörbar: »Wir werden Mega-Blockbuster-Produkte schaffen, die uns Milliarden von Dollars einbringen.«

Bristol-Myers Squibb macht seine Gewinne vor allem beim Vermarkten neuer Medikamente und demonstriert damit, dass es ein extrem profitables Geschäft ist. Die an die Aktionäre ausgeschütteten Dividenden sind seit 28 Jahren immer nur gestiegen, kein einziges Mal gefallen. »*Ein Rekord!*«, stellt Finanzchef Michael Mee befriedigt fest.[15]

Bewährte Vordrucke

Nach diesem kurzen Internet-Ausflug in die USA versuchte ich vorsichtig, von Dr. Kassai-Farkas Unterlagen über die Versuche zu erhalten, die auf der Homepage seiner Abteilung aufgezählt waren.

»Wenn es Ihnen keine allzu große Mühe macht, wäre ich Ihnen natürlich dankbar, wenn Sie mir eventuell einige Einreichungs-Unterlagen über eine bereits abgeschlossene Studie zukommen lassen könnten, damit ich das möglichst effizient vorbereiten kann«, bat ich in meiner nächsten E-Mail und fügte hinzu: »Ich nehme an, die schriftliche Einverständnis-Erklärung der Patienten muss mindestens zweisprachig sein. Gibt es hier bereits bewährte Vordrucke von Ihrer Seite?«

Gegenfragen

Dr. Kassai-Farkas ging darauf nicht ein und begann nun selbst, viele Fragen zu stellen. Einige davon brachten mich ganz schön ins Schwitzen:

Wie viele und welche Medikamentenversuche haben Sie schon organisiert?

Sind außer den Versuchen in Deutschland, England und den USA noch weitere geplant?

Wie viele Patienten unseres Krankenhaus sollen teilnehmen?

Wie viele Patienten nehmen an den anderen Krankenhäusern teil?

Wann wollen Sie anfangen?

Wie lange dauert das *Screening* und die Studie?

Wollen Sie ein Zentrallabor oder ein lokales Labor?
Was für Untersuchungen möchten Sie (psychologische Tests)?
Was für eine *konkomitante Medikation* ist erlaubt?
Wo planen Sie das *Investigator Meeting*?

Leichte Antworten

Die erste Frage war einfach zu beantworten, weil ich vorausschauend in einer der ersten E-Mails schon darauf hingewiesen hatte, dass die medizinischen Details der Studie mit dem wissenschaftlichen Leiter der Firma abgestimmt werden müssten.
Nein, ich habe selbst noch keine Studie gemacht. Ich besäße kein medizinisches Doktorat, sondern nur ein Doktorat in Medizin-Soziologie (das war ein klein wenig geschwindelt) und einen »Masters of Art« in Betriebswirtschaft von der New York University (das war total geschwindelt). Ich sei nur dafür zuständig, im Voraus Krankenhäuser auszuwählen, an denen Versuche durchgeführt werden können, und einige grundlegende organisatorische und finanzielle Fragen abzuklären. Das klinische Projektmanagement – die Leitung und begleitende Kontrolle der Studie – läge in der Hand von Dr. med. K. Werner, der eine langjährige internationale Erfahrung auf diesem Gebiet habe.
Die zweite Frage machte mir ebenfalls keine Schwierigkeiten. Ich antwortete:
»Wir planen die Einbeziehung von weiteren Untersuchungsplätzen: Einen in Österreich, zwei in Italien und möglicherweise noch zwei in Ungarn – mit insgesamt etwa 150 weiteren Patienten.«

Schwere Antworten

Ab der dritten Frage begann es schwierig zu werden.
Es war mir ein Rätsel, welche Zahl von Patienten ich für sein Krankenhaus angeben sollte, und es war mir ein Rätsel, wie viele Patienten ich für die anderen Krankenhäuser angeben sollte.
Ich zerbrach mir den Kopf darüber, was in diesem Zusammenhang »Screening« bedeutete und wie lange so etwas dauerte.
Ich hatte keine Ahnung, wie lange die Studie dauern sollte. Ich wusste auch nicht, ob ich ein zentrales oder ein lokales Labor haben wollte.
Bei der Frage zu den psychologischen Tests war ich genauso ratlos wie bei der »konkomitanten Medikation«. Das sollte wohl bedeuten: »begleitende Behandlung«.

Und ich wusste nicht, was ein »Investigator Meeting« war und für wann und wo so etwas üblicherweise geplant wurde.
Es kostete mich zwei Surf-Tage im Internet, um alle diese Fragen auf überzeugende Art und Weise beantworten zu können.

Einmal hin, einmal her

Meine Antwort an Dr. Kassai-Farkas war gespickt mit Fachausdrücken und schnell angelesenem Insider-Wissen: ICD-10 Diagnosen F.32.1 oder F.32.2, HAM-D score von 18 oder mehr, Clinical Global Rating, konkomitante psychotrope Medikation usw.
Ich bat Herrn Dr. Kassai-Farkas um einen Vorschlag für den Ort des Investigator-Meetings. Ich vermutete, dass es bei diesem Treffen in erster Linie darum ging, vor dem Start des Medikamentenversuchs die beteiligten Ärzte für ein paar Tage an einen Urlaubsort zu entführen. Ein Motivationstrip auf Kosten der Firma mit ein paar schönen Tagen unter Sonne und Palmen, abseits von Patienten und Krankenhausalltag.

Am Schluss schob ich noch einige Fragen nach:

- Wie viele Patienten könnten Ihrer Meinung an der Studie teilnehmen?
- Ist es möglich, dass auch Patienten teilnehmen, die zwangsweise in Ihrem Krankenhaus angehalten werden?
- Sollen die Patienten eine finanzielle Vergütung für die Teilnahme an der Studie erhalten?
- Geht das gesamte Studienbudget an eine zentrale Klinik-Verwaltungsstelle oder ist eine individuelle Zuteilung vorgesehen?
- Außerdem bat ich Dr. Kassai-Farkas erneut, mir noch andere Krankenhäuser in Ungarn zu nennen, die ich für mögliche Versuche ansprechen könnte.

»Ganz toll«

Dr. Kassai-Farkas schien von der Antwort beeindruckt zu sein.
»Was Sie von der Studie erzählen, finde ich ganz toll. Ich warte schon auf unser Treffen und schlage als andere Untersuchungsärzte Prof. Dr. Faludi Gábor (Budapest) und Prof. Dr. Ostorharics Horváth György (Gyor) vor.
Zum Finanziellen:

Sie zahlen an mich eine bestimmte Summe. Und dazu zahlen Sie noch für unser Krankenhaus 10–20 Prozent der Gesamtsumme. Zum Beispiel: 3500 Dollar zahlen Sie an mich pro Patient und noch 350 Dollar für unser Krankenhaus.«

Am Schluss seines E-Mails brachte Dr. Kassai-Farkas das Investigator Meeting zur Sprache.

»Es wäre nett, wenn das Meeting irgendwo in Irland oder in Sizilien stattfinden würde.«

Die Pharma-Konzerne verbuchen solche Ausgaben wahrscheinlich unter dem Budgetposten »Forschung«. Am Ende müssen das sowieso die Patienten über die Medikamentenpreise bezahlen.

»Sehr geehrter Herr Doktor Kassai-Farkas, danke für die Antwort. Ich sehe, wir nähern uns einem Vertragsabschluss.

Darf ich Sie noch einmal darum bitten, mir eine relativ genaue Zahl von Patienten zu nennen, mit denen wir für unseren Test rechnen können? Sind da auch ambulante Patienten und zwangsangehaltene Patienten mit eingeschlossen? Von unserer Seite wäre das kein Problem – wie sehen Sie das?

Gerne nehme ich Ihre Anregung für das *Investigator Meeting* auf – Sizilien oder Irland. Ich werde Ihnen demnächst einen konkreten Vorschlag machen.

Zur finanziellen Seite: Ihr Vorschlag scheint mir kein Problem zu sein.«

Dr. Kassai-Farkas' Antwort: »Unsere Patienten nehmen immer freiwillig an einer Studie teil. Egal, ob sie ambulante, »inpatiente« oder Tagesversorgung bekommen.«

Professor Faludi

Ich schrieb E-Mails an die beiden Psychiatrie-Professoren, die mir von Dr. Kassai-Farkas als weitere Untersuchungs-Ärzte empfohlen worden waren: Professor Gabor Faludi von der Semmelweis-Universität in Budapest und Professor Horváth György Ostorharics von einem Krankenhaus in der westungarischen Stadt Györ.

Es dauerte eine ganze Woche, bis mir Professor Faludi von der Semmelweis Universität, Kutvolgyi Clinical Center, Department of Psychiatry, antwortete:

»Wir sind bereit, an dieser Studie teilzunehmen. Ich kann Ihnen mitteilen, dass unser Personal viel Erfahrung mit klinischen Versu-

chen bei Depressionen, Schizophrenie und Angststörungen hat. Wir verfügen über ambulante und stationäre Behandlungsmöglichkeiten. Es könnten 15–20 Patienten an dem Versuch teilnehmen.«
Von Professor Ostorharics in Gyor hingegen erhielt ich nie eine Antwort.

Pepsi Cola

Bevor ich meine nächsten E-Mails an Dr. Kassai-Farkas und Professor Faludi abschickte, fuhr ich nach Budapest, um Gábor Gombos zu treffen, den Leiter der psychiatrischen Selbsthilfe-Organisation »Voice of Souls«. Gombos hatte zugesagt, mir Kontakt zu einigen Patienten zu verschaffen, die an Medikamentenversuchen teilgenommen hatten.
Ich war seit zehn Jahren nicht mehr in Budapest gewesen und hatte eine deprimierende Erinnerung an diese Stadt: heruntergekommen und bedrückend.
Jetzt, bei der Einfahrt mit dem Auto, hatte ich das Gefühl, eine westeuropäische Metropole vor mir zu haben. Links und rechts der Straße riesige Werbeschilder von bekannten westlichen Marken. VW. Mazda. Ikea. McDonalds. Holiday Inn. Und viele andere.
Das Treffen mit Gábor Gombos wurde zunächst eine Enttäuschung. Niemand öffnete, als ich an der angegebenen Türe läutete. Niemand antwortete, als ich anrief.
Um mir die Zeit vertreiben, fuhr ich zum Krankenhaus von Dr. Kassai-Farkos. Es lag außerhalb des Stadtzentrums an einer mehrspurigen Straße. Am Eingang flatterte die ungarische Fahne. Ein freundlicher Polizist regelte die Ein- und Ausfahrt.
Die psychiatrische Abteilung war das neueste Gebäude im Gelände, in einer entlegenen Ecke des Geländes. Pepsi Cola, Pepsi Cola – einige Fenster im Erdgeschoss waren mit riesigen Werbeaufschriften verklebt, die den Eindruck erweckten, hier handle es sich um einen Standort des Getränkekonzerns. Es war ein Bau aus hellgrauen Steinziegeln mit verspiegelten Fensterscheiben, kalt und abweisend und unheimlich. Ich ging am Portier vorbei, nickte ihm zu und sah mich um. Die Eingangshalle und die vielen Gänge erweckten den Eindruck eines ganz normalen Krankenhausbetriebs. Menschen in ziviler Kleidung kamen und gingen, standen herum.
Ich überlegte mir, zu Dr. Kassai-Farkas zu gehen und ihm zu sagen: Guten Tag, ich bin kein Pharma-Consultant, ich schreibe ein Buch, bei dem es auch darum geht, ob die ethischen Regeln des Weltärztebundes eingehalten werden.

Aber es kam nicht so weit. Ich wählte noch einmal die Nummer von Gábor Gombos. Er war inzwischen zu Hause eingetroffen.
Gombos war ein freundlicher, höflicher, zuvorkommender Mann, der Englisch sprach und sehr gut informiert war über die Situation der Psychiatrie in Ungarn. Er habe es leider nicht geschafft, Patienten aufzutreiben, die bereit wären, mit mir über ihre Erfahrungen in Medikamentenversuchen zu reden.
Gombos: »Natürlich holen sich die Ärzte das schriftliche Einverständnis von den Patienten oder den Angehörigen. Aber freiwillig . . . was ist schon freiwillig? Würden Sie Nein sagen, wenn Sie in einer geschlossenen Abteilung sind und der Arzt Ihnen anbietet, in die offene Abteilung verlegt zu werden – unter der Voraussetzung, dass Sie an einem Medikamentenversuch teilnehmen? Genau das passiert nämlich.«
Gombos kämpft für einen besseren Schutz der Patienten vor riskanten Medikamentenversuchen. Er will erreichen, dass das Einverständnis von Patienten zur Teilnahme an Medikamentenversuchen nur im Beisein von Patientenanwälten eingeholt werden darf.

Glatte Lügen

Ich benützte meine nächste E-Mail an Professor Faludi, um ihm eine Reaktion zu den in amerikanischen Medien erschienenen Berichten über Medikamentenversuche in Osteuropa zu entlocken. Gábor Gombos hatte mir erzählt, dass diese in Ungarn unerwartetes Aufsehen erregt hatten und Professor Faludi sogar öffentlich Stellung dazu genommen hatte.
Zunächst bedankte ich mich für seine Bereitschaft, einen Versuch durchzuführen. Aber wäre es nicht möglich, fragte ich, die Zahl der Patienten von 15 bis 20 auf zumindest 30 zu erhöhen? – Selbstverständlich würde sich dieses Entgegenkommen finanziell auswirken, mit zusätzlichen Honoraren.
Außerdem interessierte mich, ob ich über die angebotenen 3.500 Dollar pro Patient hinaus noch mit weiteren Zahlungen zu rechnen hatte. Und: Wie wird dieses Geld geteilt: Wie viel wcrde er erhalten, wic viel die Universität?
Dann stellte ich die Frage, die mir am Herzen lag:
Ein Kollege vom schweizerischen Pharma-Konzern Novartis habe mir erzählt, es gäbe neuerdings Probleme damit, Medikamentenversuche in Ungarn durchzuführen. Ursache dafür seien gewisse Artikel in amerikanischen Medien. Um ihn aus der Reserve zu locken, schrieb ich: »Ich nehme an, es handelt sich um das übliche Werk von Journalis-

ten, die über alles schreiben, aber von nichts eine Ahnung haben. Gibt es aufgrund dieses Artikels Probleme mit Placebo-Versuchen? Gibt es Probleme damit, das Einverständnis von Patienten zu erhalten? Entschuldigen Sie, wenn ich Sie so offen darauf anspreche, aber es ist besser, man klärt Probleme, bevor sie auftreten.«

Professor Faludi ließ sich drei Wochen Zeit für seine Antwort. Ich hatte schon befürchtet, meine Fragen hätten ihn abgeschreckt.

»Mit Placebo-Studien«, schrieb er schließlich, »gab es immer schon gewisse Probleme. Zumindest im Fall von schizophrenen oder manischen Patienten schlage ich vor, dass man die Studie im Krankenhaus beginnt. In allen anderen Fällen sehe ich keine Schwierigkeiten.

Was die Artikel über Medikamentenversuche in Ungarn betrifft: Das waren glatte Lügen. Aber keine Sorge – es hat sich deswegen nichts geändert.«

Unerwartete Nebenwirkungen

Mit Dr. Kassai-Farkas hatte ich inzwischen ein Treffen in Budapest vereinbart. Der medizinische Leiter meines Auftraggebers – Dr. Klaus Werner – würde dabei sein und wir könnten dann alle offenen Fragen besprechen.

Aber so weit wollte ich es nicht kommen lassen.

Einige Tage vor dem Termin teilte ich Dr. Kassai-Farkas und Professor Faludi mit, dass aufgrund einer unerwarteten Nebenwirkung der Beginn unseres Medikamentenversuchs verschoben werden müsse. Alle Fakten würden neu geprüft. Unser Zeitplan könne nicht eingehalten werden. Sie würden von mir wieder hören, sobald der Sachverhalt geklärt sei.

Ich hatte alle Informationen erhalten, die ich haben wollte, und brach meine Reportage ab. In der medizinischen Fachliteratur fand ich dann zahlreiche weitere Beispiele für unethische Medikamentenversuche.

Unethische Medikamentenversuche in der medizinischen Fachliteratur

HIV (Aids)[16]

HIV ist vor allem ein Problem in Afrika und Ostasien. Bereits 1994 wurde eindeutig nachgewiesen, dass eine Behandlung mit Medikamenten die Übertragung des HI-Virus von der Mutter auf das ungeborene Kind verhindern kann. Trotzdem wurden seither von Medizinern in Asien und Afrika mindestens 15 Studien durchgeführt, in denen

Tausende von Müttern nur Placebos anstelle von wirksamen Medikamenten erhielten. Die Forscher nahmen damit bewusst in Kauf, dass Babys mit HIV angesteckt wurden. Diese Versuche wurden nicht von der Pharmaindustrie finanziert, sondern von öffentlichen Stellen: Neun von Behörden der amerikanischen Regierung, fünf von anderen Regierungen und eine vom Aids-Programm der Vereinten Nationen. Es gibt zahlreiche weitere Studien über die Behandlung von Aids, bei denen Pharma-Firmen und Mediziner Patienten bewusst eine wirksame Behandlung vorenthielten.

Tuberkulose[17]

Im ostafrikanischen Staat Uganda wurde Mitte der 90er Jahre eine Studie durchgeführt, bei der Mediziner HIV-Kranken Antibiotika zur Vorbeugung gegen Tuberkulose vorenthielten. Diese Studie wurde von der US-Regierungsbehörde Center for Disease Control finanziert. In den USA oder in Westeuropa wäre eine solche Studie nicht erlaubt worden. Es gilt als medizinischer Standard, dass HIV-Patienten, die Tuberkulose-gefährdet sind, zur Vorbeugung Antibiotika erhalten. Die Studie wurde im September 1997 in der weltweit angesehensten medizinischen Fachzeitschrift »New England Journal of Medicine« veröffentlicht und löste eine heftige Ethik-Diskussion unter Medizinern aus.

Malaria[18]

In China infizierten Mediziner Mitte der 90er Jahre HIV-Patienten absichtlich mit Malaria, um die Auswirkungen auf die HIV-Erkrankung zu studieren. Diese Experimente wurden von der privaten US-Wohltätigkeitsorganisation »Eleanor Dana Charitable Trust« finanziert. In den USA und in Mexiko waren solche Studien von den zuständigen Ethik-Komitees verboten worden.

Experimente mit Kindern

Der amerikanische Arzt Peter R. Breggin deckte 1998 auf, dass die US-Gesundheitsbehörde FDA die Erlaubnis erteilt hatte, mit dem bereits verbotenen Medikament *Fenfluramin* Experimente an New Yorker Kindern durchzuführen.[19] Im September 1997 hatte dieselbe Behörde die weitere Vermarktung dieses Medikaments in den USA verboten, weil als Nebenwirkung lebensbedrohliche Herzklappenschäden auftreten und Gehirnzellen zerstört werden. *Fenfluramin*

wurde daraufhin weltweit aus dem Handel gezogen – auch in Deutschland, wo es unter dem Namen *Ponderax* von der Münchner Pharma-Vertriebsfirma Itherapie als Schlankheitsmittel verkauft wurde.
Es waren nicht irgendwelche Kinder, die Forschern der New Yorker Colleges Columbia und Queens als Versuchskaninchen dienten. Es waren Kinder aus armen schwarzen und lateinamerikanischen Familien, von denen man annehmen konnte, dass keiner der Angehörigen unangenehme Fragen stellen würde. Die Versuche wurden von staatlichen Behörden finanziell unterstützt.

Bluthochdruck[20]

In den 90er Jahren wurden mehrere Tausend Patienten in Westeuropa, Osteuropa, Nord- und Südamerika und in China dazu überredet, an Studien über die Wirksamkeit von Bluthochdruck-Medikamenten teilzunehmen. Zum damaligen Zeitpunkt war bereits eindeutig nachgewiesen, dass durch eine Behandlung mit Medikamenten die Zahl von Schlaganfällen und Herzinfarkten sinkt. Trotzdem erhielt die Hälfte aller Patienten jahrelang kein wirksames Medikament, sondern nur ein Placebo. Die beteiligten Pharma-Firmen und Ärzte – auch deutsche Ärzte – nahmen dadurch bewusst in Kauf, dass zahlreiche Patienten Schlaganfälle oder Herzinfarkte erlitten.
Zwei dieser Studien (*Syst-Eur* und *Syst-China*) wurden mit finanzieller Unterstützung der Firma Bayer durchgeführt. Getestet wurde der Kalzium-Antagonist Nitrendepin, der im Bayer-Medikament *Bayotensin* enthalten ist.
Eine weitere Studie mit dem Namen HOPE wurde vom deutsch-französischen Konzern Hoechst Marion Roussel (inzwischen Teil des Aventis-Konzerns) und vom englisch-schwedischen Konzern AstraZeneca mitfinanziert. Getestet wurde der ACE-Hemmer Ramipiril, der im Hoechst-Marion-Roussel-Medikament *Delix* oder im AstraZeneca-Medikament *Vesdil* enthalten ist. Eine Reihe von Patienten, die an der HOPE-Studie teilnahmen, erhielt keine sachgerechte Hochdruck-Behandlung.[21]

1 Erstmalig erschienen im Buch »Schwarzbuch Markenfirmen – Die Machenschaften der Weltkonzerne«, von Klaus Werner und Hans Weiss, Deuticke Verlag, Wien 2001

2 Deutsche Fassung der Deklaration des Weltärztebundes von Helsinki, Erstvorlage 1964, revidierte Fassung Edinburgh, Oktober 2000

3 Einen guten Überblick mit zahlreichen Beispielen bieten: Thomas Bodenheimer, in: NEJM (New England Journal of Medicine), Vol. 342, No. 20, May 18, 2000; Thomas Bodenheimer, in: Transcript of the Conference on Human Subject Protection and Financial Conflicts of Interest, 15. August 2000, veröffentlicht in: David J.Rothman: The Shame of Medical Research, in: The New York Review of Books, 30. Nov. 2000; Peter Lurie & Sidney M. Wolfe: Clinical Trials and Patient safety; Testimony before the Committee on Government Reform and Oversight U.S. House of Representatives, 22. April 1998, in: Editorial, in: NEJM, Vol. 337, No. 12, 18. September 1997, S. 847–849; British Medical Journal, Vol. 321, 12. August 2000, S. 442–445; Drug Trials Hide Conflicts for Doctors, in: New York Times, 16. Mai 1999; Medical Journal Cites Misleading Drug Research, in: New York Times, 10. November 1999; Benjamin Djulbegovic und andere: The uncertainty principle and industry- sponsored research, in: The Lancet, Vol. 356, No. 9230, 19. August 2000; Education and Debate: Clinical equipoise and not the uncertainty principle is the moral underpinning of the randomised controlled trial, in: British Medical Journal, 23. September 2000

4 Beispiele für die Vorgangsweise der Konzerne:
- Man sucht sich Forscher aus, die von der Firma finanziell abhängig sind.
- Man bezahlt ihnen so hohe Honorare, dass eine kritische Haltung dadurch erschwert wird.
- Man verlagert die Forschung von unabhängigen Universitäten zu privaten Forschungsorganisationen, die von Firmenprojekten abhängig sind (so genannte Contract Research Organisations/CRO's oder Site Management Organizations/SMO's).
- Man verlagert Medikamenten-Versuche in Länder, in denen es weniger strenge Vorschriften gibt als in den USA oder in manchen Ländern Westeuropas.
- Im Versuch wird das Medikament mit anderen Medikamenten verglichen, deren Wirksamkeit fraglich ist.
- Man verwendet eine wesentlich höhere Dosis als üblich.
- Man wählt nur besonders gesunde Versuchs-Patienten im mittleren Lebensalter aus, obwohl das Medikament vorwiegend für ältere Menschen mit Mehrfach-Erkrankungen gedacht ist.
- Man führt die Analyse der in den Versuchen gewonnenen Daten in der Firma durch. So lassen sich unliebsame Ergebnisse leicht korrigieren. Negative Ergebnisse wandern in den Panzerschrank und werden nie veröffentlicht.
- Die Veröffentlichung der Versuchs-Ergebnisse in Fachzeitschriften wird bis ins letzte Detail in der Firma vorbereitet. Die Forscher, die als Autoren aufscheinen, geben nur ihren Namen her, haben jedoch nichts davon selbst geschrieben.

5 Philip Joos: Explaining Cross-sectional Differences in Unrecognizes Net Assets in the Pharmaceutical Industry; Working Paper, Stanford University, 13.1.2000

6 The New York Times, 16. Mai 1999; The Washington Post, The Body Hunters, 17.–22. Dezember 2000

7 The Washington Post, The Body Hunters, 18. Dezember 2000

8 www.google.com

9 Der Wortlaut im Original: »It is a good feeling that you contacted us. Naturely we would like to take part in clinical trial of this very promising new antidepressant. We are in contact with other sites (in- and outpatients services) with clinical experiences. Of course we handle the details confidentially.«

10 Diese wurde inzwischen geändert in: www.febolyda.hu/fontos/Metodikaindex.htm

11 Wenn man sich beispielsweise den Tätigkeitsbereich der Psychiatrischen Abteilung am Allgemeinen Krankenhaus in Wien ansieht (www.akh-wien.ac.at/generalpsychiatry/JB96.pdf), stellt man fest, dass alle Forschungs-Zuschüsse von öffentlichen Stellen penibel aufgelistet sind, aber kein einziger Hinweis auf Zahlungen der Pharma-Industrie aufscheint. Ausdruck schlechten Gewissens?

12 www.google.com. Suchbegriffe: aripiprazole research usa volunteers

13 – Universität von Kalifornien, Donald M. Hilty, Medical Doctor: Zwei Studien, eine davon Placebo-kontrolliert, für die er als Honorar 190.000 Dollar (= 213.000 Euro) und 103.000 Dollar (= 115.000 Euro) erhielt.
– Universität von Southern Illinois, D. Mc Manus: Eine Placebo-kontrollierte Studie für ein Honorar von 232.000 Dollar (= 261.000 Euro).
– Universität von Texas, Dr. Alexander Miller: Vier Studien gegen ein Honorar von insgesamt 420.250 Dollar (= 475.400 Euro).
– Universität Mercer in Atlanta, Dr. Michael W. Jann: Zwei Placebo-kontrollierte Studien gegen ein Honorar von 594.000 Dollar (= 670.000 Euro).
Manche Ärzte oder Kliniken suchen auch ganz offen im Internet Patienten, die an solchen Studien teilnehmen, und weisen darauf hin, dass man unter Umständen nicht mit einem wirksamen Medikament, sondern nur mit Placebo behandelt wird.

14 A Strategy For Growth. Presentations in: http://www.bms.com/static/growth//index.html

15 Michael F. Mee, in: Investment Community Meeting, http://www.bms.com/static/growth//index.html

16 Peter Lurie and Sidney M. Wolfe, Unethical Trials, in: NEJM, Vol. 337, No. 12, 18. Sept. 1997, S. 853–855; Helen Epstein: AIDS: South Africas Mysterious Failure, in: New York Review of Books, 20. Juli 2000, S. 50–55; Rothman, DJ: The Shame of Medical Research, in: New York Review of Books, 30. November 2000

17 Whalen und andere: A trial of three regimens to prevent tuberculosis in Ugandan adults infected with the human immuno-deficiency virus, in: NEJM, Vol. 337, No. 12, September 1997, S. 801–808

18 Heimlich HJ und andere: Malariatherapie for HIV patients, in: Mechanisms of Ageing and Development, Vol. 93, 1997, S. 79–85; Chen Xiaoping und andere: Phase-1 Studies of Malariatherapy for HIV Infection, in: Chinese Medical Sciences Journal, Vol. 14, No. 4, 1999

19 Peter R. Breggin: Recent FDA decision highlights ethical issues in drug research on children, 21. April 1998, in: www.sightings.com/health/drugchildren.htm

20 Staessen, JA, und andere: Randomised double-blind comparison of placebo and active treatment for older patients with isolated systolic hypertension, in: The Lancet, Vol. 350, No. 9080, 13. September 1997, S. 757–764; Wang JG und andere: Long term blood pressure control in older Chinese patients with isolated systolic hypertension, in: Journal of Human Hypertension, Vol. 10, November 1996, S. 735–742; Wang JG. Und andere: Chinese Trial on Isolated Systolic Hypertension in the Elderly, in: Archives of Internal Medicine, Vol. 160, 24. Jänner 2000, S. 211–220; The HOPE Investigators, NEJM, 2000, Vol. 342, S. 145–153, S. 154–160

21 arznei-telegramm 2000, Jg. 31, Nr. 2, S. 21–22

Internet und Medikamente

Das Internet stellt für viele Patienten in Fragen der Gesundheit eine zunehmend wichtigere Informationsquelle dar. Aus Untersuchungen weiß man, dass für Patienten die Glaubwürdigkeit der Informationsquelle eine entscheidende Rolle spielt. Universitätskliniken und bekannte Ärzte gelten als besonders vertrauenswürdig, Pharmafirmen gelten überwiegend als nicht glaubwürdig. Aus der Zahl der Käufer von Bittere Pillen (seit der Erstausgabe 1983 mehr als 2,2 Millionen) kann man schließen, dass unser Buch ebenfalls hohe Glaubwürdigkeit bei den Patienten genießt.
Seit der holländische Internet-Apothekenhandel »Doc Morris« (www.doc-morris.com) in Deutschland und Österreich anbietet, Medikamente im Internet zu bestellen, und Krankenkassen und Patienten mit großen Preisnachlässen lockt, läuten bei deutschen und österreichischen Apotheken die Alarmglocken. »Doc Morris« wurde mit Klagen eingedeckt. Die Entscheidungen deutscher Gerichte sind jedoch sehr unterschiedlich ausgefallen. Die Meinungen über Nutzen und Risiken von Medikamenten-Bestellungen im Internet sind gespalten: Krankenkassen sind dafür, Apotheken sind dagegen.

Bewertung von 10 LINKS zum Thema Arzneimittel

1. www.netdoktor.at und *www.netdoktor.de*

Diese beiden allgemeinen Gesundheitssites enthalten die besten und umfassendsten Informationen zum Thema Arzneimittel im deutschen Sprachraum. Sie können in einer Datenbank Ihre Medikamente von A–Z nachschlagen und erhalten Hinweise zum richtigen Gebrauch. Außerdem werden viele wichtige Themen im Zusammenhang mit Arzneimitteln besprochen: Auf Reisen, Potenzpillen, Pillen aus dem Netz usw. Ein spezieller Service ist die Suchmöglichkeit nach der nächstgelegenen Apotheke.
Einziger Nachteil dieser Sites: Die Datenbanken sind ziemlich lückenhaft. Zahlreiche häufig verwendete Medikamente fehlen. Außerdem werden manche Medikamente sehr unkritisch dargestellt, zum Beispiel die Antiraucherpille *Zyban* oder das Haarwuchsmittel *Regaine*.

2. www.gelbeliste.de

Ein Nachschlagewerk über etwa 30.000 in Deutschland verwendete Medikamente, das vierteljährlich aktualisiert wird. Auch als Buch (Gelbe Liste – Pharmindex) erhältlich. Mit Angaben zu Anwendungsgebieten, Gegenanzeigen, Nebenwirkungen, Wechselwirkungen, Preisen und Festbeträgen.
Unkritische, industrienahe Infos. Trotzdem recht brauchbar.
Diese Site bietet auch einen Zugriff auf eine internationale Datenbank mit Medikamenten in 23 verschiedenen Ländern.
Um die Nachschlagewerke benützen zu können, müssen Sie auf dem Eingangsportal von *www.gelbeliste.de* bei DocCheck (das ist eine Passwort-Datenbank für medizinische Berufe) zunächst ein kostenloses Passwort beantragen. Sie werden auch nach Ihrem Beruf gefragt. Klicken Sie bei »Weitere medizinische Berufe« etwas Zutreffendes an, z. B. »Bibliothekar« oder »Sonstige Berufe«.

3. www.nebenwirkung.net

Hier können Sie checken, ob zwischen den Medikamenten, die Sie einnehmen, gefährliche Wechselwirkungen auftreten. Bei Redaktionsschluss war noch eine kostenlose Verwendung dieses Services möglich, aber bereits Kostenpflichtigkeit angekündigt. Die Benutzung ist leider ein wenig kompliziert.

4. www.gesund.co.at

Auf dieser österreichischen Gesundheitssite finden Sie unter »Heilmittel & Co.« eine Selbstmedikations-Datenbank, die von der Forschungsstelle für Gesundheitserziehung der Universität Köln stammt. Mit seriösen, illustrierten Informationen zu 204 Heilpflanzen, wichtigen Vitaminen, Mineralstoffen und Spurenelementen. Angaben zu Wirkungen, Nebenwirkungen, Anwendungsgebieten. Weiterführende Literaturhinweise.

5. www.kompendium.ch

Enthält alle Gebrauchsinformationen und medizinischen Fachinformationen über die auf dem schweizerischen Markt erhältlichen Arzneimittel. Umfassend und sehr seriös. Einfache, schnelle Zugriffsmöglichkeit. Inhaltlich besser, genauer und umfangreicher als etwa die von netdoktor.at oder der Gelben Liste angebotenen Informationen.

Einziger Nachteil für Internet-User aus Deutschland und Österreich: Da sich der deutsche und österreichische vom schweizerischen Pharma-Markt unterscheidet, endet die Suche oft mit dem Hinweis: Kein Eintrag gefunden. Wenn man jedoch den Wirkstoff kennt, kann man diesen eintippen und dann eines der schweizerischen Medikamente anklicken, die diesen Wirkstoff enthalten. So erhält man auf einem kleinen Umweg die notwendige Information.

6. www.warentest.de

Wenn Sie hier unter »Suche« Ihr Medikament eingeben, stoßen Sie, wenn Sie Glück haben, auf Hinweise zu einem aktuellen Test oder Artikel der Stiftung Warentest. Der detaillierte Text ist dann allerdings nur gegen Bezahlung erhältlich.

7. www.google.com

Wenn Ihre Suche nach Informationen über ein Medikament erfolglos bleibt, sollten Sie es hier probieren. Im Gegensatz zu anderen Suchmaschinen erhält man bei google meistens sinnvolle Treffer.

8. www.patienten-information.de

Behandlungs-Informationen über Medikamente, die von der ärztlichen Zentralstelle für Qualitätssicherung geprüft wurden. Auf diese Informationen können Sie sich im Großen und Ganzen verlassen. Außerdem erhalten Sie hier Zugang zu mehreren erstklassigen Datenbanken für Medikamente.

9. www.giftnotruf.de/embryotox

Hier erhalten Sie Informationen über das Risiko von Arzneimitteln in der Schwangerschaft und Stillzeit. Die konkrete Beratung erfolgt allerdings nicht per E-Mail, sondern telefonisch (030/30686-734; Mo.–Fr. 9–16 h).

10. www.globuli.de/mittelliste.html

Eine Übersicht von A-Z über homöopathische Inhaltsstoffe, mit deutschen, lateinischen und abgekürzten Bezeichnungen. Leider sehr unvollständig. Wer wissen will, was in einem homöopathischen Komplexmittel enthalten ist, muss meist bei verschiedenen Internet-Sites suchen, um ein Ergebnis zu erhalten.

1. Kapitel: **Schmerzen**

Schmerzen haben vor allem eine Warn- und Schutzfunktion. So zwingen uns etwa Gelenkschmerzen dazu, das Gelenk zu schonen. Und bei einer Verbrennung oder einem Stich entfernen wir uns reflexartig aus der Gefahrensituation. Wie Schmerzen empfunden werden, ist individuell jedoch sehr verschieden. Das hat nicht nur mit der Art des Schmerzes zu tun – er kann z. B. brennend, stechend, bohrend, dumpf oder schneidend sein –, sondern vor allem mit den Umständen, unter denen er wahrgenommen wird. Wer abgelenkt ist oder unter einer besonderen Belastung steht, erlebt Schmerzen sehr viel weniger intensiv als jemand, der sich gerade ausruht. Ängstliche, unter Beklemmung leidende Personen empfinden Schmerzen besonders stark.
Neuere Forschungsergebnisse belegen, dass sich Schmerzen verselbständigen und damit zu einer eigenständigen Krankheit werden können – wenn sie längere Zeit andauern oder nicht oder falsch behandelt werden.
Heute weiß man, dass sich Schmerzen in Form von Schmerzbahnen im Rückenmark und in der Gehirnrinde einprägen und bestehen bleiben. Wenn später wieder ein ähnlicher Schmerzreiz auftritt, erinnert sich das Nervensystem und löst ähnliche Schmerzempfindungen aus wie beim ersten Mal – auch wenn der wiederholt auftretende Schmerzreiz wesentlich schwächer ist als beim ersten Mal. Die Reizschwelle kann sogar so weit absinken, dass sich die Schmerzempfindung verselbstständigt und damit chronisch wird.
Deshalb gilt es heute als Kunstfehler, wenn Schmerzen nicht frühzeitig und sachgerecht behandelt werden. Das alte, weit verbreitete Motto: »ein bißchen Schmerzen muss man schon aushalten«, ist falsch.
Heute weiß man auch, dass es sinnvoller ist, vor einer Operation statt erst danach Schmerzmittel zu geben. Dies vermindert die nachher auftretenden Schmerzen. Damit lassen sich auch die gefürchteten »Phantomschmerzen« verhindern.
Weit verbreitet ist auch die irrige Meinung, dass Neugeborene und Säuglinge keine oder nur eine wesentlich geringere Schmerzempfindung haben. Inzwischen ist nachgewiesen, dass Säuglinge Schmerzen empfinden und auch erinnern. Deshalb sollten sie unbedingt eine Schmerztherapie erhalten. Dazu ist allerdings besondere Sachkenntnis und Sorgfalt erforderlich.

In Deutschland leiden rund fünf Millionen Menschen unter chronischen Schmerzen, in Österreich etwa eine halbe Million.
Fachleute schätzen, dass mindestens jeder Zweite nicht ausreichend mit Schmerzmitteln versorgt wird. Die Ursache dafür liegt sowohl in den bürokratischen Hemmnissen bei der Verschreibung als auch bei der Furcht der niedergelassenen Ärzte vor Suchtgefahr und Atemlähmung – dies sind mögliche Nebenwirkungen opiathaltiger Schmerzmittel.
Fachleute betonen allerdings, dass diese Nebenwirkungen bei sachgerechter Behandlung kaum auftreten und das Argument der möglichen Suchtgefahr bei chronisch Schwerkranken bedeutungslos ist.
Sowohl in Deutschland als auch in Österreich besteht die paradoxe Situation, dass also einerseits viel zu wenig Schmerzmittel verwendet werden – bei Schwerkranken und chronisch Kranken –, dass aber andererseits viel zu viele und vor allem riskante Schmerzmittel geschluckt werden.
Typisches Beispiel dafür ist jenes Präparat, das unangefochten den ersten Platz unter den meistverkauften Arzneimitteln belegt: *Thomapyrin* – mit 17,6 Millionen verkauften Packungen im Jahr 2000. Im Jahr 1997 waren es allerdings noch 21 Millionen.
Der »deutsche Arzneimittel-Meister« erreicht diesen Spitzenrang vermutlich nur deshalb, weil er »gedopt« ist. Und zwar mit einem Stoff, von dem Fachleute sagen, dass er aufgrund seiner anregenden Wirkung zu Missbrauch verführt. *Thomapyrin* enthält nicht nur die von seriösen Schmerztherapeuten abgelehnte Kombination von Acetylsalicylsäure mit Paracetamol, sondern auch Koffein. Dieser Wirkstoff kann nach längerer Verwendung genau jene Symptome verursachen, gegen die er ursprünglich eingenommen wurde: Schmerzen. Wer versucht, mit der Einnahme aufzuhören, wird durch so genannte »Entzugskopfschmerzen« dazu verführt, das Mittel weiter zu schlucken. Damit entsteht ein Teufelskreis, der außerdem noch ein weit gravierenderes Risiko birgt: Bei lang dauernder Einnahme von Paracetamol in Kombination mit anderen Schmerzmitteln (z. B. Acetylsalicylsäure wie bei *Thomapyrin*) kann es zu schwerwiegenden, nicht wiedergutzumachenden Schäden der Nieren kommen. Darauf hat sogar das Bundesgesundheitsministerium hingewiesen. Trotzdem sind Schmerzmittel wie *Thomapyrin* unverständlicherweise nach wie vor ohne Rezept erhältlich. Experten schätzen, dass in Deutschland 6.000 bis 9.000 Personen als Folge der Einnahme solcher Schmerzmittelkombi-

nationen an Nierenversagen leiden und entweder mit Dialyse oder mit einer transplantierten Niere leben müssen.
Die Berliner »*Stiftung Warentest*« drückt sich übrigens nach wie vor um eine eindeutige Beurteilung von Thomapyrin herum und verpasst diesem längst überholten Medikament lediglich das Etikett »wenig geeignet«. Unsere Empfehlung lautet unmissverständlich: *Abzuraten*.

Schmerzmittelflut

Im Durchschnitt nimmt in Deutschland jede Person etwa 60 Mal im Jahr ein Schmerzmittel. In Österreich ist der Verbrauch etwas niedriger.
Mehr als 700 verschiedene Schmerzmittel sind in Deutschland auf dem Markt, ein großer Teil davon kann ohne Rezept gekauft werden. Immer noch enthalten viele Präparate unsinnige oder gefährliche Kombinationen verschiedener Wirkstoffe. Medikamente, die anderswo längst verboten oder überhaupt nie zugelassen wurden, dürfen in Deutschland weiterhin verkauft werden und erfreuen sich großer Beliebtheit (z. B. *Novalgin, Thomapyrin*).
Fachleute sind sich darüber einig, dass es nur einige wenige sinnvolle Wirkstoffe gegen Schmerzen gibt. Immer noch unterschätzt werden die Gefahren von Nebenwirkungen, vor allem bei längerer Einnahmedauer:

- Schmerzmittel können gerade das hervorrufen, wogegen sie eingesetzt werden (z. B. Kopfweh durch Migränemittel).
- Auch bei scheinbar ganz »harmlosen« Schmerzmitteln besteht die Gefahr der Medikamentengewöhnung und Abhängigkeit. Wer aufhören will, leidet unter schweren Entzugssymptomen wie Schlafstörungen, Unruhezuständen, Übelkeit, Erbrechen und Bauchkrämpfen.
- Bei jahrelanger Einnahme von Schmerzmitteln, die Kombinationen verschiedener Wirkstoffe plus Koffein enthalten (z. B. *HA-Tabletten N, Melabon K, Neuralgin, Neuranidal, ratiopyrin, Saridon, Spalt (Ö), Spalt plus Coffein, Thomapyrin*), besteht die Gefahr von schweren Nierenschäden. Fachleute schätzen die so verursachte Zahl von Dialysefällen in Deutschland auf 6.000 bis 9.000.

Schmerz, lass nach

Die sinnvollste Schmerzbekämpfung besteht in der Bekämpfung der Ursachen der Schmerzen. Im Arbeitsbereich sollten z. B. entspre-

chende Sitz- und Arbeitsmöglichkeiten geschaffen werden, die Rückenschmerzen vermeiden helfen.
Für viele mit Schmerzen einhergehende Erkrankungen gibt es gezielte therapeutische Maßnahmen, die in den entsprechenden Kapiteln behandelt werden (Migräne und Kopfschmerzen siehe Kapitel 1.3., Gelenkschmerzen siehe Kapitel 3, Angina pectoris siehe Kapitel 12.3., Magenschmerzen siehe Kapitel 13.1.).
Schmerzen können auch mit physikalischen Therapien wie Kälte- und Hitzeanwendungen, Gymnastik, Massagen, Entspannungsübungen, Autosuggestion, Hypnose und Psychotherapie wirksam behandelt werden.
Schmerzmittel können höchstens die Schmerzempfindung unterdrücken, aber nicht die Ursache des Schmerzes beseitigen. Schmerzmittel sollten nicht länger als eine Woche ohne ärztlichen Rat eingenommen werden. Um die Ursachen zu erkennen und entsprechend zu behandeln, ist ein Arztbesuch und eine *eingehende Untersuchung oft unumgänglich.*
Die Wirkungsweise der Schmerzmittel knüpft an die Vorgänge der Schmerzverarbeitung im Körper an. Entweder werden die Schmerzimpulse am Ort des Geschehens blockiert oder es wird die Schmerzwahrnehmung und die Verarbeitung im Gehirn beeinflusst.

1.1. Schmerz- und fiebersenkende Mittel

Sie werden oft auch als »milde« oder »schwach wirksame« Schmerzmittel bezeichnet. Das heißt aber nicht, dass sie deswegen harmlos oder gar unschädlich sind. Einfache Schmerzmittel eignen sich zur Linderung von Schmerzen des Bewegungsapparates (Skelettmuskulatur, Knochen, Gelenke), der Haut und von Kopf-, Menstruations- und Zahnschmerzen. Schmerzen der Eingeweide und sehr starke Schmerzen – egal ob akut oder lang andauernd (chronisch) – hemmen sie im Regelfall nicht so gut.
Obwohl viele hundert verschiedene Präparate im Handel sind, gibt es nur wenige Substanzen, die schmerzhemmend wirken. Eine Fülle von Medikamenten ist identisch und trägt nur verschiedene Namen. Das gilt auch für Kombinationspräparate – das sind Mittel, die mehrere Wirkstoffe enthalten.
Die meisten einfachen Schmerzmittel (Ausnahme: Paracetamol) wirken auch entzündungshemmend. Durch diese Wirkung werden z. B. schmerz-

hafte Schwellungen und Rötungen, wie sie durch Entzündungen hervorgerufen werden, vermindert (siehe auch Kapitel 3: Gelenke).

Schmerzmittel zur Fiebersenkung

Einfache Schmerzmittel wirken auch fiebersenkend. Dies beruht auf einer Beeinflussung des Temperaturzentrums im Gehirn. Der durch giftige Produkte (z. B. von Bakterien) hinaufgesetzte »Thermostat« des Temperaturzentrums wird durch diese Mittel wieder herabgesetzt. Als Folge gibt der Körper Wärme ab (Hautgefäßerweiterung, Schwitzen). Die Temperatur sinkt. Im Kapitel 4: Grippe, Erkältung werden diese Wirkungen der Schmerzmittel genauer besprochen.

Welches Schmerzmittel?

Acetylsalicylsäure (ASS)

Die Acetylsalicylsäure, als *Aspirin* berühmt geworden, kurz ASS genannt, wird bereits seit 100 Jahren industriell hergestellt. Jährlicher Verbrauch in Deutschland: 1.100 Tonnen.
ASS ist ein wirksames und meistens gut verträgliches Arzneimittel, das Schmerzen und Entzündungen lindert und fiebersenkend wirkt. ASS ist außerdem ein bewährtes Mittel zur Vorbeugung gegen Herzinfarkt.
Medikamente, die nur ASS und sonst keine weiteren Wirkstoffe oder Zusätze enthalten, sind vorzuziehen (z. B. *Acesal, Aspirin, Aspro, ASS Hexal, ASS-ratiopharm, ASS Stada, ASS von CT, Delgesic, Thomapyrin akut, Togal ASS 400*). Um eine schmerzlindernde Wirkung zu erzielen, genügen fast immer 500 bis 1.000 mg ASS, bei Bedarf alle vier bis sechs Stunden. ASS sollte nie auf leeren Magen und immer mit viel Flüssigkeit eingenommen werden.
Nebenwirkungen wie Übelkeit und Magenschmerzen können relativ häufig auftreten, vergehen jedoch wieder und bleiben folgenlos, wenn Sie das Medikament nicht mehr einnehmen.

ASS sollte nicht verwendet werden

- Von Kindern und Jugendlichen mit Symptomen von Grippe oder Windpocken, weil die Gefahr besteht, dass eine sehr seltene, aber schwerwiegende Nebenwirkung auftreten kann: das Reye-Syndrom. Anzeichen dafür sind Erbrechen, Fieber, Krämpfe und Verlust des Bewusstseins.

- Von Personen, die an Asthma leiden oder allergisch auf ASS reagieren (z. B. Auftreten von Nesselsucht).
- Von Personen mit Magen-Darm-Geschwüren oder Gastritis, weil dies zu Blutungen im Magen-Darm-Bereich führen kann.
- Von Personen, die zu Blutungen neigen.
- Im ersten Drittel der Schwangerschaft sowie kurz vor der Geburt, weil die Gefahr von Schädigungen des Ungeborenen besteht. In der übrigen Zeit der Schwangerschaft sollte ASS nur nach sorgfältigem Abwägen von Nutzen und Risiken verwendet werden.

Da ASS vom Körper relativ langsam ausgeschieden wird, besteht bei Einnahme größerer Mengen in kurzen Abständen die Gefahr, dass sich zu viel davon im Körper ansammelt. Anzeichen einer Überdosierung sind Ohrensausen, Übelkeit und Erbrechen.
Bei schweren ASS-Vergiftungen treten Schweißausbrüche, Fieber und Verwirrtheitszustände auf. Ab einer sehr hohen Dosis kann ASS tödlich wirken.

Welches ASS?

Es gibt für alle in den »*Bitteren Pillen*« als positiv eingestuften ASS-Präparate keine wesentlichen Unterschiede in Bezug auf Wirksamkeit und Nebenwirkungen. Allerdings wirken Brausetabletten schneller als Tabletten.

Vitamin C und ASS (z. B. Ascorbisal, Aspirin plus C, Aspro C, ASS + C-ratiopharm u. a.):

Die Beimengung von Vitamin C zum Wirkstoff ASS ist unter Fachleuten umstritten. Es ist fraglich, ob Vitamin C die Magenverträglichkeit bessert oder bei Erkältung oder grippalen Infekten therapeutisch wirksam ist. Da von den Vitamin-C-Beimengungen jedoch keine Nebenwirkungen zu erwarten sind, werden auch diese Mittel von uns als »therapeutisch zweckmäßig« eingestuft.

Paracetamol

Paracetamol wirkt ähnlich gut und schnell gegen Schmerzen wie ASS und senkt das Fieber. Nur bei entzündlichem Rheuma ist die Wirkung von ASS besser. Unsere Empfehlung: *Therapeutisch zweckmäßig. Als lang bewährtes Mittel gegen Fieber und Schmerzen zu empfehlen.*
Zur Schmerzlinderung genügen ein bis zwei Tabletten.

Für Paracetamol gilt dasselbe wie für ASS: Medikamente, die nur einen einzigen Wirkstoff enthalten, sind vorzuziehen.
In Deutschland ist Paracetamol als einziger Inhaltsstoff zum Beispiel enthalten in *Ben-u-ron, Contac, Doloreduct, Paracetamol AL, Paracetamol BC, Paracetamol CT, Paracetamol Heumann, Paracetamol Hexal, Paracetamol-ratiopharm, Paracetamol-Stada, PCM-Paracetamol-Lichtenstein, Vivimed gegen Fieber,* in Österreich in *Mexalen, Momentum Analgetikum, Paracetamol-Dr. Schmidgall, Paracetamol-Genericon, Paracetamol-Rösch.*

Vorteile von Paracetamol gegenüber ASS:

– Es ist magenverträglicher als ASS.
– Es ist auch für Säuglinge und Kinder geeignet (als Saft oder Zäpfchen).

Nebenwirkungen:

Sie treten selten auf, können aber schwerwiegend sein und sollten vor allem von Alkoholikern und Leberkranken beachtet werden:
– Bei Überdosierung Leberschäden.
– Bei Dauergebrauch Nierenschäden.
– Sehr selten können allergische Reaktionen auftreten, bis hin zum Schockzustand.

Anzeichen von Überdosierung sind Übelkeit, Erbrechen, Bauchschmerzen und Schweißausbrüche.

Vitamin B und Paracetamol:

Die Einnahme von B-Vitaminen ist nur zweckmäßig bei Vitamin-B-Mangel, der aber nur sehr selten auftritt. Deshalb lautet unsere Empfehlung bei Medikamenten, die Paracetamol und Vitamin B enthalten (z. B. *Dolonerv*): *Wenig zweckmäßig.*

Ibuprofen

Dieser erprobte Wirkstoff gegen Rheuma (siehe Kapitel 3.1.) wird in schwächerer Dosierung auch gegen Fieber und Schmerzen verwendet.
Als Schmerzmittel genügen Einzeldosen von 200 mg oder Tagesdosen von 800 mg. Ibuprofen ist normalerweise gut verträglich.

Unsere Empfehlung:

Therapeutisch zweckmäßig. Wirksam bei Schmerzen und Entzündungen. Bei empfindlichem Magen jedoch weniger geeignet.
Medikamente, die sinnvollerweise nur Ibuprofen enthalten, sind:
- In Deutschland z. B. *Aktren, Dismenol N, Dolormin, Ibudolor, Ibuhexal, Ibuprofen Heumann, IBU-ratiopharm, Mensoton 200, Nurofen, Optalidon 200, Pfeil Zahnschmerz-Tabletten, Spalt Liqua* und *Tispol*.
- In Österreich z. B. *Ibuprofen Genericon*.

Nebenwirkungen:

- Magenbeschwerden.
- In seltenen Fällen können Asthmaanfälle, Kopfschmerzen, zentralnervöse Störungen (Schwindel, Sehstörungen) und schwerwiegende allergische Hautreaktionen ausgelöst werden.

Codein

Wenn Einzelwirkstoffe wie ASS oder Paracetamol zu schwach wirken, kann die Wirkung durch die Beimengung des Opioids Codein verstärkt werden. Diese Kombinationen (z. B. *Dolviran N, Gelonida, Nedolon P, ParacetaCod-ratiopharm, Paracetamol comp. Stada, Talvosilen*) werden von uns als therapeutisch zweckmäßig eingestuft, sind jedoch nur gegen Rezept erhältlich.
Die zusätzliche schmerzlindernde Wirkung der Kombination von Paracetamol plus Codein ist allerdings gering: Sie beträgt nur etwa fünf Prozent.

Nebenwirkungen:

- Codein wirkt euphorisierend. Wer sich einmal an die Einnahme eines solchen Schmerzmittels gewöhnt hat, bekommt leicht das Gefühl, sich ohne Schmerztabletten unwohl, nicht leistungsfähig und deprimiert zu fühlen. Um die gleiche Wirkung zu erhalten, muss die Dosis dann fortlaufend erhöht werden. Es besteht daher das Risiko der Gewöhnung.
- Zusätzlich zu den bekannten Nebenwirkungen von ASS oder Paracetamol kann Codein Übelkeit, Benommenheit, Erbrechen und Verstopfung hervorrufen.

Die als sinnvoll eingestuften Wirkstoffe eignen sich nicht für alle Personengruppen und Beschwerden gleich gut

Für Erwachsene geeignete, rezeptfreie Schmerzmittel:

- Wirkstoff Acetylsalicylsäure (enthalten z. B. *in Acesal, Aspirin, Aspro, ASS mit angehängtem Firmennamen, Togal ASS 400* u. a.).
- Wirkstoff Paracetamol (enthalten z. B. in *Ben-u-ron, Contac, Doloreduct, Mexalen, Momentum Analgetikum, Paracetamol* mit angehängtem Firmennamen).
- Wirkstoff Ibuprofen (enthalten z. B. in *Aktren, Dismenol N, Dolormin, Ibudolor, Ibuhexal, Ibuprofen Heumann, IBU-ratiopharm, Mensoton 200, Nurofen, Optalidon 200, Pfeil Zahnschmerz-Tabletten, Spalt Liqua und Tispol*).

In Österreich ist *Ibuprofen rezeptpflichtig, in Deutschland auch ab 400 mg Einzeldosis!*

Für Kinder und ältere Menschen geeignete, rezeptfreie Schmerzmittel:

- Wirkstoff Paracetamol (enthalten z. B. in *Ben-u-ron, Contac, Doloreduct, Mexalen, Momentum Analgetikum, Paracetamol* mit angehängtem Firmennamen).

Vorsicht: Bei Kindern, die an Viruserkrankungen mit Fieber (z. B. »Grippe«) oder an Windpocken leiden und Acetylsalicylsäure-haltige Präparate (z. B. *Aspirin*, ASS u. a.) erhalten, besteht ein erhöhtes Risiko, am »Reye-Syndrom« (Fieber, Krämpfe, Bewusstseinsstörungen) zu erkranken.

Für Patienten mit Magengeschwüren geeignete, rezeptfreie Schmerzmittel:

- Wirkstoff Paracetamol (enthalten z. B. in *Ben-u-ron, Contac, Doloreduct, Mexalen, Momentum Analgetikum, Paracetamol* mit angehängtem Firmennamen).

> *Vorsicht*: Die Wirkstoffe Acetylsalicylsäure (enthalten z. B. in *Aspirin*, *ASS* mit angehängtem Firmennamen u. a.) oder Ibuprofen (enthalten z. B. in *Aktren, Dismenol N, Dolormin, Ibudolor, Ibuhexal, Ibuprofen Heumann, IBU-ratiopharm, Mensoton 200, Nurofen, Optalidon 200, Pfeil Zahnschmerz-Tabletten, Spalt Liqua* und *Tispol*) sollten wegen der möglichen Nebenwirkungen nicht verwendet werden!

Für Schwangere und Stillende wird nur der Wirkstoff Paracetamol als uneingeschränkt geeignet eingestuft (enthalten z. B. in *Ben-u-ron, Contac, Doloreduct, Mexalen, Momentum Analgetikum, Paracetamol* mit angehängtem Firmennamen). Allerdings sollte die Einnahme nur in Absprache mit dem Arzt erfolgen!

Für Säuglinge wird bei mäßigen Schmerzen nur der Wirkstoff Paracetamol als geeignet eingestuft (enthalten z. B. in *Ben-u-ron, Contac, Doloreduct, Mexalen, Momentum Analgetikum, Paracetamol* mit angehängtem Firmennamen). Die Einnahme sollte jedoch nur in Absprache mit dem Arzt erfolgen! 10 mg/Kg Körpergewicht alle vier Stunden als Suspension oder Zäpfchen gelten als sicher.

Gegen Zahnschmerzen bei Erwachsenen oder gegen *Menstruationsbeschwerden geeignete, rezeptfreie Schmerzmittel:*
- Wirkstoff Ibuprofen (enthalten z. B. in *Aktren, Dismenol N, Dolormin, Ibudolor, Ibuhexal, Ibuprofen Heumann, IBU-ratiopharm, Mensoton 200, Nurofen, Optalidon 200, Pfeil Zahnschmerz-Tabletten, Spalt Liqua* und *Tispol*; in Österreich ist Ibuprofen rezeptpflichtig!).

Personen mit vorgeschädigter Leber sollten Schmerzmittel nur nach ärztlichem Rat einnehmen!

Negativ bewertete Schmerzmittel

Kombinationspräparate

Schmerzmittel, die Kombinationen verschiedener Wirkstoffe enthalten, sind abzulehnen, weil sie gegenüber den Einzelwirkstoffen keinen Vorteil bieten, jedoch mit erhöhten Risiken verbunden sind. Es gibt lediglich zwei Ausnahmen: Brausetabletten, die Vitamin C und

ASS enthalten, sowie Kombinationen von Codein mit ASS oder Paracetamol.
Eine Reihe von Kombinationspräparaten erhöht vor allem das Risiko schwerer Nierenschäden bis zum völligen Nierenversagen, z. B. Mittel wie *Thomapyrin*, die eine Kombination von ASS und Paracetamol enthalten.
Eine Kombination von Schmerzmitteln mit Vitaminen der B-Gruppe ist *nicht sinnvoll*. Diese Vitamine sind nur bei jenen seltenen Vitamin-Mangelerkrankungen wirksam, wo schmerzhafte Nervenentzündungen (Neuritiden) auftreten können. In diesen Fällen wirken die Vitamine aber auch ohne die Beimengung von schmerzhemmenden Wirkstoffen. Bei Nervenentzündungen, die auf andere Ursachen zurückzuführen sind, bleiben die Vitamine ohne Wirkung.

Metamizol

Kaum ein Schmerzmittel ist so umstritten wie Metamizol. Es wurde in zahlreichen Ländern verboten (in den USA 1977, danach in Irland, Norwegen, Singapur, Dänemark, Jordanien usw.) oder gar nicht erst zugelassen (u. a. in England, Kanada, Australien).
Metamizol ist in folgenden Medikamenten enthalten: *Analgin, Berlosin, Inalgon Neu, Novalgin, Novaminsulfon-ratiopharm, Novaminsulfon-Lichtenstein*.
Metamizol hat eine sehr gute schmerzlindernde und entzündungshemmende Wirkung, löst jedoch häufiger als alle anderen Schmerzmittel lebensgefährliche Immunstörungen wie schwere Blutungen, Blutbildschäden oder Schockreaktionen aus.
Die Herstellerfirma Hoechst verharmloste das Risiko der Anwendung von Metamizol. So fanden sich in einer Firmenbroschüre vom August 1996 zahlreiche Hinweise auf die Vorteile von Metamizol, jedoch keine einzige Warnung vor dem Schockrisiko.
In Deutschland und Österreich darf Metamizol nur noch bei starken Schmerzen nach Operationen und Verletzungen und bei Tumorschmerzen angewendet werden. *Bei anderen starken Schmerzen (z. B. Zahnschmerzen, Migräne und bei Fieber) ist die Anwendung nicht zulässig.* Einzige Ausnahme: wenn andere Schmerzmittel nachweislich nicht eingesetzt werden können, zum Beispiel wegen Unverträglichkeit.
In den achtziger Jahren wurden in Deutschland 62 Metamizol-haltige Kombinationsschmerzmittel vom Markt genommen. Unter dieses Verbot fielen Markt-Renner wie z. B. *Adamon N, Arantil, Avafortan,*

Baralgin, Dolo Adamon u. a. In Österreich wurden lediglich die injizierbaren Kombinationsmittel, die Metamizol enthalten, verboten. Andere wie z. B. *Buscopan comp Dragees und Suppositorien, Spasmo Inalgon Neu Tropfen* sind weiterhin erhältlich.
Nach unserer Einschätzung sollte Metamizol verboten werden. Es gibt für alle Bereiche, in denen es verwendet wird, sinnvolle andere Medikamente.

Propyphenazon

Dieser Wirkstoff ist wegen der gefährlichen Nebenwirkungen in vielen Ländern – etwa Schweden, Großbritannien, USA – gar nicht zugelassen. In Deutschland und Österreich sind Mittel mit diesem Wirkstoff unverständlicherweise sogar rezeptfrei erhältlich und werden vor allem gegen Kopf- oder Zahnschmerzen eingenommen.
Propyphenazon kann lebensbedrohliche, allergische Schockreaktionen verursachen. Weil diesem Risiko im Vergleich zu ASS oder Paracetamol kein erhöhter Nutzen gegenübersteht, raten wir von der Verwendung solcher Mittel ab.
Propyphenazon ist z. B. enthalten in *Adolorin (Ö), Copyrkal N, Eudorlin, Eu Med (Ö), Novo Petrin, Optalidon N, Saridon, Titretta.*

Phenazon

Bei diesem Wirkstoff (enthalten z. B. in *Eu-Med (D), Migräne OPW, Migränin Klosterfrau, Spalt* (nur in Ö, nicht jedoch in D), *Titralgan*) ist das Risiko der Blutbildschäden wahrscheinlich gering, es kann jedoch zu allergischen Hautausschlägen kommen. Der Wirkstoff Phenazon gilt inzwischen als überholt. Unsere Empfehlung lautet deshalb: Abzuraten.

Salizylamid

Es gibt keinen überzeugenden Beleg für einen Nutzen dieses Wirkstoffs [nur noch enthalten in *Spalt (Ö)*].
Damit sich eine Wirkung im Körper entfaltet, sind sehr hohe Dosierungen notwendig. Dies führt jedoch zu einer Vielzahl von Nebenwirkungen.
Unsere Empfehlung: *Abzuraten.*

Coffein (Koffein)

Coffein wirkt euphorisierend. Wer sich einmal an die Einnahme eines solchen Schmerzmittels gewöhnt hat, bekommt leicht das Gefühl, sich ohne Schmerztabletten unwohl, nicht leistungsfähig und deprimiert zu fühlen. Um die gleiche Wirkung zu erhalten, muss die Dosis dann fortlaufend erhöht werden. Es besteht das Risiko der Gewöhnung. Von Kombinationen mit Coffein *raten wir daher ab*: z. B. *Adolorin, Aspirin forte, Azur, Azur comp., Copyrkal N, Doppel Spalt compact, Duan, Eudorlin, HA-Tabl. N, Melabon K, Migräne OPW, Migränin Klosterfrau, Neuralgin, Neuranidal, Novo Petrin, Octadon P, Optalidon N, Prontopyrin Plus, Quadronal ASS comp., Quadronal comp. gegen Kopfschmerzen, ratiopyrin, Ring N, Saridon, Spalt plus Coffein, Spalt (Ö), Thomapyrin, Titralgan, Togal Kopfschmerzbrause, Vivimed mit Coffein.*

Chinin

Chinin wird aus Chinarinde hergestellt und ist somit ein Pflanzenmittel. Es wird seit Jahrzehnten zur Behandlung der Malaria verwendet, aber auch bei Fieber, Schmerzen und Erkältungskrankheiten. Chinin ist auch in so genannten »Bitter«-Getränken enthalten (z. B. *Bitter Lemon*).

Medikamente, die Chinin enthalten (z. B. *Togal* und *Togal classic*), sind unverständlicherweise rezeptfrei erhältlich. Einerseits ist die Wirksamkeit gegen Schmerzen zweifelhaft, andererseits können jedoch schwere, lebensbedrohliche Blutschäden entstehen. Solche Nebenwirkungen können auch bei häufigem Genuss von »Bitter«-Getränken entstehen.

Wegen des negativen Nutzen-Risiko-Verhältnisses raten wir von einer Verwendung Chinin-haltiger Mittel ab.

1.1. Schmerz- und fiebersenkende Mittel

Präparat	Wichtigste Nebenwirkungen	Empfehlung
Acesal (D) Tabl. Acetylsalicylsäure (ASS)	Magenbeschwerden, kann in seltenen Fällen Asthmaanfälle auslösen. Wegen der Möglichkeit des erhöhten Risikos von Reye-Syndrom durch Acetylsalicylsäure (ASS) bei Kindern und Jugendlichen bis zum Alter von 19 Jahren ist Paracetamol vorzuziehen	**Therapeutisch zweckmäßig** Als lang bewährtes Mittel gegen Schmerzen, Fieber und rheumatische Entzündungen zu empfehlen. Bei empfindlichem Magen jedoch weniger geeignet.
Adolorin (Ö) Tabl. Propyphenazon, Paracetamol, Coffein	Bei sehr häufigem, lahrelangen Gebrauch sind Nierenschäden nicht auszuschließen. Bei Überdosierung: Leberschäden. Möglichkeit lebensbedrohlicher Schockformen. Lebensgefährliche Abnahme weißer Blutzellen ist nicht auszuschließen	**Abzuraten** Nicht sinnvolle Kombination mehrerer Schmerzhemmer (Propyphenazon, Paracetamol) mit stimulierendem Inhaltsstoff (Coffein). Gefahr schwerer Nebenwirkungen.
Aktren (D) Drag., Brausegranulat, forte Filmtabl., Spezial Kapseln Ibuprofen	Magenbeschwerden, kann in seltenen Fällen Asthmaanfälle auslösen	**Therapeutisch zweckmäßig** Wirksam bei Schmerzen und Entzündungen. Bei empfindlichem Magen jedoch weniger geeignet.
Alka Seltzer (Ö) **Alka Seltzer classic** (D) Brausetabl. Acetylsalicylsäure (ASS), Natriumbicarbonat (Ö), Natriumhydrogencarbonat (D) Zitronensäure	Magenbeschwerden, kann in seltenen Fällen Asthmaanfälle auslösen. Acetylsalicylsäure kann – besonders mit Alkohol – Magenschmerzen verstärken. Wegen der Möglichkeit des erhöhten Risikos von Reye-Syndrom durch Acetylsalicylsäure (ASS) bei Kindern und Jugendlichen bis zum Alter von 19 Jahren ist Paracetamol vorzuziehen	**Therapeutisch zweckmäßig** als Schmerzmittel. Bei Katergefühl mit Magenverstimmung ist Paracetamol vorzuziehen. Ob die Kombination mit Zitronensäure und Natriumbicarbonat die Verträglichkeit verbessert, ist fraglich.
Analgin (D) Tabl., Injektionslösung Metamizol *Rezeptpflichtig*	Seltene, dann aber lebensgefährliche Abnahme weißer Blutzellen oder lebensbedrohliche Schockformen (unter anderem Blutdruckabfall). Hautausschläge (auch schwere Formen)	**Abzuraten** Gefahr schwerer Nebenwirkungen. Metamizol-haltige Präparate sind in vielen Ländern verboten.

Präparat	Wichtigste Nebenwirkungen	Empfehlung
APA (Ö) Tabl. Paracetamol, Dextro-Propoxyphen *Rezeptpflichtig*	Bei sehr häufigem, jahrelangen Gebrauch sind Nierenschäden nicht auszuschließen. Bei Überdosierung: Leberschäden	**Nur zweckmäßig, wenn** empfohlene Präparate mit nur einem Inhaltsstoff (z. B. ASS, Paracetamol) nicht wirksam sind oder nicht zur Verfügung stehen.
Ascorbisal (Ö) Tabl., Brausetabl. Acetylsalicylsäure (ASS), Vitamin C	Magenbeschwerden, kann in seltenen Fällen Asthmaanfälle auslösen. Wegen der Möglichkeit des erhöhten Risikos von Reye-Syndrom durch Acetylsalicylsäure (ASS) bei Kindern und Jugendlichen bis zum Alter von 19 Jahren ist Paracetamol vorzuziehen	**Therapeutisch zweckmäßig** Bei empfindlichem Magen jedoch weniger geeignet. Ob Vitamin C die Magenverträglichkeit bessert, ist fraglich. Vitamin C ist nur bei Vitamin-C-Mangel, der aber sehr selten auftritt, zweckmäßig. Die therapeutische Wirksamkeit bei grippalen Infekten oder bei Grippe ist zweifelhaft.
Aspirin (D/Ö) Tabl., Direkt Kautabl. Acetylsalicylsäure (ASS)	Magenbeschwerden, kann in seltenen Fällen Asthmaanfälle auslösen. Wegen der Möglichkeit des erhöhten Risikos von Reye-Syndrom durch Acetylsalicylsäure (ASS) bei Kindern und Jugendlichen bis zum Alter von 19 Jahren ist Paracetamol vorzuziehen	**Therapeutisch zweckmäßig** Als lang bewährtes Mittel gegen Schmerzen, Fieber und rheumatische Entzündungen zu empfehlen. Bei empfindlichem Magen jedoch weniger geeignet.
Aspirin forte (D) Tabl. Acetylsalicylsäure (ASS), Coffein	Magenbeschwerden, kann in seltenen Fällen Asthmaanfälle auslösen. Wegen der Möglichkeit des erhöhten Risikos von Reye-Syndrom durch Acetylsalicylsäure (ASS) bei Kindern und Jugendlichen bis zum Alter von 19 Jahren ist Paracetamol vorzuziehen	**Abzuraten** Nicht sinnvolle Kombination eines Schmerzhemmers mit anregendem Inhaltsstoff (Coffein).
Aspirin plus C (D) **Aspirin C** (Ö) Brausetabl. Acetylsalicylsäure (ASS), Vitamin C	Magenbeschwerden, kann in seltenen Fällen Asthmaanfälle auslösen. Wegen der Möglichkeit des erhöhten Risikos von Reye-Syndrom durch Acetylsalicylsäure (ASS) bei Kindern und Jugendlichen bis zum Alter von 19 Jahren ist Paracetamol vorzuziehen	**Therapeutisch zweckmäßig** Bei empfindlichem Magen jedoch weniger geeignet. Ob Vitamin C die Magenverträglichkeit bessert, ist fraglich. Vitamin C ist nur bei Vitamin-C-Mangel, der aber sehr selten auftritt, zweckmäßig. Die therapeutische Wirksamkeit bei grippalen Infekten oder bei Grippe ist zweifelhaft.

Präparat	Wichtigste Nebenwirkungen	Empfehlung
Aspisol (D) Trockensubstanz zur Injektions- u. Infusionsbereitung Acetylsalicylsäure (ASS) *Rezeptpflichtig*	Magenbeschwerden, kann in seltenen Fällen Asthmaanfälle auslösen. Wegen der Möglichkeit des erhöhten Risikos von Reye-Syndrom durch Acetylsalicylsäure (ASS) bei Kindern und Jugendlichen bis zum Alter von 19 Jahren ist Paracetamol vorzuziehen	**Therapeutisch zweckmäßig, wenn** rasche Wirkung (Injektion!) erwünscht ist (z. B. bei Koliken) oder orale Gabe schwierig ist (z. B. nach Operationen).
Aspro (D) **Aspro »Roche« Classic** (Ö) Tabl., Brausetabl. Acetylsalicylsäure (ASS)	Magenbeschwerden, kann in seltenen Fällen Asthmaanfälle auslösen. Wegen der Möglichkeit des erhöhten Risikos von Reye-Syndrom durch Acetylsalicylsäure (ASS) bei Kindern und Jugendlichen bis zum Alter von 19 Jahren ist Paracetamol vorzuziehen	**Therapeutisch zweckmäßig** Als lang bewährtes Mittel gegen Schmerzen, Fieber und rheumatische Entzündungen zu empfehlen. Bei empfindlichem Magen jedoch weniger geeignet.
Aspro C (Ö) Brausetabl., Brausegranulat, Hot-Drink Acetylsalicylsäure (ASS), Vitamin C	Magenbeschwerden, kann in seltenen Fällen Asthmaanfälle auslösen. Wegen der Möglichkeit des erhöhten Risikos von Reye-Syndrom durch Acetylsalicylsäure (ASS) bei Kindern und Jugendlichen bis zum Alter von 19 Jahren ist Paracetamol vorzuziehen	**Therapeutisch zweckmäßig** Bei empfindlichem Magen jedoch weniger geeignet. Ob Vitamin C die Magenverträglichkeit bessert, ist fraglich. Vitamin C ist nur bei Vitamin-C-Mangel, der aber sehr selten auftritt, zweckmäßig. Die therapeutische Wirksamkeit bei grippalen Infekten oder bei Grippe ist zweifelhaft.
ASS Hexal (D) Tabl. **ASS-ratiopharm** (D/Ö) Tabl. **ASS Stada** (D) Tabl. **ASS von ct** (D) Tabl., Brausetabl. Acetylsalicylsäure (ASS)	Magenbeschwerden, kann in seltenen Fällen Asthmaanfälle auslösen. Wegen der Möglichkeit des erhöhten Risikos von Reye-Syndrom durch Acetylsalicylsäure (ASS) bei Kindern und Jugendlichen bis zum Alter von 19 Jahren ist Paracetamol vorzuziehen	**Therapeutisch zweckmäßig** Als lang bewährtes Mittel gegen Schmerzen, Fieber und rheumatische Entzündungen zu empfehlen. Bei empfindlichem Magen jedoch weniger geeignet.

Präparat	Wichtigste Nebenwirkungen	Empfehlung
ASS + C Hexal (D) **ASS + C-ratiopharm** (D) Brausetabl. Acetylsalicylsäure (ASS), Vitamin C	Magenbeschwerden, kann in seltenen Fällen Asthmaanfälle auslösen. Wegen der Möglichkeit des erhöhten Risikos von Reye-Syndrom durch Acetylsalicylsäure (ASS) bei Kindern und Jugendlichen bis zum Alter von 19 Jahren ist Paracetamol vorzuziehen	**Therapeutisch zweckmäßig** Bei empfindlichem Magen jedoch weniger geeignet. Ob Vitamin C die Magenverträglichkeit bessert, ist fraglich. Vitamin C ist nur bei Vitamin-C-Mangel, der aber sehr selten auftritt, zweckmäßig. Die therapeutische Wirksamkeit bei grippalen Infekten oder bei Grippe ist zweifelhaft.
Azur (D) Tabl. Paracetamol, Coffein	Bei sehr häufigem, jahrelangen Gebrauch sind Nierenschäden nicht auszuschließen. Bei Überdosierung: Leberschäden	**Abzuraten** Nicht sinnvolle Kombination eines Schmerzhemmers (Paracetamol) mit stimulierendem Inhaltsstoff (Coffein).
Azur comp. (D) Tabl., Zäpfchen Paracetamol, Codein, Coffein *Rezeptpflichtig*	Bei sehr häufigem, jahrelangen Gebrauch sind Nierenschäden nicht auszuschließen. Bei Überdosierung: Leberschäden. Wegen Codein besteht das Risiko der Gewöhnung	**Abzuraten** Nicht sinnvolle Kombination zweier Schmerzhemmer (Paracetamol und Codein) mit stimulierendem Inhaltsstoff (Coffein).
Ben-u-ron (D/Ö) Saft, Zäpfchen, nur D: Kapseln, Tabl. Paracetamol	Bei sehr häufigem, jahrelangen Gebrauch sind Nierenschäden nicht auszuschließen. Bei Überdosierung: Leberschäden	**Therapeutisch zweckmäßig** Als lang bewährtes Mittel gegen Fieber und Schmerzen zu empfehlen.
Berlosin (D) Tabl., Zäpfchen, Amp. Metamizol	Seltene, dann aber lebensgefährliche Abnahme weißer Blutzellen oder lebensbedrohliche Schockformen (unter anderem Blutdruckabfall), Hautausschläge (auch schwere Formen)	**Abzuraten** Gefahr schwerer Nebenwirkungen. Metamizol-haltige Präparate sind in vielen Ländern verboten.
Boxazin plus C (D) Brausetabl. Acetylsalicylsäure (ASS), Vitamin C	Magenbeschwerden, kann in seltenen Fällen Asthmaanfälle auslösen. Wegen der Möglichkeit des erhöhten Risikos von Reye-Syndrom durch Acetylsalicylsäure (ASS) bei Kindern und Jugendlichen bis zum Alter von 19 Jahren ist Paracetamol vorzuziehen	**Therapeutisch zweckmäßig** Bei empfindlichem Magen jedoch weniger geeignet. Ob Vitamin C die Magenverträglichkeit bessert, ist fraglich. Vitamin C ist nur bei Vitamin-C-Mangel, der aber sehr selten auftritt, zweckmäßig. Die therapeutische Wirksamkeit bei grippalen Infekten oder bei Grippe ist zweifelhaft.

Präparat	Wichtigste Nebenwirkungen	Empfehlung
Boxonal N Schmerztabletten (D) Tabl. Acetylsalicylsäure (ASS), Paracetamol, Coffein	Magenbeschwerden, kann in seltenen Fällen Asthmaanfälle auslösen. Wegen der Möglichkeit des erhöhten Risikos von Reye-Syndrom durch Acetylsalicylsäure (ASS) bei Kindern und Jugendlichen bis zum Alter von 19 Jahren ist Paracetamol als Einzelsubstanz vorzuziehen. Bei sehr häufigem, jahrelangen Gebrauch sind Nierenschäden nicht auszuschließen. Bei Überdosierung: Leberschäden	**Abzuraten** Nicht sinnvolle Kombination zweier Schmerzhemmer (ASS und Paracetamol) mit stimulierendem Inhaltsstoff (Coffein).
Combaren (D) Filmtabl. Diclofenac, Codein *Rezeptpflichtig*	Magenbeschwerden, kann in seltenen Fällen Asthmaanfälle auslösen. Wegen Codein besteht das Risiko der Gewöhnung	**Therapeutisch zweckmäßig, wenn** empfohlene Präparate mit nur einem Inhaltsstoff (z. B. ASS, Paracetamol) nicht mehr wirksam sind.
Contac (D) Erkältungstrunk (Pulver) Paracetamol	Bei sehr häufigem, jahrelangen Gebrauch sind Nierenschäden nicht auszuschließen. Bei Überdosierung: Leberschäden	**Therapeutisch zweckmäßig** Als lang bewährtes Mittel gegen Fieber und Schmerzen zu empfehlen.
Copyrkal N (D) Tabl. Propyphenazon, Coffein	Möglichkeit lebensbedrohlicher Schockformen. Lebensgefährliche Abnahme weißer Blutzellen ist nicht auszuschließen	**Abzuraten** Nicht sinnvolle Kombination eines Schmerzhemmers (Propyphenazon) mit stimulierendem Inhaltsstoff (Coffein).
Delgesic (D) Pulver Acetylsalicylsäure	Magenbeschwerden, kann in seltenen Fällen Asthmaanfälle auslösen. Wegen der Möglichkeit des erhöhten Risikos von Reye-Syndrom durch Acetylsalicylsäure (ASS) bei Kindern und Jugendlichen bis zum Alter von 19 Jahren ist Paracetamol vorzuziehen	**Therapeutisch zweckmäßig** Als lang bewährtes Mittel gegen Schmerzen, Fieber und rheumatische Entzündungen zu empfehlen. Bei empfindlichem Magen jedoch weniger geeignet.
Dismenol N (D) **Dismenol Neu** (Ö) Filmtabl. Ibuprofen	Magenbeschwerden, kann in seltenen Fällen Asthmaanfälle auslösen	**Therapeutisch zweckmäßig** Wirksam bei Schmerzen und Entzündungen. Bei empfindlichem Magen jedoch weniger geeignet.

Präparat	Wichtigste Nebenwirkungen	Empfehlung
Dolomo TN (D) Tag-, Nachttabl. **Dolomo** (Ö) Tabl., Tag-Tabl. (D)(weiß): Acetylsalicylsäure (ASS), Paracetamol, Coffein *in Ö: Rezeptfrei* nur D: Nacht-Tabl.(blau): Acetylsalicylsäure (ASS), Paracetamol, Codein *Rezeptpflichtig*	Magenbeschwerden, kann in seltenen Fällen Asthmaanfälle auslösen. Wegen der Möglichkeit des erhöhten Risikos von Reye-Syndrom durch Acetylsalicylsäure (ASS) bei Kindern und Jugendlichen bis zum Alter von 19 Jahren ist Paracetamol als Einzelsubstanz vorzuziehen. Bei sehr häufigem, jahrelangen Gebrauch sind Nierenschäden nicht auszuschließen. Bei Überdosierung: Leberschäden. Wegen Codein besteht das Risiko der Gewöhnung	**Abzuraten** Nicht sinnvolle Kombination mehrerer Schmerzhemmer (ASS, Paracetamol, Codein) mit stimulierendem Inhaltsstoff (Coffein in Tagtabletten).
Dolonerv (Ö) Filmtabl. Paracetamol, Vitamine B_1, B_6, B_{12} *Rezeptpflichtig*	Bei sehr häufigem, jahrelangen Gebrauch sind Nierenschäden nicht auszuschließen. Bei Überdosierung: Leberschäden	**Wenig zweckmäßig** Wenig sinnvolle Kombination von einem Schmerzhemmer (Paracetamol) mit B-Vitaminen. B-Vitamine sind nur bei Vitamin-B-Mangel, der aber sehr selten auftritt, zweckmäßig. Zur Schmerzbehandlung nicht besser wirksam als ein Medikament, das nur Paracetamol (z. B. Paracetamol-HMW) enthält.
Dolo Neurobion (Ö) Kaps. Diclofenac, Vitamine B_1, B_6, B_{12} *Rezeptpflichtig*	Kopfschmerzen, Magen-Darm-Störungen, zentralnervöse Störungen (z. B. Schwindel, Sehstörungen)	**Wenig zweckmäßig** Wenig sinnvolle Kombination von Schmerzhemmer (Diclofenac) mit B-Vitaminen. B-Vitamine sind nur bei Vitamin-B-Mangel, der aber sehr selten auftritt, zweckmäßig. Zur Schmerzbehandlung nicht besser wirksam als ein Medikament, das nur Diclofenac enthält.
Doloreduct (D) Tabl., Saft, Zäpfchen Paracetamol	Bei sehr häufigem, jahrelangen Gebrauch sind Nierenschäden nicht auszuschließen. Bei Überdosierung: Leberschäden	**Therapeutisch zweckmäßig** Als lang bewährtes Mittel gegen Fieber und Schmerzen zu empfehlen.
Dolormin (D) Filmtabl., Brausetabl., Granulat Ibuprofen	Magenbeschwerden, kann in seltenen Fällen Asthmaanfälle auslösen	**Therapeutisch zweckmäßig** Wirksam bei Schmerzen und Entzündungen. Bei empfindlichem Magen jedoch weniger geeignet.

Präparat	Wichtigste Nebenwirkungen	Empfehlung
Dolviran N (D) Tabl. Acetylsalicylsäure (ASS), Codein *Rezeptpflichtig*	Magenbeschwerden, kann in seltenen Fällen Asthmaanfälle auslösen. Wegen Codein besteht das Risiko der Gewöhnung	**Nur zweckmäßig, wenn** empfohlene Präparate mit nur einem Inhaltsstoff (z. B. ASS, Paracetamol) nicht wirksam sind.
Doppel Spalt compact (D) Tabl. Acetylsalicylsäure (ASS), Coffein	Magenbeschwerden, kann in seltenen Fällen Asthmaanfälle auslösen. Wegen der Möglichkeit des erhöhten Risikos von Reye-Syndrom durch Acetylsalicylsäure (ASS) bei Kindern und Jugendlichen bis zum Alter von 19 Jahren ist Paracetamol vorzuziehen	**Abzuraten** Nicht sinnvolle Kombination eines Schmerzhemmers (ASS) mit stimulierendem Inhaltsstoff (Coffein).
Duan (Ö) Tabl. Acetylsalicylsäure (ASS), Paracetamol, Coffein	Magenbeschwerden, kann in seltenen Fällen Asthmaanfälle auslösen. Wegen der Möglichkeit des erhöhten Risikos von Reye-Syndrom durch Acetylsalicylsäure (ASS) bei Kindern und Jugendlichen bis zum Alter von 19 Jahren ist Paracetamol als Einzelsubstanz vorzuziehen. Bei sehr häufigem, jahrelangen Gebrauch sind Nierenschäden nicht auszuschließen. Bei Überdosierung: Leberschäden	**Abzuraten** Nicht sinnvolle Kombination mehrerer Schmerzhemmer (Paracetamol, ASS) mit stimulierendem Inhaltsstoff (Coffein).
Eudorlin (D) Tabl. Propyphenazon, Paracetamol, Coffein	Bei sehr häufigem, jahrelangen Gebrauch sind Nierenschäden nicht auszuschließen. Bei Überdosierung: Leberschäden. Möglichkeit lebensbedrohlicher Schockformen. Lebensgefährliche Abnahme weißer Blutzellen ist nicht auszuschließen	**Abzuraten** Nicht sinnvolle Kombination mehrerer Schmerzhemmer (Propyphenazon, Paracetamol) mit stimulierendem Inhaltsstoff (Coffein).
Eu-Med (D) Tabl. Phenazon	Hautausschläge. Möglichkeit lebensbedrohlicher Schockformen. Lebensgefährliche Abnahme weißer Blutzellen ist nicht auszuschließen	**Abzuraten** Unklares Risiko-Nutzen-Verhältnis. Mit den Wirkstoffen Paracetamol (z. B. Paracetamol-ratiopharm) und Acetylsalicylsäure (ASS) stehen gute Alternativen zur Verfügung.

Präparat	Wichtigste Nebenwirkungen	Empfehlung
Eu Med (Ö) Tabl. Paracetamol, Propyphenazon, Coffein	Bei sehr häufigem, jahrelangen Gebrauch sind Nierenschäden nicht auszuschließen. Bei Überdosierung: Leberschäden. Möglichkeit lebensbedrohlicher Schockformen. Lebensgefährliche Abnahme weißer Blutzellen ist nicht auszuschließen	**Abzuraten** Nicht sinnvolle Kombination mehrerer Schmerzhemmer (Propyphenazon, Paracetamol) mit stimulierendem Inhaltsstoff (Coffein).
Euminz (D) Lösung Pfefferminzöl	Keine zu erwarten	**Naturheilmittel** Therapeutische Wirksamkeit zweifelhaft. Vertretbar, wenn sich der Kopfschmerz bessert.
Fibrex (D) Tabl. Acetylsalicylsäure (ASS), Paracetamol	Magenbeschwerden, kann in seltenen Fällen Asthmaanfälle auslösen. Wegen der Möglichkeit des erhöhten Risikos von Reye-Syndrom durch Acetylsalicylsäure (ASS) bei Kindern und Jugendlichen bis zum Alter von 19 Jahren ist Paracetamol als Einzelsubstanz vorzuziehen. Bei sehr häufigem, jahrelangen Gebrauch sind Nierenschäden nicht auszuschließen. Bei Überdosierung: Leberschäden	**Wenig zweckmäßig** Wenig sinnvolle Kombination von zwei ähnlich wirkenden Schmerzmitteln (ASS, Paracetamol).
Gelonida (D) Tabl. Paracetamol, Codein *Rezeptpflichtig*	Bei sehr häufigem, jahrelangen Gebrauch sind Nierenschäden nicht auszuschließen. Bei Überdosierung: Leberschäden. Wegen Codein besteht das Risiko der Gewöhnung	**Therapeutisch zweckmäßig, wenn** empfohlene Präparate mit nur einem Inhaltsstoff (z. B. ASS, Paracetamol) nicht mehr wirksam sind.
Gelonida NA (D) Zäpfchen, Saft Acetylsalicylsäure (ASS), Paracetamol, Codein in Saft: Natriumsalicylat statt ASS *Rezeptpflichtig*	Magenbeschwerden, kann in seltenen Fällen Asthmaanfälle auslösen. Wegen der Möglichkeit des erhöhten Risikos von Reye- Syndrom durch Acetylsalicylsäure (ASS) bei Kindern und Jugendlichen bis zum Alter von 19 Jahren ist Paracetamol als Einzelsubstanz vorzuziehen. Bei sehr häufigem, jahrelangen Gebrauch sind Nierenschäden nicht auszuschließen. Bei Überdosierung: Leberschäden. Wegen Codein besteht das Risiko der Gewöhnung	**Abzuraten** Nicht sinnvolle Kombination mehrerer Schmerzhemmer (Paracetamol, Codein, ASS bzw. Natriumsalicylat).

Präparat	Wichtigste Nebenwirkungen	Empfehlung
HA-Tabl. N (D) Acetylsalicylsäure (ASS), Paracetamol, Coffein	Magenbeschwerden, kann in seltenen Fällen Asthmaanfälle auslösen. Wegen der Möglichkeit des erhöhten Risikos von Reye-Syndrom durch Acetylsalicylsäure (ASS) bei Kindern und Jugendlichen bis zum Alter von 19 Jahren ist Paracetamol als Einzelsubstanz vorzuziehen. Bei sehr häufigem, jahrelangen Gebrauch sind Nierenschäden nicht auszuschließen. Bei Überdosierung: Leberschäden	**Abzuraten** Nicht sinnvolle Kombination mehrerer Schmerzhemmer (ASS, Paracetamol) mit stimulierendem Inhaltsstoff (Coffein).
Ibudolor (D) Tabletten Ibuprofen	Magenbeschwerden, kann in seltenen Fällen Asthmaanfälle auslösen	**Therapeutisch zweckmäßig** Wirksam bei Schmerzen und Entzündungen. Bei empfindlichem Magen jedoch weniger geeignet.
Ibuhexal (D) **Ibuprofen Genericon** (Ö) **Ibuprofen Heumann** (D) Filmtabl. (Zäpfchen nur Ibuhexal) Ibuprofen *Rezeptpflichtig*	Magenbeschwerden, kann in seltenen Fällen Asthmaanfälle auslösen	**Therapeutisch zweckmäßig** Wirksam bei Schmerzen und Entzündungen. Bei empfindlichem Magen jedoch weniger geeignet.
Ibu-ratiopharm (D) Filmtabl. Ibuprofen	Magenbeschwerden, kann in seltenen Fällen Asthmaanfälle auslösen	**Therapeutisch zweckmäßig** Wirksam bei Schmerzen und Entzündungen. Bei empfindlichem Magen jedoch weniger geeignet.
Ibu-Vivimed (D) Filmtabl. Ibuprofen	Magenbeschwerden, kann in seltenen Fällen Asthmaanfälle auslösen	**Therapeutisch zweckmäßig** Wirksam bei Schmerzen und Entzündungen. Bei empfindlichem Magen jedoch weniger geeignet.
Inalgon Neu (Ö) Tropfen, Zäpfchen Metamizol *Rezeptpflichtig*	Seltene, dann aber lebensgefährliche Abnahme weißer Blutzellen oder lebensbedrohliche Schockformen (unter anderem Blutdruckabfall). Hautausschläge (auch schwere Formen)	**Abzuraten** Gefahr schwerer Nebenwirkungen. Metamizol-haltige Präparate sind in vielen Ländern verboten.

Präparat	Wichtigste Nebenwirkungen	Empfehlung
Katadolon (D) Kaps., Zäpfchen, Kinderzäpfchen Flupirtinmaleat *Rezeptpflichtig*	Übelkeit, Magenbeschwerden, Durchfall, Hautausschlag, Sehstörung, Schädigung der Leberfunktion, Grünfärbung des Harns	**Wenig zweckmäßig,** da noch zu wenig erprobt und wegen möglicher Nebenwirkungen. Zur kurz dauernden Behandlung von Nerven- und Muskelschmerzen.
Melabon K (D) Tabl. Acetylsalicylsäure (ASS), Paracetamol, Coffein	Magenbeschwerden, kann in seltenen Fällen Asthmaanfälle auslösen. Wegen der Möglichkeit des erhöhten Risikos von Reye-Syndrom durch Acetylsalicylsäure (ASS) bei Kindern und Jugendlichen bis zum Alter von 19 Jahren ist Paracetamol als Einzelsubstanz vorzuziehen. Bei sehr häufigem, jahrelangen Gebrauch sind Nierenschäden nicht auszuschließen. Bei Überdosierung: Leberschäden	**Abzuraten** Nicht sinnvolle Kombination mehrerer Schmerzhemmer (ASS, Paracetamol) mit stimulierendem Inhaltsstoff (Coffein).
Mensoton 200 (D) Filmtabl. Ibuprofen	Magenbeschwerden, kann in seltenen Fällen Asthmaanfälle auslösen	**Therapeutisch zweckmäßig** Wirksam bei Schmerzen und Entzündungen. Bei empfindlichem Magen jedoch weniger geeignet.
Mexalen (Ö) Tabl., Sirup, Zäpfchen f. Säuglinge, Kleinkinder, Schulkinder und Erwachsene Paracetamol *Rezeptpflichtig (nur Zäpfchen)*	Bei sehr häufigem, jahrelangen Gebrauch sind Nierenschäden nicht auszuschließen. Bei Überdosierung: Leberschäden	**Therapeutisch zweckmäßig** Als lang bewährtes Mittel gegen Fieber und Schmerzen zu empfehlen.
Migräne OPW (D) Tabl. Phenazon, Coffein	Hautausschläge, Möglichkeit lebensbedrohlicher Schockformen. Lebensgefährliche Abnahme weißer Blutzellen ist nicht auszuschließen.	**Abzuraten** Nicht sinnvolle Kombination eines Schmerzhemmers mit unklarem Nutzen-Risiko-Verhältnis (Phenazon) mit stimulierendem Inhaltsstoff (Coffein). Kein spezifisches Mittel gegen Migräne.
Migranin Klosterfrau (D) Filmtabl. Phenazon, Coffein, Zitronensäure	Hautausschläge, Möglichkeit lebensbedrohlicher Schockformen. Lebensgefährliche Abnahme weißer Blutzellen ist nicht auszuschließen	**Abzuraten** Nicht sinnvolle Kombination von Schmerzhemmer mit stimulierendem Inhaltsstoff (Coffein). Kein spezifisches Mittel gegen Migräne.

Präparat	Wichtigste Nebenwirkungen	Empfehlung
Momentum Analgetikum (Ö) Kaps. Paracetamol	Bei sehr häufigem, jahrelangen Gebrauch sind Nierenschäden nicht auszuschließen. Bei Überdosierung: Leberschäden	**Therapeutisch zweckmäßig** Als lang bewährtes Mittel gegen Fieber und Schmerzen zu empfehlen.
Nedolon P (D) Tabl. Paracetamol, Codein *Rezeptpflichtig*	Bei sehr häufigem, jahrelangen Gebrauch sind Nierenschäden nicht auszuschließen. Bei Überdosierung: Leberschäden. Wegen Codein besteht das Risiko der Gewöhnung	**Therapeutisch zweckmäßig, wenn** empfohlene Präparate mit nur einem Inhaltsstoff (z. B. ASS, Paracetamol) nicht mehr wirksam sind.
Neuralgin (D) Tabl. Acetylsalicylsäure (ASS), Paracetamol, Coffein	Magenbeschwerden, kann in seltenen Fällen Asthmaanfälle auslösen. Wegen der Möglichkeit des erhöhten Risikos von Reye-Syndrom durch Acetylsalicylsäure (ASS) bei Kindern und Jugendlichen bis zum Alter von 19 Jahren ist Paracetamol als Einzelsubstanz vorzuziehen. Bei sehr häufigem, jahrelangen Gebrauch sind Nierenschäden nicht auszuschließen. Bei Überdosierung: Leberschäden	**Abzuraten** Nicht sinnvolle Kombination mehrerer Schmerzhemmer (ASS, Paracetamol) mit stimulierendem Inhaltsstoff (Coffein).
Neuranidal (D) Tabl. Acetylsalicylsäure (ASS), Paracetamol, Coffein	Magenbeschwerden, kann in seltenen Fällen Asthmaanfälle auslösen. Wegen der Möglichkeit des erhöhten Risikos von Reye-Syndrom durch Acetylsalicylsäure (ASS) bei Kindern und Jugendlichen bis zum Alter von 19 Jahren ist Paracetamol als Einzelsubstanz vorzuziehen. Bei sehr häufigem, jahrelangen Gebrauch sind Nierenschäden nicht auszuschließen. Bei Überdosierung: Leberschäden	**Abzuraten** Nicht sinnvolle Kombination mehrerer Schmerzhemmer (ASS, Paracetamol) mit stimulierendem Inhaltsstoff (Coffein).
Novalgin (D/Ö) Filmtabl., Tropfen, Zäpfchen, Injektionslösung, Metamizol *Rezeptpflichtig*	Seltene, dann aber lebensgefährliche Abnahme weißer Blutzellen oder lebensbedrohliche Schockformen (unter anderem Blutdruckabfall). Hautausschläge (auch schwere Formen)	**Abzuraten** Gefahr schwerer Nebenwirkungen. Metamizol-haltige Präparate sind in vielen Ländern verboten.

Präparat	Wichtigste Nebenwirkungen	Empfehlung
Novaminsulfon-ratiopharm (D) **Novaminsulfon Lichtenstein** (D) Tabl., Zäpfchen, Injektionslsg., Tropfen Novaminsulfon (Metamizol) *Rezeptpflichtig*	Seltene, dann aber lebensgefährliche Abnahme weißer Blutzellen oder lebensbedrohliche Schockformen (unter anderem Blutdruckabfall). Hautausschläge (auch schwere Formen)	**Abzuraten** Gefahr schwerer Nebenwirkungen. Metamizol-haltige Präparate sind in vielen Ländern verboten.
Novo Petrin (D) Schmerztabl. Paracetamol, Propyphenazon, Coffein	Bei sehr häufigem, jahrelangen Gebrauch sind Nierenschäden nicht auszuschließen. Bei Überdosierung: Leberschäden. Möglichkeit lebensbedrohlicher Schockformen. Lebensgefährliche Abnahme weißer Blutzellen ist nicht auszuschließen	**Abzuraten** Nicht sinnvolle Kombination mehrerer Schmerzhemmer (Paracetamol, Propyphenazon) mit stimulierendem Inhaltsstoff (Coffein).
Nurofen (D/Ö) Brause-Granulat, Kinder-Fiebersaft Ibuprofen	Magenbeschwerden, kann in seltenen Fällen Asthmaanfälle auslösen	**Therapeutisch zweckmäßig** Wirksam bei Schmerzen und Entzündungen. Bei empfindlichem Magen jedoch weniger geeignet.
Octadon P (D) Tabl. Paracetamol, Coffein	Bei sehr häufigem, jahrelangen Gebrauch sind Nierenschäden nicht auszuschließen. Bei Überdosierung: Leberschäden	**Abzuraten** Nicht sinnvolle Kombination eines Schmerzhemmers (Paracetamol) mit stimulierendem Inhaltsstoff (Coffein).
Optalidon 200 (D) Filmtabl., Brausetabl. Ibuprofen	Magenbeschwerden, kann in seltenen Fällen Asthmaanfälle auslösen	**Therapeutisch zweckmäßig** Wirksam bei Schmerzen und Entzündungen. Bei empfindlichem Magen jedoch weniger geeignet.
Optalidon N (D) Drag., Zäpfchen Propyphenazon, Coffein	Möglichkeit lebensbedrohlicher Schockformen. Lebensgefährliche Abnahme weißer Blutzellen ist nicht auszuschließen	**Abzuraten** Nicht sinnvolle Kombination von Schmerzhemmer (Propyphenazon) mit stimulierendem Inhaltsstoff (Coffein).
Paraceta Cod-ratiopharm (D) Tabl. Paracetamol, Codein *Rezeptpflichtig*	Bei sehr häufigem, jahrelangen Gebrauch sind Nierenschäden nicht auszuschließen. Bei Überdosierung: Leberschäden. Wegen Codein besteht das Risiko der Gewöhnung	**Therapeutisch zweckmäßig, wenn** empfohlene Präparate mit nur einem Inhaltsstoff (z. B. ASS, Paracetamol) nicht mehr wirksam sind.

Präparat	Wichtigste Nebenwirkungen	Empfehlung
Paracetamol AL (D) Tabl., Zäpfchen, Saft **Paracetamol BC** (D) Saft, Tabl., Zäpfchen **Paracetamol Dr. Schmidgall** (Ö) Tabl., Sirup, Zäpfchen **Paracetamol Genericon** (Ö) Tabl. **Paracetamol Heumann** (D) Tabl., Zäpfchen **Paracetamol Hexal** (D) Tabl., Zäpfchen, Saft **Paracetamol-ratiopharm** (D) Tabl., Zäpfchen, Lösung **Paracetamol Rösch** (Ö) Tabl., Zäpfchen **Paracetamol-Stada** (D) Tabl., Zäpfchen, Saft **Paracetamol von ct** (D) Tabl., Saft, Zäpfchen **PCM-Paracetamol-Lichtenstein** (D) Tabl., Zäpfchen, Saft Paracetamol	Bei sehr häufigem, jahrelangen Gebrauch sind Nierenschäden nicht auszuschließen. Bei Überdosierung: Leberschäden	**Therapeutisch zweckmäßig** Als lang bewährtes Mittel gegen Fieber und Schmerzen zu empfehlen.
Paracetamol comp. Stada (D) Tabl. Paracetamol, Codein *Rezeptpflichtig*	Bei sehr häufigem, jahrelangen Gebrauch sind Nierenschäden nicht auszuschließen. Bei Überdosierung: Leberschäden. Wegen Codein besteht das Risiko der Gewöhnung	**Therapeutisch zweckmäßig, wenn** empfohlene Präparate mit nur einem Inhaltsstoff (z. B. ASS, Paracetamol) nicht mehr wirksam sind.
Parkemed (Ö) Filmtabl., Kaps., Zäpfchen, Suspension Mefenaminsäure *Rezeptpflichtig*	Häufig Magenbeschwerden, Durchfall, Schwindel. Kann in seltenen Fällen Asthmaanfälle auslösen. In seltenen Fällen Störungen bei der Blutzellbildung (Dyskrasie)	**Wenig zweckmäßig** Vertretbar, wenn ASS (Acetylsalicylsäure)-Präparate nicht wirksam sind, insbesonders bei rheumatischen Schmerzen. Nebenwirkungen treten relativ häufig auf.
Pfeil Zahnschmerz-Tabletten (D) Ibuprofen	Magenbeschwerden, kann in seltenen Fällen Asthmaanfälle auslösen	**Therapeutisch zweckmäßig** Wirksam bei Schmerzen und Entzündungen. Bei empfindlichem Magen jedoch weniger geeignet.

Präparat	Wichtigste Nebenwirkungen	Empfehlung
Prontopyrin Plus (D) Tabl. Paracetamol, Coffein	Bei sehr häufigem, jahrelangen Gebrauch sind Nierenschäden nicht auszuschließen. Bei Überdosierung: Leberschäden	**Abzuraten** Nicht sinnvolle Kombination eines Schmerzhemmers (Paracetamol) mit stimulierendem Inhaltsstoff (Coffein).
Quadronal ASS comp. (D) Tabl. Acetylsalicylsäure (ASS), Coffein	Magenbeschwerden, kann in seltenen Fällen Asthmaanfälle auslösen. Wegen der Möglichkeit des erhöhten Risikos von Reye-Syndrom durch Acetylsalicylsäure (ASS) bei Kindern und Jugendlichen bis zum Alter von 19 Jahren ist Paracetamol vorzuziehen	**Abzuraten** Nicht sinnvolle Kombination eines Schmerzhemmers (ASS) mit einem stimulierenden Inhaltsstoff (Coffein).
Quadronal comp. gegen Kopfschmerzen (D) Tabl. Paracetamol, Coffein	Bei sehr häufigem, jahrelangen Gebrauch sind Nierenschäden nicht auszuschließen. Bei Überdosierung: Leberschäden	**Abzuraten** Nicht sinnvolle Kombination eines Schmerzhemmers (Paracetamol) mit stimulierendem Inhaltsstoff (Coffein).
ratiopyrin (D) Tabl. Acetylsalicylsäure (ASS), Paracetamol, Coffein	Magenbeschwerden, kann in seltenen Fällen Asthmaanfälle auslösen. Wegen der Möglichkeit des erhöhten Risikos von Reye-Syndrom durch Acetylsalicylsäure (ASS) bei Kindern und Jugendlichen bis zum Alter von 19 Jahren ist Paracetamol als Einzelsubstanz vorzuziehen. Bei sehr häufigem, jahrelangen Gebrauch sind Nierenschäden nicht auszuschließen. Bei Überdosierung: Leberschäden	**Abzuraten** Nicht sinnvolle Kombination zweier Schmerzhemmer (ASS und Paracetamol) mit stimulierendem Inhaltsstoff (Coffein).
Ring N (D) Tabl. Acetylsalicylsäure (ASS), Coffein, Vitamin C	Magenbeschwerden, kann in seltenen Fällen Asthmaanfälle auslösen. Wegen der Möglichkeit des erhöhten Risikos von Reye-Syndrom durch Acetylsalicylsäure (ASS) bei Kindern und Jugendlichen bis zum Alter von 19 Jahren ist Paracetamol vorzuziehen	**Abzuraten** Nicht sinnvolle Kombination eines Schmerzhemmers (ASS) mit stimulierendem Inhaltsstoff (Coffein) und Vitamin C. Ob Vitamin C die Magenverträglichkeit verbessert, ist fraglich. Vitamin C ist nur bei Vitamin-C-Mangel, der aber sehr selten auftritt, zweckmäßig. Die therapeutische Wirkung bei grippalen Infekten oder bei Grippe ist zweifelhaft.

Präparat	Wichtigste Nebenwirkungen	Empfehlung
Saridon (D/Ö) Tabletten Propyphenazon, Paracetamol, Coffein	Bei sehr häufigem, lahrelangen Gebrauch sind Nierenschäden nicht auszuschließen. Bei Überdosierung: Leberschäden. Möglichkeit lebensbedrohlicher Schockformen. Lebensgefährliche Abnahme weißer Blutzellen ist nicht auszuschließen	**Abzuraten** Nicht sinnvolle Kombination mehrerer Schmerzhemmer (Propyphenazon, Paracetamol) mit stimulierendem Inhaltsstoff (Coffein).
Spalt (D) Schmerztabl. Acetylsalicylsäure (ASS), Paracetamol	Magenbeschwerden, kann in seltenen Fällen Asthmaanfälle auslösen. Wegen der Möglichkeit des erhöhten Risikos von Reye-Syndrom durch Acetylsalicylsäure (ASS) bei Kindern und Jugendlichen bis zum Alter von 19 Jahren ist Paracetamol als Einzelsubstanz vorzuziehen. Bei sehr häufigem, lahrelangen Gebrauch sind Nierenschäden nicht auszuschließen. Bei Überdosierung: Leberschäden	**Wenig zweckmäßig** Nicht sinnvolle Kombination von zwei ähnlich wirkenden Schmerzmitteln.
Spalt (Ö) Tabl. Phenazon, Salicylamid, Benzylmandelat, Coffein	Hautausschläge. Magenbeschwerden. Möglichkeit lebensbedrohlicher Schockformen. Lebensgefährliche Abnahme weißer Blutzellen ist nicht auszuschließen	**Abzuraten** Nicht sinnvolle Kombination mehrerer Schmerzhemmer (Phenazon, Salicylamid) mit stimulierendem (Coffein) und krampflösenden (Benzylmandelat) Inhaltsstoff. Salicylamid ist weniger verlässlich wirksam als Acetylsalicylsäure (ASS).
Spalt liqua (D) Kapseln Ibuprofen	Magenbeschwerden, kann in seltenen Fällen Asthmaanfälle auslösen	**Therapeutisch zweckmäßig** Wirksam bei Schmerzen und Entzündungen. Bei empfindlichem Magen jedoch weniger geeignet.

Präparat	Wichtigste Nebenwirkungen	Empfehlung
Spalt plus Coffein (D) Schmerztabl. Acetylsalicylsäure (ASS), Paracetamol, Coffein	Magenbeschwerden, kann in seltenen Fällen Asthmaanfälle auslösen. Wegen der Möglichkeit des erhöhten Risikos von Reye-Syndrom durch Acetylsalicylsäure (ASS) bei Kindern und Jugendlichen bis zum Alter von 19 Jahren ist Paracetamol als Einzelsubstanz vorzuziehen. Bei sehr häufigem, jahrelangen Gebrauch sind Nierenschäden nicht auszuschließen. Bei Überdosierung: Leberschäden	**Abzuraten** Nicht sinnvolle Kombination mehrerer Schmerzhemmer (ASS, Paracetamol) mit stimulierendem Inhaltsstoff (Coffein).
Sympal (D) Tabl. Dexketoprofen *Rezeptpflichtig*	Magenbeschwerden. Kann in seltenen Fällen Asthmaanfälle auslösen	**Wenig zweckmäßig,** da weniger erprobt als ähnliche Medikamente mit dem Wirkstoff Ibuprofen.
Talvosilen (D/Ö) Tabl., nur D: Zäpfchen, Fortekaps., Fortezäpfchen, Saft Paracetamol, Codein *Rezeptpflichtig* *In Ö: Suchtgift*	Bei sehr häufigem, lahrelangen Gebrauch sind Nierenschäden nicht auszuschließen. Bei Überdosierung: Leberschäden. Wegen Codein besteht das Risiko der Gewöhnung	**Therapeutisch zweckmäßig, wenn** empfohlene Präparate mit nur einem Inhaltsstoff (z. B. ASS, Paracetamol) nicht mehr wirksam sind.
Temagin Paracetamol plus (D) Tabl. Paracetamol, Coffein	Bei sehr häufigem, jahrelangen Gebrauch sind Nierenschäden nicht auszuschließen. Bei Überdosierung: Leberschäden	**Abzuraten** Nicht sinnvolle Kombination eines Schmerzhemmers (Paracetamol) mit einem stimulierenden Inhaltsstoff (Coffein).
Thomapyrin (D/Ö) Tabl. Acetylsalicylsäure (ASS), Paracetamol, Coffein	Magenbeschwerden, kann in seltenen Fällen Asthmaanfälle auslösen. Wegen der Möglichkeit des erhöhten Risikos von Reye-Syndrom durch Acetylsalicylsäure (ASS) bei Kindern und Jugendlichen bis zum Alter von 19 Jahren ist Paracetamol als Einzelsubstanz vorzuziehen. Bei sehr häufigem, jahrelangen Gebrauch sind Nierenschäden nicht auszuschließen. Bei Überdosierung: Leberschäden	**Abzuraten** Nicht sinnvolle Kombination mehrerer Schmerzhemmer (ASS, Paracetamol) mit stimulierendem Inhaltsstoff (Coffein).

Präparat	Wichtigste Nebenwirkungen	Empfehlung
Thomapyrin akut (D) Tabl. Acetylsalicylsäure (ASS)	Magenbeschwerden, kann in seltenen Fällen Asthmaanfälle auslösen. Wegen der Möglichkeit des erhöhten Risikos von Reye-Syndrom durch Acetylsalicylsäure (ASS) bei Kindern und Jugendlichen bis zum Alter von 19 Jahren ist Paracetamol vorzuziehen	**Therapeutisch zweckmäßig** Als lang bewährtes Mittel gegen Schmerzen, Fieber und rheumatische Entzündungen zu empfehlen. Bei empfindlichem Magen jedoch weniger geeignet.
Thomapyrin C Schmerztabletten (D/Ö) Brausetabl. Acetylsalicylsäure (ASS), Paracetamol, Vitamin C	Magenbeschwerden, kann in seltenen Fällen Asthmaanfälle auslösen. Wegen der Möglichkeit des erhöhten Risikos von Reye-Syndrom durch Acetylsalicylsäure (ASS) bei Kindern und Jugendlichen bis zum Alter von 19 Jahren ist Paracetamol als Einzelsubstanz vorzuziehen. Bei sehr häufigem, jahrelangen Gebrauch sind Nierenschäden nicht auszuschließen. Bei Überdosierung: Leberschäden	**Wenig zweckmäßig** Nicht sinnvolle Kombination von zwei ähnlich wirkenden Schmerzmitteln (ASS, Paracetamol) mit Vitamin C. Ob Vitamin C die Magenverträglichkeit bessert, ist fraglich. Vitamin C ist nur bei Vitamin-C-Mangel, der aber sehr selten auftritt, zweckmäßig. Die therapeutische Wirksamkeit bei grippalen Infekten oder bei Grippe ist zweifelhaft.
Tispol (D) Filmtabletten Ibuprofen	Magenbeschwerden, kann in seltenen Fällen Asthmaanfälle auslösen	**Therapeutisch zweckmäßig** Wirksam bei Schmerzen und Entzündungen. Bei empfindlichem Magen jedoch weniger geeignet.
Titralgan (D) Schmerztabl. Phenazon, Paracetamol, Coffein	Hautausschläge. Magenbeschwerden. Möglichkeit lebensbedrohlicher Schockformen. Lebensgefährliche Abnahme weißer Blutzellen ist nicht auszuschließen. Bei sehr häufigem, lahrelangen Gebrauch sind Nierenschäden nicht auszuschließen. Bei Überdosierung: Leberschäden	**Abzuraten** Nicht sinnvolle Kombination mehrerer Schmerzhemmer (Phenazon, Paracetamol) mit stimulierendem Inhaltsstoff (Coffein).
Titretta (D) T-Tabl., S-Zäpfchen, S-forte-Zäpfchen Propyphenazon, Codein *Rezeptpflichtig*	Möglichkeit lebensbedrohlicher Schockformen. Lebensgefährliche Abnahme weißer Blutzellen ist nicht auszuschließen. Wegen Codein besteht das Risiko der Gewöhnung	**Abzuraten** Nicht sinnvolle Kombination zweier Schmerzhemmer (Propyphenazon, Codein). Gefahr schwerer Nebenwirkungen.

Präparat	Wichtigste Nebenwirkungen	Empfehlung
Togal (Ö) **Togal classic** (D) Tabl. Chinin, Lithiumcitrat, Acetylsalicylsäure (ASS)	Magenbeschwerden, kann in seltenen Fällen Asthmaanfälle auslösen. Wegen der Möglichkeit des erhöhten Risikos von Reye-Syndrom durch Acetylsalicylsäure (ASS) bei Kindern und Jugendlichen bis zum Alter von 19 Jahren ist Paracetamol vorzuziehen. Allergische Reaktionen auf Chinin (z. B. Hautausschläge)	**Abzuraten** Nicht sinnvolle Kombination von Schmerzhemmer (ASS) mit Chinin, das wegen möglicher Überempfindlichkeitsreaktion nicht verwendet werden sollte.
Togal ASS 400 (D) Tabl. Acetylsalicylsäure (ASS)	Magenbeschwerden, kann in seltenen Fällen Asthmaanfälle auslösen. Wegen der Möglichkeit des erhöhten Risikos von Reye-Syndrom durch Acetylsalicylsäure (ASS) bei Kindern und Jugendlichen bis zum Alter von 19 Jahren ist Paracetamol vorzuziehen	**Therapeutisch zweckmäßig** Als lang bewährtes Mittel gegen Schmerzen, Fieber und rheumatische Entzündungen zu empfehlen. Bei empfindlichem Magen jedoch weniger geeignet.
Togal Kopfschmerzbrause + Vitamin C (D) Brausetabl. Acetylsalicylsäure (ASS), Vitamin C, Coffein	Magenbeschwerden, kann in seltenen Fällen Asthmaanfälle auslösen. Wegen der Möglichkeit des erhöhten Risikos von Reye-Syndrom durch Acetylsalicylsäure (ASS) bei Kindern und Jugendlichen bis zum Alter von 19 Jahren ist Paracetamol vorzuziehen	**Abzuraten** Nicht sinnvolle Kombination eines Schmerzhemmers (ASS) mit stimulierendem (Coffein) und anderen Inhaltsstoff (Vitamin C). Ob Vitamin C die Magenverträglichkeit bessert, ist fraglich. Vitamin C ist nur bei Vitamin-C-Mangel, der aber sehr selten auftritt, zweckmäßig. Die therapeutische Wirksamkeit bei grippalen Infekten oder bei Grippe ist zweifelhaft.
Trancopal Dolo (D) Kaps., Zäpfchen Flupirtinmaleat *Rezeptpflichtig*	Übelkeit, Magenbeschwerden, Durchfall, Hautausschlag, Sehstörung, Schädigung der Leberfunktion, Grünfärbung des Harns	**Wenig zweckmäßig,** da noch zu wenig erprobt und wegen möglicher Nebenwirkungen. Zur kurz dauernden Behandlung von Nerven- und Muskelschmerzen.
Vivimed mit Coffein (D) Tabl. Paracetamol, Coffein	Bei sehr häufigem, jahrelangen Gebrauch sind Nierenschäden nicht auszuschließen. Bei Überdosierung: Leberschäden	**Abzuraten** Nicht sinnvolle Kombination eines Schmerzhemmers (Paracetamol) mit anregendem Inhaltsstoff (Coffein).

Präparat	Wichtigste Nebenwirkungen	Empfehlung
Vivimed N gegen Fieber (D) Tabl. Paracetamol	Bei sehr häufigem, jahrelangen Gebrauch sind Nierenschäden nicht auszuschließen. Bei Überdosierung: Leberschäden	**Therapeutisch zweckmäßig** Als lang bewährtes Mittel gegen Fieber und Schmerzen zu empfehlen.

1.2. Starke Schmerzmittel

Schmerzspezialisten kritisieren seit Jahren, dass sowohl in Österreich als auch in Deutschland viel zu selten starke Schmerzmittel (auch Opiate, Opioide oder »Narcotics« genannt) verordnet werden. Die Fachpublikation »Arzneimittel-Kursbuch« schätzt, dass nur etwa jeder fünfte Krebspatient ausreichend gegen starke Schmerzen behandelt wird.
Auch bei sehr starken Schmerzen, die nicht durch bösartige Erkrankungen verursacht sind, sind Opiate sinnvoll, wenn andere Mittel nicht wirken. Solche Schmerzzustände werden z. B. durch Herzinfarkte, durch Koliken (bei Nieren-, Gallensteinen) oder durch schwere Verletzungen ausgelöst.
Bei der Einnahme von starken Schmerzmitteln nach Operationen ist Vorsicht geboten, weil Schmerzen in solchen Situationen auch einen wichtigen Hinweis auf mögliche Komplikationen geben können und deshalb erst unterdrückt werden sollten, wenn die Ursache des Schmerzes geklärt ist.

Auf alle Fälle ist bei der Einnahme von starken Schmerzmitteln eine ärztliche Betreuung notwendig.

Bei allen bisher bekannten starken Schmerzmitteln besteht Gewöhnungs- und Suchtgefahr!

Das gilt auch für *Temgesic* und *Valoron N*. Den Behauptungen des Herstellers, dass *Valoron N* durch die Beimengung eines Opiatantagonisten (das ist ein Mittel von entgegengesetzter Wirkung – d. A.) kaum missbraucht werden könne, widersprechen viele Pharmakologen schon aufgrund der Wirkweise des Kombinationspräparats. Auch das Schmerzmittel *Temgesic* ist nicht frei von von der Eigenschaft, Abhängigkeit zu verursachen.

Das Risiko der Entwicklung einer körperlichen und psychischen Abhängigkeit von starken Schmerzmitteln ist sehr unterschiedlich. Bei kontrollierter Verabreichung von Opiaten ist es aber sehr gering.

Der Wirkstoff Tramadol (z. B. in *Amadol, Tramadol AL, Tranabeta, Tramadol Lichtenstein, Tramadol-ratiopharm, Tramadol Stada, Tramadolor, Tramadura, Tramagetic, Tramagit, Tramal, Tramundin*) ist das schwächste Opioid, wird aber sehr häufig verschrieben. Er ist nur kurz wirksam und deshalb für schwere chronische Schmerzen unzureichend. Obwohl wegen der morphinähnlichen Wirkung eine Abhängigkeits- beziehungsweise Suchtgefahr besteht, wird Tramadol aber oft wie ein einfaches Schmerzmittel eingesetzt.

Codein ist ebenfalls ein morphinähnliches Arzneimittel. Die Gefahr, davon abhängig zu werden, wird als »sehr gering« eingeschätzt. Es besteht aber eine gewisse Gewöhnungsgefahr. Das heißt, dass nach einiger Zeit eine immer größere Wirkstoffmenge eingenommen werden muss, um die gleiche Wirkung zu erzielen.

Die anderen möglichen Nebenwirkungen der starken Schmerzmittel sind in ihrer Ausprägung ebenfalls jeweils unterschiedlich. Die wichtigsten sind: Übelkeit, Erbrechen, Stuhlverstopfung, Müdigkeit, Bewusstseinseinschränkungen, Euphorie, aber auch Niedergeschlagenheit (dysphorische Reaktion), und vor allem Hemmungen des Atemzentrums mit Atemdepression. Die Verkehrstüchtigkeit ist wie bei allen beruhigend wirkenden Mitteln sehr stark eingeschränkt.

Entzugserscheinungen treten bei Abhängigen nach dem Absetzen der Opiate auf. Sie sind im Regelfall zwar nicht lebensbedrohlich, aber dramatisch (u. a. Schwitzen, Muskelkrämpfe, Gewichtsverlust) und auch mit anderen Medikamenten nur schwer zu unterdrücken. Die Sucht-Rückfallquote liegt bei 60 bis 95 Prozent und ist vor allem von der Qualität der sozialen Betreuung abhängig.

Zu wenig Opiate

Krebspatienten sollen laut Weltgesundheitsorganisation WHO mit Schmerzmitteln in einem Stufenplan und in festgelegten Zeitabständen behandelt werden. Anwendungen »nach Bedarf« haben den Nachteil, dass sie höhere Dosierungen erfordern und die Schmerzen nicht so gut stillen.

1. Zunächst sollte man Mittel verwenden, die nicht zu den Opioiden gezählt werden – das sind im Wesentlichen rezeptfrei erhältliche Mittel, die Acetylsalicylsäure oder Paracetamol enthalten. Sinnvoll können auch Schmerzmittel sein, die traditionellerweise bei Rheuma verwendet werden: z. B. Ibuprofen (enthalten z. B. in *Ibudolor, Ibuhexal*).

2. Wenn dies nicht ausreicht, sollte man schwach wirkende Opioide wie Codein oder retardiertes Dihydrocodein verwenden, eventuell in Kombination mit Nicht-Opioiden wie Acetylsalicylsäure oder Paracetamol.
3. Bei sehr schweren Schmerzzuständen erfolgt die Behandlung am besten mit Morphin (D: *Morphin Merck, MSI-Mundipharma*, Ö: *Mundidol retard, Vendal*), eventuell in Kombination mit Mitteln der Stufe 1.

1.2. Starke Schmerzmittel

Präparat	Wichtigste Nebenwirkungen	Empfehlung
Alodan (Ö) Amp. Pethidin *Rezeptpflichtig, Suchtgift*	Müdigkeit, Übelkeit, Erbrechen, Stuhlverstopfung, Atmungsstörungen, Suchtgefahr	**Therapeutisch zweckmäßig nur zur** Behandlung sehr schwerer Schmerzzustände, bei denen andere Schmerzmittel nicht mehr wirksam sind. Bei Krebsschmerzen wenig zweckmäßig.
Amadol (D) Kaps., Tropfen Tramadol *Rezeptpflichtig*	Müdigkeit (besonders in Zusammenhang mit Alkohol, gefährlich z. B. beim Autofahren), Benommenheit, Krämpfe, allergische Reaktionen bis zu Schockzustand, Abhängigkeit, Übelkeit, Erbrechen. Wegen der morphinähnlichen Wirkung ist Suchtgefahr nicht auszuschließen	**Wenig zweckmäßig zur** Behandlung von schweren Schmerzzuständen, bei denen andere Schmerzmittel nicht mehr wirksam sind. Für die Behandlung von Krebsschmerzen zu kurz wirksam.
DHC Mundipharma (D) Retardtabl. retardiertes Dihydrocodein *Rezeptpflichtig*	Müdigkeit, Übelkeit, Erbrechen, Stuhlverstopfung, Atmungsstörungen, Suchtgefahr	**Therapeutisch zweckmäßig zur** Behandlung chronischer stärkerer Schmerzen (vor allem Krebsschmerzen), bei denen andere Schmerzmittel nicht mehr wirksam sind.
Dilaudid-Atropin (D) Zäpfchen, Injektionslösung schwach, Injektionslösung stark, Hydromorphon, Atropin *Rezeptpflichtig, Betäubungsmittel*	Müdigkeit, Mundtrockenheit, Sehstörungen, Übelkeit, Atmungsstörungen, Suchtgefahr, Stuhlverstopfung. Erbrechen trotz Atropin möglich	**Therapeutisch zweckmäßig nur zur** Behandlung sehr schwerer Schmerzzustände (vor allem Koliken), bei denen andere Schmerzmittel nicht mehr wirksam sind. Kombination eines Morphinderivats mit dem krampflösenden Atropin.

Präparat	Wichtigste Nebenwirkungen	Empfehlung
Dipidolor (D/Ö) Injektionslösung Piritramid *Rezeptpflichtig,* *Betäubungsmittel (D),* *Suchtgift (Ö)*	Müdigkeit, Übelkeit, Erbrechen, Stuhlverstopfung, Atmungsstörungen, Suchtgefahr	**Therapeutisch zweckmäßig nur zur** Behandlung sehr schwerer Schmerzzustände (vor allem Krebsschmerzen), bei denen andere Schmerzmittel nicht mehr wirksam sind.
Dolantin (D) Injektionslösung, Tropfen, Zäpfchen Pethidin *Rezeptpflichtig,* *Betäubungsmittel*	Müdigkeit, Übelkeit, Erbrechen, Stuhlverstopfung, Atmungsstörungen, Suchtgefahr	**Therapeutisch zweckmäßig nur zur** Behandlung sehr schwerer Schmerzzustände, bei denen andere Schmerzmittel nicht mehr wirksam sind. Bei Krebsschmerzen wenig zweckmäßig.
Durogesic (D/Ö) Membranpflaster Fentanyl *Rezeptpflichtig,* *Betäubungsmittel (D),* *Suchtgift (Ö)*	Müdigkeit, Übelkeit, Erbrechen, Stuhlverstopfung, Atmungsstörungen, Suchtgefahr	**Therapeutisch zweckmäßig nur zur** Behandlung sehr schwerer Schmerzzustände (vor allem Krebsschmerzen), bei denen andere Schmerzmittel nicht mehr wirksam sind.
Heptadon (Ö) Amp. Methadon *Rezeptpflichtig,* *Suchtgift*	Müdigkeit, Übelkeit, Erbrechen, Stuhlverstopfung, Atmungsstörungen, Suchtgefahr	**Therapeutisch zweckmäßig nur zur** Behandlung sehr schwerer Schmerzzustände (z. B. Krebsschmerzen), bei denen andere Schmerzmittel nicht mehr wirksam sind.
L-Polamidon Hoechst (D) Injektionslösung, Tropfen Levomethadon *Rezeptpflichtig,* *Betäubungsmittel*	Müdigkeit, Übelkeit, Erbrechen, Stuhlverstopfung, Atmungsstörungen, Suchtgefahr	**Therapeutisch zweckmäßig nur zur** Behandlung sehr schwerer Schmerzzustände (z. B. Krebsschmerzen), bei denen andere Schmerzmittel nicht mehr wirksam sind.
Morphin Merck (D) Tropfen, Injektionslösung Morphin *Rezeptpflichtig,* *Betäubungsmittel*	Müdigkeit, Übelkeit, Erbrechen, Stuhlverstopfung, Atmungsstörungen, Suchtgefahr	**Therapeutisch zweckmäßig nur zur** Behandlung sehr schwerer Schmerzzustände, bei denen andere Schmerzmittel nicht mehr wirksam sind.
MSI Mundipharma (D) Ampullen Morphin *Rezeptpflichtig,* *Betäubungsmittel*	Müdigkeit, Übelkeit, Erbrechen, Stuhlverstopfung, Atmungsstörungen, Suchtgefahr	**Therapeutisch zweckmäßig nur zur** Behandlung sehr schwerer Schmerzzustände, bei denen andere Schmerzmittel nicht mehr wirksam sind.

Präparat	Wichtigste Nebenwirkungen	Empfehlung
MST-Mundipharma (D) Retardtabl., Retardgranulat, Continus-Retardkaps. Morphin *Rezeptpflichtig, Betäubungsmittel*	Müdigkeit, Übelkeit, Erbrechen, Stuhlverstopfung, Atmungsstörungen, Suchtgefahr	**Therapeutisch zweckmäßig nur zur** Behandlung sehr schwerer Schmerzzustände (vor allem Krebsschmerzen), bei denen andere Schmerzmittel nicht mehr wirksam sind.
Mundidol retard (Ö) Filmtabl., Granulat, Zäpfchen Morphin *Rezeptpflichtig, Suchtgift*	Müdigkeit, Übelkeit, Erbrechen, Stuhlverstopfung, Atmungsstörungen, Suchtgefahr	**Therapeutisch zweckmäßig nur zur** Behandlung sehr schwerer Schmerzzustände (vor allem Krebsschmerzen), bei denen andere Schmerzmittel nicht mehr wirksam sind.
Oxygesic (D) Tabl. Oxycodon *Rezeptpflichtig Betäubungsmittel*	Müdigkeit, Übelkeit, Erbrechen, Stuhlverstopfung, Atmungsstörungen, Suchtgefahr	**Therapeutisch zweckmäßig zur** Behandlung chronischer stärkerer Schmerzen (vor allem Krebsschmerzen), bei denen andere Schmerzmittel nicht mehr wirksam sind.
Temgesic (D/Ö) Injektionslösung, Sublingualtabl., Fortesublingualtabl. (nur D) Buprenorphin *Rezeptpflichtig, Betäubungsmittel (D), Suchtgift (Ö)*	Müdigkeit, Übelkeit, Erbrechen, Stuhlverstopfung, Atmungsstörungen, Suchtgefahr	**Therapeutisch zweckmäßig nur zur** Behandlung schwerer Schmerzzustände, bei denen andere Schmerzmittel nicht mehr wirksam sind. Bei Krebsschmerzen wegen begrenzter Wirkung bei sehr starken Schmerzen nicht zweckmäßig.
Tilidin comp. Stada (D) Lösung **Tilidolor** (D) Lösung **Tilidin-ratiopharm plus** (D) Tropfen **Tilidalor** (D) Lösung, Kaps. Tilidin, Naloxon *Rezeptpflichtig*	Müdigkeit, Schwindel, Erbrechen, Suchtgefahr	**Therapeutisch zweckmäßig nur zur** Behandlung von schweren Schmerzzuständen, bei denen andere Schmerzmittel nicht mehr wirksam sind. Bei Krebsschmerzen wegen begrenzter Wirkung bei sehr starken Schmerzen nicht zweckmäßig.

Präparat	Wichtigste Nebenwirkungen	Empfehlung
Tramabeta (D) Kaps., Lösung, Brausetabletten, Retardtabl., Zäpfchen **Tramadol AL** (D) Ampullen, Kaps., Tropfen, Brausetabl. **Tramadol Lichtenstein** (D) Ampullen, Tabl., Tropfen **Tramadol-ratiopharm** (D) Ampullen, Kaps., Brausetabl., Tropfen, Zäpfchen **Tramadol Stada** (D) Ampullen, Kaps., Tabl., Tropfen, Zäpfchen **Tramadolor** (D) Ampullen, Kaps., Lösung, ID-Retardtabl., Brausetabl., Tabl., Zäpfchen **Tramadura** (D) Ampullen, Brausetabl., Tabl., Tropfen **Tramagetic** (D) Ampullen, Brausetabl., Kaps., Tropfen, Zäpfchen **Tramagit** (D) Ampullen, Tabl., Tropfen, Zäpfchen **Tramal** (D/Ö) Ampullen, Kaps., Zäpfchen, Tropfen, Retardtabl. (nur D:) Tabl. **Tramundin** (D) Ampullen, Kaps., Retardtabl., Tropfen, Zäpfchen Tramadol *Rezeptpflichtig*	Müdigkeit (besonders im Zusammenhang mit Alkohol, gefährlich z. B. beim Autofahren), Benommenheit, Krämpfe, allergische Reaktionen bis zum Schockzustand, Abhängigkeit, Übelkeit, Erbrechen. Wegen der morphinähnlichen Wirkung besteht Suchtgefahr	**Wenig zweckmäßig zur** Behandlung von schweren Schmerzzuständen, bei denen andere Schmerzmittel nicht mehr wirksam sind. Für die Behandlung von Krebsschmerzen zu kurz wirksam (außer Retardtabletten).
Valoron N (D) Lösung, Kaps. Tilidin, Naloxon *Rezeptpflichtig*	Müdigkeit, Schwindel, Erbrechen, Suchtgefahr	**Therapeutisch zweckmäßig nur zur** Behandlung von sehr schweren Schmerzzuständen, bei denen andere Schmerzmittel nicht mehr wirksam sind. Bei Krebsschmerzen wegen begrenzter Wirkung bei sehr starken Schmerzen nicht zweckmäßig.
Vendal (Ö) Ampullen, Stechampullen, Retard-Filmtabl. Morphin *Rezeptpflichtig, Suchtgift*	Müdigkeit, Übelkeit, Erbrechen, Stuhlverstopfung, Atmungsstörungen, Suchtgefahr	**Therapeutisch zweckmäßig nur zur** Behandlung sehr schwerer Schmerzzustände (Retard-Filmtabletten vor allem für Krebsschmerzen), bei denen andere Schmerzmittel nicht mehr wirksam sind.

1.3. Kopfschmerz- und Migränemittel

Kopfschmerzen mit Tabletten zu unterdrücken und sich damit Freiheit von Schmerzen zu verschaffen, ist längst ein selbstverständlicher Teil des Lebensstils in den Industrieländern geworden – allerdings ein gefahrvoller. Ab und zu eine Schmerztablette einzunehmen, schadet sicher nicht. Gegen die häufige Verwendung von Medikamenten gegen Kopfschmerzen sprechen aber nicht nur die unter Kapitel 1.1. (Schmerz- und fiebersenkende Mittel) angeführten, möglicherweise schwerwiegenden Folgen, sondern auch ein Argument, das Fachleute immer wieder hervorheben:
Oft entstehen Kopfschmerzen gerade durch die Einnahme von Schmerzmitteln.
Schmerzspezialisten kritisieren, dass Ärzte anderer Fachrichtungen Kopfschmerzen oft jahrelang falsch behandeln. Haben sich Kopfschmerzen bereits zu einer eigenen Krankheit verselbstständigt, sollte man unbedingt herausfinden, ob es sich um Spannungskopfschmerz, um Migräne oder um eine Mischform handelt. Dies ist notwendig für eine sinnvolle Therapie. Hilfreich zur Diagnoseerstellung ist in jedem Fall ein so genanntes Schmerztagebuch, in dem alle Einzelheiten eingetragen werden: Wann die Anfälle kommen, wie lange sie dauern, wie heftig die Schmerzen sind, ob gleichzeitig noch andere Beschwerden auftreten, welche Medikamente dagegen eingenommen werden, was als Ursache verdächtigt wird und anderes.
Unsere Empfehlung: Wer häufig unter Kopfschmerzen oder Migräne leidet, sollte unbedingt ein Schmerzzentrum aufsuchen, um die Ursache abzuklären und die Schmerzen wirkungsvoll zu behandeln. Adressen solcher Zentren erhält man von den Krankenkassen oder von *Deutsche Schmerzliga e.V., Roßmarkt 23, 60311 Frankfurt/M.; Telefon 0700/375 375 375; werktags von 9–12 Uhr. Internet: http://www.dsl-ev.de.*
In Österreich gibt es Schmerzambulanzen an den größeren Krankenhäusern in Wien, Linz und Innsbruck.

Leichte und schwere Kopfschmerzen

Die Möglichkeiten der Behandlung von Kopfschmerzen ohne Medikamente sind so vielfach wie ihre Auslöser. Bei leichten Anfällen hilft oft schon eine eigenhändige Massage im Nackenbereich, ein Massieren der Schläfen, Einreiben von Pfefferminzöl (enthalten z. B. in *Euminz*) auf die schmerzenden Stellen an Stirn, Schläfen und Nacken,

kaltes Wasser, frische Luft oder einfach Ruhe (insbesondere bei Kopfweh durch Übermüdung). Auch bei quälenden, starken Kopfschmerzen sollte auf Dauer nicht zu Schmerzmitteln gegriffen werden. Zu den häufigsten *Ursachen* zählen Muskelverspannungen im Hals-Nacken-Schulterbereich, die auf Haltungsschäden oder sonstige belastende Lebensgewohnheiten und Umstände (Arbeitsbedingungen, Beziehungsprobleme etc.) zurückzuführen sind, sowie Nikotin- und Alkoholmissbrauch. Egal, ob es sich um pochende, ziehende oder stechende, um Druck-, »Wochenend«- oder um Spannungskopfschmerzen handelt: In vielen Fällen ist eine gezielte Bewegungstherapie viel wirksamer als die Einnahme von Medikamenten.
Erfolge können auch durch Akupunktur, Heilanästhesie, Mikrowellen- und Ultraschallbestrahlungen erzielt werden. Bäder, Massagen und die Verwendung von Medikamenten ohne Wirkstoff (so genannte Scheinarzneimittel = Placebos) und von homöopathischen Arzneimitteln (siehe Kapitel 23) können ebenfalls helfen. Die wirksamste Behandlung bei Kopfschmerzen ist jedoch auch die schwierigste: die Änderung der Lebensumstände, die einem »Kopfzerbrechen« bereiten. Kommt es häufig zu starken Kopfschmerzen, ist auf jeden Fall eine eingehende ärztliche Untersuchung notwendig, um seltene, aber möglicherweise gefährliche Ursachen der Kopfschmerzen auszuschließen.

Migräne

ist eine besondere Art von Kopfschmerz, die stets anfallsartig und meist auf einer Kopfseite auftritt. Der Anfall kommt nicht ganz plötzlich, er kündigt sich Minuten oder auch Stunden vorher an (»Aura«). Migräneschmerzen werden manchmal von Sehstörungen (Lichtempfindlichkeit, Flimmern, Farberscheinungen, Gesichtsfeldstörungen), Sprachschwierigkeiten, Übelkeit und Erbrechen begleitet. Die Ursachen der Migräne sind unklar. Frauen, insbesondere zwischen 30 und 50, leiden viel häufiger unter Migräne als Männer.

Medikamente bei Migräne

Beim akuten Anfall

Zur Schmerzbekämpfung können bei leichteren Anfällen die Wirkstoffe Acetylsalicylsäure (z. B. *Aspirin Migräne, ASS-ratiopharm*) oder Paracetamol (z. B. *Paracetamol-ratiopharm*, in Österreich *Mexalen*) verwendet werden. Diese Mittel sollten sofort beim ersten Anzeichen eines Migräneanfalls eingenommen werden. Auch der Wirkstoff

Ibuprofen (z. B. in *Ibuhexal, IBU-ratiopharm*) ist geeignet. Eine Tasse starken Kaffees kann einen milden Anfall abschwächen. Manche Kombinationspräparate können im akuten Anfall sinnvoll sein.

Schwere Anfälle können durch die rechtzeitige Anwendung der Wirkstoffe Ergotamin (z. B. *Cafergot N*) oder Dihydroergotamin (z. B. in *Dihydergot, Ergo Lonarid PD*) in ihrem Verlauf gemildert werden. Ob diese Medikamente auch zur vorbeugenden Behandlung geeignet sind, ist umstritten. Bei überempfindlichen Menschen kann es leicht zu Vergiftungserscheinungen kommen. Tückischerweise können Vergiftungsanzeichen von Ergotamin wie Kopfschmerzen, Übelkeit und Erbrechen für einen neuen Migräneanfall gehalten werden und zu einer möglicherweise bedrohlichen Erhöhung der Dosis führen (Herzinfarktgefahr). Bei oftmaliger Verwendung kann das Mittel an Wirksamkeit verlieren.

Warnhinweis: Der ständige Gebrauch von Ergotamin über einen Zeitraum von drei bis fünf Tagen löst nach dem Absetzen einen so genannten »Entzugskopfschmerz« aus, der bei weiterer Verwendung zu einem Dauerkopfschmerz führen kann. Nach der Behandlung einer Migräne-Attacke mit Ergotamin sollte man deshalb eine Pause von mindestens vier Tagen einhalten.

Bei einem so genannten »*Ergotismus*«, einer Vergiftung mit Ergotamin, kann es zu Durchblutungsstörungen in Händen und Füßen kommen, die bis zum Absterben von Fingern und Zehen führen können.

Relativ neue Medikamente sind die Triptane: Zum Beispiel Naratriptan (enthalten z. B. in *Antimigrin, Naramig*), Rizatriptan (enthalten z. B. in *Maxalt*), Sumatriptan (enthalten z. B. in *Imigran*) und Zolmitriptan (enthalten z. B. in *Asco Top, Zomig*). Imigran wirkt auch bei schweren Migränefällen sehr schnell: bei Nasenspray oder subkutaner Injektion nach 15 Minuten, bei Tabletteneinnahme nach 30 Minuten. Bei den anderen Triptanen dauert es etwa 1 Stunde, bis sie zu wirken beginnen. Allerdings bleibt die gewünschte Wirkung bei einem von drei Patienten aus. Diese Medikamente sollten möglichst frühzeitig eingenommen werden - sofort nach Auftreten der Kopfschmerzen oder der Aura. Später wirken sie nicht mehr so gut.

Sehr häufig – bei etwa jedem zweiten Patienten – tritt der Migräneanfall nach 24 bis 48 Stunden erneut auf. Eine Dosissteigerung erhöht die Wirksamkeit nicht, verschlimmert jedoch die Nebenwirkungen.

Migränepatienten, welche den Wirkstoff Ergotamin (z. B. *Avamigran N, Cafergot N, Migrätan S, Migril*) einnehmen, dürfen wegen des erhöhten Risikos bedrohlicher Gefäßkrämpfe 24 Stunden lang keine Medikamente vom Typ der Triptane verwenden.

Die Nebenwirkungen der Triptane können beträchtlich sein: Angina-pectoris-Beschwerden, Herzrhythmusstörungen und schwere Zwischenfälle bis zum Herzinfarkt sind möglich. Unbedingt die Gegenanzeigen/Kontraindikationen beachten.

Medikamente zur Vorbeugung von Anfällen

Wenn mehr als zwei Migräneanfälle pro Monat auftreten, gilt ein Behandlungsversuch mit Medikamenten zur Vorbeugung weiterer Anfälle als vertretbar. Vor jeder Einnahme von Medikamenten sollte aber die psycho-soziale Situation des Patienten untersucht und nach Möglichkeit verbessert werden.

Keine der bisher bekannten Vorbeugemaßnahmen mit Medikamenten ist für alle Patienten gleichermaßen wirksam und empfehlenswert. Wenn ein Mittel nicht wirkt, kann ein anderes versucht werden. Als relativ gut geeignet gelten Betablocker wie Propranolol (z. B. in *Dociton*) und Metoprolol (z. B. in *Beloc, Beloc Zok*).

Ebenfalls relativ gut geeignet ist der Wirkstoff Flunarizin (ein Mittel gegen Schwindel, enthalten z. B. in *Sibelium, Flunarizin-ratiopharm*).

Die Wirkstoffe Pizotifen (z. B. in *Sandomigran*) und Lisurid (z. B. in *Cuvalit, Dopergin*) gelten als weniger effektiv. Sie sind jedoch einen Versuch wert.

Vielen anderen Medikamenten (z. B. *Dixarit, Isoptin*) werden ebenfalls Erfolge bei der Migränevorbeugung zugeschrieben. Ihr Nutzen ist jedoch zweifelhaft. Bei Dixarit haben Untersuchungen ergeben, dass es nicht wirksamer ist als ein Placebo (= Scheinarzneimittel ohne Wirkstoff).

Auf alle Fälle muss die Vorbeugung der Migräne durch Medikamente laufend vom Arzt auf ihren Nutzen hin überprüft werden.

»Die Erfahrung lehrt«, schreibt das Berliner »arznei-telegramm«, »dass sich nach kurzer Zeit die vorsorgliche Medikamenteneinnahme oft erübrigt.« Studien haben gezeigt, dass sich das Befinden *jedes zweiten Migränekranken* bereits durch die Einnahme von Placebos bessern kann.

1.3. Migränemittel

Präparat	Wichtigste Nebenwirkungen	Empfehlung
Antimigrin (Ö) Filmtabl. Naratriptan *Rezeptpflichtig*	Missempfindungen, z. B. Schmerzen, Hitze und Enge. Müdigkeit, Übelkeit, Erbrechen. Blutdrucksteigerung, bedrohliche Herzrhythmusstörungen, Gefäßkrämpfe, auch der Herzkranzgefäße, mit schweren Schäden sind möglich	**Therapeutisch zweckmäßig** Wirksames Medikament zur Unterbrechung eines schweren Migräneanfalls. Wegen der möglichen schweren Nebenwirkungen ist eine sorgfältige Abwägung von Nutzen und Risiko im Einzelfall notwendig. Langsamer Wirkungseintritt.
Asco Top (D) Filmtabl., Schmelztabl. Zolmitriptan *Rezeptpflichtig*	Missempfindungen, z. B. Schmerzen, Hitze und Enge. Müdigkeit, Übelkeit, Erbrechen. Blutdrucksteigerung, bedrohliche Herzrhythmusstörungen, Gefäßkrämpfe, auch der Herzkranzgefäße, mit schweren Schäden sind möglich	**Therapeutisch zweckmäßig** Wirksames Medikament zur Unterbrechung eines schweren Migräneanfalls. Wegen der möglichen schweren Nebenwirkungen ist eine sorgfältige Abwägung von Nutzen und Risiko im Einzelfall notwendig.
Aspirin Migräne bei migränebedingten Kopfschmerzen (D) Brausetabl. Acetylsalicylsäure (ASS)	Magenbeschwerden, kann in seltenen Fällen Asthmaanfälle auslösen. Lebensbedrohliches Reye-Syndrom durch Acetylsalicylsäure (ASS) bei Kindern und Jugendlichen bis zum Alter von 19 Jahren möglich.	**Therapeutisch zweckmäßig** lang bewährtes Mittel bei migräneartigen Kopfschmerzen, anderen Schmerzen, Fieber und rheumatischen Entzündungen. Bei empfindlichem Magen weniger geeignet.
Avamigran N (D) Filmtabl., Zäpfchen Ergotamin, Propyphenazon *Rezeptpflichtig*	Durchblutungsstörungen, Übelkeit, Erbrechen. Möglichkeit lebensbedrohlicher Schockformen. Lebensgefährliche Abnahme weißer Blutzellen ist nicht auszuschließen	**Möglicherweise zweckmäßig bei** rechtzeitiger Einnahme zu Beginn eines Migräneanfalls. Kombination von Migränemittel (Ergotamin) mit Schmerzmittel (Propyphenazon). Unzuverlässige Wirkung von Ergotamin. Nur kurzfristig anwenden.
Avamigran (Ö) Filmtabl., Zäpfchen Ergotamin, Propyphenazon, Coffein, Camylofin, Mecloxamin *Rezeptpflichtig*	Übelkeit, Erbrechen, Durchblutungsstörungen. Möglichkeit lebensbedrohlicher Schockformen. Lebensgefährliche Abnahme weißer Blutzellen ist nicht auszuschließen	**Abzuraten** Kombination von zu vielen verschiedenen Wirkstoffen mit z. T. fraglicher Wirksamkeit. Unzuverlässige Wirkung des Migränemittels Ergotamin. Coffein kann möglicherweise zu einer missbräuchlichen Daueranwendung beitragen.

Präparat	Wichtigste Nebenwirkungen	Empfehlung
Beloc Duriles (Ö) Filmtabl. Metoprolol *Rezeptpflichtig*	Langsamer Puls, Verstärkung einer Herzschwäche, Impotenz; Vorsicht bei Asthma, Zuckerkrankheit und Durchblutungsstörungen der Gliedmaßen	**Möglicherweise zweckmäßig zur** Vorbeugung von Migräneanfällen (Betablocker).
Beloc-Zok (Ö) mite Retardtabl. forte Retardtabl. Metoprolol *Rezeptpflichtig*	Langsamer Puls, Verstärkung einer Herzschwäche, Impotenz; Vorsicht bei Asthma, Zuckerkrankheit und Durchblutungsstörungen der Gliedmaßen	**Möglicherweise zweckmäßig zur** Vorbeugung von Migräneanfällen (Betablocker).
Cafergot N (D/Ö) Kaps., Zäpfchen Ergotamin, Coffein *Rezeptpflichtig*	Übelkeit, Erbrechen, Durchblutungsstörungen	**Möglicherweise zweckmäßig bei** rechtzeitiger Einnahme zu Beginn eines Migräneanfalls. Kombination von Migränemittel (Ergotamin) mit Coffein. Unzuverlässige Wirkung von Ergotamin. Nur kurzfristig anwenden. Coffein kann möglicherweise zu einer missbräuchlichen Daueranwendung beitragen.
Dihydergot (D/Ö) Tabl., Retardtabl. (D), Fortetabl.(D), Tropflösung Dihydroergotamin *Rezeptpflichtig*	Übelkeit, Erbrechen, Durchblutungsstörungen	**Wenig zweckmäßig zur** vorbeugenden Behandlung. Therapeutische Wirksamkeit zweifelhaft.
Dihydergot (D/Ö) Amp. Dihydroergotamin *Rezeptpflichtig*	Übelkeit, Erbrechen, Durchblutungsstörungen	**Möglicherweise zweckmäßig bei** rechtzeitiger Anwendung zu Beginn eines schweren Migräneanfalls.
Dihydergot (Ö) Nasalspray Dihydroergotamin, Coffein *Rezeptpflichtig*	Übelkeit, Erbrechen, Durchblutungsstörungen	**Möglicherweise zweckmäßig bei** rechtzeitiger Anwendung zu Beginn eines schweren Migräneanfalls. Coffein kann möglicherweise zu einer missbräuchlichen Daueranwendung beitragen.
Dolormin Migräne (D) Filmtabl., Brausetabl. Ibuprofen *Rezeptpflichtig*	Magen- und Darmbeschwerden. Müdigkeit. Kann in seltenen Fällen Asthmaanfälle auslösen	**Therapeutisch zweckmäßig bei** akutem Migräneanfall.

Präparat	Wichtigste Nebenwirkungen	Empfehlung
Ergo Lonarid PD (D) Tabl., Zäpfchen Dihydroergotamin, Paracetamol *Rezeptpflichtig*	Übelkeit, Erbrechen, Durchblutungsstörungen. Bei sehr häufigem, jahrelangen Gebrauch sind Nierenschäden nicht auszuschließen. Bei Überdosierung Leberschäden	**Möglicherweise zweckmäßig bei** rechtzeitiger Anwendung zu Beginn eines Migräneanfalls. Kombination von Migränemittel (Dihydroergotamin) und Schmerzmittel (Paracetamol). Unzuverlässige Wirkung von Dihydroergotamin. Nur kurzfristig anwenden.
Imbun (Ö) Filmtabl., Zäpfchen Ibuprofen *Rezeptpflichtig*	Magen- und Darmbeschwerden. Müdigkeit. Kann in seltenen Fällen Asthmaanfälle auslösen	**Therapeutisch zweckmäßig bei** akutem Migräneanfall.
Imigran (D/Ö) Filmtabl., Nasenspray, Zäpfchen, Injektionslösung, Fertigspritze Sumatriptan *Rezeptpflichtig*	Missempfindungen, z. B. Schmerzen, Hitze und Enge. Müdigkeit, Übelkeit, Erbrechen. Blutdrucksteigerung, bedrohliche Herzrhythmusstörungen, Gefäßkrämpfe, auch der Herzkranzgefäße, mit schweren Schäden sind möglich	**Therapeutisch zweckmäßig** Wirksames Medikament zur Unterbrechung eines schweren Migräneanfalls. Wegen der möglichen schweren Nebenwirkungen ist eine sorgfältige Abwägung von Nutzen und Risiko im Einzelfall notwendig. Nasenspray umstritten. Schnelle Wirkung bei Injektion.
Maxalt (D/Ö) Tabl., **Maxalt lingua** (D) Schmelztabl. **Maxalt Rapitab** (Ö) Lyotabl. Rizatriptan *Rezeptpflichtig*	Missempfindungen, z. B. Schmerzen, Hitze und Enge. Müdigkeit, Übelkeit, Erbrechen. Blutdrucksteigerung, bedrohliche Herzrhythmusstörungen, Gefäßkrämpfe, auch der Herzkranzgefäße, mit schweren Schäden sind möglich	**Therapeutisch zweckmäßig** Wirksames Medikament zur Unterbrechung eines schweren Migräneanfalls. Wegen der möglichen schweren Nebenwirkungen ist eine sorgfältige Abwägung von Nutzen und Risiko im Einzelfall notwendig. Schneller Wirkungseintritt.
Migraeflux N (D) Filmtabl. *grün*: Paracetamol, Codein *orange*: Paracetamol, Dimenhydrinat *Rezeptpflichtig*	Müdigkeit, Verstopfung, Abhängigkeit durch Codein. Bei sehr häufigem, jahrelangen Gebrauch sind Nierenschäden nicht auszuschließen. Bei Überdosierung: Leberschäden	**Möglicherweise zweckmäßig** Kombination (grün) von Schmerzmittel (Paracetamol) mit Codein bzw. mit einem Mittel (Dimenhydrinat) gegen Erbrechen (häufiges Symptom bei Migräne).

Präparat	Wichtigste Nebenwirkungen	Empfehlung
Migräne-Kranit N (D) Tabl. Propyphenazon, Paracetamol, Codein *Rezeptpflichtig*	Möglichkeit lebensbedrohlicher Schockformen. Lebensgefährliche Abnahme weißer Blutzellen ist nicht auszuschließen. Bei sehr häufigem, jahrelangen Gebrauch sind Nierenschäden nicht auszuschließen. Bei Überdosierung: Leberschäden. Abhängigkeit durch Codein	**Abzuraten** Wenig sinnvolle Kombination von leichten Schmerzmitteln (Propyphenazon, Paracetamol) und Codein.
Migränerton (D) Kaps. Paracetamol, Metoclopramid *Rezeptpflichtig*	Müdigkeit, Bewegungsstörungen (Dyskinesien), Hormonstörungen. Bei sehr häufigem, jahrelangen Gebrauch sind Nierenschäden nicht auszuschließen. Bei Überdosierung: Leberschäden	**Therapeutisch zweckmäßig zur** Behandlung eines Migräneanfalls. Kombination eines Schmerzmittels (Paracetamol) mit einem Mittel (Metoclopramid) gegen Erbrechen (häufiges Symptom bei Migräne).
Migränin Ibuprofen (D) Drag. Ibuprofen *Rezeptpflichtig*	Magen- und Darmbeschwerden. Müdigkeit. Kann in seltenen Fällen Asthmaanfälle auslösen	**Therapeutisch zweckmäßig bei** akutem Migräneanfall.
Migrätan S (D) Zäpfchen Ergotamin, Propyphenazon *Rezeptpflichtig*	Übelkeit, Erbrechen, Durchblutungsstörungen. Möglichkeit lebensbedrohlicher Schockformen. Lebensgefährliche Abnahme weißer Blutzellen ist nicht auszuschließen	**Möglicherweise zweckmäßig bei** rechtzeitiger Einnahme zu Beginn eines Migräneanfalls. Kombination eines Migränemittels (Ergotamin) mit einem Schmerzmittel (Propyphenazon). Unzuverlässige Wirkung von Ergotamin. Nur kurzfristig anwenden.
Migril (Ö) Tabl. Ergotamin, Cyclizin, Coffein *Rezeptpflichtig*	Übelkeit, Erbrechen, Müdigkeit, Durchblutungsstörungen	**Wenig zweckmäßig** Kombination eines Migränemittels (Ergotamin) mit einem Mittel (Cyclizin) gegen Erbrechen (häufiges Symptom bei Migräne) und anregend wirkendem Stoff (Coffein). Unzuverlässige Wirkung von Ergotamin. Nur kurzfristig anwenden. Coffein kann möglicherweise zu einer missbräuchlichen Daueranwendung beitragen.

Präparat	Wichtigste Nebenwirkungen	Empfehlung
Naramig (D/Ö) Filmtabl. Naratriptan *Rezeptpflichtig*	Missempfindungen, z. B. Schmerzen, Hitze und Enge. Müdigkeit, Übelkeit, Erbrechen. Blutdrucksteigerung, bedrohliche Herzrhythmusstörungen, Gefäßkrämpfe, auch der Herzkranzgefäße, mit schweren Schäden sind möglich	**Therapeutisch zweckmäßig** Wirksames Medikament zur Unterbrechung eines schweren Migräneanfalls. Wegen der möglichen schweren Nebenwirkungen ist eine sorgfältige Abwägung von Nutzen und Risiko im Einzelfall notwendig. Langsamer Wirkungseintritt.
Optalidon Special NOC (D) Drag., Zäpfchen Dihydroergotamin, Propyphenazon *Rezeptpflichtig*	Übelkeit, Erbrechen, Durchblutungsstörungen. Möglichkeit lebensbedrohlicher Schockformen. Lebensgefährliche Abnahme weißer Blutzellen ist nicht auszuschließen	**Möglicherweise zweckmäßig bei** rechtzeitiger Einnahme zu Beginn eines Migräneanfalls. Kombination von Migränemittel (Dihydroergotamin) mit Schmerzmittel (Propyphenazon). Unzuverlässige Wirkung von Dihydroergotamin. Nur kurzfristig anwenden.
Sibelium (D/Ö) Kaps.(D), Tabl. (Ö) Flunarizin *Rezeptpflichtig*	Häufig Benommenheit und Müdigkeit. Depressionen. Bewegungsstörungen	**Wenig zweckmäßig** Therapeutische Wirksamkeit zweifelhaft. Vertretbar zur Vorbeugung von Migräneanfällen, z. B. bei Versagen der Beta-Blocker.
Tonopan (Ö) Filmtabl., Zäpfchen Dihydroergotamin, Propyphenazon, Coffein *Rezeptpflichtig*	Übelkeit, Erbrechen, Durchblutungsstörungen. Möglichkeit lebensbedrohlicher Schockformen. Lebensgefährliche Abnahme weißer Blutzellen ist nicht auszuschließen	**Wenig zweckmäßig** Wenig sinnvolle Kombination von Migränemittel (Dihydroergotamin) mit Schmerzmittel (Propyphenazon) sowie anregend wirkendem Inhaltsstoff (Coffein). Unzuverlässige Wirkung von Dihydroergotamin. Coffein kann möglicherweise zu einer missbräuchlichen Daueranwendung beitragen.
Zomig (Ö) Filmtabl., Rapimelt-Tabl. Zolmitriptan *Rezeptpflichtig*	Missempfindungen, z. B. Schmerzen, Hitze und Enge. Müdigkeit, Übelkeit, Erbrechen. Blutdrucksteigerung, bedrohliche Herzrhythmusstörungen, Gefäßkrämpfe, auch der Herzkranzgefäße, mit schweren Schäden sind möglich	**Therapeutisch zweckmäßig** Wirksames Medikament zur Unterbrechung eines schweren Migräneanfalls. Wegen der möglichen schweren Nebenwirkungen ist eine sorgfältige Abwägung von Nutzen und Risiko im Einzelfall notwendig.

1.4. Krampflösende Mittel (Spasmolytika)

Eine anhaltende Verkrampfung sowohl der willkürlichen Muskulatur (z. B. Wadenkrämpfe) als auch der unwillkürlichen Muskulatur (z. B. im Verdauungssystem) ruft starke Schmerzen hervor. In solchen Fällen kann ein krampflösendes Medikament die Schmerzen lindern.
Gegen Muskelkrämpfe, die etwa beim Fußballspielen oder in der Schwangerschaft auftreten können, gibt es besondere Mittel und Methoden (siehe dazu Kapitel 2.8.: Muskellockernde Mittel).
Bei Koliken der Gallen- und ableitenden Harnwege gelten Nitrate (z. B. *Nitrolingual*, siehe 12.3.: Mittel gegen Angina pectoris) und der Wirkstoff Diclofenac (enthalten z. B. in *Voltaren*, siehe dazu Kapitel 3.1.: Mittel gegen Rheuma und Arthrosen) als zweckmäßig.
Gegen krampfartige Regelschmerzen am wirksamsten ist der Wirkstoff Ibuprofen (enthalten z. B. in *Ibudolor, Ibuhexal*; siehe auch Kapitel 1.1.: Schmerz- und fiebersenkende Mittel).
Die Hersteller fassen den Anwendungsbereich der krampflösenden Mittel zumeist sehr weit. Ein Beispiel: *Spasmo-Cibalgin S* wird vom Schweizer Konzern Ciba-Geigy als Mittel gegen folgende Beschwerden angeboten: »Krampf- und Schmerzzustände im Bereich der Gallenwege, des Magen-Darm-Trakts sowie des Urogenitalsystems (= Harn- und Geschlechtsorgane betreffend); krampfartige Schmerzen nach Operationen und in der Gynäkologie.«
Spasmo-Cibalgin S enthält den Wirkstoff Propyphenazon, der wegen der gefährlichen Nebenwirkungen in vielen Ländern – etwa Schweden, Großbritannien, USA – gar nicht zugelassen ist. Propyphenazon verursacht häufig lebensbedrohliche allergische Schockreaktionen. Wir raten deshalb von der Verwendung solcher Mittel ab.

Kombinationspräparate

Die meisten krampflösenden Mittel enthalten eine Vielzahl von Inhaltsstoffen. Solche Kombinationspräparate haben jedoch meist mehr Nachteile als Vorteile: Ihr größter Nachteil ist, dass die für den jeweiligen Patienten sinnvollste Menge eines Wirkstoffs nicht eingenommen werden kann, ohne gleichzeitig die Dosierung anderer Inhaltsstoffe zu verändern. Damit steigt das Risiko für Nebenwirkungen.

Buscopan (= N-Butylscopolamin)

ist in Dragee- oder Tablettenform beinahe wirkungslos, weil nur etwa fünf Prozent des Wirkstoffs vom Körper aufgenommen werden. Als

Zäpfchen ist die Wirkung sogar noch geringer. Lediglich als Injektion ist Buscopan zuverlässig wirksam.
Trotzdem sind *Buscopan-Dragees* und *-Tabletten* im Handel – sogar in Kombination mit anderen Wirkstoffen, z. B. *Buscopan plus* – Filmtabletten mit dem Schmerzmittel Paracetamol.

Krampflösende Mittel gegen Bauchschmerz

Wichtig: *Jeder länger dauernde Bauchschmerz muss vom Arzt untersucht werden, da er ein Anzeichen für eine schwerwiegende organische Erkrankung sein kann. Die unkritische Einnahme von Medikamenten kann eine Diagnose erschweren.*

Fast alle Leute haben gelegentlich Bauchschmerzen. Von *funktionellem Bauchschmerz* (im Fachjargon Colon irritabile genannt) spricht man, wenn es sich um eine gutartige Störung der Darmfunktion ohne nachweisbare organische Ursache handelt. Warum es zu solchen Erscheinungen – an denen Frauen weitaus häufiger als Männer leiden – kommt, ist bisher nicht geklärt. Es wird angenommen, dass Veranlagung, Essensgewohnheiten und psychologische Momente die Hauptrolle spielen. Bei der Behandlung von funktionellen Bauchschmerzen können Placebos, also Scheinarzneimittel ohne Wirkstoff, bei über 35 Prozent der Patienten zumindest kurzfristig beschwerdelindernd wirken. Dass im Gegensatz dazu krampflösende Mittel einen »nachhaltigen klinischen Nutzen« hätten, ist »kaum zweifelsfrei belegt«, betont die Schweizer Fachzeitschrift »pharma-kritik«.
Als möglicherweise zweckmäßig gilt der Wirkstoff Mebeverin (enthalten z. B. in *Colofac, Duspatal, Mebemerck*).
Abzuraten ist von einer Verwendung des Wirkstoffs Buscopan – in Tabletten- oder Zäpfchenform ist er gegen Bauchschmerzen mehr oder weniger wirkungslos. Von einer Verwendung ist wegen der möglichen Nebenwirkungen abzuraten.
Die letzte Ausgabe von Bittere Pillen (1999–2001) enthielt noch zwei krampflösende Mittel mit Schöllkraut. Wegen mangelnder Wirksamkeitsbelege und wegen der möglichen Leberschädigung hatten wir von der Verwendung abgeraten. In dieser Ausgabe sind diese beiden Medikamente nicht mehr enthalten, weil sie nur noch selten verwendet werden.

1.4. Krampflösende Mittel (Spasmolytika)

Präparat	Wichtigste Nebenwirkungen	Empfehlung
BS-ratiopharm (D) Filmtabl., Zäpfchen, Ampullen Butylscopolamin	Mundtrockenheit, Sehstörungen, Herzklopfen, verminderte Schweißbildung (Wärmestau möglich)	**Wenig zweckmäßig** Der Inhaltsstoff wird unzuverlässig in den Organismus aufgenommen. Als Injektion (Ampullen) zweckmäßig.
Buscopan (D/Ö) Drag., Zäpfchen Butylscopolamin *Rezeptpflichtig (Ö)*	Mundtrockenheit, Sehstörungen, Herzklopfen, verminderte Schweißbildung (Wärmestau möglich)	**Wenig zweckmäßig** Der Inhaltsstoff wird unzuverlässig in den Organismus aufgenommen.
Buscopan (D/Ö) Amp., Injektionsflaschen (nur D) Butylscopolamin *Rezeptpflichtig (Ö)*	Mundtrockenheit, Herzklopfen, Sehstörungen, verminderte Schweißbildung (Wärmestau möglich)	**Therapeutisch zweckmäßig bei** kolikartigen Krampfzuständen im Magen-Darm-Bereich.
Buscopan comp. (Ö) Drag., Zäpfchen N-Butylscopolamin, Metamizol *Rezeptpflichtig*	Mundtrockenheit, Herzklopfen, Sehstörungen, verminderte Schweißbildung (Wärmestau möglich). Seltene, dann aber lebensgefährliche Abnahme weißer Blutzellen oder lebensbedrohlicher Schockformen (unter anderem Blutdruckabfall)	**Abzuraten** Wenig sinnvolle Kombination von Schmerzmittel (Metamizol) mit krampflösendem Mittel (N-Butylscopolamin), das vom Körper nur unzuverlässig aufgenommen wird. In Deutschland wurde dieses Medikament vom Markt genommen. Metamizol-haltige Präparate sind in vielen Ländern verboten.
Buscopan plus (D) Filmtabl., Zäpfchen Butylscopolamin, Paracetamol	Mundtrockenheit, Sehstörungen, Herzklopfen, verminderte Schweißbildung (Wärmestau möglich). Bei sehr häufigem, jahrelangen Gebrauch sind Nierenschäden nicht auszuschließen. Bei Überdosierung: Leberschäden	**Wenig zweckmäßig** Kombination von krampflösendem Inhaltsstoff (N-Butylscopolamin), der vom Körper nur unzuverlässig aufgenommen wird, mit Schmerzmittel (Paracetamol).
Colofac (Ö) Drag. Mebeverin *Rezeptpflichtig*	Mundtrockenheit, Sehstörungen	**Möglicherweise zweckmäßig zur** kurzfristigen Anwendung beim so genannten »Reizcolon«.

Präparat	Wichtigste Nebenwirkungen	Empfehlung
Duspatal (D) Drag., Susp. Mebeverin *Rezeptpflichtig*	Mundtrockenheit, Sehstörungen	**Möglicherweise zweckmäßig zur** kurzfristigen Anwendung beim so genannten »Reizkolon«.
ILA-Med M (D) Tropfen, forte-Tropfen, forte Tabl. Pipenzolat *Rezeptpflichtig*	Mundtrockenheit, Herzklopfen, Sehstörungen (Abnahme des Reaktionsvermögens!), verminderte Schweißbildung (Wärmestau möglich)	**Möglicherweise zweckmäßig zur** Behandlung einer übererregbaren Harnblase (Reizblase).
Mebemerck (D) Filmtabl. Mebeverin *Rezeptpflichtig*	Mundtrockenheit, Sehstörungen	**Möglicherweise zweckmäßig zur** kurzfristigen Anwendung beim so genannten »Reizkolon«.
Paveriwern (D) Lösung Mohnextrakt (enthält Morphin) *Rezeptpflichtig*	Erbrechen, Verstopfung, Verstärkung der Wirkung von Beruhigungs- und Schlafmitteln. Missbrauch und Sucht nicht auszuschließen	**Abzuraten** Enthält Morphin, das Darmspasmen auslösen kann. Missbrauch und Sucht nicht auszuschließen.
Petadolex (D) Kaps. Extrakt aus Pestwurz (Rad. Petasit.)	Leberschäden	**Abzuraten** Naturheilmittel, therapeutische Wirksamkeit zweifelhaft bei den vom Hersteller angegebenen Anwendungsbereichen Migräne, Nacken- und Rückenschmerzen, Asthma.
Spascupreel (D) Tabl., Zäpfchen Kombination homöopathischer Verdünnungen	Keine zu erwarten	**Homöopathisches Mittel** Vertretbar, wenn Patient bei harmlosen Beschwerden positive Wirkung verspürt.

Präparat	Wichtigste Nebenwirkungen	Empfehlung
Spasman (D) Lösung, Zäpfchen Demelverin, Trihexyphenidyl *Rezeptpflichtig*	Mundtrockenheit, Sehstörungen	**Wenig zweckmäßig** Kombination von zwei ähnlich wirkenden krampflösenden Mitteln. Möglicherweise wirksam bei krampfartigen Darmbeschwerden. Für mehrere vom Hersteller angegebene Anwendungsbereiche (z. B. Migräne, Reizhusten, Magenschleimhautentzündung) abzuraten, da hierfür andere wirksame Arzneimittel zweckmäßig sind.
Spasmo-Cibalgin S (D) Drag., Zäpfchen Propyphenazon, Drofenin *Rezeptpflichtig*	Lebensgefährliche Abnahme weißer Blutzellen ist nicht auszuschließen. Möglichkeit lebensbedrohlicher Schockformen. Mundtrockenheit, Sehstörungen, Verstopfung	**Abzuraten** Nicht sinnvolle Kombination von Schmerzmittel (Propyphenazon) und krampflösendem Mittel (Drofenin).
Spasmo-Cibalgin comp. (D) S-Drag., S-Zäpfchen Propyphenazon, Drofenin, Codein *Rezeptpflichtig*	Lebensgefährliche Abnahme weißer Blutzellen ist nicht auszuschließen. Möglichkeit lebensbedrohlicher Schockformen. Müdigkeit (besonders in Zusammenhang mit Alkohol gefährlich, z. B. beim Autofahren), Benommenheit, Mundtrockenheit, Sehstörungen, Verstopfung. Wegen Codein besteht das Risiko der Gewöhnung	**Abzuraten** Nicht sinnvolle Kombination von schmerzhemmenden Mitteln (Propyphenazon, Codein) und einem krampflösenden Inhaltsstoff (Drofenin).
Spasmo-Inalgon Neu (Ö) Tropfen Metamizol, Tropinbenzilat (BETE) *Rezeptpflichtig*	Selten, aber dann lebensgefährliche Abnahme weißer Blutzellen oder lebensbedrohliche Schockformen. Unter anderem Blutdruckabfall, Mundtrockenheit, Sehstörungen, Verstopfung, Hautausschläge (auch schwere Formen)	**Abzuraten** Nicht sinnvolle Kombination von Schmerzmittel (Metamizol) und krampflösendem Mittel (BETE). Metamizol-haltige Präparate sind in vielen Ländern verboten.

Präparat	Wichtigste Nebenwirkungen	Empfehlung
Spasmoplus (Ö) Zäpfchen Propyphenazon, Drofenin, Codein *Rezeptpflichtig, Suchtgift*	Lebensgefährliche Abnahme weißer Blutzellen ist nicht auszuschließen, Möglichkeit lebensbedrohlicher Schockformen. Müdigkeit (besonders in Zusammenhang mit Alkohol gefährlich, z. B. beim Autofahren), Benommenheit, Mundtrockenheit, Sehstörungen, Verstopfung. Wegen Codein besteht das Risiko der Gewöhnung	**Abzuraten** Wenig sinnvolle Kombination von zwei schmerzhemmenden Stoffen (Propyphenazon, Codein) und krampflösendem Inhaltsstoff (Drofenin).

1.5. Mittel zur örtlichen Betäubung (Nervenblockade, Infiltration)

Aus vielen Untersuchungen weiß man, dass der Placebo-Effekt bei Injektionen besonders wirksam ist – egal, was gespritzt wird. Vielleicht ist das ein wesentlicher Grund dafür, dass Injektionen bei vielen Patienten sehr beliebt sind. Oft bessern sich dadurch schlagartig die Schmerzen, zumindest für einige Zeit.
Meist werden dazu Mittel zur örtlichen Betäubung verwendet, so genannte Lokalanästhetika. Sie werden entweder in das Gewebe (Infiltration) oder oberflächlich unter die Haut (Quaddeln) gespritzt.
Die Wirkstoffe Bupivacain (enthalten z. B. in *Carbostesin*), Lidocain (enthalten z. B. in *Lidoject, Xylocain*), Mepivacain (enthalten z. B. in *Scandicain*) und Prilokain (enthalten z. B. in *Xylonest*) gelten als bewährte Standardanästhetika.
Einige dieser Mittel können in Form von Cremes oder Pflaster auf die Haut aufgetragen werden (z. B. *Emla Creme, Meaverin Gel*). Dies dient vor allem dazu, Säuglinge und Kleinkinder vor Schmerzen bei Injektionen und Punktionen zu schützen.
Die Neuraltherapie – ein alternativmedizinisches Behandlungsverfahren – behauptet, dass zwischen bestimmten Hautstellen und inneren Organen Nervenverbindungen existieren. Durch Reizung bestimmter Hautstellen könne man auch eine Heilung bestimmter Organe bewirken. Diese Theorie ähnelt anderen, weit verbreiteten Behandlungskonzepten wie der Akupunktur und der Reflexzonenmassage.

Dass Akupunktur schmerzlindernd wirkt, ist nachgewiesen. Auch manche Reflexzonenmassagen – z. B. Bindegewebsmassagen – können hilfreich sein. Das Konzept der Fußreflexzonenmassage hingegen – bestimmte Organe sollen mit bestimmten Zonen auf der Fußsohle in Verbindung stehen – gilt als zweifelhaft.

Nebenwirkungen örtlicher Betäubungsmittel

Örtliche Betäubungsmittel, die injiziert werden, können Unruhe, Erregung, Übelkeit, Erbrechen und Kreislaufstörungen verursachen. Bei Procain (enthalten z. B. in *Novanaest-purum, Procain Steigerwald*) besteht zusätzlich die Gefahr schwerer allergischer Reaktionen. Es sind mehrere Todesfälle dokumentiert.

1.5. Mittel zur örtlichen Betäubung (Nervenblockade/Infiltration)

Präparat	Wichtigste Nebenwirkungen	Empfehlung
Carbostesin (D/Ö) Injektionslösung Bupivacain *Rezeptpflichtig*	Unruhe, Erregung, Benommenheit, Übelkeit, Erbrechen, Herz-Kreislaufstörungen	**Therapeutisch zweckmäßig zur** Nervenblockade (Leitungsanästhesie).
Chlorethyl Dr. Hennig (D) Spray Chlorethan	Starke Nachblutungen bei operativen Eingriffen, Gewebsschäden (Nekrosen), bei häufiger Anwendung Abhängigkeit möglich (»Schnüffeldroge«)	**Wenig zweckmäßig zur** kurzfristigen örtlichen Betäubung (»kalte Anästhesie«), da Gewebeschäden möglich.
Emla (D/Ö) Creme, Pflaster Lidocain, Prilocain *Rezeptpflichtig (Ö)*	Hautreizungen, selten allergische Reaktionen	**Therapeutisch zweckmäßig zur** örtlichen Betäubung bei kleineren Eingriffen.
Instillagel (D) Gel Lidocain, Chlorhexidin, Hydroxyethtylcellulose, Konservierungsstoffe Methyl- und Propylhydroxybenzoesäure	Selten Unruhe, Erregung, Benommenheit, Übelkeit, Erbrechen, Herz-Kreislaufstörungen, allergische Reaktionen auch durch Konservierungsstoffe	**Therapeutisch zweckmäßig zur** örtlichen Betäubung und Keimverarmung an Schleimhäuten z. B. bei kleineren Eingriffen. Kombination von Mittel zur örtlichen Betäubung (Lidocain) und schwachem Desinfektionsmittel (Chlorhexidin).

Präparat	Wichtigste Nebenwirkungen	Empfehlung
Lidoject (D) Injektionslösung, sine Injektionslösung (= ohne Konservierungsstoff) Lidocain	Unruhe, Erregung, Übelkeit, Erbrechen, Benommenheit, Herz-Kreislaufstörungen, selten allergische Reaktionen auch durch Konservierungsstoff Benzoesäureverbindungen (nur Injektionslösung)	**Therapeutisch zweckmäßig zur** örtlichen Betäubung. Mittel ohne Konservierungsstoff ist vorzuziehen.
Meaverin (D) Injektionslösung in Flaschen und Ampullen Mepivacain	Unruhe, Erregung, Benommenheit, Übelkeit, Erbrechen, Herz-Kreislaufstörungen, Atemlähmung, selten allergische Reaktionen, auch durch Konservierungsstoff Benzoesäureverbindungen (nur Flaschen)	**Therapeutisch zweckmäßig zur** örtlichen Betäubung.
Meaverin Gel (D) Gel Mepivacain, Polidocanol	Hautreizungen, selten allergische Reaktionen	**Therapeutisch zweckmäßig zur** örtlichen Betäubung bei kleineren Eingriffen. Kombination von Mittel zur örtlichen Betäubung (Mepivacain) und Desinfektionsmittel (Polidocanol)
Novanaest-purum (Ö) Injektionslösung Procain *Rezeptpflichtig*	Unruhe, Erregung, Benommenheit, Übelkeit, Erbrechen, Kreislaufstörungen. In seltenen Fällen: schwere allergische Erscheinungen (z. B. Schock) möglich	**Therapeutisch zweckmäßig als** örtliches Betäubungsmittel. Kurze Wirkungsdauer und größeres Allergierisiko als z. B. bei Mepivacain.
Procain Steigerwald (D) Injektionslösung Procain	Unruhe, Erregung, Benommenheit, Übelkeit, Erbrechen, Herz-Kreislaufstörungen. In seltenen Fällen: schwere allergische Erscheinungen (z. B. Schock) möglich	**Therapeutisch zweckmäßig als** örtliches Betäubungsmittel. Kurze Wirkungsdauer und größeres Allergierisiko als z. B. bei Mepivacain. Wenig zweckmäßig zur Neuraltherapie wegen des erhöhten Allergierisikos.
Scandicain (D/Ö) Injektionslösung in Flaschen und Ampullen Mepivacain *Rezeptpflichtig (Ö)*	Unruhe, Erregung, Benommenheit, Übelkeit, Erbrechen, Herz-Kreislaufstörungen, selten allergische Reaktionen auch durch Konservierungsstoff Benzoesäureverbindungen (nur Flachen)	**Therapeutisch zweckmäßig zur** örtlichen Betäubung.

Präparat	Wichtigste Nebenwirkungen	Empfehlung
Xylocain (D/Ö) Salbe, Pumpspray, Gel, viscöse Lösung Lidocain *Rezeptpflichtig (Ö)*	Hautreizungen, selten allergische Reaktionen auch durch Konservierungsstoff Benzoesäureverbindungen (nur Gel und Lösung)	**Therapeutisch zweckmäßig zur** örtlichen Betäubung an Haut und Schleimhäuten.
Xylonest (D) Injektionslösung in Flaschen und Ampullen Prilocain	Unruhe, Erregung, Benommenheit, Übelkeit, Erbrechen, Herz-Kreislaufstörungen, selten allergische Reaktionen, auch durch Konservierungsstoff Benzoesäureverbindungen (nur Flachen)	**Therapeutisch zweckmäßig zur** örtlichen Betäubung.

2. Kapitel: **Psyche, Nervensystem**

Anfang der siebziger Jahre des 20. Jahrhunderts geriet die Psychiatrie ins Visier politischer Bewegungen. Jahrzehntelang hatte sich die Gesellschaft um diese Institution kaum gekümmert. Die Anstalten waren überfüllt, es gab zu wenig Personal, und die Behandlung beschränkte sich im Wesentlichen darauf, die Patienten einzusperren und mit Gitterbetten, Zwangsjacken, verschlossenen Türen und Elektroschocks ruhig zu stellen.

Eine ambulante psychiatrische Versorgung existierte kaum, außer in Form von wenigen niedergelassenen Neurologen und Psychiatern, die meist über keine psychotherapeutische Ausbildung verfügten. Psychotherapie war in psychiatrischen Anstalten ein Fremdwort oder sogar ein Schimpfwort. Manchmal verschwanden auch Personen in psychiatrischen Institutionen, die ganz gewiss an keiner psychischen Krankheit oder Störung litten, sondern einfach missliebig oder aufmüpfig waren.

All das geriet in die Schlagzeilen. Und »die Psychiatrie« erhielt den Ruf, ein »Reich des Bösen« zu sein. Psychiater galten als gefährliche Feinde. Antipsychiatrische Gruppen und Bewegungen entstanden, und die italienische Reformbewegung »Psichiatria Democratica« wurde zum Vorbild für deutsche und österreichische Veränderungen im Bereich der psychiatrischen Versorgung.

Teilweise wurde versucht, das Kind mit dem Bade auszuschütten. Manche Kritiker forderten die totale Abschaffung aller psychiatrischen Institutionen. Die radikalsten unter ihnen vertraten sogar die Meinung, psychische Krankheit existiere nicht, alles sei nur eine Frage der Definition. Die psychisch Kranken seien die wirklich Gesunden und die so genannten Normalen seien verrückt.

Zweifellos waren das wichtige Anstöße dafür, dass tatsächlich umfassende Reformen in Gang kamen und vom Staat und von den Ländern mehr Geld zur Verfügung gestellt wurde. Große Anstalten wurden verkleinert, manche Einrichtungen geöffnet, ambulante Versorgungsinstitutionen aufgebaut, die Gesetze zur Zwangseinweisung von Patienten liberalisiert, mehr und besser ausgebildetes Personal angestellt. Vor allem änderte sich auch die Einstellung der Gesellschaft und des Personals der psychiatrischen Institutionen. Patienten waren nun nicht mehr Personen, die weggesperrt werden sollten, sondern Menschen mit psychischen Problemen, die Hilfe brauchten. Dazu waren vor allem auch psychotherapeutische Verfahren notwendig. Die Rolle der Psychotherapie und der Psychotherapeuten erfuhr in diesem Zusammenhang eine große Aufwertung und ist heute nicht mehr so verpönt. Nach wie vor ist es jedoch so, dass Patienten mit psychischen Störungen als Erstes meist eine niedergelassene Allgemeinärztin oder einen niedergelassenen Allgemeinarzt aufsuchen und rein medizinisch diagnostiziert und behandelt werden. Aus verschiedenen Untersuchungen in Deutschland weiß man, dass es oft Jahre dauert, bis solche Patienten endlich sachgerechte Hilfe erhalten. Nur zehn Prozent aller Patienten, die eine professionelle psychotherapeutische Hilfe brauchen würden, werden im Rahmen der kassenärztlichen Versorgung tatsächlich psychotherapeutisch behandelt.

Eine bedeutsame Rolle bei den Veränderungen der letzten dreißig Jahre spielte die Pharmakotherapie. In den sechziger Jahren wurden Medikamente entwickelt, die unsere Gefühlszustände beeinflussen: Sie beruhigen, machen müde und sie mildern Depressionen und andere schwere psychische Krankheiten wie etwa Schizophrenie. Durch diese Medikamente wurde es möglich, auf die üblichen Zwangsmittel der Anstalten – Gitterbetten, Zwangsjacken, verschlossene Türen, Schocktherapie – weitgehend zu verzichten.

In bestimmten Kreisen galt die Pharmakotherapie jedoch als besonders raffinierte Form der Gewalt gegen psychisch Kranke. »Chemische Keule«, »innere Zwangsjacke«, »Entlastungsmittel für das Personal« – mit solchen Bezeichnungen wurden Medikamente zur Behandlung psychischer Krankheiten denunziert. Selbstkritisch müssen wir zugeben, dass dieser Tonfall bis vor kurzem auch in den »*Bitteren Pillen*« vorherrschte. Der schlechte Ruf der Psychopharmaka gründet sich vor allem darauf, dass Befürworter der medikamentösen Therapie die Nebenwirkungen oft verharmlosten, und dass Psychopharmaka häufig falsch angewendet wurden und immer noch werden: zu hohe Dosierungen, unnötige Verschreibungen, zu lange Dauer, ausschließliche medikamentöse Behandlungen ohne Psychotherapie.

Je nach Wirkweise gibt es verschiedene Psychopharmaka. Die sinnvolle Verwendung hängt vor allem davon ab, wie sorgfältig eine Diagnose erstellt wurde.

In den letzten Jahrzehnten hat die Psychiatrie besondere Anstrengungen unternommen, um zu einem einheitlichen Klassifikationsschema von psychischen Störungen und Krankheiten zu kommen. Noch in den siebziger und achtziger Jahren haftete vielen psychiatrischen Diagnosen der Ruf an, ziemlich beliebig zu sein. Bei ein und demselben

Patient fiel die Diagnose je nach Psychiater unterschiedlich aus. Das hat sich inzwischen geändert. Heutzutage verwendet die Psychiatrie standardisierte, genau beschriebene Diagnoseverfahren. Das im deutschen Sprachraum am weitesten verbreitete ist die »Internationale Klassifikation psychischer Störungen«, abgekürzt ICD-10. Durch die Anwendung dieses Diagnoseschlüssels ist es zumindest wahrscheinlich, dass etwa ein Psychiater in Hamburg zu einer ähnlichen Diagnose kommt wie ein Psychiater in Salzburg. Es gibt jedoch noch andere Diagnoseschemata, vor allem bei den psychotherapeutischen Schulen, die sich teilweise stark voneinander unterscheiden. Psychiatrische oder psychotherapeutische Diagnosen sind keine absolut gültigen Aussagen über eine Person. Jedes Diagnoseschema enthält immer auch Vorstellungen über soziale Regeln und Normen, die je nach Gesellschaft natürlich verschieden sein können.

Das Vorgehen bei der Diagnoseerstellung ist ähnlich wie bei einer körperlichen Krankheit: Man fragt nach wichtigen Krankheiten und Ereignissen in der Lebensgeschichte und versucht, möglichst detailliert alle auftretenden Probleme und Beschwerden zu erfassen. Die festgestellten Symptome werden zu Gruppen zusammengefasst. Daraus ergibt sich die Diagnose und ein Behandlungsplan.

Über die Häufigkeit von psychischen Störungen oder Krankheiten gibt es die unterschiedlichsten Angaben. In Deutschland benötigen jedes Jahr etwa sechs Millionen Personen psychiatrische Hilfe, also etwa jede/jeder Dreizehnte.

Bei schweren psychischen Störungen oder Krankheiten wie etwa einer Psychose ist meist die Arbeitsfähigkeit oder die Fähigkeit, den Alltag zu bewältigen und soziale Kontakte herzustellen, ganz oder weitgehend eingeschränkt. Leichtere Störungen (Neurosen, psychosomatische Störungen, Verhaltensstörungen) betreffen das Wohlbefinden und im weitesten Sinn die sozialen Fähigkeiten. Dies kann sich äußern in Angstgefühlen, Schlafstörungen, starker Nervosität, dumpfem Traurigsein und anderen Beschwerden.

Ursachen

Heute geht man davon aus, dass die meisten psychischen Störungen und Krankheiten mehrere Ursachen haben: Eine vererbte Anlage oder »Verletzlichkeit«, belastende Lebensereignisse (z. B. Kindheitstraumen, Verlust eines Partners), chronische Belastungen (z. B. Angst vor dem Verlust des Arbeitsplatzes), physikalische Einwirkungen (z. B.

Lichtentzug), organische Krankheiten, persönliche Eigenschaften und persönliche Eigenarten im Umgang mit auftretenden Problemen. Inzwischen weiß man auch, dass eine Reihe von Arzneimitteln psychische Störungen verursachen können – eine Erkenntnis, der von Medizinern oft zu wenig Beachtung geschenkt wird.

2.1. Schlafmittel

Schlaf ist ein ständig wiederkehrender Erholungsvorgang des Körpers. Er verläuft in Phasen:
a. Der »Tiefschlaf« mit verlangsamten hirnelektrischen Wellen wird auch als passiver Erholungsschlaf bezeichnet. Hier laufen in vielen Organen Regenerations- und Aufbauvorgänge ab.
b. Der »Traumschlaf« mit flachen hirnelektrischen Wellen und raschen Augenbewegungen dient vor allem der Weiterverarbeitung von tagsüber aufgenommenen Informationen.
Beim normalen Schlaf lösen sich nach dem Einschlafstadium die beiden Schlafphasen vier- bis fünfmal ab. Beide Schlafarten sind zur körperlichen und psychischen Erholung absolut notwendig.

Schlafstörungen

liegen dann vor, wenn dieser Erholungsvorgang beträchtlich gestört ist – sei es durch eine Änderung der Schlafdauer oder des Ablaufs der Schlafphasen. Mehrmaliges Aufwachen in der Nacht kann zwar sehr unangenehm sein, ist aber vor allem im zunehmenden Alter normal, also im engeren Sinn keine Störung.
Schlaflabortests haben ergeben, dass das leidvolle Empfinden, nicht schlafen zu können, nicht immer der wirklichen Schlafdauer entspricht. Menschen, die das Gefühl haben, »kein Auge« zuzutun, schliefen annähernd gleich lange wie andere, die ihren Schlaf als ausreichend empfanden. Die Störung besteht oft in der quälenden Wahrnehmung jeden Reizes beim fallweisen Aufwachen während der Nacht.
Etwa 10 Prozent der Bevölkerung leidet unter immer wieder auftretenden Schlafproblemen. Außerdem gibt es – in Deutschland; in Österreich sind uns die Zahlen nicht bekannt – etwa 25.000 Menschen, die unerwartet und plötzlich in den Schlaf fallen (Narkolepsie).

Mögliche Ursachen für Störungen:

- Psychische Probleme sind am häufigsten. Störungen der zwischenmenschlichen Beziehungen, Angst in den verschiedensten Formen (vor Verlust von Angehörigen, des Arbeitsplatzes, vor Prüfungen, aber auch vor Träumen) können zu Schlafstörungen – vor allem zu Einschlafstörungen – führen.
- Lärm, Lichteinfall, schlechte Betten, Schichtarbeit und andere Beeinträchtigungen.
- Chemikalien, mit denen man bei der Arbeit zu tun hat. Dazu zählen vor allem Lösungsmittel, Weichmacher in der Kunststoffindustrie, Schädlingsbekämpfungsmittel, Benzine, Farben, Lacke, Schwefelkohlenstoffe und Dämpfe, die beim Löten oder Schweißen entstehen.
- Körperliche Beschwerden wie Durchblutungsstörungen, Schmerzen, Herzkrankheiten können den Schlaf stören.
- Unmäßiger Alkoholgenuss, Ecstasy, aber auch Medikamente können Schlafstörungen verursachen – vor allem Appetitzügler, Coffein, das in vielen Schmerzmitteln enthalten ist, bestimmte Antidepressiva oder Antiepileptika, herzstärkende Mittel (Digitalis), bestimmte Asthmamittel sowie *Schlaf- und Beruhigungsmittel*, wenn sie nach längerem Gebrauch abgesetzt werden.
- Beginnende Depressionen, Sodbrennen, urologische Probleme, manche Lungenerkrankungen und Schmerzen können beträchtliche Schlafstörungen verursachen.

Behandlung

Schlafstörungen sind häufig nur ein vorübergehendes Problem und sollten deshalb nicht automatisch durch Einnahme eines Medikaments behandelt werden.
Bei körperlichen Ursachen muss in erster Linie die Krankheit, die zur Schlaflosigkeit führt, behandelt werden. Bei vielen Krankheiten (z. B. Durchblutungsstörungen, Asthma) sind die meisten gängigen Schlafmittel schädlich. Depressionen können durch Schlafmittel verstärkt werden.

Folgende nichtmedikamentöse Maßnahmen können hilfreich sein:
- Ein kleiner Abendspaziergang kann einschlaffördernd wirken.
- Zubettgehen zur richtigen Zeit.
- Schlafräume gut lüften. Die Temperatur im Schlafzimmer sollte nicht zu hoch sein (14–18°C).

- Vermeiden anregender Getränke (Kaffee, Cola etc.). Ein Glas Bier oder Wein kann hilfreich sein, zu viel davon kann jedoch dazu führen, dass man in der zweiten Nachthälfte wieder aufwacht und wach liegt.
- Vermeiden von Tagesschläfchen.
- Vermeiden von Schlaf vor dem Fernseher.
- Aktivitäten im Bett sollte man auf Sex und Schlafen einschränken.
- Vermeidung von aufregender Lektüre und Sport zu spät am Abend.

Medikamente gegen Schlafstörungen

Bevor ein Schlafmittel verordnet wird, sollte der Arzt abklären, was die Ursache der Schlafstörung ist.
Vorsicht: Die Einnahme von Schlafmitteln bei schweren Depressionen oder Suchtkrankheiten kann gefährlich sein!
Schlafmittel sollten nur in Krisensituationen und nur kurz verwendet werden.
Die Gründe dafür liegen auf der Hand. Am Anfang wirken die meisten, aber schon nach kurzer Zeit (drei bis vierzehn Tage) verringert sich die Wirkung – der Körper hat sich an die Mittel gewöhnt und benötigt unter Umständen immer größere Mengen. Es gibt allerdings zahlreiche Patienten, die seit Jahren sehr niedrige Dosen eines Benzodiazepins einnehmen und damit gut schlafen.

Schlafmittel bei Kindern?

Schlafstörungen bei Kindern bis zum siebten Lebensjahr stören mehr die Eltern als das Kind. Das Schlafbedürfnis im Säuglings- und Kinderalter ist recht unterschiedlich. Kinder, die weniger schlafen, leiden nicht unbedingt an Schlafmangel. Das »British Medical Journal« schreibt, dass jedes fünfte Kind im Alter bis zu zwei Jahren nachts oder »zu früh« aufwacht. Bei den Fünfjährigen ist es immer noch jedes zehnte. Ursache dieser Unregelmäßigkeiten ist oft zu viel Schlaf am Tage. Stärkere Schlafstörungen werden häufig durch Angst und Suche nach Geborgenheit verursacht oder sind eine Reaktion auf familiäre Probleme.
Die Deutsche Arzneimittelkommission stellt fest, dass vorübergehende »Ein- und Durchschlafstörungen bei Kindern in der Regel nicht mit Psychopharmaka zu behandeln sind, weil sie fast immer durch eine Korrektur häuslicher oder familiärer Umstände behoben werden können«.

Schlafstörungen durch Schlafmittel

Die meisten Schlafmittel (vor allem die kürzer wirkenden so genannten Einschlafmittel) können schon nach kurzer Einnahme eine krasse Verschlechterung des Schlafes verursachen, wenn man aufhört, sie einzunehmen.
Die Folge: Man nimmt wieder Schlafmittel, diesmal in höheren Dosierungen. Größere Mengen solcher Mittel verändern jedoch den Schlaf in Richtung »Narkose«.

Sucht durch Schlafmittel

Bei den meisten synthetisch hergestellten Schlafmitteln (z. B. Benzodiazepinen, Chloralhydrat) besteht die Gefahr, dass man süchtig wird. Hört man nach längerer täglicher Verwendung mit der Einnahme solcher Mittel plötzlich auf, können sogar lebensbedrohliche Entzugserscheinungen auftreten. »Leichte« Entzugserscheinungen sind: schwerere Schlafstörungen als vor Beginn der Behandlung, Schwindel, Kopfschmerzen, Zittern, Durchfall, Erbrechen, Magenkrämpfe, Gewichtsverlust, Angst und Alpträume.
Die Entzugserscheinungen sind manchmal stärker als bei Opiumsüchtigen und können nur vermieden werden, wenn man ganz langsam (z. B. zehn Prozent pro Woche) die Dosis des Mittels reduziert.

Verwirrung, Benommenheit durch Schlafmittel

Bei vielen Schlafmitteln (vor allem bei den länger wirkenden »Durchschlafmitteln«) wird die wirksame Substanz im Körper nur sehr langsam abgebaut. Sie wirken daher nicht nur in der Nacht, sondern auch am folgenden Tag (»Hangover-Effekt«). Wohlbefinden, Leistungsfähigkeit und vor allem die Verkehrssicherheit werden beeinträchtigt. Dies gilt besonders für ältere Menschen.
Manche Mittel werden auch im Körper gespeichert. Amerikanische Studien haben gezeigt, dass einzelne Präparate nach einer einwöchigen Einnahme noch 50 bis 100 Stunden nach der Beendigung der Behandlung im Körper aktiv waren.
Vor allem bei älteren Leuten wurde beobachtet, dass nach dem Schlucken von Schlafpulvern am nächsten Tag beim Aufstehen der Blutdruck gesenkt war, die Leute verwirrt und manchmal sogar unfähig waren, Stuhl und Harn zu kontrollieren. Ein englischer Arzt hat 100 alte Menschen untersucht, die in der Nacht gestürzt waren und Kno-

chenbrüche hatten; 93 Prozent von ihnen hatten vorher Schlafmittel geschluckt.

Welches Mittel?

Rein pflanzliche Präparate sind unschädliche, lang bewährte Naturheilmittel, deren Wirksamkeit streng wissenschaftlich allerdings nicht bewiesen ist. Ihre Verwendung ist dennoch sinnvoll, wenn sie als wirksam empfunden werden und dadurch der Gebrauch anderer, weit schädlicherer Schlafmittel verhindert werden kann.

Tees oder Teemischungen aus Heilkräutern sind z. B. eine sinnvolle Form der Anwendung. Man kann die Kräuter in der Apotheke kaufen und die »Arznei« selbst zubereiten. Bei Schlafstörungen werden vor allem Baldrian, Hopfen, Melisse und Passionsblume verwendet. Als Faustregel gilt: Mischungen sollten nicht mehr als vier verschiedene Sorten enthalten. Industriell hergestellte »Naturheilmittel« enthalten oft mehr Bestandteile und obendrein bisweilen auch noch chemisch synthetisierte Substanzen (z. B. *Moradorm, Vivinox Schlafdragees*).

In den vergangenen zehn Jahren ist der Umsatz industriell hergestellter Präparate auf pflanzlicher Basis stark gestiegen. Fast jedes zweite Schlafmittel ist bereits ein pflanzliches (z. B. *Baldrian-Dispert, Baldriantinktur Hetterich, Baldriparan N, Euvegal, H&S Johanniskrauttee sowie Nerven- und Schlaftee, Hyperesa, Kavasporal comp., Kytta Sedativ, Moradorm S, Nervendragees-ratiopharm, Neuropas, Psychotonin sed., Sedacur forte, Sedariston, Sidroga-Tees, Thüringer Baldriantinktur, Valdispert, Valeriana comp. Hevert SL, Vivinox Duo*).

Die Stiftung Warentest hat in einer Untersuchung festgestellt, dass viele dieser Mittel eine zu geringe Menge an Baldrian enthalten, um schlafanstoßend wirken zu können (z. B. *Baldrian-Dispert Dragees, Baldriparan N, Valdispert* und andere). Wenn trotzdem eine Wirkung verspürt wird, ist dies auf den Placebo-Effekt zurückzuführen – die Erwartung, dass das Mittel wirkt.

Benzodiazepine

Benzodiazepine (z. B. *Dalmadorm, Eatan N, Fluninoc 1, Flunitrazepam neuraxpharm, Flunitrazepam-ratiopharm, Halcion, Imeson, Lendormin, Mogadan, Mogadon, Nitrazepam-neuraxpharm, Noctamid, Planum, Radedorm, Remestan, Rohypnol 1, Staurodorm Neu, temazep*) beeinträchtigen den Schlafablauf kaum. Sie wirken alle sehr ähnlich, sind jedoch sehr verschieden in Bezug auf die Schnelligkeit, mit der sie zu wirken beginnen, und in Bezug auf die Dauer der Wirkung.

Manche von ihnen sind ungeeignet als Schlafmittel, weil sie sehr lange wirken und nach dem Aufwachen die Konzentrations- und Reaktionsfähigkeit beeinträchtigen (sog. Hangover-Effekt). Dies kann zu Unfällen, Verkehrsunfällen und Stürzen führen. Wegen der langen Wirkdauer sind folgende Benzodiazepine *wenig zweckmäßig* als Schlafmittel und wegen Hangover-Effekten mit Sturzgefahr bei älteren Menschen *abzuraten*:

- Flunitrazepam (enthalten z. B. in *Fluninoc 1, Flunitrazepam neuraxpharm, Flunitrazepam-ratiopharm, Rohypnol 1*).
- Flurazepam (enthalten z. B. in *Dalmadorm, Staurodorm Neu*).
- Nitrazepam (enthalten z. B. in *Eatan N, Mogadan, Nitrazepam-neuraxpharm, Radedorm*).

Einige Benzodiazepine hingegen haben zwar einen sehr schnellen Wirkungseintritt, wirken jedoch nur für kurze Zeit. Dies kann zu frühzeitigem nächtlichem Aufwachen und zu Alpträumen sowie zu Ängstlichkeit und Unruhezuständen am darauf folgenden Tag führen. Außerdem können Gedächtnislücken entstehen (sog. anterograde Amnesie). Diese kurz wirkenden Benzodiazepine (Brotizolam, enthalten z. B. in *Lendormin* oder *Triazolam*, enthalten z. B. in *Halcion*) sind deshalb *nur in ganz bestimmten Fällen zweckmäßig*, wenn ein schneller Wirkungseintritt und eine kurz dauernde Wirkung erwünscht ist.

Zweckmäßig gegen Schlafstörungen sind folgende Benzodiazepine mit mittellanger Wirkdauer:

- Lormetazepam (enthalten z. B. in *Noctamid*).
- Temazepam (enthalten z. B. in *Planum, Remestan, temazep*).

Alle Benzodiazepine können leicht zu Abhängigkeit und Sucht führen. Laut dem britischen Komitee zur Arzneimittelüberwachung sind sie für *Kinder nicht geeignet. Generell ist die Verwendung von Benzodiazepinen nur für kurze Zeit vertretbar (8–14 Tage)*. (Weitere Nebenwirkungen siehe Kapitel 2.2.).

Chloralhydrat (Chloraldurat)

ist besonders geeignet bei leichter Schlaflosigkeit, weil es keine Störungen der Schlafphasen verursacht. Ein Nachteil sind die möglichen

Nebenwirkungen auf Herz, Leber und Nieren. Es kann genauso wie die anderen Substanzen abhängig machen, führt aber weniger zur Benommenheit am nächsten Tag und reichert sich auch nicht bei älteren Leuten im Körper an.

Diphenhydramin

(enthalten z. B. in *Betadorm A, Dolestan forte comp., Dormutil, Halbmond, Sedopretten, Sleepia, Vivinox Schlaftabletten stark*) ist ein Antihistaminikum (siehe auch Kapitel 6.1.), das den Traumschlaf hemmt. Die schlafanstoßende Wirkung ist etwas schwächer als die von Benzodiazepinen und tritt erst nach ungefähr einer Stunde ein. Diphenhydramin beeinträchtigt das Reaktionsvermögen am folgenden Tag, hat jedoch den Vorteil, dass es praktisch keine Abhängigkeit verursacht. Nachteile sind die manchmal unzuverlässige Wirkung und die relativ häufigen unangenehmen Nebenwirkungen (z. B. Mundtrockenheit).

Doxylamin

(enthalten z. B. in *Hoggar N, Schlaftabs ratio*) ist ebenfalls ein Antihistaminikum, das den Traumschlaf hemmt. Die schlafanstoßende Wirkung ist etwas schwächer als die von Benzodiazepinen. Doxylamin beeinträchtigt das Reaktionsvermögen am folgenden Tag, hat jedoch den Vorteil, dass es nur selten Abhängigkeit verursacht. Nachteile sind die manchmal unzuverlässige Wirkung und die relativ häufigen unangenehmen Nebenwirkungen (z. B. Mundtrockenheit).

Zolpidem, Zopiclon

(enthalten z. B. in *Bikalm, Ivadol, Optidorm, Somnal, Somnusan, Stilnox, Ximovan*). Diese relativ neuen Mittel wirken nicht besser als Benzodiazepine, haben aber wahrscheinlich ein geringeres Abhängigkeitspotential. Da sie vergleichsweise kurz im Handel sind, kann über Langzeitauswirkungen noch kein Urteil gefällt werden. Typische Nebenwirkungen dieser neuen Mittel sind Alpträume, Benommenheit, Beeinträchtigung des Reaktionsvermögens, Schwindel, Magenbeschwerden und Mundtrockenheit.

Zaleplon (Sonata)

Die Berliner Fachzeitschrift »arznei-telegramm« (Heft 7/99) bewertet die Markteinführung des neuen Schlafmittels Zaleplon (Sonata) als »keinen Fortschritt«, bemängelt die »unzureichende Qualität der Wirksamkeitsdokumentation« und dass es nicht verträglicher zu sein scheint als Medikamente, die bereits bewährt und bekannt sind.

2.1. Schlafmittel

Präparat	Wichtigste Nebenwirkungen	Empfehlung
Baldrian-Dispert (D/Ö) Drag., stark-Drag. Baldrianextrakt	Bei normaler Dosierung keine zu erwarten	**Naturheilmittel** Zweckmäßig als pflanzliches Beruhigungsmittel, wenn eine positive Wirkung verspürt wird.
Baldrian-Dispert Nacht (D) Tabl. Baldrianextrakt, Hopfenextrakt	Bei normaler Dosierung keine zu erwarten	**Naturheilmittel** Zweckmäßig als pflanzliches Beruhigungsmittel, wenn eine positive Wirkung verspürt wird.
Baldriantinktur Hetterich (D) Tinktur Baldrian	Bei normaler Dosierung keine zu erwarten	**Naturheilmittel** Zweckmäßig als pflanzliches Beruhigungsmittel, wenn eine positive Wirkung verspürt wird.
Baldriparan N (D/Ö) Entspannungsdrag. Baldrianextrakt, Hopfenextrakt	Bei normaler Dosierung keine zu erwarten	**Naturheilmittel** Zweckmäßig als pflanzliches Beruhigungsmittel, wenn eine positive Wirkung verspürt wird.
Baldriparan stark N (D) **Baldriparan** (Ö) Beruhigungsdrag. Baldrianextrakt, Hopfenextrakt, Melissenextrakt	Bei normaler Dosierung keine zu erwarten	**Naturheilmittel** Zweckmäßig als pflanzliches Beruhigungsmittel, wenn eine positive Wirkung verspürt wird.
Betadorm-A (D) Tabl. Diphenhydramin, Chlortheophyllin	Benommenheit am Tag, Hemmung des Traumschlafes, Mundtrockenheit, Magen-Darm-Störungen, Herzrhythmusstörungen	**Abzuraten** Nicht sinnvolle Kombination von dämpfend wirkendem Antihistaminikum (Diphenhydramin) mit einem Stoff, der eher erregend auf das Zentralnervensystem wirkt.

Präparat	Wichtigste Nebenwirkungen	Empfehlung
Bikalm (D) Filmtabl. Zolpidem *Rezeptpflichtig*	Alpträume, Benommenheit, Depression, Einschränkung des Reaktionsvermögens, Schwindel, Doppeltsehen, Magenschmerzen, Erbrechen, Mundtrockenheit. Die vorliegenden Erfahrungen zeigen ein geringeres Risiko von körperlicher Abhängigkeit und Schlaflosigkeit als Entzugserscheinung nach Absetzen des Mittels als nach Benzodiazepinen	**Therapeutisch zweckmäßig** als Alternative zu kurz wirksamen Benzodiazepinen bei kurzzeitiger Einnahme (einige Tage bis zu zwei Wochen).
Chloraldurat (D) Kaps., Kaps. blau, Kaps. rot Chloralhydrat *Rezeptpflichtig*	Abhängigkeit, bei schweren Herz-, Leber- und Nierenerkrankungen nicht einnehmen	**Therapeutisch zweckmäßig nur bei** kurzzeitiger Einnahme (einige Tage bis zu drei Wochen). Lang bewährt. Nebenwirkungen gut bekannt.
Dalmadorm (D) Lacktabl. Flurazepam *Rezeptpflichtig*	Benommenheit am Tag, bei längerer Einnahme Entzugssymptome (z. B. Schlafstörungen, Angst) und Abhängigkeit. Bei älteren Menschen häufig Erregung statt Beruhigung (»paradoxe Reaktion«)	**Wenig zweckmäßig** als Schlafmittel. Wegen sehr langer Wirkdauer Sturzgefahr, deshalb bei älteren Menschen abzuraten. Suchtgefahr!
Distraneurin (D/Ö) Mixtur, Filmtabl., Injektionslösung, Infusionslösung, Kaps. Clomethiazol *Rezeptpflichtig*	Besonders große Gefahr der Abhängigkeit	**Abzuraten** als Schlafmittel wegen der großen Suchtgefahr. Nur zweckmäßig in bestimmten Stadien des Alkoholdelirs, aber nur unter strenger klinischer Kontrolle.
Dolestan forte comp. (D) Tabl. Diphenhydramin, Guaifenesin	Benommenheit am Tag, Hemmung des Traumschlafes, Mundtrockenheit, Magen-Darm-Störungen, Beschleunigung des Pulses möglich	**Abzuraten** Nicht sinnvolle Kombination des Antihistaminikums Diphenhydramin mit einem »obsoleten« Tranquilizer. Das Mittel wurde daher in die Negativliste aufgenommen.
Dormutil N (D) Tabl. Diphenhydramin	Benommenheit am Tag, Hemmung des Traumschlafes, Mundtrockenheit, Magen-Darm-Störungen, Beschleunigung des Pulses möglich	**Therapeutisch zweckmäßig nur bei** kurzzeitiger Einnahme (einige Tage bis zu drei Wochen). Antihistaminikum.

Präparat	Wichtigste Nebenwirkungen	Empfehlung
Dysto-Loges (D) Tabl., Tropfen Homöopathische Verdünnungen aus Passionsblume, Melisse, Reserpin, Kaffee, Tabak u. a.	Bei normaler Dosierung keine zu erwarten	**Homöopathisches Mittel** in eher unübersichtlicher Kombination verschiedener Inhaltsstoffe. Eine mögliche Wirksamkeit kann nur individuell beurteilt werden.
Eatan N (D) Tabl. Nitrazepam *Rezeptpflichtig*	Schlaflosigkeit nach Absetzen des Mittels, Abhängigkeit. Bei älteren Menschen häufig statt Beruhigung Erregung (»paradoxe Reaktion«)	**Wenig zweckmäßig** als Schlafmittel. Wegen sehr langer Wirkdauer Sturzgefahr, deshalb bei älteren Menschen abzuraten. Suchtgefahr!
Euvegal (D) Drag., Tropfen. Extrakte aus Baldrianwurzel und Melissenblättern	Bei normaler Dosierung keine zu erwarten. Tropfen enthalten Alkohol	**Naturheilmittel** Zweckmäßig als pflanzliches Beruhigungsmittel, wenn eine positive Wirkung verspürt wird.
Fluninoc 1 (D) Tabl. Flunitrazepam *Rezeptpflichtig*	Schlaflosigkeit nach Absetzen des Mittels, Abhängigkeit. Bei älteren Menschen häufig statt Beruhigung Erregung (»paradoxe Reaktion«)	**Wenig zweckmäßig** als Schlafmittel. Wegen sehr langer Wirkdauer Sturzgefahr, deshalb bei älteren Menschen abzuraten. Suchtgefahr!
Flunitrazepam neuraxpharm (D) Tabl. **Flunitrazepam-ratiopham** (D) Tabl. Flunitrazepam *Rezeptpflichtig, ab 2 mg Betäubungsmittel*	Schlaflosigkeit nach Absetzen des Mittels, Abhängigkeit. Bei älteren Menschen häufig statt Beruhigung Erregung (»paradoxe Reaktion«)	**Wenig zweckmäßig** als Schlafmittel. Wegen sehr langer Wirkdauer Sturzgefahr, deshalb bei älteren Menschen abzuraten. Suchtgefahr!
Gittalun (D) Brausetabl. Doxylamin	Benommenheit am Tag, Hemmung des Traumschlafes, Mundtrockenheit, Magen-Darm-Störungen, Beschleunigung des Pulses möglich	**Therapeutisch zweckmäßig nur bei** kurzzeitiger Einnahme (einige Tage bis zu drei Wochen). Antihistaminikum.
Halbmond (D) Tabl. Diphenhydramin	Benommenheit am Tag, Hemmungen des Traumschlafes, Mundtrockenheit, Magen-Darm-Störungen, Beschleunigung des Pulses möglich	**Therapeutisch zweckmäßig nur bei** kurzzeitiger Einnahme (einige Tage bis zu drei Wochen). Antihistaminikum.

Präparat	Wichtigste Nebenwirkungen	Empfehlung
Halcion (D/Ö) Tabl., Mitetabl. (nur D) Triazolam *Rezeptpflichtig*	Schlaflosigkeit nach Absetzen des Mittels, Abhängigkeit. Bei älteren Menschen häufig statt Beruhigung Erregung (»paradoxe Reaktion«)	**Therapeutisch zweckmäßig nur, wenn** ein Schlafmittel notwendig ist, das sehr schnell und nur für kurze Zeit wirken soll. Suchtgefahr!
Hewepsychon duo (D) Tropfen Kava-Kava	Möglicherweise schwere Leberschäden. Enthält Alkohol!	**Abzuraten** Schwere Nebenwirkungen nicht auszuschließen.
Hoggar N (D) Tabl. Doxylamin	Benommenheit am Tag, Hemmung des Traumschlafes, Mundtrockenheit, Magen-Darm-Störungen, Beschleunigung des Pulses möglich	**Therapeutisch zweckmäßig nur bei** kurzzeitiger Einnahme (einige Tage bis zu drei Wochen). Antihistaminikum.
H&S Johanniskrauttee (D) Tee-Filterbeutel Johanniskraut	Hautreaktionen bei starker Sonnenbestrahlung möglich. Achtung: Gefährliche Wechselwirkungen mit anderen Medikamenten möglich	**Naturheilmittel** Zweckmäßig bei leichten depressiven Verstimmungen, wenn eine positive Wirkung verspürt wird.
H&S Nerven- und Schlaftee (D) Tee Baldrianwurzeln, Hopfenblüten, Melissenblätter, Rosmarinblätter	Keine wesentlichen zu erwarten	**Naturheilmittel** Zweckmäßig bei Schlafstörungen oder Einschlafschwierigkeiten, wenn eine positive Wirkung verspürt wird.
Hyperesa (D) Kaps. Extrakte aus Baldrianwurzel und Johanniskraut	Hautreaktionen bei starker Sonnenbestrahlung möglich. Achtung: Gefährliche Wechselwirkungen mit anderen Medikamenten möglich (Johanniskraut)	**Wenig zweckmäßig** Baldrian und Johanniskraut besitzen unterschiedliche Wirkcharakteristika.
Imeson (D) Tabl. Nitrazepam *Rezeptpflichtig*	Schlaflosigkeit nach Absetzen des Mittels, Abhängigkeit. Bei älteren Menschen häufig statt Beruhigung Erregung (»paradoxe Reaktion«)	**Wenig zweckmäßig** als Schlafmittel. Wegen sehr langer Wirkdauer Sturzgefahr, deshalb bei älteren Menschen abzuraten. Suchtgefahr!

Präparat	Wichtigste Nebenwirkungen	Empfehlung
Ivadal (Ö) Filmtabl. Zolpidem *Rezeptpflichtig*	Alpträume, Benommenheit, Depression, Einschränkung des Reaktionsvermögens, Schwindel, Doppeltsehen, Magenschmerzen, Erbrechen, Mundtrockenheit. Die vorliegenden Erfahrungen zeigen ein geringeres Risiko von körperlicher Abhängigkeit und Schlaflosigkeit als Entzugserscheinung nach Absetzen des Mittels als nach Benzodiazepinen	**Therapeutisch nur zweckmäßig bei** kurzzeitiger Einnahme (einige Tage bis zu zwei Wochen).
Kavosporal comp. (D) Drag. Extrakte aus Kava-Kava-Wurzel und Baldrianwurzel	Möglicherweise schwere Leberschäden	**Abzuraten** Schwere Leberschäden durch Kava-Kava nicht auszuschließen.
Kytta Sedativ (D) f-Tropfen, f-Drag. Extrakte aus Baldrianwurzel, Hopfen, Passionsblume	Bei normaler Dosierung keine zu erwarten. Die Tropfen enthalten Alkohol!	**Naturheilmittel** Zweckmäßig als pflanzliches Beruhigungsmittel, wenn eine positive Wirkung verspürt wird.
Lendormin (D) **Lendorm** (Ö) Tabl. Brotizolam *Rezeptpflichtig*	Schlaflosigkeit nach Absetzen des Mittels. Abhängigkeit. Bei älteren Menschen häufig statt Beruhigung Erregung (»paradoxe Reaktion«)	**Therapeutisch zweckmäßig nur, wenn** ein Schlafmittel notwendig ist, das sehr schnell und nur für kurze Zeit wirken soll. Suchtgefahr!
Luvased (D) Drag. Extrakte aus Baldrianwurzel und Hopfen	Keine wesentlichen zu erwarten	**Naturheilmittel** Zweckmäßig als pflanzliches Beruhigungsmittel, wenn eine positive Wirkung verspürt wird.
Mogadan (D) Tabl., **Mogadon** (Ö) Tabl. Nitrazepam *Rezeptpflichtig*	Schlaflosigkeit nach Absetzen des Mittels, Abhängigkeit. Bei älteren Menschen häufig statt Beruhigung Erregung (»paradoxe Reaktion«)	**Wenig zweckmäßig als** Schlafmittel. Wegen sehr langer Wirkdauer Sturzgefahr, deshalb bei älteren Menschen abzuraten. Suchtgefahr!
Moradorm (D) Filmtabl. Pflanzenextrakte (z. B. Baldrian-, Passionsblumenextrakt), Diphenhydramin	Benommenheit am Tag, Hemmung des Traumschlafes, Mundtrockenheit, Magen-Darm-Störungen, Beschleunigung des Pulses möglich	**Abzuraten** Wenig sinnvolle Kombination von Antihistaminikum (Diphenhydramin) mit Pflanzenextrakten.

Präparat	Wichtigste Nebenwirkungen	Empfehlung
Moradorm S (D) Filmtabl. Extrakte aus Baldrianwurzel, Passionsblumenkraut und Hopfenzapfen	Bei normaler Dosierung keine zu erwarten	**Naturheilmittel** Zweckmäßig als pflanzliches Beruhigungsmittel, wenn eine positive Wirkung verspürt wird.
Nervendragees-ratiopharm (D) Drag. Extrakte aus Baldrianwurzel, Passionsblume und Hopfenzapfen	Keine wesentlichen zu erwarten	**Naturheilmittel** Zweckmäßig bei Unruhezuständen und nervös bedingten Einschlafstörungen, wenn eine positive Wirkung verspürt wird.
Neurapas (D) Filmtabl. Extrakte aus Johanniskraut, Baldrianwurzel, Passionsblume, Lerchenspornund Eschscholziakraut	Allergische Hautreaktionen bei starker Sonnenbestrahlung möglich. Achtung: Bei Johanniskraut gefährliche Wechselwirkungen mit anderen Medikamenten möglich	**Wenig zweckmäßig** Wenig sinnvolle Kombination. Baldrian und Johanniskraut besitzen unterschiedliche Wirkcharakteristika.
Nitrazepam-neuraxpharm (D) Tabl. Nitrazepam *Rezeptpflichtig*	Schlaflosigkeit nach Absetzen des Mittels, Abhängigkeit. Bei älteren Menschen häufig statt Beruhigung Erregung (»paradoxe Reaktion«)	**Wenig zweckmäßig als** Schlafmittel. Wegen sehr langer Wirkdauer Sturzgefahr, deshalb bei älteren Menschen abzuraten. Suchtgefahr!
Noctamid (D/Ö) Tabl. Lormetazepam *Rezeptpflichtig*	Schlaflosigkeit nach Absetzen des Mittels, Abhängigkeit. Bei älteren Menschen häufig statt Beruhigung Erregung (»paradoxe Reaktion«)	**Therapeutisch zweckmäßig nur bei** kurzzeitiger Einnahme (einige Tage bis zu zwei Wochen). Suchtgefahr!
Optidorm (D) Filmtabl. Zopiclon *Rezeptpflichtig*	Alpträume, Benommenheit, Störung des Geschmackssinns, Mundtrockenheit, Bauchschmerzen. Die vorliegenden Erfahrungen zeigen ein geringeres Risiko von körperlicher Abhängigkeit und Schlaflosigkeit als Entzugserscheinung nach Absetzen des Mittels als nach Benzodiazepinen	**Therapeutisch zweckmäßig nur bei** kurzzeitiger Einnahme (einige Tage bis zu zwei Wochen).

Präparat	Wichtigste Nebenwirkungen	Empfehlung
Planum (D) Kaps., Mitekaps. Temazepam *Rezeptpflichtig*	Schlaflosigkeit nach Absetzen des Mittels, Abhängigkeit. Bei älteren Menschen häufig statt Beruhigung Erregung (»paradoxe Reaktion«)	**Therapeutisch zweckmäßig nur bei** kurzzeitiger Einnahme (einige Tage bis zu zwei Wochen). Suchtgefahr!
Psychotonin sed. (D) Kaps., Tinktur Extrakte aus Johanniskraut und Baldrianwurzel	Hautreaktionen bei starker Sonnenbestrahlung möglich. Achtung: Bei Johanniskraut gefährliche Wechselwirkungen mit anderen Medikamenten möglich	**Wenig zweckmäßig** Baldrian und Johanniskraut besitzen unterschiedliche Wirkcharakteristika.
Radedorm (D) Tabl. Nitrazepam *Rezeptpflichtig*	Schlaflosigkeit nach Absetzen des Mittels, Abhängigkeit. Bei älteren Menschen häufig statt Beruhigung Erregung (»paradoxe Reaktion«)	**Wenig zweckmäßig als** Schlafmittel. Wegen sehr langer Wirkdauer Sturzgefahr, deshalb bei älteren Menschen abzuraten. Suchtgefahr!
Remestan (D) Kaps., Mitekaps. Temazepam *Rezeptpflichtig*	Schlaflosigkeit nach Absetzen des Mittels, Abhängigkeit. Bei älteren Menschen häufig statt Beruhigung Erregung (»paradoxe Reaktion«)	**Therapeutisch zweckmäßig nur bei** kurzzeitiger Einnahme (einige Tage bis zu zwei Wochen). Suchtgefahr!
Rohypnol 1 (D/Ö) Filmtabl., Amp. Flunitrazepam *Rezeptpflichtig* *Nur Ampullen Betäubungsmittel*	Schlaflosigkeit nach Absetzen des Mittels, Abhängigkeit. Bei älteren Menschen häufig statt Beruhigung Erregung (»paradoxe Reaktion«)	**Wenig zweckmäßig als** Schlafmittel. Wegen sehr langer Wirkdauer Sturzgefahr, deshalb bei älteren Menschen abzuraten. Suchtgefahr!
Schlaftabs ratio (D) Tabl. Doxylamin	Benommenheit am Tag, Hemmungen des Traumschlafes, Mundtrockenheit, Magen-Darm-Störungen, Beschleunigung des Pulses möglich	**Therapeutisch zweckmäßig nur bei** kurzzeitiger Einnahme (einige Tage bis zu drei Wochen). Antihistaminikum.
Sedacur forte (D) Drag. Extrakte aus Baldrianwurzel, Melissenblättern, Hopfenzapfen	Keine wesentlichen zu erwarten	**Naturheilmittel** Zweckmäßig als pflanzliches Beruhigungsmittel, wenn eine positive Wirkung verspürt wird.

Präparat	Wichtigste Nebenwirkungen	Empfehlung
Sedariston (D) Konz.-Kaps. Johanniskrautextrakt, Baldrianextrakt	Hautreaktionen bei starkem Sonnenlicht. Achtung: Bei Johanniskraut gefährliche Wechselwirkungen mit anderen Medikamenten möglich	**Wenig zweckmäßig** Baldrian und Johanniskraut besitzen unterschiedliche Wirkcharakteristika.
Sedariston Tropfen (D) Tropfen. Extrakte aus Johanniskraut, Baldrianwurzel und Melisse	Hautreaktionen bei starkem Sonnenlicht. Achtung: Bei Johanniskraut gefährliche Wechselwirkungen mit anderen Medikamenten möglich	**Wenig zweckmäßig** Baldrian und Johanniskraut besitzen unterschiedliche Wirkcharakteristika.
Sedonium (D) Drag. Extrakt aus Baldrianwurzel	Keine wesentlichen zu erwarten	**Naturheilmittel** Zweckmäßig als pflanzliches Beruhigungsmittel, wenn eine positive Wirkung verspürt wird.
Sedopretten (D) Tabl. Diphenhydramin	Benommenheit am Tag, Hemmung des Traumschlafes, Mundtrockenheit, Magen-Darm-Störungen, Beschleunigung des Pulses möglich	**Therapeutisch zweckmäßig nur bei** kurzzeitiger Einnahme (einige Tage bis zu drei Wochen).
Sidroga Johanniskrauttee (D) Tee Johanniskraut	Hautreaktionen bei starker Sonnenbestrahlung möglich. Achtung: Gefährliche Wechselwirkungen mit anderen Medikamenten möglich	**Naturheilmittel** Zweckmäßig bei leichten depressiven Verstimmungen, wenn eine positive Wirkung verspürt wird.
Sidroga Schlaf- und Nerventee Neu (D/Ö) Tee Baldrianwurzel, Passionsblume, Melissenblätter, Fischweide, Krause Minze	Keine wesentlichen zu erwarten	**Naturheilmittel** Zweckmäßig bei Schlafstörungen oder Einschlafschwierigkeiten, wenn eine positive Wirkung verspürt wird.
Sleepia (D) Weichkapseln Diphenhydramin	Benommenheit am Tag, Hemmung des Traumschlafes, Mundtrockenheit, Magen-Darm-Störungen, Beschleunigung des Pulses möglich	**Therapeutisch zweckmäßig nur bei** kurzzeitiger Einnahme (einige Tage bis zu drei Wochen).

Präparat	Wichtigste Nebenwirkungen	Empfehlung
Somnal (Ö) Filmtabl. Zopiclon *Rezeptpflichtig*	Alpträume, Benommenheit, Störung des Geschmackssinns, Mundtrockenheit, Bauchschmerzen. Die vorliegenden Erfahrungen zeigen ein geringeres Risiko von körperlicher Abhängigkeit und Schlaflosigkeit als Entzugserscheinung nach Absetzen des Mittels als nach Benzodiazepinen	**Therapeutisch zweckmäßig nur bei** kurzzeitiger Einnahme (einige Tage bis zu zwei Wochen).
Somnosan (D) Filmtabl. Zopiclon *Rezeptpflichtig*	Alpträume, Benommenheit, Störung des Geschmackssinns, Mundtrockenheit, Bauchschmerzen. Die vorliegenden Erfahrungen zeigen ein geringeres Risiko von körperlicher Abhängigkeit und Schlaflosigkeit als Entzugserscheinung nach Absetzen des Mittels als nach Benzodiazepinen	**Therapeutisch zweckmäßig nur bei** kurzzeitiger Einnahme (einige Tage bis zu zwei Wochen).
Sonata (D) Hartkapseln Zaleplon *Rezeptpflichtig*	Alpträume, Benommenheit, Störung des Geschmackssinns, Mundtrockenheit, Bauchschmerzen. Die vorliegenden Erfahrungen zeigen ein geringeres Risiko von körperlicher Abhängigkeit und Schlaflosigkeit als Entzugserscheinung nach Absetzen des Mittels als nach Benzodiazepinen	**Möglicherweise zweckmäßig zur** kurzzeitigen Einnahme (einige Tage bis zu zwei Wochen), als Alternative zu kurz wirkenden Benzodiazepinen (z. B. Halcion). Wahrscheinlich geringeres Sucht- und Missbrauchspotential. Allerdings ist noch eine längere Anwendungserfahrung erforderlich.
Staurodorm Neu (D) Tabl. Flurazepam *Rezeptpflichtig*	Benommenheit am Tag, bei längerer Einnahme Entzugssymptome (z. B. Schlafstörungen, Angst) und Abhängigkeit. Bei älteren Menschen häufig Erregung statt Beruhigung (»paradoxe Reaktion«)	**Wenig zweckmäßig als** Schlafmittel. Wegen sehr langer Wirkdauer Sturzgefahr, deshalb bei älteren Menschen abzuraten. Suchtgefahr!

Präparat	Wichtigste Nebenwirkungen	Empfehlung
Stilnox (D) Filmtabl. Zolpidem *Rezeptpflichtig*	Alpträume, Benommenheit, Depression, Einschränkung des Reaktionsvermögens, Schwindel, Doppeltsehen, Magenschmerzen, Erbrechen, Mundtrockenheit. Die vorliegenden Erfahrungen zeigen ein geringeres Risiko von körperlicher Abhängigkeit und Schlaflosigkeit als Entzugserscheinung nach Absetzen des Mittels als nach Benzodiazepinen	**Therapeutisch zweckmäßig** als Alternative zu kurz wirksamen Benzodiazepinen bei kurzzeitiger Einnahme (einige Tage bis zu zwei Wochen).
temazep (D) Kaps., Temazepam *Rezeptpflichtig*	Schlaflosigkeit nach Absetzen des Mittels, Abhängigkeit. Bei älteren Menschen häufig statt Beruhigung Erregung (»paradoxe Reaktion«)	**Therapeutisch zweckmäßig** nur bei kurzzeitiger Einnahme (einige Tage bis zu zwei Wochen). Suchtgefahr!
Thüringer Baldriantinktur (D) Lösung Baldrianextrakt	Keine wesentlichen zu erwarten. Enthält Alkohol	**Naturheilmittel** Zweckmäßig als pflanzliches Beruhigungsmittel, wenn eine positive Wirkung verspürt wird.
Valdispert (D) Drag. Baldrianextrakt	Keine wesentlichen zu erwarten	**Naturheilmittel** Zweckmäßig als pflanzliches Beruhigungsmittel, wenn eine positive Wirkung verspürt wird.
Valeriana comp. Hevert SL (D) Drag. Diphenhydramin, Baldrianextrakt, Kavawurzelextrakt, Hopfenextrakt u. a.	Benommenheit am Tag, Hemmung des Traumschlafes, Mundtrockenheit, Magen-Darm- Störungen, Beschleunigung des Pulses möglich. Möglicherweise schwere Leberschäden	**Abzuraten** Wenig sinnvolle Kombination von Antihistaminikum (Diphenhydramin) mit Pflanzenextrakten. Bei Kava-Kava besteht die Gefahr von schweren Leberschäden.
Vivinox Schlafdragees (D) Drag. Diphenhydramin, Extrakte aus Baldrian und Hopfen	Benommenheit am Tag, Hemmung des Traumschlafes, Mundtrockenheit, Magen-Darm-Störungen, Beschleunigung des Pulses möglich	**Abzuraten** Wenig sinnvolle Kombination von Antihistaminikum (Diphenhydramin) mit Pflanzenextrakten.
Vivinox Duo (D) Drag. Extrakte aus Baldrianwurzel und Hopfen	Keine wesentlichen zu erwarten	**Naturheilmittel** Zweckmäßig als pflanzliches Beruhigungsmittel, wenn eine positive Wirkung verspürt wird.

Präparat	Wichtigste Nebenwirkungen	Empfehlung
Ximovan (D) Filmtabl. Zopiclon *Rezeptpflichtig*	Alpträume, Benommenheit, Störung des Geschmackssinns, Mundtrockenheit, Bauchschmerzen. Die vorliegenden Erfahrungen zeigen ein geringeres Risiko von körperlicher Abhängigkeit und Schlaflosigkeit als Entzugserscheinung nach Absetzen des Mittels als nach Benzodiazepinen	**Therapeutisch zweckmäßig nur bei** kurzzeitiger Einnahme (einige Tage bis zu zwei Wochen).
Zopiclon-ratiopharm (D) **Zopiclon Stada** (D) **Zopiclon von ct** (D) **Zopi-Puren** (D) Filmtabl. Zopiclon *Rezeptpflichtig*	Alpträume, Benommenheit, Störung des Geschmackssinns, Mundtrockenheit, Bauchschmerzen. Die vorliegenden Erfahrungen zeigen ein geringeres Risiko von körperlicher Abhängigkeit und Schlaflosigkeit als Entzugserscheinung nach Absetzen des Mittels als nach Benzodiazepinen	**Therapeutisch zweckmäßig nur bei** kurzzeitiger Einnahme (einige Tage bis zu zwei Wochen).

2.2. Beruhigungsmittel (Tranquilizer)

Nervosität, Angespanntheit und Angstzustände sind alltägliche Bestandteile des Lebens. Angst ist oft eine wichtige Sicherheitsvorkehrung. Angespanntheit kann die Leistungsfähigkeit erhöhen.
Am Arbeitsplatz und im privaten Alltag entstehen jedoch oft Stresssituationen, mit denen man nicht so leicht fertig wird. Mögliches Resultat: Angst und deren Folgen (Durchfall, Schmerzen, Herzklopfen, Ticks), die nicht mehr als »normal« empfunden werden und das eigene Wohlbefinden oder das anderer beeinträchtigen. Angstzustände sind oft von Beschwerden begleitet, die durch körperliche Veränderungen (z. B. Schwitzen) entstehen. Umgekehrt können körperliche Erkrankungen (vor allem Herzkrankheiten) zu einer »Begleitangst« führen.

Beruhigung ohne Medikamente

»Beruhigen« können auch nichtmedikamentöse Maßnahmen, z. B. Entspannungsübungen und psychologische Beratung.

Beruhigung durch Medikamente

In den letzten 30 Jahren ist neben die Droge Alkohol als wohl ältestem Beruhigungsmittel die Therapie mit Tranquilizern getreten. Das Ansteigen von körperlichen und psychischen Stresserscheinungen oder die mangelnde Bereitschaft, mit ihnen fertig zu werden, eröffnete für die Pharmaindustrie einen großen Markt. »Aufwind für die Psyche«, »Lösung für Scheinprobleme«, »Nimmt die Angst, aber nicht die Gefühle« – mit diesen flotten Sprüchen wurden die Tranquilizer beworben. Mitte der achtziger Jahre wurden in Deutschland bereits 40 Millionen Packungen solcher Mittel verkauft. Als jedoch zunehmend bekannt wurde, dass Tranquilizer süchtig machen können, setzte eine Gegenbewegung ein. Die Verkaufszahlen sanken auf 17 Millionen im Jahr 2000.

Benzodiazepin-Tranquilizer

Die angstdämpfende Wirkung von Benzodiazepin-Tranquilizern (z. B. *Adumbran, Anxiolit, Bromazanil, Brozazep* 6 von ct, *Bromazepam »Generícon«, Demetrin, Diazepam Desitin, Diazepam-ratiopharm, Diazepam Stada, Durazanil 6, Faustan, Frisium, Gewacalm, Gityl, Lexotanil 6, Lorazepam-neuraxpharm, Merlit, Noctazepam, Normoc, Oxa von ct, Oxazepam AL, Oxazepam-ratiopharm, Praxiten, Psychopax, Rusedal, Tafil, Tavor, Temesta, Tranquase, Tranxilium/-N, Valium, Xanor)* ist durch viele Studien belegt. Die Ursachen der Angst werden jedoch nicht beseitigt – im Gegenteil: Beruhigungsmittel wirken bewusstseins- oder gefühlsmindernd und können so die notwendige aktive Befassung mit den Stressfaktoren sogar verhindern. Alle Mittel wirken qualitativ gleich:
- angstlösend,
- dämpfend, bewusstseinstrübend, ermüdend,
- muskelentspannend,
- und krampflösend.

Eine Trennung dieser Wirkungen ist bisher nicht gelungen. Sie können deshalb angesichts mangelnder Alternativen zur Überbrückung von Extremsituationen nur als vorübergehende Hilfe dienen, z. B. den Übergang zu anderen Behandlungsformen (Psychotherapie) erleichtern.

Sucht . . .

Benzodiazepin-Tranquilizer machen sich oft selbst unentbehrlich. Schon nach der Einnahme über einige Wochen können beim Absetzen

der Medikamente genau die Symptome verstärkt hervorgerufen werden, gegen die sie wirken: Angstzustände, Schweißausbrüche, Schlafstörungen. Der Weg zum Arzt und die Bitte um ein weiteres Rezept ist nur allzu oft die Folge dieser Erscheinungen. Damit ist der gefährliche Weg zu einer dauernden Einnahme dieser Mittel und damit zur Tranquilizersucht begonnen. Aufgrund wiederholter Berichte in Fachzeitschriften und Massenmedien über die Sucht erzeugende Wirkung von Tranquilizern ist die Häufigkeit der Verordnungen in den letzten Jahren allerdings zurückgegangen. Nach dem Absetzen dieser Mittel entstehen Entzugserscheinungen, die von Unwohlsein, Schlaflosigkeit, Verwirrung, Gewichtsverlust, depressiven Verstimmungen, Kopfschmerzen, Muskelkrämpfen bis zu Wahnvorstellungen und sogar epileptischen Krampfanfällen reichen können.
Nach längerer Einnahme sollte daher das Absetzen dieser Mittel allmählich erfolgen. Einige Mittel (z. B. *Tavor*) stehen im Verdacht, ein besonders großes Risiko von Abhängigkeit zu haben.

... und Wirkungsverlust

Die lange Einnahme von Beruhigungsmitteln führt auch zu einer Gewöhnung des Körpers – nach vier Monaten lässt sich keine angstlösende Wirkung mehr nachweisen.
Aus beiden Gründen ist nur die kurzzeitige Einnahme dieser Mittel vertretbar.

Nebenwirkungen

Nebenwirkungen sind nicht sehr häufig, bei Menschen über 60 Jahren treten sie jedoch viermal so oft auf wie bei den übrigen. Zum Beispiel Verwirrung, starke Bewusstseinsdämpfung, unkoordinierte Bewegungen, Muskelerschlaffung und Kopfschmerzen sowie Artikulationsstörungen (besonders bei älteren Menschen). Bei lang wirksamen Tranquilizern kommt es bei älteren Patienten vermutlich aufgrund der dämpfenden Wirkung bei Stürzen häufiger zu Schenkelhalsbrüchen.
Achtung: Weil Menschen über 65 auf Benzodiazepine stärker ansprechen, sollte bei ihnen die Dosis generell auf ein Drittel oder Viertel herabgesetzt werden.
Heftige Angstzustände, Wutausbrüche, Schlafstörungen und Wahnideen sind seltene »paradoxe Reaktionen« auf die Einnahme der Benzodiazepin-Tranquilizer. Bei Benzodiazepinen, deren Wirkung schnell eintritt (z. B. *Halcion*), wurden auch Bewusstseinsausfälle beobachtet, die jedoch die Handlungsfähigkeit nicht reduzierten. In diesem

Zustand können für Patienten gefährliche Situationen entstehen – z. B. unkontrollierte emotionale Reaktionen oder nicht nachvollziehbare Gewalttaten.
All diese Nebenwirkungen können auch noch auftreten, wenn man längst mit dem Schlucken der Mittel aufgehört hat, weil die Wirkstoffe zum Teil im Körper nur langsam abgebaut werden. Beruhigungsmittel beeinträchtigen die Reaktionsfähigkeit. Für Autofahrer ist das besonders gefährlich: Es kommt zu einer fünffachen Erhöhung des Unfallrisikos. Arbeiten, die erhöhte Konzentration erfordern, werden ebenso beeinflusst. Besonders riskant ist die Kombination von Benzodiazepinen mit Alkohol.

Schwangerschaft

Bei der Einnahme im ersten Drittel der Schwangerschaft sind Missbildungen des Embryos nicht auszuschließen. Frauen, die während der Schwangerschaft regelmäßig Beruhigungsmittel schlucken, riskieren auch, dass ihre Säuglinge ebenfalls »beruhigt« oder sogar süchtig werden. Diese sind nach der Geburt häufig gedämpft, trinkfaul und haben eine niedrige Körpertemperatur. Gelegentliche, einzelne Einnahmen von Benzodiazepinen während der Schwangerschaft sind wahrscheinlich unproblematisch.

Welches Mittel?

Für die Auswahl ist vor allem die Wirkungsdauer wichtig. Als Beruhigungsmittel sind mittellang und lang wirkende Benzodiazepine geeignet:

a) Mittellang wirkende Benzodiazepine sind: Oxazepam (enthalten z. B. in *Adumbran, Anxiolit, Noctazepam, Oxa von ct, Oxazepam AL, Oxazepam-ratiopharm, Praxiten)*, Lorazepam (enthalten z. B. in *Lorazepam-neuraxpharm, Merlit, Tavor, Temesta)*, Bromazepam (enthalten z. B. in *Bromazanil, Bromazep 6 von ct, Bromazepam »Generico«, Durazanil 6, Gityl, Lexotanil 6, Normoc)* und Alprazolam (enthalten z. B. in *Tafil, Xanor*).
b) Lang wirkende Benzodiazepine sind: Chlordiazepoxid (enthalten z. B. in *Radepur*), Clorazepat (enthalten z. B. in *Tranxilium*), Clobazam (enthalten z. B. in *Frisium*), Diazepam (enthalten z. B. in *Diazepam Desitin, Diazepam-ratiopharm, Diazepam Stada, Faustan, Gewacalm, Psychopax, Tranquase, Valium Roche*), Medazepam (enthalten z. B. in Rusedal), Nordazepam (enthalten z. B. in *Tranxilium N*), Prazepam (*Demetrin*).

Bei Benzodiazepinen mit langer Wirkungsdauer besteht eine geringere Gefahr von Entzugssymptomen nach dem Absetzen des Mittels.

Neuroleptika und Antidepressiva

Die Arzneimittelkommission der Deutschen Ärzteschaft rät davon ab, bei Angst- und Spannungszuständen Neuroleptika (siehe Kapitel 2.5.: Mittel gegen Psychosen (Neuroleptika)) oder Antidepressiva (siehe Kapitel 2.4.: Mittel gegen Depressionen) zu verwenden. Entgegen dieser Empfehlung werden manche Neuroleptika von den Herstellern auch als Beruhigungsmittel empfohlen und hauptsächlich als solche verschrieben (z. B. *Dominal, Melleretten, Imap*). Es kann nicht ausgeschlossen werden, dass diese Mittel bleibende Schädigungen wie Zittern, Wippen und Grimassieren verursachen.
Bei Panikattacken und bei Schlafstörungen und Angstzuständen in Verbindung mit Depressionen kann es jedoch sinnvoll sein, Antidepressiva zu verwenden.

Meprobamat

(enthalten z. B. in *Meprobamat*, *Miltaun*) ist weniger spezifisch und unverlässlicher angstlösend wirksam als die Benzodiazepine. Es kann relativ rasch zu Abhängigkeit und Sucht führen. Während des Entzugs sind schon Todesfälle aufgetreten. Neben den für alle Beruhigungsmittel üblichen Nebenwirkungen (Müdigkeit, fallweise auch »paradoxe Erregung«) können auch Hauterkrankungen auftreten. Außerdem werden Blutschäden mit diesem Mittel in Zusammenhang gebracht. Wegen dieser Nachteile wird von der Verwendung *abgeraten*.

Naturheilmittel

Als »Hausmittel« zur Beruhigung gelten Pflanzen oder Pflanzenextrakte wie Baldrian, Hopfen, Melisse, Passionsblume, Wurzelstock und andere. Solche Extrakte finden sich auch in industriell erzeugten Arzneimitteln, z. B. Baldrian-Extrakt in *Baldrian-Dispert*, *Baldrian Drei Herzblätter*. Manche Mittel enthalten auch Kombinationen mehrerer Pflanzen oder Pflanzenextrakte (z. B. *Baldriparan N stark, Passedan-Tropfen, Vivinox Duo*).
Die Wirksamkeit dieser Mittel ist streng wissenschaftlich nicht bewiesen. Wenn man allerdings eine positive Wirkung verspürt, haben sie gewisse Vorteile: Sie können nicht süchtig machen und haben auch keine schwerwiegenden Nebenwirkungen. Ihre Verwendung bei psychisch

bedingten Störungen kann daher sinnvoll sein. Positiv bewertet wurden reine Baldrian-Präparate aus offizinellem (d. h. im Deutschen Arzneimittelbuch-registriertem) Baldrian und Kombinationen von Baldrian mit Hopfen. Komplexe Mischungen von Baldrian mit anderen pflanzlichen Extrakten wurden als wenig zweckmäßig eingestuft. Bei komplexen Mischungen ist keine zusätzliche Wirkung zu erwarten, die Möglichkeit von Nebenwirkungen ist aber schwerer auszuschließen. Bei zahlreichen Pflanzenpräparaten sind bereits Nebenwirkungen beschrieben. (Siehe dazu auch Kapitel 22: Naturheilmittel.)

Kava-Kava (enthalten z. B. in *Antares, Kavacur, Kava-ratiopharm, Kavasedon, Kavosporal forte, Laitan, Maoni*)
Bei Kava-Kava besteht die Gefahr lebensbedrohlicher Leberschäden, deshalb haben viele Hersteller ihre Mittel vom Markt genommen. Empfehlung: Abzuraten.

Johanniskraut (lateinischer Name *Hypericum perforatum*)
Dem Johanniskraut (enthalten z. B. in *Jarsin*, *Kira*; aber auch in Kombinationsmitteln wie *Sedariston*) wird eine sehr milde antidepressive Wirkung zugeschrieben. Es erlebte in den vergangenen Jahren in Deutschland einen Höhenflug als Arzneimittel. Die Verwendung ist nur bei leichten depressiven Verstimmungen sinnvoll (siehe auch Kapitel 2.4.: Mittel gegen Depressionen). Zu Nebenwirkungen und gefährlichen Wechselwirkungen von Johanniskraut siehe Kapitel 2.4.: Antidepressiva.

2.2. Beruhigungsmittel (Tranquilizer)

Präparat	Wichtigste Nebenwirkungen	Empfehlung
Adumbran (D/Ö) Tabl., Fortetabl. Oxazepam *Rezeptpflichtig*	Müdigkeit, Beeinträchtigung der Konzentration und Koordination (Vorsicht beim Autofahren, besonders mit Alkohol), bei längerer Einnahme Entzugssymptome (z. B. Schlaflosigkeit, Angst) und Abhängigkeit	**Therapeutisch zweckmäßig nur bei** kurzzeitiger Einnahme (einige Tage bis zu drei Wochen). Lang bewährter Inhaltsstoff mit mittlerer Wirkungsdauer. Suchtgefahr!
Antares (D) Tabl. Kava-Kava-Wurzelstockextrakt	Möglicherweise schwere Leberschäden	**Abzuraten** Schwere Nebenwirkungen nicht auszuschließen.

Präparat	Wichtigste Nebenwirkungen	Empfehlung
Anxiolit (Ö) Drag., Forte-Tabl., Retardkaps. Oxazepam *Rezeptpflichtig*	Müdigkeit, Beeinträchtigung der Konzentration und Koordination (Vorsicht beim Autofahren, besonders mit Alkohol), bei längerer Einnahme Entzugssymptome (z. B. Schlaflosigkeit, Angst) und Abhängigkeit	**Therapeutisch zweckmäßig nur bei** kurzzeitiger Einnahme (einige Tage bis zu drei Wochen). Lang bewährter Inhaltsstoff mit mittlerer Wirkungsdauer. Suchtgefahr!
Anxiolit plus (Ö) Drag. Oxazepam, Benactyzin *Rezeptpflichtig*	Mundtrockenheit, Müdigkeit, Beeinträchtigung der Konzentration und Koordination (Vorsicht beim Autofahren, besonders mit Alkohol), bei längerer Einnahme Entzugssymptome (z. B. Schlaflosigkeit, Angst) und Abhängigkeit	**Abzuraten** Wenig sinnvolle Kombination eines Beruhigungsmittels (Oxazepam) mit einem krampflösenden Mittel (Benactyzin). Suchtgefahr!
Atarax (D/Ö) Filmtabl., nur D: Liquidum Hydoxyzin *Rezeptpflichtig*	Müdigkeit, Beeinträchtigung der Konzentration und Koordination (Vorsicht beim Autofahren, besonders mit Alkohol)	**Wenig zweckmäßig** zur kurzzeitigen Einnahme. Antihistaminikum (Mittel gegen Allergien) mit beruhigender Wirkung, nicht spezifisch angstlösend.
Baldrian-Dispert (D/Ö) nur D: Drag., Stark Drag., nur Ö: Forte Drag. Pflanzenextrakt (Baldrian)	Bei normaler Dosierung keine zu erwarten	**Naturheilmittel** Zweckmäßig, wenn Patient positive Wirkung verspürt.
Baldrian Drei Herzblätter (Ö) Drag., Forte Drag. Pflanzenextrakt (Baldrian)	Bei normaler Dosierung keine zu erwarten	**Naturheilmittel** Zweckmäßig, wenn Patient positive Wirkung verspürt.
Baldriparan (Ö) **Baldriparan N stark** (D) Beruhigungsdrag. Baldrianwurzel, Hopfen, Melisse	Keine bekannt, aber bei komplexen Mischungen nicht auszuschließen	**Wenig zweckmäßig** Komplexe Mischung von Baldrianextrakt mit anderen Pflanzenextrakten. Reine Baldrianextrakte sind vorzuziehen.

Präparat	Wichtigste Nebenwirkungen	Empfehlung
Bromazanil (D) Tabl. Bromazepam *Rezeptpflichtig*	Müdigkeit, Beeinträchtigung der Konzentration und Koordination (Vorsicht beim Autofahren, besonders mit Alkohol), bei längerer Einnahme Entzugssymptome (z. B. Schlaflosigkeit, Angst) und Abhängigkeit	**Therapeutisch zweckmäßig nur bei** kurzzeitiger Einnahme (einige Tage bis zu drei Wochen). Mittlere Wirkungsdauer. Suchtgefahr!
Bromazep 6 von ct (D) Tabletten **Bromazepam »Genericon«** (Ö) Filmtabl. Bromazepam *Rezeptpflichtig*	Müdigkeit, Beeinträchtigung der Konzentration und Koordination (Vorsicht beim Autofahren, besonders mit Alkohol), bei längerer Einnahme Entzugssymptome (z. B. Schlaflosigkeit, Angst) und Abhängigkeit	**Therapeutisch zweckmäßig nur bei** kurzzeitiger Einnahme (einige Tage bis zu drei Wochen). Mittlere Wirkungsdauer. Suchtgefahr!
Demetrin (D) Tabl. Prazepam *Rezeptpflichtig*	Müdigkeit, Beeinträchtigung der Konzentration und Koordination (Vorsicht beim Autofahren, besonders mit Alkohol), bei längerer Einnahme Entzugssymptome (z. B. Schlaflosigkeit, Angst) und Abhängigkeit	**Therapeutisch zweckmäßig nur bei** kurzzeitiger Einnahme (einige Tage bis zu drei Wochen). Lange Wirkungsdauer. Suchtgefahr!
Diazepam Desitin (D) rectal tube, Injektionslösung Diazepam *Rezeptpflichtig*	Müdigkeit, Beeinträchtigung der Konzentration und Koordination (Vorsicht beim Autofahren, besonders mit Alkohol), bei längerer Einnahme Entzugssymptome (z. B. Schlaflosigkeit, Angst) und Abhängigkeit	**Therapeutisch zweckmäßig bei** Fieberkrämpfen (rectal tube) und Epilepsie (Injektion).
Diazepam Stada (D) Tabletten **Diazepam-ratiopharm** (D) Tabl., Tropfen, Zäpfchen, Injektionslösung Diazepam *Rezeptpflichtig*	Müdigkeit, Beeinträchtigung der Konzentration und Koordination (Vorsicht beim Autofahren, besonders mit Alkohol), bei längerer Einnahme Entzugssymptome (z. B. Schlaflosigkeit, Angst) und Abhängigkeit	**Therapeutisch zweckmäßig nur bei** kurzzeitiger Einnahme (einige Tage bis zu drei Wochen). Lang bewährter Inhaltsstoff mit langer Wirkungsdauer. Suchtgefahr!
Durazanil 6 (D) Tabl. Bromazepam *Rezeptpflichtig*	Müdigkeit, Beeinträchtigung der Konzentration und Koordination (Vorsicht beim Autofahren, besonders mit Alkohol), bei längerer Einnahme Entzugssymptome (z. B. Schlaflosigkeit, Angst) und Abhängigkeit	**Therapeutisch zweckmäßig nur bei** kurzzeitiger Einnahme (einige Tage bis zu drei Wochen). Mittlere Wirkungsdauer. Suchtgefahr!

Präparat	Wichtigste Nebenwirkungen	Empfehlung
Faustan (D) Tabl., Injektionslösung, Zäpfchen Diazepam *Rezeptpflichtig*	Müdigkeit, Beeinträchtigung der Konzentration und Koordination (Vorsicht beim Autofahren, besonders mit Alkohol), bei längerer Einnahme Entzugssymptome (z. B. Schlaflosigkeit, Angst) und Abhängigkeit	**Therapeutisch zweckmäßig nur bei** kurzzeitiger Einnahme (einige Tage bis zu drei Wochen). Lang bewährter Inhaltsstoff mit langer Wirkungsdauer. Suchtgefahr!
Frisium (D/Ö) Tabl. Clobazam *Rezeptpflichtig*	Müdigkeit, Beeinträchtigung der Konzentration und Koordination (Vorsicht beim Autofahren, besonders mit Alkohol), bei längerer Einnahme Entzugssymptome (z. B. Schlaflosigkeit, Angst) und Abhängigkeit	**Therapeutisch zweckmäßig nur bei** kurzzeitiger Einnahme (einige Tage bis zu drei Wochen). Lange Wirkungsdauer. Suchtgefahr!
Gewacalm (Ö) Amp., Tabl. Diazepam *Rezeptpflichtig*	Müdigkeit, Beeinträchtigung der Konzentration und Koordination (Vorsicht beim Autofahren, besonders mit Alkohol), bei längerer Einnahme Entzugssymptome (z. B. Schlaflosigkeit, Angst) und Abhängigkeit	**Therapeutisch zweckmäßig nur bei** kurzzeitiger Einnahme (einige Tage bis zu drei Wochen). Lange Wirkungsdauer. Suchtgefahr!
Gityl (D) Tabl. Bromazepam *Rezeptpflichtig*	Müdigkeit, Beeinträchtigung der Konzentration und Koordination (Vorsicht beim Autofahren, besonders mit Alkohol), bei längerer Einnahme Entzugssymptome (z. B. Schlaflosigkeit, Angst) und Abhängigkeit	**Therapeutisch zweckmäßig nur bei** kurzzeitiger Einnahme (einige Tage bis zu drei Wochen). Mittlere Wirkungsdauer. Suchtgefahr!
Insidon (D/Ö) Drag. Opipramol *Rezeptpflichtig*	Mundtrockenheit, Herzklopfen, Sehstörungen, Augenschäden, Verstopfung, Störungen beim Harnlassen. Sorgfältige Kontrolle bei Patienten mit Grünem Star und Prostatavergrößerung nötig	**Möglicherweise zweckmäßig als** Mittel gegen Depressionen, allerdings nicht als Basis-Antidepressivum (wie z. B. *Saroten*) geeignet. Die beruhigenden Eigenschaften stehen bei diesem Wirkstoff im Vordergrund. Daher kann das Mittel für einen Therapieversuch bei Angststörungen angewendet werden.

Präparat	Wichtigste Nebenwirkungen	Empfehlung
Jarsin (D) Drag. Johanniskraut-Extrakt	Hautreaktionen bei starker Sonnenbestrahlung möglich. Achtung: Gefährliche Wechselwirkungen mit anderen Medikamenten möglich	**Naturheilmittel** Nur zweckmäßig als pflanzliches Mittel gegen leichte depressive Verstimmungen. Wenig zweckmäßig bei Angst und nervöser Unruhe (weitere vom Hersteller empfohlene Anwendungsgebiete).
Laitan (D) Hartkaps. Kava-Kava-Wurzelstockextrakt	Möglicherweise schwere Leberschäden	**Abzuraten** Schwere Nebenwirkungen nicht auszuschließen.
Kavosporal forte (D) Kaps. Kava-Kava-Wurzelstockextrakt	Möglicherweise schwere Leberschäden	**Abzuraten** Schwere Nebenwirkungen nicht auszuschließen.
Kira (D) Drag. Johanniskrautextrakt	Hautreaktionen bei starker Sonnenbestrahlung möglich. Achtung: Gefährliche Wechselwirkungen mit anderen Medikamenten möglich	**Naturheilmittel** Nur zweckmäßig als pflanzliches Mittel gegen leichte depressive Verstimmungen. Wenig zweckmäßig bei Angst und nervöser Unruhe (weitere vom Hersteller empfohlene Anwendungsgebiete).
Lexotanil 6 (D/Ö) Tabl. Bromazepam *Rezeptpflichtig*	Müdigkeit, Beeinträchtigung der Konzentration und Koordination (Vorsicht beim Autofahren, besonders mit Alkohol), bei längerer Einnahme Entzugssymptome (z. B. Schlaflosigkeit, Angst) und Abhängigkeit	**Therapeutisch zweckmäßig nur bei** kurzzeitiger Einnahme (einige Tage bis zu drei Wochen). Mittlere Wirkungsdauer. Suchtgefahr!
Lorazepam-neuraxpharm (D) Tabl. Lorazepam *Rezeptpflichtig*	Müdigkeit, Beeinträchtigung der Konzentration und Koordination (Vorsicht beim Autofahren, besonders mit Alkohol), bei längerer Einnahme Entzugssymptome (z. B. Schlaflosigkeit, Angst) und Abhängigkeit (bei diesem Inhaltsstoff möglicherweise größeres Abhängigkeitsrisiko)	**Therapeutisch zweckmäßig nur bei** kurzzeitiger Einnahme (einige Tage bis zu drei Wochen). Mittlere Wirkungsdauer. Suchtgefahr!

Präparat	Wichtigste Nebenwirkungen	Empfehlung
Maoni (D) Drag., forte Filmtabletten Kava-Kava-Wurzelstockextrakt	Möglicherweise schwere Leberschäden	**Abzuraten** Schwere Nebenwirkungen nicht auszuschließen.
Meprobamat (D) **Meprobamat-Petrasch** (Ö) Tabl. Meprobamat *Rezeptpflichtig*	Abhängigkeit, Müdigkeit, Beeinträchtigung der Konzentration und Koordination (Vorsicht beim Autofahren, besonders mit Alkohol), Hautausschläge. Selten: Störungen der Blutbildung. Schwere Entzugssymptome (Krämpfe) möglich	**Abzuraten** In der Wirkung unspezifischer und unverlässlicher als Benzodiazepine, eher barbituratähnlich. Suchtgefahr!
Miltaun (Ö) Amp., Tabl. Meprobamat *Rezeptpflichtig*	Abhängigkeit, Müdigkeit, Beeinträchtigung der Konzentration und Koordination (Vorsicht beim Autofahren, besonders mit Alkohol), Hautausschläge. Selten: Störungen der Blutbildung. Schwere Entzugssymptome (Krämpfe) möglich	**Abzuraten** In der Wirkung unspezifischer und unverlässlicher als Benzodiazepine, eher barbituratähnlich. Suchtgefahr!
Noctazepam (D) Tabl. Oxazepam *Rezeptpflichtig*	Müdigkeit, Beeinträchtigung der Konzentration und Koordination (Vorsicht beim Autofahren, besonders mit Alkohol), bei längerer Einnahme Entzugssymptome (z. B. Schlaflosigkeit, Angst) und Abhängigkeit	**Therapeutisch zweckmäßig nur bei** kurzzeitiger Einnahme (einige Tage bis zu drei Wochen). Lang bewährter Inhaltsstoff mit mittlerer Wirkungsdauer. Suchtgefahr!
Normoc (D) Tabl. Bromazepam *Rezeptpflichtig*	Müdigkeit, Beeinträchtigung der Konzentration und Koordination (Vorsicht beim Autofahren, besonders mit Alkohol), bei längerer Einnahme Entzugssymptome (z. B. Schlaflosigkeit, Angst) und Abhängigkeit	**Therapeutisch zweckmäßig nur bei** kurzzeitiger Einnahme (einige Tage bis zu drei Wochen). Mittlere Wirkungsdauer. Suchtgefahr!
Oxa von ct (D) Tabl. Oxazepam *Rezeptpflichtig*	Benommenheit am Tag, bei längerer Einnahme Entzugssymptome (z. B. Schlafstörungen, Angst) und Abhängigkeit. Bei älteren Menschen häufig Erregung statt Beruhigung (»paradoxe Reaktion«)	**Therapeutisch zweckmäßig nur** bei kurzzeitiger Einnahme (einige Tage bis zu drei Wochen). Lang bewährter Inhaltsstoff mit mittlerer Wirkungsdauer. Suchtgefahr!

Präparat	Wichtigste Nebenwirkungen	Empfehlung
Oxazepam-ratiopharm (D) Tabl., Retardtabl. Oxazepam *Rezeptpflichtig*	Benommenheit am Tag, bei längerer Einnahme Entzugssymptome (z. B. Schlafstörungen, Angst) und Abhängigkeit. Bei älteren Menschen häufig Erregung statt Beruhigung (»paradoxe Reaktion«)	**Therapeutisch zweckmäßig nur bei** kurzzeitiger Einnahme (einige Tage bis zu drei Wochen). Lang bewährter Inhaltsstoff mit mittlerer Wirkungsdauer. Suchtgefahr!
Passedan-Nerventropfen (Ö) Tropfen Pflanzenextrakte	Keine wesentlichen bekannt, aber bei komplexen Mischungen nicht auszuschließen	**Wenig zweckmäßig** Komplexe Mischung von mehreren Pflanzenextrakten. Reine Baldrianextrakte als Naturheilmittel sind vorzuziehen.
Praxiten (D/Ö) Tabl., Fortetabl. Oxazepam *Rezeptpflichtig*	Müdigkeit, Beeinträchtigung der Konzentration und Koordination (Vorsicht beim Autofahren, besonders mit Alkohol), bei längerer Einnahme Entzugssymptome (z. B. Schlaflosigkeit, Angst) und Abhängigkeit	**Therapeutisch zweckmäßig nur bei** kurzzeitiger Einnahme (einige Tage bis zu drei Wochen). Lang bewährter Inhaltsstoff mit mittlerer Wirkungsdauer. Suchtgefahr!
Psychopax (Ö) Tropfen Diazepam *Rezeptpflichtig*	Müdigkeit, Beeinträchtigung der Konzentration und Koordination (Vorsicht beim Autofahren, besonders mit Alkohol), bei längerer Einnahme Entzugssymptome (z. B. Schlaflosigkeit, Angst) und Abhängigkeit	**Therapeutisch zweckmäßig nur bei** kurzzeitiger Einnahme (einige Tage bis zu drei Wochen). Lange Wirkungsdauer. Suchtgefahr!
Psyquil (D/Ö) Drag., Amp. Triflupromazin, Amp. zusätzlich Benzylalkohol *Rezeptpflichtig*	Mundtrockenheit, Sehstörungen, Bewegungsstörungen (Zittern, Unruhe), Blutdruckschwankungen. Selten: Störungen der Blutbildung	**Abzuraten** Neuroleptikum, das zur Behandlung von Psychosen geeignet ist; als Beruhigungsmittel wegen der möglichen Nebenwirkungen nicht vertretbar.
Radepur (D) Drag. Chlordiazepoxid *Rezeptpflichtig*	Müdigkeit, Beeinträchtigung der Konzentration und Koordination (Vorsicht beim Autofahren, besonders mit Alkohol), bei längerer Einnahme Entzugssymptome (z. B. Schlaflosigkeit, Angst) und Abhängigkeit	**Therapeutisch zweckmäßig nur bei** kurzzeitiger Einnahme (einige Tage bis zu drei Wochen). Lange Wirkungsdauer. Suchtgefahr!

Präparat	Wichtigste Nebenwirkungen	Empfehlung
Rudotel (D) Tabl. Medazepam *Rezeptpflichtig*	Müdigkeit, Beeinträchtigung der Konzentration und Koordination (Vorsicht beim Autofahren, besonders mit Alkohol), bei längerer Einnahme Entzugssymptome (z. B. Schlaflosigkeit, Angst) und Abhängigkeit	**Therapeutisch zweckmäßig nur bei** kurzzeitiger Einnahme (einige Tage bis zu drei Wochen). Lange Wirkungsdauer. Suchtgefahr!
Sedariston (D) Konzentratkaps. Pflanzenextrakte (u. a. Baldrian)	Keine wesentlichen bekannt, aber bei komplexen Mischungen nicht auszuschließen	**Wenig zweckmäßig** Komplexe Mischung von Baldrianextrakt mit anderen Pflanzenextrakten. Reine Baldrianextrakte sind vorzuziehen.
Sigacalm (D) Tabl., Fortetabl. Oxazepam *Rezeptpflichtig*	Müdigkeit, Beeinträchtigung der Konzentration und Koordination (Vorsicht beim Autofahren, besonders mit Alkohol), bei längerer Einnahme Entzugssymptome (z. B. Schlaflosigkeit, Angst) und Abhängigkeit	**Therapeutisch zweckmäßig nur bei** kurzzeitiger Einnahme (einige Tage bis zu drei Wochen). Lang bewährter Inhaltsstoff mit mittlerer Wirkungsdauer. Suchtgefahr!
Tafil (D) Tabl. Alprazolam *Rezeptpflichtig*	Müdigkeit, Beeinträchtigung der Konzentration und Koordination (Vorsicht beim Autofahren, besonders mit Alkohol), bei längerer Einnahme Entzugssymptome (z. B. Schlaflosigkeit, Angst) und Abhängigkeit	**Therapeutisch zweckmäßig nur bei** kurzzeitiger Einnahme (einige Tage bis zu drei Wochen). Mittlere Wirkungsdauer. Suchtgefahr!
Tavor (D) Tabl., Tabs, Expidet, Injektionslösung Lorazepam *Rezeptpflichtig*	Müdigkeit, Beeinträchtigung der Konzentration und Koordination (Vorsicht beim Autofahren, besonders mit Alkohol), bei längerer Einnahme Entzugssymptome (z. B. Schlaflosigkeit, Angst) und Abhängigkeit. Bei diesem Inhaltsstoff möglicherweise größeres Abhängigkeitsrisiko	**Therapeutisch zweckmäßig nur bei** kurzzeitiger Einnahme (einige Tage bis zu drei Wochen). Mittlere Wirkungsdauer. Suchtgefahr!

Präparat	Wichtigste Nebenwirkungen	Empfehlung
Temesta (Ö) Tabl. Lorazepam *Rezeptpflichtig*	Müdigkeit, Beeinträchtigung der Konzentration und Koordination (Vorsicht beim Autofahren, besonders mit Alkohol), bei längerer Einnahme Entzugssymptome (z. B. Schlaflosigkeit, Angst) und Abhängigkeit (bei diesem Inhaltsstoff möglicherweise größeres Abhängigkeitsrisiko)	**Therapeutisch zweckmäßig nur bei** kurzzeitiger Einnahme (einige Tage bis zu drei Wochen). Mittlere Wirkungsdauer. Suchtgefahr!
Tonizin (D) Tropfen, forte-Drag. Pflanzenextrakt (Johanniskraut)	Hautreaktionen bei starker Sonnenbestrahlung möglich. Achtung: Gefährliche Wechselwirkungen mit anderen Medikamenten möglich	**Wenig zweckmäßig** Die Wirksamkeit bei der vom Hersteller empfohlenen Anwendung (z. B. psychovegetative Störungen, Angst, nervöse Unruhe) ist nicht ausreichend belegt.
Tranquase (D) Tabl. Diazepam *Rezeptpflichtig*	Müdigkeit, Beeinträchtigung der Konzentration und Koordination (Vorsicht beim Autofahren, besonders mit Alkohol), bei längerer Einnahme Entzugssymptome (z. B. Schlaflosigkeit, Angst) und Abhängigkeit	**Therapeutisch zweckmäßig nur bei** kurzzeitiger Einnahme (einige Tage bis zu drei Wochen). Lange Wirkungsdauer. Suchtgefahr!
Tranxilium (D/Ö) Kaps., Filmtabl., Trockenstechamp. Chlorazepat *Rezeptpflichtig*	Müdigkeit, Beeinträchtigung der Konzentration und Koordination (Vorsicht beim Autofahren, besonders mit Alkohol), bei längerer Einnahme Entzugssymptome (z. B. Schlaflosigkeit, Angst) und Abhängigkeit	**Therapeutisch zweckmäßig nur bei** kurzzeitiger Einnahme (einige Tage bis zu drei Wochen). Lange Wirkungsdauer. Suchtgefahr!
Tranxilium N (D) Tropfen Nordazepam *Rezeptpflichtig*	Müdigkeit, Beeinträchtigung der Konzentration und Koordination (Vorsicht beim Autofahren, besonders mit Alkohol), bei längerer Einnahme Entzugssymptome (z. B. Schlaflosigkeit, Angst) und Abhängigkeit	**Therapeutisch zweckmäßig nur bei** kurzzeitiger Einnahme (einige Tage bis zu drei Wochen). Suchtgefahr!
Valium (D/Ö) Tabl. Diazepam *Rezeptpflichtig*	Müdigkeit, Beeinträchtigung der Konzentration und Koordination (Vorsicht beim Autofahren, besonders mit Alkohol), bei längerer Einnahme Entzugssymptome (z. B. Schlaflosigkeit, Angst) und Abhängigkeit	**Therapeutisch zweckmäßig nur bei** kurzzeitiger Einnahme (einige Tage bis zu drei Wochen). Lange Wirkungsdauer. Suchtgefahr!

Präparat	Wichtigste Nebenwirkungen	Empfehlung
Valocordin Diazepam (D) Tropfen Diazepam *Rezeptpflichtig*	Müdigkeit, Beeinträchtigung der Konzentration und Koordination (Vorsicht beim Autofahren, besonders mit Alkohol), bei längerer Einnahme Entzugssymptome (z. B. Schlaflosigkeit, Angst) und Abhängigkeit	**Therapeutisch zweckmäßig nur** bei kurzzeitiger Einnahme (einige Tage bis zu drei Wochen). Lang bewährter Inhaltsstoff mit langer Wirkungsdauer. Suchtgefahr!
Xanor (Ö) Tabl. Alprazolam *Rezeptpflichtig*	Müdigkeit, Beeinträchtigung der Konzentration und Koordination (Vorsicht beim Autofahren, besonders mit Alkohol), bei längerer Einnahme Entzugssymptome (z. B. Schlaflosigkeit, Angst) und Abhängigkeit	**Therapeutisch zweckmäßig nur bei** kurzzeitiger Einnahme (einige Tage bis zu drei Wochen). Mittlere Wirkungsdauer. Suchtgefahr!

2.3. Sonstige Psychopharmaka

Neben den rezeptpflichtigen Mitteln gibt es auch viele frei verkäufliche Psychopharmaka. Bei manchen handelt es sich allerdings eher um Schnäpse als um Arzneimittel. Klosterfrau Melissengeist, das gegen Spannungs- und Erregungszustände angeboten wird, enthält beispielsweise 79 Prozent Alkohol und gilt als Einstiegsdroge für chronischen Alkoholismus. Es gibt Berichte von Alkoholschädigungen des Embryos, die dadurch entstanden sind, dass schwangere Frauen dieses Mittel gutgläubig wegen »chronischer Beschwerden« eingenommen hatten.

Mittel gegen »schlimme Kinder« (z. B. Ritalin)

Die Verschreibung des Mittels Methylphenidat (enthalten z. B. in *Ritalin*) ist in den letzten Jahren drastisch angestiegen: Von 680.000 Packungen im Jahr 1997 auf 1,1 Millionen im Jahr 2000. Diese Zahlen lassen darauf schließen, dass Ritalin viel zu häufig zur Behandlung von überaktiven Kindern eingesetzt wird. Nicht jeder »Zappelphilipp« muss behandelt werden. Eine Verwendung ist nur nach einer gründlichen körperlichen, neurologischen und psychologischen Untersuchung sinnvoll – in Zusammenarbeit mit Eltern und Schule. Kinder unter sechs Jahren dürfen damit nicht behandelt werden. Bis jetzt fehlen Langzeiterfahrungen über Nutzen und Schädlichkeit für das kindliche Gehirn.

Zur Unterstützung von psychotherapeutischen Behandlungen bei »Bettnässen« wird das Arzneimittel *»Minirin«* angepriesen. Minirin ist »therapeutisch zweckmäßig« bei hormonell bedingten Störungen des Wasserhaushalts. Wir raten ab von einer Verwendung bei kindlichem Bettnässen.

»Anregende Mittel«

Für Piracetam (z. B. in *Nootrop, Nootropil, Normabrain, Piracebral, Piracetam-ratiopharm, Piracetam von vt*) gibt es Studien, die eine Wirksamkeit bei chronischen Mangeldurchblutungen im Gehirn belegen. Allerdings wurden diese Untersuchungen mit weit höheren Dosierungen durchgeführt, als sie üblicherweise in der Praxis angewendet werden. Nach Ansicht einer Kommission beim Bundesgesundheitsamt gibt es zumindest einige wenige Hinweise auf eine positive Wirkung bei Hirnleistungsstörungen im Alter. Hierzu gehört die Demenz aufgrund von Arteriosklerose als auch jene vom Typ der Alzheimer'schen Erkrankung. Die Behandlung mit diesen Mitteln ist deshalb bei alten Menschen möglicherweise sinnvoll.

2.3. Sonstige Psychopharmaka

Präparat	Wichtigste Nebenwirkungen	Empfehlung
Akatinol Memantine (D) Amp., Filmtabl., Tropfen Memantin *Rezeptpflichtig*	Schwindel, Unruhe, Übererregung, Müdigkeit, Kopfdruck, Übelkeit. Nicht bei Nierenfunktionsstörungen und Verwirrtheitszuständen einsetzen	**Möglicherweise zweckmäßig bei** Demenz oder Hirnleistungsstörungen. Es gibt erste Hinweise darauf, dass sich der Zustand bei Alzheimer verbessert. Für eine seriöse Bewertung sind jedoch weitere Untersuchungen notwendig.
AN 1 (D) Drag. Amfetaminil *Rezeptpflichtig*	Abhängigkeit und Sucht, Hochdruckkrisen, Herzrasen, starke Erregungszustände	**Möglicherweise zweckmäßig bei** Schlafsucht (Narkolepsie).
Coffeinum N (D) **Coffeinum purum** (D) Tabl. Coffein	Herzklopfen, Unruhe, Schlaflosigkeit	**Zweckmäßig wie** Kaffee, Tee oder Cola-Getränke.

Präparat	Wichtigste Nebenwirkungen	Empfehlung
Klosterfrau Melissengeist (D/Ö) Flüssigkeit Pflanzenextrakte, Alkohol (79 Prozent)	Enthält viel Alkohol: Gefahr von Abhängigkeit und Sucht	**Abzuraten** Therapeutische Wirksamkeit bei »Unruhe, Erregungszuständen, Herzbeschwerden, innerer Unruhe« etc. zweifelhaft. Alkohol ist kein sinnvolles Arzneimittel.
Nootrop (D) **Nootropil** (Ö) Kaps., Liquidum,Filmtabl., Injektion, Infusion, Lösung, Granulat Piracetam *Rezeptpflichtig*	Ängstlichkeit, Schlaflosigkeit, Nervosität, verstärktes Schwitzen, verstärkte Depression, Magenschmerzen, Übelkeit	**Möglicherweise zweckmäßig zur** Behandlung von Hirnleistungsstörungen im Alter. Die therapeutische Wirksamkeit bei den anderen vom Hersteller angegebenen Anwendungsgebieten (z. B. »Lese-, /Rechtschreibstörungen bei Kindern« in D) ist hingegen zweifelhaft.
Normabrain (D) Filmtabl., Granulat, Amp., Infusionslösung, Liquidum, Tropfen Piracetam *Rezeptpflichtig*	Ängstlichkeit, Schlaflosigkeit, Nervosität, verstärktes Schwitzen, verstärkte Depression, Magenschmerzen, Übelkeit	**Möglicherweise zweckmäßig zur** Behandlung von Hirnleistungsstörungen. Die therapeutische Wirksamkeit bei den anderen vom Hersteller angegebenen Anwendungsgebieten (z. B. Entwicklungsstörungen bei Kindern) ist hingegen zweifelhaft.
Piracebral (D) Filmtabl., Lösung Piracetam *Rezeptpflichtig*	Ängstlichkeit, Schlaflosigkeit, Nervosität, verstärktes Schwitzen, verstärkte Depression, Magenschmerzen, Übelkeit	**Möglicherweise zweckmäßig zur** Behandlung von Hirnleistungsstörungen im Alter.
Piracetam-ratiopharm (D) Kaps., Filmtab., Liquidum, Amp. **Piracetam neuraxpharm** (D) Filmtab., Granulat, Liquidum, Amp. **Piracetam von ct** (D) Filmtab. Piracetam *Rezeptpflichtig*	Ängstlichkeit, Schlaflosigkeit, Nervosität, verstärktes Schwitzen, verstärkte Depression, Magenschmerzen, Übelkeit	**Möglicherweise zweckmäßig zur** Behandlung von Hirnleistungsstörungen im Alter.

Präparat	Wichtigste Nebenwirkungen	Empfehlung
Ritalin (D) Tabl. Methylphenidat *Rezeptpflichtig, Betäubungsmittel*	Nervosität, Schweißausbrüche, Hochdruckkrisen, Schwindel, Appetitverlust u. ä., bei Erwachsenen Sucht und Abhängigkeit (bei Kindern sind diesbezügliche Berichte bislang nicht zweifelsfrei bekannt geworden). Bei Kindern Wachstumsverzögerung und verminderte Gewichtszunahme möglich	**Möglicherweise zweckmäßig zur** Behandlung der Narkolepsie. Die zeitlich begrenzte Anwendung (z. B. 3 Monate) bei kindlichen Verhaltensstörungen ist umstritten und ist nur nach genauer Diagnose durch ausgewiesene Experten vertretbar. Eine gleichzeitige psychotherapeutische Begleitung ist in solchen Fällen unverzichtbar.

2.4. Mittel gegen Depressionen

In den vergangenen Jahren wurden die Kriterien darüber, was eine Depression ist, welche Arten von Depressionen es gibt und wie diese am besten zu behandeln sind, international vereinheitlicht.
Eines der gängigsten Klassifikationsschemata ist das ICD-10, in dem detailliert beschrieben ist, welche Symptome vorhanden sein müssen, um zu der Diagnose »Depression« zu kommen. Zum Beispiel »gedrückte Stimmung«, »Interessen- und Freudlosigkeit«, »Antriebsstörung«, »verminderte Konzentration«, »vermindertes Selbstwertgefühl«, »Schuldgefühle«, »Selbstschädigungen«, »Schlafstörungen«, »Appetitminderung« und eine Reihe von weiteren Auffälligkeiten.
Je nachdem, welche und wie viele dieser Symptome vorhanden sind, wie ausgeprägt sie sind und wie lange sie bereits andauern, kann festgestellt werden, um welche Art der Depression es sich handelt. Mit den neuen Schemata zur Diagnoseerstellung wurden auch manche Fachbegriffe neu festgelegt. Was früher als »endogene Depression« bezeichnet wurde, heißt nun *»depressive Episode«*. Das ist eine schwere Depression, deren Ursache nicht genau bekannt ist.

Weitere Formen der Depression sind:

– Bipolare *affektive Störung*. Früher wurde jemand mit dieser Krankheit als manisch-depressiv bezeichnet: Phasen einer depressiven Episode wechseln sich ab mit manischen Phasen.
– *Dysthymie* ist eine »neurotische« oder »anhaltend milde« Depression.

- *Depressive Anpassungsstörungen* treten als Reaktion auf belastende Lebensereignisse auf (z. B. Tod eines Partners).
- *Demenz mit depressiven Zügen* ist eine Alterserscheinung.

Man schätzt, dass etwa drei Millionen Deutsche so stark an irgendeiner Form von Depression leiden, dass sie behandlungsbedürftig sind. Depressionen sind oft sehr schwere Erkrankungen – im Durchschnitt unternimmt eine von zehn Personen einen Suizidversuch.

Ursache von Depressionen sind meist mehrere Faktoren: Vererbte Anlagen, Persönlichkeitsfaktoren (z. B. Angstneigung, erlernte Hilflosigkeit), belastende Lebensereignisse (Kindheitstraumata, Verlust eines Partners etc.), psychosoziale Belastung, Lichtentzug. Bei einer bestehenden Depression sollte der Arzt immer auch nachforschen, ob vielleicht eine schwere körperliche Krankheit oder vielleicht ein Medikament (z. B. das Hochdruckmittel *Reserpin*) den Anstoß zu einer Depression gegeben hat. Die weit verbreitete Meinung, Depressionen hätten nur etwas mit der Psyche zu tun, ist falsch. Bei vielen depressiven Erkrankungen treten nachweisbare biochemische Veränderungen im zentralen Nervensystem auf.

Häufig verstecken sich depressive Erkrankungen hinter körperlichen Symptomen. Aus verschiedenen Untersuchungen weiß man, dass dies gerade von niedergelassenen Allgemeinärzten oft übersehen wird und depressive Patienten deshalb oft falsch behandelt werden.

Behandlung

Ein Großteil der leichteren und der als »reaktive Depression« eingestuften Verstimmungen kann durch Gespräche, durch eine Änderung der Lebensumstände und geeignete psychosoziale Betreuung behandelt werden. Oft gehen leichte Depressionen nach einiger Zeit »von selbst« vorüber (Spontanheilung) – mit oder ohne Therapie.
Lichttherapie kann als begleitende Maßnahme hilfreich sein, besonders bei Depressionen, die immer im Herbst oder Winter auftreten und offenbar durch Lichtmangel verursacht sind.
In der Anfangsphase einer Behandlung mit Medikamenten scheint außerdem Schlafentzug, etwa zweimal in der Woche, eine unterstützende Wirkung zu haben.
Bei leichten depressiven Verstimmungen sind möglicherweise Johanniskraut-Präparate hilfreich. Der Nutzen dieser seit kurzem sehr häu-

fig verwendeten Mittel ist allerdings noch nicht ausreichend belegt. In den USA kann Johanniskraut deshalb nur als Nahrungsergänzungsmittel verwendet werden, nicht jedoch als Arzneimittel.

Unbedingt mit Medikamenten sollten Depressionen dann behandelt werden – und zwar unabhängig von einer begleitenden Psychotherapie, die sicher sinnvoll ist –, wenn folgende Symptome vorhanden sind:
- Regelmäßiges nächtliches Aufwachen zwischen zwei und vier Uhr mit grübelndem Wachliegen.
- Verlust des Antriebs.
- anhaltende innere Unruhe.
- Verlust des Selbstwertgefühls bzw. verringerte Emotionen.

Ohne medikamentöse Behandlung, nur mit Psychotherapie, steigt das Suizidrisiko. Medikamente sollten, wenn möglich, nur gemeinsam mit psychotherapeutischen Behandlungsmethoden verwendet werden.

Antidepressiva

Antidepressiva sind bei zwei von drei Patienten wirksam, unabhängig davon, welcher Wirkstoff verwendet wird. Warum Medikamente bei einem Drittel aller Patienten versagen, weiß man nicht. Falls nach etwa zwei Wochen keine antidepressive Wirkung auftritt, sollte die behandelnde Ärztin bzw. der behandelnde Arzt überprüfen, ob das Medikament wie vorgeschrieben eingenommen wurde, ob die Dosierung vielleicht zu niedrig war, ob ein Medikament mit einer anderen Wirkungsweise besser ist usw.
Die derzeit am häufigsten verwendeten Wirkstoffgruppen gegen schwere Depressionen sind:
- Trizyklische Antidepressiva – das sind seit langem bewährte Medikamente bei schweren Depressionen.
- Selektive Serotonin-Wiederaufnahmehemmer (SSRI) – diese Mittel werden erst seit wenigen Jahren breit verwendet.
- Selektive Noradrenalin-Wiederaufnahmehemmer (auch tetrazyklische Antidepressiva genannt).
- MAO-Hemmer.
- Lithium.

Jede dieser Wirkstoffgruppen hat unterschiedliche Vor- und Nachteile. Die antidepressive Wirkung setzt bei allen Präparaten jedoch erst etwa zwei Wochen nach Beginn der Behandlung ein.

Achtung: Wer an einer schweren Depression leidet, sollte die Medikamente nicht absetzen, sobald die Symptome verschwunden sind. Mehrere Untersuchungen haben gezeigt, dass es sinnvoll ist, Antidepressiva weitere vier bis sechs Monate einzunehmen, weil sonst die Gefahr groß ist, dass erneut eine schwere depressive Episode auftritt.

Trizyklische Antidepressiva

Zu den trizyklischen Antidepressiva zählen Wirkstoffe wie Amitriptylin und Amitriptylinoxid (enthalten z. B. in *Amitriptylin beta, Amitriptylin-neuraxpharm, Amineurin, Equilibrin, Novoprotect, Saroten, Tryptizol*), Clomipramin (enthalten z. B. in *Anafranil, Clomipramin-neuraxpharm*), Doxepin (enthalten z. B. in *Aponal, Doneurin, Doxepin dura, Doxepin-ratiopharm, Sinquan, Sinequan*), Imipramin (enthalten z. B. in *Imipramin-neuraxpharm, Tofranil*), Nortriptylin (enthalten z. B. in *Nortrilen*), Opipramol (enthalten z. B. in *Insidon*) und Trimipramin (enthalten z. B. in *Stangyl, Trimipramin-neuraxpharm*).

Die einzelnen Präparate haben verschiedene Wirkungsschwerpunkte: Manche wirken zunächst aktivierend und erst nach ein bis drei Wochen stimmungsaufhellend (z. B. *Anafranil, Clomipramin-neuraxpharm, Tofranil*). Sie sollten nur bei gehemmt-apathischen Zuständen eingesetzt werden. Weil sie zunächst nur die Apathie beseitigen, die Depression jedoch erst nach ein bis drei Wochen reduziert wird, muss die Zeit bis dahin unbedingt durch geeignete Betreuung überbrückt werden. Der unüberlegte Einsatz solcher Mittel kann gerade in den ersten Wochen das Selbstmordrisiko beträchtlich erhöhen. Andere Präparate wirken zunächst eher dämpfend und angstlösend (z. B. *Amineurin, Amitriptylinbeta, Amitriptylin-neuraxpharm, Aponal, Doneurin, Doxepin dura, Doxepin-ratiopharm, Equilibrin, Ludiomil, Novoprotect, Saroten, Sinquan, Sinequan, Stangyl, Tryptizol*), später (nach Wochen) genauso stimmungsaufhellend. Sie werden eher bei ängstlichen und unruhigen Patienten eingesetzt, stören aber den Traumschlaf.

Der Ablauf der Erkrankung wird durch solche Mittel »nicht verkürzt, sondern nur symptomatisch verbessert«. In jedem Fall ist ein vorsichtiger Beginn der Behandlung nötig – eine »einschleichende Dosierung«. Die Dosierung, die man einigermaßen verträgt und die gleichzeitig wirksam ist, ist individuell sehr verschieden.

Bei Kindern und Jugendlichen helfen trizyklische Antidepressiva nicht besser als Placebos (= Scheinmedikamente ohne Wirkstoff).

Man vermutet, dass die biochemischen Übertragungssysteme, die auf die tetrazyklische Antidepressiva einwirken, bis zum frühen Erwachsenenalter noch nicht ausgereift sind.

Nebenwirkungen

Trizyklische Antidepressiva können starke Auswirkungen auf das gesamte Nervensystem haben. Zittern, Muskelzucken, Mundtrockenheit und starkes Durstgefühl sind Überdosierungserscheinungen bei fast allen Mitteln. Sie können zu Augenschäden, Schwierigkeiten beim Harnlassen, Blutunterdruck und Herzschäden (z. B. Herzrhythmusstörungen) führen, die vor allem bei Menschen mit Herzkrankheiten gefährlich sein können. Heißhunger kann ebenso auftreten wie Verwirrung und – bei Vergiftung – sogar Koma. Psychopharmaka, vor allem Antidepressiva, sind auch – neben Alkohol und nach Beruhigungs- oder Schlafmitteln (bei Entzug) – eine der häufigsten Ursachen für das plötzliche Auftreten von epileptischen Anfällen.
Das trizyklische Antidepressivum Opipramol (enthalten z. B. in *Insidon*) gilt als ein Mittel ohne ausreichend belegte antidepressive Wirkung. Manche Fachleute stufen es deshalb als »entbehrlich« ein.

Serotonin-Wiederaufnahmehemmer (SSRI)

Eine relativ neue Gruppe von Antidepressiva soll die rasche Wiederaufnahme der Überträgersubstanz Serotonin verhindern, deren Mangel depressionsauslösend sein soll. Eines dieser Mittel, in den USA unter dem Namen *Prozac* vermarktet, hat vor allem in den Medien Furore gemacht: *Prozac* wurde als Glückspille gepriesen, als Geschenk des Himmels. In Deutschland bzw. Österreich sind neben *Fluctin*, so der Handelsname von *Prozac* in Europa, weitere Mittel dieses Typs auf dem Markt, wie z. B. *Cipramil, Efectin, Floxyfral, Fluoxetin-ratiopharm, Gladem, Sepram, Seropram, Seroxat, Trevilor, Zoloft*. Ihre Wirksamkeit wird mit der von trizyklischen Antidepressiva verglichen, ihre Verträglichkeit wird allgemein günstiger beurteilt. Gegenüber manchen trizyklischen Antidepressiva haben sie den Nachteil, dass sie nicht dämpfend (sedierend) wirken. Serotonin-Aufnahmehemmer (SSRI) verursachen als Nebenwirkung häufig Kopfschmerzen, Schlafstörungen, Ängstlichkeit, Unruhe, Übelkeit und Durchfall, in seltenen Fällen außerdem Immunerkrankungen mit Fieber, Hauterkrankungen und anderen Beschwerden.

Bei einigen dieser Medikamente (etwa beim Wirkstoff Paroxetin in *Seroxat*) sollen Bewegungsstörungen und Impotenz häufiger vorkommen.

Achtung: Patienten, die *Seroxat* einnehmen, sollten auf keinen Fall Alkohol trinken, weil diese Kombination Aggressivität, Eigengefährdung und psychotische Reaktionen zur Folge haben kann.

Unsere Empfehlung lautet: *SSRI-Antidepressiva sollten erst dann eingesetzt werden, wenn die bewährten, schon lange auf dem Markt befindlichen Mittel wegen unerwünschter Wirkungen (z. B. bei älteren Menschen) nicht angewendet werden können oder keine befriedigende Wirkung gezeigt haben.*

Tetrazyklische Antidepressiva

Das tetrazyklische Antidepressivum Mianserin (enthalten z. B. in *Tolvin*, *Tolvon*) hat eine geringere antidepressive Wirkung als andere, bewährte Standardmedikamente, jedoch ein höheres Risiko an schweren Blutbildschäden, Leberreaktionen und anderen Nebenwirkungen. Laut der Fachpublikation »Arzneimittel-Kursbuch« handelt es sich um ein umstrittenes Therapieprinzip. Unsere Empfehlung lautet daher: Wenig zweckmäßig.
Ein chemischer Abkömmling des in *Tolvin* und *Tolvon* enthaltenen Wirkstoffes Mianserin ist Mirtazapin (enthalten z. B. in *Remergil*, *Remeron*). Das »Arzneimittel-Kursbuch« sieht bei Mirtazapin ein ähnliches Risiko von schweren Blutbildschäden wie für Mianserin.
Der Wirkstoff Maprotilin (enthalten z. B. in *Ludiomil*) scheint ein erhöhtes Nebenwirkungsrisiko von epileptischen Krämpfen mit sich zu bringen. Unsere Empfehlung: Wenig zweckmäßig.

MAO-Hemmstoffe

Der Wirkstoff Moclobemid (enthalten z. B. in *Aurorix*) wird bei gehemmten Depressionen verwendet, wenn andere Mittel nicht helfen oder nicht angewendet werden können. Als Nebenwirkung treten häufig Schlafstörungen auf. Durch bestimmte Nahrungsmittel – z. B. Käse, Bier, Rotwein – können bei *Aurorix* unter Umständen Blutdruckkrisen entstehen. Moclobemid darf keinesfalls mit Antidepressiva des Typs Serotonin-Aufnahmehemmer (SSRI) kombiniert werden.

Lithium

Lithium (z. B. in *Hypnorex retard, Quilonum retard*) ist ein wirksames Mittel zur Behandlung von manischen Zuständen und zur Vorbeugung von »depressiven Episoden«. Die Akutbehandlung von Depressionen sollte jedoch nicht mit Lithium erfolgen.
Die *Nebenwirkungen* dieses Wirkstoffs können gravierend sein, weil nur ein enger Spielraum zwischen therapeutisch wirksamer und giftiger Dosis besteht:
Bei 10 bis 25 Prozent der Behandelten entwickelt sich ein Fingerzittern. Magen-Darm-Beschwerden sind häufig, gehen jedoch nach einiger Zeit zurück. Muskelschwäche, Schläfrigkeit und Müdigkeit stören vor allem den Anfang der Behandlung. Als Spätwirkung kommt es häufig zu einer Gewichtssteigerung um bis zu zehn Kilogramm. Nach langem Gebrauch können auch Nierenstörungen auftreten.
Vor allem bei älteren Menschen kommt es immer wieder zu Vergiftungen, verursacht durch Flüssigkeitsverlust des Körpers aufgrund von Schwitzen, Durchfall, Erbrechen sowie durch Wechselwirkung mit anderen Medikamenten. Anzeichen dafür sind: verwaschene Sprache, dünner Stuhl, Erbrechen, grobschlächtiges Fingerzittern, Muskelschwäche vor allem im Bereich des Unterkiefers, Verwirrtheit. Bei solchen Vergiftungen sollte die Behandlung mit Lithium unterbrochen werden.
Wenn Lithium zu schnell abgesetzt wird, kommt es sehr häufig wieder zu einer Depression.
Wichtig: Wer mit Lithium behandelt wird, sollte viel trinken – täglich 8 bis 12 Gläser Flüssigkeit!
Wegen der gravierenden Nebenwirkungen und vor allem der Spätschäden sollte die Behandlung mit Lithium auf Menschen mit schweren manisch-depressiven Erkrankungen beschränkt bleiben, sofern eine sachkundige Überwachung der Behandlung gewährleistet ist. Notwendig sind regelmäßige Kontrolle von EKG, EEG sowie der Lithium-Spiegel im Blut.

Johanniskraut

Medikamente, die Johanniskraut oder Extrakte daraus enthalten (z. B. *Esbericum, Felis, Helarium Hypericum, Hyperforat, Hypericum Stada, Jarsin, Johanniskraut-ratiopharm, Kira, Klosterfrau Johanniskraut, Laif, Neuroplant 300, Psychotonin, Remotiv, Texx*), wurden in den letzten Jahren Verkaufsrenner. Bereits jedes

zweite in Deutschland verkaufte Antidepressivum ist aus diesem Stoff gemacht. Johanniskraut ist ein Naturheilmittel bei leichten vorübergehenden depressiven Störungen, nicht aber bei ernsthaften Depressionen. Die Wirksamkeit ist der von niedrig dosierten chemischen Antidepressiva vergleichbar.
Johanniskraut-Präparate sind relativ gut verträglich. Als Nebenwirkungen können Müdigkeit, allergische Reaktionen und Magen-Darm-Beschwerden auftreten.
Johanniskraut beeinflusst die Wirkung zahlreicher anderer Medikamente. Unter Umständen können lebensgefährliche Wechselwirkungen auftreten, wie z. B. die Antibabypille, Asthmamittel und bestimmte Mittel, die die Blutgerinnung beinflussen. Patienten mit vorausgegangenen Organtransplantationen, die *Ciclosporin* einnehmen, und HIV-Infizierte dürfen auf keinen Fall Johanniskraut-Präparate einnehmen.

Kombinationspräparate abzulehnen

»Die routinemäßige Verordnung fixer Kombinationen von Antidepressiva und Tranquillantien (= Beruhigungsmittel) ist nur sehr selten vertretbar«, schreibt die Arzneimittelkommission der Deutschen Ärzteschaft. Daher sollten Mittel wie Limbatril beziehungsweise Limbitrol und Harmomed nicht mehr verwendet werden. Wegen der häufig notwendigen Langzeitbehandlung ist das Abhängigkeits- und Suchtrisiko, ausgelöst durch den beigemischten Tranquilizer, unverantwortbar hoch. Wir raten von der Verwendung dieser Mittel ab.
Deanxit ist ein Kombinationspräparat, das neben einem Antidepressivum mit den erwähnten schweren Nebenwirkungen noch ein Neuroleptikum enthält. Bei Neuroleptika besteht auch in niedriger Dosierung ein gewisses Risiko von bleibenden Spätschäden (siehe Kapitel 2.5.: Mittel gegen Psychosen). Von solchen Kombinationsmitteln wird abgeraten, weil sie eine gerade bei Antidepressiva besonders wichtige, individuelle Dosierung unmöglich machen.

Antidepressiva gegen Bettnässen bei Kindern?

Allein von Tofranil werden jährlich Zehntausende Packungen gegen Bettnässen verschrieben. Die meisten seriösen Fachleute sind sich einig, dass Bettnässen vor dem fünften Lebensjahr normal, danach hauptsächlich Resultat emotionaler Störungen ist: Schulprobleme, Streit im Elternhaus, neue Geschwister etc. Dennoch wurde dieses

Symptom zur Krankheit mit dem Namen »Enuresis« gemacht. Das »British Medical Journal« – alles andere als eine medizinische Außenseiterzeitschrift – meint dazu: »Der medizinische Begriff hat Bettnässen in den Status einer Krankheit erhoben, die Medikamente zur Behandlung erfordern, obwohl in Wirklichkeit in den meisten Fällen die Kinder normal sind.«
Klinische Versuche haben ergeben, dass Tofranil und ähnliche Präparate nur in 30 Prozent der Fälle Bettnässen beseitigen und dass viele der behandelten Kinder schon drei Monate danach wieder ins Bett machen. Nebenwirkungen dieses stark wirkenden Psychopharmakons sind relativ häufig. Vor allem bei Kindern, die jünger als acht Jahre sind, wird vom »British Medical Journal« die Wirksamkeit dieses Medikaments bestritten und darauf hingewiesen, dass »diese Mittel heute die häufigste Ursache von Vergiftungen bei Kindern unter fünf Jahren sind« und dass hier Ärzte »möglicherweise eine tödliche Verschreibung gegen eine Störung, die üblicherweise von selbst vorübergeht, tätigen«.

2.4. Mittel gegen Depressionen

Präparat	Wichtigste Nebenwirkungen	Empfehlung
Amineurin (D) Filmtabl., Retardkaps., Retardtabl. Amitriptylin *Rezeptpflichtig*	Mundtrockenheit, Herzklopfen, Sehstörungen, Augenschäden, Verstopfung, Störungen beim Harnlassen. Sorgfältige Kontrolle von Patienten mit Grünem Star oder Prostatavergrößerung ist nötig	**Therapeutisch zweckmäßig** Lang bewährter Inhaltsstoff, dessen Wirkungsprofil und Risiken gut dokumentiert sind. Wirkt vorwiegend dämpfend-stimmungsaufhellend.
Amitriptylin beta (D) Filmtabl. **Amitriptylin neuraxpharm** (D) Drag., Filmtabl., Retardtabl., Lösung Amitriptylin *Rezeptpflichtig*	Mundtrockenheit, Herzklopfen, Sehstörungen, Augenschäden, Verstopfung, Störungen beim Harnlassen. Sorgfältige Kontrolle von Patienten mit Grünem Star oder Prostatavergrößerung ist nötig	**Therapeutisch zweckmäßig** Lang bewährter Inhaltsstoff, dessen Wirkungsprofil und Risiken gut dokumentiert sind. Wirkt vorwiegend dämpfend-stimmungsaufhellend.

Präparat	Wichtigste Nebenwirkungen	Empfehlung
Anafranil (D/Ö) Amp., Drag., Retardtabl.; in Ö zus-Filmtabletten Clomipramin *Rezeptpflichtig*	Mundtrockenheit, Herzklopfen, Sehstörungen, Augenschäden, Verstopfung, Störungen beim Harnlassen. Sorgfältige Kontrolle von Patienten mit Grünem Star oder Prostatavergrößerung ist nötig	**Therapeutisch zweckmäßig nur bei** gehemmt-apathischen Depressionszuständen. Wirkt überwiegend aktivierend-stimmungsaufhellend.
Aponal (D) Drag., Filmtabl., Amp., Tropfen Doxepin *Rezeptpflichtig*	Mundtrockenheit, Herzklopfen, Sehstörungen, Augenschäden, Verstopfung, Störungen beim Harnlassen. Sorgfältige Kontrolle von Patienten mit Grünem Star oder Prostatavergrößerung ist nötig	**Therapeutisch zweckmäßig** Wirkt überwiegend dämpfend-stimmungsaufhellend.
Aurorix (D/Ö) Filmtabl. Moclobemid *Rezeptpflichtig*	Einschränkung des Reaktionsvermögens, Blutdruckabfall, Asthmatische Beschwerden, Husten, Magen-Darm-Störungen, Mundtrockenheit, Gelenkschwellungen, Hautausschläge. Der Inhaltsstoff gehört zur Gruppe der MAO-Hemmstoffe, daher sollte man auf die Einnahme größerer Mengen tyraminreicher Nahrung (z. B. alter, sehr reifer Käse) verzichten	**Zweckmäßig, wenn** bewährte Antidepressiva wie Amitriptylin oder Imipramin (z. B. Tofranil oder Anafranil) nicht angewendet werden können, nicht ausreichend wirken oder nicht vertragen werden. Darf keinesfalls mit Antidepressiva des Typs Serotonin-Aufnahmehemmer (SSRI) kombiniert werden.
Cipramil (D) Filmtabl. Citalopram *Rezeptpflichtig*	Gelegentliche Übelkeit, Schläfrigkeit, Mundtrockenheit, Schwitzen, Ejakulationsstörungen, Durchfall, Zittern	**Therapeutisch zweckmäßig nur,** wenn bewährte trizyklische Antidepressiva nicht angewendet werden können oder nicht ausreichend wirksam sind oder wenn deren Nebenwirkungen vermieden werden sollen (z. B. bei älteren Menschen) Für Citalopram liegen noch keine Langzeiterfahrungen vor.
Clomipramin-neuraxpharm (D/Ö) Filmtabletten Clomipramin *Rezeptpflichtig*	Mundtrockenheit, Herzklopfen, Sehstörungen, Augenschäden, Verstopfung, Störungen beim Harnlassen. Sorgfältige Kontrolle von Patienten mit Grünem Star oder Prostatavergrößerung ist nötig	**Therapeutisch zweckmäßig nur bei** gehemmt-apathischen Depressionszuständen. Wirkt überwiegend aktivierend-stimmungsaufhellend.

Präparat	Wichtigste Nebenwirkungen	Empfehlung
Deanxit (Ö) Drag., Fortedrag. Flupentixol, Melitracen *Rezeptpflichtig*	Flupentixol: Gefahr der Spätdyskinesien (Bewegungsstörungen, Wippen, unwillkürliche Grimassen). Melitracen: Mundtrockenheit, Verstopfung, Herzklopfen, Sehstörungen, Augenschäden, Störungen beim Harnlassen	**Abzuraten** Nicht sinnvolle Kombination mit Neuroleptikum (Flupentixol). Antidepressivum (Melitracen) nicht individuell dosierbar. Das gilt auch dann, wenn zusätzliche Einnahme von Neuroleptika nötig wäre.
Doneurin (D) Kaps., Filmtabl. **Doxepin dura** (D) Kaps. Filmtabl. **Doxepin neuraxpharm** (D) Filmtabl., Lösung **Doxepin-ratiopharm** (D) Kaps., Filmtabl. Doxepin *Rezeptpflichtig*	Mundtrockenheit, Herzklopfen, Sehstörungen, Augenschäden, Verstopfung, Störungen beim Harnlassen. Sorgfältige Kontrolle von Patienten mit Grünem Star oder Prostatavergrößerung ist nötig	**Therapeutisch zweckmäßig** Wirkt überwiegend dämpfend-stimmungsaufhellend.
Efectin (Ö) Tabl. Venlafaxin *Rezeptpflichtig*	Übelkeit, verringerter Appetit, Erhöhung des Blutdrucks, Wasseransammlungen (Ödeme) und Hautreaktionen (Allergien)	**Therapeutisch zweckmäßig nur,** wenn bewährte trizyklische Antidepressiva nicht angewendet werden können oder nicht wirksam sind.
Equilibrin (D) Tabl. Amitriptylinoxid *Rezeptpflichtig*	Mundtrockenheit, Herzklopfen, Sehstörungen, Augenschäden, Verstopfung, Störungen beim Harnlassen. Sorgfältige Kontrolle bei Patienten mit Grünem Star und Prostatavergrößerung ist nötig	**Therapeutisch zweckmäßig** Bisher noch weniger erprobt als z. B. Amitriptylin; wirkt wie Amitriptylin vorwiegend dämpfend-stimmungsaufhellend.
Esbericum (D) Kaps., forte-Drag. Johanniskrautextrakt	Hauterscheinungen bei starker Sonnenbestrahlung möglich. Achtung: Gefährliche Wechselwirkungen mit anderen Medikamenten möglich	**Naturheilmittel** bei leichten, depressiven Verstimmungen. Nicht geeignet zur Behandlung von schweren Depressionen.
Felis (D) Drag., Kapseln, Filmtabl., Tropfen Johanniskrautextrakt	Hauterscheinungen bei starker Sonnenbestrahlung möglich. Achtung: Gefährliche Wechselwirkungen mit anderen Medikamenten möglich	**Naturheilmittel** bei leichten, depressiven Verstimmungen. Nicht geeignet zur Behandlung von schweren Depressionen.

Präparat	Wichtigste Nebenwirkungen	Empfehlung
Fevarin (D) Filmtabl. Fluvoxamin *Rezeptpflichtig*	Übelkeit, Erbrechen, Schwindel, Benommenheit, Gereiztheit, Kopfschmerzen, Zittern, Schlafstörungen, Verwirrtheit, Unruhe, Angst- und Erregungszustände	**Therapeutisch zweckmäßig nur,** wenn bewährte trizyklische Antidepressiva nicht angewendet werden können oder nicht ausreichend wirksam sind oder wenn deren Nebenwirkungen vermieden werden sollen (z. B. bei älteren Menschen).
Floxyfral (Ö) Filmtabl. Fluvoxamin *Rezeptpflichtig*	Übelkeit, Erbrechen, Schwindel, Benommenheit, Gereiztheit, Kopfschmerzen, Zittern, Schlafstörungen, Verwirrtheit, Unruhe, Angst- und Erregungszustände	**Therapeutisch zweckmäßig nur,** wenn bewährte trizyklische Antidepressiva nicht angewendet werden können oder nicht ausreichend wirksam sind oder wenn deren Nebenwirkungen vermieden werden sollen (z. B. bei älteren Menschen).
Fluctin (D) **Fluctine** (Ö) Lösung, nur D: Tabl., nur Ö: lösl. Tabletten. **Fluoxetin-ratiopharm** (D) Kapseln, Lösung Fluoxetin *Rezeptpflichtig*	Allergische Reaktionen (u. a. Ödem), Alpträume, Angst- und Erregungszustände (daher gefährlich für suizidgefährdete Patienten), Schwindel, Sehstörungen, Störungen des Geschmackssinns, Gewichtsabnahme, Hautausschlag, Bauchschmerzen, Mundtrockenheit, Verstopfung, Übelkeit etc. Verdacht auf Missbrauchspotential als Schlankheitsmittel oder als »happy pill«	**Therapeutisch zweckmäßig nur,** wenn bewährte trizyklische Antidepressiva nicht angewendet werden können oder nicht ausreichend wirksam sind oder wenn deren Nebenwirkungen vermieden werden sollen (z. B. bei älteren Menschen).
Gladem (D/Ö) Filmtabl. Sertralin *Rezeptpflichtig*	Übelkeit, Durchfall, Kopfschmerzen, Zittern, Schlaflosigkeit, Unruhe, Verwirrtheit, sexuelle Funktionsstörungen (z. B. Störungen bei der Ejakulation)	**Therapeutisch zweckmäßig nur,** wenn bewährte trizyklische Antidepressiva nicht angewendet werden können oder nicht ausreichend wirksam sind oder wenn deren Nebenwirkungen vermieden werden sollen (z. B. bei älteren Menschen).
Helarium Hypericum (D) Drag. Johanniskrautextrakt	Hauterscheinungen bei starker Sonnenbestrahlung möglich. Achtung: Gefährliche Wechselwirkungen mit anderen Medikamenten möglich	**Naturheilmittel** bei leichten, depressiven Verstimmungen. Nicht geeignet zur Behandlung von schweren Depressionen.

Präparat	Wichtigste Nebenwirkungen	Empfehlung
Hyperforat (D) Drag., Amp., Tropfen Johanniskrautextrakt	Hauterscheinungen bei starker Sonnenbestrahlung möglich. Achtung: Gefährliche Wechselwirkungen mit anderen Medikamenten möglich	**Wenig zweckmäßig** als pflanzliches Mittel gegen depressive Verstimmung. Der Extraktgehalt in Dragees und Ampullen ist zu gering, um in normalen Dosierungen eine entsprechende Wirkung zu erreichen.
Hypericum Stada (D) Kaps. Johanniskrautextrakt	Hauterscheinungen bei starker Sonnenbestrahlung möglich. Achtung: Gefährliche Wechselwirkungen mit anderen Medikamenten möglich	**Naturheilmittel** bei leichten, depressiven Verstimmungen. Nicht geeignet zur Behandlung von schweren Depressionen.
Hypnorex (D) Retardtabl. Lithiumcarbonat *Rezeptpflichtig*	Magen-Darm-Störungen, vermehrter Durst und vermehrtes Wasserlassen, manchmal erhebliche Gewichtszunahme, Kropfbildung (Struma) kann auftreten. Müdigkeit, Schläfrigkeit, feinschlagiger Tremor (Zittern). Libido und Potenz können beeinträchtigt werden	**Therapeutisch zweckmäßig zur** Vorbeugung schwerwiegender Formen von manisch-depressiven Erkrankungen. Wirkungseintritt allerdings oft erst nach 3–6 Monaten. Eine genaue Dosierung unter Kontrolle der Blutspiegel ist erforderlich.
Imipramin-neuraxpharm (D) Filmtabletten Imipramin *Rezeptpflichtig*	Mundtrockenheit, Herzklopfen, Sehstörungen, Augenschäden, Verstopfung, Störungen beim Harnlassen. Sorgfältige Kontrolle von Patienten mit Grünem Star oder Prostatavergrößerung ist nötig	**Therapeutisch zweckmäßig nur bei** gehemmt-apathischen Depressionszuständen. Lang bewährter Inhaltsstoff, dessen Wirkungsprofil und Risiken gut dokumentiert sind. Wirkt vorwiegend aktivierend.
Insidon (D/Ö) Drag. Opipramol *Rezeptpflichtig*	Mundtrockenheit, Herzklopfen, Sehstörungen, Augenschäden, Verstopfung, Störungen beim Harnlassen. Sorgfältige Kontrolle bei Patienten mit Grünem Star und Prostatavergrößerung nötig	**Möglicherweise zweckmäßig als** Mittel gegen Depressionen, allerdings nicht als Basis-Antidepressivum (wie z. B. Saroten) geeignet. Die beruhigenden Eigenschaften stehen bei diesem Wirkstoff im Vordergrund. Allerdings ist von dieser Anwendung wegen möglicher Nebenwirkungen abzuraten. Hier sind Benzodiazepine vorzuziehen.
Jarsin (D) Drag., überzogene Tabletten	Hauterscheinungen bei starker Sonnenbestrahlung möglich. Achtung: Gefährliche Wechselwirkungen mit anderen Medikamenten möglich	**Naturheilmittel** bei leichten, depressiven Störungen. Nicht geeignet zur Behandlung von schweren Depressionen.

Präparat	Wichtigste Nebenwirkungen	Empfehlung
Johanniskraut-ratiopharm (D) Hartkaps., Kaps., Tropfen Johanniskrautextrakt	Hauterscheinungen bei starker Sonnenbestrahlung möglich. Achtung: Gefährliche Wechselwirkungen mit anderen Medikamenten möglich	**Naturheilmittel** bei leichten, depressiven Störungen. Nicht geeignet zur Behandlung von schweren Depressionen.
Kira (D) Drag. Johanniskrautextrakt	Hauterscheinungen bei starker Sonnenbestrahlung möglich. Achtung: Gefährliche Wechselwirkungen mit anderen Medikamenten möglich	**Naturheilmittel** bei leichten, depressiven Verstimmungen. Nicht geeignet zur Behandlung von schweren Depressionen.
Klosterfrau Johanniskrautdragees (D) Drag. Johanniskrautextrakt	Hauterscheinungen bei starker Sonnenbestrahlung möglich. Achtung: Gefährliche Wechselwirkungen mit anderen Medikamenten möglich	**Naturheilmittel** bei leichten, depressiven Verstimmungen. Nicht geeignet zur Behandlung von echten Depressionen.
Laif (D) Tabletten Johanniskrautextrakt	Hauterscheinungen bei starker Sonnenbestrahlung möglich. Achtung: Gefährliche Wechselwirkungen mit anderen Medikamenten möglich	**Naturheilmittel** bei leichten, depressiven Verstimmungen. Nicht geeignet zur Behandlung von schweren Depressionen.
Limbatril (D) Lacktabl. **Limbitrol** (Ö) Kaps. Amitriptylin, Chlordiazepoxid *Rezeptpflichtig*	Mundtrockenheit, Herzklopfen, Sehstörungen, Augenschäden, Verstopfung, Störungen beim Harnlassen. Chlordiazepoxid: Abhängigkeitsgefahr	**Abzuraten** Nicht sinnvolle Kombination. Keine individuelle Dosierung des Antidepressivums (Amitriptylin) möglich. Der Tranquilizer-Inhaltsstoff Chlordiazepoxid sollte nur kurzzeitig verwendet werden. Es ist zu vermuten, dass Limbatril/Limbitrol als Beruhigungsmittel eingesetzt wird. Das ist wegen der Nebenwirkungen dieses Antidepressivums bedenklich. Suchtgefahr!
Ludiomil (D/Ö) Filmtabl., Injektionslösung Maprotilin *Rezeptpflichtig*	Hauterscheinungen, Mundtrockenheit, Herzklopfen, Sehstörungen, Augenschäden, Verstopfung, Störungen beim Harnlassen. Sorgfältige Kontrolle von Patienten mit Grünem Star oder Prostatavergrößerung ist nötig	**Wenig zweckmäßig** Größeres Risiko von Nebenwirkungen als z. B. Saroten, das ähnlich wirkt. Wirkt vorwiegend dämpfend-stimmungsaufhellend.

Präparat	Wichtigste Nebenwirkungen	Empfehlung
Mareen (D) Tabl. Doxepin *Rezeptpflichtig*	Mundtrockenheit, Herzklopfen, Sehstörungen, Augenschäden, Verstopfung, Störungen beim Harnlassen. Sorgfältige Kontrolle von Patienten mit Grünem Star oder Prostatavergrößerung ist nötig	**Therapeutisch zweckmäßig** Wirkt überwiegend dämpfend-stimmungsaufhellend
Neuroplant 300 (D) Filmtabl. Johanniskrautextrakt	Hauterscheinungen bei starker Sonnenbestrahlung möglich. Achtung: Gefährliche Wechselwirkungen mit anderen Medikamenten möglich	**Naturheilmittel** bei leichten, depressiven Verstimmungen. Nicht geeignet zur Behandlung von echten Depressionen.
Nortrilen (D) in D: Dragees in Ö: Filmtabl. Nortriptylin *Rezeptpflichtig*	Mundtrockenheit, Herzklopfen, Sehstörungen, Augenschäden, Verstopfung, Störungen beim Harnlassen. Sorgfältige Kontrolle von Patienten mit Grünem Star oder Prostatavergrößerung ist nötig	**Therapeutisch zweckmäßig** Lang bewährter Inhaltsstoff, dessen Wirkungsprofil und Risiken gut dokumentiert sind. Wirkt vorwiegend antriebssteigernd-stimmungsaufhellend.
Novoprotect (D) Filmtabl., Retardkaps. Amitriptylin *Rezeptpflichtig*	Mundtrockenheit, Herzklopfen, Sehstörungen, Augenschäden, Verstopfung, Störungen beim Harnlassen. Sorgfältige Kontrolle von Patienten mit Grünem Star oder Prostatavergrößerung ist nötig	**Therapeutisch zweckmäßig** Lang bewährter Inhaltsstoff, dessen Wirkungsprofil und Risiken gut dokumentiert sind. Wirkt vorwiegend dämpfend-stimmungsaufhellend.
Psychotonin (D/Ö) nur in D: M-Tinktur, Kaps. nur in Ö: Tropfen Johanniskrautextrakt	Hauterscheinungen bei starker Sonnenbestrahlung möglich. Achtung: Gefährliche Wechselwirkungen mit anderen Medikamenten möglich	**Naturheilmittel** bei leichten, depressiven Verstimmungen. Nicht geeignet zur Behandlung von schweren Depressionen.
Quilonum (D) Tabl. Lithiumacetat **Quilonum** (D) Retardtabl. **Quilonorm** (D/Ö) Retardtabl. Lithiumcarbonat *Rezeptpflichtig*	Magen-Darm-Störungen, vermehrter Durst und vermehrtes Wasserlassen, manchmal erhebliche Gewichtszunahme, Kropfbildung (Struma) kann auftreten. Müdigkeit, Schläfrigkeit, feinschlagiger Tremor (Zittern). Libido und Potenz können beeinträchtigt werden	**Therapeutisch zweckmäßig zur** Vorbeugung schwerwiegender Formen von manisch-depressiven Erkrankungen. Wirkungseintritt allerdings oft erst nach 3–6 Monaten. Eine genaue Dosierung unter Kontrolle des Blutspiegels ist erforderlich. Dem Lithiumcarbonat wird vielfach der Vorzug gegeben.

Präparat	Wichtigste Nebenwirkungen	Empfehlung
Remergil (D) Filmtabl., Amp. **Remeron** (Ö) Filmtabl. Mirtazapin *Rezeptpflichtig*	Müdigkeit, Mundtrockenheit, Appetitsteigerung, Gewichtszunahme, niedriger Blutdruck, Ödeme, Zittern, Blutbildschäden, Leberfunktionsstörungen	**Wenig zweckmäßig** als Mittel gegen Depressionen, weil der Wirkstoff Mirtazapin beträchtliche Nebenwirkungen verursachen kann.
Remotiv (D) Filmtabl. Johanniskrautextrakt	Hauterscheinungen bei starker Sonnenbestrahlung möglich. Achtung: Gefährliche Wechselwirkungen mit anderen Medikamenten möglich	**Naturheilmittel** bei leichten, depressiven Verstimmungen. Nicht geeignet zur Behandlung von schweren Depressionen.
Saroten (D/Ö) nur in Ö: Retardkaps., Filmtabl. nur in D: Drag., Retard-Tabs, Injektionslösung, Amitriptylin *Rezeptpflichtig*	Mundtrockenheit, Herzklopfen, Sehstörungen, Augenschäden, Verstopfung, Störungen beim Harnlassen. Sorgfältige Kontrolle von Patienten mit Grünem Star oder Prostatavergrößerung ist nötig	**Therapeutisch zweckmäßig** Lang bewährter Inhaltsstoff, dessen Wirkungsprofil und Risiken gut dokumentiert sind. Wirkt vorwiegend dämpfend-stimmungsaufhellend.
Sepram (D) Filmtabl. **Seropram** (Ö) Filmtabl., Konzentrat zur Infusionszubereitung Citalopram *Rezeptpflichtig*	Gelegentliche Übelkeit, Schläfrigkeit, Mundtrockenheit, Schwitzen, Ejakulationsstörungen, Durchfall, Zittern	**Therapeutisch zweckmäßig nur,** wenn bewährte trizyklische Antidepressiva nicht angewendet werden können oder nicht ausreichend wirksam sind oder wenn deren Nebenwirkungen vermieden werden sollen (z. B. bei älteren Menschen). Für Citalopram liegen noch keine Langzeiterfahrungen vor.
Seroxat (D/Ö) Filmtabl., Suspension Paroxetin *Rezeptpflichtig*	Übelkeit, Schläfrigkeit, Schwitzen, Kopfschmerzen, Zittern, Schwächezustände, Schlafstörungen, Mundtrockenheit, Ejakulationsstörungen, Durchfall, Schwindel, Unruhe	**Therapeutisch zweckmäßig nur,** wenn bewährte trizyklische Antidepressiva nicht angewendet werden können oder nicht ausreichend wirksam sind oder wenn deren Nebenwirkungen vermieden werden sollen (z. B. bei älteren Menschen).
Sinquan (D) **Sinequan** (Ö) Kaps. Doxepin *Rezeptpflichtig*	Mundtrockenheit, Herzklopfen, Sehstörungen, Augenschäden, Verstopfung, Störungen beim Harnlassen. Sorgfältige Kontrolle von Patienten mit Grünem Star oder Prostatavergrößerung ist nötig	**Therapeutisch zweckmäßig** Wirkt überwiegend dämpfend-stimmungsaufhellend.

Präparat	Wichtigste Nebenwirkungen	Empfehlung
Stangyl (D) Tabs-Tabl., Tropfen, Amp. Trimipramin *Rezeptpflichtig*	Mundtrockenheit, Herzklopfen, Sehstörungen, Augenschäden, Verstopfung, Störungen beim Harnlassen. Sorgfältige Kontrolle von Patienten mit Grünem Star oder Prostatavergrößerung ist nötig	**Therapeutisch zweckmäßig** Mittel gegen Depressionen mit vorwiegend beruhigend-angstlösendem Wirkprofil. Ähnlich dem länger erprobten Amitriptylin. Bei Patienten mit schwerer Leber- oder Nierenschwäche oder in der Schwangerschaft sollte das Mittel nicht angewendet werden.
Texx (D) Filmtabl. Johanniskrautextrakt	Hauterscheinungen bei starker Sonnenbestrahlung möglich. Achtung: Gefährliche Wechselwirkungen mit anderen Medikamenten möglich	**Naturheilmittel** bei leichten, depressiven Verstimmungen. Nicht geeignet zur Behandlung von schweren Depressionen.
Thombran (D) Mitekaps., Tabs-Filmtabl., Kapseln Trazodon *Rezeptpflichtig*	Störwirkungen auf das Herz, auch schmerzhafter Priapismus (Dauererektion) und leberschädigende Eigenschaften wurden berichtet. Daneben Mundtrockenheit, Schlafstörungen, Sehstörungen, Blutdruckerhöhung, Ödeme, Gleichgewichtsstörungen, Verstopfung, Muskelschmerzen	**Wenig zweckmäßig als** Antidepressivum. Die antidepressiven Eigenschaften sind eher umstritten, stark dämpfende Eigenschaften stehen im Vordergrund. Klassische Antidepressiva (z. B. Saroten) sind vorzuziehen.
Tofranil (D/Ö) Drag., nur D: Mitedrag. Imipramin *Rezeptpflichtig*	Mundtrockenheit, Herzklopfen, Sehstörungen, Augenschäden, Verstopfung, Störungen beim Harnlassen. Sorgfältige Kontrolle von Patienten mit Grünem Star oder Prostatavergrößerung ist nötig	**Therapeutisch zweckmäßig nur bei** gehemmt-apathischen Depressionszuständen. Lang bewährter Inhaltsstoff, dessen Wirkungsprofil und Risiken gut dokumentiert sind. Wirkt vorwiegend aktivierend-stimmungsaufhellend.
Tolvin (D) **Tolvon** (Ö) Filmtabl. Mianserin *Rezeptpflichtig*	Mundtrockenheit, Herzklopfen, Sehstörungen, Augenschäden, Verstopfung, Störungen beim Harnlassen, Blutschäden, Knochenmarksschäden. Sorgfältige Kontrolle von Patienten mit Grünem Star oder Prostatavergrößerung ist nötig	**Wenig zweckmäßig** Therapeutisch wirksam, aber weniger erprobt als das im Wirkungsprofil ähnliche Saroten. Wegen der möglichen Blutbildschäden soll in den ersten Behandlungsmonaten wöchentlich das Blutbild kontrolliert werden.

Präparat	Wichtigste Nebenwirkungen	Empfehlung
Trevilor (D) Tabl., Retardkapseln Venlafaxin *Rezeptpflichtig*	Übelkeit, verringerter Appetit, Erhöhung des Blutdrucks, Wasseransammlungen (Ödeme) und Hautreaktionen (Allergien)	**Therapeutisch zweckmäßig nur,** wenn bewährte trizyklische Antidepressiva nicht angewendet werden können oder nicht wirksam sind.
Trimipramin-neuraxpharm (D) Tabletten Trimipramin *Rezeptpflichtig*	Mundtrockenheit, Herzklopfen, Sehstörungen, Augenschäden, Verstopfung, Störungen beim Harnlassen. Sorgfältige Kontrolle von Patienten mit Grünem Star oder Prostatavergrößerung ist nötig	**Therapeutisch zweckmäßig** Mittel gegen Depressionen mit vorwiegend beruhigend-angstlösendem Wirkprofil. Ähnlich dem länger erprobten Amitriptylin. Bei Patienten mit schwerer Leber- oder Nierenschwäche oder in der Schwangerschaft sollte das Mittel nicht angewendet werden.
Tryptizol (Ö) Filmtabl. Amitriptylin *Rezeptpflichtig*	Mundtrockenheit, Herzklopfen, Sehstörungen, Augenschäden, Verstopfung, Störungen beim Harnlassen. Sorgfältige Kontrolle von Patienten mit Grünem Star oder Prostatavergrößerung ist nötig	**Therapeutisch zweckmäßig** Lang bewährter Inhaltsstoff, dessen Wirkungsprofil und Risiken gut dokumentiert sind. Wirkt vorwiegend dämpfend-stimmungsaufhellend.
Zoloft (D/Ö) Filmtabl. Sertralin *Rezeptpflichtig*	Übelkeit, Durchfall, Kopfschmerzen, Zittern, Schlaflosigkeit, Unruhe, Verwirrtheit, sexuelle Funktionsstörungen (z. B. Störungen bei der Ejakulation)	**Therapeutisch zweckmäßig nur,** wenn bewährte trizyklische Antidepressiva nicht angewendet werden können oder nicht ausreichend wirksam sind oder wenn deren Nebenwirkungen vermieden werden sollen (z. B. bei älteren Menschen).

2.5. Mittel gegen Psychosen (Neuroleptika)

Von einer Psychose kann man in der Regel dann sprechen, wenn die alltäglichen Umweltbeziehungen (Arbeit, Kontakte) nicht mehr möglich sind. Das kann sich in Wahnvorstellungen, Verlust des Zeit- und Ortsbewusstseins, Halluzinationen (z. B. Hören von Stimmen), Übererregung oder Apathie und Verlust zielgerichteten Denkens äußern. Vielfältige Mischformen sind eher die Regel, »klassische Krankheitsbilder« sind selten.

Mit dem Begriff »Psychose« ist meist die Schizophrenie gemeint, es gibt allerdings eine Reihe weiterer Psychoseformen. Umgangssprachlich wird Schizophrenie mit »gespaltener Persönlichkeit« gleichgesetzt. Etwa ein Prozent der Bevölkerung erleidet im Laufe des Lebens eine schizophrene Episode.
Über die Ursachen dieser Erkrankung weiß man nach wie vor nicht allzu viel. Eine wichtige Rolle scheinen Erbfaktoren zu spielen, vielleicht auch hirnorganische Prozesse, bei denen Stoffwechselstörungen oder Enzymdefekte beteiligt sind. Möglicherweise werden innerhalb einer Familie auch bestimmte »schizophrene« Verhaltensmuster weitergegeben. Bekannt ist außerdem, dass Alkohol, Drogen und auch gewisse Medikamente schizophrene Schübe auslösen können. Chronischer Schlafentzug kann nach wenigen Nächten psychotische Störungen und Wahrnehmungsveränderungen verursachen.

Behandlung

Bis vor nicht allzu langer Zeit galten Psychosen als etwas Schicksalhaftes, mehr oder weniger Unbeeinflußbares. Das hat sich geändert. Mit einer Kombination aus medikamentöser und psychotherapeutischer Behandlung sowie unterstützenden sozialen Einrichtungen wie Wohngemeinschaften, Tageskliniken, Sozial- und Krisenzentren können heute viele Patienten wieder ein weitgehend normales Leben führen.
Mit Hilfe von Medikamenten, die als Neuroleptika bezeichnet werden, können akute psychotische Schübe beendet, aber auch Rückfälle verhindert werden. Neuroleptika drängen den Wahn zurück und bringen krankhafte Ideen und Verfolgungsgefühle zum Verschwinden. Neuroleptika werden nicht nur zur Behandlung von Psychosen, sondern auch bei so genannten hirnorganischen Syndromen verwendet. Die nützliche Wirkung von Neuroleptika ist allerdings mit zahlreichen, teilweise unangenehmen Nebenwirkungen verbunden:

- Abstumpfung gegen äußere Reize, Verlangsamung der Reaktionen.
- Verminderung des Antriebs.
- Augen- und Zungenkrämpfe, Zittern, Sitzunruhe, Mundtrockenheit und Hemmung der intellektuellen Leistungsfähigkeit.
- Alle Neuroleptika, auch schwach wirksame und niedrig dosierte, können schon nach relativ kurzem Gebrauch häufig (bei bis zu 40 Prozent aller Patienten) Bewegungsstörungen verursachen – z. B. zwanghaftes Grimassieren oder Schmatzen, das zum Dauer-

problem werden kann (Spätdyskinesie). Diese Medikamente sind deshalb nicht geeignet zur Behandlung von leichten Erkrankungen.

Weitere *Nebenwirkungen* können sein: Übelkeit, Sehstörungen, Blutunterdruck, Libido- und Potenzverlust, Gewichtszunahme, Parkinson'sche Symptome (siehe Kapitel 2.7.: Mittel gegen die Parkinson'sche Krankheit) und viele andere.

Alle Neuroleptika wirken prinzipiell gleich. Ausnahmen bilden Mittel wie *Leponex, Risperdal, Zyprexa* u. a: Die oft quälenden Bewegungsstörungen treten hier nur sehr selten auf. Bei *Leponex* besteht allerdings die Gefahr von schweren Blutbildschäden – bei etwa 1 bis 2 Prozent aller Patienten. Deshalb muss vor allem in den ersten 18 Behandlungswochen das Blutbild wöchentlich auf mögliche Schäden untersucht werden.

Bei den Neuroleptika unterscheidet man zwischen »stärkeren« und »schwächeren« Mitteln (siehe Tabelle). Bei den »schwächeren« überwiegt eher die dämpfende Wirkung, bei den »stärkeren« die Wirkung gegen Psychosen.

Wohl aufgrund der unangenehmen Nebenwirkungen nehmen viele Patienten Neuroleptika nicht nach Vorschrift oder auch gar nicht ein. Dies ist die häufigste Ursache für Rückfälle. In Deutschland erleidet jeder zweite Schizophrene innerhalb eines Jahres einen Erkrankungsrückfall.

Neuroleptika als Beruhigungsmittel?

Wenn Neuroleptika niedrig dosiert werden, überwiegen Dämpfung, Müdigkeit, Beeinträchtigung des unwillkürlichen Nervensystems. Sie vermindern allerdings auch die Kontaktfähigkeit.

Viele dieser Mittel werden von den Herstellern in geringeren Dosierungen gegen »psychosomatische Beschwerden« (*Imap* 1,5), »Einschlafstörungen sowie Konzentrationsschwäche« (*Dominal* Tropfen) oder »depressiv getönte Verstimmungszustände« (*Fluanxol* 0,5 mg) angepriesen.

Weil nicht ausgeschlossen werden kann, dass auch bei niedriger Dosierung als Spätfolgen unheilbare Dyskinesien (Zittern, Unruhe, Wippen, Grimassieren) auftreten können, ist die Verwendung von Neuroleptika bei solchen Anwendungsgebieten abzulehnen.

2.5. Mittel gegen Psychosen (Neuroleptika)

Präparat	Wichtigste Nebenwirkungen	Empfehlung
Atosil (D) Filmtabl., Tropfen, Amp. Promethazin *Rezeptpflichtig*	Benommenheit, Sehstörungen, Bewegungsstörungen (Unruhe, Zittern, Wippen), Hemmung der intellektuellen Leistungsfähigkeit, Gewichtszunahme, Depressionen, Beeinträchtigung von Libido und Potenz. Selten Störungen der Blutbildung	**Wenig zweckmäßig als** Mittel zur Behandlung von Psychosen, da antipsychotische Wirkungen fehlen. Geeignet bei Unruhezuständen oder als Zusatztherapie bei der neuroleptischen Behandlung von Psychosen.
Buronil (Ö) Drag., Amp., Sirup Melperon *Rezeptpflichtig*	Benommenheit, Krämpfe, Zittern, Unruhe, Hemmung der intellektuellen Leistungsfähigkeit, Beeinträchtigung von Libido und Potenz, unheilbare Bewegungsstörungen (Spätdyskinesien) und Blutschäden möglich, Angst, Depressionen, Leberschäden	**Therapeutisch zweckmäßig** Schwächer wirkendes Mittel. Risiken bei Psychosen vertretbar, bei allen anderen vom Hersteller empfohlenen Anwendungsgebieten (z. B. senile Unruhezustände) nur in begründeten Ausnahmefällen vertretbar. Möglicherweise geringere Häufigkeit von belastenden Bewegungsstörungen.
Chlorprotixen-neuraxpharm (D/Ö) Filmtabl. Chlorprothixen *Rezeptpflichtig*	Benommenheit, Krämpfe, Zittern, Unruhe, Hemmung der intellektuellen Leistungsfähigkeit, Beeinträchtigung von Libido und Potenz, unheilbare Bewegungsstörungen (Spätdyskinesien) und Blutschäden möglich, Depressionen, Leberschäden	**Therapeutisch zweckmäßig** Schwächer wirkendes Mittel. Risiken bei Psychosen vertretbar, bei allen anderen vom Hersteller empfohlenen Anwendungsgebieten (z. B. Dermatosen) nur in begründeten Ausnahmefällen vertretbar.
Ciatyl Z (D) Tropfen, Filmtabl., Acuphase-Injektionslösung Zuclopenthixolacetat *Rezeptpflichtig*	Benommenheit, Krämpfe, Zittern, Unruhe, Hemmung der intellektuellen Leistungsfähigkeit, Beeinträchtigung von Libido und Potenz, unheilbare Bewegungsstörungen (Spätdyskinesien) und Blutschäden möglich, Depressionen, Leberschäden	**Therapeutisch zweckmäßig** Schwächer wirkendes Präparat. Risiken bei Psychosen vertretbar, bei allen anderen vom Hersteller empfohlenen Anwendungsgebieten nur in begründeten Ausnahmefällen vertretbar.
Ciatyl Z (D) Depot Amp. Zuclopenthixoldecanoat *Rezeptpflichtig*	Benommenheit, Krämpfe, Zittern, Unruhe, Hemmung der intellektuellen Leistungsfähigkeit, Beeinträchtigung von Libido und Potenz, unheilbare Bewegungsstörungen (Spätdyskinesien) und Blutschäden möglich, Depressionen, Leberschäden	**Therapeutisch zweckmäßig** Schwächer wirkendes Depotneuroleptikum.

Präparat	Wichtigste Nebenwirkungen	Empfehlung
Cisordinol (Ö) Filmtabl., Tropfen, Amp., Zuclopenthixol *Rezeptpflichtig*	Benommenheit, Krämpfe, Zittern, Unruhe, Hemmung der intellektuellen Leistungsfähigkeit, Beeinträchtigung von Libido und Potenz, unheilbare Bewegungsstörungen (Spätdyskinesien) und Blutschäden möglich, Depressionen, Leberschäden	**Therapeutisch zweckmäßig** Schwächer wirkendes Präparat. Risiken bei Psychosen vertretbar, bei allen anderen vom Hersteller empfohlenen Anwendungsgebieten nur in begründeten Ausnahmefällen vertretbar.
Dapotum (D/Ö), Tabl., Tropfen **Dapotum D** (D/Ö) in Ö: Amp. in D: Injektionslösung **Dapotum acutum** (D/Ö) in Ö: Amp. in D: Injektionslösung Fluphenazin Amp. zusätzlich: Benzylalkohol *Rezeptpflichtig*	Benommenheit, Krämpfe, Zittern, Unruhe, Hemmung der intellektuellen Leistungsfähigkeit, Beeinträchtigung von Libido und Potenz, unheilbare Bewegungsstörungen (Spätdyskinesien) und Blutschäden möglich, Depressionen, Störungen der Schweißdrüsen, Leberschäden	**Therapeutisch zweckmäßig** Stark wirkendes Mittel. Risiken bei Psychosen vertretbar, bei allen anderen vom Hersteller empfohlenen Anwendungsgebieten nur in begründeten Ausnahmefällen vertretbar.
Decentan (D/Ö) Tropfen, Tabl., nur D: Depot-Injektionslösung Perphenazin *Rezeptpflichtig*	Benommenheit, Krämpfe, Zittern, Unruhe, Hemmung der intellektuellen Leistungsfähigkeit, Beeinträchtigung von Libido und Potenz, unheilbare Bewegungsstörungen (Spätdyskinesien) und Blutschäden möglich, Leberschäden	**Therapeutisch zweckmäßig** Stark wirkendes Mittel. Risiken bei Psychosen vertretbar, bei allen anderen vom Hersteller empfohlenen Anwendungsgebieten (Unruhe, Erregungs-, Angstzustände) nur in begründeten Ausnahmefällen vertretbar.
Dipiperon (D) Tabl., Saft Pipamperon *Rezeptpflichtig*	Benommenheit, Krämpfe, Zittern, Unruhe, Hemmung der intellektuellen Leistungsfähigkeit, Beeinträchtigung von Libido und Potenz, unheilbare Bewegungsstörungen (Spätdyskinesien) und Blutschäden möglich, Leberschäden	**Therapeutisch zweckmäßig** Stark wirkendes Mittel. Risiken bei Psychosen vertretbar, bei allen anderen vom Hersteller empfohlenen Anwendungsgebieten (z. B. Verhaltensstörungen, Schlafstörungen, Aggressivität) nur in begründeten Ausnahmefällen vertretbar.
Dogmatil (D/Ö) in Ö: Tabl., Kaps. in D: Kaps., Saft, Forte-Tabl., Injektionslösung Sulpirid *Rezeptpflichtig*	Einschränkung des Reaktionsvermögens, Zittern, Unruhe, Krämpfe, Impotenz, Regelstörungen, Störungen der Milchdrüsen, Brustbildung beim Mann. Auch: Erregungszustände, Leberschäden	**Wenig zweckmäßig** Schwächer wirkendes Mittel. Therapeutisch wirksam. Die vielfachen Nebenwirkungen treten aber insgesamt häufiger auf als bei anderen Mitteln. Als Beruhigungsmittel nicht vertretbar.

Präparat	Wichtigste Nebenwirkungen	Empfehlung
Dominal (D/Ö) Forteamp., Fortefilmtabl. nur in D: Fortedrag., Tropfen Prothipendyl *Rezeptpflichtig*	Benommenheit, Krämpfe, Zittern, Unruhe, Hemmung der intellektuellen Leistungsfähigkeit, Beeinträchtigung von Libido und Potenz, unheilbare Bewegungsstörungen (Spätdyskinesien) und Blutschäden möglich, Leberschäden	**Therapeutisch zweckmäßig** Schwächer wirkendes Mittel. Risiken bei Psychosen vertretbar, bei allen anderen vom Hersteller empfohlenen Anwendungsgebieten (z. B. Unruhe, Erregung, Einschlafstörungen) nur in begründeten Ausnahmefällen vertretbar.
Eunerpan (D) Drag., Lösung, Amp. Melperon *Rezeptpflichtig*	Benommenheit, Krämpfe, Zittern, Unruhe, Hemmung der intellektuellen Leistungsfähigkeit, Beeinträchtigung von Libido und Potenz, unheilbare Bewegungsstörungen (Spätdyskinesien) und Blutschäden möglich, Leberschäden	**Therapeutisch zweckmäßig** Risiken bei Psychosen vertretbar, bei allen anderen vom Hersteller empfohlenen Anwendungsgebieten (z. B. Verwirrtheit und Schlafstörungen im Alter) nur in begründeten Ausnahmefällen vertretbar.
Fluanxol Depot/ -0,5 mg (D/Ö) Drag., Depotinjektionslösung, Tropfen Flupentixol *Rezeptpflichtig*	Benommenheit, Krämpfe, Zittern, Unruhe, Hemmung der intellektuellen Leistungsfähigkeit, Beeinträchtigung von Libido und Potenz, unheilbare Bewegungsstörungen (Spätdyskinesien) und Blutschäden möglich, Leberschäden	**Therapeutisch zweckmäßig** Sehr stark wirkendes Mittel. Risiken bei Psychosen vertretbar, bei allen anderen vom Hersteller empfohlenen Anwendungsbieten (z. B. Antriebslosigkeit) nur in begründeten Ausnahmefällen vertretbar.
Fluspi (D) Injektionssuspension, Stechamp. Fluspirilen *Rezeptpflichtig*	Benommenheit, Krämpfe, Zittern, Unruhe, Hemmung der intellektuellen Leistungsfähigkeit, Beeinträchtigung von Libido und Potenz, unheilbare Bewegungsstörungen (Spätdyskinesien) und Blutschäden möglich, Depressionen, Angst, Leberschäden	**Therapeutisch zweckmäßig** Mittelstarkes Mittel. Risiken bei Psychosen vertretbar, bei allen anderen vom Hersteller empfohlenen Anwendungsgebieten (z. B. Angst, Spannungszustände) nur in begründeten Ausnahmefällen vertretbar.
Haldol (D/Ö) Tabl., Tropfen, Injektionslösung, zus. nur in D: Fortelösung **Haldol Decanoat** (D/Ö) Injektionslösung Haloperidol *Rezeptpflichtig*	Benommenheit, Krämpfe, Zittern, Unruhe, Hemmung der intellektuellen Leistungsfähigkeit, Beeinträchtigung von Libido und Potenz, unheilbare Bewegungsstörungen (Spätdyskinesien) und Blutschäden möglich, Leberschäden	**Therapeutisch zweckmäßig** Stark wirkendes Mittel. Risiken bei Psychosen vertretbar, bei allen anderen vom Hersteller empfohlenen Anwendungsgebieten (z. B. Angst, Unruhe, Stottern) nur in begründeten Ausnahmefällen vertretbar.

Präparat	Wichtigste Nebenwirkungen	Empfehlung
Haloperidol-neuraxpharm (D) **Haloperidol-ratiopharm** (D) Lösung, Tabl., Injektionslösung Haloperidol *Rezeptpflichtig*	Benommenheit, Krämpfe, Zittern, Unruhe, Hemmung der intellektuellen Leistungsfähigkeit, Beeinträchtigung von Libido und Potenz, unheilbare Bewegungsstörungen (Spätdyskinesien) und Blutschäden möglich, Leberschäden	**Therapeutisch zweckmäßig** Stark wirkendes Mittel. Risiken bei Psychosen, Schizophrenien, Manien u. ä. vertretbar, bei allen anderen Anwendungsgebieten nur in begründeten Ausnahmefällen vertretbar.
Imap 1,5 (D) Injektionssuspension Fluspirilen *Rezeptpflichtig*	Auch bei dem niedrig dosierten Imap sind die typischen Nebenwirkungen nicht auszuschließen: Benommenheit, Krämpfe, Zittern, Unruhe, Hemmung der intellektuellen Leistungsfähigkeit, Beeinträchtigung von Libido und Potenz, unheilbare Bewegungsstörungen (Spätdyskinesien) und Blutschäden möglich, Depressionen, Angst, Leberschäden	**Wenig zweckmäßig** Bei dem angegebenen Anwendungsgebiet »Angst- und Spannungszustände« sind – kurzfristig – Benzodiazepine vorzuziehen.
Imap (D) **kivat** (D) Injektionssuspension Fluspirilen *Rezeptpflichtig*	Benommenheit, Krämpfe, Zittern, Unruhe, Hemmung der intellektuellen Leistungsfähigkeit, Beeinträchtigung von Libido und Potenz, unheilbare Bewegungsstörungen (Spätdyskinesien) und Blutschäden möglich, Depressionen, Angst, Leberschäden	**Therapeutisch zweckmäßig** Mittelstarkes Mittel. Risiken bei Psychosen vertretbar, bei allen anderen vom Hersteller empfohlenen Anwendungsgebieten (z. B. Angst, Spannungszustände) nur in begründeten Ausnahmefällen vertretbar.
Leponex (D/Ö) Amp., Tabl. Clozapin *Rezeptpflichtig*	Vor allem Blutbildschäden: Daher ist zu Beginn der Therapie über 18 Wochen mindestens wöchentlich eine Blutbildkontrolle erforderlich (Agranulocytose- und Leukopeniegefahr). Daneben Fieber, Schwindel, Appetitlosigkeit. Zusammen mit Benzodiazepinen (Tranquilizer) wurde Atemstillstand beschrieben	**Therapeutisch zweckmäßig** vor allem für Patienten, die auf andere Neuroleptika nicht oder nicht ausreichend angesprochen haben oder auf diese mit erheblichen extrapyramidalen Nebenwirkungen reagieren. Vorteil ist die geringe Häufigkeit extrapyramidaler Störwirkungen, wie sie bei allen anderen wirksamen Neuroleptika vorkommen. Das Mittel ist nur nach besonderen Informationsmaßnahmen verordnungsfähig, Lieferung wird im Einzelfall beantragt.

Präparat	Wichtigste Nebenwirkungen	Empfehlung
Levomepromazin neuraxpharm (D) Tabl., Tropflösung, Injektionslösung Levomepromazin *Rezeptpflichtig*	Benommenheit, Krämpfe, Zittern, Unruhe, Hemmung der intellektuellen Leistungsfähigkeit, Müdigkeit, Beeinträchtigung von Libido und Potenz, unheilbare Bewegungsstörungen (Spätdyskinesien) und Blutschäden möglich, Leberschäden	**Therapeutisch zweckmäßig** Schwächer wirkendes Mittel. Risiken bei Psychosen vertretbar, bei allen anderen vom Hersteller empfohlenen Anwendungsgebieten nur in begründeten Ausnahmefällen vertretbar.
Lyogen (D) Tabl., Forte-Tropflösung, Retarddrag., Injektionslösung, Depot-Injektionslösung Fluphenazin *Rezeptpflichtig*	Benommenheit, Krämpfe, Zittern, Unruhe, Hemmung der intellektuellen Leistungsfähigkeit, Beeinträchtigung von Libido und Potenz, unheilbare Bewegungsstörungen (Spätdyskinesien) und Blutschäden möglich, Depressionen, Störungen der Schweißdrüsen, Leberschäden	**Therapeutisch zweckmäßig** Stark wirkendes Mittel. Risiken bei Psychosen vertretbar, bei allen anderen vom Hersteller empfohlenen Anwendungsgebieten nur in begründeten Ausnahmefällen vertretbar.
Melleretten (D/Ö) Drag. Thioridazin *Rezeptpflichtig*	Benommenheit, Krämpfe, Zittern, Unruhe, Hemmung der intellektuellen Leistungsfähigkeit, Beeinträchtigung von Libido und Potenz, unheilbare Bewegungsstörungen (Spätdyskinesien) und Blutschäden möglich, Leberschäden	**Therapeutisch zweckmäßig** Schwächer wirkendes Mittel. Risiken bei Psychosen vertretbar, bei allen anderen vom Hersteller empfohlenen Anwendungsgebieten (z. B. Angst, Spannungszustände, Schlafstörungen) nur in begründeten Ausnahmefällen vertretbar.
Melleril (D/Ö) in D: Drag., Retardtabl., Tropflösung in Ö: Filmtabl., Retardtabl. Thioridazin *Rezeptpflichtig*	Benommenheit, Krämpfe, Zittern, Unruhe, Hemmung der intellektuellen Leistungsfähigkeit, Beeinträchtigung von Libido und Potenz, unheilbare Bewegungsstörungen (Spätdyskinesien) und Blutschäden möglich, Leberschäden	**Therapeutisch zweckmäßig** Schwächer wirkendes Mittel. Risiken bei Psychosen vertretbar, bei allen anderen vom Hersteller empfohlenen Anwendungsgebieten (z. B. Angstzustände) nur in begründeten Ausnahmefällen vertretbar.
Melneurin (D) **Melperon-neuraxpharm** (D) **Melperon-ratiopharm** (D) **Melperon Stada** (D) Filmtabl., Lösung Melperon *Rezeptpflichtig*	Benommenheit, Krämpfe, Zittern, Unruhe, Hemmung der intellektuellen Leistungsfähigkeit, Beeinträchtigung von Libido und Potenz, unheilbare Bewegungsstörungen (Spätdyskinesien) und Blutschäden möglich, Angst, Depressionen, Leberschäden	**Therapeutisch zweckmäßig** Schwächer wirkendes Mittel. Risiken bei Psychosen vertretbar, bei allen anderen vom Hersteller empfohlenen Anwendungsgebieten nur in begründeten Ausnahmefällen vertretbar. Möglicherweise geringere Häufigkeit von belastenden Bewegungsstörungen.

Präparat	Wichtigste Nebenwirkungen	Empfehlung
Meresa (D/Ö) in D: Fortetabl., Kaps., Injektionslösung in Ö: Tabl., Kaps. Sulpirid *Rezeptpflichtig*	Störungen der Milchdrüsen, Brustbildung beim Mann (Hyperprolaktinämie), Erregungszustände, Schlafstörungen, Gewichtszunahme, Schwindel, Sehstörungen, Impotenz, Regelstörungen	**Wenig zweckmäßig** Schwächer wirkendes Mittel; zwar therapeutisch wirksam, die Nebenwirkungen treten aber insgesamt häufiger auf als bei anderen Mitteln, das Nebenwirkungsspektrum ist weit reichender. Als Beruhigungsmittel nicht vertretbar.
Neogama (D) Forte-Tabl., Kaps., Lösung Sulpirid *Rezeptpflichtig*	Störungen der Milchdrüsen, Brustbildung beim Mann (Hyperprolaktinämie), Erregungszustände, Schlafstörungen, Gewichtszunahme, Schwindel, Sehstörungen, Impotenz, Regelstörungen	**Wenig zweckmäßig** Schwächer wirkendes Mittel; zwar therapeutisch wirksam, die Nebenwirkungen treten aber insgesamt häufiger auf als bei anderen Mitteln, das Nebenwirkungsspektrum ist weit reichender. Als Beruhigungsmittel nicht vertretbar.
Neurocil (D) Tabl., Tropfen, Injektionslösung Levomepromazin *Rezeptpflichtig*	Benommenheit, Krämpfe, Zittern, Unruhe, Hemmung der intellektuellen Leistungsfähigkeit, Müdigkeit, Beeinträchtigung von Libido und Potenz, unheilbare Bewegungsstörungen (Spätdyskinesien) und Blutschäden möglich, Leberschäden	**Therapeutisch zweckmäßig** Schwächer wirkendes Mittel. Risiken bei Psychosen vertretbar, bei allen anderen vom Hersteller empfohlenen Anwendungsgebieten nur in begründeten Ausnahmefällen vertretbar.
Nipolept (D/Ö) Drag. Zotepin *Rezeptpflichtig*	Benommenheit, Krämpfe, Zittern, Unruhe, Erregungszustände, Hornhauttrübung und Grauer Star bei Langzeitanwendung, asthmatische Beschwerden, Ödeme in seltenen Fällen	**Möglicherweise zweckmäßig als** schwach wirksames Neuroleptikum. Vorteile dieses neueren Mittels gegenüber lange bewährten Mitteln, wie z. B. selteneres Auftreten von Bewegungsstörungen (extrapyramidale Nebenwirkungen), sind noch nicht ausreichend belegt.
Nozinan (Ö) Tabl., Filmtabl., Tropfen, Amp. Levomepromazin Amp. u. a. zusätzlich Natriumsulfit *Rezeptpflichtig*	Benommenheit, Krämpfe, Zittern, Unruhe, Hemmung der intellektuellen Leistungsfähigkeit, Müdigkeit, Beeinträchtigung von Libido und Potenz, unheilbare Bewegungsstörungen (Spätdyskinesien), Blutschäden möglich, Leberschäden. Das Natriumsulfit in den Ampullen kann Überempfindlichkeitsreaktionen (Brechreiz, Durchfall, Asthmaanfall) bis hin zum Schock auslösen	**Therapeutisch zweckmäßig** Schwächer wirkendes Mittel. Risiken bei Psychosen vertretbar, bei allen anderen vom Hersteller empfohlenen Anwendungsgebieten (z. B. psychomotorische Erregung) nur in begründeten Ausnahmefällen vertretbar.

Präparat	Wichtigste Nebenwirkungen	Empfehlung
Perazin neuraxpharm (D) Filmtabl. Perazin *Rezeptpflichtig*	Benommenheit, Krämpfe, Zittern, Unruhe, Hemmung der intellektuellen Leistungsfähigkeit, Beeinträchtigung von Libido und Potenz, unheilbare Bewegungsstörungen (Spätdyskinesien) und Blutschäden möglich, Depressionen, Leberschäden	**Therapeutisch zweckmäßig** Mittelstarkes Präparat. Risiken bei Psychosen vertretbar, bei allen anderen vom Hersteller empfohlenen Anwendungsgebieten (z. B. Angst, Einschlafstörungen) nur in begründeten Ausnahmefällen vertretbar.
Promethazin neuraxpharm (D) Drag., Lösung, Injektionslösung Promethazin *Rezeptpflichtig*	Benommenheit, Sehstörungen, Bewegungsstörungen (Unruhe, Zittern, Wippen), Hemmung der intellektuellen Leistungsfähigkeit, Gewichtszunahme, Depressionen, Beeinträchtigung von Libido und Potenz. Selten Störungen der Blutbildung	**Wenig zweckmäßig als** Mittel zur Behandlung von Psychosen, da antipsychotische Wirkungen fehlen. Geeignet bei Unruhezuständen oder als Zusatztherapie bei der neuroleptischen Behandlung von Psychosen.
Prothazin (D) Drag., Amp., Liquidum Promethazin *Rezeptpflichtig*	Benommenheit, Sehstörungen, Bewegungsstörungen (Unruhe, Zittern, Wippen), Hemmung der intellektuellen Leistungsfähigkeit, Gewichtszunahme, Depressionen, Beeinträchtung von Libido und Potenz. Selten: Störungen der Blutbildung	**Therapeutisch zweckmäßig** Antihistaminikum, beruhigende Wirkung. Bei längerer Verwendung Gefahr schwerer Nebenwirkungen (vor allem Bewegungsstörungen).
Psyquil (D/Ö) Amp., Drag., nur D: Zäpfchen Triflupromazin *Rezeptpflichtig*	Mundtrockenheit, Sehstörungen, Bewegungsstörungen (Zittern, Unruhe), Blutdruckschwankungen. Selten Störungen der Blutbildung	**Therapeutisch zweckmäßig** zur Behandlung von Psychosen (die neuroleptische Potenz ist dem Truxal vergleichbar). Die Anwendung als Beruhigungsmittel ist nur in begründeten Ausnahmefällen (z. B. bei abhängigkeitsgefährdeten Patienten) kurzfristig vertretbar. Als Mittel gegen Erbrechen ist es ähnlich wirksam wie Metoclopramid.
Risperdal (D/Ö) Filmtabl., Lösung Risperidon *Rezeptpflichtig*	Häufig Schlaflosigkeit, Angstzustände, Kopfschmerzen. Selten Schläfrigkeit, Magen-Darm-Störungen, Schnupfen, Hautausschlag. Gelegentlich Bewegungsstörungen. Über das Risiko von Spätdyskinesien liegen noch keine Erfahrungen vor	**Therapeutisch zweckmäßig** Relativ neues Neuroleptikum, weniger erprobt. Klinisch relevante Vorteile z. B. gegenüber Haloperidol (z. B. weniger Dyskinesien) lassen sich noch nicht ausreichend sicher belegen.

Präparat	Wichtigste Nebenwirkungen	Empfehlung
Solian (D/Ö) Tabl. Amisulprid *Rezeptpflichtig*	Zittern, Unruhe, Magen-Darm-Beschwerden, Impotenz, Regelstörungen, Störungen der Milchdrüsen, Brustbildung beim Mann, Kreislaufstörungen, Temperaturanstieg	**Möglicherweise zweckmäßig** Relativ neues, stark wirkendes Mittel zur Behandlung von Psychosen, verwandt mit dem schon lange erprobten Sulpirid (z. B. Dogmatil, Meresa). Wirksamkeit vergleichbar mit Haldol. Allerdings liegen noch keine ausreichenden Langzeiterfahrungen vor.
Sulpirid-ratiopharm (D) Tabl., Fortetabl. **Sulpirid von ct** (D) Tabl. Sulpirid *Rezeptpflichtig*	Einschränkung des Reaktionsvermögens, Zittern, Unruhe, Krämpfe, Impotenz, Regelstörungen, Störungen der Milchdrüsen, Brustbildung beim Mann. Auch: Erregungszustände, Leberschäden	**Wenig zweckmäßig** Schwächer wirkendes Mittel. Therapeutisch wirksam. Die vielfachen Nebenwirkungen treten aber insgesamt häufiger auf als bei anderen Mitteln. Als Beruhigungsmittel nicht vertretbar.
Taxilan (D) Drag., Tabl., Tropflösung, Injektionslösung Perazin *Rezeptpflichtig*	Benommenheit, Krämpfe, Zittern, Unruhe, Hemmung der intellektuellen Leistungsfähigkeit, Beeinträchtigung von Libido und Potenz, unheilbare Bewegungsstörungen (Spätdyskinesien) und Blutschäden möglich, Depressionen, Leberschäden	**Therapeutisch zweckmäßig** Mittelstarkes Präparat. Risiken bei Psychosen vertretbar, bei allen anderen vom Hersteller empfohlenen Anwendungsgebieten (z. B. Angst, Einschlafstörungen) nur in begründeten Ausnahmefällen vertretbar.
Thioridazin-neuraxpharm (D) Filmtabl. Thioridazin *Rezeptpflichtig*	Benommenheit, Krämpfe, Zittern, Unruhe, Hemmung der intellektuellen Leistungsfähigkeit, Beeinträchtigung von Libido und Potenz, unheilbare Bewegungsstörungen (Spätdyskinesien) und Blutschäden möglich, Leberschäden	**Therapeutisch zweckmäßig** Schwächer wirkendes Mittel. Risiken bei Psychosen vertretbar, bei allen anderen vom Hersteller empfohlenen Anwendungsgebieten (z. B. Angstzustände) nur in begründeten Ausnahmefällen vertretbar.
Tiapridex (D) Tabl., Injektionslösung Tiaprid *Rezeptpflichtig*	Regelstörungen und Schläfrigkeit sowie Blutdrucksenkung	**Nur zweckmäßig, wenn** bewährte Mittel zur Behandlung von medikamentös verursachten parkinsonähnlichen Störungen nicht mehr ausreichend wirken (z. B. *Akineton*).

Präparat	Wichtigste Nebenwirkungen	Empfehlung
Truxal (D/Ö) Drag., Injektionslösung, Suspension zus. in D: Saft Chlorprothixen *Rezeptpflichtig*	Benommenheit, Krämpfe, Zittern, Unruhe, Hemmung der intellektuellen Leistungsfähigkeit, Beeinträchtigung von Libido und Potenz, unheilbare Bewegungsstörungen (Spätdyskinesien) und Blutschäden möglich, Depressionen, Leberschäden	**Therapeutisch zweckmäßig** Schwächer wirkendes Mittel. Risiken bei Psychosen vertretbar, bei allen anderen vom Hersteller empfohlenen Anwendungsgebieten (z. B. Dermatosen) nur in begründeten Ausnahmefällen vertretbar.
Zyprexa (D/Ö) **Zyprexa KHP** (D) Filmtabl. Olanzapin *Rezeptpflichtig*	Häufig Schläfrigkeit, Gewichtszunahme, gelegentlich Schwindel, Ödeme, niedriger Blutdruck, Leberfunktionsstörungen, Verstopfung und Mundtrockenheit. Das Risiko von Spätdyskinesien nimmt mit einer Langzeitbehandlung zu	**Therapeutisch zweckmäßig als** Mittel zur Behandlung von schizophrenen Psychosen, in der Wirkung dem Leponex vergleichbar, aber kürzer im Handel. Relativ wenig Bewegungsstörungen.

2.6. Mittel gegen Epilepsie

In Deutschland leben etwa 800.000 Menschen mit Epilepsie. Jährlich werden etwa 40.000 Neuerkrankungen registriert. Epilepsien sind der Ausdruck von chronischen Funktionsstörungen des Gehirns. Sie äußern sich in Anfällen. Das Erscheinungsbild epileptischer Anfälle ist sehr verschieden. Am bekanntesten ist der »große« epileptische Anfall mit plötzlich einsetzender Bewusstlosigkeit, Sturz, Versteifung und Zuckungen der Körpermuskulatur, Blaufärbung der Lippen, Schaumbildung vor dem Mund und gelegentlich auch Einnässen (»Grand mal«).

Häufiger sind »kleine« epileptische Anfälle, die nicht selten fehlgedeutet werden. Sind nur bestimmte Körperteile von den Anfällen betroffen, spricht man von »fokalen Anfällen«. Kurze Bewusstseinspausen nennt man »Absencen«, anfallsweise Bewusstseinstrübungen, verbunden mit automatischen Bewegungen oder sinnlosen Handlungen, »psychomotorische Anfälle«. Daneben existieren noch zahlreiche Typen kleiner Anfälle, besonders im Kindesalter.

Wenn epileptische Anfälle nur im Zusammenhang mit äußeren Ursachen auftreten – z. B. bei Fieber, in der Schwangerschaft, bei niedrigem Blutzuckerspiegel, nach Alkoholentzug oder nach manchen Medikamenten –, spricht man nicht von Epilepsie, sondern von akuten epileptischen Reaktionen oder Gelegenheitskrämpfen.

Die häufigsten Ursachen einer Epilepsie sind:
- Störungen der Hirnentwicklung durch Schwangerschafts- oder Geburtskomplikationen.
- Zustand nach Hirnentzündungen.
- Hirnverletzungen.
- Hirntumoren und Hirngefäßkrankheiten.
- Stoffwechselkrankheiten des Gehirns.

Epilepsien sind entgegen einem weit verbreiteten Vorurteil keine Erbkrankheiten. Bisweilen besteht jedoch eine erhöhte familiäre Veranlagung zu Anfällen.

Behandlung

Die Beseitigung der Ursachen einer Epilepsie (z. B. durch Entfernung eines Hirntumors) gelingt nur ausnahmsweise.
In der Regel muss man versuchen, mit anfallhemmenden Medikamenten die Krampfbereitschaft der Nervenzellen herabzusetzen und so das Hauptsymptom der Epilepsie – die Anfälle – zu verhindern. Dies gelingt heute bei etwa 50 bis 60 Prozent aller Erkrankten zur Gänze, eine Besserung ist bei weiteren 20 bis 30 Prozent erreichbar.
Wegen der möglichen Nebenwirkungen sind jedoch eine vorsichtige Einstellung auf die richtige Dosierung und die laufende Kontrolle von Harn und Blutbild, neurologisch-psychiatrische Untersuchungen, EEG-Kontrollen und Leberfunktionsproben nötig. Alle, die mit anfallshemmenden Mitteln behandelt werden, sollten selbst einen Anfallskalender führen.
Achtung: Aus verschiedenen Untersuchungen weiß man, dass im Durchschnitt etwa drei von vier durchgeführten Blutspiegeluntersuchungen zur Kontrolle der Plasmakonzentrationen von Antiepileptika zum falschen Zeitpunkt durchgeführt werden und damit nutzlos sind!
Bei Verwendung der Wirkstoffe Carbamazepin und Valproinsäure sollte der Blutspiegel erst drei Tage nach Beginn der Therapie, bei Phenobarbital erst nach 20 Tagen geprüft werden.

Wer Antiepileptika nimmt, sollte Alkohol strikt vermeiden und kein anderes Medikament ohne vorherige Befragung eines sachkundigen Arztes einnehmen. Die Behandlung epileptischer Anfälle sollte von einem spezialisierten Arzt durchgeführt werden.
Die Arzneimittelkommission der Deutschen Ärzteschaft empfiehlt ausdrücklich, möglichst nur ein Medikament zu verwenden, da die gleichzeitige Einnahme von verschiedenen Inhaltsstoffen zu unerwarteten Änderungen der Konzentration der Wirkstoffe im Blut führen kann.
In seltenen Fällen kann bei ungenügender Wirksamkeit die Kombination mit einem zweiten Medikament versucht werden. Die beiden wichtigsten und bewährtesten Medikamente gegen Anfälle sind Valproinsäure und Carbamazepin.

Valproinsäure
Valproinsäure (*Convulex*, *Ergenyl*, *Orfiril*) wird, von wenigen Ausnahmen abgesehen, bei Erwachsenen als Mittel der ersten Wahl empfohlen. Es gibt jedoch nach Ansicht zahlreicher Fachleute eine wichtige Einschränkung: Bei diesem Mittel sind besonders bei Kindern und Jugendlichen schwere Schädigungen von Leber und Bauchspeicheldrüse mit mehreren Todesfällen beobachtet worden. Deshalb sollten laut Arzneimittelkommission der Deutschen Ärzteschaft vor allem mehrfach behinderte Kinder und Jugendliche zunächst mit Ethosuximid (z. B. in *Suxinutin*, *Petnidan*) behandelt werden, wenn die Nebenwirkungen dieses Mittels das zulassen (Benommenheit, Übelkeit, Appetitmangel, allergische Reaktionen, Veränderungen des Blutbildes und Psychosen). Da diese Mittel kaum verkauft werden, erscheinen sie nicht in unseren Empfehlungstabellen. Medikamente, die Valproinsäure enthalten, wirken weniger dämpfend als andere Antiepileptika. An Nebenwirkungen können jedoch Zittrigkeit, Magen-Darm- Beschwerden und Gewichtszunahme auftreten. Außerdem kann es zu vorübergehendem Haarausfall kommen.

Carbamazepin
Bei so genannten partiellen Anfällen und bei bestimmten Epilepsieformen bei Kindern gilt Carbamazepin (z. B. in *Carbabeta*, *Carbamzepin-neuraxpharm*, *Carbamazepin-ratiopharm*, *Carbium*, *Finlepsin*, *Neurotop*, *Tegretal*, *Tegretol*, *Timonil*) als Mittel der ersten Wahl. Die Behandlung mit diesem Medikament muss »einschleichend«, d. h. mit einer niedrigen Dosis, die langsam erhöht wird, be-

gonnen werden. Bei zu hoher Dosis kann es zu Benommenheit, Schläfrigkeit, Gangunsicherheit und Sehstörungen kommen. Als Nebenwirkungen treten häufiger Hautausschläge und Magen-Darm-Störungen auf. Carbamazepin muss dreimal täglich geschluckt werden.

Phenobarbital und Primidon

Phenobarbital (enthalten z. B. in *Luminaletten*) und Primidon (enthalten z. B. in *Liskantin*, *Mylepsinum*, *Mysoline*) sind Wirkstoffe, die einander sehr ähnlich sind. Primidon wird im Körper unter anderem zu Phenobarbital umgewandelt. Beide Wirkstoffe können bei allen wichtigen Epilepsieformen mit Ausnahme der Absencen verwendet werden, gelten jedoch als Reservemittel, wenn Carbamazepin oder Valproinsäure versagen. Neurologische Nebenwirkungen und Störungen des Magen-Darm-Bereichs treten vergleichweise selten auf. Diese Mittel haben eine sehr dämpfende Wirkung und schränken das Reaktionsvermögen ein. Es können allergische Reaktionen, Bindegewebserkrankungen und in seltenen Fällen schwere Leberschäden auftreten.

Phenytoin

Der Wirkstoff Phenytoin (enthalten z. B. in *Epanutin*, *Phenhydan*, *Zentropil*) gilt als sinnvolles Mittel zur Unterdrückung so genannter fokaler Anfälle und von Grand-mal-Krämpfen. Viele und teilweise sehr störende Nebenwirkungen schränken die Verwendung dieses Mittels ein: häufig Akne und Zahnfleischwucherungen. Bei Dauerbehandlung Immunerkrankungen, Blutschäden, Leberschäden und anderes.

Neuere Antiepileptika

Vigabatrin (z. B. in *Sabril*), Gabapentin (z. B. *Nemontin*), Topiramat (z. B. *Topamax*) und Lamotrigin (z. B. in *Lamictal*) sind neu zugelassene Wirkstoffe, die in seltenen Fällen bei erfolgloser Behandlung mit einem Medikament zusätzlich verwendet werden. Die Arzneimittelkommission der deutschen Ärzteschaft stellt fest: Eine Erstbehandlung mit solchen Mitteln »kann nicht empfohlen werden, da Vergleiche untereinander oder mit Standardmedikamenten fehlen«.
Vigabatrin scheint bei besonderen Anfallsformen (so genannten »fokalen« Anfällen) und bestimmten Anfallserkrankungen bei Kindern gut wirksam zu sein. Schwere Nebenwirkungen sind bisher nicht bekannt.

Lamotrigin kann ebenfalls als Zusatzmedikament die Anfallshäufigkeit senken. Es beeinflusst jedoch stark die Wirksamkeit und die Nebenwirkungen anderer Antiepileptika.

Status epilepticus

Zur Behandlung des Status epilepticus wird zunächst Clonazepam (enthalten z. B. in *Rivotril*) oder Diazepam (enthalten z. B. in *Diazepam-ratiopharm*, *Valium*) verwendet und im Anschluss daran Phenytoin.

Überdosierungen

Folgende Erscheinungen sind Anzeichen für eine *Überdosierung* und sollten zu einer Überprüfung der Dosierung führen: Starke Schläfrigkeit, Erregbarkeit, Schwindel, Zittern. Bei Carbamazepin (z. B. in *Carbabeta*, *Carbamazepin-neuraxpharm*, *Carbamazepin-ratiopharm*, *Finlepsin*, *Neurotop*, *Sirtal*, *Tegretal*, *Tegretol*, *Timonil*) können auch Übelkeit und das Sehen von Doppelbildern auftreten, bei Phenytoin (enthalten z. B. in *Epanutin*, *Phenhydan*, *Zentropil*) auch Sprachstörungen. Bei Primidon (z. B. in *Mylepsinum* und *Mysoline*) sind zusätzlich noch Schlaflosigkeit und Verlangsamung von Bewegungsabläufen Anzeichen für zu hohe Dosierungen.

Epilepsie und Schwangerschaft

Wenn Epileptikerinnen sich entscheiden, ein Kind zu bekommen, müssen sie sich im Klaren darüber sein, dass die Medikamente regelmäßig eingenommen und alle Faktoren, die Anfälle begünstigen, ausgeschaltet werden müssen. Anfälle sind für den Embryo meist schädlicher als Anti-Epileptika. Komplikationen während der Schwangerschaft und Geburt sind *nicht häufiger* als bei nichtepileptischen Frauen. Fehlbildungen hingegen dürften etwas häufiger auftreten (siehe auch Kapitel 21: Medikamente während der Schwangerschaft und Stillzeit).

2.6. Mittel gegen Epilepsie

Präparat	Wichtigste Nebenwirkungen	Empfehlung
Carbabeta (D) **Carbamazepin-neuraxpharm** (D) **Carbamazepin-ratiopharm** (D) **Carbium** (D) Tabl., Retardtabl. Carbamazepin *Rezeptpflichtig*	Müdigkeit mit Einschränkung der Reaktionsfähigkeit, häufig Magen-Darm-Störungen und Hautausschläge. Bei höheren Dosierungen: Seh- und Koordinationsstörungen, Schwindel, Unruhe, Verwirrtheit. Blutschäden, Osteoporose	**Therapeutisch zweckmäßig bei** großen Anfällen und fokalen Krämpfen.
Convulex (D/Ö) Kaps., Tropflösung, nur Ö: Sirup für Kinder, Tropfen Valproinsäure *Rezeptpflichtig*	Leichte Müdigkeit mit Einschränkung des Reaktionsvermögens. Appetitverminderung, aber auch starke Appetitsteigerung. Haarausfall. Blutgerinnungsstörungen. Nervöse Erregung, Leberschäden, Aggressivität und Überaktivität besonders bei Kindern	**Therapeutisch zweckmäßig bei** Epilepsien im Erwachsenenalter. Wirksam auch bei kleinen Anfällen, z. B. Absencen. Bei Kindern und Jugendlichen jedoch Risiko schwerer Leberschäden.
Diazepam-ratiopharm (D) Amp. Diazepam *Rezeptpflichtig*	Müdigkeit, Beeinträchtigung der Konzentration (Vorsicht beim Autofahren). Nach längerer Anwendung können beim Absetzen Entzugssymptome auftreten (Folgen von Abhängigkeit)	**Therapeutisch zweckmäßig nur bei** zeitlich begrenzter Anwendung. Lang bewährter Inhaltsstoff.
Epanutin (D/Ö) Kaps., Susp., Amp. Phenytoin *Rezeptpflichtig*	Bei normaler Dosierung: geringe Dämpfung, schwere allergische Reaktionen. Bei höherer Dosierung: häufig Zahnfleischwucherungen (auch bei Kindern), Bewegungsstörungen, verstärkte Körperbehaarung, Knochenmarkschäden, Leberschäden, Osteoporose, Herz-Kreislaufstörungen	**Therapeutisch zweckmäßig bei** großen Anfällen und fokalen Krämpfen. Mittel der Reserve.
Ergenyl (D) Filmtabl., Retardtabl., Lösung Valproinsäure *Rezeptpflichtig*	Leichte Müdigkeit mit Einschränkung des Reaktionsvermögens. Appetitverminderung, aber auch starke Appetitsteigerung. Haarausfall. Blutgerinnungsstörungen. Nervöse Erregung, Leberschäden, Aggressivität und Überaktivität besonders bei Kindern	**Therapeutisch zweckmäßig bei** Epilepsien im Erwachsenenalter. Wirksam auch bei kleinen Anfällen, z. B. Absencen. Bei Kindern und Jugendlichen jedoch Risiko schwerer Leberschäden.

Präparat	Wichtigste Nebenwirkungen	Empfehlung
Finlepsin (D) Tabl., Retardtabl. Carbamazepin *Rezeptpflichtig*	Müdigkeit mit Einschränkung der Reaktionsfähigkeit, häufig Magen-Darm-Störungen und Hautausschläge. Bei höheren Dosierungen: Seh- und Koordinationsstörungen, Schwindel, Unruhe, Verwirrtheit. Blutschäden, Osteoporose	**Therapeutisch zweckmäßig bei** großen Anfällen und fokalen Krämpfen.
Lamictal (D/Ö) D: Tabletten Ö: lösliche Tabl. Lamotrigin *Rezeptpflichtig*	Müdigkeit mit Einschränkung des Reaktionsvermögens, Sehstörungen, Magen-Darm-Störungen, Hauterscheinungen (Rötung, Juckreiz, Exantheme), auch schwere allergische Reaktionen möglich	**Möglicherweise zweckmäßig als** Zusatzmedikation, um die unter einer antiepileptischen Standardtherapie noch vorkommende Anfallshäufigkeit zu senken (bei partiellen oder sekundär generalisierten Anfällen), sonst Mittel zweiter Wahl.
Liskantin (D) Tabl., Saft Primidon *Rezeptpflichtig*	Starke Dämpfung mit Einschränkung des Reaktionsvermögens, Schläfrigkeit, bei Kindern und älteren Menschen auch Unruhe und Reizbarkeit. Bei Überdosierung verschwommenes Sehen. Bei Kindern Wesensveränderungen. Hautausschläge, Appetithemmung, Osteoporose	**Therapeutisch zweckmäßig bei** großen Anfällen und fokalen Krämpfen. Wegen starker Dämpfung Mittel zweiter Wahl.
Luminaletten (D) Tabl. Phenobarbital *Rezeptpflichtig*	Starke Dämpfung mit Einschränkung des Reaktionsvermögens, bei Kindern und älteren Menschen auch Unruhe, Reizbarkeit. Hemmung des Traumschlafes, Appetithemmung, Exantheme, Osteoporose	**Therapeutisch zweckmäßig bei** großen Anfällen und fokalen Krämpfen, jedoch wegen starker Dämpfung Mittel zweiter Wahl. Bei bestimmten kleinen Anfällen Mittel erster Wahl.
Maliasin (D/Ö) Drag. Barbexaclon *Rezeptpflichtig*	Starke Dämpfung mit Einschränkung des Reaktionsvermögens, bei Kindern und älteren Menschen auch Unruhe, Reizbarkeit. Hemmung des Traumschlafes, Appetithemmung, Exantheme, Osteoporose	**Wenig zweckmäßig bei** Epilepsie. Wirkstoff enthält Phenobarbital mit einer anregenden Substanz. Eine solche Kombination gilt als überholtes Therapieprinzip.

Präparat	Wichtigste Nebenwirkungen	Empfehlung
Mylepsinum (D) Tabl. Primidon *Rezeptpflichtig*	Starke Dämpfung mit Einschränkung des Reaktionsvermögens, Schläfrigkeit, bei Kindern und älteren Menschen auch Unruhe und Reizbarkeit. Bei Überdosierung verschwommenes Sehen. Bei Kindern Wesensveränderungen. Hautausschläge, Appetithemmung, Osteoporose	**Therapeutisch zweckmäßig bei** großen Anfällen und fokalen Krämpfen. Wegen starker Dämpfung Mittel zweiter Wahl.
Mysoline (Ö) Tabl. Primidon *Rezeptpflichtig*	Starke Dämpfung mit Einschränkung des Reaktionsvermögens, Schläfrigkeit, bei Kindern und älteren Menschen auch Unruhe und Reizbarkeit. Bei Überdosierung verschwommenes Sehen. Bei Kindern Wesensveränderungen. Hautausschläge, Appetithemmung, Osteoporose	**Therapeutisch zweckmäßig bei** großen Anfällen und fokalen Krämpfen. Wegen starker Dämpfung Mittel zweiter Wahl.
Neurotop (Ö) Tabl., Retardtabl. Carbamazepin *Rezeptpflichtig*	Müdigkeit mit Einschränkung der Reaktionsfähigkeit, häufig Magen-Darm-Störungen und Hautausschläge. Bei höheren Dosierungen: Seh- und Koordinationsstörungen, Schwindel, Unruhe, Verwirrtheit. Blutschäden, Osteoporose	**Therapeutisch zweckmäßig bei** großen Anfällen und fokalen Krämpfen.
Orfiril (D) Drag., Retarddrag., Saft, Amp. Valproinsäure *Rezeptpflichtig*	Leichte Müdigkeit mit Einschränkung des Reaktionsvermögens. Appetitverminderung, aber auch starke Appetitsteigerung. Haarausfall. Blutgerinnungsstörungen. Nervöse Erregung, Leberschäden, Aggressivität und Überaktivität besonders bei Kindern	**Therapeutisch zweckmäßig bei** Epilepsien im Erwachsenenalter. Wirksam auch bei kleinen Anfällen, z. B. Absencen. Bei Kindern und Jugendlichen jedoch Risiko schwerer Leberschäden.
Ospolot (D) mite-Filmtabl. Sultiam *Rezeptpflichtig*	Müdigkeit, Benommenheit, Depression, Einschränkung des Reaktionsvermögens, Kopfschmerzen, Gewichtsabnahme, Schwindel, Blutbildschäden, Blähungen, Durchfall, Appetitlosigkeit, allergische Hautausschläge	**Abzuraten** Der therapeutische Nutzen zur Vorbeugung oder zur Behandlung von Anfällen ist nicht ausreichend belegt. Bessere Alternativen (z. B. Valproinsäure) sind vorzuziehen.

Präparat	Wichtigste Nebenwirkungen	Empfehlung
Phenhydan (D/Ö) Tabl., Injektionslösung, nur D: Infusionskonzentrat Phenytoin *Rezeptpflichtig*	Bei normaler Dosierung: geringe Dämpfung, schwere allergische Reaktionen. Bei höherer Dosierung: häufig Zahnfleischwucherungen (auch bei Kindern), Bewegungsstörungen, verstärkte Körperbehaarung, Knochenmarkschäden, Leberschäden, Osteoporose, Herz-Kreislaufstörungen	**Therapeutisch zweckmäßig bei** großen Anfällen und fokalen Krämpfen. Mittel der Reserve.
Rivotril (D/Ö) Tabl., Amp., Lösung Clonazepam *Rezeptpflichtig*	Müdigkeit mit Einschränkung der Reaktionsfähigkeit, Schläfrigkeit, Persönlichkeitsveränderungen, Koordinationsschwierigkeiten, Zittern, Schwindel, Atemdepression, Verhaltensstörungen	**Therapeutisch zweckmäßig bei** großen Anfällen, fokalen Krämpfen. Häufig nur kurzfristig wirksam.
Sabril (D/Ö) Filmtabl., Granulat Vigabatrin *Rezeptpflichtig*	Leichte Müdigkeit mit Einschränkung des Reaktionsvermögens, aber auch Aggressivität und Überaktivität besonders bei Kindern. Sehstörungen, Koordinationsstörungen. Appetitsteigerung. Blutgerinnungsstörungen. Blutschäden	**Nur zweckmäßig, wenn** andere Antiepileptika versagen. Erfahrungen zur Langzeitverträglichkeit fehlen. Das Mittel hat ähnliche Wirkung wie Valproinsäure, möglicherweise zweckmäßig als Zusatzmedikation.
Tegretal (D) Tabl., Retardtabl., Suspension Carbamazepin **Tegretol** (Ö) Tabl., Retardtabl., Suspension, Carbamazepin *Rezeptpflichtig*	Müdigkeit mit Einschränkung der Reaktionsfähigkeit, häufig Magen-Darm-Störungen und Hautausschläge. Bei höheren Dosierungen: Seh- und Koordinationsstörungen, Schwindel, Unruhe, Verwirrtheit, Blutschäden, Osteoporose	**Therapeutisch zweckmäßig bei** großen Anfällen und fokalen Krämpfen.
Timonil (D) Tabl., Retardtabl., Saft Carbamazepin *Rezeptpflichtig*	Müdigkeit mit Einschränkung der Reaktionsfähigkeit, häufig Magen-Darm-Störungen und Hautausschläge. Bei höheren Dosierungen: Seh- und Koordinationsstörungen, Schwindel, Unruhe, Verwirrtheit. Blutschäden, Osteoporose	**Therapeutisch zweckmäßig bei** großen Anfällen und fokalen Krämpfen.

Präparat	Wichtigste Nebenwirkungen	Empfehlung
Valium Roche (D/Ö) Injektionslösung Diazepam *Rezeptpflichtig*	Müdigkeit, Beeinträchtigung der Konzentration (Vorsicht beim Autofahren). Nach längerer Anwendung können beim Absetzen Entzugssymptome auftreten (Folgen von Abhängigkeit)	**Therapeutisch zweckmäßig nur bei** zeitlich begrenzter Anwendung. Lang bewährter Inhaltsstoff.
Zentropil (D) Tabl., Amp. Phenytoin *Rezeptpflichtig*	Bei normaler Dosierung: geringe Dämpfung, schwere allergische Reaktionen. Bei höherer Dosierung: häufig Zahnfleischwucherungen (auch bei Kindern), Bewegungsstörungen, verstärkte Körperbehaarung, Knochenmarkschäden, Leberschäden, Osteoporose, Herz-Kreislaufstörungen	**Therapeutisch zweckmäßig bei** großen Anfällen und fokalen Krämpfen. Mittel der Reserve.

2.7. Mittel gegen die Parkinson'sche Krankheit

Cassius Clay alias Muhammad Ali erklärte wiederholt und lautstark: Ich bin der Größte! Das war in den sechziger Jahren, als er tatsächlich der größte Boxer war. Manche sagen sogar, er war der größte Boxer aller Zeiten. Heute ist seine Miene starr, und sein Körper zittert und zuckt so stark, dass es niemandem verborgen bleibt – er hat Parkinson.
Als Parkinson'sche Krankheit wird die Erkrankung von Teilen des Nervensystems bezeichnet, welche die Koordination der Skelettmuskulatur steuern. Dabei gehen Nervenzellen zugrunde, die den wichtigen Überträgerstoff Dopamin erzeugen. Die Bewegungen werden durch diese Erkrankung gehemmt. Das kann bis zur Muskelstarre führen. Insgesamt ist die Geschicklichkeit verringert. Meist treten auch Zittern und Muskelzuckungen auf. Menschen, die an der Parkinson'schen Krankheit leiden, machen meist einen ängstlichen, unsicheren und passiven Eindruck – obwohl sie das nicht sind und bei entsprechender Unterstützung ein selbständiges Leben führen können. Die Erkrankung beginnt meist sehr unauffällig zwischen dem 50. und 65. Lebens-

jahr mit verlangsamten Bewegungen, depressiven Stimmungen und einem leichten Zittern in Armen und Beinen, das in Ruhe auftritt. Sie tritt nach Schätzungen bei einem von tausend Menschen (aller Altersgruppen) auf. Die Diagnose ist am Beginn sehr schwierig zu stellen. In Deutschland leiden etwa 250.000 Männer und Frauen an Parkinson.

Ursachen

- Ein großer Teil der Erkrankungen dürfte durch Schädigung bestimmter Hirnzellen verursacht werden. Der Grund der Schädigung ist nicht bekannt.
- Medikamente, vor allem Neuroleptika (siehe Kapitel 2.5.: Mittel gegen Psychosen), aber auch bestimmte Blutdruckmittel (z. B. der Wirkstoff Reserpin) sowie das Magen-Darmmittel Metoclopramid (enthalten z. B. in *Paspertin*) können Parkinson-ähnliche Symptome auslösen.
- Vergiftungen mit Kohlenmonoxyd oder Mangan, Gehirnentzündungen oder -verletzungen können ebenfalls Parkinson-Symptome auslösen.

Behandlung

Vor jeder Behandlung mit Medikamenten »sollten eine internistische Allgemeinbehandlung sowie eine angemessene Krankengymnastik und psychosoziale Maßnahmen stehen«, empfiehlt die Arzneimittelkommission der Deutschen Ärzteschaft. Medikamente können die Symptome für längere oder kürzere Zeit reduzieren, das Fortschreiten der Krankheit insgesamt jedoch nicht stoppen, und sie können keinesfalls eine Krankengymnastik ersetzen.
Die Basis jeder Behandlung bilden meist Medikamente mit dem Wirkstoff Levodopa, der normalerweise mit anderen Wirkstoffen kombiniert wird. Weil die Wirkung dieser Medikamente nach etwa fünf Jahren nachlässt, muss man dann auf andere umsteigen.

Levodopa

enthält eine Vorstufe des Überträgerstoffes Dopamin und wird vom Gehirn in das fehlende Dopamin umgewandelt. Eine Heilung oder völlige Beschwerdefreiheit ist damit aber nicht möglich. Levodopa wird normalerweise in Kombination mit anderen Wirkstoffen verwendet, um die auftretenden Störwirkungen zu verringern (z. B. *Isicom*, *Madopar*, *Nacom*, *Sinemet*).

Wenn nach etwa fünf Jahren die Wirkung von Levodopa nachlässt, kommt es meist auch zu Wirkungsschwankungen im Lauf des Tages. Es kann sogar zu einer Verstärkung der ursprünglichen Beschwerden kommen.
Die Nebenwirkungen von Levodopa sind unangenehm: Übelkeit, Erbrechen und Appetitlosigkeit treten bei fast der Hälfte der Behandelten auf, Blutdruckschwankungen, Schlaflosigkeit, Unruhe, Verwirrtheit und Depressionen seltener. Bei unregelmäßigem Herzschlag, nach einem Herzinfarkt oder Psychosen ist die Einnahme dieser Medikamente riskant. Bewegungsunruhe, Zittern und Wippen sind meist Anzeichen einer Überdosierung, die nach dem Herabsetzen der Dosis verschwinden.

Amantadin (enthalten z. B. in *Amantadin-ratiopharm, PK Merz)*

wirkt etwas schwächer als Levodopa, ist jedoch besser verträglich und hat einen schnelleren Wirkungseintritt. Es wird hauptsächlich dann verwendet, wenn im Vordergrund der Beschwerden Bewegungsarmut (Akinese) steht.
Amantadin hat folgende Nebenwirkungen, die meist nur zu Beginn der Behandlung auftreten: Mundtrockenheit, Sehstörungen, Schwierigkeiten beim Wasserlassen, Magen-Darm-Störungen, Nervosität mit Schlaflosigkeit, Kopfschmerzen, Schwindel, psychische Veränderungen wie Verwirrtheit und Depressionen, Blutdruckabfall, Benommenheit, eingeschränktes Reaktionsvermögen.

Lisurid (enthalten in *Dopergin*), *Pergolid* (enthalten in *Parkotil*) und *Cabergolin* (enthalten in *Cabaserin*)

werden verwendet, wenn die Wirkung von Levodopa nachlässt oder schwankt. Als Nebenwirkungen können Bewegungsstörungen, Schwindel, psychische Veränderungen, Schläfrigkeit, Blutdruckabfall, Magen-Darm-Störungen und eine Reihe von weiteren Beschwerden auftreten. *Cabaserin* hat den Vorteil, dass es nur einmal täglich eingenommen werden muss.

Entacapon (enthalten z. B. in *Comtan*, *Comtess*)

Dieses Mittel zählt zur Gruppe der so genannten COMT-Hemmer. COMT ist die Abkürzung für ein Enzym, das den Wirkstoff Levodopa abbaut. Entacapon verlängert die Wirkung von Levodopa und wird in späteren Krankheitsphasen verwendet. Laut Arzneimittelkommission der deutschen Ärzteschaft sind Nutzen und Risiken dieses Mittels bis jetzt nicht sicher beurteilbar.

Sonstige Mittel (Akineton, Biperiden neuraxpharm, Parkinsan, Parkopan, Sormodren, Tremarit)

Diese Mittel werden vor allem bei medikamentös verursachtem Parkinsonismus verwendet. Sie blockieren Nervenbahnen, die für unwillkürliche Bewegungen verantwortlich sind, und beeinflussen hauptsächlich die Muskelspannung und den Speichelfluss. Bewegungsstörungen sind mit diesen Medikamenten oft nicht zu beeinflussen.
Nebenwirkungen sind hauptsächlich Kopfschmerzen, Schwindel, Gleichgewichtsstörungen, Benommenheit, Mundtrockenheit, Verstopfung, Sehstörungen. Seltener treten Störungen beim Harnlassen, Schluckbeschwerden, Störungen der Bewegungskoordination, Doppeltsehen und Herzjagen auf. Bei älteren Patienten zeigen sich gelegentlich psychotische Zustände.
Der Wirkstoff Budipin (enthalten in *Parkinsan*) wird von der Fachzeitschrift »arznei-telegramm« als teure Pseudoinnovation eingestuft.
Empfehlung: Wenig zweckmäßig.

2.7. Mittel gegen die Parkinson'sche Krankheit

Präparat	Wichtigste Nebenwirkungen	Empfehlung
Amantadin-ratiopharm (D) Filmtabl., Tabl. Amantadin *Rezeptpflichtig*	Mundtrockenheit, Sehstörungen, Herzinsuffizienz, psychische Veränderungen (z. B. Verwirrtheitszustände, Depressionen). Schwierigkeiten beim Wasserlassen (besonders bei älteren Männern)	**Therapeutisch zweckmäßig** Auch bei medikamentös verursachten Parkinson-ähnlichen Störungen wirksam
Akineton (D/Ö) Tabl., Injektionslösung, Retardtabl. (D), Retarddrag. (Ö) Biperiden *Rezeptpflichtig*	Mundtrockenheit, Müdigkeit, Sehstörungen, Herzklopfen, Verstopfung. Schwierigkeiten beim Wasserlassen (besonders bei älteren Männern)	**Therapeutisch zweckmäßig** Lang bewährtes Präparat (auch bei medikamentös verursachten Parkinson-ähnlichen Störungen wirksam).

Präparat	Wichtigste Nebenwirkungen	Empfehlung
Biperiden neuraxpharm (D) Tabl., Injektionslösung Biperiden *Rezeptpflichtig*	Mundtrockenheit, Müdigkeit, Sehstörungen, Herzklopfen, Verstopfung. Schwierigkeiten beim Wasserlassen (besonders bei älteren Männern)	**Therapeutisch zweckmäßig** Lang bewährtes Präparat (auch bei medikamentös verursachten Parkinson-ähnlichen Störungen wirksam).
Cabaseril (D) Tabl. Cabergolin *Rezeptpflichtig*	Halluzinationen, Verwirrtheit, Übelkeit, Magen-Darm-Störungen, Schwindel, niedriger Blutdruck, gelegentlich Durchblutungsstörungen des Herzens	**Möglicherweise zweckmäßig** Nur als Zusatzbehandlung bei unzureichender Wirksamkeit der Behandlung mit Levodopa plus Decarboxylasehemmer (z. B. in *Madopar*). Noch wenig erprobt.
Cognitiv (Ö) Tabl. Selegilin *Rezeptpflichtig*	Magen-Darm-Störungen, Kreislaufstörungen, Bewegungsstörungen, Müdigkeit, Atemnot, Erregungszustände	**Möglicherweise zweckmäßig** zu Beginn der Krankheit und zur Kombinationstherapie mit Levodopa.
Comtan (Ö) Filmtabl. Entacapon *Rezeptpflichtig*	Bewegungsstörungen, Übelkeit, Magen-Darmstörungen, Bauchschmerzen, ungefährliche Rotfärbung des Urins	**Möglicherweise zweckmäßig** Nur zur Zusatzbehandlung bei unzureichender Wirksamkeit der Behandlung mit Levodopa plus Decarboxylasehemmer (z. B. in *Madopar*). Relativ wenig erprobt.
Comtess (D) Filmtabl. Entacapon *Rezeptpflichtig*	Bewegungsstörungen, Übelkeit, Magen-Darmstörungen, Bauchschmerzen, ungefährliche Rotfärbung des Urins	**Möglicherweise zweckmäßig** Nur zur Zusatzbehandlung bei unzureichender Wirksamkeit der Behandlung mit Levodopa plus Decarboxylasehemmer (z. B. in *Madopar*). Relativ wenig erprobt.
Dopergin (D/Ö) Tabl. Lisurid *Rezeptpflichtig*	Halluzinationen, Verwirrtheit, Übelkeit, niedriger Blutdruck. Bei gleichzeitiger Behandlung mit dem Wirkstoff Levodopa können Verwirrtheit und Halluzinationen verstärkt werden	**Zweckmäßig zur** Zusatzbehandlung von Parkinson-Patienten, wenn bei der Behandlung mit Levodopa plus Decarboxylasehemmer (z. B. in *Madopar*) die Wirkung nachlässt.
Isicom (D) Tabl. Levodopa, Carbidopa *Rezeptpflichtig*	Magen-Darm-Störungen, Kreislaufstörungen, Bewegungsstörungen, Depressionen	**Therapeutisch zweckmäßig** Sinnvolle Kombination von Levodopa mit einem Inhaltsstoff, der den Abbau von Levodopa hemmt (Carbidopa) und die unerwünschten Wirkungen verringern kann.

Präparat	Wichtigste Nebenwirkungen	Empfehlung
Madopar (D/Ö) Kaps., T-Tabl., LT Tabl., Retardkaps., lösl. Tabl. Levodopa, Benserazid *Rezeptpflichtig*	Magen-Darm-Störungen, Kreislaufstörungen, Bewegungsstörungen, Depressionen	**Therapeutisch zweckmäßig** Sinnvolle Kombination von Levodopa mit dem Wirkstoff Benserazid, der den Abbau von Levodopa hemmt und unerwünschte Wirkungen vermindern kann. Bewährtes Präparat.
Movergan (D) Tabl. Selegilin *Rezeptpflichtig*	Magen-Darm-Störungen, Kreislaufstörungen, Bewegungsstörungen, Müdigkeit, Atemnot, Erregungszustände	**Möglicherweise zweckmäßig** zu Beginn der Krankheit und in Kombination mit Levodopa
Nacom (D) Tabl., Retardtabl. Levodopa, Carbidopa *Rezeptpflichtig*	Magen-Darm-Störungen, Kreislaufstörungen, Bewegungsstörungen, Depressionen	**Therapeutisch zweckmäßig** Sinnvolle Kombination von Levodopa mit einem Wirkstoff (Carbidopa), der den Abbau von Levodopa hemmt und die unerwünschten Wirkungen verringern kann.
Parkinsan (D) Tabl. Budipin *Rezeptpflichtig*	Benommenheit, Übelkeit, Mundtrockenheit, Halluzinationen, Verwirrtheit, Alpträume, Sehstörungen, Magen-Darm-Störungen, gestörte Blasenentleerung, niedriger Blutdruck, bedrohliche Herzrhythmusstörungen möglich	**Wenig zweckmäßig** Nur als Zusatzbehandlung und in begründeten Ausnahmefällen z. B. bei unzureichender Wirksamkeit anderer Mittel vertretbar. Noch zu wenig erprobt. Kontrolluntersuchungen der Herzfunktion notwendig.
Parkopan (D) Tabl. Trihexylphenidyl *Rezeptpflichtig*	Mundtrockenheit, Müdigkeit, Sehstörungen, Herzklopfen, Verstopfung. Schwierigkeiten beim Wasserlassen (besonders bei älteren Männern)	**Therapeutisch zweckmäßig** Auch bei medikamentös verursachten Parkinson-ähnlichen Störungen wirksam.
Parkotil (D/Ö) Tabl. Pergolid *Rezeptpflichtig*	Halluzinationen, Verwirrtheit, Übelkeit, niedriger Blutdruck, Herzrhythmusstörungen. Bei gleichzeitiger Behandlung mit dem Wirkstoff Levodopa können Verwirrtheit und Halluzinationen verstärkt werden	**Zweckmäßig zur** Zusatzbehandlung von Parkinson-Patienten, wenn bei Behandlung mit Levodopa plus Decarboxylasehemmer (z. B. in Madopar) die Wirkung nachlässt.

Präparat	Wichtigste Nebenwirkungen	Empfehlung
PK Merz (D/Ö) Filmtabl., Infusionslösung Amantadin *Rezeptpflichtig*	Mundtrockenheit, Sehstörungen, Herzinsuffizienz, psychische Veränderungen (z. B. Verwirrtheitszustände, Depressionen). Schwierigkeiten beim Wasserlassen (besonders bei älteren Männern)	**Therapeutisch zweckmäßig** auch bei medikamentös verursachten Parkinson-ähnlichen Störungen.
Sinemet (Ö) Tabl., Retardtabl. Levodopa, Carbidopa *Rezeptpflichtig*	Magen-Darm-Störungen, Kreislaufstörungen, Bewegungsstörungen, Depressionen	**Therapeutisch zweckmäßig** Sinnvolle Kombination von Levodopa mit dem Wirkstoff Carbidopa, der den Abbau von Levodopa hemmt und die unerwünschten Wirkungen verringern kann.
Sormodren (D/Ö) Tabl., Bornaprin *Rezeptpflichtig*	Mundtrockenheit, Müdigkeit, Sehstörungen, Herzklopfen, Verstopfung. Schwierigkeiten beim Wasserlassen (besonders bei älteren Männern)	**Therapeutisch zweckmäßig** Auch bei medikamentös verursachten Parkinson-ähnlichen Störungen wirksam.
Tremarit (D) Tabl., Manteltabl. Metixen	Mundtrockenheit, Müdigkeit, Sehstörungen, Herzklopfen, Verstopfung. Schwierigkeiten beim Wasserlassen (besonders bei älteren Männern)	**Therapeutisch zweckmäßig** Auch bei medikamentös verursachten Parkinson-ähnlichen Störungen wirksam.

2.8. Muskellockernde Mittel

Es gibt zwei Muskelarten. Die *glatten* Muskeln bewegen die Därme, die Gallen-, Luft- und Harnwege und die Blutgefäße. Zur Lösung von Krämpfen dieser Muskeln werden vor allem krampflösende Mittel (siehe Kapitel 1.4.) verwendet. Die *quergestreiften* Muskeln – vor allem die Skelettmuskeln – steuern den gesamten Bewegungsablauf des Menschen. Für jede Bewegung ist die gut abgestimmte Aktion verschiedener Muskeln notwendig. Signale des Nervensystems ermöglichen die Koordination der Muskeln.

Spastische Störungen

Bei Spastikern ist die Koordination der Bewegungsabläufe bei quergestreiften Muskeln gestört. Die einzelnen Bewegungen wirken unbeholfen, immer wieder kommen unwillkürliche rasche Bewegungen

und auch Krämpfe vor. Spastische Störungen werden meist durch Schädigungen des Rückenmarks oder Gehirns hervorgerufen, deren Ursachen vielfältig sind: Schlaganfälle, Vergiftungen durch Chemikalien, Schädigungen bei Geburt und Unfällen sind die häufigsten. Auch Gehirnhautentzündungen und multiple Sklerose können zu spastischen Erkrankungen führen.
Bei Störungen, die von Gehirnschäden hervorgerufen werden (zerebrale Störungen, hauptsächlich durch multiple Sklerose), sind unkontrollierte, heftige Bewegungen seltener. Die Muskeln sind stärker gelähmt, die Arme und Beine zittern eher. Störungen, die bei Schäden des Rückenmarks entstehen (spinale Störungen), sind öfter von unkontrollierten, heftigen Bewegungen und Krämpfen begleitet.

Behandlung

Spastische Störungen der Skelettmuskulatur können mit den Wirkstoffen Baclofen (enthalten z. B. in *Baclofen-ratiopharm*, *Lioresal*), Diazepam (enthalten z. B. in *Diazepam-ratiopharm*), Tetrazepam (enthalten z. B. in *Musaril*, *Myolastan*, *Myospasmal*, *Tethexal*, *Tetra Saar*, *Tetramdura*, *Tetrazep von ct*, *Tetrazepam-ratiopharm*) und Tizanidin (enthalten z. B. in *Sirdalud*) wirksam behandelt werden.

Baclofen (enthalten z. B. in *Baclofen-ratiopharm*, *Lioresal*)

ist das am stärksten wirkende Mittel bei Muskelspasmen. Es ist deshalb eine genaue Dosierung notwendig, die individuell ermittelt werden muss. Mit einer niedrigen Dosis beginnen und nur langsam erhöhen.
Die Störwirkungen schränken die Anwendungsmöglichkeiten ein. Typische Nebenwirkungen sind Müdigkeit, Schwindel, Benommenheit. Es können außerdem Magen-Darm-Störungen, Blutdruckabfall, Muskelschmerzen und psychische Störungen auftreten. Bei plötzlichem Absetzen können Halluzinationen und Krämpfe auftreten.
Die Wirksamkeit von Baclofen bei Schlaganfall und Parkinson ist nicht ausreichend belegt.

Benzodiazepine (Diazepam, enthalten z. B. in *Diazepam-ratiopharm* und *Tetrazepam*, enthalten z. B. in *Musaril*, *Myolastan*, *Myospasmal*, *Tethexal*, *Tetramdura*, *Tetra Saar*, *Tetracep von ct*, *Tetrazepam-ratiopharm*)

Benzodiazepine werden in erster Linie als Schlafmittel und als Beruhigungsmittel verwendet (siehe dazu Kapitel 2.1. und 2.2.). Wegen der entspannenden Wirkung ist ihre Verwendung auch zweckmäßig bei Muskelspasmen – allerdings nur in Verbindung mit physiotherapeutischen Maßnahmen. Typische Nebenwirkungen sind Benommenheit und Müdigkeit. Bei längerer Einnahme besteht die Gefahr, dass man von diesen Mitteln süchtig wird.

Lokale Muskelverspannungen und Muskelkrämpfe

Von einem Muskelkrampf kann man sprechen, wenn sich Muskelpartien unwillkürlich längere Zeit zusammenziehen. Muskelkrämpfe sind schmerzhaft, gehen jedoch meist von selbst wieder vorüber, wenn man sich ausruht. Sie können auch durch Massage, Gymnastik und andere physiko-therapeutische Maßnahmen wirksam bekämpft werden. Krämpfe sind meist Signale des Körpers, die eine Überlastung (auch durch falsche Haltung, zu langes Stehen) anzeigen. Bei solchen Störungen sind Medikamente nicht sinnvoll.

Muskelkrämpfe können verschiedene Ursachen haben:
- Leistungskrampf (SportlerInnen, FließbandarbeiterInnen).
- Ruhekrampf: nächtliche Krämpfe, Schwangerschaftskrämpfe
- Krämpfe bei Erkrankungen wie Salzverlust durch schwere Durchfälle, Gefäßverschlüsse, Vergiftungen.
- Krämpfe durch Medikamente: harntreibende Mittel, Morphin, Neuroleptika, etc.

Wenn die Ursachen durch Vermeiden der Anstrengung nicht ausgeschaltet werden können, können folgende Hausmittel oft lindernd wirken: Massagen, Einreibungen, Wärmeflaschen oder Eisbeutel und Bandagen.
Zur Schmerzlinderung sind Wirkstoffe wie Acetylsalicylsäure (z. B. *Aspirin*, *ASS-ratiopharm etc.*) oder Paracetamol (z. B. *Paracetamol-ratiopharm* etc.) sinnvoll (siehe Kapitel 1.1.: Einfache Schmerzmittel).
Wenn Schmerzmittel nicht ausreichen, um die Beschwerden zu lindern, helfen muskelentspannende Mittel wie Diazepam (enthalten z. B. in *Diazepam-ratiopharm*) und Tetrazepam (enthalten z. B. in *Musaril*, *Myolastan*, *Myospasmal*, *Tethexal*, *Tetra Saar*, *Tetramdura*, *Tetracep von ct*, *Tetrazepam-ratiopharm*).
Häufig werden gegen Muskelkrämpfe auch Mittel zum Einreiben empfohlen (siehe dazu Kapitel 3.3.: Einreibemittel bei Muskel- und Gelenkschmerzen).

Die Verwendung von Kombinationspräparaten wie *Limptar* ist nicht sinnvoll.

Nächtliche Wadenkrämpfe

Viele Erwachsene leiden unter nächtlichen Wadenkrämpfen, die sehr schmerzhaft sein können. Sie können nach besonders starken Muskelbeanspruchungen, Salzverlust, Dialyse, als Nebenwirkung verschiedener Medikamente (z. B. Neuroleptika, siehe Kapitel 2.5; Diuretika, siehe Kapitel 12.2.; Betablocker, siehe Kapitel 12.1.), aber auch ohne ersichtliche Ursache auftreten.
Am wirksamsten werden akute Wadenkrämpfe durch Rückwärtsbeugung des Fußes behandelt – in der Fachsprache nennt man dies aktive Dorsalbeugung.
Zur Vorbeugung sind folgende Maßnahmen sinnvoll: Beine warm halten und »Spitzfußstellung« vermeiden. Dies geschieht am einfachsten dadurch, indem »Rückenschläfer« die Fußsohlen gegen ein Widerlager, z. B. eine Wand, stellen. »Bauchschläfer« hingegen sollten die Füße über das Bettende hinausragen lassen.
Medikamente haben bei nächtlichen Wadenkrämpfen einen großen Placebo-Effekt. Das heißt: Welches Medikament auch immer genommen wird – meist wirkt es. Beliebt sind Magnesiumpräparate (z. B. *Magnesium Diasporal*), aber auch Chinin (enthalten z. B. in *Limptar N* und vielen »Bitter«-Getränken wie etwa »Bitter-Lemon«). Der Wirkstoff Chinin soll zwar wirksam sein bei Wadenkrämpfen, birgt aber das Risiko, dass in seltenen Fällen lebensbedrohliche Blutschäden auftreten können. Dies gilt auch bei häufigem Genuss von »Bitter«-Getränken.

2.8. Muskellockernde Mittel

Präparat	Wichtigste Nebenwirkungen	Empfehlung
Baclofen-ratiopharm (D) Tabl. Baclofen *Rezeptpflichtig*	Einschränkung des Reaktionsvermögens, Dämpfung, Übelkeit, Erbrechen, Schwindel, Kopfschmerzen. Selten auch depressive Verstimmung und Mundtrockenheit	**Therapeutisch zweckmäßig** Mittel erster Wahl bei Spastikern (vor allem bei multipler Sklerose).

Präparat	Wichtigste Nebenwirkungen	Empfehlung
DoloVisano M (D) Drag. Mephenesin *Rezeptpflichtig*	Benommenheit, Einschränkung des Reaktionsvermögens, Müdigkeit, Erbrechen, Übelkeit, Blutdruckabfall, Muskelschwäche. Bei hoher Dosierung Farbveränderung der Haare	**Wenig zweckmäßig** Benzodiazepin-Derivate (z. B. Diazepam) sind wegen größerer Sicherheit vorzuziehen. Allenfalls versuchsweise, wenn eine Abhängigkeitsproblematik besteht.
Limptar (D) Tabl. Chinin, Theophyllin-Ethylendiamin (Aminophyllin) *Rezeptpflichtig*	Chinin: Hör- und Sehstörungen, Hautveränderungen, Hämolyse (Blutschäden). Steigerung der Herzfrequenz, Schleimhautreizung im Magen-Darm-Trakt, bei hohen Konzentrationen im Blut können Krämpfe (!) auftreten	**Abzuraten** Wenig sinnvolle Kombination. Chinin allein wirkt gegen Wadenkrämpfe. Die Beimischung von Aminophyllin, einem Inhaltsstoff, der vor allem bei Asthma eingesetzt wird, ist nicht sinnvoll.
Limptar N (D) Tabl. Chinin	Hör- und Sehstörungen, Hautveränderungen, Hämolyse (Blutschäden)	**Möglicherweise zweckmäßig** zur Behandlung nächtlicher Wadenkrämpfe. Allerdings können solche Beschwerden durch Rückwärtsbeugung des Fußes meist ohne Arzneimittel behoben werden.
Lioresal (D/Ö) Tabl., Intrathecal-Injektion, Infusion Baclofen *Rezeptpflichtig*	Einschränkung des Reaktionsvermögens, Dämpfung, Übelkeit, Erbrechen, Schwindel, Kopfschmerzen. Selten auch depressive Verstimmung und Mundtrockenheit	**Therapeutisch zweckmäßig** Mittel erster Wahl bei Spastikern (vor allem bei multipler Sklerose).
Musaril (D) Filmtabl. Tetrazepam *Rezeptpflichtig*	Müdigkeit, Beeinträchtigung der Reaktionsfähigkeit (besonders mit Alkohol), Benommenheit, bei längerer Einnahme Abhängigkeit	**Therapeutisch zweckmäßig** Die muskellockernde Wirksamkeit von Benzodiazepin-Derivaten gilt als therapeutisch gesichert. Die Anwendungsdauer sollte jedoch auf kurze Zeit beschränkt bleiben. Suchtgefahr!
Mydocalm (D) Filmtabl. Tolperison *Rezeptpflichtig*	Allergische Reaktionen, Müdigkeit, Schläfrigkeit, Schwindel, Blutdruckabfall, Magen-Darm-Störungen, Mundtrockenheit, allergische Hautausschläge	**Abzuraten** Zweifelhafte Wirksamkeit eines überholten Therapieprinzips.

Präparat	Wichtigste Nebenwirkungen	Empfehlung
Myolastan (Ö) Filmtabl. Tetrazepam *Rezeptpflichtig*	Müdigkeit, Beeinträchtigung der Reaktionsfähigkeit (besonders mit Alkohol), Benommenheit, bei längerer Einnahme Abhängigkeit	**Therapeutisch zweckmäßig** Die muskellockernde Wirksamkeit von Benzodiazepin-Derivaten gilt als therapeutisch gesichert. Die Anwendungsdauer sollte jedoch auf kurze Zeit beschränkt bleiben. Suchtgefahr!
Myoson (D) Tabl., Injektionslösung Pridinolmesilat *Rezeptpflichtig*	Trockener Mund, Störungen beim Wasserlassen, Schluckstörungen, Sprechstörungen	**Abzuraten** Zweifelhafte Wirksamkeit dieses früher bei Parkinson angewendeten Wirksamkeit. Mittel wie *Musaril* sind vorzuziehen.
Myospasmal (D) Tabl. Tetrazepam *Rezeptpflichtig*	Müdigkeit, Beeinträchtigung der Reaktionsfähigkeit (besonders mit Alkohol), Benommenheit, bei längerer Einnahme Abhängigkeit	**Therapeutisch zweckmäßig** Die muskellockernde Wirksamkeit von Benzodiazepin-Derivaten gilt als therapeutisch gesichert. Die Anwendungsdauer sollte jedoch auf kurze Zeit beschränkt bleiben. Suchtgefahr!
Ortoton (D) Tabl., Injektionslösung Methocarbamol *Rezeptpflichtig*	Benommenheit, Einschränkung der Reaktionsfähigkeit, Koordinationsstörungen, Kopfschmerzen, Blutdruckabfall, Doppeltsehen, Farbveränderung des Urins (braun, schwarz oder grün), Magenschmerzen	**Abzuraten** Die Wirksamkeit erscheint nicht hinreichend belegt, der Nutzen bleibt zweifelhaft. Mittel wie Tetrazepam sind vorzuziehen.
Sirdalud (D/Ö) Tabl., nur Ö: MR-Kaps. Tizanidin *Rezeptpflichtig*	Müdigkeit, Blutdruckabfall, Mundtrockenheit, Muskelschwäche, Übelkeit, Sehstörungen, Schlafstörungen, Verwirrtheit	**Therapeutisch zweckmäßig** Alternative zu Lioresal für Patienten mit zentral und peripher bedingter Muskelverspannung. Auch eine Alternative, wenn wegen Abhängigkeitsproblemen der Wirkstoff Diazepam oder vergleichbare Wirkstoffe nicht eingesetzt werden können.
Tethexal (D) Filmtabl. **Tetramdura** (D) Filmtabl. **Tetra Saar** (D) Tabl. **Tetrazep von ct** (D) Tabl. **Tetrazepam-ratiopharm** (D) Filmtabl. Tetrazepam *Rezeptpflichtig*	Müdigkeit, Beeinträchtigung der Reaktionsfähigkeit (besonders mit Alkohol), Benommenheit, bei längerer Einnahme Abhängigkeit	**Therapeutisch zweckmäßig** Die muskellockernde Wirksamkeit von Benzodiazepin-Derivaten gilt als therapeutisch gesichert. Die Anwendungsdauer sollte jedoch auf kurze Zeit beschränkt bleiben. Suchtgefahr!

3. Kapitel: **Gelenke**

Rheuma ist eine der »häufigsten und teuersten Volkskrankheiten«. In Westdeutschland wird jedes Jahr schätzungsweise fünf Millionen Mal die Diagnose Arthrose, drei Millionen Mal die Diagnose Weichteilrheuma und etwa 300.000-mal die Diagnose chronische Polyarthritis gestellt. Zur Behandlung von Rheuma werden Deutschland von niedergelassenen Ärzten jedes Jahr etwa 70 Millionen Rezepte ausgestellt.
Als Rheuma werden mehr als 100 verschiedene Krankheiten bezeichnet, die ursächlich miteinander oft gar nichts zu tun haben. Weitläufig versteht man darunter »alle Erkrankungen des Bewegungsapparates« – also des lockeren oder festen Bindegewebes, der Bänder, Sehnen, Muskeln, Knochen und der von ihnen gebildeten Organsysteme (z. B. Gelenke und Wirbelsäule).

Die wichtigsten rheumatischen Erkrankungen sind:

- *Weichteilrheumatismus*
- *Verschleißerkrankungen (degenerative Gelenkserkrankungen)*
- *entzündliches Rheuma der Gelenke (z. B. chronische Polyarthritis)*
- *Gicht*

Weichteilrheumatismus
Schmerzen in der Muskulatur und Muskelverspannungen werden von den meisten Menschen als Rheuma bezeichnet. Eine häufige Ursache für solche Beschwerden sind einseitige körperliche Belastungen und monotone Körperhaltungen, z. B. Bildschirmarbeit. Seelische Belastungen können ebenfalls zu Muskelverspannungen führen.

Behandlung
Durch verbesserte Körperhaltung, Entspannung, Ruhe, Wärme und Massagen gehen die Beschwerden meist zurück. Unter Umständen kann eine psychotherapeutische Behandlung notwendig sein. Schmerzlindernde Medikamente sollte man nur kurzfristig einnehmen. Als angenehm werden von den meisten Patienten Rheumamittel zum Einreiben empfunden. Ihre Wirkung beruht zum Teil weniger auf den Inhaltsstoffen, sondern vor allem auf dem Massageeffekt.
Die Verwendung von Magnesium-Präparaten (siehe Kapitel 14.6.: Mineralstoffpräparate) kann – zur Unterstützung physikalischer Maß-

nahmen – wegen der geringfügig muskelentspannenden Wirkung sinnvoll sein.

Verschleißerkrankungen (Arthrosen und Bandscheibenschäden)

Viele Rheuma-Patienten, die den Arzt aufsuchen, leiden an Arthrosen und nicht an entzündlichem Rheumatismus. Die Gelenke sind oft steif, aber nicht immer – wie beim entzündlichen Rheumatismus – warm und gerötet. Die Häufigkeit dieser Erkrankungen nimmt mit steigendem Alter zu. Statistiken aus verschiedenen Ländern zeigen, dass fast alle Menschen über 50 Jahre Wirbelsäulenschäden haben und fast die Hälfte an einer Arthrose leidet.
Schwere körperliche Arbeit fördert den Verschleiß der Gelenke, Bauern und Bäuerinnen sind besonders betroffen. Diabetes kann dazu beitragen, dass sich Arthrosen verschlimmern. Psychosoziale Umstände spielen bei der Entstehung der Arthrose keine Rolle, können aber die Beschwerden verstärken.

Behandlung

Der Gelenkverschleiß hat nichts mit entzündlichem Rheuma zu tun. Bei starken Schmerzen können Schmerzmittel sinnvoll sein. Die Einnahme von Rheumamitteln ist nur dann zweckmäßig, wenn die Arthrose auch mit entzündlichen Prozessen der Weichteile oder der Gelenke verbunden ist.
Die meisten Patienten verwenden zur Linderung von Beschwerden Rheumamittel zum Einreiben (siehe Tabelle 3.3.: Einreibemittel bei Muskel- und Gelenksschmerzen). Die wohltuende Wirkung ist durch den wärmenden (z. B. Nikotinsäureester) oder kühlenden Effekt mancher Inhaltsstoffe (z. B. Menthol, alkoholische Lösungen), auf Geruchsaromen und nicht zuletzt auf den Massageeffekt zurückzuführen. Bei etwa jedem zweiten Patienten mit Gelenksbeschwerden ist der Placebo-Effekt wirksam. Das heißt: Egal, was für ein Mittel geschluckt oder geschmiert wird – es hilft, unabhängig davon, welcher Wirkstoff oder ob überhaupt ein Wirkstoff enthalten ist.
Die Wirksamkeit von so genannten Knorpelschutzmitteln (z. B. *AHP 200, Dona 200-S*) ist umstritten.
Manche Vitamin-E-Präparate (z. B. *Eusovit*; siehe auch Kapitel 14.5.: Vitamin-E-Präparate und andere) werden von den Herstellern gezielt zur Behandlung von „degenerativen Gelenkserkrankungen« empfohlen. Es gibt jedoch keinen überzeugenden Nachweis für einen Nutzen von Vitamin-E-Präparaten – egal ob gegen Arthrosen oder eines der

vielen anderen Anwendungsgebiete, die von den Herstellern beworben werden. Unsere Empfehlung: Wenig zweckmäßig.
Wichtiger als Medikamente sind bei Arthrosen physikalische Therapien (heiße oder kalte Packungen, Elektrotherapie, Massagen, Gymnastik), ein ausgewogenes Maß an Ruhe und Bewegung und gutes Schuhwerk bei Hüft- und Kniegelenksarthrosen.
Gelenke sollen entlastet und Fehlbelastungen vermieden werden. Ein einfaches Hilfsmittel wie etwa ein Gehstock entlastet das Hüftgelenk um bis zu 60 Prozent. Übergewichtige sollten abnehmen, um ihre Gelenke zu entlasten.
Injektionen in ein arthrotisches Gelenk bringen in den meisten Fällen eine deutliche Schmerzlinderung – schon durch das Einbringen von einfachen Kochsalzlösungen. Man schätzt, dass bei etwa 30 bis 60 Prozent aller Arthrose-Patienten der Placebo-Effekt wirksam wird. Das heißt: Egal, was der Arzt spritzt, allein schon die Erwartung, das es hilft, bringt eine entsprechende Schmerzlinderung. Einige Untersuchungen haben das überraschende Ergebnis gebracht, dass Injektionen mit einfachen Kochsalzlösungen sogar besser wirken als solche mit Kortison oder lokalen Betäubungsmitteln.
Bei allen Injektionen in ein Gelenk besteht das Risiko von entzündlichen Reaktionen – im Durchschnitt verursacht etwa jede 10.000ste Injektion eine schwerwiegende bakterielle Infektion, die das Gelenk zerstören kann.
Wenn die Gelenkfunktion zu stark eingeschränkt ist und Schmerzen nur noch schwer kontrollierbar sind, sollte das Gelenk operativ ausgetauscht werden. Der Erfolg hält normalerweise über einen langen Zeitraum an. Arthrotische Gelenke sollten jedoch möglichst spät ausgetauscht werden.

Entzündlicher Rheumatismus

Zu den entzündlichen rheumatischen Erkrankungen zählen die chronische Polyarthritis, Morbus Bechterew, Bindegewebserkrankungen (z. B. Lupus erythematodes), Arthritis bei Schuppenflechte und nach Allgemeinerkrankungen. Allen diesen Erkrankungen ist gemeinsam, dass der betroffene Körperteil schmerzt, überwärmt, gerötet und geschwollen ist. Aus unbekannter Ursache entsteht eine Entzündung der Innenauskleidung der Gelenke (Synovitis), die auch auf Schleimbeutel und Sehnen übergreifen kann und in der Folge Knorpel und Gelenke zerstört.

Die häufigste entzündliche Rheumaerkrankung ist die chronische Polyarthritis (rheumatoide Arthritis). Ein erstes Anzeichen dafür ist oft die Steifheit am Morgen. Auf Röntgenaufnahmen lässt sich häufig erkennen, dass Gelenkknorpel und die anliegenden Knochen »angefressen« sind. Die Ursache dieser zumeist sehr schmerzhaften Erkrankung ist ungeklärt. Gesichert ist nur, dass es sich um eine Fehlsteuerung des Immunsystems handelt. Rheumatische Entzündungen können in jedem Alter auftreten, beginnen jedoch am häufigsten bei den Dreißig- bis Vierzigjährigen. Die Krankheit beginnt meist schleichend und trifft etwa ein Prozent der Bevölkerung. An chronischer Polyarthritis leiden Frauen dreimal häufiger als Männer. Auch Kinder können an chronischer Polyarthritis erkranken.

Behandlung

Wichtig ist vor allem eine genaue Untersuchung und Diagnosestellung. Wer den Verdacht hat, an entzündlichem Rheuma zu leiden, sollte sich, wenn möglich, von einem internistisch ausgebildeten Rheumatologen oder in einem Rheuma-Zentrum untersuchen lassen.
Entzündliche rheumatische Erkrankungen sind – mit Ausnahme der Arthritis, die durch eine Allgemeininfektion verursacht ist – nicht heilbar. Eine sachgerechte Behandlung kann jedoch das Fortschreiten der Erkrankung hemmen, Gelenkschäden verhindern oder verzögern, die Gelenkfunktionen erhalten und die Beschwerden wirkungsvoll lindern. Gelenkschäden schreiten besonders im ersten Jahr der Erkrankung voran. Durch Schmerzen und Schwellungen wird die Beweglichkeit eingeschränkt. In der Folge treten charakteristische Deformierungen mit Sehnenverkürzungen und versteiften Gelenken auf. Die Behandlung umfasst Medikamente, ergotherapeutische Maßnahmen, Bewegung und Gymnastik, Wärme- und Kälteanwendungen, psychologische Beratung und Therapie und manchmal Operationen.
Bei den Medikamenten unterscheidet man NSAR (Nichtsteroidale Antirheumatika), Glukokortikoide (auch als Steroide oder Kortisone oder Kortikosteroid bezeichnet; siehe Kapitel 7.1.: Mittel zur Entzündungshemmung) und so genannte Basistherapeutika. Glukokortikoide und die Basistherapeutika beeinflussen das Immunsystem. Obwohl sie beträchtliche Nebenwirkungen haben, ist ihr dauerhafter (Basistherapeutika) oder zeitweiliger (Glukokortikoide) Einsatz bei schweren Krankheitsverläufen notwendig.

Fasten kann in manchen Fällen eine dramatische Verbesserung bewirken – allerdings tritt nach Beendigung die Entzündung regelmäßig und rasch wieder auf.
Eine spezifische Rheumadiät gibt es – entgegen vieler Behauptungen – leider nicht. Empfehlenswert ist es jedoch, öfters einen fettreichen Fisch auf den Speiseplan zu setzen. In mehreren Untersuchungen hat sich ein gewisser Nutzen von mehrfach ungesättigten Omega-3-Fettsäuren gezeigt, die besonders in Fischöl enthalten sind.

Naturheilmethoden

Weil Ärzte sich oft zu wenig Zeit für Gespräche nehmen oder weil Rheumatiker manchmal falsch behandelt werden oder weil Rheuma meist eine chronische Erkrankung mit fortschreitenden Beschwerden ist – es kann viele Gründe geben, warum sich Patienten Behandlungsmethoden zuwenden, die sich gerne als »sanft«, »natürlich«, »ganzheitlich« oder »alternativ« bezeichnen.
Bei genauer Überprüfung erweisen sich die angepriesenen Heilerfolge oft als unbewiesene Behauptungen. Manche Wirkungen lassen sich allein damit erklären, dass Krankheiten auch von selbst verschwinden können, egal ob mit oder ohne Behandlung, oder dass schon allein der Glaube an eine besondere Methode oder ein besonderes Medikament heilsam ist. Diesen seit langem bekannten Effekt bezeichnet die Medizin als Placebo-Wirkung.
Gerade im Bereich der alternativen Behandlungsmethoden und Naturheilverfahren tummeln sich viele Scharlatane und Wunderheiler.

Alternative Behandlungs-Verfahren, für die es keinen seriösen Nachweis gibt, dass sie bei Rheuma wirksamer sind als Placebos (= Scheinarzneimittel ohne Wirkstoff):

- Bioresonanztherapie
- Elektroakupunktur
- Magnetfeldtherapie
- Sauerstoff-Mehrschritt-Therapie nach Ardenne
- Eigenblutbehandlung
- Symbioselenkung
- »ausleitende« Verfahren wie Aderlass, Schröpfen, Canthariden-Pflaster, Baunscheid-Verfahren
- Kupferarmreifen
- magnetische Schuhabsätze

Homöopathie gegen Rheuma?

Anfang der neunziger Jahre wurde ein neues homöopathisches Mittel – *Rheumaselect* – mit der Aussage angepriesen, dass zum ersten Mal die Wirksamkeit eines homöopathischen Mittels in einer seriösen Untersuchung belegt wurde. Und weiter: »Beweglichkeit erhalten – homöopathisch«.

Leider ist diese Aussage falsch. Denn wer die Studie genau liest, muss feststellen, dass sich durch die Einnahme des homöopathischen Mittel *Rheumaselect* weder die Morgensteifigkeit verbessert hat noch die Müdigkeit geringer geworden ist. Auch die alltäglichen Behinderungen durch die Krankheit wurden nicht verbessert. Zieht man die methodischen Mängel der Studie in Betracht – wichtige Angaben fehlen oder sind widersprüchlich –, bleibt als Ergebnis lediglich, dass bei Einnahme dieses homöopathischen Mittels möglicherweise geringere Mengen an Schmerzmitteln oder NSAR geschluckt werden müssen.

Unsere Schlussfolgerung: Die Werbung für dieses homöopathische Mittel ist eine Irreführung, denn die Beweglichkeit verändert sich durch die Einnahme nicht.

Homöopathie als Behandlungsmethode ist jedoch nicht generell abzulehnen (siehe auch Kapitel 23.: Homöopathie). Bei rheumatischen Erkrankungen, die durch psychische und soziale Faktoren mitverursacht sein können – Muskelverspannungen, Weichteilrheumatismus, Kreuzschmerzen –, können homöopathische Mittel unter Umständen sinnvoll sein.

Allerdings besteht die Gefahr, dass bei ausschließlich homöopathisch orientierten Medizinern oder Heilpraktikern notwendige Untersuchungen – z. B. eine genaue Überprüfung des körperlichen Zustandes oder Blutbildes – versäumt werden. Das ist jedoch unbedingt notwendig, wenn man herausfinden will, um welche Art von Rheuma es sich handelt oder ob die Beschwerden andere Ursachen haben.

Hilfe für den Alltag

bietet vor allem die Deutsche Rheuma-Liga, in der über 120.000 Mitglieder im ganzen Bundesgebiet organisiert sind. Bei der Zentralstelle in Bonn (Deutsche Rheuma-Liga, Maximilianstr. 14, 53111 Bonn, Tel. 0228/766060; e-mail: bv@rheuma-liga.de; Internet: www.rheuma-liga.de) kann man die Adresse der nächstgelegenen Arbeitsgruppe erfragen.

3.1. Mittel gegen Rheuma und Arthritis

Auch wenn Rheumamedikamente generell als »Antirheumatika« bezeichnet werden, vermag bislang kein einziges dieser Arzneimittel die Ursachen dieser Krankheit zu bekämpfen. Trotzdem sind sie bei schweren rheumatischen Erkrankungen unverzichtbar: Sie wirken schmerzlindernd, entzündungshemmend und helfen, die Beweglichkeit und Funktion der Gelenke zu erhalten. Alle wirksamen Medikamente haben jedoch auch Nebenwirkungen. Am häufigsten treten Magen-Darm-Beschwerden auf. Bei länger dauernder Einnahme von Medikamenten kann es notwendig sein, in regelmäßigen Abständen Laboruntersuchungen durchzuführen.
Zur reinen Schmerzlinderung sind einfache Schmerzmittel geeignet, die Acetylsalicylsäure oder Paracetamol (siehe Kapitel 1.1.) enthalten. Sinnvoll sind aber auch Naturheilmethoden, die einen nachweisbaren Nutzen haben und in der Medizin bereits seit langem angewendet werden: Es handelt sich um Wärme- und Kälteanwendungen.

Nichtsteroidale Antirheumatika (NSAR)

Diese Bezeichnung tragen alle Rheumamedikamente, in denen kein Kortison (= Steroid) enthalten ist. Nichtsteroidale Antirheumatika unterscheiden sich in Bezug auf Verträglichkeit, Wirksamkeit und Dauer der Wirkung. Es gibt keine Regel, nach der voraussagbar ist, welches Medikament das »richtige« ist. Das kann nur der behandelnde Arzt gemeinsam mit dem Patienten herausfinden.
Besonders lang anhaltende Wirkstoffe wie Piroxicam (enthalten z. B. in *Felden*) oder Phenylbutazon (enthalten z. B. in *Ambene*) bergen vor allem für ältere Patienten und solche mit verminderter Leber- oder Nierenfunktion ein erhöhtes Risiko – obwohl sie laut Statistiken vorwiegend älteren Menschen verschrieben werden.
Vor allem in den achtziger Jahren hatte die Pharmaindustrie ständig neue Rheumamittel auf den Markt gebracht – viele davon wurden nach kurzer Zeit wegen lebensbedrohlicher Nebenwirkungen verboten. Rheumamedikamente, die als »neu«, als »besonders wirksam« oder als »besonders nebenwirkungsarm« angepriesen werden, bieten meist keinen Vorteil gegenüber den seit Jahren bewährten Wirkstoffen Indometacin, Ibuprofen, Diclofenac, Acemetacin und Naproxen.
Nichtsteroidale Antirheumatika werden normalerweise geschluckt, in Form von Kapseln oder Tabletten. Es gibt nur wenige Gründe, diese

Mittel in Spritzenform zu verwenden. Das erhöht lediglich das Risiko von Nebenwirkungen.
Alle NSAR können bei hoher Dosis und lang dauernder Anwendung zu einer Schädigung der Magenschleimhaut bis hin zu Magengeschwüren und Magenblutungen führen. Bei manchen Menschen können NSAR Asthmaanfälle auslösen.

Acetylsalicylsäure (enthalten z. B. in *Aspirin, ASS-ratiopharm*)

Um nicht nur schmerzlindernd, sondern auch entzündungshemmend zu wirken, muss Acetylsalicylsäure relativ hoch dosiert werden. Diese hohe Dosierung verursacht jedoch häufig Magenbeschwerden. Das ist der Grund, warum Acetylsalicylsäure heutzutage bei entzündlichen rheumatischen Beschwerden nicht mehr so häufig verwendet wird wie früher. Eine hohe Dosierung kann außerdem Erbrechen, Ohrensausen und Benommenheit verursachen.

Indometacin (enthalten z. B. in *Amuno, Indocid, Indomet-ratiopharm*)

ist ein seit vielen Jahren bewährter Wirkstoff und eignet sich gut für leichte und mittelschwere Gelenkschmerzen. Retard-Formen von Indometacin (z. B. *Amuno-retard*), die verzögert vom Körper aufgenommen werden, sind auch gegen starke Schmerzen und Entzündungszustände wirksam.
Indometacin verursacht besonders häufig Nebenwirkungen im Magen-Darm-Bereich (Verstopfung, Durchfall, Blutungen, Magenschmerzen, Geschwüre) sowie Kopfschmerzen, Schwindel, Sehstörungen und Beeinträchtigung des Reaktions- und Konzentrationsvermögens.
Die verschiedenen Indometacin-Medikamente unterscheiden sich nicht in ihrer Wirksamkeit. Für alle gilt dieselbe Empfehlung wie für *Amuno*: therapeutisch zweckmäßig. Das Berliner Fachblatt »arznei-telegramm« rät allerdings seit Ende 1994, Indometacin-haltige Arzneimittel wegen ihrer Nebenwirkungen nur noch in Ausnahmefällen einzusetzen.

Acemetacin (enthalten z. B. in *Rantudil*)

wird im Körper größtenteils zu Indometacin abgebaut und hat deshalb ähnliche Eigenschaften.

Ibuprofen (enthalten z. B. in *Anco, Brufen, Dolgit, Dolo-Puren, ibu ABZ, Ibubeta, Ibu KADE, Ibu 1A Pharma, Ibuflam, Ibuhexal, Ibu-Phlogont, Ibuprof von ct, Ibuprofen Aliud, Ibuprofen Heumann, Ibuprofen Klinge, Ibu-ratiopharm, Ibuprofen Stada, Ibutad, Ibutop, Imbun, Urem*)

wirkt nicht so stark entzündungshemmend wie Indometacin, aber relativ stark schmerzlindernd und verursacht weniger Nebenwirkungen. Diese betreffen vor allem den Magen-Darm-Bereich (Blutungen, Verstopfung, Durchfall, Magenschmerzen, Geschwüre). Gelegentlich treten auch Kopfschmerzen und Schwindel auf.
Die verschiedenen Ibuprofen-Medikamente unterscheiden sich nicht in ihrer Wirksamkeit. Für alle gilt dieselbe Empfehlung wie für *Anco*: therapeutisch zweckmäßig.

Diclofenac (enthalten z. B. in *Allvoran, Diclac, Diclo AbZ, Diclo Dispers, Diclo 1 AP, Diclofenac Heumann, Diclofenac-ratiopharm, Diclofenac Stada, Diclofenbeta, Diclo KD, Diclo von ct, Diclo-Puren, Diclophlogont, Effekton, Monoflam, Rewodina, Voltaren*)

ist das am häufigsten verschriebene nichtsteroidale Antirheumatikum. Im Vergleich zu Indometacin hat es den Vorteil, dass es das Reaktions- und Konzentrationsvermögen nicht beeinträchtigt. Bei etwa jedem dritten Patienten verursacht das Medikament als Nebenwirkung Magen-Darm-Beschwerden (Blutungen, Verstopfung, Durchfall, Magenschmerzen, Geschwüre). Seltener treten Kopfschmerzen und Schwindel, aber auch Blutbildstörungen auf.
Die verschiedenen Diclofenac-Medikamente unterscheiden sich nicht in ihrer Wirksamkeit. Für alle gilt dieselbe Empfehlung wie für *Allvoran*: therapeutisch zweckmäßig.

Aceclofenac (enthalten z. B. in *Beofenac*), *Ketoprofen* (enthalten z. B. in *Gabrilen*), *Lornoxicam* (enthalten z. B. in *Telos*) und *Meloxicam* (enthalten z. B. in *Mobec*)

haben ähnliche Eigenschaften wie Diclofenac – ohne besondere Vorteile gegenüber diesem Standardmedikament. Meloxicam hat jedoch eine lange Wirkungsdauer.

Naproxen (enthalten z. B. in *Proxen*)

ist ein relativ stark wirkendes Antirheumatikum, das sehr lange im Körper verbleibt. Es verursacht ähnliche Nebenwirkungen wie Ibu-

profen: häufig Störungen im Magen-Darm-Bereich (Blutungen, Verstopfung, Durchfall, Magenschmerzen, Geschwüre), aber auch Kopfschmerzen und Schwindel. Durch seine lange Wirksamkeit kann die Einnahme am Abend bei morgendlicher Bewegungseinschränkung sinnvoll sein.
Unsere Empfehlung: therapeutisch zweckmäßig.

Piroxicam (enthalten z. B. in *Felden, Flexase, Pirorheum, Piroxicam Stada, Piroxicam-ratiopharm, Pirox von ct*)

Dieser Wirkstoff gehört zu den am häufigsten verschriebenen Rheumamitteln. Er hat eine besonders lange Wirkungsdauer, das heißt, er verbleibt sehr lange im Körper. Deshalb ist die Gefahr groß, dass sich das Medikament im Körper anreichert und Vergiftungserscheinungen auftreten können.
Häufige Nebenwirkungen sind Magen-Darm-Störungen (Übelkeit, Magenschmerzen, Magendrücken, Durchfall, Verstopfung, Blähungen, Magenblutungen und Geschwüre), Kopfschmerzen, Schwindel, Benommenheit, Müdigkeit, Schweißausbrüche. Seltene, aber schwerwiegende Nebenwirkungen sind Blutbildveränderungen und Schockzustände. Alte Menschen sind besonders gefährdet.
Piroxicam gehört zu den schlechter verträglichen und nur in Ausnahmefällen sinnvollen NSAR.

Cox-2-Hemmer wie *Celecoxib* (enthalten z. B. in *Celebrex*), *Rofecoxib* (enthalten z. B. in *Vioxx*)

Mit großem Werbetrara wurden in den letzten zwei Jahren neue Rheumamedikamente vom Typ der Cox-2-Hemmer eingeführt. Sowohl bei *Celebrex* als auch bei *Vioxx* behaupteten die Hersteller, dass diese Mittel besser wirken als Standardmedikamente vom Typ der NSAR und dass sie außerdem besser verträglich seien.
Nach und nach stellt sich heraus, dass diese Behauptungen nicht stimmen. In den USA wurde der Hersteller von *Celebrex* beispielsweise von der Gesundheitsbehörde mehrfach abgemahnt, weil Ärzten gegenüber unbelegte Vorteile gegenüber Standardmedikamenten behauptet und bedrohliche Nebenwirkungen wie Magen-Darm-Schäden und Wechselwirkungen mit anderen Medikamenten verschwiegen wurden.
Und *Vioxx* scheint gar kein Antirheumatikum zu sein, sondern nur ein Schmerzmittel, berichtet das »arznei-telegramm«. Die Schlussfolgerung: »Enttäuschend!«

Phenylbutazon (enthalten z. B. in *Ambene*)

Dieser Wirkstoff wird wegen möglicher schwerer Nebenwirkungen (Blut-, Leber- und Nierenschäden) nur noch in Ausnahmefällen bei akuten Bechterew-Schüben verwendet. Phenylbutazon verbleibt sehr lange im Körper. Häufig treten Nebenwirkungen wie Kopfschmerzen, Erbrechen, Übelkeit, Magen-Darm-Blutungen und Magenschmerzen auf.

Kombinationspräparate

werden inzwischen nur noch selten verwendet. Meist handelt es sich um Kombinationen von nichtsteroidalen Antirheumatika mit Vitaminen (z. B. *Neurofenac*). Es gibt bis jetzt keinen überzeugenden Nachweis, dass die Zugabe von Vitaminen die Wirksamkeit verbessert.

Kortison (Glukokortikoide, Steroide; siehe Kapitel 7.1.)

Bei Arthrosen und bei Weichteilrheuma gibt es keinen Grund, Kortison zu verwenden. Bei entzündlichem Rheuma der Gelenke können Kortison-Medikamente jedoch sinnvoll sein, um die fehlgesteuerte und überschießende Immunreaktion des Körpers bei einem Schub des entzündlichen Rheumas zu hemmen. Diese werden normalerweise frühmorgens zwischen sechs und acht Uhr mit einem Getränk und einem Stück Brot eingenommen.
Die Wirkung dieser Medikamente setzt schnell ein. Eine lang dauernde »vorbeugende« Einnahme kann jedoch gefährlich sein (siehe Kapitel 7.1.). Bei längerer Anwendung kann die Infektionsabwehr des Körpers vermindert werden, es können Knochenerweichungen, Augen- und Muskelschäden, Magen-Darm-Geschwüre, Hautschäden, Erhöhung des Blutzuckers und des Blutdrucks auftreten.
Während der Kortison-Behandlung sollte man NSAR-Medikamente unter Umständen zeitlich versetzt einnehmen.

Langzeitbehandlung der chronischen Polyarthritis mit »Basistherapeutika«

Diese Medikamente lindern Schmerzen und Entzündungserscheinungen von chronischer Polyarthritis nicht sofort und direkt, sondern langfristig. Meist werden neben diesen Basistherapeutika noch andere Rheumamittel verwendet. Bei manchen Mitteln kann es Monate dauern, bis sich eine Wirkung zeigt.

In den letzten Jahren hat sich das Behandlungskozept der chronischen Polyarthritis geändert. Bis vor kurzem ging man nach dem so genannten Pyramidenschema vor, bei dem stark wirksame Mittel erst nach Versagen von schwächeren vorgesehen waren. Heute verwendet man sofort stark wirksame. Bei schwerer Arthritis gilt Methotrexat (*Lantarel*) als zweckmäßigstes Mittel. Die Wirkung zeigt sich nach vier bis sechs Wochen. Bei leichteren Formen von Arthritis gelten Sulfasalazin (*Azulfidine RA*) oder Chloroquin (*Resochin*) am geeignetsten.
Orale (= über den Mund eingenommene) Goldpräparate werden von vielen Fachleuten als überholt beziehungsweise entbehrlich bezeichnet – wegen der schwachen Wirksamkeit und der möglichen Nebenwirkungen. Goldpräparate zum Spritzen gelten nach wie vor als sinnvoll.
Ein großer Nachteil aller Basistherapeutika sind die oft schwerwiegenden Nebenwirkungen. Deshalb muss für jeden Einzelfall sorgfältig entschieden werden, ob der Nutzen größer als das Risiko ist. Wegen der unsicheren Wirkung und wegen der Nebenwirkungen brechen etwa zwei Drittel aller Patienten die Behandlung mit solchen Medikamenten ab. Anzeichen für eine Wirksamkeit sind, dass sich Schwellungen und Schmerzen verringern und die Entzündungszeichen im Blut zurückgehen.

Kräuterschnäpse

In Maßen genossen, schaden Kräuterschnäpse sicher nicht, eine heilende Wirkung ist allerdings nicht zu erwarten. Dasselbe gilt für das Medikament *Phytodolor*, das im Grunde genommen nichts anderes als ein Kräuterschnaps ist. Der Hersteller bewirbt *Phytodolor* gegen *»akute und subakute rheumatische Erkrankungen«*.

Teufelskralle

Ihr wird eine Kortison-ähnliche, entzündungshemmende Wirkung zugeschrieben. Teufelskralle ist z. B. enthalten in *Jucurba, Rheuma-Sern, Rivoltan, Sogoon, Teltonal, Teufelskralle-ratiopharm*. Die therapeutische Wirksamkeit ist zweifelhaft.

Magnesium

Dieser Mineralstoff (enthalten z. B. in *Magnesium Disporal, Magnesium Sandoz, Magnesium Verla, Magnetrans forte*) gehört zu den am häufigsten verschriebenen Mitteln gegen Weichteilrheumatismus, aber auch gegen viele andere Beschwerden wie Bluthochdruck, Wadenkrämpfe, Angina pectoris und anderes (siehe Kapitel 14.6.: Mineralstoffpräparate). Die geringfügig muskelentspannende Wirkung von Magnesium kann als Unterstützung physikalischer Maßnahmen zur Muskellockerung bei Weichteilrheumatismus möglicherweise sinnvoll sein.

Knorpelschutzmittel (Chondroprotektiva)

Die Pharmawerbung suggeriert, dass solche Mittel (z. B. *AHP 200*, *Dona 200-S*) den Abbau von Knorpelgewebe in den Gelenken aufhalten oder sogar rückgängig machen kann. In den USA oder Schweden sind solche Mittel wegen zweifelhafter Wirksamkeit gar nicht zugelassen.

Vitamin E

Das Vitamin-E-haltige Mittel *Eusovit* kann »gegen Arthrose-Schmerzen« helfen, behauptet die Hersteller-Firma. Außerdem soll *Eusovit* den Mangel an Gelenkschmiere ausgleichen, die Gleitfähigkeit erhöhen und die Beweglichkeit verbessern. Für alle diese Behauptungen gibt es bis jetzt keinen seriösen Nachweis.
Ein Nutzen von Vitamin-E-Präparaten ist generell zweifelhaft, denn es gibt bis jetzt keine Untersuchungen, in denen ein Vitamin-E-Mangel beim Menschen nachgewiesen ist (siehe dazu auch Kapitel 14.5.: Vitamin-E-Präparate und andere). Der Tagesbedarf an Vitamin E wird problemlos durch die Nahrung gedeckt. Unsere Empfehlung für Vitamin-E-haltige Präparate gegen Rheuma- und Arthrosebeschwerden lautet: Wenig zweckmäßig.

Heilpflanzen

Viele Menschen lehnen die Schulmedizin und das Schlucken von »Chemie« in Form von Pillen ab und bevorzugen »natürliche« Mittel wie Tees, Pflanzenextrakte und dergleichen. Häufig wird dabei jedoch übersehen, dass manche »natürlichen« Mittel ebenfalls gravierende Nebenwirkungen haben können.
Tees, Säfte, Bäder oder Tinkturen, die bei rheumatischen Erkrankungen empfohlen werden – *Weidenrinde, Heublumen, Löwenzahn, Brennessel, Senfsamen, Birkenblätter, Sandsegge* –, haben zwar keine nachgewiesene Wirksamkeit, werden jedoch als wohltuend empfunden. Man sollte sich keine übertriebenen Hoffnungen machen, dass sich Rheuma aufgrund der Verwendung solcher Mittel bessert. Nebenwirkungen sind bei üblichem Gebrauch nicht zu erwarten.

Homöopathische Mittel (Araniforce forte, Steirocall, Traumeel S, Zeel, Zeel comp., Zeel comp N, Zeel P)

Es ist zweifelhaft, ob homöopathische Mittel bei entzündlichem Rheuma von Gelenken wirksam sind. Bei rheumatischen Erkrankungen, die durch psychische und soziale Faktoren mitverursacht sind, ist die Verwendung von Homöopathika jedoch vertretbar – vorausgesetzt, dass die Anwendung therapeutisch zweckmäßiger Mittel dadurch nicht unterlassen wird.

Unkonventionelle Medikamente und »Wundermittel«

Gerade bei chronischen rheumatischen Erkrankungen wird die Hoffnung von Patienten ausgenützt. Immer wieder werden neue, wundersame Mittel angepriesen, neben den oben näher beschriebenen Mitteln z. B. Vitamin B, Thymus (z. B. *Neychondrin, Thym-Uvocal*), Zink, Histidin, Japanpflaster, Murmeltierfett, grünlippige Neuseelandmuschel und andere.
Bei keinem dieser Mittel gibt es einen seriösen Nachweis, dass es gegen Rheuma wirksam ist.

3.1. Mittel gegen Rheuma und Arthrosen

Präparat	Wichtigste Nebenwirkungen	Empfehlung
AHP 200 (D) Filmtabl. Oxaceprol *Rezeptpflichtig*	Magenbeschwerden	**Wenig zweckmäßig** Die Wirksamkeit bei Verschleißerscheinungen der Gelenke ist nicht nachgewiesen.
Allvoran (D) Tabl. **Allvoran Retard/ -uno** (D) Retardtabl. **Allvoran S** (D) Zäpfchen **Allvoran SF** (D) Amp. Diclofenac *Rezeptpflichtig*	Kopfschmerzen, Magen-Darm-Störungen, zentralnervöse Störungen (z. B. Schwindel, Sehstörungen). Bei Injektion lebensbedrohlicher Schock und örtliche Gewebsschädigung möglich	**Therapeutisch zweckmäßig** Zäpfchen und Ampullen nur zweckmäßig, wenn das Medikament nicht in Tablettenform eingenommen werden kann.

Präparat	Wichtigste Nebenwirkungen	Empfehlung
Ambene (Ö) Fertigspritzen, Doppelampullen Lösung A: Phenylbutazon, Carbamoylphenoxyessigsäure, Dexamethason, Lidocain Lösung B: Vitamin B_{12}, Lidocain *Rezeptpflichtig*	Magenschleimhautreizungen, verminderte Infektionsabwehr. Bei längerer Anwendung: Blut-, Leber- und Nierenschäden, Knochenerweichung, mangelnde Ausscheidung von Salz und Wasser, Störungen im Magen- Darm-Trakt: Blutungen, Geschwüre. Augen- und Muskelschäden. Absterben von Fett- und Muskelgewebe an der Injektionsstelle	**Abzuraten** Wenig sinnvolle Kombination von einem Vitamin mit zwei stark wirksamen Entzündungshemmern (Phenylbutazon, Dexamethason). Dieses Mittel wurde in Deutschland bereits 1985 wegen unvertretbarer Risiken aus dem Handel gezogen.
Ambene (D) Filmtabl., Amp., Fertigspritzen, Zäpfchen Phenylbutazon Ampullen: zusätzlich Lidocain *Rezeptpflichtig*	Magenschleimhautreizungen. Bei längerer Anwendung: Blut-, Leber- und Nierenschäden, mangelnde Ausscheidung von Salz und Wasser, Störungen im Magen-Darm-Trakt: Blutungen, Geschwüre. Bei Injektionen: Absterben von Fett- und Muskelgewebe an der Injektionsstelle	**Abzuraten** Vertretbar nur in begründeten Ausnahmefällen zur Behandlung akuter Schübe der Bechterew'schen Erkrankung. Die Injektion des Entzündungshemmers (Phenylbutazon) ist gefährlicher als die Einnahme von Tabletten. Eine zuverlässige Behandlung mit Zäpfchen ist nicht möglich.
Ambene N (Ö) Tabl., Zäpfchen Tabl.: Phenylbutazon, Vitamin B_1, Vitamin B_{12}, Aluminiumglycinat Zäpfchen: Phenylbutazon, Vitamin B_{12} *Rezeptpflichtig*	Magenschleimhautreizungen. Bei längerer Anwendung: Blut-, Leber- und Nierenschäden, mangelnde Ausscheidung von Salz und Wasser aus dem Körper, Störungen im Magen-Darm-Trakt: Blutungen, Geschwüre	**Abzuraten** Vertretbar nur in begründeten Ausnahmefällen zur Behandlung akuter Schübe der Bechterew'schen Erkrankung. Die Beimengung von Vitaminen und säurebindendem Magenmittel (Aluminiumglycinat) zu dem stark wirkenden Entzündungshemmer (Phenylbutazon) ist überflüssig. Eine zuverlässige Behandlung mit Zäpfchen ist nicht möglich.
Amuno (D) Kaps., Retardkaps., Zäpfchen Indometacin *Rezeptpflichtig*	Häufig Kopfschmerzen; Magen-Darm-Störungen, zentralnervöse Störungen (z. B. Schwindel, Sehstörungen)	**Therapeutisch zweckmäßig** Lang bewährt. Zäpfchen nur zweckmäßig, wenn das Medikament nicht als Kapsel eingenommen werden kann.
Anco (D) Drag., Filmtabl., Forte-Filmtabl., Retardtabl., Zäpfchen, Brausegranulat Ibuprofen *Rezeptpflichtig*	Kopfschmerzen, Magen-Darm-Störungen, zentralnervöse Störungen (z. B. Schwindel, Sehstörungen)	**Therapeutisch zweckmäßig** Schmerz- und entzündunghemmend wirkender Inhaltsstoff. Zäpfchen nur zweckmäßig, wenn das Medikament nicht in Tablettenform eingenommen werden kann.

Präparat	Wichtigste Nebenwirkungen	Empfehlung
Araniforce forte (D) Tropfen Verschiedene homöopathische Zubereitungen aus Pflanzen, anorganischen Verbindungen und z. B. Tuberculin	Keine wesentlichen zu erwarten. Tropfen enthalten Alkohol!	**Homöopathisches Mittel** Vertretbar, wenn die Einnahme als wirksam empfunden und eine notwendige Anwendung therapeutisch zweckmäßiger Mittel nicht unterlassen wird.
Arthotec (D) Manteltabl., akut Manteltabl. Diclofenac, Misoprostol *Rezeptpflichtig*	Kopfschmerzen, Magen-Darm-Störungen (z. B. Bauchschmerzen, Durchfall), zentralnervöse Störungen (z. B. Schwindel, Sehstörungen), Schlafstörungen	**Abzuraten** Wenig sinnvolle Kombination von Rheumamittel (Diclofenac) und zweifelhaftem Magenmittel (Misoprostol).
Arthrex (D) Tabl., Retardtabl., Zäpfchen, Amp. Diclofenac *Rezeptpflichtig*	Kopfschmerzen, Magen-Darm-Störungen, zentralnervöse Störungen (z. B. Schwindel, Sehstörungen). Bei Injektion lebensbedrohlicher Schock und örtliche Gewebsschädigung möglich	**Therapeutisch zweckmäßig** Zäpfchen und Ampullen nur zweckmäßig, wenn das Medikament nicht in Tabletten- oder Retardtablettenform eingenommen werden kann.
Avallone (Ö) Filmtabl. Ibuprofen *Rezeptpflichtig*	Kopfschmerzen, Magen-Darm-Störungen, zentralnervöse Störungen (z. B. Schwindel, Sehstörungen)	**Therapeutisch zweckmäßig** Schmerz- und entzündungshemmendes Mittel.
Azulfidine RA (D) Filmtabl. Sulfasalazin *Rezeptpflichtig*	Magen-Darm-Störungen, Blutschäden, allergische Erscheinungen (Hautjucken, Ausschlag)	**Therapeutisch zweckmäßig** als »Basistherapeutikum« bei chronischer Polyarthritis.
Beofenac (D) Filmtabl., Aceclofenac *Rezeptpflichtig*	Kopfschmerzen, Magen-Darm-Störungen, Hauterscheinungen (z. B. Jucken, Entzündungen), zentralnervöse Störungen (z. B. Schwindel, Seh- und Schlafstörungen)	**Therapeutisch zweckmäßig** Schmerz- und entzündungshemmendes Mittel. Weniger bewährt als die Standardmittel mit den Wirkstoffen Diclofenac oder Ibuprofen.

Präparat	Wichtigste Nebenwirkungen	Empfehlung
Brufen (D/Ö) Drag., Filmtabl., Zäpfchen Ibuprofen *Rezeptpflichtig*	Kopfschmerzen, Magen-Darm-Störungen, zentralnervöse Störungen (z. B. Schwindel, Sehstörungen)	**Therapeutisch zweckmäßig** Schmerz- und entzündungshemmendes Mittel. Zäpfchen nur zweckmäßig, wenn das Medikament nicht als Tablette eingenommen werden kann.
Celebrex (D/Ö) Hartkaps. Celecoxib *Rezeptpflichtig*	Magen-Darm-Störungen, Schwindel, Infektionen der Atemwege, schwere Hautschäden, Blutschäden, Ödeme durch mangelnde Ausscheidung von Salz und Wasser, Bluthochdruck, Durchblutungsstörungen des Herzens, Lichtüberempfindlichkeit	**Möglicherweise zweckmäßig** Noch wenig erprobtes, umstrittenes Mittel. Vertretbar nur für kurzfristige Anwendung, wenn die Standardmittel mit den Wirkstoffen Diclofenac oder Ibuprofen nicht vertragen werden. Langzeitverträglichkeit, besonders bei Durchblutungsstörungen des Herzens noch unzureichend gesichert.
Deflamat (Ö) Kaps., Retardkaps., Amp., Zäpfchen Diclofenac *Rezeptpflichtig*	Kopfschmerzen, Magen-Darm-Störungen, zentralnervöse Störungen (z. B. Schwindel, Sehstörungen). Bei Injektion lebensbedrohlicher Schock und örtliche Gewebsschädigung möglich	**Therapeutisch zweckmäßig** Zäpfchen und Ampullen nur zweckmäßig, wenn das Medikament nicht in Tablettenform eingesetzt werden kann.
Diclac (D) Tabl., Zäpfchen, Amp. **Diclac ID** (D) Retardtabl. **Diclac Dispers/ Dispers akut** (D) Tabl. Diclofenac *Rezeptpflichtig*	Kopfschmerzen, Magen-Darm-Störungen, zentralnervöse Störungen (z. B. Schwindel, Sehstörungen). Bei Injektion lebensbedrohlicher Schock und örtliche Gewebsschädigung möglich	**Therapeutisch zweckmäßig** Zäpfchen und Ampullen nur zweckmäßig, wenn das Medikament nicht in Tablettenform eingesetzt werden kann.
Diclo AbZ (D) Tabl., Amp. Diclofenac *Rezeptpflichtig*	Kopfschmerzen, Magen-Darm-Störungen, zentralnervöse Störungen (z. B. Schwindel, Sehstörungen). Bei Injektion lebensbedrohlicher Schock und örtliche Gewebsschädigung möglich.Vorsicht! Ampullen enthalten lokales Betäubungsmittel Lidocain.	**Therapeutisch zweckmäßig** Ampullen nur zweckmäßig, wenn das Medikament nicht in Tablettenform eingesetzt werden kann.

Präparat	Wichtigste Nebenwirkungen	Empfehlung
Diclobene (Ö) Filmtabl., Retardkaps., Amp., Zäpfchen Diclofenac *Rezeptpflichtig*	Kopfschmerzen, Magen-Darm-Störungen, zentralnervöse Störungen (z. B. Schwindel, Sehstörungen). Bei Injektion lebensbedrohlicher Schock und örtliche Gewebsschädigung möglich	**Therapeutisch zweckmäßig** Zäpfchen und Ampullen nur zweckmäßig, wenn das Medikament nicht in Tablettenform eingesetzt werden kann.
Diclo dispers (D) Tabl. Diclofenac *Rezeptpflichtig*	Kopfschmerzen, Magen-Darm-Störungen, zentralnervöse Störungen (z. B. Schwindel, Sehstörungen)	**Therapeutisch zweckmäßig** Bewährtes Mittel.
Diclo-Divido/ -long (D) Retardkaps. Diclofenac *Rezeptpflichtig*	Kopfschmerzen, Magen-Darm-Störungen, zentralnervöse Störungen (z. B. Schwindel, Sehstörungen)	**Therapeutisch zweckmäßig** Bewährtes Mittel.
Diclo 1 A Pharma (D) Tabl., Retardtabl. Diclofenac *Rezeptpflichtig*	Kopfschmerzen, Magen-Darm-Störungen, zentralnervöse Störungen (z. B. Schwindel, Sehstörungen)	**Therapeutisch zweckmäßig** Bewährtes Mittel.
Diclofenac AL (D) Tabl., Retardtabl., Zäpfchen, Ampullen Diclofenac *Rezeptpflichtig*	Kopfschmerzen, Magen-Darm-Störungen, zentralnervöse Störungen (z. B. Schwindel, Sehstörungen). Bei Injektion lebensbedrohlicher Schock und örtliche Gewebsschädigung möglich	**Therapeutisch zweckmäßig** Zäpfchen und Ampullen nur zweckmäßig, wenn das Medikament nicht in Tablettenform eingesetzt werden kann.
Diclofenac Heumann/ -Supp (D) Tabl., Zäpfchen **Diclofenac retard Heumann** (D) Retardtabl. **Diclofenac Heumann SF** (D) Amp. Diclofenac *Rezeptpflichtig*	Kopfschmerzen, Magen-Darm-Störungen, zentralnervöse Störungen (z. B. Schwindel, Sehstörungen)	**Therapeutisch zweckmäßig** Zäpfchen und Ampullen nur zweckmäßig, wenn das Medikament nicht in Tablettenform eingesetzt werden kann.

Präparat	Wichtigste Nebenwirkungen	Empfehlung
Diclofenac-ratiopharm Tabletten/ -SL/ -Zäpfchen (D) Tabl., Retardkaps., Supp. **Diclofenac retard-ratiopharm** (D) Retardtabl. **Diclofenac-ratiopharm uno** (D) Retardtabl. **Diclofenac-ratiopharm SF** (D) Ampullen Diclofenac *Rezeptpflichtig*	Kopfschmerzen, Magen-Darm-Störungen, zentralnervöse Störungen (z. B. Schwindel, Sehstörungen). Bei Injektion lebensbedrohlicher Schock und örtliche Gewebsschädigung möglich.Vorsicht! Ampullen enthalten lokales Betäubungsmittel Lidocain	**Therapeutisch zweckmäßig** Zäpfchen und Ampullen nur zweckmäßig, wenn das Medikament nicht in Tablettenform eingesetzt werden kann.
Diclofenac-Stada (D) Tabl., Retardtabl., Amp., Zäpfchen Diclofenac *Rezeptpflichtig*	Kopfschmerzen, Magen-Darm-Störungen, zentralnervöse Störungen (z. B. Schwindel, Sehstörungen). Bei Injektion lebensbedrohlicher Schock und örtliche Gewebsschädigung möglich	**Therapeutisch zweckmäßig** Zäpfchen und Ampullen nur zweckmäßig, wenn das Medikament nicht in Tablettenform eingesetzt werden kann.
Diclofenbeta (D) Tabl., Zäpfchen **Diclofenbeta retard/ -uno** (D) Retardtabl. Diclofenac *Rezeptpflichtig*	Kopfschmerzen, Magen-Darm-Störungen, zentralnervöse Störungen (z. B. Schwindel, Sehstörungen). Bei Injektion lebensbedrohlicher Schock und örtliche Gewebsschädigung möglich	**Therapeutisch zweckmäßig** Zäpfchen nur zweckmäßig, wenn das Medikament nicht in Tablettenform eingesetzt werden kann.
Diclo KD/ akut/ retard (D) Kaps, Tabl., Retardtabl., Zäpfchen, Amp. Diclofenac *Rezeptpflichtig*	Kopfschmerzen, Magen-Darm-Störungen, zentralnervöse Störungen (z. B. Schwindel, Sehstörungen). Bei Injektion lebensbedrohlicher Schock und örtliche Gewebsschädigung möglich	**Therapeutisch zweckmäßig** Zäpfchen und Ampullen nur zweckmäßig, wenn das Medikament nicht in Tablettenform eingesetzt werden kann.
Diclophlogont/ retard/ SL (D) Tabl., Retardtabl., Retardkaps., Zäpfchen, Ampullen Diclofenac *Rezeptpflichtig*	Kopfschmerzen, Magen-Darm-Störungen, zentralnervöse Störungen (z. B. Schwindel, Sehstörungen). Bei Injektion lebensbedrohlicher Schock und örtliche Gewebsschädigung möglich	**Therapeutisch zweckmäßig** Zäpfchen und Ampullen nur zweckmäßig, wenn das Medikament nicht in Tablettenform eingesetzt werden kann.

Präparat	Wichtigste Nebenwirkungen	Empfehlung
Diclo-Puren (D) Kaps., Retardkaps., Zäpfchen, Ampullen Diclofenac *Rezeptpflichtig*	Kopfschmerzen, Magen-Darm-Störungen, zentralnervöse Störungen (z. B. Schwindel, Sehstörungen). Bei Injektion lebensbedrohlicher Schock und örtliche Gewebsschädigung möglich	**Therapeutisch zweckmäßig** Zäpfchen und Ampullen nur zweckmäßig, wenn das Medikament nicht in Tablettenform eingesetzt werden kann.
Diclo von ct / retard (D) Tabl., Retardtabl., Zäpfchen, Amp. Diclofenac *Rezeptpflichtig*	Kopfschmerzen, Magen-Darm-Störungen, zentralnervöse Störungen (z. B. Schwindel, Sehstörungen). Bei Injektion lebensbedrohlicher Schock und örtliche Gewebsschädigung möglich. Vorsicht! Ampullen enthalten lokales Betäubungsmittel Lidocain	**Therapeutisch zweckmäßig** Zäpfchen nur zweckmäßig, wenn das Medikament nicht in Tablettenform eingesetzt werden kann.
Dolgit (D) Drag., Filmtabl. Ibuprofen *Rezeptpflichtig*	Kopfschmerzen, Magen-Darm-Störungen, zentralnervöse Störungen (z. B. Schwindel, Sehstörungen)	**Therapeutisch zweckmäßig** Schmerz- und entzündungshemmendes Mittel.
Dolo Puren T/ forte/ Granulat (D) Filmtabl., Granulat Ibuprofen *Rezeptpflichtig* *(nur stärkere Mittel)*	Kopfschmerzen, Magen-Darm-Störungen, zentralnervöse Störungen (z. B. Schwindel, Sehstörungen)	**Therapeutisch zweckmäßig** Schmerz- und entzündungshemmendes Mittel.
Dona 200 S (D) Drag. Glucosaminsulfat	Keine bekannt	**Wenig zweckmäßig** Wirksamkeit von D-Glucosaminsulfat zweifelhaft.
Effekton/ mite/ retard (D) Drag., Retardtabl., Zäpfchen, Amp. Diclofenac *Rezeptpflichtig*	Kopfschmerzen, Magen-Darm-Störungen, zentralnervöse Störungen (z. B. Schwindel, Sehstörungen). Bei Injektion lebensbedrohlicher Schock und örtliche Gewebsschädigung möglich	**Therapeutisch zweckmäßig** Zäpfchen und Ampullen nur zweckmäßig, wenn das Medikament nicht in Tablettenform eingenommen werden kann.

Präparat	Wichtigste Nebenwirkungen	Empfehlung
Felden (D/Ö) Kaps., Tabs, Zäpfchen, Ampullen Piroxicam *Rezeptpflichtig*	Mangelnde Ausscheidung von Salz und Wasser aus dem Körper, schwere allergische Erscheinungen. Im höheren Lebensalter Gefahr tödlicher Magen-Darm-Schäden	**Wenig zweckmäßig** Sehr lange Wirkungsdauer. Vertretbar nur in begründeten Ausnahmefällen.
Flexase (D) Tabl., Ampullen Piroxicam *Rezeptpflichtig*	Mangelnde Ausscheidung von Salz und Wasser aus dem Körper, schwere allergische Erscheinungen. Im höheren Lebensalter Gefahr tödlicher Magen-Darm-Schäden	**Wenig zweckmäßig** Sehr lange Wirkungsdauer. Vertretbar nur in begründeten Ausnahmefällen.
Gabrilen/ retard/ i.m. (D) Kaps., Ampullen **Gabrilen GS gegen Schmerzen** (D) Tabl. Ketoprofen *Rezeptpflichtig*	Kopfschmerzen, Blutschäden, zentralnervöse Störungen (z. B. Schwindel, Sehstörungen), Magen-Darm-Störungen	**Therapeutisch zweckmäßig** Ampullen nur zweckmäßig, wenn das Medikament nicht als Kapsel eingenommen werden kann.
Ibu 1 A Pharma (D) Filmtabl. Ibuprofen *Rezeptpflichtig*	Kopfschmerzen, Magen-Darm-Störungen, zentralnervöse Störungen (z. B. Schwindel, Sehstörungen)	**Therapeutisch zweckmäßig** Schmerz- und entzündungshemmendes Mittel.
Ibu AbZ (D) Filmtabl. Ibuprofen *Rezeptpflichtig*	Kopfschmerzen, Magen-Darm-Störungen, zentralnervöse Störungen (z. B. Schwindel, Sehstörungen)	**Therapeutisch zweckmäßig** Schmerz- und entzündungshemmendes Mittel.
ibubeta/ akut/ retard (D) Filmtabl., Retardtabl. Ibuprofen *Rezeptpflichtig (nur stärkere Mittel)*	Kopfschmerzen, Magen-Darm-Störungen, zentralnervöse Störungen (z. B. Schwindel, Sehstörungen)	**Therapeutisch zweckmäßig** Schmerz- und entzündungshemmendes Mittel.
Ibu KD (D) Retardtabl. Ibuprofen *Rezeptpflichtig*	Kopfschmerzen, Magen-Darm-Störungen, zentralnervöse Störungen (z. B. Schwindel, Sehstörungen)	**Therapeutisch zweckmäßig** Schmerz- und entzündungshemmendes Mittel.

Präparat	Wichtigste Nebenwirkungen	Empfehlung
Ibuflam (D) Filmtabl. Ibuprofen *Rezeptpflichtig*	Kopfschmerzen, Magen-Darm-Störungen, zentralnervöse Störungen (z. B. Schwindel, Sehstörungen)	**Therapeutisch zweckmäßig** Schmerz- und entzündungshemmendes Mittel.
Ibuhexal (D) Filmtabl., Retardtabl., Zäpfchen Ibuprofen *Rezeptpflichtig*	Kopfschmerzen, Magen-Darm-Störungen, zentralnervöse Störungen (z. B. Schwindel, Sehstörungen)	**Therapeutisch zweckmäßig** Schmerz- und entzündungshemmendes Mittel.
Ibuphlogont (D) Filmtabl., Retardtabl. Ibuprofen *Rezeptpflichtig*	Kopfschmerzen, Magen-Darm-Störungen, zentralnervöse Störungen (z. B. Schwindel, Sehstörungen)	**Therapeutisch zweckmäßig** Schmerz- und entzündungshemmendes Mittel.
Ibuprof von ct (D) Filmtabl., Brausetabl., Amp. **Ibuprof ret. von ct** (D) Retardkaps., Retardtabl. **Ibuprof Supp. von ct** (D) Zäpfchen Ibuprofen *Rezeptpflichtig*	Kopfschmerzen, Magen-Darm-Störungen, zentralnervöse Störungen (z. B. Schwindel, Sehstörungen). Vorsicht! Ampullen enthalten lokales Betäubungsmittel Lidocain.	**Therapeutisch zweckmäßig** Zäpfchen und Ampullen nur zweckmäßig, wenn das Medikament nicht in Tabletten- oder Kapselform eingenommen werden kann.
Ibuprofen Aliud (D) **Ibuprofen Heumann** (D) **Ibuprofen Klinge** (D) **Ibuprofen Stada** (D) Filmtabl., Retardtabl., Retardkaps., Brausetabl., Zäpfchen Ibuprofen *Rezeptpflichtig*	Kopfschmerzen, Magen-Darm-Störungen, zentralnervöse Störungen (z. B. Schwindel, Sehstörungen)	**Therapeutisch zweckmäßig** Schmerz- und entzündungshemmendes Mittel. Zäpfchen nur zweckmäßig, wenn das Medikament nicht in Tablettenform eingenommen werden kann.
Ibu-ratiopharm (D) Filmtabl. **Ibu-ratiopharm akut Schmerztabletten** (D) Tabl. Ibuprofen *Rezeptpflichtig*	Kopfschmerzen, Magen-Darm-Störungen, zentralnervöse Störungen (z. B. Schwindel, Sehstörungen)	**Therapeutisch zweckmäßig** Zäpfchen nur zweckmäßig, wenn das Medikament nicht in Tablettenform eingenommen werden kann.

Präparat	Wichtigste Nebenwirkungen	Empfehlung
Ibutad/ Retard/ S (D) Filmtabl., Retardtabl. Zäpfchen Ibuprofen *Rezeptpflichtig*	Kopfschmerzen, Magen-Darm-Störungen, zentralnervöse Störungen (z. B. Schwindel, Sehstörungen)	**Therapeutisch zweckmäßig** Zäpfchen nur zweckmäßig, wenn das Medikament nicht in Tablettenform eingenommen werden kann.
ibutop Rückenschmerztabletten (D) Filmtabl. Ibuprofen	Kopfschmerzen, Magen-Darm-Störungen, zentralnervöse Störungen (z. B. Schwindel, Sehstörungen)	**Therapeutisch zweckmäßig** Schmerz- und entzündungshemmendes Mittel.
Imbun (D/Ö) Brausetabl., Filmtabl., Retardtabl., Zäpfchen, Ampullen Ibuprofen *Rezeptpflichtig*	Kopfschmerzen, Magen-Darm-Störungen, zentralnervöse Störungen (z. B. Schwindel, Sehstörungen)	**Therapeutisch zweckmäßig** Zäpfchen und Ampullen nur zweckmäßig, wenn das Medikament nicht in Tablettenform eingenommen werden kann.
Indocid (Ö) Kaps., Retardkaps., Zäpfchen Indometacin *Rezeptpflichtig*	Häufig Kopfschmerzen; Magen-Darm-Störungen, zentralnervöse Störungen (z. B. Schwindel, Sehstörungen)	**Therapeutisch zweckmäßig** Lang bewährt. Zäpfchen nur zweckmäßig, wenn das Medikament nicht in anderer Form angewendet werden kann.
Indomet-ratiopharm (D) Zäpfchen, Kaps., Retardkaps. Indometacin *Rezeptpflichtig*	Häufig Kopfschmerzen; Magen-Darm-Störungen, zentralnervöse Störungen (z. B. Schwindel, Sehstörungen)	**Therapeutisch zweckmäßig** Lang bewährt. Zäpfchen nur zweckmäßig, wenn das Medikament nicht als Kapsel eingenommen werden kann.
Indometacin-BC (D) Zäpfchen Indometacin *Rezeptpflichtig*	Häufig Kopfschmerzen; Magen-Darm-Störungen, zentralnervöse Störungen (z. B. Schwindel, Sehstörungen)	**Therapeutisch zweckmäßig nur** wenn das Medikament nicht in Tabletten- oder Kapselform eingenommen werden kann.
Jucurba (D) Kapseln Extrakte aus Teufelskrallenwurzel	Magen-Darm-Beschwerden. Vorsicht bei Magen-Darm-Geschwüren und Gallensteinleiden	**Wenig zweckmäßig** Pflanzliches Mittel. Therapeutische Wirksamkeit zweifelhaft.

Präparat	Wichtigste Nebenwirkungen	Empfehlung
Lantarel (D) Tabl., Injektionslösung Methotrexat *Rezeptpflichtig*	Hautreaktionen, Magen-Darm-störungen, verminderte Infektionsabwehr, Blutschäden. In seltenen Fällen schwere Lungenschäden möglich. Störungen der Fruchtbarkeit möglich	**Therapeutisch zweckmäßig** als »Basistherapeutikum« bei chronischer Polyarthritis.
Magluphen (Ö) Filmtabl., Retardtabl., Zäpfchen, Ampullen Diclofenac *Rezeptpflichtig*	Kopfschmerzen, Magen-Darm-Störungen, zentralnervöse Störungen (z. B. Schwindel, Sehstörungen). Bei Injektion lebensbedrohlicher Schock und örtliche Gewebsschädigung möglich	**Therapeutisch zweckmäßig** Zäpfchen und Ampullen nur zweckmäßig, wenn das Medikament nicht in Tablettenform eingenommen werden kann.
Mobec (D) Tabl., Zäpfchen Meloxicam *Rezeptpflichtig*	Magen-Darm-Störungen, Haut- und Schleimhautentzündungen, Lichtschäden, Asthma, Blutschäden, Ödeme durch mangelnde Ausscheidung von Salz und Wasser	**Wenig zweckmäßig** Vertretbar in begründeten Ausnahmefällen. Lange Wirkungsdauer.
Monoflam (D) Tabl., Retardkaps., Zäpfchen Diclofenac *Rezeptpflichtig*	Kopfschmerzen, Magen-Darm-Störungen, zentralnervöse Störungen (z. B. Schwindel, Sehstörungen)	**Therapeutisch zweckmäßig** Zäpfchen nur zweckmäßig, wenn das Medikament nicht eingenommen werden kann.
Movalis (Ö) Tabl., Zäpfchen Meloxicam *Rezeptpflichtig*	Magen-Darm-Störungen, Haut- und Schleimhautentzündungen, Lichtschäden, Asthma, Blutschäden, Ödeme durch mangelnde Ausscheidung von Salz und Wasser	**Wenig zweckmäßig** Vertretbar in begründeten Ausnahmefällen. Lange Wirkungsdauer.
Neurofenac (Ö) Kaps. Diclofenac Vitamine B_1, B_6, B_{12} *Rezeptpflichtig*	Kopfschmerzen, Magen-Darm-Störungen, zentralnervöse Störungen (z. B. Schwindel, Sehstörungen)	**Wenig zweckmäßig** Wenig sinnvolle Kombination eines schmerz- und entzündungshemmenden Mittels mit B-Vitaminen. Die therapeutische Wirksamkeit von B-Vitaminen bei Gelenkerkrankungen ist umstritten.

Präparat	Wichtigste Nebenwirkungen	Empfehlung
Phytodolor (D/Ö) Tinktur Alkoholische Pflanzenauszüge (Zitterpappelrinde und -blätter, Goldrutenkraut, Eschenrinde)	Bei Überdosierung Magen-Darm-Störungen. Enthält Alkohol	**Wenig zweckmäßig** Pflanzliches Mittel. Therapeutische Wirksamkeit zweifelhaft.
Pirorheum (D) Tabl., Brausetabl., Zäpfchen, Ampullen Piroxicam *Rezeptpflichtig*	Ödeme durch mangelnde Ausscheidung von Salz und Wasser, schwere allergische Erscheinungen. Im höheren Lebensalter Gefahr tödlicher Magen-Darm-Schäden	**Wenig zweckmäßig** Sehr lange Wirkungsdauer. Vertretbar nur in begründeten Ausnahmefällen. Zäpfchen und Ampullen nur zweckmäßig, wenn das Medikament eingenommen werden kann.
Piroxicam-ratiopharm (D) **Piroxicam-Stada** (D) Tabs, Zäpfchen, Ampullen, Brausetabl., Kaps. Piroxicam *Rezeptpflichtig*	Ödeme durch mangelnde Ausscheidung von Salz und Wasser, schwere allergische Erscheinungen. Im höheren Lebensalter Gefahr tödlicher Magen-Darm-Schäden	**Wenig zweckmäßig** Sehr lange Wirkungsdauer. Vertretbar nur in begründeten Ausnahmefällen. Zäpfchen und Ampullen nur zweckmäßig, wenn das Medikament nicht eingenommen werden kann.
Pirox von ct (D) Tabl., Brausetabl., Zäpfchen, Ampullen Piroxicam *Rezeptpflichtig*	Ödeme durch mangelnde Ausscheidung von Salz und Wasser, schwere allergische Erscheinungen. Im höheren Lebensalter Gefahr tödlicher Magen-Darm-Schäden	**Wenig zweckmäßig** Sehr lange Wirkungsdauer. Vertretbar nur in begründeten Ausnahmefällen. Zäpfchen und Ampullen nur zweckmäßig, wenn das Medikament nicht eingenommen werden kann
Profenid (Ö) Zäpfchen, Kaps., Retardkaps., Ampullen Ketoprofen *Rezeptpflichtig*	Kopfschmerzen, Blutschäden, zentralnervöse Störungen (z. B. Schwindel, Sehstörungen), Magen-Darm-Störungen	**Therapeutisch zweckmäßig** Zäpfchen und Ampullen nur zweckmäßig, wenn das Medikament nicht als Kapsel eingenommen werden kann.
Protaxon (D) Kaps., Filmtabl. Proglumetacin *Rezeptpflichtig*	Kopfschmerzen, Magen-Darm-Störungen, zentralnervöse Störungen (z. B. Schwindel, Sehstörungen)	**Wenig zweckmäßig** Wenig zweckmäßige molekulare Kombination des bewährten entzündungshemmenden Mittels Indometacin mit dem Magenmittel Proglumid.

Präparat	Wichtigste Nebenwirkungen	Empfehlung
Proxen (D/Ö) Filmtabl., Saft, Zäpfchen Naproxen *Rezeptpflichtig*	Kopfschmerzen, Magen-Darm-Störungen, zentralnervöse Störungen (z. B. Schwindel, Sehstörungen)	**Therapeutisch zweckmäßig** Bewährtes Mittel. Zäpfchen nur zweckmäßig, wenn das Medikament nicht eingenommen werden kann.
Rantudil (D) Kaps., Retardkaps., Fortekaps. Acemetacin *Rezeptpflichtig*	Kopfschmerzen, Magen-Darm-Störungen, zentralnervöse Störungen (z. B. Schwindel, Sehstörungen)	**Therapeutisch zweckmäßig** Bewährtes entzündungshemmendes Mittel.
Resochin/ junior (D/Ö) Filmtabl., Amp. Chloroquin *Rezeptpflichtig*	Licht-Überempfindlichkeit, Magen-Darm-Störungen, Sehstörungen, Nervenschäden	**Therapeutisch zweckmäßig zur** »Basistherapie« der chronischen Polyarthritis und des Lupus erythematodes. Resochin ist auch ein Mittel zur Vorbeugung und Therapie der Malaria.
Rewodina/dual/ retard/ uno/ Supp/ SF (D) Tabl., Kaps., Retardtabl., Zäpfchen, Ampullen Diclofenac *Rezeptpflichtig*	Kopfschmerzen, Magen-Darm-Störungen, zentralnervöse Störungen (z. B. Schwindel, Sehstörungen). Bei Injektion lebensbedrohlicher Schock und örtliche Gewebsschädigung möglich	**Therapeutisch zweckmäßig** Zäpfchen und Ampullen nur zweckmäßig, wenn das Medikament nicht eingenommen werden kann.
Rheuma-Hek (D) Kaps. Extrakt aus Brennesselblättern	Keine wesentlichen zu erwarten	**Naturheilmittel** mit pflanzlichen Inhaltsstoffen. Therapeutische Wirksamkeit zweifelhaft. Vertretbar wegen geringer Schädlichkeit.
Rheuma-Sern (D) Kaps. Teufelskrallenwurzelextrakt	Magen-Darm-Beschwerden. Vorsicht bei Magen-Darm-Geschwüren und Gallensteinleiden	**Wenig zweckmäßig** Pflanzliches Mittel. Therapeutische Wirksamkeit zweifelhaft.
Rheumon i.m. (D/Ö) Ampullen (D), Depotamp. (Ö) Etofenamat *Rezeptpflichtig*	Kopfschmerzen, Magen-Darm-Störungen, zentralnervöse Störungen (z. B. Schwindel, Sehstörungen), Ödeme. Gefahr des Absterbens von Fett- und Muskelgewebe an der Injektionsstelle	**Nur zweckmäßig,** wenn entzündungshemmende Mittel nicht eingenommen werden können. Die Injektion bringt keine Vorteile, aber ein erhöhtes Risiko an Nebenwirkungen.

Präparat	Wichtigste Nebenwirkungen	Empfehlung
Rheutrop (Ö) Kaps., Retardkaps. Acemetacin *Rezeptpflichtig*	Kopfschmerzen, Magen-Darm-Störungen, zentralnervöse Störungen (z. B. Schwindel, Sehstörungen)	**Therapeutisch zweckmäßig** Bewährtes entzündungshemmendes Mittel.
Ridaura (D/Ö) Filmtabl. Auranofin *Rezeptpflichtig*	Zahlreiche und zum Teil schwere Nebenwirkungen betreffen vor allem das Blut, die Niere, die Augen und den Magen-Darm-Bereich. Regelmäßige Kontrolluntersuchungen sind notwendig	**Wenig zweckmäßig** als »Basistherapeutikum«. Goldhaltiges Präparat zur Behandlung der schweren chronischen Gelenksentzündungen (PCP). Weniger wirksam als intramuskulär angewendete goldhaltige Präparate.
Rivoltan (D) Filmtabl. Teufelskrallenwurzelextrakt	Magen-Darm-Beschwerden. Vorsicht bei Magen-Darm-Geschwüren und Gallensteinleiden	**Wenig zweckmäßig** Pflanzliches Mittel. Therapeutische Wirksamkeit zweifelhaft.
Schmerz-Dolgit (D) Kaps. Ibuprofen *Rezeptpflichtig*	Kopfschmerzen, Magen-Darm-Störungen, zentralnervöse Störungen (z. B. Schwindel, Sehstörungen)	**Therapeutisch zweckmäßig** Schmerz- und entzündungshemmendes Mittel.
Sogoon (D) Filmtabl. Teufelskrallenwurzelextrakt	Magen-Darm-Beschwerden. Vorsicht bei Magen-Darm-Geschwüren und Gallensteinleiden	**Wenig zweckmäßig** Pflanzliches Mittel. Therapeutische Wirksamkeit zweifelhaft.
Steirocall (D) Tropfen Verschiedene homöopathische Zubereitungen mit Zusatz von Vitamin B_1, B_{12} und E, Alkohol	Vorsicht: enthält Alkohol	**Wenig zweckmäßig** Nicht sinnvolle Kombination von Vitaminen mit homöopathischen Zubereitungen.
Telos (D) Filmtabl. Lornoxicam *Rezeptpflichtig*	Magen-Darm-Störungen, Ödeme durch mangelnde Ausscheidung von Salz und Wasser, Nierenschäden, Kopfschmerzen, allergische Erscheinungen.	**Möglicherweise zweckmäßig** zur Kurzzeitbehandlung entzündlicher Gelenkserkrankungen. Noch wenig erprobt.
Teltonal (D) Filmtabl., Brausetabl. Teufelskrallenwurzelextrakt	Magen-Darm-Beschwerden. Vorsicht bei Magen-Darm-Geschwüren und Gallensteinleiden	**Wenig zweckmäßig** Pflanzliches Mittel. Therapeutische Wirksamkeit zweifelhaft.

Präparat	Wichtigste Nebenwirkungen	Empfehlung
Teufelskralle-ratiopharm (D) Filmtabl. Teufelskrallen-wurzelextrakt	Magen-Darm-Beschwerden. Vorsicht bei Magen-Darm-Geschwüren und Gallensteinleiden	**Wenig zweckmäßig** Pflanzliches Mittel. Therapeutische Wirksamkeit zweifelhaft.
Traumeel S (D/Ö) Injektionslösung, Tabl., Tropfen Verschiedene homöopathische Zubereitungen aus Pflanzen und z. B. Quecksilber	Tropfen enthalten Alkohol! Bei Injektionen sind allergische Reaktionen nicht auszuschließen	**Homöopathisches Mittel** Anwendung der Tabletten und Tropfen vertretbar, wenn die Einnahme als wirksam empfunden und eine notwendige Anwendung therapeutisch zweckmäßiger Mittel nicht unterlassen wird. Von Injektionen ist wegen möglicher allergischer Nebenwirkungen abzuraten.
Urem/ forte (D) Drag. Ibuprofen *Rezeptpflichtig*	Kopfschmerzen, Magen-Darm-Störungen, zentralnervöse Störungen (z. B. Schwindel, Sehstörungen)	**Therapeutisch zweckmäßig** Schmerz- und entzündungshemmendes Mittel.
Vioxx (D) Tabl., Suspension Refecoxib *Rezeptpflichtig*	Magen-Darm-Störungen, Schwindel, Infektionen der Atemwege, schwere Hautschäden, Blutschäden, Ödeme durch mangelnde Ausscheidung von Salz und Wasser, Nierenschäden, Bluthochdruck, Durchblutungsstörungen des Herzens, Lichtüberempfindlichkeit	**Möglicherweise zweckmäßig** Noch wenig erprobtes, umstrittenes Mittel. Vertretbar nur, wenn die Standardmittel mit den Wirkstoffen Diclofenac oder Ibuprofen nicht vertragen werden. Langzeitverträglichkeit, besonders bei Durchblutungsstörungen des Herzens, noch unzureichend gesichert.
Voltaren/ retard/ Injekt (D/Ö) Drag., Retarddrag., Zäpfchen, Amp. **Voltaren Dispers** (D) Tabl. **Voltaren Resinat** (D/Ö) Kaps. **Voltaren für Kdr.** (D) Zäpfchen Diclofenac *Rezeptpflichtig*	Kopfschmerzen, Magen-Darm-Störungen, zentralnervöse Störungen (z. B. Schwindel, Sehstörungen). Bei Injektionen lebensbedrohlicher Schock und örtliche Gewebsschädigung möglich	**Therapeutisch zweckmäßig** Zäpfchen und Ampullen nur zweckmäßig, wenn das Medikament nicht eingenommen werden kann.
Xefo (Ö) Filmtabl., Trockensubstanz Lornoxicam *Rezeptpflichtig*	Magen-Darm-Störungen, Ödeme durch mangelnde Ausscheidung von Salz und Wasser, Nierenschäden, Kopfschmerzen, allergische Erscheinungen.	**Möglicherweise zweckmäßig** zur Kurzzeitbehandlung entzündlicher Gelenkserkrankungen. Noch wenig erprobt.

Präparat	Wichtigste Nebenwirkungen	Empfehlung
Zeel (D) Tabl. **Zeel P** (D) Amp. **Zeel comp N** (D) Amp. Verschiedene homöopathische Zubereitungen u. a. in Zeel und Zeel P auch aus Plazenta und Embryonen von Schweinen	Bei Injektion sind allergische Reaktionen nicht auszuschließen	**Homöopathisches Mittel** Anwendung als Kapseln vertretbar, wenn die Einnahme als wirksam empfunden und eine notwendige Anwendung therapeutisch zweckmäßiger Mittel nicht unterlassen wird. Von Injektionen ist wegen schwerer möglicher Nebenwirkungen abzuraten.

3.2. Gichtmittel

Gicht ist eine Stoffwechselkrankheit. Sie wird durch eine zu große Menge von Harnsäure (Hyperurikämie) im Körper verursacht, wobei erbliche Anlagen, Ernährung und Umweltfaktoren eine große Rolle spielen. In Zeiten der Not ist die Gicht sehr selten. Mit steigendem Wohlstand nimmt die Häufigkeit an Erkrankungen zu. Männer sind 10- bis 20-mal häufiger davon betroffen als Frauen. Der erste Gichtanfall tritt meist im Alter um die 40 auf. Die Gicht befällt den Menschen meist in Schüben, Gelenksschmerzen treten fünf bis zehn Tage lang auf. Es kann zu Gichtknoten, Geschwüren, der »Gichtniere«, Nierensteinen und vor allem zu entzündlichen Gelenkserkrankungen kommen.

Erhöhte Harnsäure (Hyperurikämie)

Nicht jeder erhöhte Harnsäurewert bedeutet Gicht. Gelenkbeschwerden, die mit erhöhten Harnsäurewerten einhergehen, müssen nicht mit der Harnsäure in Zusammenhang stehen, sondern können z. B. Hinweise auf Verschleißerscheinungen an den Gelenken sein. Durch Senkung des Harnsäurespiegels auf Normalwerte wird diese Art von Gelenkbeschwerden nicht gebessert. Wenn keine Gicht-Symptome auftreten, bedarf es bis zu einem Harnsäurewert von 9 mg /100 ml keiner Behandlung mit Medikamenten, die Einhaltung von Diätvorschriften genügt. Erreicht oder übersteigt der Harnsäurespiegel jedoch Werte von 9 mg/100 ml, sollten Medikamente mit dem Wirkstoff Allopurinol (z. B. in *Allobeta, Allopurinol-AL*) verwendet werden, auch wenn keine Symptome bestehen.

Behandlung des Gichtanfalls

Anfälle können durch Nierenkrankheiten, starken Alkoholgenuss, durch die Einnahme von Medikamenten, durch Überernährung mit purinhaltigen Nahrungsmitteln (z. B. Fleisch, insbesondere Hirn und Bries) und durch Fastenkuren ausgelöst werden.
Zur Behandlung des akuten Gichtanfalls werden die Wirkstoffe Colchicin (z. B. in *Colchicum-Dispert*), Indometacin oder Diclofenac (siehe Kapitel 3.1.) eingesetzt. Colchicin wird in der Medizin bereits seit dem 5. Jahrhundert gegen Gichtanfälle verwendet – es handelt sich um einen Extrakt aus der Herbstzeitlose und ist damit ein klassisches Naturheilmittel. Wegen seiner toxischen Effekte wurde es in der Vergangenheit häufig von Giftmischern verwendet.
Hilfreich bei Gichtanfällen sind auch kalte Umschläge, oder wenn man den betroffenen Fuß 20 bis 30 Minuten in ein kaltes Tauchbad stellt.

Dauerbehandlung der Gicht

Wer an Gicht leidet, sollte viel trinken, aber möglichst keinen Alkohol. Übergewichtige sollten abnehmen – das senkt in den meisten Fällen den Harnsäurespiegel auf Normalwerte. In der Zeit der Gewichtsabnahme kann er jedoch ansteigen. Fastenkuren sollte man deshalb vermeiden.
Gichtgefährdete Patienten sollten sich purinarm ernähren. Das heißt: Vermeiden von Innereien, Fleischextrakten, Kalbfleisch, Speck, Truthahn, Gans, Lachs, Schellfisch, Kabeljau, Makrelen, Forellen, Sardellen, Sardinen, Hering, Muscheln und Hefe.

Medikamente

Bei nur leicht oder einmalig erhöhten Harnsäurewerten besteht kein Grund, Gichtmedikamente einzunehmen. Erst wenn Diätmaßnahmen nicht wirksam sind oder jemand keine Diät halten möchte und die Harnsäurewerte 9 mg/100 ml übersteigen, sollten Medikamente eingenommen werden.
Gichtmittel hemmen entweder die Bildung der Harnsäure (wie der Wirkstoff Allopurinol) oder steigern ihre Ausscheidung – wie der Wirkstoff Benzbromaron.
Zur Dauerbehandlung der Gicht wird zunächst der Wirkstoff Allopurinol oder als Alternative Benzbromaron verwendet.

Allopurinol (enthalten z. B. in *Allobeta, Allo von ct, Allopurinol AL, Allopurinol Heumann, Allopurinal Hexal, Allopurinol-ratiopharm, Allopurinol Siegfried, Allopurinol Stada, Gichtex, Remid, Uripurinol, Urosin, Zyloric*)

Allopurinol gilt als Standardmedikament zur Behandlung der Gicht. Als Nebenwirkung treten in etwa zehn Prozent aller Fälle Hautausschläge, allergische Hautreaktionen und Juckreiz auf.

In seltenen Fällen kann es durch Allopurinol zu Knochenmarksschädigungen, Gefäßentzündungen, Leber- und Nierenschäden, Magen-Darm-Beschwerden, zu Xanthinsteinen und zu Hautverhornungen (Ichthyosen) kommen.

Ärzte und Patienten sollten daher bei der Verwendung von Allopurinol besonders in den ersten sechs Wochen sehr wachsam sein. Bei ersten Hinweisen auf Überempfindlichkeitsreaktionen muss die Allopurinol-Behandlung sofort abgebrochen werden.

Benzbromaron (enthalten z. B. in *Benzbromaron-ratiopharm*)

Nach der Einnahme von Benzbromaron-haltigen Präparaten kommt es bis zur Erreichung eines neuen Harnsäurespiegels zu einer vermehrten Ausscheidung von Harnsäure aus der Niere. Dieser Prozess kann bei Patienten mit lang währender (chronischer) Gicht monatelang dauern. Dadurch entsteht die Gefahr, dass Harnsäure in den Nierenkanälchen »ausfällt« und sie verstopft. »Benzbromaron-Präparate« müssen zuerst niedrig und dann langsam steigend (einschleichend) dosiert werden. Gleichzeitig muss auf eine ausreichende Zufuhr von Flüssigkeit geachtet werden, damit die Niere gut »durchspült« wird. Mögliche Nebenwirkungen von Benzbromaron sind Überempfindlichkeitsreaktionen (allergische Erscheinungen), Magen-Darm-Störungen (z. B. Durchfall) und in seltenen Fällen Nierenkoliken.

3.2. Gichtmittel

Präparat	Wichtigste Nebenwirkungen	Empfehlung
Allobeta (D) Tabl. Allopurinol *Rezeptpflichtig*	Relativ häufig: Hauterscheinungen, wie z. B. Ausschläge und Juckreiz, Magen-Darm-Störungen (z. B. Durchfall, Übelkeit)	**Therapeutisch zweckmäßig** zur Verminderung der Harnsäurebildung. Lang bewährt.

Präparat	Wichtigste Nebenwirkungen	Empfehlung
Allo von ct (D) Tabl. Allopurinol *Rezeptpflichtig*	Relativ häufig: Hauterscheinungen, wie z. B. Ausschläge und Juckreiz, Magen-Darm-Störungen (z. B. Durchfall, Übelkeit)	**Therapeutisch zweckmäßig** zur Verminderung der Harnsäurebildung. Lang bewährt.
Allopurinol AL (D/Ö) **Allopurinol Heumann** (D) **Allopurinol Hexal** (D) **Allopurinol-ratiopharm** (D) **Allopurinol Siegfried** (D) **Allopurinol-Stada** (D) Tabl. Allopurinol *Rezeptpflichtig*	Relativ häufig: Hauterscheinungen, wie z. B. Ausschläge und Juckreiz, Magen-Darm-Störungen (z. B. Durchfall, Übelkeit)	**Therapeutisch zweckmäßig** zur Verminderung der Harnsäurebildung. Lang bewährt.
Colchicin »Agepha« (Ö) Tabl. Colchicin *Rezeptpflichtig*	Magen-Darm-Störungen (z. B. Durchfall, Übelkeit, Erbrechen)	**Therapeutisch zweckmäßig** zur kurzfristigen Behandlung akuter Gichtanfälle.
Colchicum-Dispert (D) Drag. Colchicin *Rezeptpflichtig*	Magen-Darm-Störungen (z. B. Durchfall, Übelkeit, Erbrechen)	**Therapeutisch zweckmäßig** zur kurzfristigen Behandlung akuter Gichtanfälle.
Diclofenac-ratiopharm (D) Retardtabl., Tabl., Retardkaps., Zäpfchen, Ampullen Diclofenac *Rezeptpflichtig*	Kopfschmerzen, Magen-Darm-Störungen, zentralnervöse Störungen (z. B. Schwindel, Sehstörungen). Bei Injektion lebensbedrohlicher Schock und örtliche Gewebsschädigung möglich	**Therapeutisch zweckmäßig** zur Behandlung des akuten Gichtanfalls. Zäpfchen und Ampullen nur zweckmäßig, wenn das Medikament nicht in Tablettenform eingesetzt werden kann.
Gichtex (Ö) Tabl., Retardkaps. Allopurinol *Rezeptpflichtig*	Relativ häufig: Hauterscheinungen, wie z. B. Ausschläge und Juckreiz, Magen-Darm-Störungen (z. B. Durchfall, Übelkeit)	**Therapeutisch zweckmäßig** zur Verminderung der Harnsäurebildung. Lang bewährt.
Remid (D) Drag. Allopurinol *Rezeptpflichtig*	Relativ häufig: Hauterscheinungen, wie z. B. Ausschläge und Juckreiz, Magen-Darm-Störungen (z. B. Durchfall, Übelkeit)	**Therapeutisch zweckmäßig** zur Verminderung der Harnsäurebildung. Lang bewährt.
Uricovac (Ö) Tabl. Benzbromaron *Rezeptpflichtig*	Durchfall, Vorsicht bei Nierensteinen	**Therapeutisch zweckmäßig** zur Erhöhung der Harnsäureausscheidung.

Präparat	Wichtigste Nebenwirkungen	Empfehlung
Uripurinol (D) Tabl. Allopurinol *Rezeptpflichtig*	Relativ häufig: Hauterscheinungen, wie z. B. Ausschläge und Juckreiz, Magen-Darm-Störungen (z. B. Durchfall, Übelkeit)	**Therapeutisch zweckmäßig** zur Verminderung der Harnsäurebildung. Lang bewährt.
Urosin (D/Ö) Tabl. Allopurinol *Rezeptpflichtig*	Relativ häufig: Hauterscheinungen, wie z. B. Ausschläge und Juckreiz, Magen-Darm-Störungen (z. B. Durchfall, Übelkeit)	**Therapeutisch zweckmäßig** zur Verminderung der Harnsäurebildung. Lang bewährt.
Zyloric (D/Ö) Tabl. Allopurinol *Rezeptpflichtig*	Relativ häufig: Hauterscheinungen, wie z. B. Ausschläge und Juckreiz, Magen-Darm-Störungen (z. B. Durchfall, Übelkeit)	**Therapeutisch zweckmäßig** zur Verminderung der Harnsäurebildung. Lang bewährt.

3.3. Einreibemittel bei Muskel- und Gelenkschmerzen

Glaubt man den Pharmafirmen, so sollen Rheuma-Einreibungen gegen Muskel- und Gelenkschmerzen, Ischias, Durchblutungsstörungen in den Gliedmaßen, Kälteschäden und Sportverletzungen wirken.
Der Verbrauch ist in Deutschland in den vergangenen Jahren massiv zurückgegangen: Von 56 Millionen verkauften Packungen im Jahr 1991 auf etwa 46 Millionen im Jahr 1997 und schließlich auf 41 Millionen im Jahr 2000. Die Ursache liegt vermutlich in den geänderten gesetzlichen Rahmenbedingungen wie etwa der Festbetragsregelung.
Rheuma-Einreibungen sind deshalb so beliebt, weil sie relativ nebenwirkungsarm sind und trotzdem eine Linderung der Beschwerden bewirken. Außerdem riechen sie meistens angenehm. Der so genannte Placebo-Effekt ist gerade bei Rheumabeschwerden sehr wirksam: Egal, welche Behandlung oder welches Medikament angewendet wird – bei jedem zweiten Patienten zeigt sich ein positiver Effekt. Schon allein die Erwartung auf einen Erfolg hat in diesem Fall die stärkste Heilkraft.
Die meisten Rheumamittel zum Einreiben enthalten neben anderen Wirkstoffen gefäßerweiternde Substanzen wie Nikotinsäure- oder Salicylsäureester und Nonivamid. Häufig verwendete Mittel dieser Art sind z. B. *ABC Lokale Schmerz-Therapie Wärmesalbe, Algesal,*

Dolo Arthrosenex N, Enelbin Paste N, Finalgon, Forapin E, Hot Thermo, Kytta, Kytta Balsam F, Lumbinon, Ostochont, Phardol mono, Phardol Rheumabalsam, Phlogont, Rheumasalbe Lichtenstein, Thermo Rheumon, Togal Mobil, Vipratox, Zuk Schmerz. Wegen des geringen Risikos ist die Verwendung solcher Einreibemittel vertretbar. Ihre Wirkung beruht vorwiegend auf einer lokalen Gefäßerweiterung, die zu einem Wärmegefühl am Ort der Anwendung führt. Denselben Effekt kann man auch durch physikalische Wärmeanwendung (z. B. heiße Packungen) erzielen.
Auch der gegenteilige Effekt vieler Rheuma-Einreibungen – hautkühlend – ist sehr beliebt und wirkt schmerzlindernd. Es handelt sich dabei meistens um Gele oder alkoholische Lösungen (z. B. *Franzbranntwein*).
Bei Rheumamitteln zum Einschmieren, die den Scharfstoff des Spanischen oder Cayenne-Pfeffers enthalten – Capsaicin (z. B. *ABC Lokale Schmerz-Therapie Wärme Pflaster N, ABC Pflaster, Caye Balsam*) –, haben Untersuchungen einen schmerzlindernden Effekt gezeigt, der größer ist als der von Placebos (= Mittel, die keinerlei Wirkstoff enthalten). Für die Behauptung der Herstellerfirma, dass *Caye Balsam* auch die Bildung neuer Gelenkschmiere unterstütze, fehlt allerdings der Nachweis.
Die in manchen Mitteln enthaltenen nichtsteroidalen Antirheumatika (z. B. in *Arthrex Cellugel, Diclac, Diclobene, Diclofenac Heumann, Diclo Puren, Diclophlogont, Diclofenac-ratiopharm, Dolgit, Effekton, Elmetacin, Felden-top, Gabrilen, Ibutop, Indocid, Indo Top-ratiopharm, Profenid, Rheumon, Voltaren Emulgel, Voltaren Schmerzgel*) gehen teilweise durch die Haut ins Blut und können bei großflächigem Auftragen und längerer Anwendungsdauer ähnliche Nebenwirkungen verursachen wie die Mittel zum Schlucken (siehe Kapitel 3.1.). Die Wirksamkeit ist allerdings unsicher, und die Ergebnisse verschiedener Studien dazu sind widersprüchlich.

Einreibemittel für Hobby- und Leistungssportler?

Von Einreibemitteln für Hobby- oder Leistungssportler ist bestenfalls eine subjektive Erleichterung der Beschwerden, jedoch kein therapeutischer Effekt zu erwarten.
Wenn bei schweren Sportverletzungen eine Beschleunigung des Heilungsverlaufs erreicht werden muss, kann eine kurzfristige Verwendung von entzündungshemmend wirkenden Inhaltsstoffen (Acetylsalicylsäure, aber auch andere Antirheumatika) durchaus sinnvoll sein.

Sie sollten aber nur in Tablettenform (oral) eingenommen und nicht injiziert (parenteral) werden.
Die Besserung von Blutergüssen kann durch die Verwendung von Arzneimitteln nicht beschleunigt werden.
Bei Sportverletzungen (Verstauchungen) ist eine sofortige Kältebehandlung sinnvoll, um die Ausbildung der Schwellung zu vermindern. Außerdem sollten die betroffenen Gliedmaßen hoch gelagert werden. Zur Schmerzlinderung kann die Verwendung von einfachen, Acetylsalicylsäure-haltigen Schmerzmitteln (siehe Kapitel 1.1.) angebracht sein. Sie wirken außerdem entzündungshemmend.

3.3. Einreibemittel bei Muskel- und Gelenkschmerzen

Präparat	Wichtigste Nebenwirkungen	Empfehlung
ABC Lokale Schmerz-Therapie Wärme-Pflaster N (D) Pflaster Arnika-Extrakt, Cayenne-Pfeffer-Extrakt (Capsaicin), Cayenne-Pfeffer	Hautreizungen, häufig Allergien (Ekzeme, Bläschen)	**Wenig zweckmäßig** Wenig sinnvolle Kombination. Enthält Hautreizstoffe (Arnika, Capsaicin), welche die Durchblutung fördern und dadurch ein Wärmegefühl auslösen. Arnika ist ein starkes Allergen.
ABC Lokale Schmerz-Therapie Wärme-Pflaster Sensitive (D) Pflaster Nonivamid (Capsaicinoid)	Hautentzündungen (Quaddeln, Bläschen)	**Nur zweckmäßig zur** Erzeugung eines Wärmegefühls in gesunder Haut. Enthält Wirkstoff mit schmerzhemmender und hautreizender Wirkung.
ABC Lokale Schmerz-Therapie Wärmesalbe (D) Salbe Diethylaminsalicylat, Benzylnikotinat, Nonivamid	Selten allergische Hauterscheinungen, wie z. B. Juckreiz, anhaltende Rötung, Ausschlag	**Wenig zweckmäßig** Wenig sinnvolle Kombination. Enthält Wirkstoffe, welche die Hautdurchblutung fördern und dadurch ein Wärmegefühl erzeugen (Benzylnikotinat, Nonivamid), sowie einen entzündungshemmenden Inhaltsstoff (Salicylsäurederivat). Zur subjektiven Linderung der Beschwerden vertretbar.

Präparat	Wichtigste Nebenwirkungen	Empfehlung
ABC Pflaster (Ö) Pflaster Cayenne-Pfeffer-Extrakt (Capsaicin), Cayenne-Pfeffer	Hautentzündungen (Quaddeln, Bläschen)	**Nur zweckmäßig zur** Erzeugung eines Wärmegefühls in gesunder Haut. Enthält Wirkstoffe mit schmerzhemmender und hautreizender Wirkung.
Algesal (Ö) Creme Diethylaminsalicylat	Selten allergische Hauterscheinungen, wie z. B. Juckreiz, anhaltende Rötung, Ausschlag	**Wenig zweckmäßig** Örtlich wirkendes entzündungshemmendes Mittel (Salicylsäurederivat). Zur subjektiven Linderung der Beschwerden vertretbar.
Allgäuer Latschenkiefer Franzbranntwein stark (D) Lösung Latschenkieferöl, Arnika, Kampfer, Menthol, Alkohol	Hautreizungen, Kontaktekzem. Bei Säuglingen und Kleinkindern nicht im Kopfbereich anwenden (Atemstörungen möglich)	**Wenig zweckmäßig** Pflanzliches Mittel. Therapeutische Wirksamkeit zweifelhaft. Arnika ist ein starkes Allergen.
Arlberger Arnika-Gelee (Ö) Gel Arnikaextrakt	Hautreizungen, häufig allergische Hauterscheinungen (Rötung, Bläschen)	**Wenig zweckmäßig** Pflanzliches Mittel. Therapeutische Wirksamkeit zweifelhaft. Arnika ist ein starkes Allergen.
Arnika Schmerzfluid (D) Lösung Arnikatinktur u. a.	Hautreizungen, häufig allergische Hauterscheinungen (Rötung, Bläschen)	**Wenig zweckmäßig** Pflanzliches Mittel. Therapeutische Wirksamkeit zweifelhaft. Arnika ist ein starkes Allergen.
Arthrex Cellugel (D) Gel Diclofenac	Hautreizungen. Bei großflächiger Anwendung sind unerwünschte Wirkungen, wie z. B. Magenbeschwerden, nicht auszuschließen	**Möglicherweise zweckmäßig** Schmerz- und entzündungshemmendes Mittel. Die therapeutische Wirksamkeit bei Erkrankungen des Binde- und Stützgewebes ist gering.
Camphoderm N (D) Emulsion Kampfer	Hautreizungen, allergische Hauterscheinungen (Rötung, Bläschen)	**Wenig zweckmäßig** Pflanzliches Mittel. Therapeutische Wirksamkeit zweifelhaft.
Caye Balsam (D) Salbe Benzylnikotinat, Hydroxyethylsalicylat, Carbamoylphenoxyessigsäure, Capsaicin, Cumarin	Selten allergische Hauterscheinungen, wie z. B. Juckreiz, anhaltende Rötung, Ausschlag	**Wenig zweckmäßig** Wenig sinnvolle Kombination. Enthält gefäßerweiternden Wirkstoff (Benzylnikotinat) und schmerz- und entzündungshemmende Wirkstoffe (Capsaicin, Salicylsäurederivate). Zur subjektiven Linderung der Beschwerden vertretbar.

Präparat	Wichtigste Nebenwirkungen	Empfehlung
Diclac (D) **Diclobene** (Ö) **Diclofenac-Heumann** (D) **Diclofenac-ratiopharm** (D) **Diclo-Puren** (D) **Diclophlogont N** (D) Gel Diclofenac	Hautreizungen. Bei großflächiger Anwendung sind unerwünschte Wirkungen, wie z. B. Magenbeschwerden, nicht auszuschließen	**Möglicherweise zweckmäßig** Schmerz- und entzündungshemmendes Mittel. Die therapeutische Wirksamkeit bei Erkrankungen des Binde- und Stützgewebes ist gering.
Diphlogen (Ö) Paste Aluminiumsilikat, -sulfat, ätherische Öle, Glycerin u. a.	Keine wesentlichen zu erwarten	**Nur zweckmäßig zur** Erzeugung eines Wärmegefühls in gesunder Haut. Zur subjektiven Linderung der Beschwerden vertretbar.
doc Salbe (D) Salbe Arnikatinktur	Hautreizungen, häufig allergische Hauterscheinungen (Rötung, Bläschen)	**Wenig zweckmäßig** Pflanzliches Mittel. Therapeutische Wirksamkeit zweifelhaft. Starkes Allergen.
Dolgit Creme (D/Ö) Creme **Dolgit Microgel** (D/Ö) Gel Ibuprofen *Rezeptpflichtig (Ö)*	Hautreizungen. Bei großflächiger Anwendung sind unerwünschte Wirkungen, wie z. B. Magenbeschwerden, nicht auszuschließen	**Möglicherweise zweckmäßig** Schmerz- und entzündungshemmendes Mittel. Die therapeutische Wirksamkeit bei Erkrankungen des Binde- und Stützgewebes ist gering.
Dolo Arthrosenex N (D) Salbe, Gel Hydroxyethylsalicylat	Hautentzündungen. Selten allergische Hauterscheinungen, wie z. B. Juckreiz, anhaltende Rötung, Ausschlag	**Nur zweckmäßig zur** Erzeugung eines Wärmegefühls in der Haut. Enthält einen Inhaltsstoff mit schwacher entzündungshemmender und hautdurchblutungsfördernder Wirkung.
Dolobene (D) Gel Heparin, Dimethylsulfoxid (DMSO), Dexpanthenol	Hautreizungen, Überempfindlichkeitserscheinungen (z. B. Atemnot und Schwellungen im Gesicht), Magen-Darm-Störungen (z. B. Durchfall, Übelkeit)	**Abzuraten** Nicht sinnvolle Kombination. Enthält blutgerinnungshemmenden Wirkstoff (Heparin, bei Anwendung auf der Haut unwirksam), einen problematischen, entzündungshemmenden Inhaltsstoff (DMSO) sowie ein Hautpflegemittel (Dexpanthenol).

Präparat	Wichtigste Nebenwirkungen	Empfehlung
Dolo Menthoneurin (D/Ö) Gel Diethylaminsalicylat, Heparin, Menthol	Selten allergische Hauterscheinungen, wie z. B. Juckreiz, anhaltende Rötung, Ausschlag	**Wenig zweckmäßig** Wenig sinnvolle Kombination. Enthält Entzündungshemmer (Salicylsäurederivat), ätherisches Öl (Menthol) und Heparin (bei Anwendung auf der Haut unwirksam). Zur subjektiven Linderung der Beschwerden vertretbar.
Effekton (D) Creme Diclofenac	Hautreizungen. Bei großflächiger Anwendung sind unerwünschte Wirkungen, wie z. B. Magenbeschwerden, nicht auszuschließen	**Möglicherweise zweckmäßig** Schmerz- und entzündungshemmendes Mittel. Die therapeutische Wirksamkeit bei Erkrankungen des Binde- und Stützgewebes ist gering.
Elmetacin (D) Lösung Indometacin	Hautreizungen. Bei großflächiger Anwendung sind unerwünschte Wirkungen, wie z. B. Kopfschmerzen, Magenbeschwerden, nicht auszuschließen	**Möglicherweise zweckmäßig** Schmerz- und entzündungshemmendes Mittel. Die therapeutische Wirksamkeit bei Erkrankungen des Binde- und Stützgewebes ist gering.
Enelbin Paste N (D) Paste Aluminium-Silikate, Zinkoxid, Salicylsäure	Hautreizungen. Selten allergische Hauterscheinungen, wie z. B. Juckreiz, anhaltende Rötung, Ausschlag	**Wenig zweckmäßig** Wenig sinnvolle Kombination. Enthält eine Zinkpaste mit hautaufweichendem Mittel (Salicylsäure). Zur subjektiven Linderung der Beschwerden vertretbar.
Etrat (D/Ö) Sportgel Heparin, Menthol, Hydroxysalicylat *Rezeptpflichtig (Ö)*	Selten allergische Hauterscheinungen, wie z. B. Juckreiz, anhaltende Rötung, Ausschlag	**Wenig zweckmäßig** Wenig sinnvolle Kombination. Enthält schwach wirksamen Hautreizstoff (Menthol), örtlich wirksamen schmerz- und entzündungshemmenden Wirkstoff (Salicylsäurederivat) und Heparin (blutgerinnungshemmend wirksam, aber nicht auf der Haut). Zur subjektiven Linderung der Beschwerden vertretbar.
Felden-top (D/Ö) Creme, Gel Piroxicam *Rezeptpflichtig (Ö)*	Hautreizungen und Allergien. Bei großflächiger Anwendung sind unerwünschte Wirkungen, wie z. B. Magen-Darm-Beschwerden, nicht auszuschließen	**Möglicherweise zweckmäßig** Sehr lange wirksames schmerz- und entzündungshemmendes Mittel. Die therapeutische Wirksamkeit bei Erkrankungen des Binde- und Stützgewebes ist gering.

Präparat	Wichtigste Nebenwirkungen	Empfehlung
Finalgon/ extra stark (D/Ö) Creme, Salbe Nonivamid, Nicoboxil	Hautreizungen	**Nur zweckmäßig zur** Erzeugung eines Wärmegefühls in der gesunden Haut. Kombination von Stoffen, die Hautgefäße erweitern und hautreizend wirken. Zur subjektiven Linderung der Beschwerden vertretbar.
Forapin E (D/Ö) Salbe, Liniment Bienengift, Benzylnicotinat Bornylsalicylat, Liniment: Methylnikotinat statt Benzylnicotinat	Selten allergische Hauterscheinungen, wie z. B. Juckreiz, anhaltende Rötung, Ausschlag	**Wenig zweckmäßig** Wenig sinnvolle Kombination. Enthält Bienengift und gefäßerweiternde Inhaltsstoffe, die ein Wärmegefühl auslösen. Therapeutische Wirksamkeit zweifelhaft. Zur subjektiven Linderung der Beschwerden vertretbar.
Gabrilen (D) Gel Ketoprofen	Hautreizungen. Bei großflächiger Anwendung sind unerwünschte Wirkungen, wie z. B. Magenbeschwerden, nicht auszuschließen	**Möglicherweise zweckmäßig** Schmerz- und entzündungshemmendes Mittel. Die therapeutische Wirksamkeit bei Erkrankungen des Binde- und Stützgewebes ist gering.
hot Thermo (D) Salbe Hydroxyethylsalicylat, Benzylnikotinat	Selten allergische Hauterscheinungen, wie z. B. Juckreiz, anhaltende Rötung, Ausschlag	**Wenig zweckmäßig** Wenig sinnvolle Kombination. Enthält einen Inhaltsstoff, der die Hautdurchblutung fördert und dadurch ein örtliches Wärmegefühl auslöst (Benzylnikotinat), sowie ein örtlich wirksames entzündungshemmendes Mittel (Salicylsäurederivat). Therapeutische Wirksamkeit zweifelhaft. Zur subjektiven Linderung der Beschwerden vertretbar.
Ibutop (D/Ö) Creme, Gel Ibuprofen	Hautreizungen. Bei großflächiger Anwendung sind unerwünschte Wirkungen, wie z. B. Magenbeschwerden, nicht auszuschließen	**Möglicherweise zweckmäßig** Schmerz- und entzündungshemmendes Mittel. Die therapeutische Wirksamkeit bei Erkrankungen des Binde- und Stützgewebes ist gering.
Ichtolan spezial (D) Salbe Ichtyol (=Ammoniumbituminosulfonat)	Hautreizungen. Selten allergische Hauterscheinungen (z. B. Juckreiz, Hautrötung, Bläschen).	**Wenig zweckmäßig** bei Gelenkserkrankungen. Vertretbar als mildes Desinfektions- und Hautreizmittel.

Präparat	Wichtigste Nebenwirkungen	Empfehlung
Indocid (Ö) Gel Indometacin *Rezeptpflichtig*	Hautreizungen. Bei großflächiger Anwendung sind unerwünschte Wirkungen, wie z. B. Magenbeschwerden, nicht auszuschließen	**Möglicherweise zweckmäßig** Schmerz- und entzündungshemmendes Mittel. Die therapeutische Wirksamkeit bei Erkrankungen des Binde- und Stützgewebes ist gering.
Indo Top-ratiopharm (D) Spraylösung Indometacin	Hautreizungen. Bei großflächiger Anwendung sind unerwünschte Wirkungen, wie z. B. Magenbeschwerden, nicht auszuschließen	**Möglicherweise zweckmäßig** Schmerz- und entzündungshemmendes Mittel. Die therapeutische Wirksamkeit bei Erkrankungen des Binde- und Stützgewebes ist gering.
Klosterfrau Franzbranntwein (D) Lösung, Gel Kampfer, Menthol, ätherische Öle, Alkohol	Hautreizungen, Kontaktekzem. Bei Säuglingen und Kleinkindern nicht im Kopfbereich anwenden (Atemstörungen möglich)	**Wenig zweckmäßig** Pflanzliches Mittel. Therapeutische Wirksamkeit zweifelhaft.
Klosterfrau Franzbranntwein Latschenkiefer (D) Gel Kampfer, Latschenkieferöl, Alkohol Lösung zusätzlich ätherische Öle	Reizerscheinungen, Kontaktekzem. Bei Säuglingen und Kleinkindern nicht im Kopfbereich anwenden (Atemstörungen möglich)	**Wenig zweckmäßig** Pflanzliches Mittel. Therapeutische Wirksamkeit zweifelhaft.
Kytta (D) Creme, Gel Hydroxyethylsalicylat	Selten allergische Hauterscheinungen, wie z. B. Juckreiz, anhaltende Rötung, Ausschlag	**Nur zweckmäßig zur** Erzeugung eines Wärmegefühls in der Haut. Enthält einen Inhaltsstoff mit schwacher entzündungshemmender und hautdurchblutungsfördernder Wirkung.
Kytta Balsam F (D) Salbe Symphytum (Beinwellwurzel), Erdnussöl, Eukalyptusöl, Lavendelöl, Fichtennadelöl, Bergamotteöl, Methylnikotinat	Allergische Hauterscheinungen, wie z. B. Juckreiz, anhaltende Rötung, Ausschlag, Lichtüberempfindlichkeit der Haut (durch Bergamotteöl)	**Wenig zweckmäßig** Wenig sinnvolle Kombination. Enthält einen gefäßerweiternd wirksamen Inhaltsstoff (Methylnikotinat), der ein örtliches Wärmegefühl auslöst, sowie einen pflanzlichen Inhaltsstoff. Therapeutische Wirksamkeit zweifelhaft. Zur subjektiven Linderung der Beschwerden vertretbar.

Präparat	Wichtigste Nebenwirkungen	Empfehlung
Kytta-Salbe f (D) Salbe Auszug aus Symphytum (Beinwellwurzel), Erdnussöl, Lavendelöl, Fichtennadelöl, Bergamotteöl	Allergische Hauterscheinungen, wie z. B. Juckreiz, anhaltende Rötung, Ausschlag, Lichtüberempfindlichkeit der Haut (durch Bergamotteöl)	**Wenig zweckmäßig** Pflanzliches Mittel. Therapeutische Wirksamkeit zweifelhaft.
Kytta-Thermopack (D) Wärmepackung Fango, Hochmoortorf, Hartparaffin	Keine wesentlichen bekannt	**Nur zweckmäßig zur** Erzeugung eines Wärmegefühls in der gesunden Haut.
Latesyl (Ö) Creme, Gel Diethylaminsalicylat, Myrtecain *Rezeptpflichtig*	Selten allergische Hauterscheinungen, wie z. B. Juckreiz, anhaltende Rötung, Ausschlag	**Abzuraten** Nicht sinnvolle Kombination. Enthält einen örtlich wirksamen entzündungshemmenden Wirkstoff (Salicylsäurederivat) und ein örtlich wirksames Betäubungsmittel (Myrtecain), gegen das eine Allergisierung möglich ist. Therapeutische Wirksamkeit zweifelhaft.
Lindofluid N (D) Lösung, Sprühlösung Bornylacetat, Arnikatinktur, Melissentinktur, Alpha-Pinen, Isopropylalkohol	Hautreizungen, häufig allergische Hauterscheinungen (Rötung, Bläschen)	**Wenig zweckmäßig** Nicht sinnvolle Kombination von Hautreizstoffen (z. B. Arnika, starkes Allergen) mit Desinfektionsmitteln. Therapeutische Wirksamkeit zweifelhaft.
Lumbinon (D) Salbe, Soft-Gel Hydroxyethylsalicylat	Selten allergische Hauterscheinungen, wie z. B. Juckreiz, anhaltende Rötung, Ausschlag	**Nur zweckmäßig zur** Erzeugung eines Wärmegefühls in der Haut. Enthält einen Inhaltsstoff mit schwacher entzündungshemmender und hautdurchblutungsfördernder Wirkung.
Mobilat (D/Ö) Salbe, Gel Nebennierenrindenextrakt (Ketosteroide), Heparinoid, Salicylsäure *Rezeptpflichtig (Ö)*	Hautreizungen	**Abzuraten** Nicht sinnvolle Kombination von undefinierten Nebennierenrindenhormonen mit einem hautaufweichend wirkenden Mittel (Salicylsäure) und einem blutgerinnungshemmenden Stoff (Heparinoid, bei Anwendung auf der Haut unwirksam).

Präparat	Wichtigste Nebenwirkungen	Empfehlung
Ostochont (D) Salbe, Thermosalbe, Liniment Heparin, Hydroxyethylsalicylat, Benzylnikotinat Liniment: statt Heparin Nonivamid	Selten allergische Hauterscheinungen, wie z. B. Juckreiz, anhaltende Rötung, Ausschlag	**Wenig zweckmäßig** Wenig sinnvolle Kombination. Enthält örtlich wirksamen Entzündungshemmer (Salicylsäurederivat), blutgefäßerweiternden Inhaltsstoff (Benzylnikotinat) und Heparin (bei Anwendung auf der Haut unwirksam). Therapeutische Wirksamkeit zweifelhaft. Zur subjektiven Linderung der Beschwerden vertretbar.
Pasta Cool (Ö) Paste Heparin, Salicylsäure, ätherische Öle, kieselsaure Tonerde	Haut- und Schleimhautreizungen möglich	**Wenig zweckmäßig** Nicht sinnvolle Kombination von hautaufweichend wirkendem Mittel (Salicylsäure) mit ätherischen Ölen und Heparin (Gerinnungshemmer, bei Anwendung auf der Haut unwirksam) in Pastenform. Therapeutische Wirksamkeit zweifelhaft. Zur subjektiven Linderung der Beschwerden vertretbar.
Phardol mono (D) Gel Hydroxyethylsalicylat	Selten allergische Hauterscheinungen, wie z. B. Juckreiz, anhaltende Rötung, Ausschlag	**Nur zweckmäßig zur** Erzeugung eines Wärmegefühls in der Haut. Enthält einen Inhaltsstoff mit schwacher entzündungshemmender und hautdurchblutungsfördernder Wirkung.
Phardol Rheumabalsam (D) Einreibung Hydroxyethylsalicylat, Benzylnikotinat, Kiefernnadelöl, Eukalyptusöl	Reizerscheinungen. Selten allergische Hauterscheinungen, wie z. B. Juckreiz, anhaltende Rötung, Ausschlag	**Wenig zweckmäßig** Wenig sinnvolle Kombination von hautreizend und hautdurchblutungsfördernd wirkenden Inhaltsstoffen. Therapeutische Wirksamkeit zweifelhaft. Zur subjektiven Linderung der Beschwerden vertretbar.
Phlogont Rheuma/ Salbe/ Gel (D) Salbe, Gel **Phlogont Muskel und Gelenk Roll-on** (D) Lösung Hydroxyethylsalicylat	Selten allergische Hauterscheinungen, wie z. B. Juckreiz, anhaltende Rötung, Ausschlag	**Nur zweckmäßig zur** Erzeugung eines Wärmegefühls in der Haut. Enthält einen Inhaltsstoff mit schwacher entzündungshemmender und hautdurchblutungsfördernder Wirkung.

Präparat	Wichtigste Nebenwirkungen	Empfehlung
Phlogont-Thermal (D) Salbe, Gel Hydroxyethylsalicylat, Benzylnikotinat	Selten allergische Hauterscheinungen, wie z. B. Juckreiz, anhaltende Rötung, Ausschlag	**Wenig zweckmäßig** Wenig sinnvolle Kombination. Enthält einen Inhaltsstoff, der die Hautdurchblutung fördert und dadurch ein örtliches Wärmegefühl auslöst (Benzylnikotinat), sowie ein örtlich wirksames entzündungshemmendes Mittel (Salicylsäurederivat). Therapeutische Wirksamkeit zweifelhaft. Zur subjektiven Linderung der Beschwerden vertretbar.
Profenid (Ö) Gel Ketoprofen *Rezeptpflichtig*	Hautreizungen. Bei großflächiger Anwendung sind unerwünschte Wirkungen, wie z. B. Magenbeschwerden, nicht auszuschließen	**Möglicherweise zweckmäßig** Schmerz- und entzündungshemmendes Mittel. Die therapeutische Wirksamkeit bei Erkrankungen des Binde- und Stützgewebes ist gering.
Rheubalmin Bad (D) Badezusatz Kampfer, Isobornylacetat, Methylsalicylat	Haut- und Schleimhautreizungen möglich	**Wenig zweckmäßig** Wenig sinnvolle Kombination von hautreizenden pflanzlichen Inhaltsstoffen. Therapeutische Wirksamkeit zweifelhaft. Zur subjektiven Linderung der Beschwerden vertretbar.
Rheumasalbe Lichtenstein (D) Salbe Benzylnikotinat, Hydroxyethylsalicylat	Reizerscheinungen, Kontaktekzem mit Juckreiz, anhaltender Rötung und Ausschlag	**Wenig zweckmäßig** Wenig sinnvolle Kombination. Benzylnikotinat fördert die Hautdurchblutung und löst dadurch ein örtliches Wärmegefühl aus. Therapeutische Wirksamkeit zweifelhaft. Zur subjektiven Linderung der Beschwerden vertretbar.
Rheumon (D/Ö) Gel, Creme, Lotio-Emulsion Etofenamat *Rezeptpflichtig*	Hautreizungen. Bei großflächiger Anwendung sind auch ernste unerwünschte Wirkungen, wie z. B. Magenbeschwerden, Blutschäden, nicht auszuschließen	**Möglicherweise zweckmäßig** Schmerz- und entzündungshemmendes Mittel. Die therapeutische Wirksamkeit bei Erkrankungen des Binde- und Stützgewebes ist gering.

Präparat	Wichtigste Nebenwirkungen	Empfehlung
Sikapur (D) Liquidum Siliciumdioxid	Keine wesentlichen zu erwarten	**Zweckmäßig** als Hautpflegemittel.
Spalt Schmerz-Gel (D) Gel Felbinac	Hautreizungen. Bei großflächiger Anwendung sind unerwünschte Wirkungen, wie z. B. Magenbeschwerden, nicht auszuschließen. Vorsicht bei Asthma	**Möglicherweise zweckmäßig** Schmerz- und entzündungshemmendes Mittel. Weniger erprobt als z. B. Mittel mit Diclofenac. Die therapeutische Wirksamkeit bei Erkrankungen des Binde- und Stützgewebes ist gering.
Thermo-Rheumon (D/Ö) Creme Etofenamat, Benzylnikotinat *Rezeptpflichtig (Ö)*	Selten allergische Hauterscheinungen, wie z. B. Juckreiz, anhaltende Rötung, Ausschlag. Hautreizungen. Bei großflächiger Anwendung sind auch ernste unerwünschte Wirkungen, wie z. B. Magenbeschwerden, Blutschäden, nicht auszuschließen	**Abzuraten** Nicht sinnvolle Kombination von hautreizend und durchblutungsfördernd wirkenden Mitteln mit Antirheumatikum (Etofenamat). Therapeutische Wirksamkeit zweifelhaft.
Tiger Balsam rot (Ö) Salbe Kampfer, Menthol und andere ätherische Öle, Hautparaffin, Vaseline	Reizerscheinungen, Kontaktekzem. Bei Säuglingen und Kleinkindern nicht im Kopfbereich anwenden (Atemstörungen möglich)	**Wenig zweckmäßig** Pflanzliches Mittel. Therapeutische Wirksamkeit zweifelhaft.
Tiger Balsam weiß (D) Salbe Kampfer, Menthol, Kajeputöl	Reizerscheinungen, Kontaktekzem. Bei Säuglingen und Kleinkindern nicht im Kopfbereich anwenden (Atemstörungen möglich)	**Wenig zweckmäßig** Pflanzliches Mittel. Therapeutische Wirksamkeit zweifelhaft.
Togal Mobil-Gel (D) Gel Benzylnikotinat, Hydroxyethylsalicylat, Fichtennadelparfümöl	Reizerscheinungen, Kontaktekzem mit Juckreiz, anhaltender Rötung und Ausschlag	**Wenig zweckmäßig** Wenig sinnvolle Kombination. Benzylnikotinat wirkt gefäßerweiternd und fördert dadurch die Hautdurchblutung und löst ein örtliches Wärmegefühl aus. Therapeutische Wirksamkeit zweifelhaft. Zur subjektiven Linderung der Beschwerden vertretbar.
Traumeel S (D) Salbe Homöopathische Zubereitungen	Allergische Hauterscheinungen möglich	**Homöopathisches Mittel** Zur subjektiven Linderung der Beschwerden vertretbar.

Präparat	Wichtigste Nebenwirkungen	Empfehlung
Traumon (D/Ö) Gel, Spray Etofenamat	Hautreizungen. Bei großflächiger Anwendung sind auch ernste unerwünschte Wirkungen, wie z. B. Magenbeschwerden, Blutschäden, nicht auszuschließen	**Möglicherweise zweckmäßig** Schmerz- und entzündungshemmendes Mittel. Die therapeutische Wirksamkeit bei Erkrankungen des Binde- und Stützgewebes ist gering.
Vipratox (D) Liniment Toxin der Vipera ammodytes, Methylsalicylat, Kampfer	Reizerscheinungen, Kontaktekzem mit Juckreiz, anhaltender Rötung und Ausschlag. Bei Säuglingen und Kleinkindern nicht im Kopfbereich anwenden (Atemstörungen möglich)	**Wenig zweckmäßig** Wenig sinnvolle Kombination von Schlangentoxin mit hautreizenden Inhaltsstoffen. Therapeutische Wirksamkeit bei Gelenkserkrankungen zweifelhaft.
Voltaren Emulgel (D/Ö) Gel Diclofenac *Rezeptpflichtig*	Hautreizungen. Bei großflächiger Anwendung sind unerwünschte Wirkungen, wie z. B. Magenbeschwerden, nicht auszuschließen	**Möglicherweise zweckmäßig** Schmerz- und entzündungshemmendes Mittel. Die therapeutische Wirksamkeit bei Erkrankungen des Binde- und Stützgewebes ist gering.
zuk Schmerzgel (D) Gel Hydroxyethylsalicylat	Selten allergische Hauterscheinungen, wie z. B. Juckreiz, anhaltende Rötung, Ausschlag	**Nur zweckmäßig zur** Erzeugung eines Wärmegefühls in der Haut. Enthält einen Inhaltsstoff mit schwacher entzündungshemmender und hautdurchblutungsfördernder Wirkung.

4. Kapitel: **Grippe, Erkältung**

Schnupfen, Hals- und Rachenschmerzen, Husten, Gliederschmerzen und Fieber – eine Mischung dieser Beschwerden wird meist als »Grippe«, »Erkältung« oder »Verkühlung« bezeichnet.

Ursache

Die »echte« Grippe verursacht Beschwerden wie Fieber und Kopfschmerzen, Halskratzen, Schnupfen, Husten und Heiserkeit und unterscheidet sich vom harmloseren »grippalen Infekt« durch den Schweregrad. Typisch für die »echte« Grippe ist der plötzliche Beginn mit Fieber über 39 oder 40°C, begleitet vom Gefühl einer schweren Erkrankung mit Kopfschmerzen, Muskelschmerzen und Kältegefühl. Die »echte« Grippe kann mehrere Wochen lang Beschwerden verursachen.

Der »grippale Infekt« hingegen ist meist eine simple Atemwegserkrankung und verursacht drei bis vierzehn Tage lang Beschwerden – egal ob mit Medikamenten behandelt wird oder nicht.

Der Begriff »Erkältungskrankheiten« ist dadurch entstanden, dass man früher eine Abkühlung als Krankheitsursache angesehen hat. Es handelt sich bei diesen Erkrankungen jedoch um Infektionen der oberen Luftwege (Nasenschleimhäute, Nasennebenhöhlen, Rachen, Kehlkopf und auch der Bronchien). 90 Prozent der Krankheitserreger sind Viren, von denen mittlerweile 300 verschiedene Arten bekannt sind. Die millionenfache sofortige Verordnung von Antibiotika wird dadurch in ein fragwürdiges Licht gerückt. Denn Antibiotika sind vollkommen wirkungslos gegen Viren. Es gibt inzwischen zahlreiche Studien, die zu dem Ergebnis kommen, wonach bei normaler Erkältung eine Behandlung mit Antibiotika keine Vorteile bringt. Placebos (=Scheinarzneimittel ohne Wirkstoff) bewirken in mehr als zwei Drittel aller Fälle eine wesentliche Besserung.

Es hängt von verschiedenen Faktoren ab, wer zu welchem Zeitpunkt von einer solchen Virusinfektion befallen wird. Die Belastung mit ätzenden oder schleimhautreizenden Luftverunreinigungen, schlechte Ernährung, Erschöpfung und seelische Belastungen können sowohl das Entstehen von Atemwegsinfekten begünstigen als auch die Komplikationen vergrößern.

Vorbeugung fast unmöglich

Die Übertragung der Infektionen erfolgt meistens direkt, z. B. durch Händeschütteln, seltener durch direktes Anniesen bei Schnupfen. Die einzige Möglichkeit der Vorbeugung gegen eine Virusinfektion ist die Impfung bzw. die Einnahme des Wirkstoffs Amantadin (enthalten z. B. in *Amantadin-ratiopharm, PK-Merz*), der allerdings nur gegen Viren vom Typ A schützt. In jedem Fall ist es jedoch notwendig, genau jene Virusarten zu kennen, die für eine Infektion in Frage kommen. Weil sich die Virusarten ständig ändern, ist eine Vorausplanung bei der Herstellung des Grippe-Impfstoffs notwendig. Denn die Impfung wirkt nur gegen bereits bekannte Viren (siehe dazu Kapitel 10.4.: Impfstoffe und Immunglobuline).

Behandlung

Gegen Grippe gibt es – außer Amantadin gegen Grippeviren vom Typ A (in *Amantatin-ratiopharm, PK-Merz*) und Zanamivir (*Relenza*) gegen Grippeviren vom Typ A und B – keine speziellen Mittel. Man kann nur die Beschwerden lindern und abwarten, bis sie von selbst vorübergehen – was in der Regel nach drei bis vierzehn Tagen geschieht. Medikamente gegen diverse Beschwerden werden in ihrer Mehrzahl von Experten als »teure Bonbons«, »unwirksam«, »fragwürdig« oder sogar »schädigend« eingestuft. Dennoch bringen sie den Pharmafirmen gewaltige Umsätze. Rund 260 Millionen Packungen Arzneimittel gegen Husten, Halsweh, Schnupfen, Erkältung und Grippe werden jedes Jahr in deutschen Apotheken verkauft. Allerdings ist die Zahl der verkauften Packungen in den vergangenen Jahren etwas zurückgegangen. 1997 wurden noch 280 Millionen Packungen verkauft.

Erkältungen bei Kindern

Die Infektion durch ein bestimmtes Virus und die folgende Abwehrreaktion des Körpers führt dazu, dass man nicht erneut durch dasselbe Virus angesteckt werden kann – man wird immun. Das erklärt auch, warum bei Kindern Erkältungskrankheiten generell häufiger vorkommen – sie entwickeln erst nach und nach eine Immunabwehr. Gesunde Kleinkinder zwischen dem 1. und 5. Lebensjahr machen im Jahr durchschnittlich vier bis acht Virusinfektionen mit Husten oder Schnupfen durch. Kinder mit neun Jahren erkranken nur halb so oft wie Sechsjährige.

Gegen Virusinfektionen gibt es kein Heilmittel, sondern lediglich Möglichkeiten, die Beschwerden zu lindern. Diese klingen üblicherweise nach vier bis sieben Tagen wieder ab.
Zur Behandlung von Husten oder Schnupfen eignen sich bewährte Hausmittel wie Tee mit Honig oder Zitrone oder warme Brühe. Feuchte Luft und viel trinken hilft, verfestigten Schleim zu lösen. Gegen verstopfte Nasen bei Säuglingen helfen Nasentropfen mit physiologischer Kochsalzlösung. Das Berliner »arznei-telegramm« warnt: »Grippemittel« sind bei Kindern nicht nur überflüssig, sondern auch potenziell schädlich. Erst wenn nichtmedikamentöse Maßnahmen ohne Erfolg bleiben oder in der Vorgeschichte Fieberkrämpfe auftraten, empfiehlt sich die Fiebersenkung mit Paracetamol (enthalten z. B. in *Apacet, Ben-u-ron, Mexalen*).
Die Wirksamkeit von homöopathischen »Grippe«-Mitteln wie *Gripp Heel D, Meditonsin H, Nisylen* ist fragwürdig. Eine Verwendung ist aber nicht nachteilig, da keine Nebenwirkungen zu erwarten sind.

Komplikationen

Eine Entzündung der Schleimhäute durch eine Virusinfektion kann zur Verlegung der Verbindungsgänge zwischen Nebenhöhlen und Mittelohr führen. Unter diesen Bedingungen kann ein vermehrtes Bakterienwachstum entstehen. Die häufigsten bakteriell bedingten Komplikationen sind die Entzündung der Nebenhöhlen (Sinusitis), des Mittelohrs (Otitis media) und der Mandeln (Tonsillitis), aber auch der Bronchien (Bronchitis). Dabei verstärken sich die Beschwerden (Ohren-, Kopf-, Halsschmerzen, Husten), das Fieber steigt, und die Beschwerden klingen nicht in der üblichen Zeit ab. Jede zweite Sinusitis heilt von alleine, ohne jede zusätzliche Behandlung. Bei eitriger Entzündung und schwerem Verlauf ist es jedoch sinnvoll, mit Antibiotika zu behandeln, z. B. Amoxicillin (enthalten z. B. in *Amoxicillin AL*), oder Co-trimoxazol (enthalten z. B. in *Eusaprim*) oder Erythromycin (enthalten z. B. in *Erythricin*).

4.1. Grippemittel

Unter »Grippe« wird allgemein die fiebrige Erkrankung der Atemwege (Hals, Nase, Rachen) verstanden. Von »Erkältungen« unterscheidet sich die »Grippe« höchstens durch die Intensität der Beschwerden: Sie ist normalerweise von Fieber, trockenem Husten und Muskel-

schmerzen sowie generellem Unwohlsein begleitet. Meist wird sie durch Virusinfektionen verursacht, die vor allem im Herbst, Winter und Frühjahr auftreten. Häufig werden diese Krankheiten »banale Infekte« genannt. »Banal«, weil die Erkrankungen harmlos verlaufen, lediglich das Allgemeinbefinden beeinträchtigen und nach einigen Tagen fast immer von selbst abklingen.
Lediglich einige Virusstämme können zu behandlungsbedürftigen Erkrankungen führen. Ältere Leute und durch andere Krankheiten ohnehin geschwächte Menschen sollten wegen der Möglichkeit der Komplikationen bei einer heftigeren Grippe sicherheitshalber einen Arzt aufsuchen.

Behandlung
Die ursächliche Behandlung solcher Virusinfektionen durch Medikamente ist derzeit – außer durch *Grippin Merz* gegen Typ-A-Grippeviren – nicht möglich. Ist eine zusätzliche Bakterieninfektion als Ursache der Beschwerden eindeutig erkannt worden (was sehr selten ist), können Antibiotika eingesetzt werden (siehe dazu Kapitel 10). Alle Medikamente, die als »Grippe- oder Erkältungsmittel« angeboten werden, wirken nicht gegen Grippe, sie können nur Beschwerden lindern.
Weil bei einer »Grippe« oder »Erkältung« unterschiedliche Beschwerden auftreten – Fieber, Kopfschmerzen, Muskelschmerzen, Husten, Halsschmerzen, Schnupfen –, bietet die Pharmaindustrie fast ausschließlich Medikamente an, die mehrere Wirkstoffe enthalten. Damit – so die Vorstellung – sollen alle Beschwerden möglichst gleichzeitig behandelt werden. Diese Vorstellung gilt heute jedoch als überholt, weil es kaum möglich ist, in einer festgelegten Mixtur richtig zu dosieren, und außerdem die vielfältigen Wechselwirkungen zwischen den einzelnen Wirkstoffen nur schwer abzuschätzen sind.
Deshalb lautet heute die Grundregel zur Behandlung der Grippe:
Am sinnvollsten ist es, zunächst bewährte Hausmittel anzuwenden: Bettruhe, heiße Fußbäder in der Frühphase der Grippe, Anfeuchten der Atemluft, viel trinken (zwei bis drei Liter pro Tag), kalte Brust- und Wadenwickel bei Fieber, Rauchen einstellen.
Wenn Medikamente verwendet werden, sollte man in der Apotheke nicht einfach nach »einem Grippemittel«, sondern gezielt nach Medikamenten zur Behandlung bestimmter Beschwerden nachfragen. Das heißt: Gegen Schnupfen Nasentropfen oder Nasensprays, gegen Husten Hustenmittel, gegen Schmerzen Schmerzmittel (siehe auch Kapitel 1.1.: Schmerz- und fiebersenkende Mittel).

Nach Möglichkeit sollte man Medikamente verwenden, die nur einen Wirkstoff enthalten (siehe auch Kapitel 4.2. bis 4.5.). Nur damit ist eine sinnvolle Behandlung möglich. In der Zeitschrift der Arzneimittelkommission der Deutschen Ärzteschaft heißt es: »Präparate mit mehreren Substanzen sollten keinen Platz mehr in der Therapie banaler Infekte haben.« Die Praxis schaut anders aus. Alle meistgekauften *Grippemittel* sind fixe Mischungen von bis zu acht verschiedenen Substanzen, hätten also nach Ansicht der Arzneimittelkommission »*keinen Platz mehr in der Therapie*«.

Homöopathie

In Deutschland wurden in den vergangenen Jahren zunehmend häufiger homöopathische Mittel wie *Ferrum phosphoricum comp., Gripp Heel, Influido, Meditonsin H, Metavirulent, Nisylen, Toxi loges* verwendet. Es gibt zwar keinen sicheren Nachweis, dass Grippe oder Erkältung dadurch schneller vergeht – aber wenn Sie sich durch die Verwendung solcher Mittel besser fühlen, ist dagegen nichts einzuwenden. Im Gegensatz zu vielen anderen Grippemitteln mit zweifelhafter Wirkung sind wenigstens keine besonderen Nebenwirkungen zu erwarten.

Fieber kann gesund sein

Fieber ist ein natürlicher Abwehrmechanismus des Körpers zur Beseitigung von Krankheitserregern und sollte deshalb nicht automatisch und unter allen Umständen gesenkt werden. Es ist bis 41 °C für Erwachsene zwar unangenehm, aber laut Deutscher Arzneimittelkommission ungefährlich, wenn der Körper nicht durch eine andere Krankheit (z. B. Herz-Kreislauf, Stoffwechsel) geschwächt ist. Sind die Beschwerden zu groß, können kalte Wadenwickel oder ähnliche Hausmittel sehr oft helfen. Wenn es notwendig ist, kann das Fieber mit dem Wirkstoff Paracetamol (z. B. in *Ben-u-ron, Mexalen, Paracetamol-ratiopharm*) gesenkt werden (siehe Kapitel 1.1.).

Fiebersenkung bei Kindern

Bei Kleinkindern sollte das Fieber ab einer Temperatur von 39°C reduziert werden. Das Auftreten von Fieberkrämpfen kann durch eine Fiebersenkung aber nicht sicher vermieden werden. Kalte Wadenwickel sind ein schonendes und gut wirkendes fiebersenkendes Mittel, jedoch wirkungslos, wenn Füße und Unterschenkel trotz erhöhter Körpertemperatur kalt sind. Wenn das Kind an Schüttelfrost leidet, sind Paracetamol-Fieberzäpfchen sinnvoll (z. B. *Ben-u-ron, Mexalen, Paracetamol-ratiopharm*). Schmerzmittel, die Acetylsalicylsäure (ASS) enthalten (z. B. *Aspirin*), dürfen bei Kindern und Jugendlichen mit Virusinfektionen – bei »Erkältung« und »Grippe« handelt es sich fast immer um Virusinfektionen – bis zu einem Alter von 19 Jahren wegen der seltenen, aber lebensbedrohlichen Gefahr des Reye-Syndroms nicht verwendet werden (siehe Reye-Syndrom, Kapitel 1.1.).

Problematische Kombinationsmittel

Generell sind Medikamente mit nur einem Wirkstoff den so genannten Kombinationsmitteln vorzuziehen. Viele der in Kombinationsmitteln enthaltenen Wirkstoffe sind wegen des fragwürdigen Nutzens und der möglichen Nebenwirkungen bedenklich.
Manche Inhaltsstoffe (z. B. Antihistaminika und Hustendämpfer) wirken auch beruhigend und schlaffördernd. Das ist gefährlich für Menschen, die am Straßenverkehr teilnehmen oder an komplizierten Maschinen arbeiten.
Vitamin C: Viele der meistverkauften »*Grippemittel*« enthalten Vitamin C, dessen Nutzen umstritten ist (siehe Kapitel 14.4.). Es kann ohnehin in ausreichenden Mengen über die Nahrung aufgenommen werden – die Verabreichung als Medikament ist unnötig.
Antihistaminika sind in den meisten Mitteln enthalten, z. B. im österreichischen Marktrenner *Influbene*, den vor allem praktische Ärzte gerne verschreiben. Solche Antihistaminika dämpfen generell, verhindern aber keine besonderen Grippebeschwerden.
Die US-amerikanische Gesundheitsbehörde FDA begann im Sommer 1992 mit Erwägungen, die in den USA zu einem generellen Verbot von Antihistaminika in Grippemitteln führen könnten. Bei einer Studie an Kindern ergaben sich bei einer Behandlung mit Antihistaminika keine Vorteile im Vergleich zu Scheinarzneimitteln (Placebos). Wohl aber stehen sieben Prozent aller erfassten Vergiftungen im Zusammenhang mit Antihistaminika.
Ephedrin, das z. B. in *Wick Medinait Erkältungssaft* für die Nacht enthalten ist, kann die Herzfrequenz, die bei Fieber ohnehin erhöht ist, noch weiter steigern. Das kann sogar zu Herzrhythmusstörungen führen.
Coffein (z. B. in *Grippostad C*) ist in seiner Wirkung gleichfalls umstritten. Es kann auf der einen Seite Müdigkeit und Mattigkeit beseiti-

gen, andererseits jedoch zu störenden Spannungen und Mangel an Konzentrationsfähigkeit führen. Schlußfolgerung der Deutschen Arzneimittelkommission: »Coffein und Antihistaminika bringen eher Nachteile als Vorteile in die Therapie.«
Phenylpropanolamin (= DL-Norephedrin; enthalten z. B. in *Contac H, Rhinotussal Saft, Wick DayMed Erkältungskapseln*) wird vorwiegend als Appetitzügler verwendet und verursacht als Nebenwirkung häufig einen Anstieg der Herzfrequenz und des Blutdrucks. Außerdem besteht die Gefahr der Entwicklung einer Abhängigkeit. In den USA wurde der Wirkstoff Ende des Jahres 2000 verboten. Unsere Empfehlung: Abzuraten.
Dextromethorphan (enthalten z. B. in häufig verwendeten Mitteln wie *Contac H, Grippostad Gute-Nacht-Saft, Rhinotussal, Wick DayMed Erkältungskapseln für den Tag, Wick Medinait Erkältungs-Saft für die Nacht*) soll trockenen Reizhusten dämpfen und verursacht als Nebenwirkung relativ häufig neuropsychiatrische Störungen wie Panikattacken, Halluzinationen, Bewusstseinsminderung. Bedenklich sind vor allem auch die vielfältigen Wechselwirkungen mit anderen Wirkstoffen, die zu hochgradiger Erregung und hohem Fieber führen können. Unsere Empfehlung: Abzuraten.

4.1. Grippemittel

Präparat	Wichtigste Nebenwirkungen	Empfehlung
Ascorbisal (Ö) Brausetabl. Acetylsalicylsäure (ASS), Vitamin C	Magenbeschwerden. In seltenen Fällen Asthmaanfälle. Risiko des lebensbedrohlichen Reye-Sydroms durch Acetylsalicylsäure (ASS) bei Kindern und Jugendlichen	**Therapeutisch zweckmäßig als** Mittel (ASS) gegen Schmerzen und Fieber. Ob Vitamin C die Magenverträglichkeit bessert, ist fraglich. Vitamin C ist nur bei Vitaminmangel zweckmäßig. Bei Grippe und grippalen Infekten ist die therapeutische Wirksamkeit zweifelhaft.
Contac H (D) Kaps. Chlorphenamin, Phenylpropanolamin, Dextromethorphan	Verwirrtheit, Bewusstseinsstörungen, Abhängigkeit, Müdigkeit	**Abzuraten** Nicht sinnvolle Kombination, z. B. von Beruhigungsmittel (Chlorphenamin) mit einem gefäßverengenden Inhaltsstoff (Phenylpropanolamin) und problematischem Hustenmittel (Dextromethorphan).

Präparat	Wichtigste Nebenwirkungen	Empfehlung
Contramutan D/ -N (D) Drag., Tropfen, Saft Pflanzliche Inhaltsstoffe, z. B. Echinaceae und Belladonna in homöopathischen Verdünnungen	Keine wesentlichen bekannt. Tropfen enthalten Alkohol	**Homöopathisches Mittel** Therapeutische Wirksamkeit zweifelhaft. Zur subjektiven Linderung von Beschwerden vertretbar.
Doregrippin (D) Tabl. Paracetamol, Phenylephrin	Blutdruckanstieg. Bei Überdosierung: Leberschäden	**Wenig zweckmäßig** Wenig sinnvolle Kombination von Schmerz- und Fiebermittel (Paracetamol) und gefäßverengendem Mittel (Phenylephrin).
Echinacea-ratiopharm (D) Tabl., Tropfen **Echinacea Stada** (D) Tropfen, Lutschtabl. **Echinacin Madaus** (D/Ö) Liquidum, Lutschpastillen, Instant Tee Extrakt aus Rad. Echinaceae	Fieber. Hautausschlag, Juckreiz. Schwere allgemeine allergische Reaktionen möglich. Tropfen enthalten Alkohol	**Abzuraten** Therapeutische Wirksamkeit bei akuten und chronischen Atemwegsinfekten zweifelhaft.
Esberitox N (D) Tabl., Tropfen Extrakt aus Herb. Thujae, Rad. Baptisiae, Rad. Echinaceae	Fieber. Hautausschlag, Juckreiz. Schwere allgemeine allergische Reaktionen möglich. Tropfen enthalten Alkohol	**Abzuraten** Therapeutische Wirksamkeit bei akuten und chronischen Atemwegsinfekten zweifelhaft.
Ferrum phosphoricum comp. (D) Streukügelchen Inhaltsstoff Eisenphosphat (D6) und pflanzl. Stoffe in geringgradigen homöopathischen Verdünnungen (D1) oder Urtinktur (Eucalyptus)	Keine wesentlichen bekannt.	**Homöopathisches Mittel** Therapeutische Wirksamkeit zweifelhaft. Zur subjektiven Linderung von Beschwerden vertretbar.
Gripp Heel (D) Tabl., Amp. Inhaltsstoffe in homöopathischen Verdünnungen	Keine wesentlichen bekannt. Bei Injektionen sind allergische Reaktionen nicht auszuschließen	**Homöopathisches Mittel** Therapeutische Wirksamkeit zweifelhaft. Zur subjektiven Linderung von Beschwerden vertretbar. Von der Injektion des Mittels ist abzuraten.

Präparat	Wichtigste Nebenwirkungen	Empfehlung
Grippocaps sine (D) Kapseln Paracetamol, Ascorbinsäure, Ethenzamid, Diphenylpyralin	Müdigkeit. Bei Überdosierung: Leberschäden	**Abzuraten** Nicht sinnvolle Kombination von Schmerzmitteln (Paracetamol, Ethenzamid), Antihistaminikum (Diphenylpyralin) und Vitamin C.
Grippostad C (D) Kaps. Paracetamol, Chlorphenamin, Vitamin C, Coffein	Müdigkeit, bei Überdosierung: Leberschäden	**Abzuraten** Wenig sinnvolle Kombination von Schmerz- und Fiebermittel (Paracetamol) mit beruhigend wirkendem Antihistaminikum (Chlorphenamin) und Coffein. Vitamin C ist nur bei Vitaminmangel zweckmäßig.
Influbene (Ö) Filmtabl. Paracetamol, Etilefrin, Butetamat, Chlorphenamin *Rezeptpflichtig*	Müdigkeit, Herzklopfen, Blutdruckerhöhung, Mundtrockenheit, Schwierigkeiten beim Wasserlassen, Erhöhung des Augeninnendrucks, Blutschäden möglich	**Abzuraten** Wenig sinnvolle Kombination von Schmerzmittel (Paracetamol) mit beruhigend wirkendem Antihistaminikum (Chlorphenamin) und blutdrucksteigerndem Mittel (Etilefrin).
Infludo (D) Tropfen Inhaltsstoffe in homöopathischen Verdünnungen z. B. Eucalyptus D2	Unruhe, Schlaflosigkeit, Kopfschmerzen möglich. Enthält Alkohol	**Homöopathisches Mittel** Therapeutische Wirksamkeit zweifelhaft. Zur subjektiven Linderung von Beschwerden vertretbar.
Meditonsin (D) Lösung Aconitinum D5, Atropinum sulfuricum D5, Mercurius cyanatus D8	Keine wesentlichen bekannt. Lösung enthält Alkohol	**Homöopathisches Mittel** Therapeutische Wirksamkeit zweifelhaft. Zur subjektiven Linderung von Beschwerden vertretbar.
Metavirulent (D) Tropfen, Injektionslösung Inhaltsstoffe in homöopathischen Verdünnungen	Keine wesentlichen bekannt. Bei Injektionen sind allergische Reaktionen nicht auszuschließen. Tropfen enthalten Alkohol	**Homöopathisches Mittel** Therapeutische Wirksamkeit zweifelhaft. Zur subjektiven Linderung von Beschwerden vertretbar. Injektion: abzuraten.
Nisylen (D) Lösung, Tabl. Inhaltsstoffe in homöopathischen Verdünnungen	Keine wesentlichen bekannt. Lösung enthält Alkohol.	**Homöopathisches Mittel** Therapeutische Wirksamkeit zweifelhaft. Zur subjektiven Linderung von Beschwerden vertretbar.

Präparat	Wichtigste Nebenwirkungen	Empfehlung
Perdiphen (D) Drag. Ephedrin, Paracetamol, Diphenylpyralin	Erregungszustände, Herzklopfen	**Abzuraten** Wenig sinnvolle Kombination von unterdosiertem Schmerzmittel (Paracetamol) mit beruhigend wirkendem Antihistaminikum (Diphenylpyralin) und erregend wirkendem Inhaltsstoff (Ephedrin).
ratioGrippal + C (D) Brausetabl. Acetylsalicylsäure (ASS), Paracetamol, Vitamin C	Magenbeschwerden, kann in seltenen Fällen Asthmaanfälle auslösen. Möglichkeit des erhöhten Risikos von Reye-Syndrom durch Acetylsalicylsäure (ASS) bei Kindern und Jugendlichen. Bei sehr häufigem, jahrelangen Gebrauch sind Nierenschäden nicht auszuschließen. Bei Überdosierung: Leberschäden	**Wenig zweckmäßig** Wenig sinnvolle Kombination von zwei ähnlich wirkenden Schmerz- und Fiebermitteln (ASS, Paracetamol) mit Vitamin C.
Rhinotussal (D) Saft, Kaps. Dextromethorphan, Carbinoxamin, Norephedrin, Kaps.: Phenylephrin statt Norephedrin	Herzklopfen, Blutdrucksteigerung, Abhängigkeit, Verwirrtheit, Bewusstseinsstörungen, Müdigkeit	**Abzuraten** Nicht sinnvolle Kombination von beruhigend wirkendem Antihistaminikum (Carbinoxamin), blutdrucksteigernd wirkendem (Phenylephrin bzw. Norephedrin) und problematischem Hustenmittel (Dextromethorphan).
Tempil N (D) Kaps. Diphenylpyralin, Metamfepramon, Acetylsalicylsäure (ASS) *Rezeptpflichtig*	Müdigkeit, Magenbeschwerden, Erregungszustände. In seltenen Fällen Asthmaanfälle. Risiko des lebensbedrohlichen Reye-Sydroms durch Acetylsalicylsäure (ASS) bei Kindern und Jugendlichen	**Abzuraten** Nicht sinnvolle Kombination von Schmerzmittel (Acetylsalicylsäure) mit beruhigend wirkendem Antihistaminikum (Diphenylpyralin) und Anregungsmittel (Metamfepramon).
Tonsilgon N (D) Drag., Tropfen Eibischwurzel, Kamillenblüten, Schachtelhalmkraut, Walnussblätter, Schafgarbenkraut, Eichenrinde, Löwenkraut	Selten allergische Hautreaktionen. Tropfen enthalten Alkohol	**Naturheilmittel** mit pflanzlichen Inhaltsstoffen. Vertretbar bei chronischen Atemwegsinfekten, wenn die Einnahme als wirksam empfunden wird und eine notwendige Anwendung therapeutisch zweckmäßiger Mittel zur Behandlung von Infektionen nicht unterlassen wird.

Präparat	Wichtigste Nebenwirkungen	Empfehlung
Toxi-Loges (D) Tropfen Sonnenhutkraut (Echinacea)-Urtinktur, Eupatorium-Urtinktur, Baptisia-Urtinktur, China-Urtinktur, Bryonia D4, Aconitum D4, Ipecacuanha D4	Fieber. Schwere allgemeine allergische Reaktionen möglich. Tropfen enthalten Alkohol	**Abzuraten** wegen der möglichen Nebenwirkungen. Homöopathisches Mittel. Therapeutische Wirksamkeit bei fieberhaften Erkältungskrankheiten zweifelhaft.
Toxi-Loges N (D) Tab. u. a. Eupatorium-Urtinktur, Baptisia-Urtinktur	Allergische Reaktionen möglich	**Homöopathisches Mittel** Therapeutische Wirksamkeit bei fieberhaften Erkältungskrankheiten zweifelhaft.
Trimedil (Ö) Drag. Dimetindenmaleat, Paracetamol, Phenylephrin, Oxerutin, Vitamin C	Müdigkeit, Blutdrucksteigerung. Bei Überdosierung: Leberschäden	**Abzuraten** Nicht sinnvolle Kombination von Schmerzmittel (Paracetamol) mit beruhigend wirkendem Antihistaminikum (Dimetindenmaleat), blutdrucksteigerndem Mittel (Phenylephrin) und Vitamin C.
Umckaloabo (D) Tropfen Auszug aus Pelargonienwurzeln	Allergische Erscheinungen. Störwirkungen in der Schwangerschaft nicht auszuschließen. Tropfen enthalten Alkohol	**Wenig zweckmäßig** Naturheilmittel mit pflanzlichen Inhaltsstoffen. Vertretbar bei Atemwegsinfekten, wenn die Einnahme als wirksam empfunden wird und eine notwendige Anwendung therapeutisch zweckmäßiger Mittel zur Behandlung von Infektionen nicht unterlassen wird.
Wick DayMed Erkältungskapseln für den Tag (D) Kaps. Paracetamol, Dextromethorphan, Phenylpropanolamin	Verwirrtheit, Bewusstseinsstörungen, Abhängigkeit, Müdigkeit. Bei Überdosierung Leberschäden	**Abzuraten** Nicht sinnvolle Kombination von Schmerz- und Fiebermittel (Paracetamol) mit einem gefäßverengenden Inhaltsstoff (Phenylpropanolamin) und problematischem Hustenmittel (Dextromethorphan).
Wick DayMed Erkältungs-Getränk für den Tag (D) Pulver Paracetamol, Guaifenesin, Phenylephrin, Vitamin C	Bei Überdosierung Leberschäden sowie Müdigkeit, Blutdrucksteigerung, Übelkeit und Erbrechen möglich	**Abzuraten** Nicht sinnvolle Kombination von Schmerz- und Fiebermittel (Paracetamol) mit zweifelhaft wirksamem, schleimlösenden Mittel (Guaifenesin), blutdrucksteigerndem Mittel (Phenylephrin) und Vitamin C.

Präparat	Wichtigste Nebenwirkungen	Empfehlung
Wick Medinait Erkältungs-Saft für die Nacht (D) Saft Paracetamol, Doxylamin, Ephedrin, Dextromethorphan	Herzklopfen, zentrale Erregung, Verwirrtheit, Bewusstseinsstörungen, Abhängigkeit, Müdigkeit. Saft enthält Alkohol	**Abzuraten** Nicht sinnvolle Kombination, z. B. von Schmerz- (Paracetamol), Beruhigungs- (Doxylamin), Anregungsmittel (Ephedrin) und problematischem Hustenmittel (Dextromethorphan).

4.2. Hustenmittel

Husten ist ein wichtiger Schutzmechanismus zur Entfernung von Schleim und Staub aus den Luftwegen, kann aber auch die Folge schwerer Erkrankungen sein (siehe Kapitel 5). Meistens hat er folgende Ursachen:

Reizung: Eine der häufigsten Reizquellen ist Zigarettenrauch oder auch die Nebenwirkung von Medikamenten (z. B. ACE-Hemmer). Auch Staub, Luftverschmutzung und reizende Gase in der Umwelt und am Arbeitsplatz verursachen Husten. Wird die Reizursache beseitigt, verschwindet in der Regel auch der Husten in kurzer Zeit.

Allergie: Husten kann die Folge von Überempfindlichkeit gegen bestimmte Stoffe sein. Nächtliches Husten kann z. B. durch den Inhalt von Kopfkissen und Matratzen oder durch Hausstaubmilben verursacht werden.

Virusinfektionen: Der bei einer Erkältung vermehrt produzierte Schleim wird durch den Husten aus der Lunge befördert. Dieser Husten im Rahmen einer »Grippe« geht im Allgemeinen innerhalb von fünf bis sieben Tagen von selbst vorbei. Bei längerem Husten ist es sinnvoll, einen Arzt aufzusuchen.

Nützlicher Husten ist die Reaktion auf zu viel Staub, Schleim oder andere Schadstoffe in den Atemwegen.

Trockener Husten entsteht durch die Reizung der Bronchien – es wird aber kein Schleim abgehustet (»Reizhusten«, »unproduktiver Husten«).

Nervöser Husten ist psychisch bedingt und kann z. B. durch das Erlernen von Atemübungen beseitigt werden.

Behandlung

Meist braucht einfacher Husten nicht mit Medikamenten behandelt zu werden. Die wirkungsvollsten Maßnahmen sind:
- das Rauchen einstellen,
- dafür sorgen, dass die Luftfeuchtigkeit zu Hause und am Arbeitsplatz ausreicht. Trockene Luft mit einem Feuchtigkeitsgehalt unter 40 Prozent verschlimmert den Husten,
- eventuell mit Hausmitteln (z. B. Ei mit Honig, Zuckerwasser) die Reizung der Schleimhäute lindern,
- viel trinken. *Ausreichende Flüssigkeitszufuhr* – unter Umständen mit Salz – *ist das beste Mittel gegen Husten.*

Medikamente

Obwohl – vielleicht auch weil – der therapeutische Nutzen eher fragwürdig ist, zählen Hustenmittel zu den meistverkauften Medikamenten: Im Durchschnitt schluckt jede Person in Deutschland oder Österreich etwa zwei Packungen Hustenmittel pro Jahr.
Es gibt im Prinzip zwei Methoden, mit Arzneimitteln den Husten zu beeinflussen. Man kann versuchen, die Schleimlösung und das Aushusten des Schleims zu fördern (Expektorantien), oder man kann den Hustenreflex generell dämpfen.

Hustendämpfer (Wirkstoffe: Codein) – Vorsicht bei Anwendung

Die Unterdrückung des Hustenreflexes kann zwar Beschwerden lindern, wird aber die Krankheit möglicherweise verschlimmern (siehe auch Kapitel 5). *Die Reinigung der Bronchien durch Husten soll in der Regel nicht gedämpft werden.* Hustendämpfer sollten lediglich bei trockenem Reizhusten, schweren Schlafstörungen, schwerem Husten durch Lungenkrebs und bei Keuchhusten, wenn Krämpfe zum Erbrechen führen, eingesetzt werden.

Codein

ist ein sinnvolles Mittel bei schwerem, unproduktiven Reizhusten. Es hemmt das Hustenzentrum im Zentralnervensystem und wirkt zuverlässig. Viele Hustenmittel enthalten neben Codein jedoch noch andere, zum Teil nicht sinnvolle Beimengungen. Für den Fall, dass eine Dämpfung des Hustens wirklich nötig ist, sind z. B. *Paracodin* oder *Codeinum phosph. Compretten* zu empfehlen.

Nebenwirkungen: In der üblichen Dosis von 30 mg senkt Codein die Atemfrequenz, weil das Atemzentrum gehemmt wird. Auch Übelkeit, Schwindel, Benommenheit und Appetitlosigkeit können auftreten. Unruhe, Schwindel, niedriger Blutdruck und Verstopfung treten meist erst nach höheren Dosierungen auf. Codein ist ein Opiat – eine länger dauernde Einnahme kann zur *Abhängigkeit* führen. In der Drogenszene werden vor allem *Codeinum phosph. Compretten* missbräuchlich verwendet.

Vergiftungsgefahr bei Kindern

Bei Kindern können schon 2–4 mg Codein pro Kilo Körpergewicht zu schweren Vergiftungen führen. Codeinhaltige Mittel sollten daher bei Kindern unter fünf Jahren – wenn überhaupt – nur sehr vorsichtig eingesetzt werden. Jahr für Jahr erleiden in der Bundesrepublik rund 1000 Kinder Codeinvergiftungen.

Pentoxyverin ist ein hustendämpfender Wirkstoff (z. B. in *Sedotussin Expectorans*), der bei Säuglingen selbst nach vorschriftsmäßiger Anwendung bedrohliche Atemdepressionen verursachen kann. Kinderärzte raten deshalb von der Anwendung solcher Mittel bei Kindern unter drei Jahren ab.

Ephedrin

ist in Österreich ein häufiger Bestandteil von Hustensäften und -pastillen (z. B. *Pilka Fortetropfen*). Es erweitert die Bronchien und wirkt dadurch ebenfalls hustendämpfend – allerdings erst in einer Dosierung von 30 mg, die in etlichen Präparaten gar nicht erreicht wird. *Nebenwirkungen* können Herzklopfen, Muskelzittern, Unruhe und Schlafstörungen sein.

Antihistaminika – nutzlos?

In vielen Hustenmitteln (z. B. in *Benadryl N, Codicaps, Codipront*) sind auch Antihistaminika enthalten. Antihistaminika können Husten beseitigen – allerdings meist nur in weit höheren Wirkstoffmengen, als sie in diesen Mitteln enthalten sind. Viele Antihistaminika wirken beruhigend. Sie trocknen jedoch auch die Schleimhäute aus – eine negative Auswirkung für alle, bei denen der Bronchialschleim eigentlich ausgehustet werden müsste. In der Fachliteratur wird deshalb die Beimengung von Antihistaminika in Hustenmitteln als »fragwürdig« oder »wenig erwünscht« bezeichnet. Weitere Wirkungen siehe Kapitel 6.1.: Mittel gegen Allergien.

Schleimlösende und das Aushusten fördernde Mittel

Die Wirksamkeit solcher Medikamente (in der Fachsprache *Expektorantien* genannt) wird vor allem in der englischsprachigen Fachliteratur vielfach angezweifelt.

Deutschsprachige Mediziner bewerten solche Mittel generell günstiger. In einem sind sich jedoch alle einig:

Die wichtigste Maßnahme ist eine ausreichende Flüssigkeitszufuhr (ca. drei Liter pro Tag). Dies reicht normalerweise zur Erleichterung des Abhustens von Schleim (Behandlung des Hustens) aus. Einzige Ausnahme ist der trockene Reizhusten.

Medikamente dienen lediglich als begleitende therapeutische Maßnahme.

Die meisten Mittel enthalten Mischungen mit fragwürdiger Wirksamkeit und einem unangemessen hohen Nebenwirkungsrisiko. Strikt abzuraten ist zum Beispiel von der Verwendung fester Kombinationen von Expektorantien mit Antibiotika (z. B. *Doxam, Doximucol, Mucotectan, Sigamuc*). Antibiotika müssen individuell dosiert werden. Dasselbe gilt für Schrotschuss-Mischungen der Hustensäfte. Die Begründung liegt auf der Hand: Es werden ständig Stoffe mitgeschluckt, die unter Umständen überhaupt oder in der vorgegebenen Menge unnötig oder sogar schädlich sind, oder die sich in der Wirkung widersprechen.

Bromhexin (z. B. in *Bisolvonat, Bromhexin BC*) bzw. das Abbauprodukt von Bromhexin, der Wirkstoff *Ambroxol* (z. B. *Ambroxol AL, Ambroxol-ratiopharm, Mucosolvan*), werden am häufigsten verwendet. Bei beiden ist die Wirksamkeit umstritten. So meint etwa das deutsche »transparenz-telegramm«: »Aus den wenigen wirklich kontrollierten Untersuchungen, die über Bromhexin vorliegen, kann man nur den Schluss ziehen, dass das Präparat sich in seiner Wirkung kaum vom Placebo (ein Scheinarzneimittel ohne Wirkstoff) unterscheidet.« Der deutsche »Arzneimittelbrief« berichtet von einer Studie, bei der Bromhexin selbst in Injektionsform unwirksam war, und fragt: »Wann wird dieses Produkt aus dem Handel gezogen?« In Schweden wurden diese Mittel aus dem Arzneischrank vieler Krankenhäuser verbannt. Begründung: »Wir kommen auch gut ohne dieses Präparat aus.«

Acetylcystein (z. B. in *ACC, Acemuc, Aeromuc, Azubronchin, Bromuc, Cimexyl, Fluimucil, NAC 1A Pharma, NAC AbZ, NAC AL, NAC-ratiopharm, NAC Stada/ -akut, NAC von ct*) ist ein Wirkstoff, dessen Nutzen umstritten ist. Allerdings fallen die Beurteilungen der

Fachleute in letzter Zeit positiver aus. Bei Einnahme mit einem Inhalationsspray kann dieser Wirkstoff selbst zu Hustenanfällen führen.

Dextromethorphan (enthalten z. B. in *Neo Tussan Hustensaft, Tuss Hustenstiller, Wick Formel 44 plus Husten-Pastillen S, Wick Formel 44 plus Hustenstiller*) soll trockenen Reizhusten dämpfen und verursacht als Nebenwirkung relativ häufig neuropsychiatrische Störungen wie Panikattacken, Halluzinationen, Bewusstseinsminderung. Bedenklich sind vor allem auch die vielfältigen Wechselwirkungen mit anderen Wirkstoffen, die zu hochgradiger Erregung und hohem Fieber führen können. Unsere Empfehlung: Wenig zweckmäßig.

Guaifenesin soll das Abhusten erleichtern, ist im Nutzen jedoch sehr umstritten (enthalten z. B. in *Cito-Guakalin, Fagusan N, Resyl, Resyl mit Codein*). Guaifenesin wird eine Reihe von teilweise schwerwiegenden Nebenwirkungen angelastet: Unverträglichkeitsreaktionen, die bis zum Schockzustand führen können, Magen-Darm-Störungen und anderes. Unsere Empfehlung: Wenig zweckmäßig.

Naturheilmittel

Ätherische Öle (Menthol, Eucalyptus, Pfefferminz, Myrte, Thymian, Anis, Kampfer) und *Pflanzenextrakte* (Efeublätter, Primel, Isländisch-Moos, Quendel, Spitzwegerich, Süßholz) sind in einer Vielzahl von Hustentees, Pastillen, Lutschbonbons, Säften, Tropfen und Kapseln enthalten (z. B. *Aspecton N, Bronchicum Elixier N, Bronchicum Husten-Pastillen, Bronchicum Pflanzl. Husten-Stiller, Bronchicum Thymian, Bronchipret, Bronchobest, Bronchoforton, Broncho-Sern, Bronchostad, Dallmanns Salbeibonbons, Exeu, Gelomyrtol, Hedelix, H&S Tees, Ipalat, Isla Mint, Isla Moos, Lindenblütentee, Melrosum Hustensirup N, Pilka, Prospan, Rheila Konsul, Scottopect, Sidroga Hustentee, Sinuc, Sinupret, Soldan Salmiak Pastillen, Soledum, Thymipin N, Tussamag, Tussamag N*). Sie sind als Hausmittel sehr beliebt, weil sie kaum Nebenwirkungen haben und ihr Geruch und/oder Geschmack als angenehm empfunden wird. Gegen ihre Verwendung ist mit wenigen Ausnahmen nichts einzuwenden – allerdings sollte man sich keine übertriebenen Hoffnungen über die Wirksamkeit machen.
Für *homöopathische Mittel* in hohen Verdünnungen (z. B. *Monapax*) gilt dasselbe wie für Naturheilmittel: Gegen eine Verwendung ist nichts einzuwenden, wenn eine notwendige Anwendung therapeutisch wirksamer Mittel nicht unterlassen wird.

4.2. Hustenmittel

Präparat	Wichtigste Nebenwirkungen	Empfehlung
ACC (D) Pulver (mit hohem Zuckergehalt), Kaps. **ACC LONG** (D) Brausetabl. **ACC Saft** (D) Saft **ACC tabs** (D) Tabl. **ACC injekt** (D) Amp. Acetylcystein *Rezeptpflichtig*	Übelkeit, Erbrechen, Durchfall. Allergische Hautreaktionen, Bronchospasmen, Sekretstau	**Möglicherweise zweckmäßig** als schleimverflüssigendes Mittel, auch zur vorbeugenden Behandlung bei chronischen Atemwegserkrankungen. Kombination mit Hustenblockern (z. B. Codein) vermeiden.
Acemuc (D) Brausetabl., Beutel Granulat (mit hohem Zuckergehalt) **Acemuc Saft** (D) Granulat **Acemuc dispers** (D) Tabl., **Acemuc akut** (D) Brausetabl Acetylcystein *Rezeptpflichtig*	Übelkeit, Erbrechen, Durchfall. Allergische Hautreaktionen, Bronchospasmen, Sekretstau	**Möglicherweise zweckmäßig** als schleimverflüssigendes Mittel, auch zur vorbeugenden Behandlung bei chronischen Atemwegserkrankungen. Kombination mit Hustenblockern (z. B. Codein) vermeiden.
Aeromuc (Ö) lösl. Tabl., Granulat (Saccharose) Acetylcystein	Übelkeit, Erbrechen, Durchfall. Allergische Hautreaktionen, Bronchospasmen, Sekretstau	**Möglicherweise zweckmäßig** als schleimverflüssigendes Mittel, auch zur vorbeugenden Behandlung bei chronischen Atemwegserkrankungen. Kombination mit Hustenblockern (z. B. Codein) vermeiden.
Ambril (D) Tabl., Saft, Tropf. **Ambril SR** (D) Retardkaps. Ambroxol	Magenbeschwerden mit Übelkeit und Erbrechen, Durchfall, Kopfschmerzen, allergische Reaktionen	**Möglicherweise zweckmäßig** Der therapeutische Nutzen ist zweifelhaft. In hohen Dosen wirkt der Inhaltsstoff Ambroxol aber schleimverflüssigend und erleichtert das Abhusten. Kombination mit Hustenblockern (z. B. Codein) vermeiden.
Ambrobeta (D) Brausetabl., Saft **Ambrobeta retard** (D) Retardkaps. Ambroxol	Magenbeschwerden mit Übelkeit und Erbrechen, Durchfall, Kopfschmerzen, allergische Reaktionen	**Möglicherweise zweckmäßig** Der therapeutische Nutzen ist zweifelhaft. In hohen Dosen wirkt der Inhaltsstoff Ambroxol aber schleimverflüssigend und erleichtert das Abhusten. Kombination mit Hustenblockern (z. B. Codein) vermeiden.

Präparat	Wichtigste Nebenwirkungen	Empfehlung
Ambrodoxy (D) Kaps. Doxycyclin, Ambroxol *Rezeptpflichtig*	Magen-Darm-Störungen, Erbrechen, Durchfall, Leberschädigung, Lichtüberempfindlichkeit, Zahn- und Knochenschäden bei Kindern	**Abzuraten** Nicht sinnvolle Kombination eines wirksamen Antibiotikums (Doxycyclin) mit einem Sekretolytikum. Antibiotika müssen individuell dosiert und deshalb als Einzelstoffe (Monopräparate) gegeben werden.
Ambrohexal (D) Tabl., Lösung, Saft **Ambrohexal retard** (D) Retardkaps. **Ambrohexal injekt** (D) Amp. Ambroxol	Magenbeschwerden mit Übelkeit und Erbrechen, Durchfall, Kopfschmerzen, allergische Reaktionen. Bei Inhalation: Hustenreiz	**Möglicherweise zweckmäßig** Der therapeutische Nutzen ist zweifelhaft. In hohen Dosen wirkt der Inhaltsstoff Ambroxol aber schleimverflüssigend und erleichtert das Abhusten. Kombination mit Hustenblockern (z. B. Codein) vermeiden.
Ambrolös (D) Brausetabl. Ambroxol	Magenbeschwerden mit Übelkeit und Erbrechen, Durchfall, Kopfschmerzen, allergische Reaktionen	**Möglicherweise zweckmäßig** Der therapeutische Nutzen ist zweifelhaft. In hohen Dosen wirkt der Inhaltsstoff Ambroxol aber schleimverflüssigend und erleichtert das Abhusten. Kombination mit Hustenblockern (z. B. Codein) vermeiden.
Ambroxol AL (D) Tabl., Retardkaps., Saft, Tropfen **Ambroxol Heumann** (D) Brausetabl., Retardkaps., Saft, Tropfen, Tabl. **Ambroxol-ratiopharm** (D) Amp. **Ambroxol-ratiopharm Hustenlöser** (D) Tabl., Retardkaps., **Ambroxol-ratiopharm Hustensaft** (D) Lösung **Ambroxol von ct** (D) Brausetabl., Retardkaps., Saft, Tropfen, Amp. Ambroxol	Magenbeschwerden mit Übelkeit und Erbrechen, Durchfall, Kopfschmerzen, allergische Reaktionen	**Möglicherweise zweckmäßig** Der therapeutische Nutzen ist zweifelhaft. In hohen Dosen wirkt der Inhaltsstoff Ambroxol aber schleimverflüssigend und erleichtert das Abhusten. Kombination mit Hustenblockern (z. B. Codein) vermeiden.

Präparat	Wichtigste Nebenwirkungen	Empfehlung
Ambroxol comp.-ratiopharm (D) Retardkaps. Doxycyclin, Ambroxol *Rezeptpflichtig*	Magen-Darm-Störungen, Erbrechen, Durchfall, Leberschädigung, Lichtüberempfindlichkeit, Zahn- und Knochenschäden bei Kindern	**Abzuraten** Nicht sinnvolle Kombination eines wirksamen Antibiotikums (Doxycyclin) mit einem Sekretolytikum. Antibiotika müssen individuell dosiert und deshalb als Einzelstoffe (Monopräparate) gegeben werden.
Aspecton Hustensaft (D) Saft Thymianfluidextrakt	Bei Überdosierung: Magenschleimhautreizung möglich	**Naturheilmittel** mit pflanzlichen Inhaltsstoffen. Therapeutische Wirksamkeit zweifelhaft. Vertretbar zur subjektiven Linderung der Beschwerden.
Aspecton N (D) Hustentropfen Thymianfluidextrakt, Gypsophila-Saponin	Bei Überdosierung: Magenschleimhautreizung möglich	**Naturheilmittel** mit pflanzlichen Inhaltsstoffen. Therapeutische Wirksamkeit zweifelhaft. Vertretbar zur subjektiven Linderung der Beschwerden.
Azubronchin (D) Brausetabl., Granulat (mit hohem Zuckergehalt), Tabs. (enthalten Phenylalanin) **Azubronchin akut** (D) Brausetabl. Acetylcystein *Rezeptpflichtig*	Übelkeit, Erbrechen, Durchfall. Allergische Hautreaktionen, Bronchospasmen, Sekretstau	**Möglicherweise zweckmäßig** als schleimverflüssigendes Mittel, auch zur vorbeugenden Behandlung bei chronischen Atemwegserkrankungen. Kombination mit Hustenblockern (z. B. Codein) vermeiden.
Benadryl (D/Ö) Hustensaft, Hustentropfen Diphenhydramin *Rezeptpflichtig (Ö)*	Müdigkeit, Mundtrockenheit. Tropfen enthalten Alkohol	**Möglicherweise zweckmäßig** Als Husten- und Schlafmittel angewendetes stark beruhigend wirkendes Antihistaminikum. Schwache und unzuverlässige Wirkung auf allergische Erscheinungen (z. B. Heuschnupfen und Juckreiz).
Bisolvon (D/Ö) Tropfen, Tabl., Saft, Lösung Bromhexin	Magenstörungen, bei Inhalation Hustenreiz. Saft enthält Alkohol	**Möglicherweise zweckmäßig** Der therapeutische Nutzen von Bromhexin ist zweifelhaft. In hohen Dosen wirkt es schleimverflüssigend und erleichtert das Abhusten. Kombination mit Hustenblockern (z. B. Codein) vermeiden.

Präparat	Wichtigste Nebenwirkungen	Empfehlung
Bromhexin (D) Hustensaft, Drag., Tabl., Tropfen, Tropfen N, Inhalat Bromhexin	Magenstörungen, bei Inhalation Hustenreiz. Tropfen und Inhalat enthalten Alkohol	**Möglicherweise zweckmäßig** Der therapeutische Nutzen von Bromhexin ist zweifelhaft. In hohen Dosen wirkt es schleimverflüssigend und erleichtert das Abhusten. Kombination mit Hustenblockern (z. B. Codein) vermeiden.
Bromhexin BC (D) Lösung, Tropfen, Tabl. **Bromhexin Berlin-Chemie** (D) Drag. Bromhexin	Magenstörungen, bei Inhalation Hustenreiz.	**Möglicherweise zweckmäßig** Der therapeutische Nutzen von Bromhexin ist zweifelhaft. In hohen Dosen wirkt es schleimverflüssigend und erleichtert das Abhusten. Kombination mit Hustenblockern (z. B. Codein) vermeiden.
Bromuc (D) Brausetabl., Trockensaft, Amp., Granulat mit hohem Zuckergehalt (Saccharose), Lutschtabl. Acetylcystein *Rezeptpflichtig*	Übelkeit, Erbrechen, Durchfall, allergische Hautreaktionen, Sekretstau	**Möglicherweise zweckmäßig** als schleimverflüssigendes Mittel, auch zur vorbeugenden Behandlung bei chronischen Atemwegserkrankungen. Kombination mit Hustenblockern (z. B. Codein) vermeiden.
Bronchicum Elixir N (D) Elixier Verschiedene Pflanzentinkturen, Hilfsstoffe: u. a. Menthol, Eukalyptusöl	Bei Überdosierung: Magen-Darm-Störungen (Übelkeit), selten allergische Hauterkrankungen (Rötung und Juckreiz), auch lebensbedrohliches Quincke Ödem möglich. Enthält Alkohol	**Naturheilmittel** mit pflanzlichen Inhaltsstoffen. Therapeutische Wirksamkeit zweifelhaft. Subjektive Linderung der Beschwerden möglich. Abzuraten wegen sehr seltener, aber schwerer Allergien.
Bronchicum Hustenpastillen (D) Pastillen Thymianextrakt	Keine wesentlichen zu erwarten	**Zweckmäßig wie andere Bonbons auch** Durch kurzfristige Anregung des Speichelflusses wirksam.
Bronchicum Mono Codein Tropfen (D) Tropfen Codein Hilfsstoff u. a. Eukalyptusöl *Rezeptpflichtig*	Müdigkeit, Verstopfung, Abhängigkeit möglich. Enthält Alkohol	**Therapeutisch zweckmäßig bei** starkem, unproduktiven Reizhusten. Die Beimengung der als Hilfsstoffe ausgewiesenen ätherischen Öle (Eukalyptusöl, Pfefferminzöl) ist problematisch.

Präparat	Wichtigste Nebenwirkungen	Empfehlung
Bronchicum Pflanzlicher Husten-Stiller (D) Lösung Thymianfluidextrakt, Sonnentaukrautfluid-extrakt, Hilfsstoff u. a. Eukalyptusöl	Allergische Erscheinungen, auch lebensbedrohliches Quincke Ödem möglich. Enthält Alkohol	**Naturheilmittel** mit pflanzlichen Inhaltsstoffen. Therapeutische Wirksamkeit zweifelhaft. Subjektive Linderung der Beschwerden möglich.
Bronchicum Elixier Plus (D) Lösung Thymianfluidextrakt, Primelwurzeltinktur, Spitzwegerichkraut-fluidextrakt	Bei Überdosierung: Magen-Darm-Störungen (Übelkeit), selten allergische Hauterkrankungen (Rötung und Juckreiz), auch lebensbedrohliches Quincke Ödem möglich.	**Naturheilmittel** mit pflanzlichen Inhaltsstoffen. Therapeutische Wirksamkeit zweifelhaft. Subjektive Linderung der Beschwerden möglich.
Bronchicum Thymian Tropfen (D) Lösung Thymianfluidextrakt, Primelwurzeltinktur, Hilfsstoff u. a. Eucalyptusöl, Menthol	Bei Überdosierung: Magenschleimhautreizung möglich. Selten allergische Hauterkrankungen (Rötung und Juckreiz), auch lebensbedrohliches Quincke Ödem möglich. Enthält Alkohol	**Naturheilmittel** mit pflanzlichen Inhaltsstoffen. Therapeutische Wirksamkeit zweifelhaft. Subjektive Linderung der Beschwerden möglich. Abzuraten wegen sehr seltener, aber schwerer allergischer Nebenwirkungen.
Bronchipret Saft (D) Saft Thymianextrakt, Efeublätterextrakt **Bronchipret Tropfen** (D) Tropfen Thymianextrakt, Efeublättertinktur **Bronchipret TP Filmtabletten** (D) Filmtabl. Thymiankrautextrakt, Primelwurzelextrakt	Bei Überdosierung: Magenschleimhautreizung möglich. Selten allergische Hauterkrankungen (Rötung und Juckreiz). Tropfen und Saft enthalten Alkohol	**Naturheilmittel** mit pflanzlichen Inhaltsstoffen. Therapeutische Wirksamkeit zweifelhaft. Subjektive Linderung der Beschwerden möglich.
Bronchipret Thymian Pastillen (D) Pastillen Thymiankrautextrakt	Bei Überdosierung: Magenschleimhautreizung möglich	**Naturheilmittel** mit pflanzlichen Inhaltsstoffen. Therapeutische Wirksamkeit zweifelhaft. Vertretbar zur subjektiven Linderung der Beschwerden.
Bronchobest (D) Kapseln Ol.spicae (Lavendelöl)	Bei Überdosierung: Magenschleimhautreizung möglich	**Naturheilmittel** mit pflanzlichen Inhaltsstoffen. Therapeutische Wirksamkeit zweifelhaft. Vertretbar zur subjektiven Linderung der Beschwerden.

Präparat	Wichtigste Nebenwirkungen	Empfehlung
Bronchocedin N (D) Kaps. Eucalyptus-, Anis-, Pfefferminzöl	Selten allergische Erscheinungen. Bei Überdosierung: Magen-Darm-Störungen (Übelkeit, Erbrechen und Durchfall)	**Naturheilmittel** mit pflanzlichen Inhaltsstoffen.Therapeutische Wirksamkeit zweifelhaft. Vertretbar zur subjektiven Linderung der Beschwerden.
Bronchoforton (D) Kaps. Eucalyptus-, Anis-, Pfefferminzöl	Selten allergische Erscheinungen. Bei Überdosierung: Magen-Darm-Störungen (Übelkeit, Erbrechen und Durchfall)	**Naturheilmittel** mit pflanzlichen Inhaltsstoffen. Therapeutische Wirksamkeit zweifelhaft. Vertretbar zur subjektiven Linderung der Beschwerden.
Bronchoforton (D) Saft, Tropfen Efeublätterextrakt	Bei Überdosierung: Magen-Darm-Störungen (Übelkeit, Erbrechen und Durchfall)	**Naturheilmittel** mit pflanzlichen Inhaltsstoffen. Therapeutische Wirksamkeit zweifelhaft. Vertretbar zur subjektiven Linderung der Beschwerden.
Broncho-Sern (D) Sirup Spitzwegerichfluidextrakt	Keine wesentlichen bekannt. Enthält Alkohol	**Naturheilmittel** mit pflanzlichen Inhaltsstoffen. Therapeutische Wirksamkeit zweifelhaft. Vertretbar wegen geringer Risiken zur subjektiven Linderung der Beschwerden.
Bronchostad Hustenlöser (D) Tropfen, Sirup Efeublätterextrakt (im Sirup Hilfsstoffe Fenchelöl und Süßholzextrakt)	Bei Überdosierung: Magen-Darm-Störungen (Übelkeit, Erbrechen und Durchfall)	**Naturheilmittel** mit pflanzlichen Inhaltsstoffen. Therapeutische Wirksamkeit zweifelhaft. Vertretbar zur subjektiven Linderung der Beschwerden.
Capval (D) Saft, Drag., Tropfen Noscapin *Rezeptpflichtig*	Müdigkeit, Magen-Darm-Störungen. Tropfen enthalten Alkohol	**Wenig zweckmäßig** Relativ schwach wirksam. Bei starkem, unproduktiven Reizhusten ist Codein vorzuziehen.
Cito-Guakalin (D) Saft Natriumdibunat, Guaifenesin, Thymianextrakt, Hilfsstoff u. a. Menthol	Muskelschwäche, langsamer Puls. Bei Überdosierung Magenschleimhautreizungen möglich	**Abzuraten** Nicht sinnvolle Kombination von zweifelhaft wirksamem schleimlösenden Mittel (Guaifenesin) mit zweifelhaft wirksamem Hustenblocker und ätherischen Ölen.

Präparat	Wichtigste Nebenwirkungen	Empfehlung
Codeintropfen von ct (D) Tropfen Codein *Rezeptpflichtig*	Müdigkeit, Verstopfung, Abhängigkeit möglich	**Therapeutisch zweckmäßig** bei schwerem, unproduktiven Reizhusten.
Codeinum phosphoricum/ -forte Compretten (D) Tabl., Codein *Rezeptpflichtig*	Müdigkeit, Verstopfung, Abhängigkeit möglich	**Therapeutisch zweckmäßig** bei schwerem, unproduktiven Reizhusten.
Codeinum phosphoricum-Berlin-Chemie (D) Tabl. Codein *Rezeptpflichtig*	Müdigkeit, Verstopfung, Abhängigkeit möglich	**Therapeutisch zweckmäßig** bei schwerem, unproduktiven Reizhusten.
Codicaps (D) Kaps. Codein, Chlorphenamin *Rezeptpflichtig*	Müdigkeit, Verstopfung, Schleimeindickung, Abhängigkeit möglich	**Abzuraten** Nicht sinnvolle Kombination von Hustenblocker (Codein) mit beruhigend wirkendem Antihistaminikum (Chlorphenamin).
Codicaps mono (D) Kaps., **Codicaps N Kindersaft** (D) Saft Codein *Rezeptpflichtig*	Müdigkeit, Verstopfung, Abhängigkeit möglich	**Therapeutisch zweckmäßig bei** starkem, unproduktiven Reizhusten.
Codicompren retard (D) Retardtabl. Codein *Rezeptpflichtig*	Müdigkeit, Verstopfung, Abhängigkeit möglich	**Therapeutisch zweckmäßig bei** starkem, unproduktiven Reizhusten.
Codipront (D) Retardkaps., Saft, Tropfen Codein, Phenyltoloxamin *Rezeptpflichtig*	Müdigkeit, Verstopfung, Schleimeindickung, Abhängigkeit möglich. Tropfen enthalten Alkohol	**Abzuraten** Nicht sinnvolle Kombination von Hustenblocker (Codein) mit beruhigend wirkendem Antihistaminikum (Phenyltoloxamin).
Codipront mono (D) Retardkaps., Saft, Retardtropfen Codein *Rezeptpflichtig*	Müdigkeit, Verstopfung, Abhängigkeit möglich. Tropfen enthalten Alkohol	**Therapeutisch zweckmäßig** bei schwerem, unproduktiven Reizhusten.

Präparat	Wichtigste Nebenwirkungen	Empfehlung
Codipront retard (Ö) Kaps., Saft Codein, Phenyltoloxamin *Rezeptpflichtig*	Müdigkeit, Verstopfung, Schleimeindickung, Abhängigkeit möglich	**Abzuraten** Nicht sinnvolle Kombination von Hustenblocker (Codein) mit beruhigend wirkendem Antihistaminikum (Phenyltoloxamin).
Dallmanns Salbeibonbons (D) Bonbons Salbeiextrakt	Keine wesentlichen zu erwarten	**Zweckmäßig wie andere Bonbons auch** Durch kurzfristige Anregung des Speichelflusses wirksam.
Doxam (D) Retardkaps. Doxycyclin, Ambroxol *Rezeptpflichtig*	Magen-Darm-Störungen, Erbrechen, Durchfall, Leberschädigung, Lichtüberempfindlichkeit, Zahn- und Knochenschäden bei Kindern	**Abzuraten** Nicht sinnvolle Kombination eines wirksamen Antibiotikums (Doxycyclin) mit einem Sekretolytikum. Antibiotika müssen individuell dosiert und deshalb als Einzelstoffe (Monopräparate) gegeben werden.
Doximucol (D) Retardkaps. Doxycyclin, Ambroxol *Rezeptpflichtig*	Magen-Darm-Störungen, Erbrechen, Durchfall, Leberschädigung, Lichtüberempfindlichkeit, Zahn- und Knochenschäden bei Kindern	**Abzuraten** Nicht sinnvolle Kombination eines wirksamen Antibiotikums (Doxycyclin) mit einem Sekretolytikum (Ambroxol). Antibiotika müssen individuell dosiert und deshalb als Einzelstoffe (Monopräparate) gegeben werden.
Emser Salz (D) Quellsalz Emser Salz	Keine wesentlichen bekannt	**Zweckmäßig wie andere Salze auch** Durch kurzfristige Anregung des Speichelflusses wirksam.
Emser Salz (D/Ö) **Emser Pastillen mit Mentholfrische** (D/Ö) **Emser Pastillen ohne Menthol** (D/Ö) **Emser Pastillen zuckerfrei** (D) Lutschtabl. Emser Salz	Keine wesentlichen bekannt	**Zweckmäßig wie andere Bonbons auch** Durch kurzfristige Anregung des Speichelflusses wirksam.
Fagusan N (D) Lösung Guaifenesin	Bei Überdosierung: Müdigkeit, Übelkeit, Erbrechen möglich. Lösung enthält Alkohol	**Wenig zweckmäßig** Zweifelhaft wirksames schleimlösendes Mittel (Guaifenesin).

Präparat	Wichtigste Nebenwirkungen	Empfehlung
Exeu (D) Kaps. Eucalyptusöl	Bei Überdosierung: Magen-Darm-Störungen (Übelkeit, Erbrechen und Durchfall)	**Naturheilmittel** mit pflanzlichen Inhaltsstoffen. Therapeutische Wirksamkeit zweifelhaft. Vertretbar zur subjektiven Linderung der Beschwerden.
Fluimucil (D/Ö) Injektionslösung **Fluimucil Brausetabletten/ long** (D/Ö) Brausetabl. **Fluimucil Kapseln** (D/Ö) Kaps. **Fluimucil Kindersaft** (D/Ö) Saft **Fluimucil N** (D/Ö) Granulat **Fluimucil Saft** (D/Ö) Trockensaft **Fluimucil Tabs** (D/Ö) Trinktabletten Acetylcystein *Rezeptpflichtig*	Übelkeit, Erbrechen, Durchfall. Allergische Hautreaktionen. Sekretstau	**Möglicherweise zweckmäßig** als schleimverflüssigendes Mittel, auch zur vorbeugenden Behandlung bei chronischen Atemwegserkrankungen. Kombination mit Hustenblockern (z. B. Codein) vermeiden.
Frenopect (D) Tabl., Saft, Tropfen **Frenopect retard** (D) Retardkaps. **Frenopect inhalat** (D) Lösung **Frenopect inject** (D) Amp. Ambroxol *Rezeptpflichtig (nur Amp.)*	Magenbeschwerden mit Übelkeit und Erbrechen, Durchfall, Kopfschmerzen. Bei Inhalation: Hustenreiz	**Möglicherweise zweckmäßig** Der therapeutische Nutzen von Ambroxol ist zweifelhaft. In hohen Dosen wirkt es schleimverflüssigend und erleichtert das Abhusten. Kombination mit Hustenblockern (z. B. Codein) vermeiden.
Gelomyrtol (D/Ö) Kaps., Fortekaps. (D) Myrtol	Magen-Darm-Störungen	**Wenig zweckmäßig** als schleimlösendes Mittel. Therapeutische Wirksamkeit nicht ausreichend gesichert. Vertretbar, wenn die desodorierende Wirkung der ätherischen Öle als angenehm empfunden wird. Zweckmäßig zur unterstützenden Behandlung von Bronchitiden und Nebenhöhlenentzündungen.

Präparat	Wichtigste Nebenwirkungen	Empfehlung
Hedelix (D) Saft, Tropfen Efeublätterextrakt	Bei Überdosierung: Magen-Darm-Störungen (Übelkeit, Erbrechen und Durchfall)	**Naturheilmittel** mit pflanzlichen Inhaltsstoffen. Therapeutische Wirksamkeit zweifelhaft. Vertretbar zur subjektiven Linderung der Beschwerden.
H+S Erkältungstee (D) Tee Thymian, Lindenblüten, Holunderblüten, Süßholzwurzel, Anis	Keine wesentlichen zu erwarten	**Zweckmäßig wie andere Tees auch** Die Zufuhr größerer Mengen von Flüssigkeit ist zur Schleimverflüssigung sinnvoll.
H+S Brust- und Hustentee (D) Tee Thymian, Lindenblüten, Anis, Eibischwurzel, Lungenkraut, Malvenblüten und -blätter	Keine wesentlichen zu erwarten	**Zweckmäßig wie andere Tees auch** Die Zufuhr größerer Mengen von Flüssigkeit ist zur Schleimverflüssigung sinnvoll.
H+S Erkältungstee (D) Tee Lindenblüten	Keine wesentlichen zu erwarten	**Zweckmäßig wie andere Tees auch** Die Zufuhr größerer Mengen von Flüssigkeit ist zur Schleimverflüssigung sinnvoll.
Heumann Bronchialtee Solubifix novo (D) Trockenextrakt Pflanzenextrakte aus Wurzeln von Eibisch, Süßholz, Primel. Anisöl, Thymianöl	Selten allergische Erscheinungen	**Zweckmäßig wie andere Tees auch** Die Zufuhr größerer Mengen von Flüssigkeit ist zur Schleimverflüssigung sinnvoll.
Ipalat (D) Pastillen zuckerfrei Pflanzenextrakte, Hilfsstoffe: u. a. Anisöl, Menthol	Selten allergische Erscheinungen.	**Zweckmäßig wie andere Bonbons auch** Durch kurzfristige Anregung des Speichelflusses wirksam.
Isla Mint (D) Pastillen **Isla Moos** (D) Pastillen Isländisch-Moos-Extrakt	Keine wesentlichen bekannt	**Zweckmäßig wie andere Bonbons auch** Durch kurzfristige Anregung des Speichelflusses wirksam.

Präparat	Wichtigste Nebenwirkungen	Empfehlung
Larylin Husten-Löser (D) Pastillen Ambroxol Hilfsstoffe: u. a. ätherische Öle	Magenbeschwerden mit Übelkeit und Erbrechen, Durchfall, Kopfschmerzen, allergische Reaktionen	**Möglicherweise zweckmäßig** Der therapeutische Nutzen ist zweifelhaft. In hohen Dosen wirkt der Inhaltsstoff Ambroxol aber schleimverflüssigend und erleichtert das Abhusten. Kombination mit Hustenblockern (z. B. Codein) vermeiden.
Larylin Husten-Stiller (D) Pastillen Dropropizin Hilfsstoffe: u. a. ätherische Öle	Bei Überdosierung Blutdruckabfall möglich	**Wenig zweckmäßig** Relativ schwach wirksam. Bei starkem, unproduktiven Reizhusten ist Codein vorzuziehen.
Lindoxyl (D) Tabl., Tropfen, Lösung, Pulver **Lindoxyl retard** (D) Retardkaps. **Lindoxyl K** (D) Zäpfchen Ambroxol	Magenbeschwerden mit Übelkeit und Erbrechen, Durchfall, Kopfschmerzen. Bei Inhalation: Hustenreiz	**Möglicherweise zweckmäßig** Der therapeutische Nutzen von Ambroxol ist zweifelhaft. In hohen Dosen wirkt es schleimverflüssigend und erleichtert das Abhusten. Kombination mit Hustenblockern (z. B. Codein) vermeiden.
Makatussin Tropfen (D) Tropfen Thymianfluidextrakt, Sternanisöl	Bei Überdosierung: Magenschleimhautreizung möglich. Tropfen enthalten Alkohol	**Naturheilmittel** mit pflanzlichen Inhaltsstoffen. Therapeutische Wirksamkeit zweifelhaft. Vertretbar wegen geringer Risiken zur subjektiven Linderung der Beschwerden.
Makatussin Tropfen forte (D) Tropfen Dihydrocodein, Extrakt aus Herba Drosera (Sonnentauextrakt) Hilfsstoffe: u. a. Kampfer, Menthol, Anisöl, Eukalyptusöl *Rezeptpflichtig*	Müdigkeit, Verstopfung, Abhängigkeit möglich. Allergische Erscheinungen, auch das lebensbedrohliche Quincke Ödem, sind möglich. Enthält Alkohol	**Abzuraten** Wenig sinnvolle Kombination von Hustenblocker (Dihydrocodein) mit Pflanzenextrakt. Seltene, aber schwere Nebenwirkungen durch Sonnentaukraut.
Melrosum Hustensirup N (D) Sirup Pflanzentinkturen	Keine wesentlichen bekannt. Enthält Alkohol	**Zweckmäßig wie andere Sirupe auch** Durch Anregung des Speichelflusses wirksam.

Präparat	Wichtigste Nebenwirkungen	Empfehlung
Monapax (D) Tropfen, Saft, Zäpfchen Verschiedene pflanzliche und anorganische Stoffe in homöopathischen Zubereitungen, z. T. in nur geringen Verdünnungen	Keine nennenswerten zu erwarten. Vorsicht bei Schilddrüsenüberfunktion	**Homöopathisches Mittel** Zur subjektiven Linderung der Beschwerden vertretbar, wenn eine notwendige Anwendung therapeutisch wirksamer Mittel nicht unterlassen wird.
Mucobene (Ö) lösliches Pulver mit hohem Zuckergehalt (Saccharose) Acetylcystein *Rezeptpflichtig*	Übelkeit, Erbrechen, Durchfall, allergische Hautreaktionen, Sekretstau	**Möglicherweise zweckmäßig** als schleimverflüssigendes Mittel, auch zur vorbeugenden Behandlung bei chronischen Atemwegserkrankungen. Kombination mit Hustenblockern (z. B. Codein) vermeiden.
Mucophlogat (D) Retardkaps., Tabl., Tropfen, Saft Ambroxol	Magenbeschwerden mit Übelkeit und Erbrechen, Durchfall, Kopfschmerzen	**Möglicherweise zweckmäßig** Der therapeutische Nutzen von Ambroxol ist zweifelhaft. In hohen Dosen wirkt es schleimverflüssigend und erleichtert das Abhusten. Kombination mit Hustenblockern (z. B. Codein) vermeiden.
Mucosolvan/ S (D/Ö) Retardkaps., Saft, Filmtabl., Brausetabl., Tabl., Inhalationslösung, Amp., Tropfen Ambroxol *D: Rezeptpflichtig (nur Ampullen)*	Magenbeschwerden mit Übelkeit und Erbrechen, Durchfall, Kopfschmerzen. Bei Inhalation: Hustenreiz	**Möglicherweise zweckmäßig** Der therapeutische Nutzen von Ambroxol ist zweifelhaft. In hohen Dosen wirkt es schleimverflüssigend und erleichtert das Abhusten. Kombination mit Hustenblockern (z. B. Codein) vermeiden.
Mucotectan (D/Ö) Kapseln Ambroxol, Doxycyclin *Rezeptpflichtig*	Magenbeschwerden mit Übelkeit und Erbrechen, Durchfall, Leberschäden; bei Sonneneinwirkung Hautschäden, Zahn- und Knochenschäden bei Kindern	**Abzuraten** Die fixe Kombination von antibakteriell wirkendem Inhaltsstoff (Doxycyclin) mit einem schleimverflüssigenden Mittel ist strikt abzulehnen. Antibiotika müssen individuell dosiert und deshalb als Einzelstoffe (Monopräparate) gegeben werden.

Präparat	Wichtigste Nebenwirkungen	Empfehlung
NAC 1 A Pharma (D) Brausetabl. **NAC AbZ** (D) Brausetabl. **NAC AL** (D) Brausetabl., Granulat **NAC-ratiopharm** (D) Trinktabl., Sachets, Brausetabl., Amp. **NAC-ratiopharm dual** (D) Trinktabl., Brausetabl. **NAC von ct** (D) Brausetabl., long Brausetabl., Granulat **NAC Stada** (D) Brausetabl., Granulat, Tabl. **NAC Stada dual** (D) Brausetabl., Granulat, Tabl. Acetylcystein *Rezeptpflichtig*	Übelkeit, Erbrechen, Durchfall, allergische Hautreaktionen, Sekretstau	**Möglicherweise zweckmäßig** als schleimverflüssigendes Mittel, auch zur vorbeugenden Behandlung bei chronischen Atemwegserkrankungen. Kombination mit Hustenblockern (z. B. Codein) vermeiden.
Neo Tussan Hustensaft (D) Suspension Dextromethorphan	Verwirrtheit, Bewusstseinsstörungen, Abhängigkeit, Müdigkeit	**Wenig zweckmäßig** Problematisches Hustenmittel mit dem Inhaltsstoff Dextromethorphan.
Optipect Kodein forte (D) Tropfen Codein Hilfsstoffe: u. a. Eukalyptusöl, Pfefferminzöl *Rezeptpflichtig*	Müdigkeit, Verstopfung, Abhängigkeit möglich. Tropfen enthalten Alkohol	**Therapeutisch zweckmäßig bei** starkem, unproduktiven Reizhusten. Die Beimengung der als Hilfsstoffe ausgewiesenen ätherischen Öle (Eukalyptusöl, Pfefferminzöl) ist problematisch.
Optipect N (D) Tropfen Kampfer, Menthol, Pfefferminzöl, Hilfsstoffe: u. a. Ammoniumchlorid, Saponin, Eukalyptusöl	Selten allergische Erscheinungen. Bei Überdosierung: Magen-Darm-Störungen (Übelkeit, Erbrechen und Durchfall). Tropfen enthalten Alkohol	**Naturheilmittel** mit pflanzlichen Inhaltsstoffen. Therapeutische Wirksamkeit zweifelhaft. Zur subjektiven Linderung der Beschwerden vertretbar.
Paracodin (D/Ö) Tabl. **Paracodin N-Sirup** (D/Ö) Sirup **Paracodin N-Tropfen** (D/Ö) Lösung **Paracodin retard** (D/Ö) Retardkaps. Dihydrocodein *Rezeptpflichtig*	Müdigkeit, Verstopfung, Abhängigkeit möglich	**Therapeutisch zweckmäßig bei** schwerem, unproduktiven Reizhusten.

Präparat	Wichtigste Nebenwirkungen	Empfehlung
Phytobronchin Filmtabletten (D) Filmtabl. **Phytobronchin Tinktur** (D) Tinktur **Phytobronchin Lutschtabletten** (D) Lutschtabl. **Phytobronchin Saft S** (D) Lösung Primelwurzelextrakt Thymiankrautextrakt	Bei Überdosierung: Magen-Darm-Störungen (Übelkeit, Erbrechen und Durchfall)	**Naturheilmittel** mit pflanzlichen Inhaltsstoffen. Therapeutische Wirksamkeit zweifelhaft. Vertretbar zur subjektiven Linderung der Beschwerden.
Pilka (Ö) Tropfen Sonnentauextrakt, Thymian, Vit C	Bei Überdosierung: Magenschleimhautreizungen möglich. Selten allergische Erscheinungen, auch das lebensbedrohliche Quincke Ödem, sind möglich. Enthält Alkohol	**Wenig zweckmäßig** Zweifelhafte Wirksamkeit als Hustenmittel. Seltene, aber schwere Nebenwirkungen durch Sonnentauextrakt.
Pilka (Ö) Fortetropfen Ephedrin, Sonnentauextrakt, Thymian, Vit C *Rezeptpflichtig*	Zentrale Erregung. Selten allergische Erscheinungen, auch das lebensbedrohliche Quincke Ödem, sind möglich. Enthält Alkohol	**Abzuraten** Wenig sinnvolle Kombination von pflanzlichen Stoffen mit bronchienerweiterndem, aber zentralerregenden Inhaltsstoff (Ephedrin).
Prospan (D/Ö) Hustentropfen, Brausetabl. Hustenzäpfchen, Hustensaft, Hustentabl. Efeublättertrockenextrakt	Bei Überdosierung: Magen-Darm-Störungen (Übelkeit, Erbrechen und Durchfall). Zäpfchen: örtliche Reizungen möglich. Tropfen enthalten Alkohol	**Naturheilmittel** mit pflanzlichen Inhaltsstoffen. Therapeutische Wirksamkeit zweifelhaft. Vertretbar wegen geringer Risiken zur subjektiven Linderung der Beschwerden.
Pulmovent (Ö) Granulat mit hohem Zuckergehalt (Saccharose) Acetylcystein *Rezeptpflichtig*	Übelkeit, Erbrechen, Durchfall. Allergische Hautreaktionen, Bronchospasmen, Sekretstau	**Möglicherweise zweckmäßig** als schleimverflüssigendes Mittel, auch zur vorbeugenden Behandlung bei chronischen Atemwegserkrankungen. Kombination mit Hustenblockern (z. B. Codein) vermeiden.
Remedacen (D) Kaps. Dihydrocodein *Rezeptpflichtig*	Müdigkeit, Verstopfung, Abhängigkeit möglich	**Therapeutisch zweckmäßig bei** schwerem, unproduktiven Reizhusten.

Präparat	Wichtigste Nebenwirkungen	Empfehlung
Resyl (Ö) Saft, Tropfen Guaifenesin	Muskelschwäche, langsamer Puls. Bei Überdosierung: Müdigkeit, Übelkeit, Erbrechen möglich. Tropfen enthalten Alkohol	**Wenig zweckmäßig** Zweifelhaft wirksames schleimlösendes Mittel (Guaifenesin).
Resyl mit Codein (Ö) Tropfen Guaifenesin, Codein *Rezeptpflichtig*	Muskelschwäche, langsamer Puls. Müdigkeit, Verstopfung. Abhängigkeit möglich. Bei Überdosierung: Übelkeit, Erbrechen möglich. Tropfen enthalten Alkohol	**Abzuraten** Zweifelhafter therapeutischer Nutzen der Kombination eines Hustenblockers (Codein) mit einem zweifelhaft wirksamen schleimlösenden Mittel (Guaifenesin).
Rheila Konsul Original Salmiak Pastillen (D) Pastillen Süßholz, Ammoniumchlorid	Bei Überdosierung Magen-Darm-Störungen möglich. Bei häufiger Anwendung Erhöhung des Blutdrucks und des Kaliums im Blut möglich.	**Zweckmäßig wie andere Bonbons auch** Durch kurzfristige Anregung des Speichelflusses wirksam.
Scottopect (Ö) Hustensaft Thymian, Quendel, Spitzwegerich	Keine wesentlichen bekannt. Enthält Alkohol	**Naturheilmittel** mit pflanzlichen Inhaltsstoffen. Zweifelhafte therapeutische Wirksamkeit. Vertretbar wegen geringer Risiken zur subjektiven Linderung der Beschwerden.
Sedotussin (D) Tropfen, Zäpfchen, Tabl., Kaps., Saft Pentoxyverin	Müdigkeit. Selten allergische Reaktionen. Saft: bei Überdosierung Erbrechen, Übelkeit, Durchfall	**Wenig zweckmäßig** Relativ schwach wirksam. Bei starkem, unproduktiven Reizhusten ist Codein vorzuziehen.
Sidroga Fencheltee (D) Tee Fenchel	Keine wesentlichen zu erwarten	**Zweckmäßig wie andere Tees auch** Die Zufuhr größerer Mengen von Flüssigkeit ist zur Schleimverflüssigung sinnvoll.
Sidroga Husten-Bronchial-Tee (D) Teemischung Süßholz, Fenchel, Isländisch Moos, Spitzwegerichblatt, Thymianblatt, Malvenblätter	Keine wesentlichen zu erwarten	**Zweckmäßig wie andere Tees auch** Die Zufuhr größerer Mengen von Flüssigkeit ist zur Schleimverflüssigung sinnvoll.

Präparat	Wichtigste Nebenwirkungen	Empfehlung
Sigamuc (D) Retardkaps. Ambroxol, Doxycyclin *Rezeptpflichtig*	Magenbeschwerden mit Übelkeit und Erbrechen, Durchfall, Leberschäden; bei Sonneneinwirkung Hautschäden, Zahn- und Knochenschäden bei Kindern	**Abzuraten** Die fixe Kombination von antibakteriell wirkendem Inhaltsstoff (Doxycyclin) mit einem schleimverflüssigenden Mittel ist strikt abzulehnen. Antibiotika müssen individuell dosiert und deshalb als Einzelstoffe (Monopräparate) gegeben werden.
Silomat (D/Ö) Saft, Drag., Tropfen, Amp. Clobutinol	Benommenheit, Schlaflosigkeit, Übelkeit	**Wenig zweckmäßig** Relativ schwach wirksam. Bei starkem, unproduktiven Reizhusten ist Codein vorzuziehen.
Sinuc (D) Brausetabl. Drag., Saft, Tropfen Efeublättertrockenextrakt	Bei Überdosierung: Magen-Darm-Störungen (Übelkeit, Erbrechen und Durchfall).	**Naturheilmittel** mit pflanzlichen Inhaltsstoffen. Therapeutische Wirksamkeit zweifelhaft. Vertretbar wegen geringer Risiken zur subjektiven Linderung der Beschwerden.
Soldan Salmiak Pastillen (D) Pastillen Süßholz, Ammoniumchlorid	Bei Überdosierung Magen-Darm-Störungen möglich. Bei häufiger Anwendung Erhöhung des Blutdrucks und des Kaliums im Blut möglich.	**Zweckmäßig wie andere Bonbons auch** Durch kurzfristige Anregung des Speichelflusses wirksam.
Soledum (D) Hustensaft, Tropfen Thymianextrakt	Bei Überdosierung: Magenschleimhautreizung möglich. Enthält Alkohol	**Naturheilmittel** mit pflanzlichen Inhaltsstoffen. Zweifelhafte therapeutische Wirksamkeit. Vertretbar wegen geringer Risiken zur subjektiven Linderung der Beschwerden.
Soledum (D) Kapseln Cineol	Allergische Reaktionen möglich. Bei Überdosierung: Magen-Darm-Störungen (Übelkeit, Erbrechen)	**Naturheilmittel** mit pflanzlichen Inhaltsstoffen. Zweifelhafte therapeutische Wirksamkeit. Vertretbar zur unterstützenden Behandlung von entzündlichen Erkrankungen der Atemwege.

Präparat	Wichtigste Nebenwirkungen	Empfehlung
Spasmo-Mucosolvan (D) Saft, Tropfen, Tabl. Clenbuterol, Ambroxol *Rezeptpflichtig*	Pulsfrequenzanstieg, Muskelzittern, Magenbeschwerden mit Übelkeit und Erbrechen, Durchfall, Kopfschmerzen. Bei längerfristiger Anwendung anabole Wirkung (Clenbuterol)	**Abzuraten** Nicht sinnvolle Kombination von Asthmamittel (Clenbuterol) und schleimverflüssigendem Mittel (Ambroxol). Der therapeutische Nutzen von Ambroxol ist zweifelhaft.
Stas Hustenlöser (D) Saft, Tropfen, Tabl., Retardkaps. Ambroxol	Magenbeschwerden mit Übelkeit und Erbrechen, Durchfall, Kopfschmerzen.	**Möglicherweise zweckmäßig** Der therapeutische Nutzen von Ambroxol ist zweifelhaft. In hohen Dosen wirkt es schleimverflüssigend und erleichtert das Abhusten. Eine Kombination mit Hustenblockern sollte deshalb vermieden werden.
Stas Hustenstiller (D) Saft N, Tropfen N Clobutinol	Benommenheit, Schlaflosigkeit, Übelkeit. Tropfen enthalten Alkohol	**Wenig zweckmäßig** Relativ schwach wirksam. Bei starkem, unproduktiven Reizhusten ist Codein vorzuziehen.
Tetesept Erkältungsbad (D/Ö) Badezusatz Eukalyptusöl, Thymian, Kiefernadelöl, Rosmarin	Keine wesentlichen zu erwarten	**Zweckmäßig** als Badezusatz
Tetra Gelomyrtol (D) Kaps. Myrtol, Oxytetracylin *Rezeptpflichtig*	Magenbeschwerden mit Übelkeit und Erbrechen, Durchfall, Leberschäden; bei Sonneneinwirkung Hautschäden, Zahn- und Knochenschäden bei Kindern	**Abzuraten** Die Kombination von Antibiotikum (Oxytetracylin) und anderen Wirkstoffen (hier Myrtol) ist strikt abzulehnen. Antibiotika müssen individuell dosiert und deshalb als Einzelstoffe (Monopräparate) gegeben werden.
Thymipin N (D) Hustensaft, Zäpfchen, Tropfen Thymianfluidextrakt	Keine wesentlichen zu erwarten. Tropfen enthalten Alkohol	**Naturheilmittel** mit pflanzlichen Inhaltsstoffen. Zweifelhafte therapeutische Wirksamkeit. Vertretbar wegen geringer Risiken zur subjektiven Linderung der Beschwerden.
Tryasol Codein (D) Tabl., forte Lösung, mite Lösung Codein *Rezeptpflichtig*	Müdigkeit, Verstopfung, Abhängigkeit möglich. Forte Lösung enthält Alkohol	**Therapeutisch zweckmäßig** bei schwerem, unproduktiven Reizhusten.

Präparat	Wichtigste Nebenwirkungen	Empfehlung
Tuss Hustenstiller (D) Ret. Kaps., Saft Dextromethorphan	Verwirrtheit, Bewusstseinsstörungen, Abhängigkeit möglich, Müdigkeit	**Wenig zweckmäßig** Problematisches Hustenmittel mit dem Inhaltsstoff Dextromethorphan.
Tussamag (Ö) Hustensaft Thymianextrakt, Kastanienextrakt	Bei Überdosierung: Magenschleimhautreizungen möglich	**Naturheilmittel** mit pflanzlichen Inhaltsstoffen. Zweifelhafte therapeutische Wirksamkeit. Vertretbar wegen geringer Risiken zur subjektiven Linderung der Beschwerden.
Tussamag N (D) Hustensaft, Hustensaft zuckerfrei, Hustentropfen Thymianfluidextrakt	Bei Überdosierung: Magenschleimhautreizung möglich. Tropfen und Saft enthalten Alkohol	**Naturheilmittel** mit pflanzlichen Inhaltsstoffen. Zweifelhafte therapeutische Wirksamkeit. Vertretbar wegen geringer Risiken zur subjektiven Linderung der Beschwerden.
Tussed Hustenstiller (D) Drag., Saft, Tropfen Clobutinol	Benommenheit, Schlaflosigkeit, Übelkeit. Tropfen enthalten Alkohol	**Wenig zweckmäßig** Relativ schwach wirksam. Bei starkem, unproduktiven Reizhusten ist Codein vorzuziehen.
Tussoret Saft (D) Saft **Tussoret Tag-/Nacht-Kapseln** Kaps. Codein *Rezeptpflichtig*	Müdigkeit, Verstopfung, Abhängigkeit möglich	**Therapeutisch zweckmäßig** bei schwerem, unproduktiven Reizhusten.
Wick Formel 44 Hustenlöser (D) Sirup Guaifenesin	Muskelschwäche, langsamer Puls. Bei Überdosierung: Müdigkeit, Übelkeit, Erbrechen möglich. Tropfen enthalten Alkohol	**Wenig zweckmäßig** Zweifelhaft wirksames schleimlösendes Mittel (Guaifenesin).
Wick Formel 44 plus Husten-Pastillen S (D/Ö) Pastillen **Wick Formel 44 plus Hustenstiller** (D/Ö) Sirup Dextromethorphan	Verwirrtheit, Bewusstseinsstörungen, Abhängigkeit, Müdigkeit. Sirup enthält Alkohol	**Wenig zweckmäßig** Hustenmittel mit dem problematischen Inhaltsstoff Dextromethorphan.

4.3. Schnupfenmittel

Die Schwellung oder Reizung der Nasenschleimhaut, die einem Schnupfen zugrunde liegt, ist meist die Folge von Virusinfektionen (»Verkühlung«) oder von Überempfindlichkeitsreaktionen (Allergien). Solche Allergien können unter anderem durch Blütenstaub provoziert werden. Dieser »Heuschnupfen« tritt jeweils zu bestimmten Jahreszeiten auf. Allergischer Schnupfen kann auch von einigen Schimmelarten und manchen Milben, die im Wohnungsstaub, in Naturprodukten (z. B. Wolle) sowie auf Hautschuppen gut gedeihen, hervorgerufen werden. Auch die verschiedensten Stoffe, mit denen man am Arbeitsplatz in Berührung kommt, wie z. B. Gummi, Enzyme, Samen, Korn, Hühnerfedern, Mehl, sind manchmal die Ursache für allergischen Schnupfen.
Eine geschwollene Nasenschleimhaut, die zur verstopften Nase führt, ist außerdem nicht selten die Folge von Medikamentenkonsum. Vor allem *Schnupfenmittel*, aber auch blutdrucksenkende Arzneien, können Schnupfen provozieren.
Die Bereitschaft für einen Schnupfen kann vom allgemeinen Körperzustand, psychologischen Faktoren, aber auch vom Klima und von Umweltfaktoren abhängen.

Heuschnupfen

Das Entfernen staubiger Fußmatten oder von synthetischem Bettzeug kann manchmal Wunder wirken. Es ist aber nicht immer möglich, den Kontakt mit Stoffen zu verhindern, gegen die man allergisch ist. Wenn *eindeutig* feststeht, wogegen man allergisch ist, ist bei Allergien gegen Pollen eine *Desensibilisierung* durch Injektionen möglich. Man wird dabei allmählich immer größeren Mengen des Stoffes ausgesetzt, gegen den man allergisch ist, und gewöhnt sich daran. Wegen der langwierigen Behandlung, die noch dazu nicht immer erfolgreich ist, und der häufig auftretenden schweren Überempfindlichkeitsreaktionen auf eine solche Kur ist die *Desensibilisierung* nur bei einem schweren Heuschnupfen sinnvoll, dessen Ursachen genau bekannt sind.
Zur Linderung der allergischen Schleimhautschwellung kommen Mittel in Betracht, die in die Reaktionskette eingreifen, die zum Schnupfen führt: *Cromoglicinsäure, Antihistaminika* und *Kortisone*

(*Glukokortikoide*). Diese Medikamente werden ausführlich auch im Kapitel 5: Bronchitis, Asthma behandelt.
Cromoglicinsäure (z. B. in *Cromohexal, Cromo-ratiopharm, Lomusol, Vividrin*) verhindert die Freisetzung von schleimhautschwellenden Stoffen aus den Mastzellen. Nasensprays mit dieser Substanz sind vorbeugend wirksam.
Die Verwendung von *Antihistaminika* in Form von Nasensprays (z. B. *Allergodil, Livocab, Livostin*) ist nur zweckmäßig zur Behandlung der Symptome von Heuschnupfen, aber nicht zur Vorbeugung. Als *Nebenwirkungen* können Kopfschmerzen, Müdigkeit und allergische Reaktionen (!) auftreten. Unter Umständen sind auch *Antihistaminika zum Schlucken* – als Tabletten, Tropfen, Sirup – zweckmäßig (siehe Kapitel 6: Allergien).
Kortisone (*Glukokortikoide*) in Form von Inhalationssprays sind zweckmäßig zur Behandlung der Symptome von Heuschnupfen, aber nicht zur Vorbeugung.

Infektiöser Schnupfen

Virusinfektionen sind die häufigste Schnupfenursache. Das Vermeiden solcher Erkrankungen durch besondere Vorsicht ist vergebliche Liebesmüh. Hat man einmal einen Schnupfen, kann man den zeitlichen Verlauf mit Medikamenten so gut wie nicht verändern. In der Regel klingt ein solcher Schnupfen nach einigen Tagen von selbst ab.
Der Nutzen von Vitamin C zur Vorbeugung oder Behandlung ist mehr als zweifelhaft, seriöse Studien bezeichnen die Vitamin-C-Behandlung immer wieder als bedeutungslos.
Bakterielle Naseninfektionen können in der Regel am grüngelben Schleim erkannt werden. Klare, wässrige Flüssigkeit oder – im späteren Stadium eines Schnupfens – dickerer, weißlicher Schleim sind eher Kennzeichen einer Virusinfektion.
Die Verwendung von bakterienhemmenden Substanzen wie Quecksilber, Silberverbindungen und Cetylpyridiniumchlorid ist nicht sinnvoll, da die Wirkung dieser Stoffe unzuverlässig ist und zu allergischen Reaktionen (z. B. Schwellungen, Ausschläge) führen kann. Eine mögliche Änderung der normalen Bakterienflora in der Nase durch solche Stoffe ist nicht sinnvoll. Daher wird von solchen Kombinationen abgeraten.
Antihistaminika, sei es in Form von Nasentropfen oder Tabletten, haben bei der Behandlung eines infektiösen Schnupfens nichts verloren.

Medikamente gegen Schnupfen?

Eine verstopfte Nase ist lästig. Säuglinge können dann schlecht trinken, Kleinkinder leicht eine Mittelohrentzündung bekommen. Wirkungsvoll und risikolos sind folgende, bewährte Maßnahmen:

– Säuglingen und Kleinkindern träufelt man »physiologische Kochsalzlösung« in die Nase. Diese Kochsalzlösung ist in jeder Apotheke erhältlich.
– Oder man gibt einen Esslöffel Kochsalz in einen Topf mit heißem Wasser und atmet einige Minuten lang über dem Wasserdampf ein.

Warnhinweis: Gefäßverengend wirkende Nasentropfen, -gele und -sprays (z. B. *Coldan, Ellatun N, Ellatun 1/2, Gelonasal, Imidin N, Nasan, Nasengel, -tropfen, -spray AL* oder *-ratiopharm, Nasic, Nasivin, Olynth, Otriven, Otrivin, Rhinex, Rhinospray bei Schnupfen, Schnupfen endrine, Snup, Stas, Xylo von ct*) sollte man bei Säuglingen und Kleinkindern nur mit größter Zurückhaltung verwenden. Auch bei vorschriftsmäßigem Gebrauch kann es zu erhöhter Herzfrequenz, leichter Blutdruckerhöhung, Schlaflosigkeit, Unruhe und vor allem bei Säuglingen und Kleinstkindern zu Halluzinationen und Krämpfen kommen. Es gibt sogar Berichte über Todesfälle durch Atem- und Herzstillstand. Auf diese Nebenwirkungen werden Eltern und Ärzte unverantwortlicherweise weder in allen Beipackzetteln noch umfassend in der »Roten Liste«, dem Medikamentenverzeichnis des Bundesverbandes der Pharmazeutischen Industrie (BPI), hingewiesen.
Gefahrloser ist die Verwendung von schleimhautabschwellenden Mitteln erst ab einem Alter von etwa fünf bis sechs Jahren. Schleimhautabschwellende Tropfen, Gele oder Sprays können den Schnupfen aber nicht heilen – sie können nur die Beschwerden mindern und dafür sorgen, dass man wieder frei durch die Nase atmen kann.
Hausmittel wie das Einträufeln physiologischer Kochsalzlösung, Dampfinhalationen, warme Duschen oder Dampfbäder sind in jedem Fall sinnvoll – auch für Jugendliche und Erwachsene.
Schnupfen-Pillen (z. B. *Contac 700, Rhinopront*) sind meist fragwürdige Mischungen aus Antihistaminika, gefäßverengenden oder sogar gefäßerweiternden Substanzen. Von diesen Mitteln wird aus folgenden Gründen *abgeraten*:
Sie enthalten z. T. Antihistaminika, die bei Erkältungsschnupfen ohne Wert sind, aber müde machen. Bei gefäßverengenden Wirkstoffen ist anzunehmen, dass sie nicht nur die Gefäße der Nase verengen, sondern

zu einer unerwünschten allgemeinen Blutdrucksteigerung führen. Die Verwendung von gefäßerweiternden Substanzen hingegen kann das Symptom Schnupfen unter Umständen sogar verschlimmern.

Schnupfen durch Schnupfenmittel

Werden schleimhautabschwellende Nasentropfen, -gele oder -sprays (z. B. *Coldan, Ellatun N, Ellatun 1/2, Gelonasal, Imidin N, Nasan, Nasengel, -tropfen, -spray AL oder -ratiopharm, Nasic, Nasivin, Olynth, Otriven, Otrivin, Rhinex, Rhinospray bei Schnupfen, Schnupfen endrine, Snup, Stas, Xylo von ct*) länger als etwa eine Woche verwendet, können sie nach Absetzen der Einnahme die Schwellung der Schleimhäute deutlich verstärken – es entsteht medikamentöser Schnupfen. Nimmt man dann wieder Nasentropfen – in höherer Dosierung –, weil der Schnupfen nicht aufgehört hat, beginnt ein Teufelskreis, der zu chronischem Medikamentenschnupfen und schweren Schädigungen der Nasenschleimhaut führen kann. Deshalb sollten Schnupfenmittel nicht länger als maximal eine Woche mit einer darauf folgenden Pause von 10 Tagen eingenommen werden. Hat man einmal Nasentropfen zu lange verwendet, ist es sehr schwer, von ihnen loszukommen. Sobald man mit dem Einträufeln aufhört, schwellen die Schleimhäute stark an. Es gibt zwei Möglichkeiten der »Entwöhnung«:

- Man setzt die Behandlung in nur einem Nasenloch so lange fort, bis die Schwellung im anderen abgeklungen ist.
- Man behandelt die Schleimhäute einige Zeit statt mit den bisherigen Tropfen mit einprozentiger Salzlösung.

4.3. Schnupfenmittel

Präparat	Wichtigste Nebenwirkungen	Empfehlung
Allergodil Nasenspray (D/Ö) Lösung, **Allergodil Nasenspray gegen Heuschnupfen** (D/Ö) Lösung Azelastin *Rezeptpflichtig*	Reizung der Nasenschleimhaut, Geschmacksstörungen, Müdigkeit	**Nur zweckmäßig bei** allergischem Schnupfen. Keine spezifische Wirkung des Antihistaminikums (Azelastin) auf Schnupfen bei Erkältungskrankheit zu erwarten.

Präparat	Wichtigste Nebenwirkungen	Empfehlung
Arbid N (D) Filmtabl., Schlucktropfen Diphenylpyralin	Müdigkeit. Tropfen enthalten Alkohol	**Nur zweckmäßig bei** allergischem Schnupfen. Keine spezifische Wirkung des Antihistaminikums (Diphenylpyralin) auf Schnupfen bei Erkältungskrankeit zu erwarten.
Beclomet Nasal (D) Suspension **Beclomet Nasal Aqua Orion** (D) Suspension Beclometason *Rezeptpflichtig*	Reizung der Nasenschleimhaut, verminderte Infektabwehr, bei längerem Gebrauch Schleimhautschäden	**Therapeutisch zweckmäßig zur** örtlichen Behandlung schwerer allergischer Symptome an der Nasenschleimhaut (z. B. bei Heuschnupfen). Stark wirksamer kortisonähnlicher Wirkstoff.
Coldan (Ö) Nasentropfen Naphazolin Hilfsstoff: Hydroxybenzoesäure -methylester *Rezeptpflichtig*	Nach Abklingen der Wirkung oft stärkere Schleimhautschwellung, bei längerem Gebrauch medikamentöser Schnupfen. Bei Säuglingen Gefahr von Atemdämpfung und Bewusstlosigkeit, aber auch von Erregungszuständen	**Therapeutisch zweckmäßig nur bei** kurz dauernder Anwendung (höchstens eine Woche).
Coldastop (D) **Coldistop** (Ö) Nasenöl Vitamin A, E, Hilfsstoffe: u. a. pflanzliche Öle	Bei längerem Gebrauch Gefahr von Vitamin-A-Überdosierung. Durch pflanzliche Öle Lungenschäden möglich	**Abzuraten** Therapeutische Wirksamkeit von enthaltenen Vitaminen bei Schnupfen zweifelhaft. Ölige Nasentropfen sollten nicht mehr angewendet werden.
Contac 700 (D/Ö) Kaps. Chlorphenamin, Norephedrin *Rezeptpflichtig (Ö)*	Müdigkeit, Blutdrucksteigerung, Herzklopfen	**Abzuraten** Nicht sinnvolle Kombination von Antihistaminikum (Chlorphenamin) mit einem gefäßverengenden Inhaltsstoff (Norephedrin). Keine spezifische Wirkung von Antihistaminikum bei Erkältungsschnupfen.
Cromohexal (D) Nasenspray Cromoglicinsäure	Niesreiz, Kopfschmerzen	**Therapeutisch zweckmäßig zur** Vorbeugung von Heuschnupfen.

Präparat	Wichtigste Nebenwirkungen	Empfehlung
Cromo-ratiopharm (D) Nasenspray Cromoglicinsäure	Niesreiz, Kopfschmerzen	**Therapeutisch zweckmäßig zur** Vorbeugung von Heuschnupfen.
Dexa Rhinospray M (D) Pumpspray Dexamethason *Rezeptpflichtig*	Reizung der Nasenschleimhaut, verminderte Infektabwehr, bei längerem Gebrauch Schleimhautschäden	**Therapeutisch zweckmäßig zur** örtlichen Behandlung schwerer allergischer Symptome an der Nasenschleimhaut (z. B. bei Heuschnupfen). Stark wirksamer kortisonähnlicher Wirkstoff.
Diabenyl-Rhinex (D) Lösung Diphenhydramin, Naphazolin	Nach Abklingen der Wirkung oft stärkere Schleimhautschwellung, bei längerem Gebrauch medikamentöser Schnupfen. Möglichkeit allergischer Reaktionen (z. B. Schwellung, Ausschläge)	**Therapeutisch zweckmäßig nur zur** kurzfristigen Anwendung bei allergischem Schnupfen, höchstens 1 Woche. Kombination von gefäßverengendem Inhaltsstoff (Naphazolin) mit Antihistaminikum (Diphenhydramin). Abzuraten bei Erkältungsschnupfen.
Delonasal (D) Tropfen, Spray, Gel Xylometazolin	Nach Abklingen der Wirkung oft stärkere Schleimhautschwellung, bei längerem Gebrauch medikamentöser Schnupfen, bei Säuglingen Gefahr von Atemdämpfung und Bewusstlosigkeit, aber auch von Erregungszuständen	**Therapeutisch zweckmäßig nur bei** kurz dauernder Anwendung (höchstens 1 Woche).
Ellatun N (D) **Ellatun 1/2** (D) Nasentropfen, Nasenspray Tramazolin	Nach Abklingen der Wirkung oft stärkere Schleimhautschwellung, bei längerem Gebrauch medikamentöser Schnupfen. Bei Säuglingen Gefahr von Atemdämpfung und Bewusstlosigkeit, aber auch von Erregungszuständen	**Therapeutisch zweckmäßig nur bei** kurz dauernder Anwendung (höchstens 1 Woche).

Präparat	Wichtigste Nebenwirkungen	Empfehlung
Emser Nasensalbe N (D/Ö) Emser Salz Hilfsstoffe: ätherische Öle wie Kampfer, Terpentinöl	Selten Brennen der Nasenschleimhaut, selten Allergien. Bei Säuglingen und Kleinkindern besondere Gefahr von Atmungsstörungen	**Therapeutisch zweckmäßig** zur Verhinderung der Austrocknung der Nasenschleimhaut. Nicht bei Kindern anwenden.
Emser (D) Nasenspray Emser Salz	Selten Brennen der Nasenschleimhaut	**Therapeutisch zweckmäßig** zur Verhinderung der Austrocknung der Nasenschleimhaut.
Euphorbium compositum Nasentropfen SN (D) Dosierspray verschiedene homöopathische Verdünnungen und Konservierungsstoff Benzalkonium	Keine wesentlichen zu erwarten, aber allergische Reaktionen durch den Konservierungsstoff möglich	**Homöopathisches Mittel** mit Zusatz von Konservierungsstoff (Benzalkonium)!! Wirksamkeit zweifelhaft. Wenn die Anwendung als wirksam empfunden wird, ist sie wegen geringer Risiken vertretbar.
Flixonase aquosum (Ö) Nasenspray Fluticason *Rezeptpflichtig*	Brennen in der Nase durch Reizung der Nasenschleimhaut, verminderte Infektabwehr, bei längerem Gebrauch Schleimhautschäden	**Therapeutisch zweckmäßig zur** kurzfristigen örtlichen Behandlung schwerer allergischer Symptome an der Nasenschleimhaut (z. B. bei Heuschnupfen). Enthält stark wirksamen kortisonähnlichen Wirkstoff.
Flutide Nasal (D) Suspension Fluticason *Rezeptpflichtig*	Brennen in der Nase durch Reizung der Nasenschleimhaut, verminderte Infektabwehr, bei längerem Gebrauch Schleimhautschäden	**Therapeutisch zweckmäßig zur** kurzfristigen örtlichen Behandlung schwerer allergischer Symptome an der Nasenschleimhaut (z. B. bei Heuschnupfen). Enthält stark wirksamen kortisonähnlichen Wirkstoff.
Heuschnupfenmittel DHU (D) Tropfen, Tabl. Luffa operculata D4 Galphimia glauca D3 Cardiospermum D3	Keine wesentlichen zu erwarten. Tropfen enthalten Alkohol	**Homöopathisches Mittel** Wirksamkeit zweifelhaft. Wenn die Anwendung als wirksam empfunden wird, ist sie wegen geringer Risiken vertretbar.

Präparat	Wichtigste Nebenwirkungen	Empfehlung
Imidin N (D) Nasentropfen, Nasenspray, Nasengel Xylometazolin	Nach Abklingen der Wirkung oft stärkere Schleimhautschwellung, bei längerem Gebrauch medikamentöser Schnupfen, bei Säuglingen Gefahr von Atemdämpfung und Bewusstlosigkeit, aber auch von Erregungszuständen	**Therapeutisch zweckmäßig nur bei** kurz dauernder Anwendung (höchstens 1 Woche).
Irtan (D) Nasenspray Nedocromil	Niesreiz, Kopfschmerzen	**Therapeutisch zweckmäßig zur** Vorbeugung von Heuschnupfen.
Livocab (D) Nasenspray Levocabastin	Brennen in der Nase	**Möglicherweise zweckmäßig zur** örtlichen Behandlung des Heuschnupfens. Stark wirksames Antihistaminikum.
Livostin (Ö) Nasenspray Levocabastin *Rezeptpflichtig*	Brennen in der Nase	**Möglicherweise zweckmäßig zur** örtlichen Behandlung des Heuschnupfens. Stark wirksames Antihistaminikum.
Lomusol (Ö) Nasenspray Cromoglicinsäure *Rezeptpflichtig*	Niesreiz, Kopfschmerzen	**Therapeutisch zweckmäßig zur** Vorbeugung von Heuschnupfen.
mar plus Nasenspray (D) Meerwasser, Dexpanthenol	Keine wesentlichen zu erwarten	**Therapeutisch zweckmäßig zur** Anfeuchtung der Nasenschleimhäute.
Nasacort (D/Ö) Nasenspray, Suspension Triamcinolon *Rezeptpflichtig*	Brennen in der Nase durch Reizung der Nasenschleimhaut, verminderte Infektabwehr, bei längerem Gebrauch Schleimhautschäden	**Therapeutisch zweckmäßig zur** kurzfristigen örtlichen Behandlung schwerer allergischer Symptome an der Nasenschleimhaut (z. B. bei Heuschnupfen). Enthält stark wirksamen kortisonähnlichen Wirkstoff.

Präparat	Wichtigste Nebenwirkungen	Empfehlung
Nasan (D) Nasengel, Nasentropfen Xylometazolin	Nach Abklingen der Wirkung oft stärkere Schleimhautschwellung, bei längerem Gebrauch medikamentöser Schnupfen, bei Säuglingen Gefahr von Atemdämpfung und Bewusstlosigkeit, aber auch von Erregungszuständen	**Therapeutisch zweckmäßig nur bei** kurz dauernder Anwendung (höchstens eine Woche).
Nasengel AL (D) Gel **Nasenspray AL** (D) Spray **Nasentropfen AL** (D) Tropfen Xylometazolin	Nach Abklingen der Wirkung oft stärkere Schleimhautschwellung, bei längerem Gebrauch medikamentöser Schnupfen, bei Säuglingen Gefahr von Atemdämpfung und Bewusstlosigkeit, aber auch von Erregungszuständen.	**Therapeutisch zweckmäßig nur bei** kurz dauernder Anwendung (höchstens eine Woche).
Nasengel AL (D) Gel **NasenGel-ratiopharm** (D) Gel **Nasenspray AL** (D) Spray **Nasenspray Heumann** (D) Spray **NasenSpray-E-ratiopharm** (D) Spray **NasenSpray-K-ratiopharm** (D) Spray **Nasentropfen AL** (D) Tropfen **NasenTropfen-E-ratiopharm** (D) Tropfen **NasenTropfen-K-ratiopharm** (D) Tropfen Xylometazolin	Nach Abklingen der Wirkung oft stärkere Schleimhautschwellung, bei längerem Gebrauch medikamentöser Schnupfen, bei Säuglingen Gefahr von Atemdämpfung und Bewusstlosigkeit, aber auch von Erregungszuständen	**Therapeutisch zweckmäßig nur bei** kurz dauernder Anwendung (höchstens eine Woche).
Nasic (D) **Nasic für Kinder** (D) Nasenspray Oxymetazolin, Dexpanthenol	Nach Abklingen der Wirkung oft stärkere Schleimhautschwellung, bei längerem Gebrauch medikamentöser Schnupfen, bei Säuglingen Gefahr von Atemdämpfung und Bewusstlosigkeit, aber auch von Erregungszuständen	**Therapeutisch zweckmäßig nur bei** kurz dauernder Anwendung (höchstens eine Woche). Fragliche Wirksamkeit des Zusatzstoffes Dexpanthenol.
Nasicur (D) Nasenspray Dexpanthenol, Konservierungsstoff, Benzalkonium	Allergische Reaktionen möglich	**Therapeutisch zweckmäßig zur** Anfeuchtung der Nasenschleimhäute.

Präparat	Wichtigste Nebenwirkungen	Empfehlung
Nasivin gegen Schnupfen Nasentropfen (D/Ö) Lösung **Nasivin gegen Schnupfen Spray/ Dosierspray** (D/Ö) Lösung **Nasivin gegen Schnupfen Gel** (D/Ö) Gel **Nasivinetten gegen Schnupfen** (D/Ö) Einmalpipetten ohne Konservierungsstoffe **Nasivin sanft Dosiertropfer/ Dosierspray** (D) Lösung ohne Konservierungsstoff Benzalkonium **Nasivin sanft Einmalnasensprays/ Spray/ Spray für Kleinkinder** (Ö) Lösung ohne Konservierungsstoff Benzalkonium Wirkstoff: Oxymetazolin	Nach Abklingen der Wirkung oft stärkere Schleimhautschwellung, bei längerem Gebrauch medikamentöser Schnupfen, bei Säuglingen Gefahr von Atemdämpfung und Bewusstlosigkeit, aber auch von Erregungszuständen	**Therapeutisch zweckmäßig nur bei** kurz dauernder Anwendung (höchstens eine Woche). Mittel ohne Konservierungsstoff Benzalkonium sind vorzuziehen.
Nasnex (D/Ö) Nasensspray, Suspension Mometason *Rezeptpflichtig*	Brennen in der Nase durch Reizung der Nasenschleimhaut, verminderte Infektabwehr, bei längerem Gebrauch Schleimhautschäden	**Therapeutisch zweckmäßig zur** kurzfristigen örtlichen Behandlung schwerer allergischer Symptome an der Nasenschleimhaut (z. B. bei Heuschnupfen). Enthält stark wirksamen kortisonähnlichen Wirkstoff.
Nisita Dosierspray/ Nasensalbe (D) Kochsalz, Natriumhydrogencarbonat	Keine wesentlichen zu erwarten	**Therapeutisch zweckmäßig zur** Anfeuchtung der Nasenschleimhäute.
Olynth salin Dosierspray/ Tropfen (D) Isotonische Kochsalzlösung Tropfen enthalten Konservierungsstoff Benzalkonium	Nur Tropfen: Allergische Reaktionen möglich	**Therapeutisch zweckmäßig zur** Anfeuchtung der Nasenschleimhäute.

Präparat	Wichtigste Nebenwirkungen	Empfehlung
Olynth Schnupfen (D) Lösung, Dosierspray, Gel Xylometazolin	Nach Abklingen der Wirkung oft stärkere Schleimhautschwellung, bei längerem Gebrauch medikamentöser Schnupfen. Bei Säuglingen Gefahr von Atemdämpfung und Bewusstlosigkeit, aber auch von Erregungszuständen	**Therapeutisch zweckmäßig nur bei** kurz dauernder Anwendung (höchstens eine Woche).
Otriven gegen Schnupfen Dosierspray/ Dosierspray ohne Konservierungsstoffe/ Nasengel/ Nasentropfen/ Nasenspray (D) **Otriven gegen Schnupfen Dosierspray Menthol frisch** (D) (enthält zusätzlich Menthol, Cineol) Wirkstoff: Xylometazolin	Nach Abklingen der Wirkung oft stärkere Schleimhautschwellung, bei längerem Gebrauch medikamentöser Schnupfen, bei Säuglingen Gefahr von Atemdämpfung und Bewusstlosigkeit, aber auch von Erregungszuständen	**Therapeutisch zweckmäßig nur bei** kurz dauernder Anwendung (höchstens eine Woche). Mittel ohne Konservierungsstoff Benzalkonium sind vorzuziehen.
Pulmicort Topinasal (D) Pumpspray Budesonid *Rezeptpflichtig*	Niesreiz, Schleimhautschäden möglich, Verminderung der lokalen Infektionsabwehr	**Therapeutisch zweckmäßig nur bei** allergischem Schnupfen. Kortisonähnlicher Wirkstoff.
Rhinex K-Nasenspray (D) Lösung **Rhinex »S« Nasentropfen für Säuglinge** (D) Lösung Naphazolin	Nach Abklingen der Wirkung oft stärkere Schleimhautschwellung, bei längerem Gebrauch medikamentöser Schnupfen, bei Säuglingen Gefahr von Atemdämpfung und Bewusstlosigkeit, aber auch von Erregungszuständen	**Therapeutisch zweckmäßig nur bei** kurz dauernder Anwendung (höchstens eine Woche).
Rhinocortol (Ö) Nasal-Pumpspray, Nasal-Pulver Budesonid *Rezeptpflichtig*	Niesreiz, Schleimhautschäden möglich, Verminderung der lokalen Infektionsabwehr	**Therapeutisch zweckmäßig nur bei** allergischem Schnupfen. Kortisonähnlicher Wirkstoff.

Präparat	Wichtigste Nebenwirkungen	Empfehlung
Rinofluimucil-S (D) Mikrozerstäuber Acetylcystein, Tuaminheptan Konservierungsstoff: Benzalkonium	Niesreiz. Austrocknung der Schleimhäute. Nach Abklingen der Wirkung oft stärkere Schleimhautschwellung, bei längerem Gebrauch medikamentöser Schnupfen, bei Säuglingen Gefahr von Atemdämpfung und Bewusstlosigkeit, aber auch von Erregungszuständen	**Abzuraten** Wenig sinnvolle Kombination von schleimhautabeschwellendem Mittel (Tuaminoheptan) und zweifelhaft wirksamem schleimlösendem Inhaltsstoff (Acetylcystein)
Rhinomer (D) Nasenspray Meerwasser	Keine wesentlichen zu erwarten	**Therapeutisch zweckmäßig zur** Anfeuchtung der Nasenschleimhäute.
Rhinopront (D/Ö) Kaps. Carbinoxamin, Phenylephrin **Rhinopront** (D/Ö) Saft Carbinoxamin, Norephedrin (=Phenylpropanolamin) *Rezeptpflichtig (Ö)*	Müdigkeit, Blutdrucksteigerung	**Abzuraten** Nicht sinnvolle Kombination von Antihistaminikum (Carbinoxamin) mit einem gefäßverengenden Inhaltsstoff (Phenylephrin bzw. Norephedrin). Keine spezifische Wirkung von Antihistaminikum bei Erkältungsschnupfen.
Rhinospray Atlantik Lösung (D) Nasenspray Meerwasser	Keine wesentlichen zu erwarten	**Therapeutisch zweckmäßig zur** Anfeuchtung der Nasenschleimhäute.
Rhinospray bei Schnupfen (D) Nasenspray Tramazolin **Rhinospray plus bei Schnupfen** (D) Tramazolin Hilfsstoffe: ätherische Öle	Nach Abklingen der Wirkung oft stärkere Schleimhautschwellung, bei längerem Gebrauch medikamentöser Schnupfen, bei Säuglingen Gefahr von Atemdämpfung und Bewusstlosigkeit, aber auch von Erregungszuständen	**Therapeutisch zweckmäßig nur bei** kurz dauernder Anwendung (höchstens eine Woche). Die Beimengung von ätherischen Ölen ist fragwürdig und für Kinder gefährlich.
Schnupfen endrine (D) Tropfen, Spray Xylometazolin Hilfsstoffe: ätherische Öle (nicht in Säuglingstropfen)	Nach Abklingen der Wirkung oft stärkere Schleimhautschwellung, bei längerem Gebrauch medikamentöser Schnupfen, bei Säuglingen Gefahr von Atemdämpfung und Bewusstlosigkeit, aber auch von Erregungszuständen	**Therapeutisch zweckmäßig nur bei** kurz dauernder Anwendung (höchstens eine Woche). Die Beimengung von ätherischen Ölen ist fragwürdig und für Kinder gefährlich.

Präparat	Wichtigste Nebenwirkungen	Empfehlung
Sinfrontal (D) Tabl. Homöopathische Verdünnungen von Cinnabaris D4, Eisensalz D3, Quecksilbersalz D6 Lactose	Vermehrter Speichelfluss möglich, allergische Reaktionen möglich, Nierenschäden möglich. Magen-Darm-Störungen bei Lactoseintoleranz.	**Homöopathisches Mittel** Wirksamkeit zweifelhaft. Nicht bei Schwangeren, Stillenden, Kindern und Säuglingen anwenden.
Sinuforton (D) Kaps.: Anisöl, Thymianextrakt, Primelwurzelextrakt Tropfen: Anisöl, Thymianextrakt, Eukalyptusöl Saft: Thymianextrakt, Primelwurzelextrakt	Bei Überdosierung Magen-Darm-Beschwerden. Allergische Reaktionen möglich	**Naturheilmittel** mit pflanzlichen Inhaltsstoffen. Zweifelhafte therapeutische Wirksamkeit. Vertretbar zur unterstützenden Behandlung von entzündlichen Erkrankungen der Atemwege, aber nicht bei Schwangeren, Stillenden.
Sinupret Dragees Bionorica (D/Ö) Drag. **Sinupret forte Dragees Bionorica** (D/Ö) Drag. **Sinupret Tropfen Bionorica** (D/Ö) Tropfen Enzianwurzel, Gartensauerampfer, Schlüsselblumenblüten, Holunderblüten, Enziankraut Tropfen: Extrakte	Bei Überdosierung Magen-Darm-Beschwerden. Allergische Reaktionen möglich. Tropfen enthalten Alkohol	**Naturheilmittel** mit pflanzlichen Inhaltsstoffen. Zweifelhafte therapeutische Wirksamkeit. Vertretbar zur unterstützenden Behandlung von entzündlichen Erkrankungen der Atemwege.
Sinuselect (D) Tropfen Homöopathische Verdünnungen von Cinnabaris D8, Carbo vegetabilis D8, Silicea D8, Quecksilbersalz D8, Kaliumsalz D4, Kalziumsalz D4, Hydrastis D4, Thuja D8	Keine wesentlichen bekannt. Tropfen enthalten Alkohol	**Homöopathisches Mittel** Wirksamkeit zweifelhaft. Wenn die Anwendung als wirksam empfunden wird, ist sie wegen geringer Risiken vertretbar.

Präparat	Wichtigste Nebenwirkungen	Empfehlung
Sinusitis Hevert N (D) Tabl. Verschiedene homöopathische Verdünnungen u. a. Atropin D4, Echinacea D2, Quecksilbersalz D9	Keine wesentlichen bekannt	**Homöopathisches Mittel** Wirksamkeit zweifelhaft. Wenn die Anwendung als wirksam empfunden wird, ist sie wegen geringer Risiken vertretbar.
Siozwo N (D) Nasensalbe Naphazolin Pfefferminzöl Hilfsstoffe u. a. Paraffine, Vaseline	Nach Abklingen der Wirkung oft stärkere Schleimhautschwellung, bei längerem Gebrauch medikamentöser Schnupfen, bei Säuglingen Gefahr von Atemdämpfung und Bewusstlosigkeit, aber auch von Erregungszuständen	**Wenig zweckmäßig** Nur für kurz dauernde Anwendung (höchstens eine Woche). Die Anwendung von paraffinhaltigen Salben und die Beimengung von ätherischem Öl ist fragwürdig.
Snup akut Nasenspray (D) Lösung ohne Konservierungsstoff Xylometazolin	Nach Abklingen der Wirkung oft stärkere Schleimhautschwellung, bei längerem Gebrauch medikamentöser Schnupfen, bei Säuglingen Gefahr von Atemdämpfung und Bewusstlosigkeit, aber auch von Erregungszuständen	**Therapeutisch zweckmäßig nur bei** kurz dauernder Anwendung (höchstens eine Woche).
Solupen D (D) Nasentropfen Oxedrin, Naphazolin, Dexamethason *Rezeptpflichtig*	Nach Abklingen der Wirkung oft stärkere Schleimhautschwellung, bei längerem Gebrauch medikamentöser Schnupfen und Schleimhautschäden. Verminderung der Infektabwehr.	**Therapeutisch zweckmäßig nur zur** kurzfristigen Anwendung bei allergischem Schnupfen, höchstens eine Woche. Kombination von gefäßverengenden (Naphazolin und Oxedrin) Inhaltsstoffen mit einem kortisonähnlichen Wirkstoff (Dexamethason).
Stas Nasentropfen K/E (D) Lösung **Stas Nasenspray E** (D) Lösung **Stas Nasenspray E im Feindosierer** (D) Lösung Xylometazolin	Nach Abklingen der Wirkung oft stärkere Schleimhautschwellung, bei längerem Gebrauch medikamentöser Schnupfen, bei Säuglingen Gefahr von Atemdämpfung und Bewusstlosigkeit, aber auch von Erregungszuständen	**Therapeutisch zweckmäßig nur bei** kurz dauernder Anwendung (höchstens eine Woche).
Syntaris (D) Sprühlösung Flunisolid *Rezeptpflichtig*	Niesreiz, Schleimhautschäden möglich, Verminderung der lokalen Infektionsabwehr	**Therapeutisch zweckmäßig nur bei** allergischem Schnupfen (kortisonähnlicher Wirkstoff).

Präparat	Wichtigste Nebenwirkungen	Empfehlung
Tetrisal Dosierspray/ Nasentropfen (D) Isotonische Kochsalzlösung Tropfen enthalten Konservierungsstoff Benzalkonium	Nur Tropfen: Allergische Reaktionen möglich	**Therapeutisch zweckmäßig zur** Anfeuchtung der Nasenschleimhäute.
Tilarin (Ö) Nasenspray Nedocromil Rezeptpflichtig	Niesreiz, Kopfschmerzen	**Therapeutisch zweckmäßig zur** Vorbeugung von Heuschnupfen.
Vibrocil (D/Ö) Nasen-Gel, Nasenspray, Nasentropfen Dimetinden, Phenylephrin *Rezeptpflichtig (Ö)*	Nach Abklingen der Wirkung oft stärkere Schleimhautschwellung, bei längerem Gebrauch medikamentöser Schnupfen. Bei Überdosierung Blutdruckanstieg, Herzklopfen, Möglichkeit allergischer Reaktionen (Schwellung, Ausschläge)	**Therapeutisch zweckmäßig nur zur** kurzfristigen Anwendung bei allergischem Schnupfen, höchstens eine Woche. Kombination von gefäßverengendem Inhaltsstoff (Phenylephrin) mit Antihistaminikum (Dimetinden). Abzuraten bei Erkältungsschnupfen.
Vividrin gegen Heuschnupfen (D/Ö) Nasenspray Cromoglicin *Rezeptpflichtig (Ö)*	Niesreiz, Kopfschmerzen	**Therapeutisch zweckmäßig zur** Vorbeugung von Heuschnupfen.
Wick Sinex (D/Ö) Lösung, Schnupfenspray Oxymetazolin, Hilfsstoffe: Menthol, Kampfer in D zusätzlich: Cineol	Nach Abklingen der Wirkung oft stärkere Schleimhautschwellung, bei längerem Gebrauch medikamentöser Schnupfen, bei Säuglingen Gefahr von Atemdämpfung und Bewusstlosigkeit, aber auch von Erregungszuständen	**Therapeutisch zweckmäßig nur bei** kurz dauernder Anwendung (höchstens eine Woche). Die Beimengung von ätherischen Ölen ist fragwürdig und für Kinder gefährlich.
Xylo E von ct Nasengel (D) Nasengel **Xylo K von ct Nasentropfen** (D) Nasentropfen **Xylo von ct Nasenspray** (D) Spray Xylometazolin	Nach Abklingen der Wirkung oft stärkere Schleimhautschwellung, bei längerem Gebrauch medikamentöser Schnupfen, bei Säuglingen Gefahr von Atemdämpfung und Bewusstlosigkeit, aber auch von Erregungszuständen	**Therapeutisch zweckmäßig nur bei** kurz dauernder Anwendung (höchstens eine Woche).

4.4. Einreibe- und Inhalationsmittel

Fast alle Einreibe- und Inhalationsmittel enthalten eine Mischung aus Kampfer, Menthol und ätherischen Ölen. Sie sind wegen des guten Dufts sehr beliebt und werden vor allem auch bei Kindern gegen Erkältungskrankheiten verwendet.
Über den Nutzen gibt es in der seriösen medizinischen Literatur keine gesicherten Aussagen.

Wasserdampf und feuchte Luft sind nützlich

Das Inhalieren von Wasserdampf kann zur Linderung von Erkältungsbeschwerden sehr hilfreich sein. Besonders wichtig ist ausreichende Luftfeuchtigkeit: 40–50 Prozent sind notwendig, 60–80 Prozent sind bei Menschen mit Atemwegserkrankungen günstiger. Die Bildung von Kondenswasser setzt jedoch der Luftbefeuchtung Grenzen.
Heiminhalatoren und Ultraschallvernebler, die immer häufiger verwendet werden, können selbst zu Trägern von Bakterienkulturen werden. Man sollte deshalb beim etwaigen Kauf eines solchen Gerätes darauf achten, ob der Hersteller ausreichend über Reinigung und Desinfektion des Inhalators informiert.

Inhalationsmittel – Nutzen fragwürdig, Vorsicht bei Kindern

Der Nutzen einer Beimengung von Inhalationszusätzen zum Wasserdampf ist nicht bewiesen. In einigen Fällen können solche Zusätze – sie bestehen meist aus einer Mischung aus Kampfer, Menthol und ätherischen Ölen – sogar die Atemwege irritieren. Beim Einsatz in kleinen, geschlossenen Räumen können darüber hinaus gesundheitsschädigende Konzentrationen der Dämpfe der verschiedenen Stoffe auftreten.
Kampfer und Menthol können auch über die Schleimhäute (z. B. der Nase) in den Körper gelangen. Besonders bei Kleinkindern können schon geringe Mengen bei dieser Anwendungsweise zum sofortigen Kollaps führen. Auch Atmungsstörungen, Krämpfe und Bewusstlosigkeit wurden beobachtet. Wir raten deshalb ab von der Beimengung ätherischer Öle zu Dampfinhalationen bei Kleinkindern.

Einreibemittel – Nutzen fragwürdig, Hautreaktionen sind häufig

Einreibemittel sind wohl wegen des »guten Geruchs« so beliebt. Vor allem Kinder werden gerne damit behandelt. Ein Nutzen bei Erkältungskrankheiten ist jedoch nicht belegt. Die italienischen Arzneibe-

hörden stuften schon 1984 alle kampferhaltigen Mittel für Kinder unter zweieinhalb Jahren als »ungeeignet« ein.
Das Einatmen von konzentrierten Dämpfen ätherischer Öle – nicht nur *Kampfer* oder *Menthol*, sondern auch *Eukalyptus- und Fichtennadelöl* – kann bei kleinen Kindern zu Atemstörungen führen. Wenn sie schwer nach Luft ringen, ist dies unter Umständen nicht auf die Krankheit, sondern auf die Nebenwirkungen ätherischer Öle zurückzuführen. Eine weitere häufige Nebenwirkung ist das Auftreten von juckenden, pustelförmigen Hautausschlägen an der Einreibestelle.
Werbeaussagen wie »Wick Vapo Rup ist besonders zur Behandlung von erkälteten Säuglingen und Kindern geeignet und kann … ohne Einschränkungen empfohlen werden« erscheinen uns als bedenklich. Wegen der möglichen Nebenwirkungen raten wir von einer Verwendung von Einreibemitteln bei Kleinkindern und Säuglingen generell ab. Auch bei größeren Kindern sollten sie, wenn überhaupt, nur mit Vorsicht verwendet werden.

4.4. Einreibe- und Inhalationsmittel

Präparat	Wichtigste Nebenwirkungen	Empfehlung
Babix-Inhalat-N (D) Tropfen **Babix** (Ö) Inhalationslösung in D: Eukalyptusöl, Fichtennadelöl in Ö: Cajeputöl, Latschenkiefer	Bei Säuglingen und Kleinkindern Gefahr von Atmungsstörungen, Krämpfen und Bewusstlosigkeit	**Naturheilmittel** Therapeutische Wirksamkeit zweifelhaft. Vertretbar wegen geringer Risiken zur subjektiven Linderung der Beschwerden. Geringere Gefahr der Nebenwirkungen als bei Kampfer- und Menthol-haltigen Mitteln.
Baby Luuf (Ö) Balsam Kampfer, Eukalyptusöl, Terpentinöl, Majoranöl	Bei Säuglingen und Kleinkindern besondere Gefahr von Atmungsstörungen, Krämpfen und Bewusstlosigkeit durch Kampfer	**Naturheilmittel** Therapeutische Wirksamkeit zweifelhaft. Bei Säuglingen und Kleinkindern abzuraten.
Bronchoforton Kinderbalsam (D) Eukalyptusöl, Kiefernnadelöl	Bei Säuglingen und Kleinkindern Gefahr von Atmungsstörungen, Krämpfen und Bewusstlosigkeit	**Naturheilmittel** Therapeutische Wirksamkeit zweifelhaft. Vertretbar wegen geringer Risiken zur subjektiven Linderung der Beschwerden. Geringere Gefahr der Nebenwirkungen als bei Kampfer- und Menthol-haltigen Mitteln.

Präparat	Wichtigste Nebenwirkungen	Empfehlung
Bronchoforton Salbe (D) Eukalyptusöl, Fichtennadelöl, Pfefferminzöl	Bei Säuglingen und Kleinkindern Gefahr von Atmungsstörungen, Krämpfen und Bewusstlosigkeit	**Naturheilmittel** Therapeutische Wirksamkeit zweifelhaft. Vertretbar wegen geringer Risiken zur subjektiven Linderung der Beschwerden. Geringere Gefahr der Nebenwirkungen als bei Kampfer- und Menthol-haltigen Mitteln.
EMSER Inhalationslösung (D) Amp. Emser Salz	Keine wesentlichen zu erwarten	**Zweckmäßig zur** Anfeuchtung der Luftwege durch Inhalation.
Eucabal-Balsam S (D) Emulsion Eukalyptusöl, Kiefernnadelöl	Bei Säuglingen und Kleinkindern Gefahr von Atmungsstörungen, Krämpfen und Bewusstlosigkeit	**Naturheilmittel** Therapeutische Wirksamkeit zweifelhaft. Vertretbar wegen geringer Risiken zur subjektiven Linderung der Beschwerden. Geringere Gefahr der Nebenwirkungen als bei Kampfer- und Menthol-haltigen Mitteln.
Kneipp Erkältungsbad spezial (D) Badezusatz Kampfer, Eukalyptusöl	Bei Säuglingen und Kleinkindern besondere Gefahr von Atmungsstörungen, Krämpfen und Bewusstlosigkeit durch Kampfer	**Naturheilmittel** Therapeutische Wirksamkeit zweifelhaft. Vertretbar wegen geringer Risiken zur subjektiven Linderung der Beschwerden bei Schulkindern und Erwachsenen. Bei Säuglingen und Kleinkindern abzuraten.
Pe Ce (Ö) Salbe Kampfer, Eukalyptusöl, andere ätherische Öle	Bei Säuglingen und Kleinkindern besondere Gefahr von Atmungsstörungen, Krämpfen und Bewusstlosigkeit durch Kampfer	**Naturheilmittel** Therapeutische Wirksamkeit zweifelhaft. Vertretbar wegen geringer Risiken zur subjektiven Linderung der Beschwerden bei Schulkindern und Erwachsenen. Bei Säuglingen und Kleinkindern abzuraten.
Pinimenth (Ö) Salbe Menthol, Kampfer, Eukalyptusöl, andere ätherische Öle Kinderbalsam: ohne Menthol	Bei Säuglingen und Kleinkindern besondere Gefahr von Atmungsstörungen, Krämpfen und Bewusstlosigkeit durch Kampfer und Menthol	**Naturheilmittel** Therapeutische Wirksamkeit zweifelhaft. Vertretbar wegen geringer Risiken zur subjektiven Linderung der Beschwerden bei Schulkindern und Erwachsenen. Bei Säuglingen und Kleinkindern abzuraten.

Präparat	Wichtigste Nebenwirkungen	Empfehlung
Pinimenthol (D) Erkältungssalbe, Liquidum Levomenthol, Eukalyptusöl, Kiefernnadelöl	Bei Säuglingen und Kleinkindern besondere Gefahr von Atmungsstörungen, Krämpfen und Bewusstlosigkeit durch Menthol	**Naturheilmittel** Therapeutische Wirksamkeit zweifelhaft. Vertretbar wegen geringer Risiken zur subjektiven Linderung der Beschwerden bei Schulkindern und Erwachsenen. Bei Säuglingen und Kleinkindern abzuraten.
Pinimenthol Erkältungsbad (D) Menthol, Kampfer, Eukalyptusöl,	Bei Säuglingen und Kleinkindern besondere Gefahr von Atmungsstörungen, Krämpfen und Bewusstlosigkeit durch Kampfer	**Naturheilmittel** Therapeutische Wirksamkeit zweifelhaft. Vertretbar wegen geringer Risiken zur subjektiven Linderung der Beschwerden bei Schulkindern und Erwachsenen. Bei Säuglingen und Kleinkindern abzuraten.
Pinimenthol S mild (D) Balsam Eukalyptusöl, Kiefernnadelöl	Bei Säuglingen und Kleinkindern Gefahr von Atmungsstörungen, Krämpfen und Bewusstlosigkeit	**Naturheilmittel** Therapeutische Wirksamkeit zweifelhaft. Vertretbar wegen geringer Risiken zur subjektiven Linderung der Beschwerden. Geringere Gefahr der Nebenwirkungen als bei Kampfer- und Menthol-haltigen Mitteln.
Pulmotin-N (D) Salbe Kampfer, Eukalyptusöl, andere ätherische Öle, Thymol	Bei Säuglingen und Kleinkindern besondere Gefahr von Atmungsstörungen, Krämpfen und Bewusstlosigkeit durch Kampfer	**Naturheilmittel** Therapeutische Wirksamkeit zweifelhaft. Vertretbar wegen geringer Risiken zur subjektiven Linderung der Beschwerden bei Schulkindern und Erwachsenen. Bei Säuglingen und Kleinkindern abzuraten.
Sanopinwern (D) Gemisch Eukalyptusöl, Kiefernnadelöl	Bei Säuglingen und Kleinkindern Gefahr von Atmungsstörungen, Krämpfen und Bewusstlosigkeit	**Naturheilmittel** Therapeutische Wirksamkeit zweifelhaft. Vertretbar wegen geringer Risiken zur subjektiven Linderung der Beschwerden. Geringere Gefahr der Nebenwirkungen als bei Kampfer- und Menthol-haltigen Mitteln.

Präparat	Wichtigste Nebenwirkungen	Empfehlung
Scottopect (Ö) Gelee Menthol, Kampfer, Eukalyptusöl, andere ätherische Öle	Bei Säuglingen und Kleinkindern besondere Gefahr von Atmungsstörungen, Krämpfen und Bewusstlosigkeit durch Menthol und Kampfer	**Naturheilmittel** Therapeutische Wirksamkeit zweifelhaft. Vertretbar wegen geringer Risiken zur subjektiven Linderung der Beschwerden bei Schulkindern und Erwachsenen. Bei Säuglingen und Kleinkindern abzuraten.
Soledum Balsam (D) Lösung zum Einreiben oder zur Inhalation Cineol	Bei Säuglingen und Kleinkindern Gefahr von Atmungsstörungen, Krämpfen und Bewusstlosigkeit	**Naturheilmittel** Therapeutische Wirksamkeit zweifelhaft. Vertretbar wegen geringer Risiken zur subjektiven Linderung der Beschwerden. Geringere Gefahr der Nebenwirkungen als bei Kampfer- und Menthol-haltigen Mitteln.
Stas Erkältungssalbe (D) Kampfer, Eukalyptusöl, Kiefernnadelöl	Bei Säuglingen und Kleinkindern besondere Gefahr von Atmungsstörungen, Krämpfen und Bewusstlosigkeit durch Kampfer	**Naturheilmittel** Therapeutische Wirksamkeit zweifelhaft. Vertretbar wegen geringer Risiken zur subjektiven Linderung der Beschwerden bei Schulkindern und Erwachsenen. Bei Säuglingen und Kleinkindern abzuraten.
Stas Erkältungssalbe mild (D) Eukalyptusöl, Kiefernnadelöl	Bei Säuglingen und Kleinkindern Gefahr von Atmungsstörungen, Krämpfen und Bewusstlosigkeit	**Naturheilmittel** Therapeutische Wirksamkeit zweifelhaft. Vertretbar wegen geringer Risiken zur subjektiven Linderung der Beschwerden. Geringere Gefahr der Nebenwirkungen als bei Kampfer- und Menthol-haltigen Mitteln.
Transpulmin Baby (D) Lösung **Transpulmin** (D) Creme Eukalyptusöl, Kiefernnadelöl	Bei Säuglingen und Kleinkindern Gefahr von Atmungsstörungen, Krämpfen und Bewusstlosigkeit	**Naturheilmittel** Therapeutische Wirksamkeit zweifelhaft. Vertretbar wegen geringer Risiken zur subjektiven Linderung der Beschwerden. Geringere Gefahr der Nebenwirkungen als bei Kampfer- und Menthol-haltigen Mitteln.

Präparat	Wichtigste Nebenwirkungen	Empfehlung
Transpulmin Balsam (D) Creme Menthol, Cineol, Kampfer	Bei Säuglingen und Kleinkindern besondere Gefahr von Atmungsstörungen, Krämpfen und Bewusstlosigkeit durch Menthol und Kampfer	**Naturheilmittel** Therapeutische Wirksamkeit zweifelhaft. Vertretbar wegen geringer Risiken zur subjektiven Linderung der Beschwerden bei Schulkindern und Erwachsenen. Bei Säuglingen und Kleinkindern abzuraten.
Wick (D) Inhalierstift N Menthol, Kampfer, Hilfsstoffe: Methylsalicylat, Fichtennadelöl	Bei Säuglingen und Kleinkindern besondere Gefahr von Atmungsstörungen, Krämpfen und Bewusstlosigkeit durch Menthol und Kampfer	**Naturheilmittel** Therapeutische Wirksamkeit zweifelhaft. Vertretbar wegen geringer Risiken zur subjektiven Linderung der Beschwerden bei Schulkindern und Erwachsenen. Bei Säuglingen und Kleinkindern abzuraten.
Wick VapoRup Erkältungssalbe (D/Ö) Creme, Salbe Menthol, Kampfer, Terpentinöl, Eukalyptusöl	Bei Säuglingen und Kleinkindern besondere Gefahr von Atmungsstörungen, Krämpfen und Bewusstlosigkeit durch Menthol und Kampfer	**Naturheilmittel** Therapeutische Wirksamkeit zweifelhaft. Vertretbar wegen geringer Risiken zur subjektiven Linderung der Beschwerden bei Schulkindern und Erwachsenen. Bei Säuglingen und Kleinkindern abzuraten.

4.5. Mittel gegen Halsschmerzen und Beschwerden in Mund und Rachen

Bei Kleinkindern unter drei Jahren und Erwachsenen sind Halsschmerzen meistens durch Viren, seltener durch Bakterien verursacht. Bei Kindern ab dem Vorschulalter sehr viel häufiger durch Bakterien.

Die Entzündung selbst findet nicht an der Schleimhautoberfläche statt, sondern vor allem in tieferen Gewebeschichten. Die so beliebten Lutschtabletten gegen Halsschmerzen bleiben nutzlos, weil sie die im Gewebe liegenden Erreger – Viren oder Bakterien – gar nicht erreichen.

Ist eine bakterielle Infektion des Rachens oder der Mandeln (Angina, Scharlach) Ursache für die Halsschmerzen, so muss ein Antibiotikum, in der Regel Penicillin, geschluckt werden.
Dies ist unbedingt notwendig, um rheumatisches Fieber mit möglichen Herzklappenschäden zu verhindern.
Die Beschwerden selbst geben keinen Hinweis, ob es sich um eine durch Viren oder durch Bakterien verursachte Entzündung handelt. Dies kann nur durch entsprechende Tests festgestellt werden. Wichtig bei der Einnahme von Antibiotika – meist handelt es sich um Penicillin, manchmal auch Erythromycin oder andere – ist, dass es zehn Tage lang eingenommen werden muss, auch wenn die Beschwerden sich schon vorher bessern. Es besteht sonst die Gefahr einer Wiedererkrankung, die sehr viel schwieriger zu behandeln ist.
Bei *Rachenentzündungen* (Pharyingitis), *Kehlkopfentzündungen* (Laryngitis) und *Stimmbandentzündungen* können nur Wasserdampf-Inhalationen und Stimmschonung helfen. Der Nutzen einer Beimengung von Medikamenten zum Dampf ist nicht bewiesen, und mit Gurgelmitteln wird die Rachenhinterwand nicht erreicht.

Mundspül- und Gurgelmittel: Salbeitee genauso wirksam

Das Berater-Komitee der US-Gesundheitsbehörde (FDA) stuft lediglich den in Apotheken erhältlichen Wirkstoff Wasserstoffperoxyd als »unbedenklich und wirksam zur Heilung von Mundleiden« ein. Kein anderer Bestandteil von Gurgelmitteln wird als wirksam bezeichnet. Die Fachzeitschrift »tägliche Praxis« weist darauf hin, dass Gurgeln mit Salbeitee »genauso wirksam« ist wie die Verwendung jeglicher Gurgel-»Medikamente«.
Der Wirkstoff Cetylpyridiniumchlorid (enthalten z. B. in *Dentinox, Dobendan, Dolo-Dobendan, Frubienzym, frubizin forte, Halset, Wick Sulagil*) gilt als fragwürdig. *Nebenwirkungen:* Allergische Reaktionen, Verzögerung der Wundheilung. Unsere Bewertung: Wenig zweckmäßig.
Ebenfalls fragwürdig ist die Verwendung des Wirkstoffes Chlorhexidin (enthalten z. B. in *Chlorhexamed, Corsodyl, Frubilurgyl, Hexoraletten, Lemocin CX Gurgellösung, Trachisan*). Die Hersteller-Firma Blendax warb für ihr Medikament *Chlorhexamed* damit, dass der enthaltene Wirkstoff bis zu 24 Stunden nachweisbar sei und eine breite Wirkung gegen Bakterien und Pilze habe.
Dazu der Freiburger Universitätsprofessor Daschner: »Chlorhexidin ist ein Haut- und Schleimhautdesinfektionsmittel und sollte bei Ent-

zündungen der Rachenschleimhaut und der Mandeln *nicht* angewendet werden.« Die Substanz sei zwar 24 Stunden nachweisbar, nach einigen Stunden jedoch in so geringen Konzentrationen, dass sie gegen Bakterien und Pilze »nicht mehr wirkt«.
Die *Nebenwirkungen* von Chlorhexidin sind beträchtlich: Neben Verfärbungen der Mundschleimhaut und der Zähne können Geschmacksveränderungen, Schleimhautverätzungen und Allergien auftreten.

Sprays, Lutschtabletten und -bonbons – überflüssig ...

Die Pharmafirmen haben schon lange entdeckt, dass Patienten gerne Bonbons lutschen oder Sprays anwenden, wenn es im Hals brennt oder wenn man Probleme beim Schlucken hat.
In Sprays, Lutschtabletten und -bonbons sind meistens Antibiotika, Antiseptika und/oder örtliche Betäubungsmittel enthalten (z. B. in *Dobendan, Dolo-Dobendan, Dorithricin/-limone, frubienzym, frubizin forte, Halset, Hexoraletten, Lemocin, Locabiosol, Neo-Angin, Neo-Angin N, Trachisan*).
Solche Mittel sind laut der Fachzeitschrift »arznei-telegramm« ohne Nutzen, weil sie nicht in tiefere Gewebeschichten der Gaumenmandeln vordringen und keinen Schutz bieten vor den Folgen einer Bakterieninfektion (rheumatisches Fieber mit möglichen Herzklappenschäden).
Bereits 1993 hat das ehemalige Bundesgesundheitsamt ein vernichtendes Urteil über das Antibiotikum *Fusafungin* abgegeben (enthalten z. B. in dem sehr häufig verwendeten Atemwegs-Spray *Locabiosol*): »...gibt es derzeit keine rationalen Argumente für den Einsatz von *Fusafungin*.«
In der mikrobiologischen Testung haben sich die meisten Lutschtabletten gegen Racheninfektionen als »teure Bonbons« erwiesen. Die norwegische Gesundheitsbehörde hat in ihrem Land die Zulassung sämtlicher Halsschmerz-Lutschtabletten aufgehoben, die Antibiotika, Betäubungsmittel oder desinfizierende Mittel enthalten. Ihre Wirksamkeit sei nicht bewiesen.
Reine Bonbons oder Salz-Pastillen (z. B. *Emser Salz echt*, siehe Kapitel 4.2.) wirken durch die Anregung des Speichelflusses kurzfristig lindernd.

... und möglicherweise gefährlich

Es besteht die Gefahr, dass Antibiotika in solchen Bonbons einer Vermehrung von gegen Behandlungen unempfindlichen (resistenten) Keimen Vorschub leisten.

Manche dieser Mittel sind keineswegs harmlos. So berichtet die Fachzeitschrift »arznei-telegramm«, dass etwa bei *Locabiosol* noch zwölf Stunden nach der Anwendung als Nebenwirkungen Jucken und Schwellung im Gesicht, Schwellung an den Händen und Kopfschmerzen sowie Atemnot und heftiger Husten auftreten können.
Wenn es wirklich nötig ist, müssen bei bakteriellen Infektionen von Mund und Rachen (z. B. bei Mandelentzündung – Angina tonsillaris) Antibiotika in Tablettenform eingenommen werden.
Der Nutzen von örtlichen Betäubungsmitteln wie Lidocain (z. B. in *Dentinox N Zahnungshilfe, Dorithricin/-Limone, Dynexan A, Kamistad, Lemocin, Parodontal, Wick Sulagil*), Benzocain (z. B. in *Dolo-Dobendan, frubizin forte, Hexoraletten*) oder Tetracain (z. B. in *Herviros*) ist sehr umstritten. Lidocain wird verdächtigt, potentiell Krebs erregend zu sein, und Benzocain ist bekannt für seine ausgeprägt allergenen Eigenschaften.

Homöopathika

Für homöopathische Mittel wie *Meditonsin, Osanit Zahnkügelchen, Tonsillitis PMD, Tonsilgon N* gibt es keinen überzeugenden Nachweis, dass sie wirksam sind. Sie dienen wahrscheinlich eher der psychischen Beruhigung als der Linderung von Beschwerden. Weil keine Nebenwirkungen zu erwarten sind, kann ihre Verwendung sinnvoll sein.

4.5. Mund- und Rachentherapeutika (Halstabletten, Lutschtabletten, Gurgelmittel)

Präparat	Wichtigste Nebenwirkungen	Empfehlung
Betaisodona Mund-Antiseptikum (D/Ö) Lösung Povidon-Jod	Sehr selten allergische Erscheinungen (Juckreiz, Ausschläge). Störungen der Schilddrüsenfunktion möglich	**Nur zweckmäßig zur** präoperativen Anwendung. Vermindert die Keimzahl im Mund- und Rachenraum. Der therapeutische Nutzen dieses Effekts bei länger dauernder Anwendung ist zweifelhaft.
Chlorhexamed (D/Ö) Lösung Chlorhexidin	Bei Überdosierung: Übelkeit, Erbrechen. Selten allergische Erscheinungen (Juckreiz, Ausschläge) im Bereich des Anwendungsgebietes. Verfärbung der Mundschleimhaut und Zähne	**Wenig zweckmäßig** Vermindert die Keimzahl im Mund- und Rachenraum. Der therapeutische Nutzen dieses Effekts ist zweifelhaft.

Präparat	Wichtigste Nebenwirkungen	Empfehlung
Corsodyl (D) Gel, Lösung Chlorhexidin	Bei Überdosierung: Übelkeit, Erbrechen. Selten allergische Erscheinungen (Juckreiz, Ausschläge) im Bereich des Anwendungsgebietes. Verfärbung der Mundschleimhaut und Zähne	**Wenig zweckmäßig** Vermindert die Keimzahl im Mund- und Rachenraum. Der therapeutische Nutzen dieses Effekts ist zweifelhaft.
Dentinox N Zahnungshilfe (D/Ö) Flüssigkeit, Gel Kamillentinktur, Lidocain, Polidocanol	Sehr selten allergische Erscheinungen (Juckreiz, Ausschläge) im Bereich des Anwendungsgebietes	**Abzuraten** Die Anwendung eines örtlichen Betäubungsmittels (Lidocain) bei einem natürlichen Vorgang wie der Zahnung ist strikt abzulehnen.
Dequonal (D/Ö) Lösung, Sprühlösung Benzalkonium, Dequalinium	Selten allergische Erscheinungen (Juckreiz, Ausschläge) im Bereich des Anwendungsgebietes	**Wenig zweckmäßig** Vermindert die Keimzahl im Mund- und Rachenraum. Der therapeutische Nutzen dieses Effekts ist zweifelhaft.
Dobendan (D/Ö) X-Lutschtabl., Lutschpastillen Cetylpyridinium	Selten allergische Erscheinungen (Juckreiz, Ausschläge) im Bereich des Anwendungsgebietes	**Wenig zweckmäßig** Vermindert die Keimzahl im Mund- und Rachenraum. Der therapeutische Nutzen dieses Effekts ist zweifelhaft.
Dolo-Dobendan (D) Lutschpastillen, Lösung Cetylpyridinium, Benzocain	Allergische Erscheinungen (Juckreiz, Ausschläge) im Bereich des Anwendungsgebietes (Paragruppenallergie auf Benzocain)	**Abzuraten** Wenig sinnvolle Kombination von Desinfektionsmittel (Cetylpyridinium) und lokal wirkendem Betäubungsmittel (Benzocain). Vermindert die Keimzahl im Mund und Rachenraum. Der therapeutische Nutzen dieses Effekts ist zweifelhaft.
Dontisolon D (D) Mundheilpaste, Zylinderamp. Prednisolon *Rezeptpflichtig*	Verminderung der Infektionsabwehr, bei häufiger Anwendung Schleimhautschäden	**Abzuraten** zur örtlichen Behandlung von Schleimhautschäden wegen möglicher Verminderung der Infektionsabwehr. Enthält stark entzündungshemmenden Inhaltsstoff mit kortisonähnlicher Wirkung.
Doreperol N (D) Lösung, Rachen-Spray Hexetidin	Selten allergische Erscheinungen (Juckreiz, Ausschläge) im Bereich des Anwendungsgebietes	**Wenig zweckmäßig** Vermindert die Keimzahl im Mund- und Rachenraum. Der therapeutische Nutzen dieses Effekts ist zweifelhaft.

Präparat	Wichtigste Nebenwirkungen	Empfehlung
Dorithricin (D) Lutschtabl. Tyrothricin, Benzalkonium, Benzocain	Allergische Erscheinungen (Juckreiz, Ausschläge) im Bereich des Anwendungsgebietes (Paragruppenallergie auf Benzocain)	**Abzuraten** Wenig sinnvolle Kombination von Lokalantibiotikum (Tyrothricin), Desinfektionsmittel (Benzalkonium) und lokal wirkendem Betäubungsmittel (Benzocain). Vermindert die Keimzahl im Mund- und Rachenraum. Der therapeutische Nutzen dieses Effekts ist zweifelhaft.
Dorithricin Limone Halstabletten (D) Lutschtabl. Tyrothricin, Lidocain	Allergische Erscheinungen (Juckreiz, Ausschläge) im Bereich des Anwendungsgebietes	**Wenig zweckmäßig** Kombination von Lokalantibiotikum (Tyrothricin) und lokal wirkendem Betäubungsmittel (Lidocain). Vermindert die Keimzahl im Mund- und Rachenraum. Der therapeutische Nutzen dieses Effekts ist zweifelhaft. Vertretbar zur Schmerzlinderung bei lokal schmerzhaften Schleimhautschäden.
Dynexan (Ö) Salbe Tetracain, Aluminiumformiat, Extrakte aus Kamille, Arnika, Salbei *Rezeptpflichtig*	Selten allergische Erscheinungen (Juckreiz, Ausschläge) im Bereich des Anwendungsgebietes	**Wenig zweckmäßig** Wenig sinnvolle Kombination von örtlich wirkendem Betäubungsmittel (Tetracain), Adstringens und pflanzlichen Stoffen. Vertretbar zur Schmerzlinderung bei lokal schmerzhaften Schleimhautschäden.
Dynexan A (D) Gel Lidocain Hilfsstoffe: Benzalkonium und Alkohol	Selten allergische Erscheinungen (Juckreiz, Ausschläge) im Bereich des Anwendungsgebietes. Enthält Alkohol	**Wenig zweckmäßig** Wenig sinnvolle Kombination von örtlich wirksamem Betäubungsmittel (Lidocain) und Desinfektionsmittel (Benzalkonium). Vertretbar zur Schmerzlinderung bei lokal schmerzhaften Schleimhautschäden.
Frubienzym (D) Halsschmerztabl. Lysozym, Cetylpyridinium	Selten allergische Erscheinungen (Juckreiz, Ausschläge) im Bereich des Anwendungsgebietes	**Wenig zweckmäßig** Wenig sinnvolle Kombination von schleimspaltendem und antibiotisch wirksamem Enzym (Lysozym) mit Desinfektionsmittel (Cetylpyridinium). Vermindert die Keimzahl im Mund- und Rachenraum. Der therapeutische Nutzen dieses Effekts ist zweifelhaft.

Präparat	Wichtigste Nebenwirkungen	Empfehlung
Frubilurgyl (D) Gurgellösung, Rachenspray Chlorhexidin	Selten allergische Erscheinungen (Juckreiz, Ausschläge) im Bereich des Anwendungsgebietes. Verfärbung der Mundschleimhaut und Zähne	**Wenig zweckmäßig** Vermindert die Keimzahl im Mund- und Rachenraum. Der therapeutische Nutzen dieses Effekts ist zweifelhaft.
frubizin forte Halsschmerztherapeutikum (D) Pastillen Cetylpyridinium, Benzocain	Allergische Erscheinungen (Juckreiz, Ausschläge) im Bereich des Anwendungsgebietes (Paragruppenallergie auf Benzocain)	**Abzuraten** Wenig sinnvolle Kombination von Desinfektionsmittel (Cetylpyridinium) und lokal wirkendem Betäubungsmittel (Benzocain). Vermindert die Keimzahl im Mund- und Rachenraum. Der therapeutische Nutzen dieses Effekts ist zweifelhaft.
Gargarisma zum Gurgeln (D) Lösung Aluminiumchlorid	Keine wesentlichen zu erwarten	**Nur zweckmäßig zur** Wundbehandlung und Stillung kleiner Blutungen im Mund- und Rachenbereich. Adstringierend (zusammenziehend) wirksam.
Glandosane/ -aromatisiert (D/Ö) Spraylösung Carmellose, Sorbit, Mineralsalze	Keine wesentlichen zu erwarten	**Therapeutisch zweckmäßig zur** Anfeuchtung des Mund-Rachenraums bei Mundtrockenheit.
Herviros (D/Ö) Lösung Tetracain, Aminoquinurid *Rezeptpflichtig*	Selten allergische Erscheinungen (Juckreiz, Ausschläge) im Bereich des Anwendungsgebietes	**Wenig zweckmäßig** Wenig sinnvolle Kombination von örtlich wirkendem Betäubungsmittel (Tetracain) und Desinfektionsmittel (Aminoquinurid). Vertretbar zur Schmerzlinderung bei lokal schmerzhaften Schleimhautschäden.
Hexetidin-ratiopharm (D) Gurgellösung Hexetidin	Selten allergische Erscheinungen (Juckreiz, Ausschläge) im Bereich des Anwendungsgebietes	**Wenig zweckmäßig** Vermindert die Keimzahl im Mund- und Rachenraum. Der therapeutische Nutzen dieses Effekts ist zweifelhaft.
Hexoral (D/Ö) Lösung, Spray Hexetidin	Selten allergische Erscheinungen (Juckreiz, Ausschläge) im Bereich des Anwendungsgebietes	**Wenig zweckmäßig** Vermindert die Keimzahl im Mund- und Rachenraum. Der therapeutische Nutzen dieses Effekts ist zweifelhaft.

Präparat	Wichtigste Nebenwirkungen	Empfehlung
Hexoraletten N (D) Pastillen Chlorhexidin, Benzocain	Allergische Erscheinungen (Juckreiz, Ausschläge) im Bereich des Anwendungsgebietes (Paragruppenallergie auf Benzocain). Verfärbung der Mundschleimhaut und Zähne	**Abzuraten** Wenig sinnvolle Kombination von Desinfektionsmittel (Chlorhexidin) und örtlich wirkendem Betäubungsmittel (Benzocain). Vermindert die Keimzahl im Mund- und Rachenraum. Der therapeutische Nutzen dieses Effekts ist zweifelhaft.
Kamillosan Mundspray (D) Lösung Kamillenblütenextrakt, Pfefferminzöl, Anisöl	Selten allergische Erscheinungen (Juckreiz, Ausschläge) im Bereich des Anwendungsgebietes. Lösung enthält Alkohol	**Naturheilmittel** Therapeutische Wirksamkeit zweifelhaft. Vertretbar wegen geringer Risiken zur subjektiven Linderung der Beschwerden.
Kamistad (D) Gel Lidocain, Thymol, Kamillenblütenextrakt, Hilfsstoff: Benzalkonium	Selten allergische Erscheinungen (Juckreiz, Ausschläge) im Bereich des Anwendungsgebietes	**Wenig zweckmäßig** Wenig sinnvolle Kombination von örtlich wirkendem Betäubungsmittel (Lidocain) mit Desinfektionsmittel (Benzalkonium), ätherischen Ölen. Vertretbar zur Schmerzlinderung bei lokal schmerzhaften Schleimhautschäden.
Laryngsan N (D) Tropfen Kampfer, Coffein, Ammoniaklösung, Pfefferminzöl	Selten allergische Erscheinungen (Juckreiz, Ausschläge) im Bereich des Anwendungsgebietes. Tropfen enthalten Alkohol	**Abzuraten** Wenig sinnvolle Kombination von anregend wirkendem Coffein und ätherischen Ölen.
Lemocin (D/Ö) Lutschtabl. Tyrothricin, Cetrimoniumbromid, Lidocain	Selten allergische Erscheinungen (Juckreiz, Ausschläge) im Bereich des Anwendungsgebietes	**Abzuraten** Wenig sinnvolle Kombination von Lokalantibiotikum (Tyrothricin), Desinfektionsmittel (Cetrimoniumbromid) und lokal wirkendem Betäubungsmittel (Lidocain). Vermindert die Keimzahl im Mund- und Rachenraum. Der therapeutische Nutzen dieses Effekts ist zweifelhaft.
Lemocin CX Gurgellösung (D) Gurgellösung Chlorhexidin	Selten allergische Erscheinungen (Juckreiz, Ausschläge) im Bereich des Anwendungsgebietes. Lösung enthält Alkohol. Verfärbung der Mundschleimhaut und Zähne	**Wenig zweckmäßig** Vermindert die Keimzahl im Mund- und Rachenraum. Der therapeutische Nutzen dieses Effekts ist zweifelhaft.

Präparat	Wichtigste Nebenwirkungen	Empfehlung
Locabiosol (D/Ö) Dosierspray Fusafungin *Rezeptpflichtig (Ö)*	Allergische Erscheinungen (Juckreiz, Ausschläge) im Bereich des Anwendungsgebietes und allgemeine allergische Reaktionen möglich	**Abzuraten** Lokalantibiotikum. Vermindert die Keimzahl im Mund- und Rachenraum. Der therapeutische Nutzen dieses Effekts bei Entzündungen im Bereich der oberen Luftwege ist zweifelhaft.
Mallebrin (D) Konzentrat gegen Halsschmerzen, Gurgellösung Aluminiumchlorat	Keine wesentlichen zu erwarten	**Nur zweckmäßig zur** Wundbehandlung und Stillung kleiner Blutungen im Mund- und Rachenbereich. Adstringierend (zusammenziehend) wirksam.
Mallebrin Lutschtabletten (D) Lutschtabl. Hexaharnstoff-aluminiumchlorat	Keine wesentlichen zu erwarten	**Nur zweckmäßig zur** Wundbehandlung und Stillung kleiner Blutungen im Mund- und Rachenbereich. Adstringierend (zusammenziehend) wirksam.
Mundisal (D/Ö) Gel Cholinsalicylat Hilfsstoff: Cetalkonium *Rezeptpflichtig (Ö)*	Selten allergische Erscheinungen (Juckreiz, Ausschläge) im Bereich des Anwendungsgebietes. Gel enthält Alkohol	**Wenig zweckmäßig** Wenig sinnvolle Kombination von Desinfektionsmitteln (Cetalkonium, Alkohol) mit entzündungshemmend bzw. hauterweichend wirkendem Stoff (Salicylsäuresalz). Vertretbar zur kurzfristigen Behandlung kleinflächiger Schleimhautentzündungen.
Neo-Angin N (D) Halstabl. **Neo-Angin N zuckerfrei** (D) Lutschtabl. **Neo-Angin** (Ö) Pastillen, zuckerfreie Pastillen Dichlorbenzylalkohol, Pentyl-m-cresol, Menthol, in Ö zusätzlich: andere ätherische Öle Gurgellösung: Hexetidin	Selten allergische Erscheinungen (Juckreiz, Ausschläge) im Bereich des Anwendungsgebietes	**Wenig zweckmäßig** Nicht sinnvolle Kombination von Desinfektionsmitteln (Dichlorbenzylalkohol, Cresol bzw. Hexetidin) mit ätherischen Ölen. Vermindert die Keimzahl im Mund- und Rachenraum. Der therapeutische Nutzen dieses Effekts ist zweifelhaft.
Neochinosol (D) Gurgeltabl. Ethacridinlactat	Selten allergische Erscheinungen (Juckreiz, Ausschläge) im Bereich des Anwendungsgebietes	**Wenig zweckmäßig** Vermindert die Keimzahl im Mund- und Rachenraum. Der therapeutische Nutzen dieses Effekts ist zweifelhaft.

Präparat	Wichtigste Nebenwirkungen	Empfehlung
OSANIT Zahnkügelchen (D) Globuli zuckerfrei Homöopathische Verdünnungen	Keine wesentlichen zu erwarten	**Homöopathisches Mittel** Der natürliche Vorgang der Zahnung bedarf keiner Therapie.
Parodontal (D) Mundsalbe Lidocain, Salbeifluidextrakt, Kamillenfluidextrakt	Selten allergische Erscheinungen (Juckreiz, Ausschläge) im Bereich des Anwendungsgebietes	**Wenig zweckmäßig** Wenig sinnvolle Kombination von örtlich wirkendem Betäubungsmittel (Lidocain) mit ätherischen Ölen. Vertretbar zur Schmerzlinderung bei lokal schmerzhaften Schleimhautschäden.
Parodontal F 5 med (D) Lösung Phenylsalicylat, Thymol, Minzöl, Eugenöl, Nelkenöl, Salbeiöl	Selten allergische Erscheinungen (Juckreiz, Ausschläge) im Bereich des Anwendungsgebietes. Lösung enthält Alkohol	**Wenig zweckmäßig** Wenig sinnvolle Kombination von Entzündungshemmer (Phenylsalicylat) mit ätherischen Ölen. Vertretbar zur kurzfristigen Behandlung kleinflächiger Schleimhautentzündungen.
Pyralvex (D/Ö) Lösung, Gel Rhabarberwurzelextrakt (Extr. Rhei), Salicylsäure	Bei lokaler Anwendung seltene allergische Erscheinungen (z. B. Juckreiz, Ausschläge) im Bereich des Anwendungsgebietes nicht auszuschließen. Enthält Alkohol (Ethanol)	**Wenig zweckmäßig** Wenig sinnvolle Kombination von Wundheilmittel (Rhabarberwurzelextrakt), hauterweichendem bzw. entzündungshemmend wirkendem Mittel (Salicylsäure) und Desinfektionsmittel (Alkohol). Therapeutische Wirksamkeit als Gurgelmittel zweifelhaft. Bei direkter Anwendung der unverdünnten Lösung auf kleine Schleimhautflächen vertretbar.
Recessan (D) Salbe Polidocanol Hilfsstoffe: u. a. Anisöl, Fenchelöl, Menthol und Benzalkoniumchlorid	Selten allergische Erscheinungen (Juckreiz, Ausschläge) im Bereich des Anwendungsgebietes	**Wenig zweckmäßig** Wenig sinnvolle Kombination von örtlich wirkendem Betäubungsmittel (Polidocanol) mit Desinfektionsmittel (Benzalkonium) und ätherischen Ölen. Vertretbar zur Schmerzlinderung bei lokal schmerzhaften Schleimhautschäden.
Salviathymol N (D) Flüssigkeit Ätherische Öle wie z. B. Menthol, Thymol, Salbeiöl, Eukalyptusöl	Selten Allergien gegen Pflanzenbestandteile. Tropfen enthalten Alkohol	**Zweckmäßig wie andere Mundwasser auch** Die Wirksamkeit der pflanzlichen Inhaltsstoffe ist nicht ausreichend belegt.

Präparat	Wichtigste Nebenwirkungen	Empfehlung
Sidroga Kamillenblütentee (D/Ö) Tee Kamille	Keine wesentlichen zu erwarten	**Zweckmäßig wie andere Tees auch** Die Zufuhr größerer Mengen von Flüssigkeit ist zur Schleimverflüssigung sinnvoll.
Sidroga Salbeitee (D/Ö) Tee Salbei	Keine wesentlichen zu erwarten	**Zweckmäßig wie andere Tees auch** Die Zufuhr größerer Mengen von Flüssigkeit ist zur Schleimverflüssigung sinnvoll.
Solcoseryl Dental Adhäsivpaste (D) Paste Polidocanol, Hämodialysat aus Kälberblut	Selten allergische Erscheinungen (Juckreiz, Ausschläge) im Bereich des Anwendungsgebietes	**Wenig zweckmäßig** Wenig sinnvolle Kombination von Lokalanästhetikum (Polidocanol) mit Hämodialysat. Vertretbar zur Schmerzlinderung bei lokal schmerzhaften Schleimhautschäden.
Stozzon Chlorophyll-Dragees gegen Mundgeruch (D) Drag. Chlorophyll-Kupferkomplex Hilfsstoffe u. a. Pfefferminzöl, Rizinusöl	Keine wesentlichen bekannt	**Wenig zweckmäßig** Gegen Mund- und Körpergeruch sind andere Maßnahmen besser geeignet.
Tantum Verde (D/Ö) Lösung (D), Lutschtabletten, Mundspray (Ö) Benzydamin *Rezeptpflichtig (D)*	Zentrale Nebenwirkungen, wie z. B. Halluzinationen und Schlafstörungen, möglich, Lichtüberempfindlichkeit. Selten allergische Erscheinungen (Juckreiz, Ausschläge) im Bereich des Anwendungsgebietes	**Abzuraten** Auch bei direkter Anwendung der unverdünnten Lösung oder von Lutschtabletten auf entzündete Schleimhautflächen können schwere Nebenwirkungen auftreten.
Tonsillitis PMD (D) Tropfen, Tabl. Homöopathische Verdünnungen von Phytolacca, Guaiacum, Capsicum Hilfsstoff bei Tabl.: Lactose (Milchzucker)	Bauchschmerzen und Durchfall (nur bei sog. Lactoseintoleranz). Tropfen enthalten Alkohol	**Homöopathisches Mittel** Wirksamkeit zweifelhaft. Wenn die Anwendung als wirksam empfunden wird, ist sie wegen geringer Risiken vertretbar.

Präparat	Wichtigste Nebenwirkungen	Empfehlung
Tonsillol (Ö) Gurgellösung Dequalinium	Selten allergische Erscheinungen (Juckreiz, Ausschläge) im Bereich des Anwendungsgebietes	**Wenig zweckmäßig** Vermindert die Keimzahl im Mund- und Rachenraum. Der therapeutische Nutzen dieses Effekts ist zweifelhaft.
Tonsiotren H (D) Tabl. Homöopathische Verdünnungen von Atropin, Hepar, Kalium bichromat, Silicea, Quecksilbersalz (Hilfsstoff Lactose)	Vermehrter Speichelfluss, Hautreaktionen. Bauchschmerzen und Durchfall (nur bei sog. Lactoseintoleranz).	**Homöopathisches Mittel** Wirksamkeit zweifelhaft. Wenn die Anwendung als wirksam empfunden wird, ist sie wegen geringer Risiken vertretbar (aber nicht bei Kleinkindern und Säuglingen).
Trachisan (D) Lutschtabl. Chlorhexidin, Tyrothricin, Lidocain	Selten allergische Erscheinungen (Juckreiz, Ausschläge) im Bereich des Anwendungsgebietes	**Abzuraten** Wenig sinnvolle Kombination von Antibiotikum (Tyrothricin), Desinfektionsmittel (Chlorhexidin) und örtlich wirkendem Betäubungsmittel (Lidocain). Vermindert die Keimzahl im Mund- und Rachenraum. Der therapeutische Nutzen dieses Effekts ist zweifelhaft.
Wick Sulagil (D) Halsspray Cetylpyridinium, Dequalinium, Lidocain	Selten allergische Erscheinungen (Juckreiz, Ausschläge) im Bereich des Anwendungsgebietes. Spray enthält Alkohol	**Abzuraten** Wenig sinnvolle Kombination von Desinfektionsmitteln (Cetylpyridinium, Dequalinium) und örtlich wirkendem Betäubungsmittel (Lidocain). Vermindert die Keimzahl im Mund- und Rachenraum. Der therapeutische Nutzen dieses Effekts ist zweifelhaft.
Zymafluor (D/Ö) Lutschtabletten, Tabl. Natriumfluorid *Rezeptpflichtig*	Selten Allergien. Zahnschäden bei Überdosierung von Fluor möglich	**Therapeutisch zweckmäßig zur** Vorbeugung gegen Karies.

5. Kapitel: **Bronchitis, Asthma**

Chronische Bronchitis und Asthma sind Erkrankungen der Atemwege, die sich zum Teil schwer voneinander unterscheiden lassen. Gemeinsam ist ihnen eine erhöhte Reizbarkeit der Bronchien. Asthma tritt anfallsartig auf, spastische Bronchitis führt zu Dauerbeschwerden. Die Schleimproduktion in den Bronchien ist gesteigert, außerdem werden die bronchialen Atemwege durch das verstärkte Zusammenziehen der Bronchialmuskulatur und durch das Anschwellen der Bronchialschleimhaut zusätzlich verengt. Andauernder Husten mit Auswurf sowie Atemnot sind die Folge.
Diese Atemwegserkrankungen fallen unter den medizinischen Sammelbegriff der »chronisch-obstruktiven Lungenerkrankungen«. Männer sind wesentlich häufiger davon betroffen als Frauen – dies ist eine Folge des häufigeren, längeren und ausgeprägteren Rauchens bei Männern.

Ursachen

- Als bedeutsamste Ursache der chronischen Bronchitis gilt Zigarettenrauch (siehe dazu auch Kapitel 20. Suchtmittel). Mehrere Untersuchungen in Großbritannien haben gezeigt, dass es auch einen engen Zusammenhang zwischen der Luftverschmutzung und Erkrankungen der Atemwege gibt. In Gegenden mit höherem Schwefeldioxidgehalt, mehr Rauch und mehr Abgasen in der Luft gibt es deutlich mehr Bronchitiskranke. Dasselbe gilt für das Aufwachsen in schlechten Wohnverhältnissen. Negative Auswirkungen kann auch das Klima haben – häufige Nebelbildung ist ungünstig. Der Zusammenhang mit schädlichen Arbeitsstoffen scheint ebenfalls gesichert zu sein. Bestimmte Berufsgruppen (z. B. Bergbau, Metallgießerei) leiden häufiger an Bronchitis als andere.
- Bei der Entstehung von Asthma spielen vor allem Erbfaktoren, Infektionen und chronische Entzündungen der Atemwege eine Rolle. Nur in etwa 10 bis 20 Prozent aller Fälle ist Asthma durch Allergene verursacht. Die bedeutsamsten sind: Staubmilben, Katzen, Hunde, Küchenschaben, Schimmelpilze, Pollen, aber auch Schmerzmittel wie Acetylsalicylsäure (enthalten z. B. *in Aspirin*, siehe Kapitel 1.1.), Antirheumatika (siehe Kapitel 3.1.) und

Beta-Blocker (siehe Kapitel 12.1.). Auslöser von Asthmaanfällen können neben Infektionen der Atemwege auch Gerüche, Veränderung des Luftdrucks oder der Temperatur, emotionale Erregung und körperliche Belastung sein. Außerdem der gelbe Farbstoff Tartrazin, der vielen Nahrungsmitteln und auch Medikamenten beigemengt ist, und der Konservierungsstoff Sulfit, der unter anderem in Salaten, Rotwein und Bier enthalten sein kann. Für die weit verbreitete Meinung, dass vor allem Nahrungsmittel – Milch, Zucker, Getreide, Nüsse – Asthma verursachen, fehlen seriöse Belege.

– Chronische Bronchitis und Asthma können auch Symptome anderer Erkrankungen sein (z. B. Lungenkrebs). Infektionen verschlechtern den Krankheitsverlauf. Ob sie ihn jedoch auslösen, ist noch nicht geklärt.

Selbsthilfe

Die wichtigste Maßnahme besteht darin, alle Einflüsse zu meiden, die die Erkrankung verursacht haben. In den meisten Fällen bedeutet das: aufhören zu rauchen.

Wenn die Krankheit durch bestimmte Schadstoffe am Arbeitsplatz verursacht ist (Staub, Dämpfe, Gase), sollte man einen Arbeitsplatzwechsel anstreben.

Bei allergischem Asthma sollte man versuchen, alle Stoffe zu vermeiden oder auszuschalten, die dafür verantwortlich sind (Hausstaubmilben, Pollen, Medikamente). Eine Voraussetzung dafür ist allerdings, dass man weiß, gegen welche Stoffe man allergisch ist. Sowohl bei Asthma als auch bei chronischer Bronchitis sind atemgymnastische Übungen oder autogenes Training sinnvoll, weil sie Erleichterung beim Atmen bringen und Stress mildern können. Psychologische Entspannungsmethoden werden leider immer noch viel zu wenig bei Asthma und chronischer Bronchitis angewendet.

Wichtig ist die ausreichende Befeuchtung der Raumluft. Bei zähem Schleim in den Bronchien sollte man darauf achten, immer genügend Flüssigkeit zu sich zu nehmen.

Vor allem bei Asthma empfiehlt Professor R. Wettengel, Vorsitzender der Deutschen Atemwegsliga, die »ärztlich kontrollierte Selbstbehandlung«. Dazu sollte man ein Peak-Flow-Meter (Gerät zur Prüfung der Lungenfunktion) verwenden und ein Asthma-Tagebuch führen.

Alternative Behandlungsformen

Gerade bei Asthma sind Placebo-Medikamente (Scheinmedikamente ohne Wirkstoff) oder Placebo-Therapien (Scheintherapien ohne beabsichtigten Wirkmechanismus) sehr wirkungsvoll und können die Krankheit zumindest vorübergehend bessern.
Alle neuen Therapien oder Medikamente sollten deshalb vor der Verwendung geprüft werden, ob sie wirkungsvoller sind als Placebos.
Bei fast allen alternativen Heilmethoden mangelt es an solchen Überprüfungen.
Eine Ausnahme bildet die Akupunktur, deren schmerzlindernde Wirkung auch im Vergleich zu Placebo nachgewiesen ist. Untersucht wurde auch die Wirkung bei Asthma: Eine Gruppe von Asthmatikern wurde an jenen Meridianpunkten akupunktiert, von denen behauptet wird, dass sie Asthma beeinflussen. Zur Kontrolle wurde eine zweite Gruppe an den falschen Meridianpunkten akupunktiert. Das bedeutet: Bei dieser Kontrollgruppe wurde lediglich eine Scheinbehandlung (= Placebobehandlung) durchgeführt. Das leider enttäuschende Ergebnis: Bei beiden Gruppen zeigte sich eine gewisse positive Wirkung. Jedoch schnitt die erste Gruppe, in der Akupunktur nach allen Regeln der Kunst angewendet wurde, nicht besser ab als die Placebo-Gruppe, bei der die Akupunkturnadeln an den falschen Punkten gesetzt wurden.

Behandlung

In den letzten Jahren haben sich die Grundsätze der Behandlung von spastischer Bronchitis und Asthma geändert. An erster Stelle steht heutzutage nicht mehr die Therapie der Bronchokonstriktion (= Verengung der großen und kleinen Luftwege), sondern die Behandlung der entzündeten Bronchialschleimhaut.
Da es sich um chronische Erkrankungen handelt, sind regelmäßige Kontrollen und Behandlung über Jahre, manchmal lebenslang, notwendig. In vielen Fällen kann eine solche Erkrankung nicht geheilt, wohl aber ihr Fortschreiten verhindert werden.

Behandlung der spastischen Bronchitis

Die Entzündung der Bronchien wird am wirksamsten mit Glukokortikoiden wie Beclometason (enthalten z. B. in *AeroBec* u. a.) oder Budesonid (enthalten z. B. in *Budesonid-ratiopharm* u. a.) bekämpft.

Die Behandlung der Bronchokonstriktion wird mit dem Wirkstoff Theophyllin (enthalten z. B. in *Afonilum* u. a.) durchgeführt und/oder bei akuten Anfällen mit so genannten Beta-Sympathomimetika. Ein sinnvoller Wirkstoff ist außerdem Ipratropiumbromid, der jedoch nicht sofort beschwerdelindernd wirkt, sondern hauptsächlich vorbeugend.
Bei bakteriellen Infektionen der Bronchien ist die Einnahme von Antibiotika (*Amoxicillin*, *Erythrocin* u. a.) notwendig.
Bei quälendem Reizhusten sind unter Umständen Medikamente sinnvoll, die den Hustenreiz dämpfen (siehe dazu Kapitel 4.2.: Hustenmittel). Wenn Schleim ausgehustet wird, sind Hustendämpfer jedoch nicht sinnvoll.

Behandlung von Asthma
Man geht nach einem Stufenschema vor: Je nach Schweregrad der Beschwerden werden unterschiedliche Medikamente und unterschiedliche Dosierungen verwendet und schrittweise gesteigert.
Stufe 1: Bei leichtem Asthma Inhalation von kurz wirkenden Beta-Sympathomimetika wie Terbutalin oder Salbutamol nur bei Bedarf oder vorbeugend vor Belastungen. Zur Vorbeugung eignet sich auch die Inhalation von Cromoglicin. Dieser Wirkstoff ist jedoch nicht geeignet zur Behandlung akuter Anfälle.
Wenn Beta-Sympathomimetika öfter als dreimal pro Woche benötigt werden, geht man zu Stufe 2 über. Zunehmend häufiger empfehlen Spezialisten auch schon bei mildem Asthma die Verwendung von Glukokortikoiden wie Budenosid (enthalten z. B. in *Budenosid-ratiopharm* u. a.).
Stufe 2: Inhalation von niedrig dosierten Glukokortikoiden und je nach Bedarf kurz wirkende Beta-Sympathomimetika. Bei allergisch verursachtem Asthma besteht die Behandlung in der regelmäßigen, vorbeugenden Inhalation von Cromoglicin und zusätzlich je nach Bedarf die Inhalation von Beta-Sympathomimetika (maximal viermal pro Tag).
Stufe 3: Inhalation von höher dosierten Glukokortikoiden und je nach Bedarf Beta-Sympathomimetika, ergänzt durch Theophyllin. Wenn die Wirkung nicht ausreicht, ist eventuell die zusätzliche Inhalation von Ipratropiumbromid (enthalten z. B. in *Atrovent*) sinnvoll.
Stufe 4: Bei schwerem Asthma müssen unter Umständen hoch dosierte Glukokortikoide inhaliert werden. Zusätzlich Glukokortikoide zum Schlucken (siehe Kapitel 7.1.: Kortisone (Glukokortikoide) und Immunsuppressiva) und Medikamente der Stufe 3.

Wichtig: Wenn die Atemsituation stabil bleibt, sollte versucht werden, die Stufenleiter der Behandlung wieder hinabzusteigen, also Anzahl und Dosis der Medikamente wieder zu verringern.

Behandlung von Asthma bei Kindern

Für Kinder gelten andere Behandlungsregeln als für Erwachsene. In jedem Fall sollte ein Spezialist zugezogen werden. Die Basis der Therapie bilden Cromoglyzin und Glukokortikoide zum Inhalieren. Daneben werden aber auch Beta-Sympathomimetika und Theophyllin verwendet.
In der Fachwelt gab es lange Zeit heftige Diskussionen über die Nebenwirkungen von Glukokortikoiden bei Kindern. Wegen der möglichen Gefahr des Knochen- und Längenwachstums war diese Therapie früher sehr umstritten. Heutzutage wird das Risiko bei sachgerechter Verwendung als vertretbar eingeschätzt.

Medikamente

Glukokortikoide (Kortisone)

Die vorbeugende Anwendung von Inhalationen mit Glukokortikoiden (z. B. *AeroBec, Atemur, Becotide, Bronchocort, Budecort, Budenosid-ratiopharm, Budes, Inhacort, Junik, Pulmicort, Pulmilide, Sanasthmax, Ventolair*) ist nach neuesten Erkenntnissen für Erwachsene uneingeschränkt sinnvoll. Bei Kindern sollte jedoch bis zum Abschluss des Längenwachstums eine Dosisbegrenzung eingehalten werden, und zwar besonders dann, wenn Kortison nicht nur inhaliert, sondern auch gespritzt bzw. geschluckt wird. Als Nebenwirkung von Kortison-Inhalationen können Pilzerkrankungen der Mundhöhle und in seltenen Fällen Heiserkeit auftreten. Pilzerkrankungen lassen sich durch Mundspülen nach dem Inhalieren wesentlich einschränken bzw. vermeiden.
Wenn jemand mehr als einmal pro Woche ein Beta-Sympathomimetikum benötigt, um einen akuten Asthmaanfall zu behandeln, dann sollte eine Basisbehandlung mit einem Kortison-Präparat zur Inhalation erfolgen. Diese Therapie soll verhindern, dass die Krankheit sich durch entzündliche Veränderungen in den Bronchien verschlechtert und dann immer öfter Beta-Sympathomimetika gebraucht werden.
Die Verwendung von Kortison-Präparaten zum Schlucken ist nur dann sinnvoll, wenn alle übrigen Arzneimittel nicht ausreichend wirksam sind. Zu den Nebenwirkungen dieser Kortison-Präparate siehe Kapitel 7.1.

Beta-Sympathomimetika

Zur Linderung von akuten Asthmabeschwerden eignen sich am besten Sympathomimetika wie Salbutamol (enthalten z. B. in *Apsomol, Asthma Spray von ct, Broncho Spray, Loftan, Sabulhexal, Salbutamol-ratiopharm, Salbutamol Stada, Salbutamol Trom, Sultanol, Volmac*) oder Terbutalin (enthalten z. B. in *Aerodur Turbohaler, Bricanyl*).

Fenoterol (enthalten z. B. in *Berodual, Berotec, Ditec*) hat möglicherweise ein höheres Nebenwirkungsrisiko als Salbutamol und Terbutalin. Eine entsprechende Untersuchung, in der dies festgestellt wurde, ist jedoch umstritten.

Neben diesen kurz wirksamen gibt es auch Präparate mit längerer Wirkungsdauer wie Salmeterol (z. B. in *Aeromax, Serevent, Viani*) und Formoterol (z. B. in *Foradil, Oxis*). Diese sollten aber nur verwendet werden (z. B. auch bei nächtlichem Asthma), wenn die lang bewährten kurz wirksamen Präparate (siehe oben) nicht mehr ausreichen. Sie sind nicht zur Behandlung akuter Beschwerden geeignet, weil ihre Wirkung erst spät eintritt.

Wegen der oft beeindruckenden Sofortwirkung (Besserung der Atemnot) besteht bei all diesen Präparaten eine große Gefahr: Patient und Arzt können den Schweregrad der Krankheit unterschätzen, Asthmakranke können aber auch in die Versuchung kommen, den Inhalationsspray zu oft zu verwenden. Alle Beta-Sympathomimetika können schädigende Wirkungen auf die Herzfunktion haben. Wenn diese Präparate öfter als einmal pro Woche notwendig werden, um einen Anfall zu bessern, dann ist eine Therapie mit Kortison notwendig. Die Beta-Sympathomimetika sollen dann nur bei Bedarf zusätzlich eingesetzt werden.

Achtung: Es ist unbedingt notwendig, sich die Anwendung von Dosier-Aerosolen genau erklären zu lassen – ein Viertel bis die Hälfte der Anwender von Dosier-Aerosolen wenden sie nicht richtig an.

Ipratropiumbromid

Dieser Wirkstoff (enthalten z. B. in *Atrovent, Berodual*) wird vor allem bei chronisch-obstruktiver Bronchitis verwendet – hauptsächlich zur Vorbeugung, weniger zur Beschwerdelinderung. Die Wirkung tritt erst nach 30 bis 60 Minuten ein. Bei Asthmatikern wird Ipratropiumbromid als Zusatzmedikation verwendet, wenn Beta-Sympathomimetika nicht ausreichen. Es hat relativ wenig Nebenwirkungen (gelegentlich Mundtrockenheit und Schleimeindickung).

Theophyllin und Aminophyllin

Theophyllin ist enthalten z. B. in *Aerobin, Aerodyne, Afonilum, Bronchoretard, Euphyllin, Euphylong, Mundiphyllin, Pulmidur, Solosin, Theophyllin retard-ratiopharm, Theophyllin Stada, Theospirex, Unilair, Uniphyllin* und gilt als Standardmedikament bei spastischer Bronchitis und bei schwereren Formen von Asthma. Ein Problem bei der Verwendung von Theophyllin ist die richtige Dosierung. Ist die Dosis zu hoch, können beträchtliche Nebenwirkungen auftreten – im Extremfall lebensbedrohliche Herzrhythmusstörungen. Vor allem nach zu rascher Injektion in die Venen sind zahlreiche Todesfälle durch Herzstillstand beschrieben worden.

Theophyllin hat – unabhängig von der Art, wie es eingenommen wird – relativ viele Nebenwirkungen, die zum Teil schon bei Dosierungen, die die Bronchien noch gar nicht erweitern, auftreten. In einer Studie mit 2.800 Patienten wurden bei jedem zehnten Patienten Nebenwirkungen festgestellt: meist Magenstörungen, Erbrechen, aber auch heftiger Atem, Unruhe, Schlafstörungen, Krämpfe und Herzrhythmusstörungen.

Es gibt große Unterschiede der persönlichen Verträglichkeit. Deshalb wird von Fachleuten empfohlen, die *Konzentration dieser Substanz im Blut zu kontrollieren*.

Aminophyllin ist eine Mischung von Theophyllin und Ethylendiamin (enthalten z. B. in *Aminophyllin*). Diese Zusammensetzung gilt inzwischen als überholt und riskant. Der Ethylendiamin-Bestandteil kann Allergien auslösen (Hautausschläge, Bronchospasmen, Asthma). Empfehlung: Abzuraten.

Vorsicht bei zusätzlichen Erkrankungen und Rauchen

Rauchen führt zu einer schnelleren Ausscheidung von Theophyllin aus dem Körper und damit zu einer geringeren Wirkung. Krankheiten wie Leberzirrhose, Stauungsinsuffizienz des Herzens und schwere obstruktive Lungenerkrankungen können dazu führen, dass Theophyllin langsamer ausgeschieden wird und daher die Konzentration im Blut vergleichsweise hoch ist.

Vorsicht bei der Verwendung von Theophyllin und anderen Medikamenten

Wer gleichzeitig Theophyllin und andere Medikamente oder Suchtgifte verwendet, sollte sich genau über die Wechselwirkungen informieren: Manche verstärken die Wirkung (z. B. Cimetidin, enthalten in

Tagamet; Betablocker; bestimmte Antibiotika; die »Pille«; bestimmte Impfstoffe), andere wieder verringern sie (z. B. rauchen). Gefährlich kann vor allem die Wirkungsverstärkung sein.

Antiallergische Mittel

Als antiallergisches Mittel zur Vorbeugung von Asthmaanfällen werden hauptsächlich die Wirkstoffe Cromoglicin (enthalten z. B. in *Cromhexal, DNCG Stada, Intal*) und Nedocromil (enthalten z. B. in *Tilade*) verwendet.
Ketotifen (enthalten z. B. in *Zaditen*) hat ähnliche Eigenschaften wie Cromoglicin, ist in der Wirkung jedoch schwächer und unsicherer, außerdem hat es dämpfende Eigenschaften.

Kombinationspräparate

Die Kombination von Beta-Sympathomimetika mit Ipratropiumbromid (z. B. *Berodual*) kann sinnvoll sein.
Die Kombination von Cromoglicin und Beta-Sympathomimetikum (z. B. *Aarane, Allergospasmin, Ditec*) wird von der *Deutschen Atemwegsliga* als sinnvoll eingestuft, besonders bei jüngeren Patienten und bei allergischen Asthmatikern.

Hustenmittel zur Förderung des Auswurfs

Der zähe Bronchialschleim ist meist nur schwer auszuhusten. Die ausreichende Zufuhr von Flüssigkeit (drei Liter am Tag) ist die Voraussetzung für jede Besserung. Die Zweckmäßigkeit der Anwendung von hustenfördernden Mitteln (Expektorantien, siehe Kapitel 4.2.) bei Bronchitis und Asthma ist umstritten. Acetylcystein (z. B. in *ACC, Fluimucil*) kann bei örtlicher Anwendung zu einer Bronchienverengung führen und sollte daher bei Bronchialasthma nicht verwendet werden.

Antibiotika

Bei chronischer Bronchitis kann es notwendig sein, mit Antibiotika bakterielle Infektionen auszuschalten. Meistens verwendet man Amoxicillin oder Erythromycin (siehe dazu auch Kapitel 10.1.2.: Breitspektrum-Penicilline und Kapitel 10.1.6.: Makrolide).

5.1. Mittel gegen Asthma und spastische Bronchitis

Präparat	Wichtigste Nebenwirkungen	Empfehlung
Aarane (D/Ö) Dosier-Aerosol zur Inhalation Cromoglicinsäure, Reproterol *Rezeptpflichtig*	Herzklopfen, Unruhe, Fingerzittern	**Therapeutisch zweckmäßig** Kombination eines vorbeugend wirksamen Inhaltsstoffs (Cromoglicinsäure) mit einem direkt bronchialerweiternd wirkenden Stoff (Reproterol).
AeroBec (D) Autohaler, Dosier-Aerosol Beclometason *Rezeptpflichtig*	Verminderung der Abwehr gegen Infektionen, besonders gegen Pilze (z. B. Candida). Nur bei Langzeitanwendung hormonelle Störungen möglich	**Therapeutisch zweckmäßig zur** örtlichen Anwendung bei Asthma. Bewährter kortisonähnlicher Wirkstoff.
Aerobin (D) Injektionslösung Theophyllin *Rezeptpflichtig*	Magen-Darm-Störungen, Schlafstörungen, Kreislaufstörungen	**Therapeutisch zweckmäßig zur** Behandlung des schweren akuten Asthmaanfalls. Lange bewährter Wirkstoff mit bronchienerweiternder Wirkung.
Aerobin mite/ normo/ forte (D) Retardkaps. Theophyllin *Rezeptpflichtig*	Magen-Darm-Störungen, Schlafstörungen	**Therapeutisch zweckmäßig** Lange bewährter Wirkstoff mit bronchienerweiternder Wirkung.
Aerodur Turbohaler (D) Pulver zur Inhalation Terbutalin *Rezeptpflichtig*	Herzklopfen, Herzschmerzen, Unruhe, Muskelzittern	**Therapeutisch zweckmäßig** Relativ gezielt bronchienerweiternd wirkendes Mittel (ß-Sympathomimetikum).
Aerodyne (Ö) Injektionslösung Theophyllin *Rezeptpflichtig*	Magen-Darm-Störungen, Schlafstörungen, Kreislaufstörungen	**Therapeutisch zweckmäßig zur** Behandlung des schweren akuten Asthmaanfalls. Lange bewährter Wirkstoff mit bronchienerweiternder Wirkung.
Aerodyne (Ö) Retardkaps. Theophyllin *Rezeptpflichtig*	Magen-Darm-Störungen, Schlafstörungen	**Therapeutisch zweckmäßig** Lange bewährter Wirkstoff mit bronchienerweiternder Wirkung.

Präparat	Wichtigste Nebenwirkungen	Empfehlung
Aeromax Diskus (D) Pulver zur Inhalation **Aeromax Dosier-Aerosol** (D) Suspension und Treibmittel Salmeterol *Rezeptpflichtig*	Häufig Kopfschmerzen, Herzklopfen, Herzschmerzen, Unruhe, Muskelzittern	**Möglicherweise zweckmäßig zur** Vorbeugung von Asthmaanfällen. Vorsicht! **Nicht** geeignet zur Behandlung des akuten Asthmaanfalls.
Afonilum retard/ retard mite/ retard forte (D) **Retardkapseln** **Afonilum-Tropfen** (D) Tropfen **Afonilum Bio-R** (D) Retardkaps. (Tag und Nachtkaps.) Theophyllin *Rezeptpflichtig*	Magen-Darm-Störungen, Schlafstörungen	**Therapeutisch zweckmäßig** Lange bewährter Wirkstoff mit bronchienerweiternder Wirkung.
Afonilum novo (D) Injektionslösung Theophyllin *Rezeptpflichtig*	Magen-Darm-Störungen, Schlafstörungen, Kreislaufstörungen	**Therapeutisch zweckmäßig zur** Behandlung des schweren akuten Asthmaanfalls. Lange bewährter Wirkstoff mit bronchienerweiternder Wirkung.
Allergospasmin (D) Dosier-Aerosol Cromoglicinsäure, Reproterol *Rezeptpflichtig*	Herzklopfen, Unruhe, Fingerzittern	**Therapeutisch zweckmäßig** Kombination eines vorbeugend wirksamen Inhaltsstoffs (Cromoglicinsäure) mit einem direkt bronchialerweiternd wirkenden Stoff (Reproterol).
Aminophyllin (D) Tabl. Theophyllin-Ethylendiamin *Rezeptpflichtig*	Magen-Darm-Störungen, Schlafstörungen, Allergien	**Abzuraten** Die Kombination mit Ethylendiamin hat gegenüber der alleinigen Verwendung von Theophyllin ein erhöhtes Risiko von Nebenwirkungen.
Apsomol Fertiginhalat (D) Lösung **Apsomol Inhalationslösung** (D) Lösung mit Hilfsstoff Benzalkonium zur Konservierung **Apsomol N** (D) Aerosol Salbutamol *Rezeptpflichtig*	Herzklopfen, Herzschmerzen, Unruhe, Muskelzittern	**Therapeutisch zweckmäßig** Relativ gezielt bronchienerweiternd wirkendes Mittel (ß-Sympathomimetikum). Mittel ohne Konservierungsstoff Benzalkonium (z. B. Fertiginhalat) sind vorzuziehen.

Präparat	Wichtigste Nebenwirkungen	Empfehlung
Asthma Spray von ct (D) Dosier-Aerosol, Salbutamol *Rezeptpflichtig*	Herzklopfen, Herzschmerzen, Unruhe, Muskelzittern	**Therapeutisch zweckmäßig** Relativ gezielt bronchienerweiternd wirkendes Mittel (ß-Sympathomimetikum).
atemur junior Diskus/ -mite Diskus/ -forte Diskus (D) Pulver zum Inhalieren **atemur junior Rotadisk** (D) Pulver zum Inhalieren **atemur junior Dosieraerosol** (D) Suspension und Treibmittel **atemur N/ -N forte Dosieraerosol** (D) Suspension und Treibmittel Fluticason *Rezeptpflichtig*	Verminderung der Abwehr gegen Infektionen, besonders gegen Pilze (z. B. Candida)	**Therapeutisch zweckmäßig zur** örtlichen Anwendung bei Asthma. Kortisonähnlicher Wirkstoff.
Atrovent Fertiginhalat Lösung in Einzeldosen (D/Ö) **Atrovent Dosier-Aerosol** (D/Ö) Dosieraerosol **Atrovent Inhaletten** (D/Ö) Kaps. **Atrovent LS** (D/Ö) Lösung (mit Hilfsstoff Benzalkonium zur Konservierung) Ipratropium *Rezeptpflichtig*	Schleimeindickung, Mundtrockenheit, Husten	**Therapeutisch zweckmäßig bei** leichten Formen der obstruktiven Lungenerkrankungen. Mittel ohne Konservierungsstoff Benzalkonium (z. B. Fertiginhalat) sind vorzuziehen.
Bambec (D/Ö) Tabl. Bambuterol *Rezeptpflichtig*	Herzklopfen, Herzschmerzen, Unruhe, Muskelzittern	**Nur zweckmäßig in** Ausnahmefällen, wenn eine Zufuhr des Wirkstoffs durch Inhalation nicht möglich ist. Die bronchienerweiternde Wirkung der Tabletten ist weniger zuverlässig, die Nebenwirkungen können stärker sein.
Becotide (Ö) Dosier-Aerosol, Kaps. und Rotadisks, Pulver zur Trockeninhalation Beclometason *Rezeptpflichtig*	Verminderung der Abwehr gegen Infektionen, besonders gegen Pilze (z. B. Candida). Nur bei Langzeitanwendung hormonelle Störungen möglich	**Therapeutisch zweckmäßig zur** örtlichen Anwendung bei Asthma. Bewährter kortisonähnlicher Wirkstoff.

Präparat	Wichtigste Nebenwirkungen	Empfehlung
Berodual Dosier-Aerosol (D/Ö) Dosieraerosol **Berodual Inhaletten** (D/Ö) Kaps. **Berodual LS** (D/Ö) Inhalationslösung (mit Konservierungsstoff Benzalkonium) Ipratropium, Fenoterol *Rezeptpflichtig*	Muskelzittern, Unruhe, Herzklopfen, Herzschmerzen, Schleimeindickung möglich	**Therapeutisch zweckmäßig** Kombination von zwei Inhaltsstoffen mit bronchienerweiternder Wirkung, die sich aufgrund ihres unterschiedlichen Angriffspunktes sinnvoll ergänzen können.
Berotec Inhaletten (D/Ö) Kaps. **Berotec LS** (D/Ö) Inhalationslösung (mit Konservierungsstoff Benzalkonium) **Berotec N Dosier-Aerosol** (D/Ö) Dosieraerosol Fenoterol *Rezeptpflichtig*	Herzklopfen, Herzschmerzen, Unruhe, Muskelzittern	**Therapeutisch zweckmäßig** Relativ gezielt bronchienerweiternd wirkendes Mittel (ß-Sympathomimetikum).
Bricanyl (D/Ö) Injektionslösung **Bricanyl Lösung** (D/Ö) Lösung zur Inhalation (mit Konservierungsstoff Chlorobutanol) **Bricanyl Dosieraerosol** (D/Ö) Dosier-Aerosol Terbutalin *Rezeptflichtig*	Herzklopfen, Herzschmerzen, Unruhe, Muskelzittern	**Therapeutisch zweckmäßig** Mittel mit bronchienerweiternder Wirkung (ß-Sympathomimetikum).
Bricanyl/ forte (D/Ö) Tabl. **Bricanyl-Duriles** (D/Ö) Retardtabl. **Bricanyl Elixier** (D/Ö) Lösung Terbutalin *Rezeptpflichtig*	Herzklopfen, Herzschmerzen, Unruhe, Muskelzittern	**Wenig zweckmäßig** Die bronchienerweiternde Wirkung der Präparate zum Einnehmen ist weniger zuverlässig als bei Inhalation, die Nebenwirkungen können stärker sein.
Bronchocort (D) Dosieraerosol Beclometason *Rezeptpflichtig*	Verminderung der Abwehr gegen Infektionen, besonders gegen Pilze (z. B. Candida). Nur bei Langzeitanwendung hormonelle Störungen möglich	**Therapeutisch zweckmäßig zur** örtlichen Anwendung bei Asthma. Bewährter kortisonähnlicher Wirkstoff.

Präparat	Wichtigste Nebenwirkungen	Empfehlung
Bronchoretard junior/ mite/ forte (D) Retardkaps. **Bronchoretard Tag/ Nacht** (D) Retardkaps. Theophyllin *Rezeptpflichtig*	Magen-Darm-Störungen, Schlafstörungen	**Therapeutisch zweckmäßig** Lange bewährter Wirkstoff mit bronchienerweiternder Wirkung.
Bronchospray Autohaler (D) Dosier-Aerosol **Bronchospray novo** (D) Dosier-Aerosol Salbutamol *Rezeptpflichtig*	Herzklopfen, Herzschmerzen, Unruhe, Muskelzittern	**Therapeutisch zweckmäßig** Relativ gezielt bronchienerweiternd wirkendes Mittel (ß-Sympathomimetikum).
Budecort (D) Suspension, Pulver zur Inhalation Budesonid *Rezeptpflichtig*	Verminderung der Abwehr gegen Infektionen, besonders gegen Pilze (z. B. Candida). Nur bei Langzeitanwendung hormonelle Störungen möglich	**Therapeutisch zweckmäßig zur** örtlichen Anwendung bei Asthma. Bewährter kortisonähnlicher Wirkstoff.
Budesonid-ratiopharm Dosieraerosol (D) **Budesonid-ratiopharm junior Dosieraerosol** (D) Dosieraerosol Budesonid *Rezeptpflichtig*	Verminderung der Abwehr gegen Infektionen, besonders gegen Pilze (z. B. Candida). Nur bei Langzeitanwendung hormonelle Störungen möglich	**Therapeutisch zweckmäßig zur** örtlichen Anwendung bei Asthma. Bewährter kortisonähnlicher Wirkstoff.
Budes (D) Dosieraerosol Budesonid *Rezeptpflichtig*	Verminderung der Abwehr gegen Infektionen, besonders gegen Pilze (z. B. Candida). Nur bei Langzeitanwendung hormonelle Störungen möglich	**Therapeutisch zweckmäßig zur** örtlichen Anwendung bei Asthma. Bewährter kortisonähnlicher Wirkstoff.
Ditec (D/Ö) Dosieraerosol Cromoglicinsäure, Fenoterol *Rezeptpflichtig*	Herzklopfen, Unruhe, Fingerzittern	**Therapeutisch zweckmäßig** Kombination eines vorbeugend wirksamen Inhaltsstoffs (Cromoglicinsäure) mit einem direkt bronchialerweiternd wirkenden Stoff (Fenoterol).

Präparat	Wichtigste Nebenwirkungen	Empfehlung
DNCG STADA (D) Dosieraerosol, **DNCG STADA Inhalat** (D) Lösung Cromoglicinsäure *Rezeptpflichtig*	Reizungen von Rachen und Bronchien, sehr selten Bronchospasmen	**Therapeutisch zweckmäßig zur** vorbeugenden Anwendung bei Asthma.
Euphyllin (Ö) Retard-Filmtabl., Injektionslösung Theophyllin *Rezeptpflichtig*	Magen-Darm-Störungen, Schlafstörungen, Kreislaufstörungen bei Injektionen	**Therapeutisch zweckmäßig** Lange bewährter Wirkstoff mit bronchienerweiternder Wirkung. Injektionen nur zur Behandlung des schweren akuten Asthmaanfalls.
Euphylong (D) Retardkaps. Theophyllin *Rezeptpflichtig*	Magen-Darm-Störungen, Schlafstörungen	**Therapeutisch zweckmäßig** Lange bewährter Wirkstoff mit bronchienerweiternder Wirkung.
Euphylong (D) Injektionslösung, Infusionslösung Theophyllin *Rezeptpflichtig*	Magen-Darm-Störungen, Schlafstörungen, Kreislaufstörungen	**Therapeutisch zweckmäßig zur** Behandlung des schweren akuten Asthmaanfalls. Lange bewährter Wirkstoff mit bronchienerweiternder Wirkung.
Flixotide (Ö) Dosieraerosol, Pulver zur Inhalation Fluticason *Rezeptpflichtig*	Verminderung der Abwehr gegen Infektionen, besonders gegen Pilze (z. B. Candida). Nur bei Langzeitanwendung hormonelle Störungen möglich	**Therapeutisch zweckmäßig zur** örtlichen Anwendung bei Asthma. Kortisonähnlicher Wirkstoff.
Flutide (D) Dosieraerosol, Pulver zur Inhalation Fluticason *Rezeptpflichtig*	Verminderung der Abwehr gegen Infektionen, besonders gegen Pilze (z. B. Candida). Nur bei Langzeitanwendung hormonelle Störungen möglich	**Therapeutisch zweckmäßig zur** örtlichen Anwendung bei Asthma. Kortisonähnlicher Wirkstoff.
Foradil (D/Ö) Dosieraerosol, Kaps. zur Inhalation Formoterol *Rezeptpflichtig*	Häufig Kopfschmerzen, Herzklopfen, Herzschmerzen, Unruhe, Muskelzittern	**Möglicherweise zweckmäßig zur** Vorbeugung von Asthmaanfällen. Relativ neues Mittel. Noch wenig erprobt. Vorsicht! **Nicht** geeignet zur Behandlung des akuten Asthmaanfalls.

Präparat	Wichtigste Nebenwirkungen	Empfehlung
Inhacort (D) Dosier-Aerosol Flunisolid *Rezeptpflichtig*	Verminderung der Abwehr gegen Infektionen, besonders gegen Pilze (z. B. Candida). Nur bei Langzeitanwendung hormonelle Störungen möglich	**Therapeutisch zweckmäßig zur** örtlichen Anwendung bei Asthma. Kortisonähnlicher Wirkstoff.
Intal (D/Ö) Aerosol, Pulver in Kaps. zur Inhalation, Inhalationslösung Amp. Cromoglicinsäure *Rezeptpflichtig (Ö)*	Reizungen von Rachen und Bronchien, sehr selten Bronchospasmen	**Therapeutisch zweckmäßig zur** vorbeugenden Anwendung bei Asthma.
Junik (D) Dosieraerosol **Junik Autohaler** (D) Dosieraerosol **Junik junior Autohaler** (D) Dosieraerosol Beclometason *Rezeptpflichtig*	Verminderung der Abwehr gegen Infektionen, besonders gegen Pilze (z. B. Candida). Nur bei Langzeitanwendung hormonelle Störungen möglich	**Therapeutisch zweckmäßig zur** örtlichen Anwendung bei Asthma. Bewährter kortisonähnlicher Wirkstoff.
Loftan (D) Retardtabl. Salbutamol *Rezeptpflichtig*	Herzklopfen, Herzschmerzen, Unruhe, Muskelzittern	**Wenig zweckmäßig** Die Wirkung ist weniger zuverlässig, die Nebenwirkungen können stärker sein als bei Inhalation.
Mundiphyllin (Ö) Retard Filmtabl. Theophyllin *Rezeptpflichtig*	Magen-Darm-Störungen, Schlafstörungen	**Therapeutisch zweckmäßig** Lange bewährter Wirkstoff mit bronchienerweiternder Wirkung.
Oxis Turbohaler (D/Ö) Pulverinhalator Formoterol *Rezeptpflichtig*	Häufig Kopfschmerzen, Herzklopfen, Herzschmerzen, Unruhe, Muskelzittern	**Möglicherweise zweckmäßig zur** Vorbeugung von Asthmaanfällen. Relativ neues Mittel. Noch wenig erprobt. Vorsicht! **Nicht** geeignet zur Behandlung des akuten Asthmaanfalls.
Pulmicort (D/Ö) Dosier-Aerosol, Suspension zur Inhalation, Turbohaler Dosier-Pulverinhalator Budesonid *Rezeptpflichtig*	Verminderung der Abwehr gegen Infektionen, besonders gegen Pilze (z. B. Candida). Nur bei Langzeitanwendung hormonelle Störungen möglich	**Therapeutisch zweckmäßig zur** örtlichen Anwendung bei Asthma. Kortisonähnlicher Wirkstoff.

Präparat	Wichtigste Nebenwirkungen	Empfehlung
Pulmidur (D/Ö) Retardtabl., Forte-Retardtabl. Theophyllin *Rezeptpflichtig*	Magen-Darm-Störungen, Schlafstörungen	**Therapeutisch zweckmäßig** Lange bewährter Wirkstoff mit bronchienerweiternder Wirkung.
Pulmilide (Ö) Dosier-Aerosol Flunisolid *Rezeptpflichtig*	Verminderung der Abwehr gegen Infektionen, besonders gegen Pilze (z. B. Candida). Nur bei Langzeitanwendung hormonelle Störungen möglich	**Therapeutisch zweckmäßig zur** örtlichen Anwendung bei Asthma. Kortisonähnlicher Wirkstoff.
Salbuhexal (D) Dosieraerosol **Salbuhexal Fertiginhalat** (D) Amp. **Salbuhexal** **Inhalationslösung** (D) Lösung (enthält als Konservierungsstoff Benzalkonium) Salbutamol *Rezeptpflichtig*	Herzklopfen, Herzschmerzen, Unruhe, Muskelzittern	**Therapeutisch zweckmäßig** Relativ gezielt bronchienerweiternd wirkendes Mittel (ß-Sympathomimetikum).
Salbutamol AL **Dosieraerosol/ Inhalat** (D) Dosier-Aerosol, Inhalationslösung **Salbutamol Heumann** **Dosieraerosol** (D) Dosier-Aerosol **Salbutamol STADA** **Fertiginhalat/ Inhalat** (D) Amp., Inhalationslösung **Salbutamol-ratiopharm** **Dosieraerosol/** **Fertiginhalat/ Inhalat** (D) Dosier-Aerosol, Amp., Inhalationslösung **Salbutamol Trom** **Fertiginhalat/** **Inhalationlösung** (D) Amp., Inhalationslösung alle Inhalationslösungen enthalten Benzalkonium als Konservierungsstoff Wirkstoff: Salbutamol *Rezeptpflichtig*	Herzklopfen, Herzschmerzen, Unruhe, Muskelzittern	**Therapeutisch zweckmäßig** Relativ gezielt bronchienerweiternd wirkendes Mittel (ß-Sympathomimetikum).

Präparat	Wichtigste Nebenwirkungen	Empfehlung
Sanasthmax (D) Dosier-Aerosol Beclometason *Rezeptpflichtig*	Verminderung der Abwehr gegen Infektionen, besonders gegen Pilze (z. B. Candida). Nur bei Langzeitanwendung hormonelle Störungen möglich	**Therapeutisch zweckmäßig zur** örtlichen Anwendung bei Asthma. Bewährter kortisonähnlicher Wirkstoff.
Serevent (D/Ö) Dosieraerosol, Pulver zur Inhalation Salmeterol *Rezeptpflichtig*	Häufig Kopfschmerzen, Herzklopfen, Herzschmerzen, Unruhe, Muskelzittern	**Möglicherweise zweckmäßig zur** Vorbeugung von Asthmaanfällen. Relativ neues Mittel. Vorsicht! **Nicht** geeignet zur Behandlung des akuten Asthmaanfalls.
Solosin retard mite/ -retard (D) Filmtabl. **Solosin Trinkampullen** (D) Amp. **Solosin Tropfen** (D) Tropfen (enthalten Benzoesäureverbindungen als Konservierungsstoffe) Theophyllin *Rezeptpflichtig*	Magen-Darm-Störungen, Schlafstörungen	**Therapeutisch zweckmäßig** Lange bewährter Wirkstoff mit bronchienerweiternder Wirkung.
Solosin Kurzzeitinfusion/ Infusionslösungen/ Injektionslösung (D) Flaschen, Amp. Theophyllin *Rezeptpflichtig*	Magen-Darm-Störungen, Schlafstörungen, Kreislaufstörungen	**Therapeutisch zweckmäßig zur** Behandlung des schweren akuten Asthmaanfalls. Lange bewährter Wirkstoff mit bronchienerweiternder Wirkung.
Spiropent (D/Ö) Tabl., Mite-Tabl., Saft, Tropfen Clenbuterol *Rezeptpflichtig*	Unruhe, Herzklopfen, Herzschmerzen, Muskelzittern, Magen-Darm-Störungen	**Nur zweckmäßig in** Ausnahmefällen, wenn eine Behandlung durch Inhalation nicht möglich ist. Die Wirkung der Tabletten ist weniger zuverlässig, die Nebenwirkungen können stärker sein.

Präparat	Wichtigste Nebenwirkungen	Empfehlung
Sultanol/ -forte Fertiginhalat (D) Amp. **Sultanol Inhalationslösung** (D) Inhalationslöung (enthält Benzalkonium als Konservierungsstoff) **Sultanol N Dosier-Aerosol** (D) Dosieraerosol **Sultanol Rotadisk** (D) Pulver zum Inhalieren Salbutamol *Rezeptpflichtig*	Herzklopfen, Herzschmerzen, Unruhe, Muskelzittern	**Therapeutisch zweckmäßig** Relativ gezielt bronchienerweiternd wirkendes Mittel (ß-Sympathomimetikum).
Theophyllin retard-ratiopharm (D) Retard-Kaps. Theophyllin *Rezeptpflichtig*	Magen-Darm-Störungen, Schlafstörungen	**Therapeutisch zweckmäßig** Lange bewährter Wirkstoff mit bronchienerweiternder Wirkung.
Theophyllin STADA retard (D) Retardkaps. Theophyllin *Rezeptpflichtig*	Magen-Darm-Störungen, Schlafstörungen	**Therapeutisch zweckmäßig** Lange bewährter Wirkstoff mit bronchienerweiternder Wirkung.
Theophyllin-EDA-ratiopharm (D) Injektionslösung Theophyllin *Rezeptpflichtig*	Magen-Darm-Störungen, Schlafstörungen, Kreislaufstörungen	**Therapeutisch zweckmäßig zur** Behandlung des schweren akuten Asthmaanfalls. Lange bewährter Wirkstoff mit bronchienerweiternder Wirkung.
Theospirex (Ö) Retard-Filmtabl. Theophyllin *Rezeptpflichtig*	Magen-Darm-Störungen, Schlafstörungen	**Therapeutisch zweckmäßig** Lange bewährter Wirkstoff mit bronchienerweiternder Wirkung.
Theospirex (Ö) Ampullen Theophyllin *Rezeptpflichtig*	Magen-Darm-Störungen, Schlafstörungen, Kreislaufstörungen	**Therapeutisch zweckmäßig zur** Behandlung des schweren akuten Asthmaanfalls. Lange bewährter Wirkstoff mit bronchienerweiternder Wirkung.
Tilade (D/Ö) Dosieraerosol, Inhalationslösung Nedocromil *Rezeptpflichtig*	Reizungen von Rachen und Bronchien, sehr selten Bronchospasmen	**Therapeutisch zweckmäßig zur** vorbeugenden Anwendung bei Asthma.

Präparat	Wichtigste Nebenwirkungen	Empfehlung
Unifyl (Ö) Retard-Tabl., Retardtabl. für Kinder Theophyllin *Rezeptpflichtig*	Magen-Darm-Störungen, Schlafstörungen	**Therapeutisch zweckmäßig** Lange bewährter Wirkstoff mit bronchienerweiternder Wirkung.
Unilair (D) Retard-Kaps. Theophyllin *Rezeptpflichtig*	Magen-Darm-Störungen, Schlafstörungen	**Therapeutisch zweckmäßig** Lange bewährter Wirkstoff mit bronchienerweiternder Wirkung.
Unilair (D) Injektionslösung Theophyllin *Rezeptpflichtig*	Magen-Darm-Störungen, Schlafstörungen, Kreislaufstörungen	**Therapeutisch zweckmäßig zur** Behandlung des schweren akuten Asthmaanfalls. Lange bewährter Wirkstoff mit bronchienerweiternder Wirkung.
Uniphyllin/ minor (D) Retard-Tabl. Theophyllin *Rezeptpflichtig*	Magen-Darm-Störungen, Schlafstörungen	**Therapeutisch zweckmäßig** Lange bewährter Wirkstoff mit bronchienerweiternder Wirkung.
Uniphyllin (D) Injektionslösung Theophyllin *Rezeptpflichtig*	Magen-Darm-Störungen, Schlafstörungen, Kreislaufstörungen	**Therapeutisch zweckmäßig zur** Behandlung des schweren akuten Asthmaanfalls. Lange bewährter Wirkstoff mit bronchienerweiternder Wirkung.
Ventide (Ö) Dosier-Aerosol, Kaps. zur Trockeninhalation Beclometason, Salbutamol *Rezeptpflichtig*	Muskelzittern, Unruhe, Herzklopfen, Herzschmerzen, Verminderung der Abwehr gegen Infektionen, besonders gegen Pilze (z. B. Candida). Nur bei Langzeitanwendung hormonelle Störungen möglich	**Möglicherweise zweckmäßig** Kombination von Inhaltsstoff mit akuter bronchienerweiternder Wirkung (Salbutamol) und kortisonähnlichem Wirkstoff.
Ventolair Autohaler/ mite Autohaler (D) Atemzugausgelöstes Dosieraerosol **Ventolair Dosieraerosol/ mite Dosieraerosol** (D) Lösung Beclometason *Rezeptpflichtig*	Verminderung der Abwehr gegen Infektionen, besonders gegen Pilze (z. B. Candida). Nur bei Langzeitanwendung hormonelle Störungen möglich	**Therapeutisch zweckmäßig zur** örtlichen Anwendung bei Asthma. Bewährter kortisonähnlicher Wirkstoff.

Präparat	Wichtigste Nebenwirkungen	Empfehlung
Viani/ mite/ forte Diskus (D) Pulver zur Inhalation Fluticason, Salmeterol *Rezeptpflichtig*	Häufig Kopfschmerzen, Herzklopfen, Herzschmerzen, Unruhe, Muskelzittern. Verminderung der Abwehr gegen Infektionen, besonders gegen Pilze (z. B. Candida). Nur bei Langzeitanwendung hormonelle Störungen möglich	**Möglicherweise zweckmäßig zur** Vorbeugung von Asthmaanfällen. Vorsicht! **Nicht** geeignet zur Behandlung des akuten Asthmaanfalls. Kombination eines länger wirksamen brochienerweiternden (Salmeterol) mit einem kortisonähnlichen Wirkstoff.
Volmac (D) Retard-Tabl. Salbutamol *Rezeptpflichtig*	Unruhe, Herzklopfen, Herzschmerzen, Muskelzittern, Magen-Darm-Störungen	**Wenig zweckmäßig** Die Wirkung ist weniger zuverlässig als bei Inhalation, die Nebenwirkungen können stärker sein.
Zaditen (D/Ö) Kaps., Sirup, Filmtabl. (Ö) Ketofifen *Rezeptpflichtig*	Müdigkeit, Mundtrockenheit	**Wenig zweckmäßig zur** vorbeugenden Behandlung von obstruktiven Lungenerkrankungen (z. B. Asthma), nur schwach wirksam.

6. Kapitel: **Allergien**

Eine Allergie ist eine Überempfindlichkeit. Für ihre Entstehung sind so genannte »Antigene« verantwortlich – Stoffe, die im Immunsystem des Körpers eine Abwehrreaktion hervorrufen. Bei dieser Abwehrreaktion kommt es zur Bildung von Antikörpern, die gegen das Antigen gerichtet sind. Es folgt eine Antigen-Antikörper-Reaktion. Sie führt unter anderem zur Freisetzung von »Mediatoren«. Das sind Überträgerstoffe, wie z. B. Histamin.

Allergien haben in den vergangenen Jahren deutlich zugenommen. Auslöser, so genannte Allergene, können sein:

– Belastende Stoffe im Haushalt und in Kosmetika (an erster Stelle aller Innenraumallergene: die Hausstaubmilbe)
– Tierische Bestandteile (an zweiter Stelle aller Innenraumallergene: Tierhaare)
– Pflanzliche Stoffe (z. B. Pollen. Seit kurzem steht auch die beliebte Zimmerpflanze Ficus benjamina unter Anklage: sie hat sich auf den dritten Platz der Hitliste aller Innenraumallergene vorgeschoben)
– Lebensmittel (Getreide, Milchprodukte usw.)
– Metalle (z. B. Schmuckstücke, die Nickel enthalten)
– Arzneimittel (fast alle Medikamente können allergische Reaktionen verursachen. Dies gilt nicht nur für synthetisch hergestellte, sondern auch für pflanzliche Mittel, denen fälschlicherweise oft der Ruf anhaftet, sanft und nebenwirkungsfrei zu sein)
– Kontakt mit Chemikalien am Arbeitsplatz
– Generell: Die zunehmende Zahl an chemischen Stoffen, mit denen wir in Kontakt kommen.

Allergien können in vielen verschiedenen Formen auftreten – vor allem als Heuschnupfen (allergische Rhinitis), Asthma, Augenbindehautentzündung (Konjunktivitis), Nesselsucht (Urtikaria), Juckreiz (Pruritus), Ekzeme und als Nahrungsmittelallergie.

Die Allergie kann durch Einatmen, Einnehmen oder direkten Hautkontakt mit dem Allergen ausgelöst werden. *Je länger und je häufiger man mit einem Allergie-Auslöser in Kontakt kommt, desto wahrscheinlicher werden Allergien.* Wer schon lange ein bestimmtes Medikament eingenommen hat und damit keine Probleme hatte, sollte bei einer auftretenden Allergie dieses Mittel keineswegs als Ursache ausschließen.

Die häufigsten Nebenwirkungen von Arzneimitteln sind allergische Reaktionen. Sie machen schätzungsweise 30 bis 40 Prozent aller unerwünschten Arzneimittelwirkungen aus. Dieser Sachverhalt wird in jedem pharmakologischen Lehrbuch erwähnt, ist aber offenbar vielen Ärzten noch immer nicht bewusst. Häufig wird die Ursache der Allergie (z. B. ein bestimmtes Medikament) nicht erkannt und einfach mit einem anderen Medikament (z. B. Hautsalbe gegen Juckreiz) »verdeckt«. Dabei wäre das Absetzen oder der Wechsel des Medikaments, das die Allergie ausgelöst hat, die einzige richtige Maßnahme.
Allergien können bei fast allen Medikamenten auftreten. Sie sind nicht von der Dosierung abhängig und lassen sich bereits durch kleinste Wirkstoffmengen auslösen. Auch Hilfsstoffe bei der Zubereitung von Arzneimitteln, wie z. B. Konservierungsmittel, Farbstoffe, Salbengrundlagen, Lösungsmittel oder Grundmassen, können häufig Ursache einer Allergie sein.
Arzneimittel-Allergien führen zumeist zu Hauterscheinungen. Allergische Asthmaanfälle und sogar lebensbedrohende Schockformen (anaphylaktischer Schock) können aber ebenso durch Medikamente verursacht werden. Häufige Auslöser dieser Allergien sind Penicilline, NSAR (siehe Kapitel 3.1.: Mittel gegen Rheuma und Arthrosen) und verschiedene Hormone. Doch auch *Medikamente, die gegen Allergien angepriesen werden, können selbst Allergien hervorrufen.* Das gilt vor allem für Antihistaminika, die auf die Haut aufgetragen werden (siehe Kapitel 8: Haut), und in geringerem Maße für Glukokortikoide (siehe Kapitel 7: Entzündungen, und Kapitel 5: Bronchitis, Asthma).

Tests

Erfahrene Allergiespezialisten, so genannte Allergologen, beginnen zunächst in einem ausführlichen Gespräch mit dem Betroffenen, nach den Ursachen der Allergie zu forschen. Dabei muss teilweise mit detektivischem Spürsinn vorgegangen werden, um festzustellen, welche Auslöser für die Allergie in Frage kommen und wo sie in der Umgebung des Erkrankten vorhanden sein könnten.
Dann wird an der Haut oder an der von der Allergie betroffenen Körperstelle getestet, ob der verdächtigte Stoff tatsächlich die Ursache der Allergie ist. Bei Verdacht auf eine Nahrungsmittelallergie streicht man zunächst alle verdächtigten Nahrungsmittel vom Speiseplan, um sie dann Produkt für Produkt wieder einzuführen. Daraus kann man dann entsprechende Schlüsse ziehen.

Vorsicht: Die Behandlung von Allergien scheint ein Tummelplatz unseriöser alternativmedizinischer Heiler zu sein. Zu warnen ist vor allem vor manchen diagnostischen Verfahren, deren Verlässlichkeit nie seriös überprüft wurde – etwa Bioresonanzgeräte (nicht zu verwechseln mit der Entspannungsmethode Biofeedback) und Elektroakupunktur. Der verantwortliche Autor dieser Ausgabe, Hans Weiss, hat in einer Reportage für die Zeitschrift Stern (Heft Nr. 49/91, *Wunderheiler und Krankbeter*) am eigenen Leib erfahren, wie beliebig und unzuverlässig die Ergebnisse solcher Methoden sind (siehe auch Kapitel 22.: Naturheilkunde und Alternativmedizin).

Behandlung

Die wichtigste Maßnahme besteht darin, den Stoff zu vermeiden, der die Allergie verursacht.
Bei Farb- und Konservierungsstoffen in Lebensmitteln und Kosmetika und Hautpflegemitteln ist das nur dann möglich, wenn alle Inhalts- und Zusatzstoffe deklariert sind. Das ist häufig nicht der Fall.
Eine geliebte Katze oder einen geliebten Hund wegzugeben, bringen die meisten Menschen aber wohl kaum übers Herz.
Und den Beruf zu wechseln, kommt meist nicht in Frage, außer man nimmt in Kauf, dann arbeitslos zu sein.
Hausstaub zu vermeiden – das ist einfach unmöglich. Man kann ihn aber verringern, auch wenn das mit einigem Aufwand verbunden ist: Hausstaubmilben mögen keine synthetischen Materialien. Man sollte also natürliche Materialien so weit wie möglich durch synthetische ersetzen (z. B. Kunststoffmatratzen anstelle solcher aus Rosshaar oder Federkern). Teppichböden gegen glatte, wischbare austauschen und anderes mehr.
Bei Pollenallergie wird man den Aufenthalt im Freien möglichst vermeiden. Vielleicht kann man es auch so einrichten, dass der Urlaub in der Zeit des stärksten Pollenfluges genommen wird. Meeresluft oder die Luft oberhalb von 2000 Metern Meereshöhe sind fast pollenfrei.

Desensibilisierung

Wenn es keine Möglichkeit gibt, den Stoff zu vermeiden, der Allergie verursacht, kann man es mit einer Desensibilisierung versuchen. Dabei wird dieser Stoff (in der Fachsprache Antigen genannt) in extremer Verdünnung unter die Haut gespritzt oder geschluckt, jedes Mal ein bisschen mehr. So wird versucht, den Körper gegen das Antigen unempfindlich zu machen. Diese Behandlungsmethode ist – wenn es tatsächlich gelingt, das Allergen zweifelsfrei festzustellen – in vielen Fällen wirksam, es kann dabei aber zu schweren Zwischenfällen kommen. Deshalb darf sie nur angewendet werden, wenn im Notfall entsprechende Behandlungsmöglichkeiten zur Verfügung stehen.

6.1. Mittel gegen Allergien

Zur Behandlung von Allergien werden hauptsächlich *Antihistaminika* und *Glukokortikoide* (siehe 7.1.: Kortisone (Glukokortikoide) und Immunsuppressiva, und Kapitel 5.1.: Mittel gegen Asthma und spastische Bronchitis) verwendet. Sie beeinflussen jedoch nur die Symptome und behandeln nicht die Ursache der Allergie. Um einem allergischen Asthma vorzubeugen, werden besondere Medikamente eingesetzt (z. B. *Intal, Tilade* – siehe Kapitel 5: Bronchitis, Asthma). Arzneimittel mit dem Wirkstoff Cromoglicinsäure werden auch bei Heuschnupfen (siehe dazu Kapitel 4.3.: Schnupfenmittel) und bei einer allergischen Bindehautentzündung des Auges örtlich angewendet.

Antihistaminika

(siehe die nachfolgende Empfehlungstabelle) vermindern die Wirkung des Histamins, eines Überträgerstoffs, der bei einer allergischen Reaktion freigesetzt wird. Histamin ist aber für die Ausprägung von allergischen Krankheitserscheinungen keineswegs allein verantwortlich. Darum ist der Nutzen der Antihistaminika als »Antiallergika« oft gering.

Antihistaminika haben ein breites Wirkungsspektrum und werden deshalb auch gegen andere Beschwerden verwendet, z. B. bei Reisekrankheiten, Übelkeit, Erbrechen, Juckreiz, Heuschnupfen, Nesselsucht. Manche Antihistaminika haben außerdem eine beruhigende Wirkung.

Neben den Antihistaminika, deren Einsatz gegen eine Vielzahl von Allergien propagiert wird und die in der nachfolgenden Tabelle zu finden sind, werden manche auch nur für spezielle Anwendungsgebiete empfohlen. Siehe dazu Kapitel 2.1.: Schlafmittel; Kapitel 4: Grippe, Erkältung; Kapitel 5: Bronchitis, Asthma; Kapitel 8: Haut; Kapitel 13.4.: Mittel gegen Übelkeit, Erbrechen, Reisekrankheiten.

Insgesamt schreiben die Hersteller den Antihistaminika viel mehr positive Wirkungen zu, als tatsächlich nachweisbar sind. Der »Arznei-

mittelbrief« kritisiert daher »die reichliche, allzu reichliche Zahl von Antihistaminika, die in der Bundesrepublik Deutschland auf dem Markt ist und die Zahl in anderen europäischen Länden übertrifft«.
Wegen der möglichen *Ermüdungserscheinungen* sollten Patienten, die Antihistaminika gegen Allergien einnehmen, zuerst beobachten, wie sie auf diese Medikamente reagieren, bevor sie sich hinters Steuer setzen, Maschinen bedienen oder Arbeiten verrichten, die besondere Aufmerksamkeit erfordern.
Bei Kindern kann es häufig zu paradoxen Reaktionen kommen. Statt müde zu werden, reagieren sie dann nervös und leiden unter Schlaflosigkeit.
Die Wirkstoffe Cetirizin (enthalten z. B. in *Alerid, Zyrtec*), Clemastin (enthalten z. B. in *Tavegil*), Dimetinden (enthalten z. B. in *Fenistil*), Loratadin (enthalten z. B. in *Clarityn, Lisino*), Mizolastin (*Mizollen, Zolim*) und Pheniramin (enthalten z. B. in *Avil*) haben ein teilweise unterschiedliches Wirkungsspektrum, werden wegen der schwachen Wirkung jedoch alle – außer Injektionen – *als möglicherweise zweckmäßig* eingestuft.

Lebensgefährliche Antihistaminika?

Terfenadin (enthalten z. B. in *Teldane 60, Terfenadin-ratiopharm*) wurde Anfang 1998 in den USA vom Markt genommen, weil die Verwendung dieses Mittels häufig zu schweren Herzproblemen und in manchen Fällen sogar zu Todesfällen führte. Bei der Einnahme von Terfenadin sind so viele Vorsichtsmaßregeln zu beachten, dass ein sicherer Gebrauch kaum möglich ist. Unter anderem kann schon das Trinken von Grapefruitsaft die Gefahr von Vergiftungen durch Terfenadin stark erhöhen. In Deutschland ist dieses Mittel nach wie vor erhältlich (rund eine Million verkaufte Packungen pro Jahr) und wurde bis vor kurzem in den Apotheken sogar rezeptfrei abgegeben! Terfenadin wurde inzwischen nicht nur in den USA, sondern auch in Frankreich, Luxemburg, Italien, Belgien und anderen Ländern vom Markt verbannt.
Fexofenadin (*Telfast*) hat große Ähnlichkeit mit Terfenadin und wird deshalb von uns als »abzuraten« eingestuft.

Glukokortikoide

werden aufgrund ihrer entzündungshemmenden Wirkung für sehr verschiedene Krankheiten verwendet, unter anderem auch zur Behandlung allergischer Erscheinungen (siehe dazu Kapitel 7: Entzündungen, und Kapitel 8: Haut).

6.1. Mittel gegen Allergien (siehe auch Kapitel 7.1. Kortisone)

Präparat	Wichtigste Nebenwirkungen	Empfehlung
Alerid (D) Filmtabl., Saft, Tropfen Cetirizin *Rezeptpflichtig*	Selten Müdigkeit, Mundtrockenheit, Schwindel, Kopfschmerzen	**Möglicherweise zweckmäßig bei** Heuschnupfen und Hautjucken. Schwache und unzuverlässige Wirkung auf andere allergische Erscheinungen. Antihistaminikum ohne wesentliche beruhigende Wirkung.
Avil (D/Ö) Retarddrag., Sirup Pheniramin *Rezeptpflichtig (Ö)*	Müdigkeit, Mundtrockenheit	**Möglicherweise zweckmäßig** Beruhigend wirkendes Antihistaminikum mit schwacher und unzuverlässiger Wirkung auf allergische Erscheinungen (z. B. Heuschnupfen und Juckreiz).
Benadryl N Hustensaft/ Hustentropfen (D) Saft, Tropfen **Benadryl N infant** (D) Saft Diphenhydramin	Müdigkeit, Mundtrockenheit, Übelkeit, Schwindel, Kopfschmerzen, Schwierigkeiten beim Wasserlassen. Bei Kindern durch Überdosierung Erregungszustände und Krämpfe möglich	**Therapeutisch zweckmäßig** zur Akutbehandlung leichter bis mittelschwerer allergischer Symptome (z. B. Juckreiz, Schleimhautschwellungen). Beruhigend und schlaffördernd wirksam.
Clarityn (Ö) Tabl., Sirup Loratadin *Rezeptpflichtig*	Mundtrockenheit, Appetitzunahme, Kopfschmerzen möglich, Haarausfall, bei Überdosierung Herzrhythmusstörungen möglich	**Möglicherweise zweckmäßig bei** Heuschnupfen und Hautjucken. Schwache und unzuverlässige Wirkung auf andere allergische Erscheinungen. Antihistaminikum ohne wesentliche beruhigende Wirkung.
Dibondrin-Dragees (Ö) Drag. **Dibondrin-liquid** (Ö) Lösung Diphenhydramin	Müdigkeit, Mundtrockenheit, Übelkeit, Schwindel, Kopfschmerzen, Schwierigkeiten beim Wasserlassen. Bei Kindern durch Überdosierung Erregungszustände und Krämpfe möglich.	**Therapeutisch zweckmäßig** zur Akutbehandlung leichter bis mittelschwerer allergischer Symptome (z. B. Juckreiz, Schleimhautschwellungen). Beruhigend und schlaffördernd wirksam.
Fenistil (D/Ö) Ampullen Dimetinden *Rezeptpflichtig (Ö)*	Müdigkeit, Mundtrockenheit, Übelkeit, Schwindel, Kopfschmerzen	**Therapeutisch zweckmäßig** zur Akutbehandlung leichter bis mittelschwerer allergischer Symptome (z. B. Juckreiz, Schleimhautschwellungen).

Präparat	Wichtigste Nebenwirkungen	Empfehlung
Fenistil (D/Ö) Dragees, Sirup, Tropfen **Fenistil-24-Stunden** (D/Ö) Retardkaps. Dimetinden *Rezeptpflichtig (Ö)*	Müdigkeit, Mundtrockenheit. Sirup und Tropfen enthalten Alkohol	**Möglicherweise zweckmäßig** Beruhigend wirkendes Antihistaminikum mit schwacher und unzuverlässiger Wirkung auf allergische Erscheinungen (z. B. Heuschnupfen und Juckreiz).
Lisino (D) Tabl., Saft, S-Tabl., Brausetabl. Loratadin	Mundtrockenheit, Appetitzunahme, Kopfschmerzen möglich, Haarausfall, bei Überdosierung Herzrhythmusstörungen möglich	**Möglicherweise zweckmäßig bei** Heuschnupfen und Hautjucken. Schwache und unzuverlässige Wirkung auf andere allergische Erscheinungen. Antihistaminikum ohne wesentliche beruhigende Wirkung.
Mizollen (D) Filmtabl., Mizolastin *Rezeptpflichtig*	Selten Müdigkeit, Mundtrockenheit, Magen-Darm-Störungen, Kopfschmerzen, Schwindel, Blutschäden. Verschlimmerung von Asthma möglich!	**Möglicherweise zweckmäßig bei** Heuschnupfen und Hautjucken. Schwache und unzuverlässige Wirkung auf andere allergische Erscheinungen. Antihistaminikum ohne wesentliche beruhigende Wirkung.
Tavegil (D) Ampullen Clemastin	Müdigkeit, Mundtrockenheit	**Therapeutisch zweckmäßig zur** Akutbehandlung leichter bis mittelschwerer allergischer Symptome (z. B. Juckreiz, Schleimhautschwellungen).
Tavegil (D) Sirup, Tabl. Clemastin	Müdigkeit, Mundtrockenheit	**Möglicherweise zweckmäßig** Schwache und unzuverlässige Wirkung auf allergische Erscheinungen (wie z. B. Heuschnupfen und Juckreiz). Wirkt beruhigend.
Teldane (D) Tabl. Terfenadin *Rezeptpflichtig*	Kopfschmerzen, gelegentlich Müdigkeit, Krämpfe, allergische Reaktionen und lebensbedrohliche Herzrhythmusstörungen möglich	**Abzuraten** Seltene, aber schwere Nebenwirkungen möglich. Antihistaminikum ohne wesentliche beruhigende Wirkung.
Telfast/ akut (D/Ö) Filmtabl. Fexofenadin *Rezeptpflichtig*	Kopfschmerzen, Müdigkeit, Magen-Darm-Störungen. Allergische Reaktionen, auch lebensbedrohliche Herzrhythmusstörungen, Quincke Ödem möglich	**Abzuraten** Antihistaminikum ohne wesentliche beruhigende Wirkung. Seltene, aber schwere Nebenwirkungen möglich. Risiken noch unzureichend abzuschätzen.

Präparat	Wichtigste Nebenwirkungen	Empfehlung
Terfenadin-ratiopharm (D) Tabl. Terfenadin *Rezeptpflichtig*	Kopfschmerzen, gelegentlich Müdigkeit, Krämpfe, allergische Reaktionen und lebensbedrohliche Herzrhythmusstörungen möglich	**Abzuraten** Seltene, aber schwere Nebenwirkungen möglich. Antihistaminikum ohne wesentliche beruhigende Wirkung.
Zaditen (D/Ö) Kaps., Sirup Filmtabl. (Ö) Ketotifen Rezeptpflichtig	Starke Müdigkeit, Mundtrockenheit, Schwindel. Sirup enthält Alkohol	**Wenig zweckmäßig zur** vorbeugenden Behandlung von allergischer Bronchitis, allergischen Hauterkrankungen und bei Heuschnupfen.
Zolim (D) Filmtabl., Mizolastin *Rezeptpflichtig*	Selten Müdigkeit, Mundtrockenheit, Magen-Darm-Störungen, Kopfschmerzen, Schwindel, Blutschäden. Verschlimmerung von Asthma möglich!	**Möglicherweise zweckmäßig bei** Heuschnupfen und Hautjucken. Schwache und unzuverlässige Wirkung auf andere allergische Erscheinungen. Antihistaminikum ohne wesentliche beruhigende Wirkung.
Zyrtec (D/Ö) Filmtabl., **Zyrtec P** (D/Ö) Filmtabl., Tropfen **Zyrtec Saft** (D/Ö) Saft **Zyrtec Tropfen** (D/Ö) Tropfen Cetirizin *Rezeptpflichtig (Ö)*	Selten Müdigkeit, Mundtrockenheit, Schwindel, Kopfschmerzen	**Möglicherweise zweckmäßig bei** Heuschnupfen und Hautjucken. Schwache und unzuverlässige Wirkung auf andere allergische Erscheinungen. Antihistaminikum ohne wesentliche beruhigende Wirkung.

7. Kapitel: **Entzündungen und Immunreaktionen**

Viele Krankheiten gehen mit Entzündungen einher. Sie werden durch die verschiedensten Einflüsse verursacht – zum Beispiel durch Bakterien, Viren, Chemikalien, Strahlen, Wärme, Kälte oder Reibung. Entzündungen sind oft nützliche Reaktionen des Organismus auf eine Schädigung. Die Unterdrückung von Entzündungen muss daher nicht immer das Hauptziel einer Behandlung sein.
Was bei den einzelnen entzündlichen Krankheiten zu beachten ist und wie die Entzündungen bekämpft werden können, wird in den jeweiligen Buchkapiteln besprochen. Hier beschäftigen wir uns mit der Medikamentengruppe mit den stärksten entzündungshemmenden Arzneimitteln, über welche die Medizin derzeit verfügt: Kortisone (in der Fachsprache Glukokortikoide oder Kortikoide oder Kortikosteroide oder Steroide genannt).

7.1. Kortisone (Glukokortikoide) und Immunsuppressiva

Kortison ist die umgangssprachliche Bezeichnung für eine Reihe verschiedener Hormone, die vom Körper in der Nebenniere produziert werden und den Salzhaushalt des Körpers sowie den Kohlenhydrat- und Eiweißstoffwechsel beeinflussen.
Nachdem es dem amerikanischen Chemiker E.C. Kendall 1938 gelungen war, Hydrokortison künstlich herzustellen, glaubte die Medizin, ein Wundermittel zur Behandlung verschiedenster Krankheiten gefunden zu haben.
Die erste Euphorie über dramatische Behandlungserfolge führte zu einer massenhaften, unkritischen Verwendung. Nach und nach stellte sich aber heraus, dass Kortisone bei Langzeitverwendung eine Reihe schwerwiegender Nebenwirkungen haben können. Ernüchterung machte sich breit, und als Reaktion darauf wurden Kortisone oft verteufelt.
Inzwischen weiß man über Wirkungen und Gefahren von Kortisontherapien besser Bescheid. Bei sachgerechter Anwendung ist die Furcht vor Nebenwirkungen unbegründet. Kortisone können lebensrettend sein.

Anwendungsgebiete von Glukokortikoiden

Glukokortikoide und ihre Abkömmlinge können die Abwehrmechanismen beeinflussen und so allergische Erkrankungen, Entzündungen, Wucherungen (Proliferationen) und entzündliche Ausschwitzungen (Exsudationen) sehr stark hemmen, aber nur sehr selten eine Krankheit heilen.

Glukokortikoide werden vor allem bei folgenden Erkrankungen verwendet:

- Rheuma (siehe auch Kapitel 3.1.: Mittel gegen Rheuma und Arthrosen)
- Asthma (siehe auch Kapitel 5.1.: Mittel gegen Asthma und spastische Bronchitis)
- allergischen Erkrankungen wie Nesselsucht und Heufieber
- anaphylaktischen Schockzuständen
- bestimmten Hautekzemen
- Organtransplantationen
- drohender Frühgeburt, um Neugeborene vor Atemnot zu schützen
- bestimmten Autoimmunkrankheiten des Darms (Morbus Crohn, Colitis ulzera)
- Augenkrankheiten, Krebskrankheiten und einer Reihe weiterer Erkrankungen.

Die Einnahme von Glukokortikoiden kann die Krankheit nicht heilen, sondern nur die Auswirkungen der Krankheit bekämpfen oder lindern. Glukokortikoide sind stark wirksame Medikamente mit zahlreichen Nebenwirkungen und müssen dementsprechend überlegt eingesetzt werden. Die verordnete Menge muss in jedem Einzelfall dem jeweiligen Patienten und auch verschiedenen Situationen angepasst werden. Akute schwere Erkrankungen erfordern hohe Dosierungen.

Wichtig: Bei lang dauernden (chronischen) Krankheiten sollten immer möglichst geringe Mengen verwendet werden! Sobald eine ausreichende Wirkung eintritt, sollte versucht werden, die Dosis herabzusetzen. Und zwar bis zur so genannten »Erhaltungsdosis«. Das ist die Menge, die noch eine sinnvolle Wirkung des Medikaments gewährleistet.

Die verschiedenen Glukokortikoide sind bei entsprechender Dosierung gleichwertig. So genannte fluorierte Glukokortikoide (z. B. der Wirkstoff Betamethason, enthalten in *Betnesol, Celestamine N, Celestan, Celestan Biphase, Diprophos, Solu Celestan* und der Wirk-

stoff Dexamethason, enthalten in *Dexa-Allvoran, Dexabene, Dexaflam, Dexahexal, Dexamethason Nycomed, Dexa-ratiopharm, Fortecortin, Fortecortin Mono, Lipotalon, Supertendin 2000-N* sollten jedoch nicht für die Langzeittherapie verwendet werden.
In diesem Kapitel werden nur Glukokortikoide zum Schlucken und zum Injizieren besprochen und tabellarisch aufgeführt.

Äußerlich angewendete Glukokortikoide

Solche Mittel werden bei verschiedenen Hauterkrankungen und bei Augenkrankheiten verwendet und werden im Kapitel 8.1. Mittel gegen entzündliche und/oder allergische Hauterkrankungen sowie Kapitel 9.1. Augenmittel beschrieben und bewertet. Zum Aufschmieren auf die Haut verwendete Glukokortikoide können dieselben Nebenwirkungen haben wie geschluckte. Das Risiko ist allerdings geringer, steigt jedoch mit der Dauer der Anwendung, der Wirkungsstärke des Präparates und der Größe der Hautfläche, auf die es aufgetragen wird.

Glukokortikoide zum Inhalieren

Diese Mittel werden bei Asthma verwendet und deshalb im Kapitel 5. Bronchitis und Asthma beschrieben und bewertet. Inhalierte Glukokortikoide haben weniger Auswirkungen auf den Körper als geschluckte.

Besondere Problembereiche

Glukokortikoide zum Schlucken oder Spritzen sollten nicht verwendet werden von Patienten, die an folgenden Erkrankungen leiden:
- Glaukom (Grüner Star)
- Lymphreaktion nach Tuberkuloseimpfung
- schwerer Osteoporose
- systemischen Pilzerkrankungen
- Feuchtblattern
- Zwölffingerdarmgeschwür

Nicht verwenden sollte man Glukokortikoide außerdem acht Wochen vor einer Impfung und zwei Wochen danach.
Die Einnahme in der Schwangerschaft und während der Stillzeit gilt als vertretbar – allerdings sollte die ärztliche Kontrolle besonders sorgfältig sein. Bei drohender Frühgeburt ist eine Glukokortikoid-Einnahme sogar sinnvoll.

Gefahren

Bei kurzfristiger Anwendung sind Glukokortikoide auch in hoher Dosierung relativ harmlos, wenn man von der Schwächung der Abwehr gegen Infektionen absieht. Glukokortikoide sollten, wenn möglich, durch den Mund (als Tabletten) eingenommen werden. In Notfällen – z. B. bei schweren allergischen Reaktionen – sind intravenöse Injektionen notwendig.

Gefahren lauern bei längerfristiger Einnahme von Glukokortikoiden in hoher Dosierung. Mögliche Nebenwirkungen können sein: Vollmondgesicht, Stammfettsucht, Muskelschwäche, Bluthochdruck, Knochenerweichung (Osteoporose), Zuckerkrankheit (Diabetes mellitus), Schwächung der Immunabwehr, Blutfettspiegelanstieg, Sexualstörungen, Hautstreifen, punktförmige Hautblutungen (Petechien), Akne, Ödembildung, Kaliumverlust, Kalziumausscheidung, ungenügende oder fehlende Stressreaktion, Leistungsverminderung der Nebennierenrinde (gefährlich beim plötzlichen Absetzen der Behandlung).

Durch die Einnahme von Glukokortikoiden erhöht sich das Infektionsrisiko – Infektionen können sich leichter ausbreiten. Es kann außerdem zu Wundheilungsstörungen, Wachstumshemmungen und Magengeschwüren mit Blutungs- und Durchbruchgefahr kommen. Neueren Untersuchungen zufolge bekommen durchschnittlich zwei von hundert langfristigen Glukokortikoid-Verwendern ein Magengeschwür. Dauert die Behandlung aber kürzer als 30 Tage, ist die Gefahr geringer.

In seltenen Fällen können auch schwere psychische Störungen (bis zu Psychosen) und Medikamentenabhängigkeit auftreten, Knochen können absterben (aseptische Knochennekrose), das Risiko der erhöhten Blutgerinnung (Thrombosen) steigt, und die Entstehung des Grünen Stars (Glaukom) und des Grauen Stars (Katarakt) kann begünstigt werden. Bei einer Behandlung mit Glukokortikoiden sollte deshalb in regelmäßigen Abständen eine Kontrolle durch den Augenarzt erfolgen.

Bei Langzeittherapie beachten:

Bei einer lang dauernden Behandlung mit Glukokortikoiden sollte der verschreibende Arzt/die verschreibende Ärztin etwa alle drei Monate Körpergewicht, Blutdruck, Harn und Blutzucker überprüfen – diese Untersuchungen sollten besonders auch vor einer lang dauernden Kortisonbehandlung durchgeführt werden, um Veränderungen durch die Therapie feststellen zu können.

Magenbeschwerden, Rückenschmerzen oder Muskelschwäche können erste Anzeichen von gefährlichen Nebenwirkungen sein.

Glukokortikoide nach längerer Anwendung nicht plötzlich absetzen:
Durch die Glukokortikoid-Therapie verringert die Nebenniere ihre Tätigkeit und produziert weniger körpereigenes Kortison. Wenn dann die Glukokortikoid-Therapie plötzlich beendet wird, ist der Körper Stresssituationen hilflos ausgeliefert. Es kann Wochen oder Monate dauern, bis die Nebenniere wieder die volle Leistung erbringt. Deshalb sollte eine Glukokortikoid-Behandlung immer ausschleichend beendet werden.

Andere Immunsuppressiva
Zur Verhinderung von Abstoßungsreaktionen bei Organtransplantationen werden nicht nur Glukokortikoide, sondern auch einige andere Wirkstoffe verwendet, u. a. Azathioprin (enthalten z. B. in *Imurek*) und Ciclosporin A (enthalten z. B. in *Sandimmun*). Beide unterdrücken die Aktivität bestimmter Abwehrzellen des Körpers – der T-Lymphozyten, die sich vorwiegend in den peripheren Lymphgeweben aufhalten. Weil das eingepflanzte Organ für die körpereigenen Zellen ein Fremdkörper ist, wird es von den T-Lymphozyten angegriffen. Diese an sich gesunde, in diesem Fall jedoch lebensgefährliche Reaktion wird mit Hilfe von Immunsuppressiva unterdrückt. Weil das ein schwerwiegender Eingriff in das Immunsystem ist, sind gravierende Nebenwirkungen nicht zu vermeiden. Bei *Imurek* können vor allem Übelkeit, Erbrechen, Schleimhautschäden, Knochenmarkshemmung und Leberschäden auftreten, bei *Sandimmun* Nierenschäden, vermehrter Haarwuchs am ganzen Körper, Bluthochdruck, Leberschäden und zerebrale Krampfanfälle.

7.1. Kortisone (Glukokortikoide) und Immunsuppressiva

Präparat	Wichtigste Nebenwirkungen	Empfehlung
Aprednislon (Ö) Tabl. Prednisolon *Rezeptpflichtig*	Verminderte Infektionsabwehr. Bei Langzeitanwendung Knochenerweichung, Augenschäden (Grüner, Grauer Star), Muskelschäden, Magen-Darm-Geschwüre	**Therapeutisch zweckmäßig** z. B. zur Behandlung schwerer rheumatischer, allergischer und asthmatischer Erkrankungen.
Betnesol (Ö) Brausetabl. Betamethason *Rezeptpflichtig*	Verminderte Infektionsabwehr. Bei Langzeitanwendung Knochenerweichung, Augenschäden (Grüner, Grauer Star), Muskelschäden, Magen-Darm-Geschwüre	**Therapeutisch zweckmäßig** z. B. zur Behandlung schwerer rheumatischer, allergischer und asthmatischer Erkrankungen.
Celestamine N (D) Tabl., Liquidum Betamethason *Rezeptpflichtig*	Verminderte Infektionsabwehr. Bei Langzeitanwendung Knochenerweichung, Augenschäden (Grüner, Grauer Star), Muskelschäden, Magen-Darm-Geschwüre	**Therapeutisch zweckmäßig** z. B. zur Behandlung schwerer rheumatischer, allergischer und asthmatischer Erkrankungen.
Celestan (Ö) Tabl. Betamethason *Rezeptpflichtig*	Verminderte Infektionsabwehr. Bei Langzeitanwendung Knochenerweichung, Augenschäden (Grüner, Grauer Star), Muskelschäden, Magen-Darm-Geschwüre	**Therapeutisch zweckmäßig** z. B. zur Behandlung schwerer rheumatischer, allergischer und asthmatischer Erkrankungen.
Celestan Biphase (Ö) Amp. Betamethason *Rezeptpflichtig*	Verminderte Infektionsabwehr. Bei Langzeitanwendung Knochenerweichung, Augenschäden (Grüner, Grauer Star), Muskelschäden, Magen-Darm-Geschwüre. Schäden an der Injektionsstelle	**Therapeutisch zweckmäßig** z. B. zur Behandlung schwerer rheumatischer, allergischer und asthmatischer Erkrankungen.
Decaprednil (D) Tabl. Prednisolon *Rezeptpflichtig*	Verminderte Infektionsabwehr. Bei Langzeitanwendung Knochenerweichung, Augenschäden (Grüner, Grauer Star), Muskelschäden, Magen-Darm-Geschwüre	**Therapeutisch zweckmäßig** z. B. zur Behandlung schwerer rheumatischer, allergischer und asthmatischer Erkrankungen.

Präparat	Wichtigste Nebenwirkungen	Empfehlung
Decortin (D) Tabl. Prednison *Rezeptpflichtig*	Verminderte Infektionsabwehr. Bei Langzeitanwendung Knochenerweichung, Augenschäden (Grüner, Grauer Star), Muskelschäden, Magen-Darm-Geschwüre	**Therapeutisch zweckmäßig** z. B. zur Behandlung schwerer rheumatischer, allergischer und asthmatischer Erkrankungen.
Decortin H (D) Tabl. Prednisolon *Rezeptpflichtig*	Verminderte Infektionsabwehr. Bei Langzeitanwendung Knochenerweichung, Augenschäden (Grüner, Grauer Star), Muskelschäden, Magen-Darm-Geschwüre	**Therapeutisch zweckmäßig** z. B. zur Behandlung schwerer rheumatischer, allergischer und asthmatischer Erkrankungen.
Delphicort (D/Ö) Tabl. Triamcinolon *Rezeptpflichtig*	Verminderte Infektionsabwehr. Bei Langzeitanwendung Knochenerweichung, Augenschäden (Grüner, Grauer Star), Muskelschäden, Magen-Darm-Geschwüre	**Therapeutisch zweckmäßig** z. B. zur Behandlung schwerer rheumatischer, allergischer und asthmatischer Erkrankungen.
Delphicort (D/Ö) Kristallsuspension (im., iart., infiltr.) Triamcinolon *Rezeptpflichtig*	Verminderte Infektionsabwehr. Bei Langzeitanwendung Knochenerweichung, Augenschäden (Grüner, Grauer Star), Muskelschäden, Magen-Darm-Geschwüre. Schäden an der Injektionsstelle, Gelenkschäden und -infektionen möglich	**Therapeutisch zweckmäßig** z. B. zur allgemeinen und lokalen Behandlung schwerer rheumatischer, allergischer und asthmatischer Erkrankungen. Von einer Injektion in Gelenke ist wegen der Nebenwirkungen der Kristallsuspension abzuraten.
Dexa-Allvoran (D) Injektionslösung (iv., im., iart., infiltr.) Dexamethason *Rezeptpflichtig*	Verminderte Infektionsabwehr möglich. Bei Langzeitanwendung Knochenerweichung, Augenschäden (Grüner, Grauer Star), Muskelschäden, Magen-Darm-Geschwüre. Schäden an der Injektionsstelle, Gelenkschäden und -infektionen möglich	**Therapeutisch zweckmäßig zur** allgemeinen und lokalen Behandlung schwerer rheumatischer, allergischer und asthmatischer Erkrankungen.
Dexabene (D) Injektionslösung (iv., im., iart., infiltr.) Dexamethason *Rezeptpflichtig*	Verminderte Infektionsabwehr. Bei Langzeitanwendung Knochenerweichung, Augenschäden (Grüner, Grauer Star), Muskelschäden, Magen-Darm-Geschwüre. Schäden an der Injektionsstelle, Gelenkschäden und -infektionen möglich	**Therapeutisch zweckmäßig zur** allgemeinen und lokalen Behandlung schwerer rheumatischer, allergischer und asthmatischer Erkrankungen.

Präparat	Wichtigste Nebenwirkungen	Empfehlung
Dexaflam Tabletten (D) Tabl. Dexamethason *Rezeptpflichtig*	Verminderte Infektionsabwehr. Bei Langzeitanwendung Knochenerweichung, Augenschäden (Grüner, Grauer Star), Muskelschäden, Magen-Darm-Geschwüre	**Therapeutisch zweckmäßig** z. B. zur Behandlung schwerer rheumatischer, allergischer und asthmatischer Erkrankungen.
Dexaflam N Lichtenstein (D) Injektionslösung (iv., im., iart., infiltr.) Dexamethason *Rezeptpflichtig*	Verminderte Infektionsabwehr. Bei Langzeitanwendung Knochenerweichung, Augenschäden (Grüner, Grauer Star), Muskelschäden, Magen-Darm-Geschwüre. Schäden an der Injektionsstelle, Gelenkschäden und -infektionen möglich	**Therapeutisch zweckmäßig zur** allgemeinen und lokalen Behandlung schwerer rheumatischer, allergischer und asthmatischer Erkrankungen.
Dexahexal (D) Injektionslösung (iv., im., iart., infiltr.) Dexamethason *Rezeptpflichtig*	Verminderte Infektionsabwehr. Bei Langzeitanwendung Knochenerweichung, Augenschäden (Grüner, Grauer Star), Muskelschäden, Magen-Darm-Geschwüre. Schäden an der Injektionsstelle, Gelenkschäden und -infektionen möglich	**Therapeutisch zweckmäßig zur** allgemeinen und lokalen Behandlung schwerer rheumatischer, allergischer und asthmatischer Erkrankungen.
Dexamethason Nycomed (Ö) Tabl. Dexamethason *Rezeptpflichtig*	Verminderte Infektionsabwehr. Bei Langzeitanwendung Knochenerweichung, Augenschäden (Grüner, Grauer Star), Muskelschäden, Magen-Darm-Geschwüre	**Therapeutisch zweckmäßig** z. B. zur Behandlung schwerer rheumatischer, allergischer und asthmatischer Erkrankungen.
Dexamethason Nycomed (Ö) Injektionslösung (iv., im. u. a.) Dexamethason *Rezeptpflichtig*	Verminderte Infektionsabwehr. Bei Langzeitanwendung Knochenerweichung, Augenschäden (Grüner, Grauer Star), Muskelschäden, Magen-Darm-Geschwüre. Schäden an der Injektionsstelle, Gelenkschäden und -infektionen möglich	**Therapeutisch zweckmäßig zur** allgemeinen und lokalen Behandlung schwerer rheumatischer, allergischer und asthmatischer Erkrankungen.
Dexa-Phlogont L (D) Amp. (im.) Dexamethason, Prednisolon, Lidocain *Rezeptpflichtig*	Verminderte Infektionsabwehr. Bei Langzeitanwendung Knochenerweichung, Augenschäden (Grüner, Grauer Star), Muskelschäden, Magen-Darm-Geschwüre. Schäden an der Injektionsstelle	**Wenig zweckmäßig** Wenig sinnvolle Kombination von zwei ähnlich wirkenden Glucocorticoiden. Enthält ein Lokalanästhetikum (Lidocain).

Präparat	Wichtigste Nebenwirkungen	Empfehlung
Dexa-ratiopharm (D) Injektionslösung (iv., im., iart., infiltr.) Dexamethason *Rezeptpflichtig*	Verminderte Infektionsabwehr. Bei Langzeitanwendung Knochenerweichung, Augenschäden (Grüner, Grauer Star), Muskelschäden, Magen-Darm-Geschwüre. Schäden an der Injektionsstelle, Gelenkschäden und -infektionen möglich	**Therapeutisch zweckmäßig zur** allgemeinen und lokalen Behandlung schwerer rheumatischer, allergischer und asthmatischer Erkrankungen.
Diprophos (Ö) Suspension zur Injektion (im., iart., infiltr.) Betamethason *Rezeptpflichtig*	Verminderte Infektionsabwehr möglich. Bei Langzeitanwendung Knochenerweichung, Augenschäden (Grüner, Grauer Star), Muskelschäden, Magen-Darm-Geschwüre. Schäden an der Injektionsstelle, Gelenkschäden und -infektionen möglich	**Therapeutisch zweckmäßig zur** allgemeinen und lokalen Behandlung schwerer rheumatischer, allergischer und asthmatischer Erkrankungen.
Duraprednisolon (D) Tabl. Prednisolon *Rezeptpflichtig*	Verminderte Infektionsabwehr. Bei Langzeitanwendung Knochenerweichung, Augenschäden (Grüner, Grauer Star), Muskelschäden, Magen-Darm-Geschwüre	**Therapeutisch zweckmäßig** z. B. zur Behandlung schwerer rheumatischer, allergischer und asthmatischer Erkrankungen.
Fortecortin (D/Ö) Tabl. Dexamethason *Rezeptpflichtig*	Verminderte Infektionsabwehr. Bei Langzeitanwendung Knochenerweichung, Augenschäden (Grüner, Grauer Star), Muskelschäden, Magen-Darm-Geschwüre	**Therapeutisch zweckmäßig** z. B. zur Behandlung schwerer rheumatischer, allergischer und asthmatischer Erkrankungen.
Fortecortin Injekt (D/Ö) Injektionslösung, Amp., Fertigspritzen (iv., im., iart., infiltr.) Dexamethason *Rezeptpflichtig*	Verminderte Infektionsabwehr. Bei Langzeitanwendung Knochenerweichung, Augenschäden (Grüner, Grauer Star), Muskelschäden, Magen-Darm-Geschwüre. Schäden an der Injektionsstelle, Gelenkschäden und -infektionen möglich	**Therapeutisch zweckmäßig zur** allgemeinen und lokalen Behandlung schwerer rheumatischer, allergischer und asthmatischer Erkrankungen.
Hydrocortison Hoechst (D) Tabl. Hydrocortison *Rezeptpflichtig*	Bei Überdosierung verminderte Infektionsabwehr, Muskelschwäche, Knochenerweichung, Magen-Darm-Geschwüre möglich	**Therapeutisch zweckmäßig** zur Substitutionsbehandlung bei Ausfall der körpereigenen Kortisonbildung (z. B. M.Addison).

Präparat	Wichtigste Nebenwirkungen	Empfehlung
Imurek (D/Ö) Amp., Filmtabl. Azathioprin *Rezeptpflichtig*	Magen-Darm-Störungen, Verminderung des Appetits, Knochenmarkschäden, Leberschäden. Verstärkte Wirkung bei Anwendung des Gichtmittels Allopurinol	**Therapeutisch zweckmäßig zur** Hemmung unerwünschter immunologischer Reaktionen (z. B. bei Autoimmunerkrankungen und Organtransplantation).
Lipotalon (D) Injektionslösung iart. Dexamethason *Rezeptpflichtig*	Verminderte Infektionsabwehr möglich (z. B. bei Virusinfektionen). Bei Langzeitanwendung Knochenerweichung, Augenschäden (Grüner, Grauer Star), Muskelschäden, Magen-Darm-Geschwüre. Schäden an der Injektionsstelle (Gelenkzerstörung, Infektion)	**Therapeutisch zweckmäßig** z. B. zur Behandlung schwerer entzündlicher Gelenkerkrankungen.
Predni-H (D) Tablinen, Tabl. Prednisolon *Rezeptpflichtig*	Verminderte Infektionsabwehr. Bei Langzeitanwendung Knochenerweichung, Augenschäden (Grüner, Grauer Star), Muskelschäden, Magen-Darm-Geschwüre	**Therapeutisch zweckmäßig** z. B. zur Behandlung schwerer rheumatischer, allergischer und asthmatischer Erkrankungen.
Prednisolon-Jenapharm (D) Prednisolon **Nycomed** (Ö) **Prednisolon-ratiopharm** (D) Tabl. Prednisolon *Rezeptpflichtig*	Verminderte Infektionsabwehr. Bei Langzeitanwendung Knochenerweichung, Augenschäden (Grüner, Grauer Star), Muskelschäden, Magen-Darm-Geschwüre	**Therapeutisch zweckmäßig** z. B. zur Behandlung schwerer rheumatischer, allergischer und asthmatischer Erkrankungen.
Prednisolut (D) Substanz und Lösungsmittel (iv., im., iart.) Prednisolon *Rezeptpflichtig*	Verminderte Infektionsabwehr. Bei Langzeitanwendung Knochenerweichung, Augenschäden (Grüner, Grauer Star), Muskelschäden, Magen-Darm-Geschwüre. Schäden an der Injektionsstelle, Gelenkschäden und -infektionen möglich	**Therapeutisch zweckmäßig** zur allgemeinen und lokalen Behandlung schwerer rheumatischer, allergischer und asthmatischer Erkrankungen.

Präparat	Wichtigste Nebenwirkungen	Empfehlung
Rectodelt (D) Zäpfchen Prednison *Rezeptpflichtig*	Verminderte Infektionsabwehr. Bei Langzeitanwendung Knochenerweichung, Augenschäden (Grüner, Grauer Star), Muskelschäden, Magen-Darm-Geschwüre	**Nur zweckmäßig** z. B. zur Behandlung schwerer rheumatischer, allergischer und asthmatischer Erkrankungen, wenn eine Anwendung in Tablettenform nicht möglich ist.
Sandimmun (D) **Sandimmun Neoral** (Ö) Infusionslösung, Lösung zum Einnehmen, Kaps. Ciclosporin *Rezeptpflichtig*	Erhöhte Infektanfälligkeit, Nierenschäden, Magen-Darm-Störungen, Bluthochdruck, Leberfunktionsstörungen, Müdigkeit, Muskelzittern (Tremor), stark vermehrte Behaarung, Ödeme	**Therapeutisch zweckmäßig zur** Vorbeugung und Behandlung der Organabstoßung nach Organ- und Hauttransplantationen. Möglicherweise zweckmäßig bei bestimmten schweren Augenentzündungen.
Solu Celestan (Ö) Injektionslösung (iv., im., iart., infiltr.) Betamethason *Rezeptpflichtig*	Verminderte Infektionsabwehr. Bei Langzeitanwendung Knochenerweichung, Augenschäden (Grüner, Grauer Star), Muskelschäden, Magen-Darm-Geschwüre. Schäden an der Injektionsstelle, Gelenkschäden und -infektionen möglich	**Therapeutisch zweckmäßig zur** allgemeinen und lokalen Behandlung schwerer rheumatischer, allergischer und asthmatischer Erkrankungen sowie bei akut lebensbedrohlichen Zuständen aufgrund von Allergien oder Asthma.
Solu Dacortin (Ö) Trockenstechamp., Trockenamp. mit Lösungsmittel zur Injektion (iv., im., iart. u. a.) Prednisolon *Rezeptpflichtig*	Verminderte Infektionsabwehr. Bei Langzeitanwendung Knochenerweichung, Augenschäden (Grüner, Grauer Star), Muskelschäden, Magen-Darm-Geschwüre. Schäden an der Injektionsstelle, Gelenkschäden und -infektionen möglich	**Therapeutisch zweckmäßig zur** allgemeinen und lokalen Behandlung schwerer rheumatischer, allergischer und asthmatischer Erkrankungen sowie bei akut lebensbedrohlichen Zuständen aufgrund von Allergien und Asthma.
Solu Decortin H 10/ 25/ 50/ 100 (D) Trockensubst. (iv., im, iart) Prednisolon *Rezeptpflichtig*	Verminderte Infektionsabwehr. Bei Langzeitanwendung Knochenerweichung, Augenschäden (Grüner, Grauer Star), Muskelschäden, Magen-Darm-Geschwüre. Schäden an der Injektionsstelle, Gelenkschäden und -infektionen möglich	**Therapeutisch zweckmäßig zur** allgemeinen und lokalen Behandlung schwerer rheumatischer, allergischer und asthmatischer Erkrankungen.

Präparat	Wichtigste Nebenwirkungen	Empfehlung
Solu Decortin H 250/ 500/ 100 (D) Trockensubst. (iv.) Prednisolon *Rezeptpflichtig*	Verminderte Infektionsabwehr	**Therapeutisch zweckmäßig zur** Behandlung akut lebensbedrohlicher allergischer und asthmatischer Zustände.
Solu Medrol (Ö) Trockensubstanz (iv., im.) Methylprednisolon *Rezeptpflichtig*	Verminderte Infektionsabwehr. Schäden an der Injektionsstelle	**Therapeutisch zweckmäßig zur** Behandlung akut lebensbedrohlicher allergischer und asthmatischer Zustände.
Supertendin 2000-N (D) Injektionslösung (im., infiltr.) Dexamethason, Lidocain *Rezeptpflichtig*	Verminderte Infektionsabwehr. Bei Langzeitanwendung Knochenerweichung, Augenschäden (Grüner, Grauer Star), Muskelschäden, Magen-Darm-Geschwüre. Schäden an der Injektionsstelle	**Therapeutisch zweckmäßig** z. B. zur allgemeinen und lokalen Behandlung schwerer rheumatischer Erkrankungen. Enthält ein Lokalanästhetikum (Lidocain).
Syntestan (D) Tabl. Cloprednol *Rezeptpflichtig*	Verminderte Infektionsabwehr. Bei Langzeitanwendung Knochenerweichung, Augenschäden (Grüner, Grauer Star), Muskelschäden, Magen-Darm-Geschwüre	**Therapeutisch zweckmäßig** z. B. zur Behandlung schwerer rheumatischer, allergischer und asthmatischer Erkrankungen.
Triam Lichtenstein (D) Kristallsuspension (im., iart., infiltr.) Triamcinolon *Rezeptpflichtig*	Verminderte Infektionsabwehr. Bei Langzeitanwendung Knochenerweichung, Augenschäden (Grüner, Grauer Star), Muskelschäden, Magen-Darm-Geschwüre. Schäden an der Injektionsstelle, Gelenkschäden und -infektionen möglich	**Therapeutisch zweckmäßig** z. B. zur allgemeinen und lokalen Behandlung schwerer rheumatischer, allergischer und asthmatischer Erkrankungen. Von einer Injektion in Gelenke ist wegen der Nebenwirkungen der Kristallsuspension abzuraten.
Triamhexal (D) Kristallsuspension (im., iart., infiltr.) Triamcinolon *Rezeptpflichtig*	Verminderte Infektionsabwehr. Bei Langzeitanwendung Knochenerweichung, Augenschäden (Grüner, Grauer Star), Muskelschäden, Magen-Darm-Geschwüre. Schäden an der Injektionsstelle, Gelenkschäden und -infektionen möglich	**Therapeutisch zweckmäßig** z. B. zur allgemeinen und lokalen Behandlung schwerer rheumatischer, allergischer und asthmatischer Erkrankungen. Von einer Injektion in Gelenke ist wegen der Nebenwirkungen der Kristallsuspension abzuraten.

Präparat	Wichtigste Nebenwirkungen	Empfehlung
Ultralan oral (D/Ö) Tabl. Fluocortolon *Rezeptpflichtig*	Verminderte Infektionsabwehr. Bei Langzeitanwendung Knochenerweichung, Augenschäden (Grüner, Grauer Star), Muskelschäden, Magen-Darm-Geschwüre	**Therapeutisch zweckmäßig** z. B. zur Behandlung schwerer rheumatischer, allergischer und asthmatischer Erkrankungen.
Urbason (D/Ö) Tabl. Methylprednisolon *Rezeptpflichtig*	Verminderte Infektionsabwehr. Bei Langzeitanwendung Knochenerweichung, Augenschäden (Grüner, Grauer Star), Muskelschäden, Magen-Darm-Geschwüre	**Therapeutisch zweckmäßig** z. B. zur Behandlung schwerer rheumatischer, allergischer und asthmatischer Erkrankungen.
Urbason Solubile (D/Ö) Trockensubstanz (im., iv.) Methylprednisolon *Rezeptpflichtig*	Verminderte Infektionsabwehr. Schäden an der Injektionsstelle	**Therapeutisch zweckmäßig** z. B. zur Behandlung schwerer allergischer und asthmatischer Erkrankungen.
Volon A (Ö) Kristallsuspension (im., iart., infiltr. u. a.) Triamcinolon *Rezeptpflichtig*	Verminderte Infektionsabwehr. Bei Langzeitanwendung Knochenerweichung, Augenschäden (Grüner, Grauer Star), Muskelschäden, Magen-Darm-Geschwüre. Gelenksschäden und -infektionen möglich	**Therapeutisch zweckmäßig,** z. B. zur lokalen Behandlung schwerer rheumatischer Erkrankungen. Von einer Injektion in Gelenke ist wegen der Nebenwirkungen der Kristallsuspension abzuraten.
Volon A solubile (D) Lösung iv. Triamcinolon *Rezeptpflichtig*	Verminderte Infektionsabwehr	**Therapeutisch zweckmäßig zur** allgemeinen Behandlung schwerer allergischer und asthmatischer Erkrankungen.
Volon A 80 (D/Ö) Kristallsuspension (im.) Triamcinolon *Rezeptpflichtig*	Verminderte Infektionsabwehr. Bei Langzeitanwendung Knochenerweichung, Augenschäden (Grüner, Grauer Star), Muskelschäden, Magen-Darm-Geschwüre. Schäden an der Injektionsstelle	**Therapeutisch zweckmäßig zur** allgemeinen Behandlung schwerer rheumatischer, allergischer und asthmatischer Erkrankungen.

8. Kapitel: **Haut**

Die den Körper umhüllende Haut ist das größte Organ des Menschen. Als jener Teil des Körpers, der sowohl mit dem Körpergeschehen als auch mit der Umwelt in Berührung steht, ist ihr Zustand oft Spiegelbild von Veränderungen in beiden Bereichen. Sowohl innere Erkrankungen als auch äußere schädliche Einflüsse können sich an der Haut zeigen. Der Teil der Medizin, der sich mit der Haut beschäftigt – die Dermatologie –, berücksichtigt in ihren diagnostischen und therapeutischen Maßnahmen zwei Hautschichten:

- die außen liegende, eigentliche Haut (Cutis)
- und das darunter liegende Unterhautfettgewebe (Subcutis).

Haare und Nägel gelten als Anhangsgebilde der Haut, ihre Erkrankungen fallen ebenfalls in den Bereich der Dermatologie.

Die Funktionen der Haut:

- Sie ist Schutzorgan gegen Einflüsse von außen und Wasserverlust von innen. Die durch Talgabsonderung gebildete Fettschicht erleichtert das.
- Sie regelt den Wärmehaushalt des Körpers durch Wärmeabgabe und Wasserverdunstung.
- Durch ihre Schweißdrüsen werden Endprodukte des Stoffwechsels – wie z. B. Harnstoff – abgegeben.
- Sie ist Atmungsorgan (1–2 Prozent des gesamten Gasaustausches)
- und Sinnesorgan.

Hautpflege

Eine gepflegte Haut sorgt für Wohlbefinden und kann Hautkrankheiten verhindern. Für die Pflege muss der Hauttyp berücksichtigt werden: fettig, normal, trocken. Zu beachten ist jedoch, dass die Haut im Winter trockener ist als im Sommer und dass Hormonspiegelschwankungen und der allgemeine Gesundheitszustand ebenfalls Auswirkungen auf die Haut haben. Manche Menschen weisen sogar im Gesicht unterschiedliche Hauttypen auf.

Hautpräparate zur Pflege und zur Behandlung sind als Cremes, Salben, Lotionen und Lösungen erhältlich:

Cremes sind stabile Mischungen von Wasser und Fett (Emulsionen). Es gibt zwei Arten: Wasser-in-Öl-Emulsionen sind sehr fetthaltig und lassen sich nur schwer auf die Haut verteilen. Öl-in-Wasser-Emulsio-

nen sind weniger fetthaltig, lassen sich leichter verteilen und ziehen schnell in die Haut ein. Cremes sind sehr anfällig für den Befall von Mikroorganismen und müssen deshalb durch Konservierungsstoffe stabilisiert werden.
Salben sind fettig und enthalten nur wenig oder gar kein Wasser. Sie bleiben als fettige Schicht auf der Haut.
Lotionen bestehen aus Öl, Wasser und Pulver, lassen sich leicht auftragen, haben eine kühlende Wirkung und trocknen entzündete und nässende Hautstellen aus. Lotionen müssen vor Gebrauch geschüttelt werden.
Lösungen bestehen aus Feststoffen, die in Wasser oder Alkohol aufgelöst sind, und wirken wie Lotionen austrocknend. Sie können unter Umständen Juckreiz verursachen.

Erkrankungen der Haut

Jede siebente beim niedergelassenen Arzt gestellte Diagnose ist eine Hauterkrankung – das bedeutet, dass deutsche Ärzte im Jahr rund 80 Millionen Mal wegen Hauterkrankungen aufgesucht werden. Eine Gesundheitsstudie in Wien hat gezeigt, dass fast ein Drittel der Bevölkerung an Hauterkrankungen leidet.
Meist führt der unmittelbare Kontakt mit Chemikalien zur Erkrankung. 90 Prozent der beruflich bedingten Hautschäden betreffen daher die Hände. Doch auch im Alltag sind wir ständig mit Materialien konfrontiert, die Hautreaktionen zur Folge haben können. Wasch- und Putzmittel, Klebemittel, Gewürze, Kosmetika, Toilettenartikel, Farbstoffe, Konservierungsmittel, Filmentwickler, Düngemittel etc. – all diese Errungenschaften der modernen Chemie können vor allem in ihrer Fülle Ursachen für Hautschäden sein.

Auch Medikamente können als Nebenwirkung Hautreaktionen verursachen, z. B. Penicillin. Oft können gerade die für die Hautbehandlung angebotenen Produkte Auslöser von Hautschäden sein: etwa das in vielen Hautsalben enthaltene Antibiotikum Neomycin, Antipilzmittel wie Dichlorphen und Hydroxychinolin, die als Konservierungsmittel in Deodorants zu finden sind, Korayagummi als Bestandteil von Verbandsmaterialien, Lanolin als Salbengrundlage, Parabene als Konservierungsstoff in Cremes und Salben.
Es gibt zwei Formen der körperlichen Reaktion auf den Kontakt mit Giftstoffen:

- die allergische Reaktion des Körpers. Sie tritt meist nach einem längeren Kontakt mit der betreffenden Substanz auf. Hat die Reaktion einmal stattgefunden, reagiert die Haut bei jedem neuerlichen Kontakt mit diesem Stoff
- die sofortige Reaktion auf Giftstoffe.

Während im ersten Fall eine entsprechende Disposition vorhanden sein muss, die von Mensch zu Mensch verschieden ist, tritt bei bestimmten Substanzen eine sofortige Hautreaktion bei allen auf. Die individuelle Empfindlichkeit bei allergischen Hauterscheinungen ist im wesentlichen Resultat von Lebensgewohnheiten, Anfälligkeit, Medikamentenkonsum, Umwelteinflüssen und anderen Faktoren des Alltags.

Behandlung

Vorbeugung und Beseitigung der Ursachen wäre eigentlich das Wichtigste. Eine genaue Diagnose ist auch deshalb unbedingt Voraussetzung für jede Behandlung.
Offenbar halten sich viele Ärzte nicht an diese Grundregel. Trotz der Warnung fast aller Fachleute vor dem hohen Risiko, dass der unüberlegte Einsatz z. B. von Glukokortikoid-Salben selbst Hautschäden verursachen kann, lassen die Umsatzzahlen den Schluss zu, dass allzu viele Patienten mit diesen »Wunderdrogen« einfach abgefertigt werden. Häufig werden diese Mittel bei Krankheiten verwendet – z. B. Hautinfektionen –, bei denen sie sogar kontraindiziert sind, also ausdrücklich bei dieser Erkrankung nicht angewendet werden dürften.

Grundsätzlich gilt für die Behandlung der Haut folgende Hautarzt-Regel:

- feucht (z. B. Cremes mit einem hohen Wasseranteil) auf feuchte Schädigungen,
- trocken (z. B. Puder) auf trockene Schädigungen.

8.1. Mittel gegen entzündliche und/oder allergische Hauterkrankungen

Das wohl häufigste Symptom aller Hautkrankheiten – über 80 Prozent aller Ekzempatienten klagen darüber – ist der

Juckreiz (Pruritus)

Juckreiz wird in den meisten Fällen durch die zugrunde liegende Hauterkrankung (z. B. Psoriasis, Neurodermitis, Krätze etc.) oder eine Erkrankung innerer Organe hervorgerufen. Auch Medikamente können als unerwünschte Wirkung Juckreiz verursachen.

Allgemeiner Juckreiz ohne Hautveränderungen

ist häufig ein Hinweis auf eine Erkrankung der inneren Organe (z. B. Leber, Niere, Schilddrüse, Zuckerkrankheit, Blut, Lymphdrüsen). Wenn *ältere Menschen* über *Juckreiz* klagen, ohne dass eine Hautveränderung sichtbar ist, handelt es sich in der Regel um den so genannten »Alterspruritus« (Altersjuckreiz). Zwar bleibt natürlich immer ein kleiner Verdacht auf das Vorliegen einer »systemischen Erkrankung« (= Erkrankung, die den ganzen Körper betrifft, nicht nur die Haut), meist ist es jedoch einfach die in dieser Altersgruppe anzutreffende Austrocknung der Haut, die zum Juckreiz geführt hat. Kurioserweise wird an eine derartig banal erscheinende Ursache – die häufigste Ursache für Juckreiz überhaupt – sehr selten gedacht. Dementsprechend werden dann unsinnigerweise Medikamente verordnet, wo eine einfache *Hautpflege* Abhilfe schaffen würde.

Behandlung

Grundsätzlich ist bei der Behandlung des Juckreizes die vorbeugende Pflege von größter Bedeutung. Dies gilt sowohl für die ausgetrocknete Haut alter Menschen als auch für die zwischendurch erscheinungsfreie Haut der Neurodermatitis. So genannte Basis-cremes, Bäder mit Ölzusätzen, die Begrenzung der Badezeit, optimale Wassertemperaturen (etwa 35°C), Vermeidung von zu häufigen Seifenwaschungen etc. können den Einsatz von Medikamenten ersparen.
Eine Behandlung des Juckreizes sollte erst nach bzw. mit einer entsprechenden Ursachensuche einsetzen, da ja häufig durch die spezifische Behandlung (des Ekzems oder der Krätze oder der Nesselsucht etc.) der Juckreiz verschwindet.

Mit diesem Vorbehalt sind folgende Maßnahmen möglich:

1. Innere Behandlung

Die meisten innerlich (als Tabletten, Dragees etc.) einzunehmenden Präparate enthalten so genannte *Antihistaminika* (siehe Kapitel 6). Das sind Wirkstoffe, die gezielt gegen das Histamin gerichtet sind. Histamin ist ein Überträgerstoff im Körper des Menschen, der zur Steuerung bestimmter Körperfunktionen wichtig ist (z. B. zur Anregung der Magensaftproduktion etc.). Histamin kann auch bei allergischen Hautreaktionen eine Rolle spielen, ist jedoch keineswegs die alleinige Ursache. Deshalb ist der Nutzen von Antihistaminika oft gering.

Wichtig ist der Zeitpunkt der Einnahme: Wenn überhaupt ein überzeugender Effekt erreicht werden soll, dann muss das Medikament vor der zu erwartenden Juckattacke eingenommen werden. Dies ist durchaus möglich, wenn man z. B. weiß, dass diese häufig spätabends oder nachts auftritt.

Alle Antihistaminika haben eine – mehr oder weniger ausgeprägte – Nebenwirkung: Sie machen müde. Je höher die Dosis, umso schläfriger wird man.

Glukokortikoide zum Einnehmen (als Tabletten, Dragees etc.) haben in der Behandlung des Juckreizes nichts zu suchen (Ausnahme: schwere Fälle von Urtikaria = Nesselsucht, die von Atemnot und Schluckbeschwerden begleitet sind).

2. Äußerliche Behandlung

Ein wichtiges Prinzip der äußeren Behandlung beruht schlicht auf einem »Verdrängungsmechanismus«: Eine unangenehme Empfindung wird durch eine angenehme (oder weniger unangenehme) ersetzt. Schon das Kratzen verschafft ja eine gewisse Erleichterung, auch wenn damit ein lokaler Schmerz an die Stelle des Juckreizes tritt.

Ähnlich verhält es sich mit den äußerlich angewandten Substanzen. Sie rufen die Empfindung »Kälte« (Wasser in Lotions, Gelen, Cremes) oder »Wärme« (schwache Reizstoffe, Phenol, Resorcin, Harnstoff) hervor.

Lokalanästhetika (z. B. enthalten in *Anaesthesin*) verhindern, dass die Hautnerven den Juckreiz zum Zentralnervensystem weiterleiten. Sie müssen in einer Mindestkonzentration vorliegen, um wirksam zu sein (Benzocain z. B. in mindestens 10-prozentiger Konzentration).

Antihistaminika in äußerlich anzuwendenden Präparaten (siehe Tabelle 8.1.) sind von zweifelhaftem Wert, da in der Regel ja erst nach Eintritt der Symptome behandelt wird und offenbar auch die nötige Konzentration des Wirkstoffes in der Haut nicht erreicht wird. Von solchen Präparaten ist deshalb *abzuraten*.

Glukokortikoide zum Auftragen auf die Haut (siehe Tabelle 8.1.) sind sinnvoll, wenn alle anderen Maßnahmen unwirksam sind. Inzwischen gibt es schwach wirkende Hydrokortison-Mittel, die rezeptfrei erhältlich sind. Allerdings sollte man sich dessen bewusst sein, dass

Kortison keine Heilung bewirkt, sondern nur die Beschwerden unterdrückt.
Zu beachten: Die Verwendung von Glukokortikoiden sollte auf maximal vier Wochen begrenzt werden und die Hautfläche zum Auftragen sollte nicht größer als ein Zehntel der Gesamtfläche des Körpers ausmachen. Bei Akne, Kupferfinnen, Nesselsucht sowie Hauterkrankungen, die durch Bakterien oder Pilze verursacht sind, dürfen keine Kortisonsalben oder -cremes verwendet werden.

Entzündliche Hauterkrankungen (Kontaktdermatitis, Ekzem)
Kontaktdermatitis, auch Ekzem genannt, ist die am häufigsten vorkommende Hautschädigung. Das hat dazu geführt, beinahe jede Hautveränderung der Einfachheit halber gleich »Ekzem« zu nennen, um damit dem Bedürfnis nach »klarer« Diagnose nachzukommen.
Im Allgemeinen versteht man darunter eine entzündliche, nicht-infektiöse Reaktion der Haut auf meist von außen (= exogen) einwirkende Reizstoffe. *Ekzeme sind nicht ansteckend.*
Fachleute unterscheiden zwischen allergischen und nicht-allergischen (= toxischen) Formen.
Bei lang dauernder Einwirkung der direkt schädigenden oder allergisierenden Substanz kann sich das Ekzem auf den ganzen Körper ausbreiten.
Auf einer bereits durch ein Ekzem geschädigten Haut können sich zusätzlich bakterielle oder Pilzinfektionen ausbreiten.

Selbsthilfe

Bei einem plötzlich auftretenden Kontaktekzem sollte man die Hautstelle mehrere Minuten lang mit Wasser abspülen. Anschließend mit einem sterilen Verband abdecken. Weder Puder noch Butter noch Öl oder irgendein anderes »Hausmittel« auftragen.
Gegen den Juckreiz hilft eine simple Kältebehandlung: Geben Sie Eiswürfel in eine Plastiktüte und legen Sie diese auf die mit einem Stoffstück (z. B. Handtuch) abgedeckte, juckende Stelle. Führen Sie diese »Behandlung« mehrmals täglich durch.
Gegen nässende Ekzeme wird von amerikanischen Ärzten folgende Methode empfohlen: Tauchen Sie ein Stück Stoff in kalte Milch und legen Sie es für etwa drei Minuten auf die betreffende Stelle. Anschließend zwei bis drei Male wiederholen. Spülen Sie die Haut nach der »Behandlung« mit kaltem Wasser, weil die Milchreste sonst zu riechen beginnen.

Bei Handekzemen zum Waschen eine milde Seife oder Reinigungsmilch verwenden. Nach dem Waschen die Hände immer gut abtrocknen und mit unparfümierter Creme mehrmals am Tag einschmieren. Bei allen Reinigungsarbeiten Baumwollhandschuhe und darüber gezogene PVC-Handschuhe tragen.

Behandlung

Kontaktdermatitis kann anderen Hauterkrankungen (z. B. Pilzerkrankungen) ähneln. Vor jeder Behandlung muss darum eine sorgfältige Diagnose stehen. Solange die auslösende Ursache nicht ausgeschaltet ist, kann die Behandlung unwirksam sein oder die Erkrankung wieder auftreten. Das Auffinden des verursachenden Stoffes kann schwierig sein. Dazu ist eine genaue Befragung über Beruf, Hobbys, Tätigkeiten im Haushalt, Urlaubsgewohnheiten, Kleidung, verwendete Arzneimittel und Kosmetika notwendig. Spezielle Pflastertests, mit denen nach dem Verursacher des Ekzems gesucht wird, führt man erst nach der akuten Krankheitsphase durch (siehe Kapitel 6.1.: Mittel gegen Allergien).

Die wichtigste Maßnahme besteht in der Vermeidung des Kontakts mit allergisierenden oder giftigen Stoffen. Bei *Handekzemen* sind z. B. Handschuhe sinnvoll. Dabei sollte man beachten, dass Schutzhandschuhe teilweise beträchtlich durchlässig sind für Stoffe wie Methanol, Azeton, Chloroform, Benzol, Phenol, Anilin, Tetrahydrofuran und sogar Wasser.

Eine spezifische Therapie kann durch weitere allgemeine Maßnahmen unterstützt werden. Hierzu gehört ein behutsames Waschen und Baden; Seifen sind eher zu meiden, zur Hautreinigung sind Syndets (synthetische Detergentien) zu bevorzugen (z. B. *Satina, Seba Med* usw.).

Medikamente

Falsch ist es, in jedem Fall »einfach« eine Kortison-haltige Salbe oder Creme zu verwenden. Zwar bessert sich dadurch das Ekzem nach kurzer Zeit, die Nebenwirkungen werden allerdings nicht auf sich warten lassen.

In der akuten Phase hingegen (d. h., wenn die Haut stark gerötet ist und nässt) sind Kortison-haltige Salben durchaus sinnvoll – für höchstens vier Wochen. Ist dann keine Besserung eingetreten, ist es zweifelhaft, ob die Diagnose überhaupt stimmt. Nicht alles, was gerötet ist und nässt, ist ein Ekzem. Wenn es aber etwas anderes ist, z. B. eine

Hautinfektion mit Bakterien oder Pilzen, dann *muss* es auch *anders* behandelt werden.
Hilfreich in der akuten Phase sind außerdem feuchte Umschläge (Wasser, Gerbstoffe) oder Lotio alba aquosa (wird in der Apotheke zubereitet).
In der zweiten Phase, gekennzeichnet durch einen relativen Rückgang der Symptome, sind *fettarme* Zubereitungen, also »Cremes« (unter Umständen Glukokortikoid-haltige), zweckmäßig.
Im weiteren Verlauf, bei zunehmender Austrocknung und Schuppenbildung, geht man über zu *fettreicheren* Zubereitungen, also z. B. *Salben*.

Endogenes Ekzem (Neurodermitis, Dermitis atopica)

Neurodermitis ist eine chronische, stark juckende Entzündung der Haut mit unterschiedlichem Verlauf und unterschiedlichen Krankheitszeichen:

- Bei Säuglingen zeigen sich ab etwa dem dritten Lebensmonat Rötungen, Bläschen und Schuppungen an Wangen, Gesicht und Kopfhaut (Milchschorf).
- Bei Kindern und Jugendlichen handelt es sich meist um symmetrische Hauterscheinungen an Gesicht, Nacken, Ellenbogen und Kniekehlen mit trockener, geröteter, verdickter, schuppender, zerkratzter Haut, verbunden mit starkem Juckreiz.

Von Neurodermitis sind etwa 15 Prozent aller Säuglinge und Kinder betroffen.

Ursachen

Endogen heißt, dass über die Ursache dieses Ekzems bis heute wenig bekannt ist. Es besteht eine große Chance, dass es sich nach Abschluß der Pubertät »auswächst« – dies ist bei vier von fünf Jugendlichen der Fall.
Die Krankheit tritt besonders in emotional belastenden Situationen in wiederkehrenden Schüben auf. Manchmal kann das Verhalten der Eltern dazu führen, dass die Neurodermitis »unbewusst« aufrechterhalten wird: Die intensive Zuwendung während eines Krankheitschubes kann vom Kind als »Belohnung« empfunden werden, die das Leid durch die Krankheit übertönt. Das bedeutet allerdings nicht, dass man das Kind nicht liebevoll umsorgen sollte, aber man sollte das Geschehen aufmerksam betrachten.

Starke Temperaturschwankungen, Woll- oder Seidenbekleidung, bestimmte Öle und Fette sowie allergisierende Chemikalien können Erkrankungsschübe auslösen. Baden in Süßwasser kann die Beschwerden verschlimmern.
Neuere Untersuchungen scheinen zu belegen, dass gelegentlich eine Unverträglichkeit gegen gewisse Nahrungsmittel – Milchprodukte, Eiklar, Zitrusfrüchte – die Ursache für Krankheitsschübe ist. In fast allen medizinischen Lehrbüchern wird jedoch bestritten, dass es einen Zusammenhang zwischen Nahrungsmitteln und Neurodermitis gibt.

Behandlung

Da Neurodermitis meist eine länger dauernde Erkrankung ist, haben sich an vielen Orten Selbsthilfegruppen gebildet. Wer sich einer Gruppe anschließen möchte, kann sich beim Bundesverband Neurodermitiskranker informieren: Postfach 1165, 56135 Boppard, Telefon: 06742/8713-0. Internet: http://www. neurodermitis.net.
Problematisch sind manche obskuren Behandlungsempfehlungen, die in solchen Gruppen häufig kursieren. Gerade bei Neurodermitis kann jede neue Behandlung – egal, ob es sich um Entspannung, Gymnastik, Diät, Suggestion mittels Kristallsteinen oder Homöopathie handelt – zu einer bemerkenswerten Besserung der Beschwerden führen. Dies ist in erster Linie wohl auf den Placebo-Effekt zurückzuführen, der bei Neurodermitis sehr wirkungsvoll ist.

Folgende Maßnahmen werden allerdings von fast allen Therapierichtungen als sinnvoll beschrieben:
- Eine möglichst stabile emotionale Situation schaffen und eventuell eine Entspannungsmethode erlernen (z. B. autogenes Training).
- Extrem feuchtes oder extrem trockenes Klima meiden.
- Bei trockener Raumluft Befeuchter verwenden.
- Kleidungsstücke aus Wolle oder rauen Kunstofffasern meiden. Günstig ist Baumwolle.
- Für die Hautreinigung möglichst nur Wasser und so selten wie möglich Reinigungsmittel verwenden. Keine Schaumbäder verwenden.
- Nach der Reinigung die Haut mit Pflegelotionen, -cremes oder -salben fetten.
- Für die Reinigung von Kleidungsstücken keine Klar- oder Weichspüler verwenden.

- Nahrungsmittel vermeiden, die verdächtigt werden, Krankheitsschübe zu verursachen. Man sollte dabei jedoch nicht übertreiben, denn eine rigorose Diät kann für Kinder sehr belastend sein.
- Mehrwöchiger Aufenthalt in einem günstigen Klima (z. B. an der Nordsee oder im Gebirge). Manche Kassen bezahlen solche Kuren.

Bei stark entzündeter Haut gelten ähnliche Behandlungsgrundsätze wie bei entzündlichen Hauterkrankungen (siehe *Kontaktdermatitis*, *Ekzem*). In diesem Fall sind Kortisonsalben oder -cremes sinnvoll. Allerdings sollte man nicht monatelang ununterbrochen damit behandeln, weil bei lang dauernder Anwendung vielfältige Nebenwirkungen auftreten können.
Gegen starken Juckreiz in der Nacht hilft das Schlucken von Antihistaminika (siehe Kapitel 6.1.: Mittel gegen Allergien).

Psoriasis (Schuppenflechte)
Etwa 2 Prozent der Bevölkerung sind davon befallen. Es handelt sich um ein entzündliches, schuppendes Hautleiden, das familiär gehäuft auftritt. Die Wahrscheinlichkeit, an Psoriasis zu erkranken, beträgt bei Kindern, bei denen ein Elternteil Psoriasis-krank ist, etwa 25 Prozent. Die Wahrscheinlichkeit steigt auf 60 bis 70 Prozent, wenn beide Elternteile erkrankt waren.

Wichtig: *Psoriasis hat nichts, aber auch gar nichts mit Infektionskrankheiten zu tun!*

Da diese Krankheit also nicht ansteckend ist, sind diesbezügliche Vorsichtsmaßregeln im Beruf (Lebensmittelbranche z. B.) oder in der Freizeit (Schwimmbad) unangebracht. Die zuweilen selbst auferlegte, aber auch durch Ignoranz erzwungene Abkapselung und Zurückgezogenheit ist eine Art von Freiheitsbeschränkung, die unserer aufgeklärten Gesellschaft unwürdig ist.
Selbst wenn mit hoher Wahrscheinlichkeit eine erbliche Belastung vorliegt, kann es sein, dass die Erkrankung nie oder vielleicht nur einmal im Leben ausbricht. Sie kann sich aber auch häufiger manifestieren, ja sogar chronisch werden. Die erblich übertragene Störung, die zu dem veränderten, aktiveren Verhalten des Hautorgans führt, ist letztlich nicht bekannt und kann deshalb auch nicht ursächlich behandelt werden. Deshalb fragt man sich, ob und welche Verursacher die Krankheit ausbrechen lassen, ob man diese Faktoren vielleicht beeinflussen kann.

Auslösefaktoren können sein:
Infektionskrankheiten, auch so banal erscheinende wie Angina (Halsentzündung), Grippe, Bronchitis u. a.; dann aber auch innerlich eingenommene Medikamente, wie z. B. Lithium-Salze zur Depressionsbehandlung (siehe Kapitel 2.4.), Antimalariamittel (siehe Kapitel 10.5.) und Betablocker (siehe Tabelle 12.1.), die als Herz- und Hochdruckmittel breite Anwendung finden.
Emotionale Belastungen können ebenfalls Psoriasis-Schübe auslösen. Abgesehen vom Alkohol, dem eine verschlimmernde Wirkung nachgesagt wird, ist kein spezifischer Ernährungsfaktor bekannt, so dass eine Psoriasisdiät nicht sinnvoll ist. Wenn erhöhte Harnsäurewerte im Blut bestimmt wurden, so liegt das an den im akuten Psoriasisschub erhöhten Umsatz der Hautzellen. Es ist also in der Regel nicht als ein Symptom der Gicht zu deuten. Und deshalb sollte dieses Laborsymptom auch *nicht* mit harnsäuresenkenden Medikamenten (z. B. *Allopurinol*) behandelt werden. Eine wichtige Rolle als Auslöser spielen *äußere Faktoren* und hier wahrscheinlich vor allem die physikalisch-mechanischen. Dass z. B. die Psoriasisherde häufig an Ellenbogen und Knien aufschießen, dürfte auf die dort erhöhte mechanische Belastung der Haut zurückzuführen sein. Weitere Provokationsfaktoren sind Zustände, die die Haut reizen, wie z. B. Verletzungen, Operationsnarben, Verbrennungen.

Behandlung
Schuppenflechte kann einen ein Leben lang »begleiten«. Es ist eine chronische, zwar nicht »heilbare«, jedoch zufrieden stellend behandelbare Hauterkrankung. Spontane Besserungen ohne jede Behandlung kommen vor. Das sollte man im Auge behalten, wenn wieder einmal von einer neuen, spektakulären Behandlungsmethode die Rede ist. Bei etwa zwei Drittel aller Betroffenen gibt es auch immer wieder längere Phasen, in denen sich die Krankheit kaum bemerkbar macht. Bei etwa jedem fünften Betroffenen sind mit den Hautveränderungen auch Gelenkbeschwerden verbunden.
Die Behandlung kann äußerlich, innerlich oder kombiniert erfolgen, wobei der äußerlichen Behandlung trotz des Aufwands zunächst der Vorzug gegeben werden sollte.
Seit langem bekannt ist der günstige Einfluss von Sonnenlicht auf Psoriasis. Wer an dieser Hautkrankheit leidet, sollte deshalb seine Ferien wenn möglich in sonnigem Klima verbringen. Vorsicht vor Sonnenbrand – dieser verschlimmert die Krankheit!

Wer an Schuppenflechte leidet, sollte seine Haut durch folgende Maßnahmen pflegen:
- Regelmäßige Bäder, denen ein Glas Milch mit zwei Teelöffeln Olivenöl beigesetzt wurde
- und/oder regelmäßiges Einreiben mit fetthaltigen Körperlotionen oder einem Körperöl.

Das Erlernen eines Entspannungsverfahrens (z. B. autogenes Training) kann zu einer entspannteren Lebensweise führen und damit die Zahl der Schübe verringern.

Selbsthilfegruppen, die es in zahlreichen Orten gibt, bieten gegenseitige Unterstützung und Erfahrungsaustausch. Bei der Zentralstelle, dem Deutschen Psoriasis-Bund, Oberaltenallee 20 A, 22081 Hamburg, Telefon: 040/22 33 99-0 (http://www.psoriasis-bund.de), kann man die nächstgelegene Selbsthilfegruppe erfragen (in Österreich: Psoriatikerverein, Stromstraße 39–45/7, A-1020 Wien, Telefon: 01/332 40 03).

Mittel zur Behandlung der schuppenden Kopfhaut

Solche Mittel werden nicht nur bei Psoriasis, sondern auch bei Seborrhoe verwendet und deshalb in Tabelle 8.2. Mittel gegen Kopfschuppen, Seborrhoe und Haarausfall besprochen:

Alpicort, Alpicort-F, Berniter, Betnesol V crinale, Betnovate crinale, Crino Kaban N, De-squaman, Dermovate crinale, Ellsurex, Karison crinale, Lygal, Lygal N.

Dithranol

Ein seit langem bewährtes Mittel ist das Dithranol, das in einer Reihe von Präparaten zusammen mit Salicylsäure bzw. Harnstoff enthalten ist (z. B. *Psoradexan*). Der Nachteil ist die mit diesem Wirkstoff erzeugte Verfärbung der Haut und Haare.

Bei *Kurzzeitbehandlung* mit Dithranol, die auch leicht zu Hause durchgeführt werden kann, sind diese unerwünschten Wirkungen geringer. Man sollte sich allerdings genau an das vom Arzt angegebene Behandlungsschema halten und Dithranol nur auf die betroffenen Hautstellen auftragen, da es die gesunde Haut schädigen kann. Bei stark entzündlichen Psoriasis-Formen darf Dithranol allerdings nicht verwendet werden.

Calcipotriol

Der Wirkstoff Calcipotriol (enthalten z. B. in *Psorcutan*) hat eine ähnlich gute Wirksamkeit wie Kortison zum Auftragen auf die Haut. Achtung: Die Wirkung von Calcipotriol wird durch vorherige oder gleichzeitige Verwendung von Mitteln, die Salicylsäure enthalten, aufgehoben (z. B. *Betadermic, Ingelan Puder*).

Kortisone (Glukokortikoide, siehe Tabelle 8.1.)

sind in der Psoriasistherapie im Allgemeinen *zu meiden*, aber manchmal kurzfristig notwendig. Nach Absetzen der Präparate kommt es in der Regel zu einem Rückfall, manchmal schlimmer als zuvor. Kortisonähnliche Wirkstoffe eignen sich nur für akute, entzündliche Schübe, besonders im Bereich der Kopfhaare.

Teerpräparate (z. B. *Ichtho Bad, Ichtholan, Leukichtan*)

haben eine antipsoriatische Wirkung, sie werden jedoch häufig in Kombination mit dem Wirkstoff Dithranol oder/und mit UV-Licht-Bestrahlung eingesetzt. Die Behandlung mit Teer ist problematisch, da sowohl die Verfärbung als auch der unangenehme Geruch unter ambulanten Bedingungen auf die Umgebung sehr abstoßend wirken kann. Teerpräparate steigern die Lichtempfindlichkeit – es besteht Sonnenbrandgefahr!

Lichttherapie

Eine relativ harmlose Behandlungsmethode ist schließlich die *Lichttherapie* mit der Bezeichnung »UV-B«. Mit der Lichttherapie lassen sich auch gute vorbeugende Effekte erzielen. Da die wirksamsten Wellenlängen krebsfördernd wirken können, empfehlen Experten, nicht vor dem vierzigsten Lebensjahr mit der Phototherapie zu beginnen. Wenn sie zu Hause mit eigenen Lampen durchgeführt wird, sollte man sich immer mit einem Hautarzt wegen der möglichen chronischen Lichtschäden absprechen.

Schwere Erkrankungsformen von Psoriasis

Besonders schwere Fälle von Psoriasis-Erkrankungen sollten von Spezialisten behandelt werden, weil es notwendig sein kann, Medikamente mit einem hohen Potential an Nebenwirkungsrisiken zu verwenden – unter Umständen in Verbindung mit UV-Strahlen (Photochemotherapie).

Kortison

Kortisone (in der Fachsprache Glukokortikoide oder Kortikoide oder Kortikosteroide oder Steroide genannt) sind Hormone, die normalerweise in der Nebennierenrinde des Menschen produziert, längst aber auch künstlich hergestellt werden können. Ihre zuverlässige entzündungshemmende und antiallergische Wirkung hat ihnen den Ruf eines Allheilmittels verschafft.

Die massenhafte und häufig unkritische, falsche Anwendung hat jedoch auch die dunkle Seite dieser Medikamente gezeigt: Bei langfristiger Verwendung können sehr unterschiedliche, teilweise dramatische Nebenwirkungen auftreten.

Bei sachgerechter Verwendung ist die Angst vor einer Kortisonbehandlung jedoch unbegründet.

Achtung: Kortisone können Entzündungen und Allergien zwar wirkungsvoll unterdrücken, aber nicht heilen. Das kann dazu führen, dass mit Kortison auch frühzeitig Hautentzündungen gehemmt werden, die auf schwere Erkrankungen, wie z. B. Syphilis, Tuberkulose oder bösartige Hauttumore, hinweisen. Wird die Haut aber erst einmal behandelt, ist es auch für erfahrene Hautärzte schwer, die Ursache der Hautentzündung zu erkennen.

Kortisone (Glukokortikoide) sollten deshalb *erst nach einer eindeutigen Diagnosestellung* verwendet werden.

Kortisone (Glukokortikoide) zum Auftragen auf die Haut sollten nicht verwendet werden bei:

- Infektionen der Haut durch Bakterien oder Viren
- Pilzerkrankungen
- Krätze
- Akne
- Kupferfinnen (Rosazea)
- Nesselsucht (Urtikaria)

Größte Vorsicht ist geboten bei der Anwendung von Kortisonen (Glukokortikoiden) bei Säuglingen, Kindern, im Gesicht (Schmetterlingsflechte), im Genitalbereich, am Unterschenkel und bei Brustwarzenveränderungen.

Riskant ist das Auftragen von Arzneien mit Kortison im Augenbereich, weil dadurch die Entstehung des Grünen und Grauen Stars (Glaukom und Katarakt) gefördert werden kann (siehe dazu Kapitel 9: Augen, Ohren).

Die Verwendung von Kortison während der Schwangerschaft und Stillzeit ist vertretbar, wenn die Präparate sachgerecht angewendet werden.

Welches Präparat?

Es gibt unterschiedlich starke Kortison-haltige (Glukokortikoid-haltige) Wirkstoffe. Je stärker die jeweilige Wirkung, desto größer ist das Risiko unerwünschter Nebenwirkungen.

In der medizinischen Fachliteratur werden Kortisone in vier Gruppen eingeteilt (Wirkungsstärke von oben nach unten abnehmend):
- Zu den stärksten Präparaten zählen *Clobegalen, Dermovate, Dermoxin, Emovate, Karison.*
- Starke Mittel sind z. B. *Betagalen, Betnesol V, Betnovate, Jellin, Soderm, Synalar N.*
- Mittelstarke Mittel sind z. B. *Betnesol* oder *Betnovate* in schwächerer Dosierung.
- Schwach wirkende Mittel sind alle Hydrokortisonpräparate (z. B. *Alfason, Ebenol, Fenistil Hydrocortison*).

Zubereitungen mit 0,25 Prozent Hydrokortison sind in Deutschland seit 1996 rezeptfrei erhältlich.
Die Wirkstärke der meisten Kortisonpräparate hängt allerdings von der Zubereitung ab. Es ist deshalb möglich, ein starkes Präparat wie *Betnesol* so weit zu verdünnen, dass es nur noch eine schwache Wirkung hat.
Hydrokortisone können allerdings nicht zu stark wirksamen Mitteln aufbereitet werden, und Mittel wie etwa *Dermoxin* zählen auch in verdünnter Form immer zu den stärksten kortisonähnlichen Wirkstoffen (Glukokortikoiden).

Grundsätzlich gilt:

Es ist immer nur die schwächste Zubereitung anzuwenden, die wirkt. Das stärkere Präparat ist erst dann zu verordnen, wenn mit allen anderen nicht der gewünschte Erfolg erzielt werden kann. Nach möglichst kurzer Zeit (48 Stunden) sollte aber immer wieder auf schwächere Medikamente umgestiegen werden.
Da kortisonähnliche Wirkstoffe sehr schnell wirken, ist wöchentlich zu kontrollieren, ob ihre weitere Anwendung noch erforderlich ist.

Nebenwirkungen von Kortison auf der Haut

Es besteht das Risiko, dass eine »Steroidabhängigkeit« der Haut entsteht – sobald das Präparat abgesetzt wird, kommt es dann wieder zu Entzündungen. Darum darf eine längerfristige Behandlung auch nicht plötzlich beendet werden. Man muss sie »ausschleichen« lassen.
All diese Vorsichtsmaßnahmen und Anwendungseinschränkungen sind unbedingt zu beachten, da auch bei kortisonähnlichen Wirkstoffen, die auf die Haut aufgetragen werden, zahlreiche Nebenwirkungen beobachtet worden sind. Es kann zu einer nicht mehr heilbaren »Hautalterung« (Atrophie) kommen – am empfindlichsten ist das Gesicht, dann der Hals und der Handrücken. Auch Jugendliche können schon so eine »Greisenhaut« bekommen. Ebenfalls *häufig* sind Hautstreifen (Striae), Infektionsverschlimmerungen und andere bleibende Hautschäden (Teleangiektasien). Weitere Nebenwirkungen können sein: so genannte Steroid-Akne – fleckförmige bis flächenhafte Hautblutungen und Hautgeschwüre jeweils dort, wo der kortisonähnliche Wirkstoff aufgetragen wurde.

Kortisonähnliche Wirkstoffe können also bei nicht sachgerechter Verwendung das zur Folge haben, wogegen sie eingesetzt werden:

Hauterkrankungen

Wenn kortisonähnliche Wirkstoffe auf große Hautflächen aufgetragen werden, kann es zusätzlich zu Nebenwirkungen kommen, die sonst nur auftreten, wenn diese stark wirksamen Entzündungshemmer in Tabletten-, Zäpfchen- oder Spritzenform verwendet werden. Siehe dazu Kapitel 7: Entzündungen und Immunreaktionen.
Vorsicht: In letzter Zeit gibt es Berichte in Fachzeitschriften, dass es bei Verwendung von Kortisonen auf der Haut zu Überempfindlichkeitsreaktionen (Kontaktallergien) kommen kann. An diese Möglichkeit sollte man vor allem dann denken, wenn eine Hautkrankheit trotz Verwendung von Kortison nicht heilt oder sich sogar verschlechtert. Auch die Hilfsstoffe in Kortison-Salben und -Cremen (Farbstoffe, Konservierungsmittel) können Kontaktallergien verursachen.

Salben, Cremes, Lotionen?

Salben mit kortisonähnlichen Wirkstoffen sind bei trockenen, schuppigen Erkrankungen geeigneter als Cremes. Sie bleiben länger auf der Haut, wirken aber optisch schlechter.

Bei nässenden Zuständen sind Cremes und Lotionen vorzuziehen.

Kortisonähnliche Wirkstoffe – in Kombination mit Antibiotika oder Pilzmitteln

Es sei zweifelhaft, ob die Kombination von kortisonähnlichen Wirkstoffen mit anderen Substanzen (z. B. Antibiotika oder Pilzmitteln) vorteilhaft sei, meint die englische Ärztevereinigung. Die Arzneimittelkommission der Deutschen Ärzteschaft empfiehlt statt der Verwendung von Kombinationspräparaten eine gezielte Behandlung z. B. mit Antiseptika oder Pilzmitteln. Und die Fachzeitschrift »arznei-telegramm« warnt davor, dass die Beimischung von Kortison zu Pilzmitteln die lokale Abwehrreaktion der Haut hemmen kann. Als »bedenklich« wird vor allem die Kombination von Kortison mit allergisierenden Antibiotika wie Neomycin (z. B. *Jellin-Neomycin, Jellin Polyvalent, Synalar N, Volon A Salbe antibiotikahaltig*) oder Gentamicin (z. B. *Diprogenta, Sulmycin mit Celestan-V*) eingestuft.

Antihistaminika auf der Haut

Antihistaminika zum Auftragen auf die Haut (z. B. *Azaron, Dermodrin, Fenistil, Histaxin, Pragman, Soventol, Systral, Tavegil*) sollten nicht verwendet werden, weil sie Überempfindlichkeitsreaktionen verursachen können und außerdem – wenn überhaupt – nur eine sehr geringe Wirksamkeit aufweisen.

Teer- und Schieferölpräparate

Seitdem in der Medizin kortisonähnliche Wirkstoffe (Glukokortikoide) zur Verfügung stehen, werden Teerpräparate nicht mehr so häufig eingesetzt. Bei stärkeren Ekzemen sind sie jedoch nach wie vor allen anderen Wirkstoffen vorzuziehen (Empfehlung der Arzneimittelkommission der Deutschen Ärzteschaft). Teer- und Schieferölpräparate lindern den Juckreiz und werden auch bei der Behandlung der Schuppenflechte (Psoriasis) mit UV-Strahlen zur Vorbehandlung der Haut verwendet.

Zweckmäßig sind Schieferölpräparate (z. B. *Ichtho Bad, Ichtholan, Leukichtan, Thiosept*). Von Holzkohlenteeren ist wegen zu geringer Wirkung und gelegentlich auftretenden allergischen Hauterscheinungen abzuraten.

Nebenwirkungen: Teere und Schieferöle haben einen ausgeprägten Geruch. Sie können in seltenen Fällen Hautallergien hervorrufen, die Heilung von Wunden verzögern und bei Lichteinwirkung Hautreizungen (Photosensibilität) verursachen. Ein mögliches Krebsrisiko bei Teerpräparaten ist in der Fachliteratur umstritten.

8.1. Mittel gegen entzündliche und allergische Hauterkrankungen

Präparat	Wichtigste Nebenwirkungen	Empfehlung
Advantan (D/Ö) Creme, Salbe, Fettsalbe, Emulsion, Lösung Methylprednisolon *Rezeptpflichtig*	Verminderte Infektionsabwehr, verzögerte Wundheilung, Hautreizungen. Bei länger dauernder Anwendung mäßiges Risiko für bleibende Hautschäden	**Therapeutisch zweckmäßig** Mittelstark wirksamer, kortisonähnlicher Wirkstoff.
Alfason (D) Creme, mini Creme, Crelo, Salbe, Cresa Hydrocortison *Rezeptpflichtig*	Verminderte Infektionsabwehr, verzögerte Wundheilung, Hautreizungen. Bei länger dauernder Anwendung relativ geringes Risiko für bleibende Hautschäden	**Therapeutisch zweckmäßig** Schwach wirksamer, kortisonähnlicher Wirkstoff.
Amciderm (D) Lotion, Creme, Salbe, Fettsalbe Amcinonid *Rezeptpflichtig*	Verminderte Infektionsabwehr, verzögerte Wundheilung. Bei länger dauernder Anwendung: bleibende Hautschäden (z. B. Hautverdünnung, Ausweitung von Blutgefäßen); bei Kindern: Hormonstörungen	**Therapeutisch zweckmäßig nur** zur kurzfristigen Anwendung (weniger als drei Wochen). Bei längerem Gebrauch sind Nutzen und Risiken besonders abzuwägen. Kortisonähnlicher Wirkstoff.
Anaesthesin (D) Salbe, Creme Benzocain	Allergische Erscheinungen (z. B. Juckreiz, Rötung, Bläschen an Haut und Schleimhaut)	**Abzuraten** bei den vom Hersteller angegebenen Anwendungsbereichen (z. B. Ischialgie, Lumbago). **Zweckmäßig nur in** begründeten Ausnahmefällen als örtliches Betäubungsmittel an Haut und Schleimhäuten (z. B. bei sehr schmerzhaften Herpes-Infektionen).
Anaesthesin N (D) Puder Benzocain	Allergische Erscheinungen (z. B. Juckreiz, Rötung, Bläschen an Haut und Schleimhaut)	**Therapeutisch zweckmäßig in** begründeten Ausnahmefällen als örtliches Betäubungsmittel an der Haut (z. B. bei sehr schmerzhaften Herpes-Infektionen).
Anaesthesulf-Lotio (D) Lotion Polidocanol, Zinkoxid, Hilfsstoffe: unter anderem Talkum, Titandioxid	Allergische Erscheinungen (z. B. Juckreiz, Rötung, Bläschen an der Haut)	**Therapeutisch zweckmäßig,** z. B. bei stark juckenden Windpocken. Kombination von schwach lokalanästhetisch wirkendem Emulgator (Polidocanol) mit verschiedenen adsorbierend wirkenden Stoffen.

Präparat	Wichtigste Nebenwirkungen	Empfehlung
Azaron (D) Stift Tripelennamin	Selten allergische Hauterscheinungen (z. B. Hautjucken, Hautrötung, Bläschen)	**Abzuraten** Wirksamkeit des Inhaltsstoffs (Antihistaminikum) bei Anwendung auf der Haut zweifelhaft.
Baycuten (D) Creme Clotrimazol, Dexamethason *Rezeptpflichtig*	Verminderte Infektionsabwehr, verzögerte Wundheilung. Bei länger dauernder Anwendung: bleibende Hautschäden (z. B. Hautverdünnung, Ausweitung von Blutgefäßen); bei Kindern: Hormonstörungen	**Nur zweckmäßig in** begründeten Ausnahmefällen, z. B. bei ekzematösen Hautentzündungen, wenn sie durch Clotrimazol-empfindliche Pilze infiziert sind. Kombination eines kortisonähnlichen Wirkstoffs (Dexamethason) mit Pilzmittel (Clotrimazol).
Betadermic (D) Salbe Betamethason, Salicylsäure *Rezeptpflichtig*	Verminderte Infektionsabwehr, verzögerte Wundheilung. Bei länger dauernder Anwendung: bleibende Hautschäden (z. B. Hautverdünnung, Ausweitung von Blutgefäßen); bei Kindern: Hormonstörungen	**Nur zweckmäßig in** begründeten Ausnahmefällen, z. B. bei stark schuppenden Hauterkrankungen. Kombination eines kortisonähnlichen Wirkstoffs (Betamethason) mit einem hautaufweichenden Mittel (Salicylsäure).
Betagalen (D) Creme, Lotion, Salbe, Lösung Betamethason *Rezeptpflichtig*	Verminderte Infektionsabwehr, verzögerte Wundheilung. Bei länger dauernder Anwendung: bleibende Hautschäden (z. B. Hautverdünnung, Ausweitung von Blutgefäßen); bei Kindern: Hormonstörungen	**Therapeutisch zweckmäßig nur** zur kurzfristigen Anwendung (weniger als drei Wochen). Kortisonähnlicher Wirkstoff. Bei längerem Gebrauch sind Nutzen und Risiken besonders abzuwägen.
Betnesol-V (D) Creme, Lotion, Salbe, mite Creme, mite Salbe Betamethason *Rezeptpflichtig*	Verminderte Infektionsabwehr, verzögerte Wundheilung. Bei länger dauernder Anwendung: bleibende Hautschäden (z. B. Hautverdünnung, Ausweitung von Blutgefäßen); bei Kindern: Hormonstörungen	**Therapeutisch zweckmäßig nur** zur kurzfristigen Anwendung (weniger als drei Wochen). Kortisonähnlicher Wirkstoff. Bei längerem Gebrauch sind Nutzen und Risiken besonders abzuwägen.
Betnovate (Ö) Creme, Salbe, Lotion, Betamethason *Rezeptpflichtig*	Verminderte Infektionsabwehr, verzögerte Wundheilung. Bei länger dauernder Anwendung: bleibende Hautschäden (z. B. Hautverdünnung, Ausweitung von Blutgefäßen); bei Kindern: Hormonstörungen	**Therapeutisch zweckmäßig nur** zur kurzfristigen Anwendung (weniger als drei Wochen). Kortisonähnlicher Wirkstoff. Bei längerem Gebrauch sind Nutzen und Risiken besonders abzuwägen.

Präparat	Wichtigste Nebenwirkungen	Empfehlung
Betnovate C (Ö) Creme, Salbe Betamethason, Clioquinol *Rezeptpflichtig*	Verminderte Infektionsabwehr, verzögerte Wundheilung. Bei länger dauernder Anwendung: bleibende Hautschäden (z. B. Hautverdünnung, Ausweitung von Blutgefäßen); bei Kindern: Hormonstörungen	**Nur zweckmäßig in** begründeten Ausnahmefällen, z. B. bei ekzematösen Hautentzündungen, wenn sie durch Clioquinol-empfindliche Erreger infiziert sind. Kombination von kortisonähnlichem Wirkstoff (Betamethason) mit Pilzmitteln.
Betnovate N (Ö) Creme, Salbe Betamethason, Neomycin *Rezeptpflichtig*	Verminderte Infektionsabwehr, verzögerte Wundheilung. Bei länger dauernder Anwendung: bleibende Hautschäden (z. B. Hautverdünnung, Ausweitung von Blutgefäßen); bei Kindern: Hormonstörungen. Allergisierung gegen Neomycin	**Abzuraten** Wenig sinnvolle Kombination von einem kortisonähnlichen Wirkstoff (Betamethason) mit einem Antibiotikum (Neomycin). Die Anwendung von Neomycin auf der Haut ist nicht vertretbar.
Bufexamac-ratiopharm (D) Creme, F-Salbe Bufexamac	Allergische Erscheinungen (z. B. Juckreiz, Rötung, Bläschen an der Haut)	**Möglicherweise zweckmäßig bei** leichten entzündlichen Hauterkrankungen.
Clobegalen Salbe (D) Salbe Clobetasol *Rezeptpflichtig*	Verminderte Infektionsabwehr, verzögerte Wundheilung. Bei länger dauernder Anwendung: bleibende Hautschäden (z. B. Hautverdünnung, Ausweitung von Blutgefäßen); bei Kindern: Hormonstörungen	**Therapeutisch zweckmäßig nur,** wenn andere Glukokortikoide versagen. Kortisonähnlicher Wirkstoff. Stark wirkendes Medikament.
Decoderm tri (D) Creme Flupredniden, Miconazol *Rezeptpflichtig*	Verminderte Infektionsabwehr, verzögerte Wundheilung. Bei länger dauernder Anwendung: bleibende Hautschäden (z. B. Hautverdünnung, Ausweitung von Blutgefäßen); bei Kindern: Hormonstörungen	**Nur zweckmäßig in** begründeten Ausnahmefällen, z. B. bei ekzematösen Hautentzündungen, wenn sie durch Miconazol-empfindliche Pilze infiziert sind. Kombination eines kortisonähnlichen Wirkstoffs (Flupredniden) mit Pilzmittel (Miconazol).
Decoderm trivalent (Ö) Creme Flupredniden, Gentamicin, Cloxiquin *Rezeptpflichtig*	Verminderte Infektionsabwehr, verzögerte Wundheilung. Bei länger dauernder Anwendung: bleibende Hautschäden (z. B. Hautverdünnung, Ausweitung von Blutgefäßen); bei Kindern: Hormonstörungen	**Abzuraten** Wenig sinnvolle Kombination von kortisonähnlichem Wirkstoff (Flupredniden), Antibiotikum (Gentamicin) und Pilzmittel (Cloxiquin).

Präparat	Wichtigste Nebenwirkungen	Empfehlung
Delagil (D) Creme, Pulver Synthetischer Gerbstoff	Reizerscheinungen möglich	**Wenig zweckmäßig bei** den vom Hersteller angegebenen Anwendungsgebieten (z. B. entzündliche und juckende Hauterkrankungen). Enthält einen Stoff mit adstringierender Wirkung (Gerbstoff).
Dermatop (D) Salbe, Creme, Fettsalbe, Lösung Prednicarbat *Rezeptpflichtig*	Verminderte Infektionsabwehr, verzögerte Wundheilung. Bei länger dauernder Anwendung: relativ geringes Risiko für bleibende Hautschäden (z. B. Hautverdünnung, Ausweitung von Blutgefäßen)	**Therapeutisch zweckmäßig nur** zur kurzfristigen Anwendung (weniger als drei Wochen). Kortisonähnlicher Wirkstoff. Bei längerem Gebrauch sind Nutzen und Risiken besonders abzuwägen.
Dermodrin (Ö) Puder, Salbe Diphenhydramin	Selten allergische Hauterscheinungen (z. B. Hautjucken, Hautrötung, Bläschen). Bei Anwendung auf größeren entzündeten Hautflächen: Müdigkeit; bei Kindern auch Verwirrtheitszustände möglich	**Abzuraten** Wirksamkeit des Inhaltsstoffs (Antihistaminikum) bei Anwendung auf der Haut zweifelhaft.
Dermovate (Ö) Creme, Salbe Clobetasol *Rezeptpflichtig*	Verminderte Infektionsabwehr, verzögerte Wundheilung. Bei länger dauernder Anwendung: bleibende Hautschäden (z. B. Hautverdünnung, Ausweitung von Blutgefäßen); bei Kindern: Hormonstörungen	**Therapeutisch zweckmäßig nur,** wenn andere Glukokortikoide versagen. Kortisonähnlicher Wirkstoff. Stark wirkendes Medikament.
Dermoxin (D) Creme, Salbe Clobetasol *Rezeptpflichtig*	Verminderte Infektionsabwehr, verzögerte Wundheilung. Bei länger dauernder Anwendung: bleibende Hautschäden (z. B. Hautverdünnung, Ausweitung von Blutgefäßen); bei Kindern: Hormonstörungen	**Therapeutisch zweckmäßig nur,** wenn andere Glukokortikoide versagen. Kortisonähnlicher Wirkstoff. Stark wirkendes Medikament.
Dermoxinale (D) Lösung Clobetasol *Rezeptpflichtig*	Verminderte Infektionsabwehr, verzögerte Wundheilung. Bei länger dauernder Anwendung: bleibende Hautschäden (z. B. Hautverdünnung, Ausweitung von Blutgefäßen); bei Kindern: Hormonstörungen	**Therapeutisch zweckmäßig nur,** wenn andere Glukokortikoide versagen. Kortisonähnlicher Wirkstoff. Sehr stark wirkendes Medikament.

Präparat	Wichtigste Nebenwirkungen	Empfehlung
Diproderm (Ö) Creme, Lösung, Salbe Betamethason *Rezeptpflichtig*	Verminderte Infektionsabwehr, verzögerte Wundheilung. Bei länger dauernder Anwendung: bleibende Hautschäden (z. B. Hautverdünnung, Ausweitung von Blutgefäßen); bei Kindern: Hormonstörungen	**Therapeutisch zweckmäßig nur** zur kurzfristigen Anwendung (weniger als drei Wochen). Kortisonähnlicher Wirkstoff. Bei längerem Gebrauch sind Nutzen und Risiken besonders abzuwägen.
Diprogenta (D/Ö) Creme, Salbe Betamethason, Gentamicin *Rezeptpflichtig*	Verminderte Infektionsabwehr, verzögerte Wundheilung. Bei länger dauernder Anwendung bleibende Hautschäden (z. B. Hautverdünnung, Ausweitung von Blutgefäßen); Allergisierung gegen das Antibiotikum Gentamicin möglich. Bei Kindern: Hormonstörungen	**Abzuraten** Vertretbar nur in begründeten Ausnahmefällen, z. B. bei ekzematösen Hautentzündungen, wenn sie durch Gentamicin-empfindliche Erreger infiziert sind und andere antibakterielle Mittel nicht angewendet werden können. Kombination eines kortisonähnlichen Wirkstoffs (Betamethason) mit Antibiotikum (Gentamicin).
Duradermal (D) Creme, Fett-Salbe, Salbe, Lotion Bufexamac	Allergische Erscheinungen (z. B. Juckreiz, Rötung, Bläschen an der Haut)	**Möglicherweise zweckmäßig** bei leichten entzündlichen Hauterkrankungen.
Ebenol (D) Salbe Hydrocortison	Verminderte Infektionsabwehr, verzögerte Wundheilung, Hautreizungen. Bei länger dauernder Anwendung relativ geringes Risiko für bleibende Hautschäden	**Therapeutisch zweckmäßig** Schwach wirksamer, kortisonähnlicher Wirkstoff.
Ecural (D) Fettcreme, Salbe Mometason *Rezeptpflichtig*	Verminderte Infektionsabwehr, verzögerte Wundheilung. Bei länger dauernder Anwendung: bleibende Hautschäden (z. B. Hautverdünnung, Ausweitung von Blutgefäßen); bei Kindern: Hormonstörungen	**Therapeutisch zweckmäßig nur** zur kurzfristigen Anwendung (weniger als drei Wochen). Kortisonähnlicher Wirkstoff. Bei längerem Gebrauch sind Nutzen und Risiken besonders abzuwägen.
Elocon (Ö) Creme, Salbe Mometason *Rezeptpflichtig*	Verminderte Infektionsabwehr, verzögerte Wundheilung. Bei länger dauernder Anwendung: bleibende Hautschäden (z. B. Hautverdünnung, Ausweitung von Blutgefäßen); bei Kindern: Hormonstörungen	**Therapeutisch zweckmäßig nur** zur kurzfristigen Anwendung (weniger als drei Wochen). Kortisonähnlicher Wirkstoff. Bei längerem Gebrauch sind Nutzen und Risiken besonders abzuwägen.

Präparat	Wichtigste Nebenwirkungen	Empfehlung
Emovate (D/Ö) Creme, Salbe Clobetason *Rezeptpflichtig*	Verminderte Infektionsabwehr, verzögerte Wundheilung. Bei länger dauernder Anwendung: bleibende Hautschäden (z. B. Hautverdünnung, Ausweitung von Blutgefäßen); bei Kindern: Hormonstörungen	**Therapeutisch zweckmäßig nur** zur kurzfristigen Anwendung (weniger als drei Wochen). Kortisonähnlicher Wirkstoff. Stark wirkendes Medikament. Bei längerem Gebrauch sind Nutzen und Risiken besonders abzuwägen.
Epipevisone (D) Creme Econazol, Triamcinolon *Rezeptpflichtig*	Verminderte Infektionsabwehr, verzögerte Wundheilung. Bei länger dauernder Anwendung: bleibende Hautschäden (z. B. Hautverdünnung, Ausweitung von Blutgefäßen); bei Kindern: Hormonstörungen	**Nur zweckmäßig in** begründeten Ausnahmefällen, z. B. ekzematösen Hautentzündungen, wenn sie durch Econazol-empfindliche Pilze infiziert sind. Kombination von kortisonähnlichem Wirkstoff (Triamcinolon) mit Pilzmittel.
Fenistil (D/Ö) Gel Dimetinden	Selten allergische Hauterscheinungen (z. B. Hautjucken, Hautrötung, Bläschen). Bei Anwendung auf größeren entzündeten Hautflächen: Müdigkeit; bei Kindern auch Verwirrtheitszustände möglich	**Abzuraten** Wirksamkeit des Inhaltsstoffs (Antihistaminikum) bei Anwendung auf der Haut zweifelhaft. Gel kühlt.
Fenistil Hydrocortison (D) Salbe Hydrocortison	Verminderte Infektionsabwehr, verzögerte Wundheilung, Hautreizungen. Bei länger dauernder Anwendung relativ geringes Risiko für bleibende Hautschäden	**Therapeutisch zweckmäßig** Schwach wirksamer, kortisonähnlicher Wirkstoff.
Fucicort Creme (D) Creme Betamethason, Fusidinsäure *Rezeptpflichtig*	Verminderte Infektionsabwehr, verzögerte Wundheilung, Hautreizungen. Bei länger dauernder Anwendung relativ geringes Risiko für bleibende Hautschäden	**Nur zweckmäßig in** begründeten Ausnahmefällen, z. B. ekzematösen Hautentzündungen, wenn sie durch Fusidinsäure-empfindliche Keime infiziert sind. Kombination von kortisonähnlichem Wirkstoff (Betamethason) mit Antibiotikum.
Fucidine plus (D) Salbe Hydrocortison, Fusidinsäure *Rezeptpflichtig*	Verminderte Infektionsabwehr, verzögerte Wundheilung, Hautreizungen. Bei länger dauernder Anwendung relativ geringes Risiko für bleibende Hautschäden	**Nur zweckmäßig in** begründeten Ausnahmefällen, z. B. ekzematösen Hautentzündungen, wenn sie durch Fusidinsäure-empfindliche Keime infiziert sind. Kombination von kortisonähnlichem Wirkstoff (Hydrocortison) mit Antibiotikum.

Präparat	Wichtigste Nebenwirkungen	Empfehlung
Fumaderm (D) Tabl. Verschiedene Fumarate *Rezeptpflichtig*	Magen-Darm-Beschwerden, Leber-, Nieren- und Blutschäden, Kopfschmerzen, Müdigkeit	**Möglicherweise zweckmäßig nur zur** Behandlung von bestimmten schweren Formen der Psoriasis (Schuppenflechte), wenn andere Behandlungen versagen. Noch relativ wenig erprobt.
Halicar (D) Creme, Salbe Homöopathische Zubereitung (Cardiospermum Urtinktur)	Allergische Reaktionen	**Homöopathisches Mittel** Therapeutische Wirksamkeit bei Entzündungen der Haut zweifelhaft. Das Einreiben körperfremder Substanzen auf geschädigte Haut ist wegen möglicher Allergisierung zu unterlassen.
Histaxin (Ö) Creme Diphenhydramin	Selten allergische Hauterscheinungen (z. B. Hautjucken, Hautrötung, Bläschen). Bei Anwendung auf größeren entzündeten Hautflächen: Müdigkeit; bei Kindern auch Verwirrtheitszustände möglich	**Abzuraten** Wirksamkeit des Inhaltsstoffs (Antihistaminikum) bei Anwendung auf der Haut zweifelhaft. Gel kühlt.
Hydrocortison Wolff (D) Creme, Lotion Hydrocortison *Rezeptpflichtig*	Verminderte Infektionsabwehr, verzögerte Wundheilung. Auch bei länger dauernder Anwendung relativ geringes Risiko für bleibende Hautschäden	**Therapeutisch zweckmäßig** Schwach wirksamer, kortisonähnlicher Wirkstoff.
Hydroderm »Aesca« (Ö) Creme, Lösung, Salbe Hydrocortison *Rezeptpflichtig*	Verminderte Infektionsabwehr, verzögerte Wundheilung. Auch bei länger dauernder Anwendung relativ geringes Risiko für bleibende Hautschäden	**Therapeutisch zweckmäßig** Schwach wirksamer, kortisonähnlicher Wirkstoff.
Hydrodexan (D/Ö) Creme, Salbe Hydrocortison, Harnstoff *Rezeptpflichtig*	Verminderte Infektionsabwehr, verzögerte Wundheilung, Hautreizungen. Bei länger dauernder Anwendung relativ geringes Risiko für bleibende Hautschäden	**Nur zweckmäßig in** begründeten Ausnahmefällen. Kombination eines kortisonähnlichen Wirkstoffs (Hydrocortison) mit einem hautaufweichenden Mittel (Harnstoff).
Hydrogalen (D) Creme, Salbe, Lösung, Lotion Hydrocortison *Rezeptpflichtig*	Verminderte Infektionsabwehr, verzögerte Wundheilung. Auch bei länger dauernder Anwendung relativ geringes Risiko für bleibende Hautschäden	**Therapeutisch zweckmäßig** Schwach wirksamer, kortisonähnlicher Wirkstoff.

Präparat	Wichtigste Nebenwirkungen	Empfehlung
Ichtholan (D/Ö) Salbe Ichthyol (Schieferöl)	Selten allergische Hauterscheinungen (z. B. Juckreiz, Hautrötung, Bläschen). Hautreizungen, insbesondere bei den höher konzentrierten Zubereitungen	**Nur zweckmäßig als** mildes Desinfektions- und Hautreizmittel.
Ingelan (D/Ö) Puder Isoprenalin, Salicylsäure	Hautreizungen	**Abzuraten** bei den vom Hersteller angegebenen Anwendungsgebieten (z. B. Juckreiz). Wenig sinnvolle Kombination von hautaufweichendem Mittel (Salicylsäure) und Sympathomimetikum (Isoprenalin). Wirksamkeit bei entzündlichen Hauterkrankungen zweifelhaft.
Ingelan (D/Ö) Gel Isoprenalin	Keine wesentlichen zu erwarten	**Wenig zweckmäßig** bei den vom Hersteller angegebenen Anwendungsgebieten (z. B. Juckreiz). Zweifelhafte therapeutische Wirksamkeit von Isoprenalin auf der Haut.
Inotyol (Ö) Salbe, Puder Ichthyol (Schieferöl), Hamamelisextrakt, Zinkoxyd, Salbe zusätzlich: Titanoxyd	Selten allergische Hauterscheinungen (z. B. Juckreiz, Hautrötung, Bläschen)	**Wenig zweckmäßig** Wenig sinnvolle Kombination eines milden Desinfektions- und Hautreizmittels (Ichthyol) mit adstringierendem Mittel (Hamamelis) und Metalloxiden.
Jellin (D) Creme, Salbe, Gel, Lotion Fluocinolon *Rezeptpflichtig*	Verminderte Infektionsabwehr, verzögerte Wundheilung. Bei länger dauernder Anwendung: bleibende Hautschäden (z. B. Hautverdünnung, Ausweitung von Blutgefäßen); bei Kindern: Hormonstörungen	**Therapeutisch zweckmäßig nur** zur kurzfristigen Anwendung (weniger als drei Wochen). Kortisonähnlicher Wirkstoff. Bei längerem Gebrauch sind Nutzen und Risiken besonders abzuwägen.
Jellin-Neomycin (D) Creme, Salbe Fluocinolon, Neomycin *Rezeptpflichtig*	Verminderte Infektionsabwehr, verzögerte Wundheilung. Bei länger dauernder Anwendung: bleibende Hautschäden (z. B. Hautverdünnung, Ausweitung von Blutgefäßen); bei Kindern: Hormonstörungen. Allergisierung gegen Neomycin	**Abzuraten** Wenig sinnvolle Kombination eines kortisonähnlichen Wirkstoffs (Fluocinolon) mit einem Antibiotikum (Neomycin). Die Anwendung von Neomycin auf der Haut ist nicht vertretbar.

Präparat	Wichtigste Nebenwirkungen	Empfehlung
Jellin Polyvalent (D) Salbe Fluocinolon, Nystatin, Neomycin *Rezeptpflichtig*	Verminderte Infektionsabwehr, verzögerte Wundheilung. Bei länger dauernder Anwendung: bleibende Hautschäden (z. B. Hautverdünnung, Ausweitung von Blutgefäßen); bei Kindern: Hormonstörungen. Allergisierung gegen Neomycin	**Abzuraten** Wenig sinnvolle Kombination eines kortisonähnlichen Wirkstoffs (Fluocinolon) mit einem Antibiotikum (Neomycin) und Pilzmittel (Nystatin). Die Anwendung von Neomycin auf der Haut ist nicht vertretbar.
Kaban (D) Creme, Salbe Clocortolon *Rezeptpflichtig*	Verminderte Infektionsabwehr, verzögerte Wundheilung. Bei länger dauernder Anwendung: bleibende Hautschäden (z. B. Hautverdünnung, Ausweitung von Blutgefäßen); bei Kindern: Hormonstörungen	**Therapeutisch zweckmäßig nur** zur kurzfristigen Anwendung (weniger als drei Wochen). Kortisonähnlicher Wirkstoff. Bei längerem Gebrauch sind Nutzen und Risiken besonders abzuwägen.
Kabanimat (D) Creme, Salbe Clocortolon *Rezeptpflichtig*	Verminderte Infektionsabwehr, verzögerte Wundheilung. Bei länger dauernder Anwendung: bleibende Hautschäden (z. B. Hautverdünnung, Ausweitung von Blutgefäßen); bei Kindern: Hormonstörungen	**Therapeutisch zweckmäßig nur zur** kurzfristigen Anwendung (weniger als drei Wochen). Kortisonähnlicher Wirkstoff. Bei längerem Gebrauch sind Nutzen und Risiken besonders abzuwägen.
Kamillosan (D/Ö) Salbe, Creme, Lösung, Wund- und Heilbad, nur Ö: Tropfen Kamillenextrakt	Keine wesentlichen zu erwarten	**Naturheilmittel** Vertretbar bei leichten Entzündungen der Haut und Schleimhaut.
Karison (D) Creme, Salbe, Fettsalbe Clobetasol *Rezeptpflichtig*	Verminderte Infektionsabwehr, verzögerte Wundheilung. Bei länger dauernder Anwendung: bleibende Hautschäden (z. B. Hautverdünnung, Ausweitung von Blutgefäßen); bei Kindern: Hormonstörungen	**Therapeutisch zweckmäßig nur,** wenn andere Glukokortikoide versagen. Kortisonähnlicher Wirkstoff. Stark wirkendes Medikament.
Kortikoid-ratiopharm (D) Creme, F-Salbe Triamcinolon *Rezeptpflichtig*	Verminderte Infektionsabwehr, verzögerte Wundheilung. Bei länger dauernder Anwendung: bleibende Hautschäden (z. B. Hautverdünnung, Ausweitung von Blutgefäßen); bei Kindern: Hormonstörungen	**Therapeutisch zweckmäßig nur zur** kurzfristigen Anwendung (weniger als drei Wochen). Kortisonähnlicher Wirkstoff. Bei längerem Gebrauch sind Nutzen und Risiken besonders abzuwägen.

Präparat	Wichtigste Nebenwirkungen	Empfehlung
Kühlprednon (Ö) Salbe Prednisolon, Sorbinsäure *Rezeptpflichtig*	Verminderte Infektionsabwehr, verzögerte Wundheilung. Bei länger dauernder Anwendung: bleibende Hautschäden (z. B. Hautverdünnung, Ausweitung von Blutgefäßen); bei Kindern: Hormonstörungen	**Wenig zweckmäßig** Wenig sinnvolle Kombination eines kortisonähnlichen Wirkstoffs (Prednisolon) mit schwachem Desinfektionsmittel (Sorbinsäure). Die therapeutische Wirksamkeit von Sorbinsäure ist zweifelhaft.
Leioderm P (D) Creme Prednisolon, Chinolinolsulfat (Chinosol) *Rezeptpflichtig*	Verminderte Infektionsabwehr, verzögerte Wundheilung. Bei länger dauernder Anwendung: bleibende Hautschäden (z. B. Hautverdünnung, Ausweitung von Blutgefäßen); bei Kindern: Hormonstörungen	**Nur zweckmäßig in** begründeten Ausnahmefällen, z. B. bei ekzematösen Hautentzündungen, wenn sie durch Chinosol-empfindliche Erreger infiziert sind. Kombination eines kortisonähnlichen Wirkstoffs (Prednisolon) mit antibiotisch wirkendem Mittel (Chinosol).
Leukichtan (Ö) Salbe Ichthyol (Schieferöl), Lebertran	Selten allergische Hauterscheinungen (z. B. Juckreiz, Hautrötung, Bläschen)	**Abzuraten** bei den vom Hersteller angegebenen Anwendungsgebieten (z. B. Frost-, Brandschäden, Wunden, Geschwüre). Nur vertretbar als mildes Desinfektions- und Hautreizmittel.
Linola-H-N (D) Creme, Fettcreme Prednisolon *Rezeptpflichtig*	Verminderte Infektionsabwehr, verzögerte Wundheilung. Bei länger dauernder Anwendung: bleibende Hautschäden (z. B. Hautverdünnung, Ausweitung von Blutgefäßen); bei Kindern: Hormonstörungen	**Therapeutisch zweckmäßig nur zur** kurzfristigen Anwendung (weniger als drei Wochen). Kortisonähnlicher Wirkstoff. Bei längerem Gebrauch sind Nutzen und Risiken besonders abzuwägen.
Lotricomb (D) Salbe, Creme Betamethason, Clotrimazol *Rezeptpflichtig*	Verminderte Infektionsabwehr, verzögerte Wundheilung. Bei länger dauernder Anwendung: bleibende Hautschäden (z. B. Hautverdünnung, Ausweitung von Blutgefäßen); bei Kindern: Hormonstörungen	**Nur zweckmäßig in** begründeten Ausnahmefällen, z. B. bei ekzematösen Hautentzündungen, wenn sie durch Clotrimazol-empfindliche Pilze infiziert sind. Kombination eines kortisonähnlichen Wirkstoffs (Betamethason) mit Pilzmittel (Clotrimazol).
Malipuran (D) Creme Bufexamac	Allergische Erscheinungen (z. B. Juckreiz, Rötung, Bläschen an der Haut)	**Möglicherweise zweckmäßig bei** leichten entzündlichen Hauterkrankungen.

Präparat	Wichtigste Nebenwirkungen	Empfehlung
Nystalocal (D) Salbe Dexamethason, Nystatin, Chlorhexidin *Rezeptpflichtig*	Verminderte Infektionsabwehr, verzögerte Wundheilung. Bei länger dauernder Anwendung: bleibende Hautschäden (z. B. Hautverdünnung, Ausweitung von Blutgefäßen); bei Kindern: Hormonstörungen	**Nur zweckmäßig in** begründeten Ausnahmefällen, z. B. bei ekzematösen Hautentzündungen, wenn sie durch Nystatin-empfindliche Keime (z. B. Soor) infiziert sind. Kombination eines kortisonähnlichen Wirkstoffs (Dexamethason) mit Pilzmittel (Nystatin) und Desinfektionsmittel (Chlorhexidin).
Pandel (D) Creme, Salbe, Cresa Hydrocortison *Rezeptpflichtig*	Verminderte Infektionsabwehr, verzögerte Wundheilung. Bei länger dauernder Anwendung relativ geringes Risiko für bleibende Hautschäden	**Therapeutisch zweckmäßig** Schwach wirksamer, kortisonähnlicher Wirkstoff.
Parfenac (D/Ö) Creme, Salbe, Fettsalbe, nur D: Milch Bufexamac *Rezeptpflichtig (Ö)*	Allergische Erscheinungen (z. B. Juckreiz, Rötung, Bläschen an der Haut)	**Möglicherweise zweckmäßig bei** leichten, entzündlichen Hauterkrankungen.
Pelsano Med-Salbe (Ö) Salbe Sonnenblumenöl, Dexpanthenol **Pelsano Med-Badeemulsion** (Ö) Badeemulsion Sonnenblumenöl, Acid undecylen	Keine wesentlichen zu erwarten	**Therapeutisch zweckmäßig als** Hautpflegemittel bei Ekzemen.
Pevisone (Ö) Salbe, Creme Triamcinolon, Econazol *Rezeptpflichtig*	Verminderte Infektionsabwehr, verzögerte Wundheilung. Bei länger dauernder Anwendung: bleibende Hautschäden (z. B. Hautverdünnung, Ausweitung von Blutgefäßen); bei Kindern: Hormonstörungen	**Nur zweckmäßig in** begründeten Ausnahmefällen, z. B. bei ekzematösen Hautentzündungen, wenn sie durch Triamzinolon-empfindliche Pilze infiziert sind. Kombination eines kortison-ähnlichen Wirkstoffs (Triamcinolon) mit Pilzmittel (Econazol).

Präparat	Wichtigste Nebenwirkungen	Empfehlung
Pragman (Ö) Gelee Tolpropamin	Selten allergische Hauterscheinungen (z. B. Hautjucken, Hautrötung, Bläschen). Bei Anwendung auf größeren entzündeten Hautflächen: Müdigkeit; bei Kindern auch Verwirrtheitszustände möglich	**Abzuraten** Wirksamkeit des Inhaltsstoffs (Antihistaminikum) bei Anwendung auf der Haut zweifelhaft. Gelee kühlt.
Prednisolon LAW (D) Creme, Salbe Prednisolon *Rezeptpflichtig*	Verminderte Infektionsabwehr, verzögerte Wundheilung. Bei länger dauernder Anwendung: bleibende Hautschäden (z. B. Hautverdünnung, Ausweitung von Blutgefäßen); bei Kindern: Hormonstörungen	**Therapeutisch zweckmäßig nur zur** kurzfristigen Anwendung (weniger als drei Wochen). Kortisonähnlicher Wirkstoff. Bei längerem Gebrauch sind Nutzen und Risiken besonders abzuwägen.
Psoradexan (D) Creme, Mite-, Forte-Creme Dithranol, Harnstoff *Rezeptpflichtig*	Starke Hautreizungen	**Therapeutisch zweckmäßig bei** den vom Hersteller angegebenen Anwendungsgebieten (z. B. Psoriasis = Schuppenflechte).
Psorcutan (D/Ö) Salbe, Creme, Lösung Calcipotriol *Rezeptpflichtig*	Hautreizungen. Bei Überdosierung Erhöhung des Blutcalciums	**Therapeutisch zweckmäßig zur** kurzfristigen (maximal acht Wochen) Behandlung der Psoriasis. Enthält Vitamin-D-ähnlichen Wirkstoff.
Soderm (D) Creme, Lotio, Salbe Betamethason *Rezeptpflichtig*	Verminderte Infektionsabwehr, verzögerte Wundheilung. Bei länger dauernder Anwendung: bleibende Hautschäden (z. B. Hautverdünnung, Ausweitung von Blutgefäßen); bei Kindern: Hormonstörungen	**Therapeutisch zweckmäßig nur zur** kurzfristigen Anwendung (weniger als drei Wochen). Kortisonähnlicher Wirkstoff. Bei längerem Gebrauch sind Nutzen und Risiken besonders abzuwägen.
Soventol (D/Ö) Gel Bamipin	Selten allergische Hauterscheinungen (z. B. Hautjucken, Hautrötung, Bläschen). Bei Anwendung auf größeren entzündeten Hautflächen: Müdigkeit; bei Kindern auch Verwirrtheitszustände möglich	**Abzuraten** Wirksamkeit des Inhaltsstoffs (Antihistaminikum) bei Anwendung auf der Haut zweifelhaft. Gel kühlt.

Präparat	Wichtigste Nebenwirkungen	Empfehlung
Soventol HC (D) Creme Hydrocortison *Rezeptpflichtig*	Verminderte Infektionsabwehr, verzögerte Wundheilung. Bei länger dauernder Anwendung relativ geringes Risiko für bleibende Hautschäden	**Therapeutisch zweckmäßig** Schwach wirksamer, kortisonähnlicher Wirkstoff.
Sulmycin mit Celestan-V (D) Salbe, Creme Gentamicin, Betamethasonvalerat *Rezeptpflichtig*	Verminderte Infektionsabwehr, verzögerte Wundheilung. Bei länger dauernder Anwendung: bleibende Hautschäden (z. B. Hautverdünnung, Ausweitung von Blutgefäßen); bei Kindern: Hormonstörungen; Allergisierung gegen das Antibiotikum Gentamicin möglich	**Abzuraten** Vertretbar nur in begründeten Ausnahmefällen, z. B. bei ekzematösen Hautentzündungen, wenn sie durch Gentamicin-empfindliche Erreger infiziert sind. Kombination eines kortisonähnlichen Wirkstoffs (Betamethason) mit einem Antibiotikum (Gentamicin).
Synalar (Ö) Creme, Salbe Fluocinolon *Rezeptpflichtig*	Verminderte Infektionsabwehr, verzögerte Wundheilung. Bei länger dauernder Anwendung: bleibende Hautschäden (z. B. Hautverdünnung, Ausweitung von Blutgefäßen); bei Kindern: Hormonstörungen	**Therapeutisch zweckmäßig nur zur** kurzfristigen Anwendung (weniger als drei Wochen). Kortisonähnlicher Wirkstoff. Bei längerem Gebrauch sind Nutzen und Risiken besonders abzuwägen.
Synalar N (Ö) Creme, Salbe Fluocinolon, Neomycin *Rezeptpflichtig*	Verminderte Infektionsabwehr, verzögerte Wundheilung. Bei länger dauernder Anwendung: bleibende Hautschäden (z. B. Hautverdünnung, Ausweitung von Blutgefäßen); bei Kindern: Hormonstörungen. Allergisierung gegen Neomycin	**Abzuraten** Nicht sinnvolle Kombination eines kortisonähnlichen Wirkstoffs (Fluocinolon) mit einem Antibiotikum (Neomycin), das zur Anwendung auf der Haut nicht mehr verwendet werden sollte.
Systral (D/Ö) Gel, Creme, Salbe Chlorphenoxamin	Selten allergische Hauterscheinungen (z. B. Hautjucken, Hautrötung, Bläschen). Bei Anwendung auf größeren entzündeten Hautflächen: Müdigkeit; bei Kindern auch Verwirrtheitszustände möglich	**Abzuraten** Wirksamkeit des Inhaltsstoffs (Antihistaminikum) bei Anwendung auf der Haut zweifelhaft. Gel kühlt.
Systral Hydrocort (D) Lotion Hydrocortison *Rezeptpflichtig*	Verminderte Infektionsabwehr, verzögerte Wundheilung. Bei länger dauernder Anwendung relativ geringes Risiko für bleibende Hautschäden	**Therapeutisch zweckmäßig** Schwach wirksamer, kortisonähnlicher Wirkstoff.

Präparat	Wichtigste Nebenwirkungen	Empfehlung
Tannolact (D) Creme, Pulver, Puder, Gel, Lotion, Fettcreme Synthetischer Gerbstoff	Reizerscheinungen möglich	**Wenig zweckmäßig bei** den vom Hersteller angegebenen Anwendungsgebieten (z. B. entzündliche und juckende Hauterkrankungen). Enthält einen Stoff mit adstringierender Wirkung (Gerbstoff).
Tannosynt (D/Ö) Creme, Puder, Lotion (Ö) Synthetischer Gerbstoff	Reizerscheinungen möglich	**Wenig zweckmäßig bei** den vom Hersteller angegebenen Anwendungsgebieten (z. B. entzündliche und juckende Hauterkrankungen). Enthält einen Stoff mit adstringierender Wirkung (Gerbstoff).
Tavegil (D) Gel Clemastin	Selten allergische Hauterscheinungen (z. B. Hautjucken, Hautrötung, Bläschen). Bei Anwendung auf größeren entzündeten Hautflächen: Müdigkeit; bei Kindern auch Verwirrtheitszustände möglich	**Abzuraten** Wirksamkeit des Inhaltsstoffs (Antihistaminikum) bei Anwendung auf der Haut zweifelhaft. Gel kühlt.
Terracortril (D) Salbe, Creme, Spray Oxytetracyclin, Polymyxin, Hydrocortison *Rezeptpflichtig*	Verminderte Infektionsabwehr, verzögerte Wundheilung. Bei länger dauernder Anwendung relativ geringes Risiko für bleibende Hautschäden. Allergisierung gegen Polymyxin	**Abzuraten** Wenig sinnvolle Kombination eines kortisonähnlichen Wirkstoffs (Hydrocortison) mit Antibiotika (Oxytetracyclin, Polymyxin). Die Anwendung von Oxytetracyclin auf der Haut sollte nicht mehr erfolgen.
Thiosept (Ö) Emulsion, Salbe, Zugsalbe Schwefelschieferöl	Selten allergische Hauterscheinungen (z. B. Juckreiz, Hautrötung, Bläschen)	**Nur zweckmäßig als** mildes Desinfektions- und Hautreizmittel.
Topisolon (D/Ö) Salbe, Mitesalbe, Lotion, Fettsalbe Desoximetason *Rezeptpflichtig*	Verminderte Infektionsabwehr, verzögerte Wundheilung. Bei länger dauernder Anwendung: bleibende Hautschäden (z. B. Hautverdünnung, Ausweitung von Blutgefäßen); bei Kindern: Hormonstörungen	**Therapeutisch zweckmäßig nur zur** kurzfristigen Anwendung (weniger als drei Wochen). Kortisonähnlicher Wirkstoff. Bei längerem Gebrauch sind Nutzen und Risiken besonders abzuwägen.

Präparat	Wichtigste Nebenwirkungen	Empfehlung
Triam (D) Creme, Salbe Triamcinolon *Rezeptpflichtig*	Verminderte Infektionsabwehr, verzögerte Wundheilung. Bei länger dauernder Anwendung: bleibende Hautschäden (z. B. Hautverdünnung, Ausweitung von Blutgefäßen); bei Kindern: Hormonstörungen	**Therapeutisch zweckmäßig nur zur** kurzfristigen Anwendung (weniger als drei Wochen). Kortisonähnlicher Wirkstoff. Bei längerem Gebrauch sind Nutzen und Risiken besonders abzuwägen.
Triamcinolon Wolff (D) Creme Triamcinolon *Rezeptpflichtig*	Verminderte Infektionsabwehr, verzögerte Wundheilung. Bei länger dauernder Anwendung: bleibende Hautschäden (z. B. Hautverdünnung, Ausweitung von Blutgefäßen); bei Kindern: Hormonstörungen	**Therapeutisch zweckmäßig nur zur** kurzfristigen Anwendung (weniger als drei Wochen). Kortisonähnlicher Wirkstoff. Bei längerem Gebrauch sind Nutzen und Risiken besonders abzuwägen.
Triamgalen (D) Creme, Salbe, Lotion, Lösung Triamcinolon *Rezeptpflichtig*	Verminderte Infektionsabwehr, verzögerte Wundheilung. Bei länger dauernder Anwendung: bleibende Hautschäden (z. B. Hautverdünnung, Ausweitung von Blutgefäßen); bei Kindern: Hormonstörungen	**Therapeutisch zweckmäßig nur zur** kurzfristigen Anwendung (weniger als drei Wochen). Kortisonähnlicher Wirkstoff. Bei längerem Gebrauch sind Nutzen und Risiken besonders abzuwägen.
Ultralan (D/Ö) Salbe, Creme, Fettsalbe, Milch, Fluocortolon *Rezeptpflichtig*	Verminderte Infektionsabwehr, verzögerte Wundheilung. Bei länger dauernder Anwendung: bleibende Hautschäden (z. B. Hautverdünnung, Ausweitung von Blutgefäßen); bei Kindern: Hormonstörungen	**Therapeutisch zweckmäßig nur zur** kurzfristigen Anwendung (weniger als drei Wochen). Kortisonähnlicher Wirkstoff. Bei längerem Gebrauch sind Nutzen und Risiken besonders abzuwägen.
Vaspit (D) Creme, Salbe, Fettsalbe Fluocortinbutyl *Rezeptpflichtig*	Verminderte Infektionsabwehr, verzögerte Wundheilung. Bei länger dauernder Anwendung: bleibende Hautschäden (z. B. Hautverdünnung, Ausweitung von Blutgefäßen); bei Kindern: Hormonstörungen	**Therapeutisch zweckmäßig nur zur** kurzfristigen Anwendung (weniger als drei Wochen). Kortisonähnlicher Wirkstoff. Bei längerem Gebrauch sind Nutzen und Risiken besonders abzuwägen.
Vobaderm (D) Creme Flupredniden, Miconazol *Rezeptpflichtig*	Verminderte Infektionsabwehr, verzögerte Wundheilung. Bei länger dauernder Anwendung: bleibende Hautschäden (z. B. Hautverdünnung, Ausweitung von Blutgefäßen); bei Kindern: Hormonstörung	**Nur zweckmäßig in** begründeten Ausnahmefällen, z. B. bei ekzematösen Hautentzündungen, wenn sie durch Miconazol-empfindliche Pilze infiziert sind. Kombination eines kortisonähnlichen Wirkstoffs (Flupredniden) mit Pilzmittel (Miconazol).

Präparat	Wichtigste Nebenwirkungen	Empfehlung
Volon A (D) Schüttelmix Zinkoxid, Triamcinolon *Rezeptpflichtig*	Verminderte Infektionsabwehr, verzögerte Wundheilung. Bei länger dauernder Anwendung: bleibende Hautschäden (z. B. Hautverdünnung, Ausweitung von Blutgefäßen); bei Kindern: Hormonstörungen	**Therapeutisch zweckmäßig nur zur** kurzfristigen Anwendung (weniger als drei Wochen). Kortisonähnlicher Wirkstoff. Bei längerem Gebrauch sind Nutzen und Risiken besonders abzuwägen.
Volon A (D/Ö) Spray N, Lotio N, Creme, Salbe, Haftsalbe Triamcinolon *Rezeptpflichtig*	Verminderte Infektionsabwehr, verzögerte Wundheilung. Bei länger dauernder Anwendung: bleibende Hautschäden (z. B. Hautverdünnung, Ausweitung von Blutgefäßen); bei Kindern: Hormonstörungen	**Therapeutisch zweckmäßig nur zur** kurzfristigen Anwendung (weniger als drei Wochen). Kortisonähnlicher Wirkstoff. Bei längerem Gebrauch sind Nutzen und Risiken besonders abzuwägen.
Volon A Salbe antibiotikahaltig (D/Ö) Salbe Triamcinolon, Neomycin, Gramicidin *Rezeptpflichtig*	Verminderte Infektionsabwehr, verzögerte Wundheilung. Bei länger dauernder Anwendung: bleibende Hautschäden (z. B. Hautverdünnung, Ausweitung von Blutgefäßen); bei Kindern: Hormonstörungen. Allergisierung gegen Neomycin	**Abzuraten** Wenig sinnvolle Kombination eines kortisonähnlichen Wirkstoffs (Triamcinolon) mit zwei Antibiotika (Neomycin, Gramicidin). Die Anwendung von Neomycin auf der Haut ist nicht mehr vertretbar.
Volon A Tinktur N (D/Ö) Tinktur Triamcinolon, Salicylsäure *Rezeptpflichtig*	Verminderte Infektionsabwehr, verzögerte Wundheilung, Hautreizungen. Bei länger dauernder Anwendung: bleibende Hautschäden (z. B. Hautverdünnung, Ausweitung von Blutgefäßen); bei Kindern: Hormonstörungen	**Nur zweckmäßig in** begründeten Ausnahmefällen, z. B. bei stark schuppenden Hauterkrankungen. Kombination eines kortisonähnlichen Wirkstoffs (Triamcinolon) mit einem hautaufweichenden Stoff (Salicylsäure).
Windol (D) Creme, Salbe, Fettsalbe, Milch Bufexamac	Allergische Erscheinungen (z. B. Juckreiz, Rötung, Bläschen an der Haut)	**Möglicherweise zweckmäßig bei** leichten, entzündlichen Hauterkrankungen.
Xylocain (Ö) Salbe Lidocain *Rezeptpflichtig*	Allergische Erscheinungen (z. B. Juckreiz, Rötung, Bläschen an der Haut)	**Abzuraten** bei den vom Hersteller angegebenen Anwendungsgebieten (z. B. Juckreiz).

8.2. Mittel gegen Kopfschuppen, Seborrhoe oder Haarausfall

Kopfschuppen

Schuppenbildung ist keine Krankheit, sondern ein normaler körperlicher Vorgang wie Haar- oder Nagelwuchs. Schuppen wirken trotzdem oft störend und sind manchmal von frühen Stadien der Hautkrankheiten Seborrhoe und Psoriasis nur schwer zu unterscheiden. Schuppenbildung tritt meist in der Pubertät auf, erreicht den Höhepunkt im frühen Erwachsenenalter und bildet sich dann langsam wieder zurück. Die Ursache von Schuppenbildung ist bis jetzt nicht genau bekannt.

Behandlung

Es gibt zwar keine Heilung, jedoch eine Behandlung, die die Schuppenbildung eindämmt. Sinnvoll sind folgende Maßnahmen:

– Regelmäßig Antischuppen-Shampoos verwenden, die man in Drogerien oder Supermärkten kaufen kann. Welches Shampoo wirksam ist, muss individuell ausprobiert werden. Tägliches Haarewaschen schadet normalerweise nicht. Zu viel Shampoo und heißes Haaretrocknen können jedoch die Kopfhaut reizen und die Schuppenbildung anregen.
– In schweren Fällen von Kopfschuppen kann eventuell auch ein Selensulfid-haltiges Shampoo (z. B. *Selsun, Selukos*) verwendet werden. Eine Verringerung der Schuppenbildung sollte sich innerhalb weniger Wochen zeigen. Als Nebenwirkung kann das Haar schneller fettig werden und sich – wenn das Mittel nach dem Shampoonieren schlecht ausgespült wird – gelblich färben.

Seborrhoe

Als Seborrhoe bezeichnet man die krankhaft gesteigerte und veränderte Absonderung der Talgdrüsen. Man unterscheidet zwei Formen:

– die übermäßig fettige Haut
– und kleieförmige, fettige Schuppungen, meist am Kopf. Betroffen sind Augenbrauen, Augenlider, Nase, Gesichts- und Halsfalten. Vor allem bei Männern im Alter um die vierzig breitet sich das Ekzem manchmal auf Brust und Rücken aus. In Deutschland sind etwa 350.000 Menschen von dieser Erkrankung betroffen.

Die Ursache von Seborrhoe ist unbekannt. Seit langem wird ein Pilz mit dem Namen Pityrosporum ovale verdächtigt, an der Erkrankung beteiligt zu sein. Seborrhoische Ekzeme treten vor allem bei Stresssituationen, niedrigen Temperaturen oder geringer Luftfeuchtigkeit in zentralgeheizten Räumen auf.

Behandlung

Über die Behandlung gibt es in der Fachliteratur unterschiedliche Empfehlungen. Sinnvoll scheinen folgende Maßnahmen:

– Zur Behandlung der behaarten Kopfhaut werden Zink-pyrithionehaltige Produkte (z. B. *De-squaman N*), selensulfidhaltige Shampoos (enthalten in *Selsun, Selukos*) und eine Reihe von anderen Mitteln verwendet:
  Alpicort, Betnesol V crinale, Betnovate crinale, Crino Kaban N, Dermovate crinale, De-squaman N, Ellsurex, Karison crinale, Loscon, Lygal, Lygal N.
– Die von Seborrhoe betroffenen Hautstellen sollten zweimal täglich mit einem Pilzmittel behandelt werden. Clotrimazol (enthalten z. B. in *Canesten*) scheint ebenso gut zu wirken wie Ketoconazol (enthalten z. B. in *Terzolin*; siehe Kapitel 8.6.: Pilzmittel). Unter Umständen sind höhere Konzentrationen als die zur Behandlung von Hautpilz üblichen 1 Prozent notwendig (Rezeptur durch den Hautarzt).
– Bei stark entzündeten Stellen ist die Behandlung mit einer kortisonhaltigen Creme oder Salbe notwendig. Unter Umständen wird der Hautarzt eine spezielle Rezeptur verschreiben, die Kortison, Pilzmittel und eventuell auch Salicylsäure enthält.

Vorsicht: *Mittel mit kortisonähnlichen Wirkstoffen sollten wegen der möglichen Nebenwirkungen nur für begrenzte Zeit (maximal 4 bis 5 Wochen) benützt werden.*

Haarausfall

Bei Frauen verdünnt sich das Haar nach den Wechseljahren.
Bei Männern ist Haarausfall und Entstehung einer Glatze meistens ein natürlicher Alterungsvorgang, dessen Ausprägung von Erbfaktoren abhängt – mütterlichen und väterlichen.
Diese natürlichen Veränderungen des Haarwuchses kommen durch die unterschiedlichen Anteile von Östrogenen und männlichen Geschlechtshormonen zustande.

Haarausfall kann auch durch andere Faktoren verursacht sein:

- Ein sehr fest gebundener Pferdeschwanz kann so fest an den Haarwurzeln ziehen, dass Haare ausfallen.
- Akute schwere Erkrankungen, Operationen, Stress, Eisenmangelanämien oder das Aufhören mit der »Pillen«-Einnahme können ebenfalls vorübergehend Haarverlust verursachen.
- Medikamente gegen Krebs, gegen Arthritis, gegen hohe Cholesterin-Werte, Vitamin A und Betablocker können ebenfalls die Ursache sein.

Haarverlust ist zwar harmlos und tut nicht weh, wirkt sich aber deutlich auf das Selbstwertgefühl aus.

Behandlung

Die Wirksamkeit von *Priorin* gegen Haarausfall ist umstritten. Die Verwendung von Minoxidil-Lösung (*Regaine*), zweimal täglich in die Kopfhaut eingerieben, führt nur in seltenen Fällen zu einem befriedigenden Ergebnis. Das Mittel bewirkt bestenfalls eine Verlangsamung des Haarausfalls am Hinterkopf, hat jedoch keine Auswirkungen auf den Haarausfall an den so genannten Geheimratsecken. Eine Wirkung ist außerdem nur nachgewiesen bei dunkelhaarigen Männern im Alter zwischen 18 und 49 Jahren. Nach Beendigung der Therapie beginnen die Haare jedoch wieder auszufallen.
Aus den Untersuchungen mit Minoxidil weiß man, dass auch Placebos, also Arzneimittel ohne Wirkstoff, in etwa 40 Prozent aller Fälle ein Nachwachsen der Haare bewirken.
Bei Minoxidil (*Regaine*) können folgende Nebenwirkungen auftreten: Lokale Hautreizungen und verstärkter Haarwuchs im Gesicht, an Armen, Beinen und Brust. Wenn man mit der Therapie aufhört, kann sich unter Umständen das Haar stärker lichten als vorher. In seltenen Ausnahmefällen kann die Behandlung sogar Auswirkungen auf die Herztätigkeit haben (Zunahme des Herzschlagvolumens).
Auch der Wirkstoff Finasterid (enthalten z. B. in *Propecia*) hat keine überwältigende Wirkung bei Haarausfall. Die Zahl der Haare nimmt lediglich um etwa 10 Prozent zu.
Gravierend sind jedoch die Nebenwirkungen dieses Mittels: Es können Impotenz und Vergrößerungen der männlichen Brustdrüsen auftreten. Eine besonders heimtückische Nebenwirkung kann Kinder im Mutterleib schädigen: Die Samenflüssigkeit von Männern, die Finaste-

rid verwenden, kann beim Fötus eine Fehlbildung des Penis verursachen.

Unsere Empfehlung: Hände weg von diesem Mittel. Abzuraten.

8.2. Mittel gegen Kopfschuppen, Seborrhoe oder Haarausfall

Präparat	Wichtigste Nebenwirkungen	Empfehlung
Advantan (D/Ö) Lösung Methylprednisolon *Rezeptpflichtig*	Verminderte Infektionsabwehr, verzögerte Wundheilung, Hautreizungen. Bei länger dauernder Anwendung mäßiges Risiko für bleibende Hautschäden	**Therapeutisch zweckmäßig** Mittelstark wirksamer, kortisonähnlicher Wirkstoff gegen Kopfhautekzeme.
Alfason (D) Crinale Hydrocortison *Rezeptpflichtig*	Verminderte Infektionsabwehr, verzögerte Wundheilung, Hautreizungen. Bei länger dauernder Anwendung relativ geringes Risiko für bleibende Hautschäden	**Therapeutisch zweckmäßig** Schwach wirksamer, kortisonähnlicher Wirkstoff gegen Kopfhautekzem.
Alpicort (D) Lösung Prednisolon, Salicylsäure *Rezeptpflichtig*	Verminderte Infektionsabwehr, verzögerte Wundheilung, Hautreizungen. Bei länger dauernder Anwendung: bleibende Hautschäden (z. B. Hautverdünnung, Ausweitung von Blutgefäßen); bei Kindern: Hormonstörungen	**Nur zweckmäßig in** begründeten Ausnahmefällen, z. B. bei stark schuppender Hauterkrankung. Kombination eines kortisonähnlichen Wirkstoffs (Prednisolon) mit einem hautaufweichenden und schuppenlösenden Mittel (Salicylsäure).
Alpicort-F (D) Lösung Estradiol, Prednisolon, Salicylsäure *Rezeptpflichtig*	Verminderte Infektionsabwehr, verzögerte Wundheilung, Hautreizungen. Bei länger dauernder Anwendung: bleibende Hautschäden (z. B. Hautverdünnung, Ausweitung von Blutgefäßen); bei Kindern: Hormonstörungen	**Abzuraten** Wenig sinnvolle Kombination von Glukokortikoid (Prednisolon) mit weiblichem Geschlechtshormon (Estradiol) und hautaufweichendem und schuppenlösenden Mittel (Salicylsäure).
Berniter Kopfhaut-Gel (D) Gel Steinkohlenteer *Rezeptpflichtig*	Selten allergische Hauterscheinungen (z. B. Juckreiz, Hautrötung, Bläschen), Hautreizungen, Lichtüberempfindlichkeit, möglicherweise Hautkrebs	**Wenig zweckmäßig** Vertretbar nur bei Psoriasis (Schuppenflechte).

Präparat	Wichtigste Nebenwirkungen	Empfehlung
Betnesol V (D) Crinale-, Crinalite-Lösung Betamethason *Rezeptpflichtig*	Verminderte Infektionsabwehr, verzögerte Wundheilung. Bei länger dauernder Anwendung: bleibende Hautschäden (z. B. Hautverdünnung, Ausweitung von Blutgefäßen); bei Kindern: Hormonstörungen	**Therapeutisch zweckmäßig nur** zur kurzfristigen Anwendung (weniger als drei Wochen) bei Kopfhautekzem. Kortisonähnlicher Wirkstoff.
Betnovate (Ö) Crinale-Lösung Betamethason *Rezeptpflichtig*	Verminderte Infektionsabwehr, verzögerte Wundheilung. Bei länger dauernder Anwendung: bleibende Hautschäden (z. B. Hautverdünnung, Ausweitung von Blutgefäßen); bei Kindern: Hormonstörungen	**Therapeutisch zweckmäßig nur** zur kurzfristigen Anwendung (weniger als drei Wochen) bei Kopfhautekzem. Kortisonähnlicher Wirkstoff.
Celestan V (D) Crinale Betamethason *Rezeptpflichtig*	Verminderte Infektionsabwehr, verzögerte Wundheilung. Bei länger dauernder Anwendung: bleibende Hautschäden (z. B. Hautverdünnung, Ausweitung von Blutgefäßen); bei Kindern: Hormonstörungen	**Therapeutisch zweckmäßig nur** zur kurzfristigen Anwendung (weniger als drei Wochen) bei Kopfhautrekzem. Kortisonähnlicher Wirkstoff.
Crino Kaban N (D) Tinktur Clocortolon, Salicylsäure *Rezeptpflichtig*	Verminderte Infektionsabwehr, verzögerte Wundheilung, Hautreizungen. Bei länger dauernder Anwendung: bleibende Hautschäden (z. B. Hautverdünnung, Ausweitung von Blutgefäßen); bei Kindern: Hormonstörungen	**Therapeutisch zweckmäßig nur** zur kurzfristigen Anwendung (weniger als drei Wochen) bei Kopfhautekzem. Kombination eines kortisonähnlichen Wirkstoffs (Clocortolon) mit einem hautaufweichenden und schuppenlösenden Mittel (Salicylsäure).
Dermovate (Ö) Crinale-Lösung Clobetasol *Rezeptpflichtig*	Verminderte Infektionsabwehr, verzögerte Wundheilung. Bei länger dauernder Anwendung: bleibende Hautschäden (z. B. Hautverdünnung, Ausweitung von Blutgefäßen); bei Kindern: Hormonstörungen	**Therapeutisch zweckmäßig nur** zur kurzfristigen Anwendung (weniger als drei Wochen) bei Kopfhautekzem. Stark wirkendes Medikament.
De-squaman N (D) Creme Pyrithion-Zink	Rötung, Brennen. Augenreizungen möglich	**Zweckmäßig** zur Behandlung von Kopfschuppen.

Präparat	Wichtigste Nebenwirkungen	Empfehlung
Diprosalic (D/Ö) Lösung Betamethason, Salicylsäure *Rezeptpflichtig*	Verminderte Infektionsabwehr, verzögerte Wundheilung. Bei länger dauernder Anwendung: bleibende Hautschäden (z. B. Hautverdünnung, Ausweitung von Blutgefäßen); bei Kindern: Hormonstörungen	**Therapeutisch zweckmäßig nur** zur kurzfristigen Anwendung (weniger als drei Wochen) bei Kopfhautekzem. Kombination eines kortisonähnlichen Wirkstoffs (Betamethason) mit einem hautaufweichenden und schuppenlösenden Mittel (Salicylsäure).
Diprosone (D) Lösung Betamethason *Rezeptpflichtig*	Verminderte Infektionsabwehr, verzögerte Wundheilung. Bei länger dauernder Anwendung: bleibende Hautschäden (z. B. Hautverdünnung, Ausweitung von Blutgefäßen); bei Kindern: Hormonstörungen	**Therapeutisch zweckmäßig nur** zur kurzfristigen Anwendung (weniger als drei Wochen) bei Kopfhautekzem. Kortisonähnlicher Wirkstoff.
Ell-Cranell (D) Lösung Dexamethason, Estradiol, Salicylsäure *Rezeptpflichtig*	Verminderte Infektionsabwehr, verzögerte Wundheilung, Hautreizungen. Bei länger dauernder Anwendung: bleibende Hautschäden (z. B. Hautverdünnung, Ausweitung von Blutgefäßen); bei Kindern: Hormonstörungen	**Abzuraten** bei Haarausfall. Wenig sinnvolle Kombination eines kortisonähnlichen Wirkstoffs (Dexamethason) mit Sexualhormon (Estradiol) und hautaufweichendem und schuppenlösenden Mittel (Salicylsäure).
Ell-Cranell alpha (D) Lösung Estradiol	Hautreizungen, Hormonstörungen möglich	**Abzuraten** bei Haarausfall. Therapeutische Wirksamkeit zweifelhaft. Weibliches Sexualhormon (Estradiol).
Ellsurex (D) Paste Selensulfid, kolloider Schwefel, Allantoin	Haarausfall	**Therapeutisch zweckmäßig bei** Kleienflechte (Pityriasis versicolor). Bei trockenen Schuppen möglicherweise wirksam. Die Kombination mit Allantoin ist überflüssig, aber harmlos.
Gelacet N (D) Kaps., Pulver Vitamin A, Cystin, Gelatine	Bei längerer Verwendung Gefahr von Überdosierung: Magen-Darm-Störungen, Leberschäden, Hautschuppung.	**Wenig zweckmäßig** Therapeutische Wirksamkeit zweifelhaft. Kombination von Vitamin A mit Aminosäure (Cystin) und Gelatine.

Präparat	Wichtigste Nebenwirkungen	Empfehlung
Karison (D) Crinale-Lösung Clobetasol *Rezeptpflichtig*	Verminderte Infektionsabwehr, verzögerte Wundheilung. Bei länger dauernder Anwendung: bleibende Hautschäden (z. B. Hautverdünnung, Ausweitung von Blutgefäßen); bei Kindern: Hormonstörungen	**Therapeutisch zweckmäßig nur** zur kurzfristigen Anwendung (weniger als drei Wochen) bei Kopfhautekzem. Stark wirkendes Medikament.
Loscon (D) Tinktur Tioxolon, Benzoxonium	Reizungen an Augen und Schleimhäuten	**Wenig zweckmäßig** bei Kopfschuppen und Haarausfall. Kombination von Desinfektionsmitteln.
Lygal Kopftinktur N (D) Tinktur Prednisolon *Rezeptpflichtig*	Verminderte Infektionsabwehr, verzögerte Wundheilung. Bei länger dauernder Anwendung: bleibende Hautschäden (z. B. Hautverdünnung, Ausweitung von Blutgefäßen); bei Kindern: Hormonstörungen	**Therapeutisch zweckmäßig nur** zur kurzfristigen Anwendung (weniger als drei Wochen) bei Kopfhautekzem. Kortisonähnlicher Wirkstoff (Prednisolon).
Lygal Kopfsalbe N (D) Salbe Salicylsäure	Vorsicht bei Nierenschäden	**Therapeutisch zweckmäßig bei** Kopfschuppen und Schuppenflechte des Kopfes.
Pantovigar N (D) Drag., Kaps. Calciumpantothenat, Cystin, Keratin, Thiamin, Medizinalhefe	Selten Allergien	**Wenig zweckmäßig** Therapeutische Wirksamkeit zweifelhaft. Vertretbar wegen geringer Schädlichkeit.
Polytar (D) Lösung Wacholderteer, Holzkohlenteer, Steinkohlenteer, Erdnussöl	Hautreizungen, Lichtüberempfindlichkeit, möglicherweise Hautkrebs. Allergische Hauterscheinungen (z. B. Juckreiz, Rötung, Pusteln)	**Abzuraten** Kombination von verschiedenen Teerzubereitungen (Steinkohlenteer und Holzkohlenteere). Holzkohlenteere sollten nicht mehr verwendet werden.
Priorin (D/Ö) Kaps. Hirsefruchtextrakt, Calciumpantothenat, Cystin	Selten Allergien	**Wenig zweckmäßig** Therapeutische Wirksamkeit zweifelhaft. Vertretbar wegen geringer Schädlichkeit.

Präparat	Wichtigste Nebenwirkungen	Empfehlung
Propecia (D) Filmtabl. Finasterid *Rezeptpflichtig*	Libidoverlust, Impotenz, Ejakulationsstörungen, Schwellung der Brustdrüsen beim Mann, allergische Reaktionen an der Haut (Juckreiz, Schwellungen)	**Abzuraten** Therapeutische Wirksamkeit zweifelhaft. Langzeitverträglichkeit noch unzureichend belegt.
Regaine (Ö) Lösung, Gel Minoxidil	Lokale Reizungen und allergische Erscheinungen an der Kopfhaut, Kopfschmerzen, Blutdruckabfall, Schwindel	**Wenig zweckmäßig** zur Anregung des Haarwachstums. Erfolg nicht anhaltend. Enthält blutdrucksenkend wirkende Substanz (Minoxidil).
Selsun (D/Ö) Suspension, Shampoo (Ö) Selensulfid	Verstärkte Fettproduktion, Lichtüberempfindlichkeit, Haarausfall	**Nur zweckmäßig zur** Behandlung der Kleienflechte. Bei trockenen Schuppen möglicherweise wirksam.
Selukos (D/Ö) Suspension, Shampoo (Ö) Selensulfid	Verstärkte Fettproduktion, Lichtüberempfindlichkeit, Haarausfall	**Nur zweckmäßig zur** Behandlung der Kleienflechte. Bei trockenen Schuppen möglicherweise wirksam.
Solutio Cordes (D/Ö) Lösung Ichthyol	Selten allergische Hauterscheinungen, wie z. B. Juckreiz, Hautreizungen	**Nur zweckmäßig** bei Psoriasis.

8.3. Mittel gegen Hühneraugen und Warzen

Hühneraugen

Die häufigste Ursache von Hühneraugen (= verdichtete Hornhaut) sind enge und/oder hochhackige Schuhe. Hühneraugen treten meist an der Stelle des größten Drucks auf, an der kleinen Zehe.

Behandlung

Der Erfolg einer Behandlung hängt von der Ausschaltung der Ursache ab, d. h. Vermeidung von Reibung und Druck an der betroffenen Stelle. Bequeme Schuhe sind die wirksamste Maßnahme zur Verhinderung von Hühneraugen.

Bereits bestehende Hühneraugen behandelt man am besten durch ein Salicylsäure-haltiges Pflaster (z. B. *Guttaplast*). Falls dies nichts nützt, können Hühneraugen auch chirurgisch entfernt werden.

Warzen

Warzen sind Hautinfektionen, die durch Viren verursacht sind. Zur Entstehung sind drei Bedingungen notwendig:
- ein Warzenvirus (humanes Papillomvirus),
- dieses Virus muss die Möglichkeit haben, durch eine geschädigte Stelle in die Haut einzudringen,
- ungenügende Abwehrkräfte des Körpers, um das Virus zu zerstören.

Warzen treten am häufigsten bei Kindern und Jugendlichen auf, und zwar an Fingern, Händen, Gesicht und Fußsohlen. Etwa 10 Prozent aller Jugendlichen unter 16 Jahren haben eine oder mehrere Warzen. Warzen werden normalerweise durch direkten Hautkontakt übertragen, aber auch in Sporthallen und Schwimmbädern. Die durchschnittliche Inkubationszeit (= Zeit zwischen Ansteckung und Sichtbarwerden der Warze) beträgt 3 bis 4 Monate.
Etwa ein Drittel aller Warzen verschwindet innerhalb von 6 Monaten von selbst wieder, der Rest bis auf wenige Ausnahmen innerhalb von 2 Jahren.
Fachleute unterscheiden die verschiedenen Arten von Warzen z. B. nach der befallenen Körperstelle (Handwarzen, Sohlenwarzen etc.).

Selbsthilfe

Seit alters her werden gegen Warzen Volksmittel wie Besprechen oder diverse Kräutertinkturen verwendet. Da die meisten Warzen die Eigenschaft haben, von selbst wieder zu verschwinden, wird dieses Verschwinden dann fälschlicherweise dem angewendeten Volksmittel zugeschrieben.

Medikamentöse Behandlung

- Bei Feig- oder Feuchtwarzen im Anal- oder Genitalbereich wird meist eine Podophyllinlösung oder eine Lösung in Benzoetinktur auf die Warze aufgetupft. Während der Schwangerschaft darf Podophyllin nicht verwendet werden. Die Heilungschancen dieser Methode betragen etwa 30 bis 50 Prozent.

- Sohlen- oder Dornwarzen und so genannte gewöhnliche Warzen werden meist mit Salicylsäure – in Form von Lösungen oder Pflastern – behandelt (*Clabin N, Clabin plus, Collomack, Duofilm, Guttaplast, Verrucid, Verrumal*).
- Flache Warzen an Gesicht und Handrücken werden häufig durch tägliches Auftragen von Isotretinoin oder Tretinoin auf die Warze behandelt. Dieser Wirkstoff (enthalten z. B. in *Isotrex Gel*) wird auch zur Behandlung der Akne verwendet und bewirkt in vielen Fällen eine Schälung und damit Ablösung der Warze (siehe auch Kapitel 8.4.: Aknemittel). Sollte von Kindern und Frauen im gebärfähigen Alter nicht verwendet werden.
- In hartnäckigen Fällen kann das Zytostatikum Bleomycin in die Warze injiziert werden. Nach drei bis vier Wochen löst sich das trockene Warzengewebe ab. Diese Methode hilft fast immer. Sie darf jedoch während der Schwangerschaft nicht angewendet werden.

Operative Methoden

Falls die Behandlung mit Warzenpflastern, Tinkturen und Salben nicht hilft, kann die Warze mit Hilfe folgender Methoden operativ entfernt werden:

- Vereisung der Warze mit flüssigem Stickstoff (–196°C): Eine örtliche Betäubung ist nicht notwendig. Nach einigen Stunden entsteht eine Blase, die abgetragen werden muss. Dieser Vorgang ist schmerzhaft. Bei gewöhnlichen Warzen sind zur Behandlung meist mehrere Sitzungen notwendig.
- Elektrische Verschorfung: Nach örtlicher Betäubung wird das Warzengewebe durch Hochfrequenzstrom verkohlt und mit einem scharfen Löffel entfernt. Der Nachteil dieser Methode ist, dass sich häufig schmerzhafte Narben bilden und es in etwa 30 Prozent aller Fälle erneut zu Warzenbildungen kommt.
- Nach örtlicher Betäubung können die Warzen mit einem Kohlendioxid-Laser verdampft werden. Die Wunde blutet nicht und ist fast schmerzlos.

8.3. Mittel gegen Hühneraugen und Warzen

Präparat	Wichtigste Nebenwirkungen	Empfehlung
Clabin N (D) **Clabin plus** (D) Lösung Salicylsäure, Milchsäure	Hautreizungen, selten allergische Erscheinungen an der Haut (z. B. Jucken, Rötung, Bläschen)	**Therapeutisch zweckmäßig zur** Erweichung von Hühneraugen und Warzen.
Collomack (D) Lösung Salicylsäure, Milchsäure, Polidocanol	Hautreizungen, selten allergische Erscheinungen an der Haut (z. B. Jucken, Rötung, Bläschen)	**Therapeutisch zweckmäßig zur** Erweichung von Hühneraugen und Warzen.
Duofilm (D) Lösung Salicylsäure, Milchsäure	Hautreizungen, selten allergische Erscheinungen an der Haut (z. B. Jucken, Rötung, Bläschen)	**Therapeutisch zweckmäßig zur** Erweichung von Hühneraugen und Warzen.
Gehwohl Pflaster-N (D) Pflaster Salicylsäure, Milchsäure	Hautreizungen, selten allergische Erscheinungen an der Haut (z. B. Jucken, Rötung, Bläschen)	**Therapeutisch zweckmäßig zur** Erweichung von Hühneraugen und Warzen.
Guttaplast (D) Pflaster Salicylsäure	Hautreizungen, selten allergische Erscheinungen an der Haut (z. B. Jucken, Rötung, Bläschen)	**Therapeutisch zweckmäßig zur** Erweichung von Hühneraugen und Warzen.
Hansaplast Hornhaut-Pflaster (D) Pflaster **Hansaplast Hühneraugen-Pflaster** (D) Salicylsäure	Hautreizungen, selten allergische Erscheinungen an der Haut (z. B. Jucken, Rötung, Bläschen)	**Therapeutisch zweckmäßig zur** Erweichung von Hühneraugen und Warzen.
Verrucid (D) Lösung Salicylsäure, Docusat-Natrium, Collodium elasticum, Essigsäure, Rizinusöl	Hautreizungen, selten allergische Erscheinungen an der Haut (z. B. Jucken, Rötung, Bläschen)	**Therapeutisch zweckmäßig zur** Behandlung von Warzen und Hühneraugen. Kombination von hautaufweichendem Wirkstoff (Salicylsäure), z. B. mit Desinfektionsmittel.

Präparat	Wichtigste Nebenwirkungen	Empfehlung
Verrumal (D) Lösung Fluorouracil, Salicylsäure, Dimethylsulfoxid *Rezeptpflichtig*	Hautreizungen, selten allergische Erscheinungen an der Haut (z. B. Jucken, Rötung, Bläschen). Bei Überdosierung: Lichtüberempfindlichkeit, Übelkeit, Kopfschmerzen möglich, bei Langzeitanwendung sind Hautschäden zu befürchten	**Nur zweckmäßig zur** kurzfristigen Behandlung von Warzen. Einstoffpräparate mit dem Wirkstoff Salicylsäure sind vorzuziehen. Die Wirksamkeit des Virusmittels (Fluorouracil) ist umstritten.
Warzin (Ö) Warzenmittel Milchsäure, Collodium, Rizinusöl	Hautreizungen	**Nur zweckmäßig zur** Behandlung von Warzen. Schwach wirksames, hautaufweichendes Mittel.

8.4. Aknemittel

Akne selbst ist eher harmlos, wirkt sich jedoch auf das Selbstwertgefühl der Betroffenen aus und kann so zum großen Problem werden. Viele Jugendliche zwischen dem 12. und 20. Lebensjahr sind betroffen. Bei Mädchen und Frauen ist die Akne in der zweiten Zyklushälfte meist stärker ausgeprägt. Im Sommer bessern sich die Beschwerden oft, weil die UV-Strahlen bakterientötende Wirkung haben.

Ursachen

Akne hat nichts zu tun mit mangelnder Hygiene oder einer bestimmten Frisur. Sie ist eine Folge der körperlichen Veränderungen während und nach der Pubertät. In dieser Zeit muss sich im Körper ein Gleichgewicht zwischen weiblichen und männlichen Hormonen einspielen. Das männliche Hormon Testosteron bewirkt eine vermehrte Talgdrüsenproduktion – die gesteigerte Hornproduktion am Talgdrüsenausgang behindert den Abfluss des Talgs. Die Folge: Der Talgbeutel vergrößert sich, bis irgendwann der Talg unter dem verstärkten Druck nach außen tritt.
Mit bloßem Auge sieht man dann weißliche, stecknadelkopfgroße Gebilde in der Haut. Dieses Talg-Horn-Gemisch im »Beutel« kann sich infizieren. Durch die Aktivität der Bakterien werden freie Fettsäuren gebildet, die in der Lage sind, Entzündungen hervorzurufen. Die Ent-

zündungen verändern das Bild. Es erscheinen die unter dem Namen »Pickel« bekannten Papeln und Pusteln.
Durch zu häufiges, unsachgemäßes Manipulieren, z. B. mit der Absicht, die entzündeten Knoten ausdrücken zu wollen, werden die entzündungsaktiven freien Fettsäuren in die umgebende gesunde Haut gedrückt. So verschlimmert sich die Akne.

Mallorca-Akne – durch Sonnenschutzmittel und Kosmetika verursacht

Fettstoffe, Lichtschutzfaktoren und Emulgatoren von Sonnenschutzmitteln und Kosmetika können in Verbindung mit Sonneneinwirkung Akne verursachen. Es liegt auf der Hand, dass hier unter Umständen ein Teufelskreis entstehen kann: Durch die vermehrte Anwendung von Kosmetika kann sich die Akne verschlimmern.

Akne – durch Öl, Teer oder Pech verursacht

Es gibt außerdem die *Öl-, Teer- und Pechakne*, die überwiegend durch längeren direkten Kontakt mit technischen Ölen, Teer und Pech in bestimmten Industrie- und Berufszweigen entsteht und häufig an sonst aknefreien Hautbezirken beobachtet wird (z. B. an den Oberschenkeln durch öldurchtränkte Hosen).

Akne – durch Medikamente verursacht

Schließlich kann Akne (besser gesagt: akneähnliche Hautveränderungen) auch durch Medikamente hervorgerufen werden. Typisch für medikamentös bedingte Akne sind plötzlicher Beginn, ausgedehnter Befall ungewohnter Stellen (auch am Rumpf und an Armen und Beinen) sowie das Vorkommen auch außerhalb der Pubertät. Zu den Verursachern zählen Jod- und Bromverbindungen (Jod- und Bromakne). Es handelt sich meist um Schlaf- bzw. Beruhigungsmittel. Andere Medikamente aus dem Kreis der Psychopharmaka können ebenfalls Akne auslösen, so z. B. Barbiturate, Lithium-Verbindungen und Antiepileptika (siehe Kapitel 2.1., 2.4., 2.6.).
Selbst bei Verwendung von Vitamin B_6, B_{12} und D_2 kann Akne auftreten. An erster Stelle der medikamentösen Akneauslöser steht allerdings die Gruppe der kortisonähnlichen Wirkstoffe (Glukokortikoide, siehe Tabellen 7.1. und 8.1.). Bei entsprechend veranlagten Menschen können sie sowohl nach innerlicher wie nach äußerlicher Verwendung »akneartige« Hautveränderungen hervorrufen.

Behandlung

Fast jede Akne heilt irgendwann im Erwachsenenalter. Das ist allerdings ein schwacher bzw. gar kein Trost für die betroffenen Jugendlichen. Der »Hass auf das eigene Spiegelbild« kann jeden Morgen aufs neue Bitterkeit, Verzweiflung und Depressionen auslösen. Dabei kann man durchaus etwas gegen Akne tun – auch in schweren Fällen mit gutem Erfolg. Es kann oft Wochen oder sogar Monate dauern, bis eine Behandlung zu wirken beginnt und sich ein Erfolg zeigt.

Zur Rolle von Diät: Ein Zusammenhang zwischen Nahrung und Akneverschlimmerung ist nach heutigem Kenntnisstand nicht nachgewiesen. Eine Selbstkasteiung ist daher unnötig.

Hautreinigung: Die problematischen Hautstellen morgens und abends mit einer milden Reinigungsmilch waschen. Vorsicht: Make-up kann zu verstärkter Bildung von Mitessern (*Komedonen*) führen.

Sinnvoll und die Behandlung unterstützend ist das vorsichtige Entleeren der Mitesser (so genannte Akne-Toilette). Dies sollte entweder durch eine Kosmetikerin geschehen oder man sollte sich die fachgerechte Vorgangsweise genau zeigen lassen.

Leichte bis mittelschwere Akne

Bei leichter bis mittelschwerer Akne genügt normalerweise eine örtliche Behandlung – des ganzen Gesichts, nicht nur der direkt von Akne betroffenen Teile. Am Beginn einer Behandlung kann sich die Akne kurzfristig verschlimmern (die Akne »blüht auf«).

Zur äußerlichen Behandlung von Akne werden vor allem drei verschiedene Wirkstoffe verwendet:

1. Wenn das Problem hauptsächlich die Mitesser (*Komedonen*) sind, ist Tretinoin (enthalten z. B. in *Retin-A*) oder Isotretinoin (enthalten z. B. in *Isotrex Gel*) am wirksamsten, weil es die Bildung neuer Mitesser verhindert. Es kann allerdings bis zu zwei Monate dauern, bevor man einen Erfolg sieht.

Tretinoin bzw. Isotretinoin reizen die Haut sehr stark und sollten deshalb am Beginn der Behandlung und, sobald sich eine Wirkung zeigt, nur alle zwei Tage angewendet werden, sonst jeden Tag ein bis zweimal. Der Erfolg tritt schneller ein, wenn die Mitesser (Komedohen) vorsichtig entleert werden.

Warnung: Schwangere dürfen diese Mittel – auch wenn sie nur auf die Haut aufgetragen werden – wegen der Gefahr der Schädigung des Un-

geborenen nicht verwenden! Generell sollten Frauen im gebärfähigen Alter diese Mittel nicht verwenden.
Isotretinoin oder Tretinoin sollte nicht verwendet werden gegen »Lichtalterung« der Haut – die Wirksamkeit für diesen Zweck ist zweifelhaft, außerdem sind die Nebenwirkungen bei Langzeitanwendung bis jetzt nicht eindeutig geklärt (möglicherweise Krebs erregend). Der beste Schutz gegen vorzeitige Alterung der Haut ist das Vermeiden praller Mittagssonne und die Anwendung von Lichtschutzmitteln mit hohem Filter.
2. Benzoylperoxid (enthalten z. B. in *Aknefug-oxid, Akneroxid, Benzaknen, Cordes BPO, Klinoxid, PanOxyl, Sanoxit, Scherogel*) erweicht die verhornte Haut, verringert die Talgproduktion und wirkt antibakteriell. Die Bildung neuer Mitesser wird durch Benzoylperoxid nicht so gut gehemmt wie durch Tretinoin oder Isotretinoin. Es ist deshalb vor allem bei entzündlicher Akne zweckmäßig.
Benzoylperoxid kann die Haut reizen (Brennen, Rötung, Schuppenbildung) und bleicht Haare und Kleidung. Manchmal verursacht es auch Kontaktekzeme. Um die Wirkung zu verbessern, können Benzoylperoxid und Tretinoin bzw. Isotretinoin abwechselnd verwendet werden, z. B. Benzoylperoxid am Morgen und das andere Mittel am Abend.
3. Azelainsäure (enthalten in *Skinoren*) ist ebenso wirksam wie Benzoylperoxid oder Tretinoin. Die Hautreizung soll jedoch etwas geringer sein als bei diesen Mitteln.

Antibiotika zum Auftragen auf die Haut

Wenn Benzoylperoxid wegen der Hautreizung nicht vertragen wird, können Antibiotika zum Auftragen auf die Haut verwendet werden. Sie wirken bei Pusteln etwa gleich gut wie Benzoylperoxid, bei Mitessern jedoch schlechter.
Wegen der Gefahr der Entwicklung resistenter Keime sollten solche Mittel nicht länger als acht bis zwölf Wochen verwendet werden. Üblicherweise werden folgende antibiotische Wirkstoffe verwendet: Clindamycin (enthalten in *Basocin*), Erythromycin (enthalten in *Akne Cordes, Aknefug EL, Aknemycin, Eryaknen, Inderm, Stiemycine, Zineryt*) und Tetrazyklin (enthalten in *Imex*).
Es dauert etwa vier bis sechs Wochen, bis sich eine Besserung zeigt.

Schwefelhaltige Aknemittel

Die Verwendung von Schwefelpräparaten (z. B: *Aknichthol,, Aknin, Wisamt, Wisamt N*) gilt inzwischen als überholt, weil es wirksamere

Mittel gibt. Der Nutzen von Schwefel bei Akne ist nicht belegt. Gefahr schwerer Nebenwirkungen.

Hexachlorophen

Aknemittel, die Hexachlorophen enthalten (z. B. *Aknefug, Aknefug simplex*), gelten so wie Schwefelpräparate als überholt. Hexachlorophen dringt leicht durch die Haut und hat neurotoxische Eigenschaften. Schwangere sollten dieses Mittel wegen der möglichen Gefahr der Schädigung des Ungeborenen nicht verwenden.

Salicylsäure

(enthalten z. B. in *Aknefug-Liquid, Aknichthol, Aknichthol N, Aknin*) wirkt hautaufweichend und hat keinen nachgewiesenen Nutzen bei Akne.

Schwere Akne

Bei entzündlichen Akneerkrankungen, wenn die äußerliche Behandlung nicht ausreicht, ist das Schlucken des Antibiotikums Doxycyclin in einer niedrigen Dosierung von 50 Milligramm pro Tag wirksam (*Doxyderma 50*). Ob die Behandlung wirksam ist, kann man erst nach etwa drei Monaten beurteilen. Die Behandlung dauert drei bis sechs Monate. Eine Aknetherapie, bei der Medikamente geschluckt werden, sollte immer begleitet sein von einer äußeren Behandlung: Emulsionen oder Lotionen, die vom Arzt verschrieben oder empfohlen werden.

Wegen der Gefahr, dass sich resistente Keime entwickeln und das Antibiotikum unwirksam wird, sollte man nicht gleichzeitig verschiedene Antibiotika äußerlich und innerlich anwenden. Als Nebenwirkung der innerlichen Antibiotikatherapie können Pilzerkrankungen der Scheide und eine zusätzliche Infektion der entzündeten Talgdrüsen mit hartnäckigeren Keimen auftreten.

Neuere Berichte in Fachpublikationen warnen vor der Verwendung von Minocyclin, das als Antibiotikum gegen Akne sehr häufig empfohlen wird (enthalten in *Lederderm, Minocin, Minocyclin-ratiopharm, Skid*; siehe die folgende Tabelle). Bei Minocyclin besteht ein erhöhtes Risiko an immunallergischen Nebenwirkungen und in der Folge lebensgefährlichen Leberschäden.

Schwangere dürfen wegen der Gefahr für Säuglinge (Gelbwerden der Zähne des Kindes) weder Doxycyclin noch Minocyclin einnehmen.

Eine Ausweichmöglichkeit für Schwangere ist der Wirkstoff Erythromycin (enthalten z. B. in *Erythrocin*, siehe Tabelle 10.1.6).
Frauen mit schwerer Akne, die mit der »Pille« verhüten, können sich ein Präparat verschreiben lassen, dessen Gestagenanteil den männlichen Hormonen entgegenwirkt und so ebenfalls die Akne wirksam bekämpft, z. B. *Diane mite* oder *Gestamestrol N*.

Vorsicht: Manche »Pillen« enthalten Hormone, die die Akne verschlimmern können, z. B. *Microgynon*.

Isotretinoin
Bei sehr schweren Fällen von Akne oder wenn alle anderen Behandlungsmöglichkeiten versagen, ist das innerlich anzuwendende Mittel Isotretinoin (enthalten z. B. in *Roaccutan*) sehr wirksam. Die Behandlung dauert etwa drei bis vier Monate, wobei die Akne bei fast allen Patienten vollständig verschwindet. Dieser Erfolg dauert auch danach bei etwa 60 Prozent aller Patienten an. *Roaccutan* ist allerdings ein gefährliches Medikament und kann schwer wiegende Nebenwirkungen verursachen: Am häufigsten sind Lippenentzündungen, trockene Lippen und Schleimhäute sowie Bindehautentzündung und bei etwa 15 Prozent aller Patienten Muskelbeschwerden. Außerdem können Leberfunktionsstörungen, Fettstoffwechselstörungen und Störungen des Zentralnervensystems auftreten. *Roaccutan* darf nicht zusammen mit Tetrazyklin-Antibiotika (z. B. *Doxycyclin* oder *Minocyclin*) verwendet werden, da beide den Hirndruck steigern können.
Wir halten die Verwendung von *Roaccutan* nur unter genauer Abwägung von Nutzen und Risiken für vertretbar. Wegen der schädigenden Wirkung auf den Embryo ist es strikt verboten, das Präparat während der Schwangerschaft zu verwenden. Wenn Frauen im gebärfähigen Alter dieses Mittel verwenden, dann ist unbedingt eine wirksame, vorbeugende Schwangerschaftsverhütung notwendig. Der Empfängnisschutz muss auch noch einen Monat nach Beendigung der Therapie fortgesetzt werden.
Manche Mediziner sind der Meinung, *Roaccutan* sollte generell von Frauen im gebärfähigen Alter nicht verwendet werden.

8.4. Aknemittel

Präparat	Wichtigste Nebenwirkungen	Empfehlung
Akne Cordes (Ö) Lösung, Gel Erythromycin *Rezeptpflichtig*	Hautreizungen, selten allergische Hauterscheinungen (z. B. Juckreiz, Rötung, Bläschen). Entwicklung Erythromycin-resistenter Bakterien	**Nur zweckmäßig zur** kurzzeitigen Anwendung (acht bis zwölf Wochen), wenn Benzoylperoxid-haltige Mittel nicht ausreichend wirken.
Aknederm Salbe Neu (D) Salbe Ammoniumbituminosulfonat, Zinkoxid	Hautreizungen, selten allergische Hauterscheinungen (z. B. Juckreiz, Rötung, Bläschen)	**Wenig zweckmäßig** Wenig sinnvolle Kombination von Hautreizstoff Schieferöl (Ammoniumbituminosulfonat) mit Zinkverbindung zum Austrocknen.
Aknefug EL (D) Lösung Erythromycin *Rezeptpflichtig*	Hautreizungen, selten allergische Hauterscheinungen (z. B. Juckreiz, Rötung, Bläschen). Entwicklung Erythromycin-resistenter Bakterien	**Nur zweckmäßig zur** kurzzeitigen Anwendung (acht bis zwölf Wochen), wenn Benzoylperoxid-haltige Mittel nicht ausreichend wirken.
Aknefug (D) Emulsion Estradiol, Hexachlorophen *Rezeptpflichtig*	Nervenschädigende Wirkung von Hexachlorophen bei Überdosierung möglich	**Abzuraten** Nicht sinnvolle Kombination von möglicherweise schädlichem Desinfektionsmittel (Hexachlorophen) und weiblichem Geschlechtshormon (Estradiol).
Aknefug Liquid (D) Lösung zur externen Anwendung Salicylsäure Hilfsstoff: Propanol	Hautreizungen, Vorsicht bei Nierenschäden	**Therapeutisch zweckmäßig** als mildes Hautschälmittel
Aknefug-oxid (D) Gel Benzoylperoxid	Relativ häufig allergische Hauterscheinungen (z. B. Juckreiz, Rötung, Bläschen)	**Therapeutisch zweckmäßig**
Aknefug simplex (D) Creme Hexachlorophen	Nervenschädigende Wirkung von Hexachlorophen bei Überdosierung möglich	**Abzuraten** Therapeutische Wirksamkeit des möglicherweise schädlichen Desinfektionsmittels (Hexachlorophen) ist fraglich.

Präparat	Wichtigste Nebenwirkungen	Empfehlung
Aknemycin (D) Emulsion **Aknemycin comp** (Ö) Salbe Erythromycin, Ammoniumbituminosulfonat *Rezeptpflichtig*	Hautreizungen, selten allergische Hauterscheinungen (z. B. Juckreiz, Rötung, Bläschen). Entwicklung Erythromycinresistenter Bakterien	**Wenig zweckmäßig** Wenig sinnvolle Kombination von Lokalantibiotikum (Erythromycin) mit Schieferöl (Ammoniumbituminosulfonat).
Aknemycin (D) Lösung **Aknemycin 2000** (D) Salbe Erythromycin *Rezeptpflichtig*	Hautreizungen, selten allergische Hauterscheinungen (z. B. Juckreiz, Rötung, Bläschen). Entwicklung Erythromycinresistenter Bakterien	**Nur zweckmäßig zur** kurzzeitigen Anwendung (acht bis zwölf Wochen), wenn Benzoylperoxid-haltige Mittel nicht ausreichend wirken.
Aknemycin Plus (D) Lösung Tretinoin, Erythromycin *Rezeptpflichtig*	Starke Hautreizungen, Pigmentstörungen. Lichtüberempfindlichkeit. Missbildungen möglich. Selten allergische Hauterscheinungen (z. B. Juckreiz, Rötung, Bläschen). Entwicklung Erythromycinresistenter Bakterien	**Nur zweckmäßig bei** Akne zur Schälbehandlung wenn Mittel mit nur einem Wirkstoff nicht ausreichen. Bei Frauen ist die Anwendung nur vertretbar, wenn eine Schwangerschaft ausgeschlossen werden kann. Kombination von Retinoid (Tretionin) und Antibiotikum.
Akneroxid (D/Ö) Gel, Suspension Benzoylperoxid	Relativ häufig allergische Hauterscheinungen (z. B. Juckreiz, Rötung, Bläschen)	**Therapeutisch zweckmäßig**
Aknichthol (Ö) Lotion Ichthyol, Salicylsäure, Schwefel	Selten allergische Hauterscheinungen (z. B. Juckreiz, Rötung, Bläschen). Akne durch Schwefel möglich	**Abzuraten** Wenig sinnvolle Kombination von Hautreizstoffen (Schieferöl, Salicylsäure) und Schwefel.
Aknichthol N (D) Lotion, soft Lotion Ichthyol, Salicylsäure	Selten allergische Hauterscheinungen (z. B. Juckreiz, Rötung, Bläschen)	**Wenig zweckmäßig** Wenig sinnvolle Kombination von Hautreizstoffen (Salicylsäure, Ichthyol).
Aknin (D) Salbe farblos, getönt Schwefel, Salicylsäure	Hautreizungen, selten allergische Hauterscheinungen (Jucken, Rötungen, Bläschen). Akne durch Schwefel möglich	**Abzuraten** Kombination von hautaufweichend wirkendem Stoff (Salicylsäure) und Schwefel.

Präparat	Wichtigste Nebenwirkungen	Empfehlung
Basocin (D) Gel, Lösung Clindamycin *Rezeptpflichtig*	Hautreizungen, selten allergische Hauterscheinungen (z. B. Juckreiz, Rötung, Bläschen). Entwicklung Clindamycin- und Erythromycin-resistenter Bakterien	**Nur zweckmäßig zur** kurzzeitigen Anwendung (acht bis zwölf Wochen), wenn Benzoylperoxid-haltige Mittel nicht ausreichend wirken.
Benzaknen (D/Ö) Gel, Suspension Benzoylperoxid *Rezeptpflichtig (Ö)*	Relativ häufig allergische Hauterscheinungen (z. B. Juckreiz, Rötung, Bläschen)	**Therapeutisch zweckmäßig**
Brasivil fein/ medium (D) Paste Aluminiumoxid-Partikel	Hautreizungen	**Wenig zweckmäßig zur** Behandlung, höchstens zur Vorbeugung von Akne geeignet.
Cordes BPO (D) Gel Benzoylperoxid	Relativ häufig allergische Hauterscheinungen (z. B. Juckreiz, Rötung, Bläschen)	**Therapeutisch zweckmäßig**
Diane (D/Ö) Drag., Mite Drag. (Ö) Ethinylestradiol, Cyproteronacetat *Rezeptpflichtig*	Schwere Leberschäden, Müdigkeit, Depressionen, Übelkeit, Kopfschmerzen, Bluthochdruck, stark erhöhtes Thromboserisiko (Blutgerinnsel)	**Wenig zweckmäßig wegen** schwerer Nebenwirkungen. Bei sehr schwerer Akne der Frau ist z. B. Gestamestrol N vorzuziehen. Hormonhaltiges Kombinationspräparat, das auch empfängnisverhütend wirksam ist.
Differin Gel (D) Gel Adapalen *Rezeptpflichtig*	Starke Hautreizungen, Pigmentstörungen. Missbildungen möglich	**Möglicherweise zweckmäßig bei** Akne. Bei Frauen ist die Anwendung nur vertretbar, wenn eine Schwangerschaft ausgeschlossen werden kann. Retinoidähnliches Mittel. Noch relativ wenig erprobt.
Doxyderma (D) Tabl. Doxycyclin *Rezeptpflichtig*	Magen-Darm-Störungen. Lichtüberempfindlichkeit möglich. Darf nicht in der Schwangerschaft angewendet werden	**Therapeutisch zweckmäßig nur** bei schwerer Akne, wenn die äußerlich anzuwendenden Mittel nicht ausreichend wirken.
Eryaknen (D/Ö) Gel Erythromycin *Rezeptpflichtig*	Hautreizungen, selten allergische Hauterscheinungen (z. B. Juckreiz, Rötung, Bläschen). Entwicklung Erythromycin-resistenter Bakterien	**Nur zweckmäßig zur** kurzzeitigen Anwendung (acht bis zwölf Wochen), wenn Benzoylperoxid-haltige Mittel nicht ausreichend wirken.

Präparat	Wichtigste Nebenwirkungen	Empfehlung
Gestamestrol N (D) Drag. Chlormadinonacetat, Mestranol *Rezeptpflichtig*	Erhöhtes Thromboserisiko (Blutgerinnsel), Leberschäden, Bluthochdruck, Depressionen	**Nur zweckmäßig bei** sehr schwerer Akne der Frau. Hormonhaltiges Kombinationspräparat, das auch empfängnisverhütend wirksam ist.
Imex (D) Salbe Tetracyclin *Rezeptpflichtig*	Lichtüberempfindlichkeit. Entwicklung Tetracyclin-resistenter Bakterien. Nicht in der Schwangerschaft anwenden	**Nur zweckmäßig zur** kurzzeitigen Anwendung (acht bis zwölf Wochen), wenn Benzoylperoxid-haltige Mittel nicht ausreichend wirken.
Inderm (D) Lösung, Gel Erythromycin *Rezeptpflichtig*	Hautreizungen, selten allergische Hauterscheinungen (z. B. Juckreiz, Rötung, Bläschen). Entwicklung Erythromycin-resistenter Bakterien	**Nur zweckmäßig zur** kurzzeitigen Anwendung (acht bis zwölf Wochen), wenn Benzoylperoxid-haltige Mittel nicht ausreichend wirken.
Isotrex Gel (D) Gel **Isotrex Creme** (D) Isotretinoin *Rezeptpflichtig*	Starke Hautreizungen, Pigmentstörungen. Lichtüberempfindlichkeit. Missbildungen möglich	**Therapeutisch zweckmäßig bei** Akne zur Schälbehandlung. Bei Frauen ist die Anwendung nur vertretbar, wenn eine Schwangerschaft ausgeschlossen werden kann.
Isotrexin Gel (D) Gel Isotretinoin, Erythromycin *Rezeptpflichtig*	Starke Hautreizungen, Pigmentstörungen. Lichtüberempfindlichkeit. Missbildungen möglich. Selten allergische Hauterscheinungen (z. B. Juckreiz, Rötung, Bläschen). Entwicklung Erythromycin-resistenter Bakterien	**Nur zweckmäßig bei** Akne zur Schälbehandlung wenn Mittel mit nur einem Wirkstoff nicht ausreichen. Bei Frauen ist die Anwendung nur vertretbar, wenn eine Schwangerschaft ausgeschlossen werden kann. Kombination von Tetinoid (Isotretionin) und Antibiotikum.
Klinoxid (D) Creme, Gel, Forte Creme Benzoylperoxid	Relativ häufig allergische Hauterscheinungen (z. B. Juckreiz, Rötung, Bläschen)	**Therapeutisch zweckmäßig**
Lederderm (D) Filmtabl. Minocyclin *Rezeptpflichtig*	Magen-Darm-Störungen, Erbrechen, Durchfall, Leberschädigung, Lichtüberempfindlichkeit	**Wenig zweckmäßig** Präparate mit Doxycyclin sind vorzuziehen.
Minocin (Ö) Filmtabl. Minocyclin *Rezeptpflichtig*	Magen-Darm-Störungen, Erbrechen, Durchfall, Leberschädigung, Lichtüberempfindlichkeit	**Wenig zweckmäßig** Präparate mit Doxycyclin sind vorzuziehen.

Präparat	Wichtigste Nebenwirkungen	Empfehlung
Minocyclin-ratiopharm (D) Kaps. Minocyclin *Rezeptpflichtig*	Magen-Darm-Störungen, Erbrechen, Durchfall, Leberschädigung, Lichtüberempfindlichkeit	**Wenig zweckmäßig** Präparate mit Doxycyclin sind vorzuziehen.
PanOxyl (D/Ö) Aknegel, Creme, Mild Creme, Mild Lotion, Emulsion Benzoylperoxid *Rezeptpflichtig (Ö)*	Relativ häufig allergische Hauterscheinungen (z. B. Juckreiz, Rötung, Bläschen)	**Therapeutisch zweckmäßig**
Retin-A (Ö) Creme Tretinoin *Rezeptpflichtig*	Starke Hautreizungen, Pigmentstörungen. Lichtüberempfindlichkeit. Missbildungen möglich	**Therapeutisch zweckmäßig bei** Akne zur Schälbehandlung. Bei Frauen ist die Anwendung nur vertretbar, wenn eine Schwangerschaft ausgeschlossen werden kann. Retinoid.
Roaccutan (D) Kapseln Isotretinoin *Rezeptpflichtig*	Schwere Störungen an Augen, Haut und inneren Organen. Große Gefahr von Missbildungen	**Abzuraten** Wegen der schweren Nebenwirkungen ist die Einnahme der Substanz Isotretinoin nur vertretbar, wenn alle anderen Behandlungsmöglichkeiten versagt haben. Sollte wegen Missbildungsgefahr bei Frauen im gebährfähigen Alter nicht angewendet werden.
Sanoxit (D) Gel, MT Suspension Benzoylperoxid	Relativ häufig allergische Hauterscheinungen (z. B. Juckreiz, Rötung, Bläschen)	**Therapeutisch zweckmäßig**
Scherogel (D/Ö) Gel Benzoylperoxid *Rezeptpflichtig (Ö)*	Relativ häufig allergische Haut-erscheinungen (z. B. Juckreiz, Rötung, Bläschen)	**Therapeutisch zweckmäßig**
Skid (D) Filmtabl. Minocyclin *Rezeptpflichtig*	Magen-Darm-Störungen, Erbrechen, Durchfall, Leberschädigung, Lichtüberempfindlichkeit	**Wenig zweckmäßig** Präparate mit Doxycyclin sind vorzuziehen.
Skinoren (D/Ö) Creme Azelainsäure *Rezeptpflichtig*	Lokale Hautreizungen, Hautschäden durch Lichteinwirkung möglich	Therapeutisch zweckmäßig, Mittel wirkt ähnlich wie Benzoylperoxid (z. B. in *PanOxyl*).

Präparat	Wichtigste Nebenwirkungen	Empfehlung
Stiemycine (D) Lösung Erythromycin *Rezeptpflichtig*	Hautreizungen, selten allergische Hauterscheinungen (z. B. Juckreiz, Rötung, Bläschen). Entwicklung Erythromycin-resistenter Bakterien	**Nur zweckmäßig zur** kurzzeitigen Anwendung (acht bis zwölf Wochen), wenn Benzoylperoxid-haltige Mittel nicht ausreichend wirken.
Wisamt (Ö), **Wisamt N** (D) Creme Schwefel, Resorcin	Selten allergische Hauterscheinungen (Juckreiz, Rötung, Bläschen). Akne durch Schwefel möglich	**Abzuraten** Nicht sinnvolle Kombination von Schwefel und Resorcin, das wegen möglicher Vergiftungserscheinungen nicht mehr verwendet werden sollte.
Zineryt (D) Pulver mit Lösungsmittel Erythromycin *Rezeptpflichtig*	Hautreizungen, selten allergische Hauterscheinungen (z. B. Juckreiz, Rötung, Bläschen). Entwicklung Erythromycin-resistenter Bakterien	**Nur zweckmäßig zur** kurzzeitigen Anwendung (acht bis zwölf Wochen), wenn Benzoylperoxid-haltige Mittel nicht ausreichend wirken.

8.5. Mittel zur Wundbehandlung und gegen Hautinfektionen

Wundbehandlung

Kleinere Hautverletzungen (Schnitte, Abschürfungen, Verbrennungen, Kratz- und Bisswunden etc.) werden oft selbst behandelt, ohne einen Arzt in Anspruch zu nehmen. Grundsätzlich sollte man folgende Regeln beachten:

- Das betroffene Gewebe ist normalerweise selbst imstande, mit der lokalen Infektion fertig zu werden. Die Zerstörung der Bakterien in der Wunde gehört nicht zu den wichtigsten Maßnahmen einer Wundbehandlung.
- Bei kleinen oder oberflächlichen Wunden genügt die Abdeckung mit sterilem Wundverband (Pflaster oder Verband) oder eine Behandlung mit Jod-Lösung (z. B. *Betaisodona*) plus Wundverband.
- Verschmutzte und krustenhaltige Wunden werden am besten durch feuchte Umschläge mit Ringer-Lösung (=isotonische Kochsalzlösung, in jeder Apotheke erhältlich) von einer halben Stunde Dauer gereinigt – ohne örtlich wirkendes Antiseptikum.

- Eiter und zugrunde gegangenes Gewebe muss entfernt werden.
- Bei größeren Wunden ist eine chirurgische Versorgung (Reinigung, Nähen) die wichtigste Maßnahme.
- Der Nutzen einer Wundbehandlung mit Antiseptika oder Antibiotika ist im Vergleich zur normalen Wundreinigung (feuchte Umschläge, chirurgische Reinigung) laut der Fachzeitschrift »arznei-telegramm« nicht nachgewiesen. Die Wundheilung wird durch Verwendung von Antibiotika, antiseptischen Pudern und Salben nicht unterstützt. Im Gegenteil: Manche der angebotenen Mittel hemmen (!) die Wundheilung – z. B. Mittel, die *Chlorhexidin* enthalten (*Chlorhexidinpuder*).
- Ruhigstellung des Wundbereichs beschleunigt die Heilung, ebenso Wärme und Feuchtigkeit.
- Die Wundheilung wird verzögert durch Fremdkörper in der Wunde, aber auch durch Mangelernährungen sowie Allgemeinerkrankungen wie etwa Krebs, Diabetes, Blutarmut, venöse Stauungen und Minderdurchblutung.
- Auch bei kleinen Wunden besteht die Gefahr von Tetanus (Wundstarrkrampf). Zur Wundbehandlung gehört deshalb der Tetanusschutz (siehe Kapitel 10.4.1.: Impfstoffe und Immunglobuline).

Wundsein bei Säuglingen, Windelausschlag

Windelausschläge entstehen meist dadurch, dass die Windeln zu selten gewechselt werden. Dadurch bleibt die Haut längere Zeit mit Stuhl oder Urin in Kontakt und entzündet sich – sie wird gerötet, nässt und schuppt. Oft kommt noch eine Pilzinfektion hinzu.

Es gibt bis jetzt keinen Nachweis, dass bestimmte Nahrungsmittel oder Diäten häufiger Windelausschläge verursachen.

Die wichtigsten Maßnahmen bestehen im Trockenhalten der Haut und in einer guten Hautpflege. Trockenfönen der Haut hat sich als sehr wirksam erwiesen. Nach dem Trocknen Zinkpaste dünn auf die Haut auftragen (enthalten z. B. in *Zinksalbe DAB 10*, erhältlich in Apotheken, oder in *Penaten* und anderen Kinderhaut-Pflegemitteln).

Windeln möglichst oft wechseln und das Baby hin und wieder stundenweise ohne Windeln mit nackter Haut frei liegen lassen.

Eine Pilzinfektion wird am besten mit einer Paste behandelt, die *Nystatin* enthält (z. B. in *Candio-Hermal, Lederlind, Mykoderm, Mykundex, Nystaderm, Nystatin Lederle*; manche dieser Mittel enthalten zusätzlich Zinkpaste; siehe auch Kapitel 8.6.: Pilzmittel).

Antibiotika-haltige Salben sollte man nur in begründeten Ausnahmefällen verwenden.

Wundreinigungsmittel

Bei kleineren Wunden wird das betroffene Gewebe normalerweise selbst mit der Infektion fertig – bei nicht verschmutzten Wunden ist es nicht sinnvoll, automatisch ein Antiseptikum oder Antibiotikum zu verwenden.

Antiseptika (Desinfektionsmittel) haben gegenüber Antibiotika den Vorteil, dass sie weniger häufig Allergien verursachen. Die Wundheilung selbst wird durch solche Mittel jedoch nicht unterstützt.

Die wichtigsten Substanzen zur Wunddesinfektion sind: Alkohol, Polyvidon-Jod und Chlorhexidin. Wasserstoffperoxid, Kaliumpermanganat, Silbernitrat und Farbstofflösungen sind ebenfalls Mittel zur Wunddesinfektion, scheinen jedoch in der nachfolgenden Tabelle nicht auf.

Alkohol

Alkohol (z. B. *Alkohol 70 % Hetterich, Isopropylalkohol 70%*) wirkt vor allem gegen Bakterien und hat eine schnelle desinfizierende Wirkung. Alkohol ist deshalb besonders für die Desinfektion der Hände geeignet. Zur Not, wenn kein anderes Antiseptikum verfügbar ist, kann man Alkohol auch zur Desinfektion von infizierten Wunden verwenden. Als Nebenwirkung können Hautreizungen entstehen.

Polyvidon-Jod (z. B. enthalten in *Betaisodona, Braunovidon, Freka-cid, Polysept, PVP-Jod-ratiopharm, Traumasept*) gilt als wirksames Mittel zur lokalen Desinfektion. Blut und Eiter vermindern die Wirksamkeit von Polyvidon-Jod. Als *Nebenwirkung* können allergische Kontaktekzeme auftreten. Außerdem besteht das Risiko, dass bei wiederholter Anwendung Jod vom Körper aufgenommen wird und damit Störungen der Schilddrüsenfunktion ausgelöst werden. Während der Schwangerschaft und Stillzeit sollte man Polyvidon-jodhaltige Mittel vermeiden.

Chlorhexidin (enthalten z. B. in *Chlorhexidinpuder*)

hemmt in hohen Konzentrationen die Wundheilung und wird deshalb als »wenig zweckmäßig« eingestuft.

Ethacridin (enthalten z. B. in *Rivanol*)
gilt inzwischen als obsolet und sollte nicht mehr verwendet werden.

Wundheilmittel

Kamille (enthalten z. B. in *Kamillan supra, Kamillenbad Robugen, Kamillosan*)
ist eines der populärsten Hausmittel. Trotzdem ist der Nutzen zweifelhaft. Als Nebenwirkung können Ekzeme auftreten (Kontaktdermatitis).

Dexpanthenol (enthalten z. B. in *Bepanthen, Dexpanthenol Heumann, Panthenol, Panthenol Lichtenstein, Panthenol Nycomed, Panthenol-ratiopharm Wundsalbe*)
Populäres Hausmittel – trotzdem ist der Nutzen als Wundheilmittel zweifelhaft. Außer einzelnen Erfahrungsberichten gibt es keine seriösen Untersuchungen über die Wirksamkeit. Als Nebenwirkung können Ekzeme auftreten (Kontaktdermatitis).

Echinacea (enthalten in *Echinacin Salbe*)
ist ein Mittel der Naturmedizin. Es gibt keinen seriösen Beleg über den Nutzen bei Wunden. Als Nebenwirkung können Ekzeme auftreten (Kontaktdermatitis).

Hamamelis (enthalten in *Hametum, Mirfulan*)
ist ein Mittel der Naturmedizin. Es gibt keinen seriösen Beleg über den Nutzen bei Wunden. Als Nebenwirkung können Ekzeme auftreten (Kontaktdermatitis).

Ringelblume (z. B. *Theiss Ringelblumen*)
ist ein beliebtes Mittel der Naturmedizin. Ringelblume enthält ätherische Öle, Carotinoide (Provitamin A) und andere Stoffe, denen eine entzündungshemmende und wundheilungsfördernde Wirkung zugeschrieben wird. Es gibt keinen seriösen Beleg über den Nutzen bei Wunden. Als Nebenwirkung können in sehr seltenen Fällen Ekzeme auftreten (Kontaktdermatitis).

Homöopathische Mittel (z. B. *Calendumed*)
sind oft gar nicht so harmlos, wie man bei homöopathischen Mitteln vermuten würde. Calendumed Salbe enthält beispielsweise neben

Ringelblume in homöopathischer Verdünnung Wollwachsalkohol – ein Stoff, der sehr häufig allergische Kontaktekzeme verursacht. Es gibt für *Calendumed* keinen seriösen Beleg über den Nutzen bei Wunden.

Das Enzympräparat Fibrolan

wird aus der Bauchspeicheldrüse und aus dem Plasma von Rindern hergestellt und soll Wunden schneller heilen. Nach Ansicht der Fachzeitschrift »arznei-telegramm« gibt es keinen seriösen Beleg dafür.

Antibiotika-haltige Hautmittel

Die Fachzeitschrift »arznei-telegramm« sagt es klar und deutlich: Antibiotika-haltige Hautmittel »eignen sich nicht für Wunden und Ulzera (Geschwüren), obwohl viele Präparate hierfür angeboten werden«. Es gibt keinen seriösen Beleg für eine Überlegenheit gegenüber der sachgerechten Wundreinigung – mit und ohne Antiseptika. Die gängigsten Krankheitskeime bei Wundinfektionen sind gegenüber den meisten lokal anzuwendenden Antibiotika resistent – das heißt unempfindlich. Falls die Wundinfektion allgemeine Symptome verursacht (z. B. Fieber), sollten unverzüglich Antibiotika zum Schlucken verwendet werden.
Antibiotika auf der Haut bergen das Risiko, häufig Allergien zu verursachen und zur schnellen Resistenzentwicklung von Keimen beizutragen.
Als »abzuraten« werden von uns folgende Wirkstoffe eingestuft: *Sulfadiazin* (enthalten z. B. in *Flammazine*), *Neomycin* (enthalten z. B. in *Baneocin, Nebacetin*), *Framycetin* (enthalten z. B. in *Leukase, Leukase N, Sofra-Tüll*), *Gentamicin* (enthalten z. B. in *Gentamycin, Refobacin, Sulmycin*), *Tetracyclin* (enthalten z. B. in *Aureomycin*) und *Chloramphenicol* (enthalten z. B. in *Ichthoseptal*).

Fusidinsäure (enthalten z. B. in *Fucidine*) und *Tyrothricin* (enthalten z. B. in *Tyrosur*) sind nur zweckmäßig als letzte Möglichkeit, wenn andere Mittel versagen oder aus anderen Gründen nicht angewendet werden können. *Die Anwendung von Tyrosur ist nicht sinnvoll bei Wundinfektionen, Abszessen, kleinflächigen Verbrennungen und Verbrühungen sowie Unterschenkelgeschwüren.* Die sehr häufige Verwendung – rund 1 Million verkaufte Packungen pro Jahr in Deutschland – lässt vermuten, dass *Tyrosur* häufig unsachgemäß eingesetzt wird.

Virusmittel auf der Haut

Viruserkrankungen auf der Haut sind beispielsweise Warzen (siehe Kapitel 8.3.) oder »Fieberbläschen« (= Herpesvirus Typ I) auf den Lippen.

Herpes gehört zu den am weitesten verbreiteten Krankheiten der Welt. Etwa 90 Prozent aller Mitteleuropäer tragen dieses Virus in sich. Die erste Herpesinfektion passiert meist im Kleinkindalter, ohne dass irgendwelche Krankheitszeichen zu sehen sind – das Virus nistet sich im Körper ein und schlummert. Durch Hormonveränderungen im Körper, durch Fieber, durch psychische Belastungen, Ekelgefühle, intensive Sonneneinwirkung etc. kann es geweckt werden und dann zu den bekannten Herpes-Anzeichen führen. Die Mehrzahl aller Herpes-Träger merkt jedoch nie etwas davon. Etwa 20 bis 30 Prozent aller Menschen leidet jedoch unter immer wiederkehrenden Fieberbläschen.

Oft ist der Herpes-Ausbruch begleitet von Fieber, schmerzender Mundschleimhaut und erheblichem Krankheitsgefühl. Am ansteckendsten ist die Phase, wenn die Bläschen prall gefüllt sind.

Herpes heilt meist narbenlos innerhalb von ein bis zwei Wochen von selbst ab.

Behandlung

Zur Behandlung von Warzen siehe Kapitel 8.3.

Aciclovir (enthalten in *Acerpes, Acic, Aciclostad, Aciclovir AL, Aciclovir Heumann, Aciclovir-ratiopharm, Zovirax*) ist das am häufigsten verwendete Mittel gegen »Fieberbläschen« auf den Lippen. Eine Überlegenheit gegenüber Wirkstoff-freien Cremen oder Gelen, die lediglich austrocknend wirken, ist nicht nachweisbar. Außerdem fehlen sichere Belege dafür, dass Aciclovir vor der Übertragung des Virus auf andere Personen schützt. Als Nebenwirkung von Aciclovir können gelegentlich Hautrötungen, Hautabschuppungen und allergische Reaktionen auftreten.

Die spezifische Wirksamkeit von *Melissenblätterextrakt* (enthalten z. B. in *Lomaherpan*) gegen »Fieberbläschen« ist ebenfalls zweifelhaft. Dieses Mittel wirkt durch die enthaltenen Zusatzstoffe abdeckend und austrocknend – sinnvolle Eigenschaften während der akuten Phase.

Zinksulfat (z. B. *Virudermin*) wirkt ebenfalls nicht spezifisch gegen die Viren, sondern deckt die Bläschen ab und beschleunigt damit die Austrocknung.

8.5. Mittel zur Wundbehandlung und gegen Hautinfektionen

Präparat	Wichtigste Nebenwirkungen	Empfehlung
Acerpes (D) Creme Aciclovir *Rezeptpflichtig*	Hautrötung, Hautschuppen, Hautbrennen	**Möglicherweise zweckmäßig zur** Behandlung von Herpes-Infektionen der Haut.
Acic (D) Creme Aciclovir *Rezeptpflichtig*	Hautrötung, Hautschuppen, Hautbrennen	**Möglicherweise zweckmäßig zur** Behandlung von Herpes-Infektionen der Haut.
Aciclostad (D) Creme Aciclovir *Rezeptpflichtig*	Hautrötung, Hautschuppen, Hautbrennen	**Möglicherweise zweckmäßig zur** Behandlung von Herpes-Infektionen der Haut.
Aciclovir AL (D) **Aciclovir Heumann** (D) **Aciclovir-ratiopharm** (D) Creme Aciclovir *Rezeptpflichtig* Creme bis 5g rezeptfrei	Hautrötung, Hautschuppen, Hautbrennen	**Möglicherweise zweckmäßig zur** Behandlung von Herpes-Infektionen der Haut.
Alkohol 70% Hetterich (D) Lösung Äthanol	Hautreizung, Hautaustrocknung und Entfettung	**Nur zweckmäßig zur** Desinfektion der Haut.
Aureomycin (D/Ö) Salbe Chlortetracyclin *Rezeptpflichtig*	Sehr selten allergische Hauterscheinungen (z. B. Jucken, Rötung, Bläschen)	**Abzuraten** Antibiotika wie Tetracycline sollten wegen der Gefahr von Resistenzentwicklung und Allergisierung nicht auf die Haut aufgetragen werden. Desinfektionsmittel sind vorzuziehen.
Bactroban (Ö) Salbe, Creme Mupirocin *Rezeptpflichtig*	Hautreizungen. Sehr selten allergische Hauterscheinungen (z. B. Jucken, Rötung, Bläschen)	**Therapeutisch zweckmäßig nur bei** Mupirocin-empfindlichen Krankheitserregern, wenn Desinfektionsmittel nicht angewendet werden können.
Baneocin (Ö) Puder, Salbe Bacitracin, Neomycin *Rezeptpflichtig*	Relativ häufig allergische Hauterscheinungen (z. B. Jucken, Rötung, Bläschen). Bei großflächiger und lang dauernder Anwendung Nieren- und Gehörschäden möglich (z. B. Taubheit)	**Abzuraten** Wenig sinnvolle Kombination von zwei Antibiotika. Die Anwendung von Neomycin auf der Haut ist wegen der möglichen schweren Nebenwirkungen nicht mehr vertretbar.

Präparat	Wichtigste Nebenwirkungen	Empfehlung
Bepanthen (D/Ö) Lösung, Salbe Dexpanthenol	Keine wesentlichen bekannt	**Wenig zweckmäßig** Therapeutische Wirksamkeit zur Wundbehandlung zweifelhaft. Wegen geringer Schädlichkeit als Hautpflegemittel vertretbar.
Betaisodona (D/Ö) Lösung, Salbe, Wundgel, Wundgaze, Creme, Puderspray Polyvidon-Jod *Creme in Ö: Rezeptpflichtig*	Sehr selten allergische Erscheinungen (z. B. Jucken), Störungen der Schilddrüsenfunktion möglich	**Therapeutisch zweckmäßig nur zur** Desinfektion der Haut, Schleimhaut und Wunden. Wegen der Gefahr eines Sekretstaus sollten Salben nicht auf offene Wunden aufgetragen werden.
Brand- und Wundgel – Medice N (D) Gel Benzethonium, Polidocanol, Harnstoff	Hautreizungen. Selten allergische Hauterscheinungen (z. B. Jucken, Rötung, Bläschen)	**Abzuraten** bei den vom Hersteller angegebenen Anwendungsgebieten (z. B. Verbrennungen, Verätzungen, Sonnenbrand) wegen zweifelhafter therapeutischer Wirksamkeit und Nebenwirkungen von Benzethonium.
Braunovidon (D) Salbe, Salbengaze Polyvidon-Jod	Sehr selten allergische Erscheinungen (z. B. Jucken), Störungen der Schilddrüsenfunktion möglich	**Therapeutisch zweckmäßig nur zur** Desinfektion der Haut, Schleimhaut und Wunden. Wegen der Gefahr eines Sekretstaus sollten Salben nicht auf offene Wunden aufgetragen werden.
Calendumed (D) Salbe, Creme, Gel Ringelblumenurtinktur	Hautreizungen. Selten allergische Hauterkrankungen	**Abzuraten** bei den vom Hersteller angegebenen Anwendungsgebieten, wie z. B. Hauteiterungen und Verbrennungen. Homöopathisches Mittel. Therapeutische Wirksamkeit zweifelhaft.
Chinosol (D) Tabl. zum Auflösen Chinolinolsulfat, Kaliumsulfat	Hautreizungen. Selten Allergien. Nicht in der Schwangerschaft anwenden	**Wenig zweckmäßig zur** Hautdesinfektion.
Chlorhexidinpuder (D) Pulver Chlorhexidin	Lichtüberempfindlichkeit. Selten Allergien. Nicht in der Schwangerschaft anwenden	**Wenig zweckmäßig zur** Hautdesinfektion.

Präparat	Wichtigste Nebenwirkungen	Empfehlung
Contractubex (D/Ö) Gel, Salbe Extr. Cepae, Heparin, Allantoin	Selten Hautreizungen	**Wenig zweckmäßig** Zweifelhafte therapeutische Wirksamkeit bei den vom Hersteller angegebenen Anwendungsgebieten (Behandlung bestimmter Narben und Kontrakturen). Anwendung vertretbar bei leichten Störungen der Narbenbildung.
Cutasept (D) Lösung Propanol, Benzalkonium	Hautreizung, Hautaustrocknung und Entfettung. Selten Allergien	**Nur zweckmäßig zur** Desinfektion der Haut.
DDD Hautbalsam S (D) Creme Thymol, Salicylsäure, Methylsalicylat, Hilfsstoffe: u. a. Kampfer, Chlorobutanol	Allergische Erscheinungen (z. B. Juckreiz, Rötung, Bläschen an der Haut). Hautreizungen	**Abzuraten** bei den vom Hersteller angegebenen Anwendungsgebieten (z. B. Akne, Ekzeme, Unterschenkelgeschwür). Enthält u. a. hautaufweichenden Stoff (Salicylsäure) und Desinfektionsmittel.
DDD Hautmittel S (D) Hautmittel extrastark Lösung Thymol, Salicylsäure, Methylsalicylat Hilfsstoffe: u. a. Chlorobutanol, Kampfer	Allergische Erscheinungen (z. B. Juckreiz, Rötung, Bläschen an der Haut). Hautreizungen	**Abzuraten** bei den vom Hersteller angegebenen Anwendungsgebieten (z. B. Akne, Ekzeme, Juckreiz). Enthält u. a. hautaufweichenden Stoff (Salicylsäure) und Desinfektionsmittel.
Delagil (D) Creme, Pulver Synthetischer Gerbstoff	Reizerscheinungen möglich	**Wenig zweckmäßig bei** den vom Hersteller angegebenen Anwendungsgebieten (z. B. Hautinfektionen, Wundbehandlung). Enthält einen Stoff mit adstringierender Wirkung (Gerbstoff).
Desitin (D/Ö) Salbe, Salbenspray Lebertran, Zinkoxid	Selten allergische Hauterscheinungen (z. B. Juckreiz, Rötung, Bläschen)	**Abzuraten** bei den vom Hersteller angegebenen Anwendungsgebieten (z. B. Verbrennungen, Decubitus). Wegen geringer Schädlichkeit zur Pflege oder zur Behandlung von Wundsein vertretbar.

Präparat	Wichtigste Nebenwirkungen	Empfehlung
Desitin (D/Ö) Puder Zinkoxid	Keine wesentlichen zu erwarten	**Wenig zweckmäßig** Therapeutische Wirksamkeit zweifelhaft. Wegen geringer Schädlichkeit zur Pflege oder zur Behandlung von Wundsein vertretbar.
Dexpanthenol Heumann (D) Creme Dexpanthenol	Keine wesentlichen zu erwarten	**Nur zweckmäßig** als Hautpflegemittel.
Echinacin Madaus (D) Salbe Saft aus Purpursonnenhutkraut enthält als Konservierungsstoff Parabene	Allergische Erscheinungen (z. B. Juckreiz)	**Wenig zweckmäßig** Pflanzliches Mittel mit allergieauslösenden synthetischen Konservierungsstoffen. Zur Wundbehandlung nicht geeignet.
Fibrolan (D/Ö) Salbe, Trockensubstanz Plasmin, Desoxyribonuclease *Rezeptpflichtig*	Allergische Erscheinungen (z. B. Juckreiz)	**Nur zweckmäßig bei** kurzfristiger Anwendung zur Wundreinigung alter, verkrusteter Wunden.
Flammazine (D/Ö) Creme Sulfadiazin-Silber *Rezeptpflichtig*	Relativ häufig allergische Hauterscheinungen (z. B. Jucken, Rötung, Bläschen)	**Abzuraten** Sulfonamide zum Auftragen auf der Haut sind nicht sinnvoll.
Freca-cid (D) Salbe, Puderspray Polyvidon-Jod	Sehr selten allergische Erscheinungen (z. B. Jucken), Störungen der Schilddrüsenfunktion möglich	**Therapeutisch zweckmäßig nur zur** Desinfektion der Haut, Schleimhaut und Wunden. Wegen der Gefahr eines Sekretstaus sollten Salben nicht auf offene Wunden aufgetragen werden.
Fucidin (Ö) Salbe *Rezeptpflichtig*	Hautrötung	**Therapeutisch zweckmäßig nur bei** Fusidinsäure-empfindlichen Krankheitserregern, wenn Desinfektionsmittel nicht angewendet werden können.
Fucidine (D) Salbe, Puder, Creme, Gel, Gaze Fusidinsäure *Rezeptpflichtig*	Hautrötung	**Therapeutisch zweckmäßig nur bei** Fusidinsäure-empfindlichen Krankheitserregern, wenn Desinfektionsmittel nicht angewendet werden können.

Präparat	Wichtigste Nebenwirkungen	Empfehlung
Gentamycin (D) Creme, Salbe Gentamicin *Rezeptpflichtig*	Allergische Hauterscheinungen (z. B. Jucken, Rötung, Bläschen)	**Abzuraten** Antibiotika wie Gentamicin sollten wegen der Gefahr von Resistenzentwicklung und Allergisierung nicht auf die Haut aufgetragen werden. Desinfektionsmittel sind vorzuziehen.
Hametum (D/Ö) Creme, Wund-und Heilsalbe Hamamelis-Destillate	Keine wesentlichen zu erwarten	**Nur zweckmäßig als** Hautpflegemittel. Pflanzliches Mittel.
Hansamed Spray (D) Lösung Clorhexidin	Allergisches Kontaktekzem möglich	**Nur zweckmäßig zur** Desinfektion der Haut.
Hansaplast Sprühpflaster (D) Spray Polyacrylate	Keine wesentlichen zu erwarten	**Nur zweckmäßig zur** Abdeckung frischer, nicht infizierter oberflächlicher Wunden.
Ichthoseptal (D) Creme, Lösung Chloramphenicol, Ichthyol *Rezeptpflichtig*	Schwere allergische Hauterscheinungen, Blutschäden möglich	**Abzuraten** Wenig sinnvolle Kombination von Antibiotikum (Chloramphenicol) mit Schieferölen. Die Anwendung von Chloramphenicol auf der Haut ist nicht mehr vertretbar.
Ilon (D/Ö) Abszess-Salbe Lärchenterpentin, Terpentinöl	Hautreizungen, selten allergische Hauterscheinungen (z. B. Jucken, Rötung, Bläschen)	**Nur zweckmäßig** zur Beschleunigung der »Reifung« von Abszessen der Haut (z. B. Furunkel). Kombination von Hautreizmittel und Desinfektionsmittel.
Isopropylalkohol 70% (D) Lösung Isopropanol	Hautreizung, Hautaustrocknung und Entfettung	**Nur zweckmäßig zur** Desinfektion der Haut.
Kamillan plus (D) Lösung Kamillenextrakte, Schafgarbenkraut	Selten Allergien	**Wenig zweckmäßig** zur Behandlung bakterieller Hauterkrankungen. Pflanzliches Mittel.
Kamillan supra (D) Lösung Kamillenextrakte	Keine nennenswerten zu erwarten	**Wenig zweckmäßig** zur Behandlung bakterieller Hauterkrankungen. Pflanzliches Mittel. Als Badezusatz vertretbar.

Präparat	Wichtigste Nebenwirkungen	Empfehlung
Kamillenbad Robugen (D) Lösung Kamillenextrakte	Keine nennenswerten zu erwarten	**Wenig zweckmäßig** zur Behandlung bakterieller Hauterkrankungen. Pflanzliches Mittel. Als Badezusatz vertretbar.
Kamillosan (D/Ö) Creme, Salbe, Konzentrat, Wund- und Heilbad Kamillenextrakte Creme enthält als Konservierungsstoff Parabene	Keine nennenswerten zu erwarten. Allergische Reaktionenbei Creme	**Wenig zweckmäßig zur** Behandlung bakterieller Hauterkrankungen. Pflanzliches Mittel. Als Badezusatz vertretbar.
Kelofibrase (D) Creme Heparin, Harnstoff, Kampfer	Hautreizungen	**Wenig zweckmäßig** Zweifelhafte therapeutische Wirksamkeit bei den vom Hersteller angegebenen Anwendungsgebieten (Behandlung von Narben und Kontrakturen). Nicht sinnvolle Kombination von blutgerinnungshemmendem Stoff (Heparin), Hauterweichungsmittel (Harnstoff) und Pflanzenextrakt.
Kodan (D) Tinktur Propanol, Biphenylol	Hautreizung, Hautaustrocknung und Entfettung	**Nur zweckmäßig zur** Desinfektion der Haut. Kombination von Desinfektionsmitteln.
Leukase (Ö) Kegel Framycetin, Trypsin, Lidocain *Rezeptpflichtig*	Relativ häufig allergische Hauterscheinungen (z. B. Jucken, Rötung, Bläschen). Bei großflächiger und lang dauernder Anwendung Nieren- und Gehörschäden (z. B. Taubheit) möglich, Allergisierung gegen Framycetin	**Abzuraten** Wenig sinnvolle Kombination von Ferment (Trypsin) und örtlich wirkendem Betäubungsmittel (Lidocain) und Antibiotikum (Framycetin). Framycetin besteht hauptsächlich aus Neomycin B, dessen Anwendung auf der Haut nicht vertretbar ist.
Leukase (Ö) Puder, Salbe Framycetin, Trypsin *Rezeptpflichtig*	Relativ häufig allergische Hauterscheinungen (z. B. Jucken, Rötung, Bläschen). Bei großflächiger und lang dauernder Anwendung Nieren- und Gehörschäden (z. B. Taubheit) möglich, Allergisierung gegen Framycetin	**Abzuraten** Wenig sinnvolle Kombination von Ferment (Trypsin) und Antibiotikum (Framycetin). Framycetin besteht hauptsächlich aus Neomycin B, dessen Anwendung auf der Haut nicht mehr vertretbar ist.

Präparat	Wichtigste Nebenwirkungen	Empfehlung
Leukase N (D) Salbe, Puder, Kegel Framycetin, Kegel: zusätzlich Lidocain *Rezeptpflichtig*	Relativ häufig allergische Hauterscheinungen (z. B. Jucken, Rötung, Bläschen). Bei großflächiger und lang dauernder Anwendung Nieren- und Gehörschäden (z. B. Taubheit) möglich, Allergisierung gegen Framycetin	**Abzuraten** Framycetin besteht hauptsächlich aus Neomycin B, dessen Anwendung auf der Haut nicht vertretbar ist.
Lomaherpan (D/Ö) Creme Trockenextrakt aus Melissenblättern	Keine nennenswerten zu erwarten	**Naturheilmittel** Pflanzliches Mittel zur Behandlung von Infektionen mit Herpes-simplex-Viren. Therapeutische Wirksamkeit fraglich. Vertretbar wegen geringer Schädlichkeit.
Mercuchrom (D) Lösung Merbromin *Rezeptpflichtig*	Allergische Erscheinungen durch Quecksilber (z. B. Juckreiz, Hautrötung, Hautbläschen)	**Abzuraten** wegen der Gefahr der Aufnahme der Quecksilberverbindung.
Mirfulan (D/Ö) Salbe **Mirfulan Spray N** (D/Ö) Lebertran, Zinkoxid Hilfsstoffe in Salbe u. a. Hamamelisextrakt, Harnstoff	Hautreizungen (z. B. Jucken) möglich	**Zweckmäßig** als Hautpflegemittel.
Mitosyl (D) Salbe Zinkoxid Hilfsstoffe u. a. Lebertran, Geraniumöl	Keine wesentlichen zu erwarten	**Zweckmäßig** als Hautpflegemittel.
Nebacetin (D/Ö) Puder, Salbe, Puder-Spray, Lösung, Trockensubstanz Neomycin, Bacitracin *Rezeptpflichtig*	Relativ häufig allergische Hauterscheinungen (z. B. Jucken, Rötung, Bläschen). Bei großflächiger und lang dauernder Anwendung Nieren-und Gehörschäden (z. B. Taubheit) möglich	**Abzuraten** Wenig sinnvolle Kombination von zwei Antibiotika. Die Anwendung von Neomycin auf der Haut ist wegen der möglichen schweren Nebenwirkungen nicht mehr vertretbar.
Octenisept (D/Ö) Lösung Octenidin, Phenoxyethanol	Hautreizung, Hautaustrocknung und Entfettung	**Nur zweckmäßig zur** Desinfektion der Haut. Kombination von Desinfektionsmitteln.

Präparat	Wichtigste Nebenwirkungen	Empfehlung
Pantederm (D) Salbe Zinkoxid, Dexpanthenol	Keine wesentlichen zu erwarten	**Zweckmäßig** bei juckenden Hauterkrankungen und Ekzemen. Zinksalbe mit Hautpflegemittel.
Panthenol (D) Spray Dexpanthenol	Keine wesentlichen zu erwarten	**Nur zweckmäßig** als Hautpflegemittel.
Panthenol-Lichtenstein (D) Salbe Dexpanthenol	Keine wesentlichen zu erwarten	**Nur zweckmäßig** als Hautpflegemittel.
Panthenol-ratiopharm Wundsalbe (D) Salbe Dexpanthenol	Keine wesentlichen zu erwarten	**Nur zweckmäßig** als Hautpflegemittel.
Panthogenat (D) Salbe Dexpanthenol	Keine wesentlichen zu erwarten	**Nur zweckmäßig** als Hautpflegemittel.
Pantothen Nycomed (Ö) Salbe Panthenol	Keine wesentlichen zu erwarten	**Nur zweckmäßig** als Hautpflegemittel.
Polysept (D) Salbe, Lösung Polyvidon-Jod	Sehr selten allergische Erscheinungen (z. B. Jucken), Störungen der Schilddrüsenfunktion möglich	**Therapeutisch zweckmäßig nur zur** Desinfektion der Haut, Schleimhaut und Wunden. Wegen der Gefahr eines Sekretstaus sollten Salben nicht auf offene Wunden aufgetragen werden.
PVP-Jod-ratiopharm (D) Salbe Polyvidon-Jod	Sehr selten allergische Erscheinungen (z. B. Jucken), Störungen der Schilddrüsenfunktion möglich	**Therapeutisch zweckmäßig nur** zur Desinfektion der Haut, Schleimhaut und Wunden. Wegen der Gefahr eines Sekretstaus sollten Salben nicht auf offene Wunden aufgetragen werden.
Pyolysin (D) Salbe Salicylsäure, Zinkoxid, Pyolysin	Allergische Erscheinungen (z. B. Juckreiz, Rötung, Bläschen an der Haut). Hautreizungen	**Abzuraten** bei den vom Hersteller angegebenen Anwendungsgebieten (z. B. Phlegmone, Abszesse, Furunkel, Unterschenkelgeschwüre). Enthält u. a. hautaufweichenden Stoff (Salicylsäure) und Bakterienbestandteile.

Präparat	Wichtigste Nebenwirkungen	Empfehlung
Refobacin (D/Ö) Creme Gentamicin Rezeptpflichtig	Allergische Hauterscheinungen (z. B. Jucken, Rötung, Bläschen)	**Abzuraten** Antibiotika wie Gentamicin sollten wegen der Gefahr von Resistenzentwicklung und Allergisierung nicht auf die Haut aufgetragen werden. Desinfektionsmittel sind vorzuziehen.
Retterspitz (D) Äußerlich Flüssigkeit Ol. Rosmarini, Ol. Citri, Alumen, Acidum tartaricum, Thymol, Bergamottöl, Aurantii flores	Allergische Erscheinungen (z. B. Juckreiz, Rötung, Bläschen an der Haut). Lichtüberempfindlichkeit	**Wenig zweckmäßig** bei den vom Hersteller angegebenen Anwendungsgebieten (z. B. bakterielle Entzündungen). Schwaches Desinfektionsmittel.
Rivanol (D) Tabl. zum Auflösen, Lösung, Salbe Ethacridinlactat	Hautschäden bei Lichteinwirkung möglich, selten allergische Hauterscheinungen (z. B. Jucken, Rötung, Bläschen). Nicht in der Schwangerschaft anwenden	**Abzuraten** Die Anwendung dieses Desinfektionsmittels gilt als überholt.
Sofra-Tüll (D/Ö) Gittertüll Framycetin *Rezeptpflichtig*	Relativ häufig allergische Haut-erscheinungen (z. B. Jucken, Rötung, Bläschen). Bei großflächiger und lang dauernder Anwendung Nieren- und Gehörschäden (z. B. Taubheit) möglich	**Abzuraten** zur Vorbeugung von Wundinfektionen (Anwendungsgebiet laut Hersteller). Die Anwendung von Lokalantibiotika wie Framycetin (enthält vorwiegend Neomycin B) auf Wunden ist nicht mehr vertretbar.
Sterillium (D) Lösung Propanol, Mecetroniumetilsulfat	Hautreizung, Hautaustrocknung und Entfettung.	**Nur zweckmäßig zur** Desinfektion der Haut.
Sulmycin (D) Creme, Salbe Gentamicin *Rezeptpflichtig*	Allergische Hauterscheinungen (z. B. Jucken, Rötung, Bläschen)	**Abzuraten** Antibiotika wie Gentamicin sollten wegen der Gefahr von Resistenzentwicklung und Allergisierung nicht auf die Haut aufgetragen werden. Desinfektionsmittel sind vorzuziehen.

Präparat	Wichtigste Nebenwirkungen	Empfehlung
Tannosynt Creme gegen Entzündung und Juckreiz (D) Creme **Tannosynt Lotio** (D) Schüttelmixtur **Tannosynt Puder** (D) Synthetische Gerbstoffe Lotio enthält als Konservierungsstoff Parabene	Reizerscheinungen möglich. Allergische Reaktionen bei Lotio	**Wenig zweckmäßig** bei den vom Hersteller angegebenen Anwendungsgebieten (z. B. entzündliche und juckende Hauterkrankungen). Enthält einen Stoff mit adstringierender Wirkung (Gerbstoff).
Theiss Ringelblumen Heilsalbe (D) Salbe, Ringelblumentinktur	Kontaktekzeme	**Wenig zweckmäßig** Pflanzliches Mittel. Zur Wundbehandlung nicht geeignet.
Traumasept (D) Lösung, Wundgel, Wund- und Heilsalbe Polyvidon-Jod	Sehr selten allergische Erscheinungen (z. B. Jucken), Störungen der Schilddrüsenfunktion möglich	**Therapeutisch zweckmäßig nur zur** Desinfektion der Haut, Schleimhaut und Wunden. Wegen der Gefahr eines Sekretstaus sollten Salben nicht auf offene Wunden aufgetragen werden.
Tyrosur (D) Gel Tyrothricin, Cetylpyridinium	Allergische Hauterscheinungen (z. B. Jucken, Rötung, Bläschen) möglich	**Nur zweckmäßig bei** Tyrothricin/Cetylpyridinium-empfindlichen Erregern, wenn Desinfektionsmittel oder Lokalantibiotika als Einstoffpräparate nicht angewendet werden können. Die Anwendung von Lokalantibiotika ist bei Wundinfektionen, Abszessen, kleinflächigen Verbrühungen und Verbrennungen sowie Unterschenkelgeschwüren nicht sinnvoll.
Virudermin (D/Ö) Gel Zinksulfat	Keine wesentlichen zu erwarten	**Zweckmäßig** bei Herpes-Infektionen.
Zinkoxidemulsion LAW (D) Emulsion Zinkoxid	Keine wesentlichen zu erwarten	**Zweckmäßig** bei juckenden Hauterkrankungen und Ekzemen.
Zinksalbe von ct (D) Salbe Zinkoxid, Lebertran, Glycerol	Keine wesentlichen zu erwarten	**Zweckmäßig** bei juckenden Hauterkrankungen und Ekzemen.

Präparat	Wichtigste Nebenwirkungen	Empfehlung
Zovirax (D/Ö) Creme Aciclovir *Rezeptpflichtig*	Hautrötung, Hautschuppen, Hautbrennen	**Möglicherweise zweckmäßig** zur Behandlung von Herpes-Infektionen der Haut.
Zovirax Lippen-herpescreme (D) Creme Aciclovir	Hautrötung, Hautschuppen, Hautbrennen	**Möglicherweise zweckmäßig** zur Behandlung von Herpes-Infektionen der Haut.

8.6. Pilzmittel

Pilzinfektionen können am gesamten Körper auftreten. Fachleute haben beobachtet, dass in den letzten Jahren Pilzkrankheiten in den Industrieländern häufiger auftreten. Einige Ursachen dieser »Pilzvermehrung« sind:

- Viele Medikamente schwächen die körperlichen Abwehrkräfte gegen Pilzerkrankungen – z. B. Breitspektrum-Antibiotika, Krebsmittel und bestimmte Entzündungshemmer (Glukokortikoide).
- Geänderte Essgewohnheiten: Der vermehrte Verzehr von Süßigkeiten und Kohlehydraten verringert den Schutz vor einer Pilzansteckung.
- Haustiere sind oft von Pilzen befallen, ohne dass man es ihnen ansieht. Der Mensch kann davon jedoch angesteckt werden.

Pilzinfektionen können überall am Körper auftreten. Am häufigsten sind folgende Stellen betroffen:

Fußpilz wird vor allem durch schlechtes Schuhwerk in Zusammenhang mit Schwitzen und Wärme begünstigt. Die Behandlung mit einem Pilzmittel dauert zwei bis vier Wochen, manchmal sogar länger, und sollte auf alle Fälle ein bis zwei Wochen nach Verschwinden der Symptome fortgesetzt werden.

Nagelpilze treten vermehrt in höherem Alter auf – bedingt durch krankhafte Nagelveränderungen können sich Pilze leichter festsetzen und ausbreiten. Diese Erkrankung ist schwer zu behandeln, dauert meist mehrere Monate und ist oft nicht erfolgreich, weil die Behandlung nicht konsequent genug durchgeführt wird.

Windeldermatitis (Windelsoor) entwickelt sich meist durch zu lange Einwirkung von Urin und Stuhl auf die Haut und ist die häufigste Pilzerkrankung im Säuglingsalter (siehe Kapitel 8.5.: Mittel zur Wundbehandlung und gegen Hautinfektionen).
Pilzinfektionen im Genitalbereich werden meist durch Geschlechtsverkehr übertragen (siehe dazu Kapitel 18.7.: Mittel gegen Entzündungen und Infektionen der Sexualorgane).
In den letzten Jahre ist die *»Darmsanierung«* in Mode gekommen. Die Angst vor einer Selbstvergiftung durch rückresorbierte »Darmgifte« trägt im deutschen Sprachraum geradezu neurotische Züge. Angeblich sollen »Darmgifte« die Ursache vieler chronischer Gelenk-, Gewebe- und Gefäßentzündungen sein. Manche Naturheiler stellen auch gerne die Diagnose einer »Darmmykose« (Pilzbefalls des Darms) – mit entsprechenden Behandlungsvorschlägen. Pilze im Stuhl sind jedoch nichts Krankhaftes. Die Fachpublikation »Arzneimittel-Kursbuch« weist darauf hin, dass sich bei 50 bis 75 Prozent der Bevölkerung Pilze im Stuhl befinden, ohne dass dies irgendeinen Krankheitswert hat. Nur wenn sich mehr als 1000 Hefen pro Gramm im Stuhl befinden, ist eine Behandlung möglicherweise sinnvoll.
Bei normalem Pilzbefund gibt es keinen vernünftigen Grund, sich einer *Darmreinigung oder Darmsanierung* zu unterziehen.

Achtung: *In Deutschland ist der Zusatz des Antipilzmittels Natamycin zur Behandlung von Hartkäse und Schnittkäse mit geschlossener Rinde oder Haut erlaubt. Natamycin ist auch ein – inzwischen allerdings nur noch selten verwendetes – Arzneimittel (enthalten z. B. in Pimafucin). Wer knapp entrindeten Käse isst, schluckt möglicherweise ein Antipilzmittel!*

Die Behandlung

von Pilzerkrankungen (Mykosen) ist aus mehreren Gründen schwierig:
- Sie sind ohne Laboruntersuchung oft nicht von bakteriellen Infektionen zu unterscheiden.
- Gleiche Pilze können verschiedene Krankheiten hervorrufen.
- Verschiedene Pilze können gleiche Krankheitserscheinungen verursachen.

Häufig werden Pilzerkrankungen ohne Aufsuchen eines Arztes selbst behandelt, da es inzwischen eine Reihe von rezeptfrei erhältlichen Mitteln gegen Pilze gibt. Im Zweifelsfall oder wenn sich kein Erfolg durch die Selbstbehandlung zeigt, sollte man besser einen Arzt aufsuchen.

Ob eine Krankheit durch einen Pilz verursacht ist, kann durch mikroskopische Untersuchungen festgestellt werden. Die genaue Art des Pilzes kann allerdings nur durch länger dauernde Laboruntersuchungen, die bis zu vier Wochen dauern können, ermittelt werden. Fachleute unterscheiden drei Pilzarten: Dermatophyten, Hefen (z. B. *Candida*) und Schimmelpilze.
Korrekterweise müsste der Arzt vor Behandlungsbeginn feststellen, um welche Pilze es sich handelt. Denn die vorhandenen Pilzmittel (Antimykotika) sind nicht gegen alle Pilzarten gleich gut wirksam. Viele Pilzmittel haben jedoch ein breites Wirkungsspektrum, so dass sie auch ohne genauere Bestimmung der Pilzart wirken können.
Bei Pilzmitteln zum Auftragen auf der Haut (Salben etc.) ist diese Vorgangsweise unter Umständen gerechtfertigt. Bei Pilzmitteln zum Einnehmen sollte jedoch unbedingt eine genaue Bestimmung der Pilzart vorgenommen werden, weil bei manchen schwerwiegende Nebenwirkungen auftreten können – vor allem Leber- oder Nierenschäden.

Wichtig: *Alle Pilzmittel, egal ob Salben, Nagellacke oder Tabletten, sollten unbedingt so lange verwendet bzw. eingenommen werden, wie es der Arzt vorschreibt, also unter Umständen mehrere Monate lang. Auch wenn die Krankheitszeichen auf der Haut nicht mehr sichtbar sind, können immer noch Pilze vorhanden sein. Bei einem vorzeitigen Abbruch der Behandlung besteht die Gefahr, dass die Pilzerkrankung wieder von neuem beginnt.*

8.6. Pilzmittel

Präparat	Wichtigste Nebenwirkungen	Empfehlung
Antifungol (D) Lösung, Pumpspray, Creme **Antifungol Heilpaste** (D) Paste Clotrimazol Antifungol Heilpaste zusätzlich: Zinkoxid	Hautabschälung, auch Blasenbildung, allergische Hautreizungen, Hautbrennen	**Therapeutisch zweckmäßig bei** verschiedenen Pilzinfektionen, breites Spektrum (Dermatophyten, Hefen und Schimmelpilze).

Präparat	Wichtigste Nebenwirkungen	Empfehlung
Batrafen (D) Lösung, Creme, Puder, Gel Ciclopiroxolamin *Rezeptpflichtig*	Selten Hautbrennen, Juckreiz	**Therapeutisch zweckmäßig bei** verschiedenen Pilzinfektionen (Dermatophyten und Candida).
Batrafen (Ö) Antimykotischer Nagellack Ciclopiroxolamin	Bei Kontakt mit der Haut Rötungen und Schuppung	**Therapeutisch zweckmäßig zur** Behandlung von Nagelpilz (3–4 Monate Anwendung), auf gründlich gereinigte Nägel auftragen.
Bifon (D) Creme, Gel, Lösung zur äußerlichen Anwendung Bifonazol	Selten allergische Hauterscheinungen (z. B. Hautjucken, Hautrötung, Bläschenbildung)	**Therapeutisch zweckmäßig bei** Pilzinfektionen der Haut, verursacht durch Dermatophyten oder Sprosspilze.
Biofanal (D) Drag., Suspension Nystatin	Gelegentlich Übelkeit, Erbrechen, Durchfälle	**Therapeutisch zweckmäßig bei** bestimmten Pilzinfektionen (z. B. Candida = Soor).
Candio-Hermal (D/Ö) Soft-Paste, nur D: Creme, Salbe, Paste Nystatin *Rezeptpflichtig (Ö)*	Selten allergische Hauterscheinungen (z. B. Hautjucken, Hautrötung, Bläschenbildung)	**Therapeutisch zweckmäßig nur** bei ganz bestimmten Pilzinfektionen (z. B. Candida = Soor).
Canesten (D/Ö) Creme, Lösung, Spray, Puder Clotrimazol	Hautbrennen, Hautblasen, Hautablösungen, allergische Reaktionen. Nicht in der Augengegend verwenden	**Therapeutisch zweckmäßig bei** verschiedenen Pilzinfektionen, breites Spektrum (Dermatophyten, Hefen, Schimmelpilze und andere).
Canesten extra (D) Creme Bifonazol	Selten allergische Hauterscheinungen (z. B. Hautjucken, Hautrötung, Bläschenbildung)	Therapeutisch zweckmäßig bei Pilzinfektionen der Haut, verursacht durch Dermatophyten oder Sprosspilze.
Canifug (D) Lösung, Creme Clotrimazol	Hautabschälung, auch Blasenbildung, allergische Hautreizungen, Hautbrennen	**Therapeutisch zweckmäßig bei** verschiedenen Pilzinfektionen, breites Spektrum (Dermatophyten, Hefen, Schimmelpilze und andere).

Präparat	Wichtigste Nebenwirkungen	Empfehlung
Cloderm (D) Lösung, Creme, Puder, Pumpspray **Clotrimazol AL** (D) Creme, Spray **Clotrimazol ct** (D) Creme, Spray Clotrimazol	Hautbrennen, Hautblasen, Hautablösungen, allergische Reaktionen. Nicht in der Augengegend verwenden	**Therapeutisch zweckmäßig bei** verschiedenen Pilzinfektionen, breites Spektrum (Dermatophyten, Hefen, Schimmelpilze und andere).
Cutistad (D) Creme, Lösung, Puder, Spray Clotrimazol	Hautbrennen, Hautblasen, Hautablösungen, allergische Reaktionen. Nicht in der Augengegend verwenden	**Therapeutisch zweckmäßig bei** verschiedenen Pilzinfektionen, breites Spektrum (Dermatophyten, Hefen, Schimmelpilze und andere).
Daktar (D) Creme, Lösung, Puder Miconazol	Auf der Haut selten Reizungen	**Therapeutisch zweckmäßig bei** verschiedenen Pilzinfektionen. Therapeutische Wirksamkeit bei Nagelpilzen zweifelhaft.
Daktarin (Ö) Creme, dermat. Lösung, Puder orales Gel, Konzentrat zur Infusion Miconazol orales Gel, Konzentrat zur Infusion *Rezeptpflichtig*	Auf der Haut selten Reizungen	**Therapeutisch zweckmäßig bei** verschiedenen Pilzinfektionen. Therapeutische Wirksamkeit bei Nagelpilzen zweifelhaft.
Diflucan (D/Ö) Kaps., Infusion, Trockensaft, nur D: Saft Fluconazol *Rezeptpflichtig*	Übelkeit, Kopfschmerzen, Schmerzen im Bauchraum, Erbrechen und Durchfall. Auf Leberbelastungen ist zu achten. Bei Bläschenbildung auf der Haut oder ähnlichen Erscheinungen soll das Mittel sofort abgesetzt werden	**Therapeutisch zweckmäßig zur** Behandlung von innerlichen Pilzinfektionen oder bei von Kryptokken ausgelösten Hirnhautentzündungen (z. B. bei AIDS-Patienten).
Diflucan Derm (D) Kaps., Saft Fluconazol *Rezeptpflichtig*	Übelkeit, Kopfschmerzen, Schmerzen im Bauchraum, Erbrechen und Durchfall. Auf Leberbelastungen ist zu achten. Bei Bläschenbildung auf der Haut oder ähnlichen Erscheinungen soll das Mittel sofort abgesetzt werden	**Therapeutisch zweckmäßig, wenn** die örtliche Anwendung von Pilzmitteln bei Hautpilzerkrankungen nicht ausreicht.

Präparat	Wichtigste Nebenwirkungen	Empfehlung
Epi-Pevaryl (D) Creme, Lotion, Spraylösung, P.v. Lösung, Puder Econazol	Hautreizungen, Hautbrennen, Hautrötungen	**Therapeutisch zweckmäßig nur** bei ganz bestimmten Pilzinfektionen (z. B. Candida = Soor).
Exoderil (D/Ö) Creme, Gel, Lösung Naftifin *Creme in Ö: Rezeptpflichtig*	Selten Brennen und Reizzustände der behandelten Hautpartien. Vereinzelt allergische Kontaktekzeme	**Therapeutisch zweckmäßig, wenn** Mittel wie Canesten, Daktar usw. wegen Unverträglichkeit nicht angewendet werden können. Wirksam gegen Hefen, Dermatophyten und Schimmelpilze, geringerer Erprobungsgrad als z. B. Clotrimazol.
Fungata (D/Ö) Kaps. Fluconazol *Rezeptpflichtig*	Übelkeit, Kopfschmerzen, Schmerzen im Bauchraum, Erbrechen und Durchfall. Auf Leberbelastungen ist zu achten. Bei Bläschenbildung auf der Haut oder ähnlichen Erscheinungen soll das Mittel sofort abgesetzt werden	**Therapeutisch zweckmäßig, wenn** bei Patientinnen die örtliche Anwendung, z. B. von Canesten-Vaginalovula, nicht ausreichend wirkte bzw. Frauen eine orale Behandlung bevorzugen.
Fungiderm (Ö) Creme, Lösung zur äußerlichen Anwendung Bifonazol	Selten allergische Hauterscheinungen (z. B. Hautjucken, Hautrötung, Bläschenbildung)	**Therapeutisch zweckmäßig bei** Pilzinfektionen der Haut, verursacht durch Dermatophyten oder Sprosspilze.
Fungizid-ratiopharm (D) Pumpspray, Creme Clotrimazol *Vaginalcreme: Rezeptpflichtig*	Hautabschälung, auch Blasenbildung, allergische Hautreizungen, Hautbrennen	**Therapeutisch zweckmäßig bei** verschiedenen Pilzinfektionen, breites Spektrum (Dermatophyten, Hefen und Schimmelpilze).
Gilt (D) Lösung, Pumpspray, Creme Clotrimazol	Hautabschälung, auch Blasenbildung, allergische Hautreizungen, Hautbrennen	**Therapeutisch zweckmäßig bei** verschiedenen Pilzinfektionen, breites Spektrum (Dermatophyten, Hefe- und Schimmelpilze).
Lamisil (D/Ö) Creme Terbinafin *Rezeptpflichtig*	Allergische Erscheinungen, Brennen und Rötung der Haut. Nicht in der Schwangerschaft oder Stillzeit anwenden	**Therapeutisch zweckmäßig bei** verschiedenen Pilzinfektionen (Dermatophyten, Hefepilze). Weniger erprobt als z. B. Mittel mit Clotrimazol.

Präparat	Wichtigste Nebenwirkungen	Empfehlung
Lamisil (D/Ö) Tabl. Terbinafin *Rezeptpflichtig*	Kopfschmerzen, Magenschmerzen, Magen-Darm-Beschwerden, selten Störungen des Geschmackssinns. In einzelnen Fällen schwere Hautausschläge. Nicht in der Schwangerschaft oder Stillzeit verwenden	**Therapeutisch zweckmäßig zur** Behandlung von Dermatophyten-Infektionen von Nägeln, wenn eine äußerliche Behandlung (z. B. mit Clotrimazol-haltigen Mitteln wie Canesten) nicht ausreicht. Bei innerlicher Anwendung sind Mittel mit Itraconazol (z. B. Sempera) vorzuziehen.
Lederlind (D) Heilpaste Nystatin	Selten allergische Hauterscheinungen (z. B. Hautjucken, Hautrötung, Bläschenbildung)	**Therapeutisch zweckmäßig nur** bei ganz bestimmten Pilzinfektionen (z. B. Candida = Soor).
Loceryl (D) Creme **Loceryl** (D/Ö) Nagellack Amorolfin *Rezeptpflichtig*	Allergische Erscheinungen (z. B. Hautjucken, Hautbrennen)	**Therapeutisch zweckmäßig bei** bestimmten Pilzinfektionen (Dermatophyten, Hefen). Der Nagellack ist eine spezielle Zubereitung für die Behandlung von Nagelpilz (3–4 Monate dauernde Anwendung).
Multilind (D) Paste Nystatin, Zinkoxid	Selten allergische Hauterscheinungen (z. B. Hautjucken, Hautrötung, Bläschenbildung)	**Therapeutisch zweckmäßig nur** bei ganz bestimmten Pilzinfektionen (z. B. Candida = Soor).
Myko Cordes (D/Ö) Creme, Lösung, Paste Clotrimazol *in Ö: Rezeptpflichtig*	Hautbrennen, Hautblasen, Hautablösungen, allergische Reaktionen. Nicht in der Augengegend verwenden	**Therapeutisch zweckmäßig bei** verschiedenen Pilzinfektionen, breites Spektrum (Dermatophyten, Hefen, Schimmelpilze und andere).
Mycospor (D) Creme, Lösung Bifonazol	Selten allergische Hauterscheinungen (z. B. Hautjucken, Hautrötung, Bläschenbildung)	**Therapeutisch zweckmäßig bei** Pilzinfektionen der Haut, verursacht durch Dermatophyten oder Sprosspilze.
Mycospor Nagelset (D) Salbe Bifonazol, Harnstoff	Selten allergische Hauterscheinungen (z. B. Hautjucken, Hautrötung, Bläschenbildung)	**Therapeutisch zweckmäßig zur** Behandlung von Nagelpilz (3–4 Monate dauernde Anwendung). Auf gründlich gereinigte Nägel auftragen.

Präparat	Wichtigste Nebenwirkungen	Empfehlung
Mycostatin (Ö) Drag., orale Suspension, Salbe, Paste Nystatin Paste zusätzlich: Zinkoxid Suspension zusätzlich: Benzoesäure *Rezeptpflichtig*	Selten allergische Hauterscheinungen (z. B. Hautjucken, Hautrötung, Bläschenbildung)	**Therapeutisch zweckmäßig nur** bei ganz bestimmten Pilzinfektionen (z. B. Candida = Soor).
Mykoderm (D) Salbe Nystatin	Gelegentlich Übelkeit, Erbrechen, Durchfälle	**Therapeutisch zweckmäßig bei** bestimmten Pilzinfektionen (z. B. Candida = Soor).
Mykohaug C (D) Creme Clotrimazol	Hautbrennen, Hautblasen, Hautablösungen, allergische Reaktionen. Nicht in der Augengegend verwenden	**Therapeutisch zweckmäßig bei** verschiedenen Pilzinfektionen, breites Spektrum (Dermatophyten, Hefen, Schimmelpilze und andere).
Mykosert (D) Creme Sertaconazol	Hautabschälung, auch Blasenbildung, allergische Hautreizungen, Hautbrennen	**Therapeutisch zweckmäßig bei** verschiedenen Pilzinfektionen, breites Spektrum (Dermatophyten, Hefen und Schimmelpilze).
Mykundex (D) Suspension, Drag. Nystatin	Gelegentlich Übelkeit, Erbrechen, Durchfälle	**Therapeutisch zweckmäßig bei** bestimmten Pilzinfektionen (z. B. Candida = Soor).
Mykundex (D) Heilsalbe Nystatin, Zinkoxid	Selten allergische Hauterscheinungen (z. B. Hautjucken, Hautrötung, Bläschenbildung)	**Therapeutisch zweckmäßig nur** bei ganz bestimmten Pilzinfektionen (z. B. Candida = Soor).
Nizoral (D/Ö) Creme, nur Ö: Shampoo Ketoconazol	Hautreizungen, Hautbrennen, Hautrötungen und andere allergische Reaktionen	**Therapeutisch zweckmäßig bei** verschiedenen Pilzinfektionen.
Nystaderm (D) Filmtabl., Suspension, Mundgel Nystatin	Gelegentlich Übelkeit, Erbrechen, Durchfall	**Therapeutisch zweckmäßig nur** bei bestimmten Pilzinfektionen z. B. des Verdauungstrakts (z. B. Candida = Soor).
Nystaderm (D) Creme, Paste Nystatin	Selten allergische Hauterscheinungen (z. B. Hautjucken, Hautrötung, Bläschenbildung)	**Therapeutisch zweckmäßig nur** bei ganz bestimmten Pilzinfektionen (z. B. Candida = Soor).

Präparat	Wichtigste Nebenwirkungen	Empfehlung
Nystatin Lederle (D/Ö) Paste, Salbe, nur D: Creme Nystatin *in Ö: Rezeptpflichtig*	Selten allergische Hauterscheinungen (z. B. Hautjucken, Hautrötung, Bläschenbildung)	**Therapeutisch zweckmäßig nur** bei ganz bestimmten Pilzinfektionen (z. B. Candida = Soor).
Nystatin Stada (D) Dragees Nystatin	Gelegentlich Übelkeit, Erbrechen, Durchfall	**Therapeutisch zweckmäßig nur** bei bestimmten Pilzinfektionen z. B. des Verdauungstrakts (z. B. Candida = Soor).
Pevaryl (Ö) Creme, Puder, Spraylösung, Hautmilch, Shampoo, Lösung, Paste Econazol Hautmilch, Shampoo, Lösung, Paste: *Rezeptpflichtig*	Hautreizungen, Hautbrennen, Hautrötung	**Therapeutisch zweckmäßig zur** Behandlung von Pilzerkrankungen auf Haut und Nägeln, verursacht durch Dermatophyten, Hefen und Schimmelpilze (z. B. Candida = Soor).
Sempera (D) Kaps., F-Kapseln, Liquidum Itraconazol *Rezeptpflichtig*	Kopfschmerzen, Magen-Darm- und Oberbauchbeschwerden, Verdauungsstörungen und Übelkeit, Leberreaktionen. Nicht bei Patienten mit Lebererkrankungen einsetzen	**Therapeutisch zweckmäßig zur** innerlichen Behandlung von verschiedenen Haut- und Nagelpilzen, Pilzerkrankungen der Scheide oder einer durch Pilze verursachten Hornhautentzündung des Auges, wenn äußerliche Behandlungen erfolglos bleiben.
Siros (D) Kaps. Itraconazol *Rezeptpflichtig*	Kopfschmerzen, Magen-Darm- und Oberbauchbeschwerden, Verdauungsstörungen und Übelkeit, Leberreaktionen. Nicht bei Patienten mit Lebererkrankungen einsetzen	**Therapeutisch zweckmäßig zur** innerlichen Behandlung von verschiedenen Haut- und Nagelpilzen, Pilzerkrankungen der Scheide oder einer durch Pilze verursachten Hornhautentzündung des Auges, wenn äußerliche Behandlungen erfolglos bleiben.
Sporanox (Ö) Kaps., Derm-Kaps. Itraconazol *Rezeptpflichtig*	Kopfschmerzen, Magen-Darm- und Oberbauchbeschwerden, Verdauungsstörungen und Übelkeit, Leberreaktionen. Nicht bei Patienten mit Lebererkrankungen einsetzen	**Therapeutisch zweckmäßig zur** innerlichen Behandlung von verschiedenen Haut- und Nagelpilzen, Pilzerkrankungen der Scheide oder einer durch Pilze verursachten Hornhautentzündung des Auges, wenn äußerliche Behandlungen erfolglos bleiben.
Terzolin (D) Lösung, Creme Ketoconazol	Hautreizungen, Brennen, selten – beim Auftragen auf die Kopfhaut – Haarausfall	**Therapeutisch zweckmäßig bei** verschiedenen Pilzinfektionen.

8.7. Mittel gegen Läuse und Krätzmilben

Krätzmilben und Läuse sind kleine Insekten, die in bzw. auf der Haut leben können. Ekzemartige Hauterscheinungen, Juckreiz, Knötchen und Pusteln sind oft Hinweise für den Befall durch diese Tiere.

Läuse

Kopfläuse sind 2,5 bis 3 mm groß und »bewohnen« fast ausschließlich die Kopfhaut. Die Weibchen kleben ihre Eier (Nissen) dicht in der Nähe der Kopfhaut so fest ans Haar, dass sie durch einfaches Haarewaschen nicht entfernt werden können. Bei starker Verlausung werden Nissen auch am Bart, in Augenbrauen, Achselhaaren, an Kopftüchern, Schals usw. angeklebt.

Läuse stechen mehrmals am Tag mit ihrem Stechsaugrüssel in die Haut, um so an ihr »Nahrungsmittel« zu gelangen – menschliches Blut. Die Stiche verursachen Juckreiz und ekzemartige Hauterscheinungen, vorwiegend hinter und über den Ohren sowie am Hinterkopf und im Nacken. Im weiteren Verlauf können bakterielle Infektionen hinzukommen.

Kopfläuse können nicht springen oder fliegen, aber sehr schnell rennen. Die Übertragung von Kopfläusen kann durch gegenseitigen Kontakt von Kopfhaaren, durch einen ausgeliehenen Kamm, durch Hüte und Kopfbänder, aber auch durch Kontakt mit einem von Nissen belegten abgefallenen Haar zustande kommen. Personen mit guter persönlicher Hygiene können ebenfalls von Kopfläusen befallen werden.

Die *Kleiderlaus* siedelt sich eher am Rumpf und an den Gliedmaßen an und ruft Juckreiz, Papeln, Quaddeln und Hauteiterungen hervor.

Die *Filzläuse* sitzen in Scham- und Achselhaaren, bei Kindern auch in Augenbrauen und Wimpern. Ihre Bisse erzeugen blaue Flecken.

Behandlung von Läusen

Eine chemiefreie und hundertprozentig wirksame Behandlung gegen Kopfläuse ist der radikale Kurzhaarschnitt. Für alle Personen, für die das nicht in Frage kommt – wohl die meisten –, gibt es chemische Läusemittel.

Eine ungefährliche, aber auch unsichere Möglichkeit ist das mehrfache Spülen der Haare mit lauwarmem Essigwasser (drei Löffel Essig auf einen Liter Wasser) und anschließendes Auskämmen der feuchten Haare mit einem Nissenkamm. Manche Nissen haften jedoch so fest,

dass sie nicht ausgekämmt werden können. Die betreffenden Haare müssen nahe der Wurzel abgeschnitten werden.
Als wirksam und mit relativ wenigen Risiken behaftet gilt die Kombination von natürlichen *Pyrethrinen* und *Piperonylbutoxid* (enthalten in *Goldgeist forte*). Piperonylbutoxid ist kein direkter Wirkstoff gegen Läuse, sondern erhöht nur die Wirksamkeit von Pyrethrin.
Der Vorteil von Pyrethrinen: Sie gelangen nur in geringem Ausmaß über die Haut in den Körper. Die Anwendung ist auch bei Kindern relativ sicher. Der Nachteil: Am Ort der Anwendung können Gefühle von Taubheit und Kribbeln (so genannte Parästhesien) sowie Kontaktekzeme auftreten.

Vorsicht: Das Mittel sollte nicht ins Auge oder in den Mund gelangen.
Die Fachzeitschrift »arznei-telegramm« rät ab von der Verwendung von Sprays (z. B. *Jacutin N*; der Wirkstoff in diesem Mittel ist das synthetische Pyrethroid Allethrin in Kombination mit Piperonylbutoxid), weil Pyrethroide vermutlich am ehesten über die Lunge in den Körper gelangen und bei Sprays dieses Risiko am größten ist.
Wenn diese Kombination nicht vertragen wird, kann als Alternative *Lindan* (enthalten z. B. in *Jacutin*, *Quellada H*) verwendet werden. *Lindan* ist wesentlich giftiger und damit auch mit einem größeren Risiko an Nebenwirkungen behaftet. Deshalb sollte es nach Meinung der Fachpublikation »Arzneimittel-Kursbuch« bei Kindern nicht verwendet werden.

Vorbeugung gegen Neuansteckung

Wenn sieben bis neun Tage nach der Behandlung noch Läuse oder Larven zu finden sind, muss die Anwendung wiederholt werden. Familienmitglieder und enge Kontaktpersonen müssen ebenfalls behandelt werden.
Außer der Behandlung der Kopfhaare ist eine gründliche Reinigung der Kämme und der Haar- und Kleiderbürsten notwendig – zehn Minuten in 60°C heißes Wasser legen tötet mit Sicherheit alle Läuse und Nissen.
Kleidung und Bettwäsche müssen bei 60°C gewaschen werden. Hitzeempfindliche Textilien werden vier Wochen lang in einen Plastiksack fest verschlossen – damit werden alle Läuse und noch schlüpfende Larven ausgehungert. Textile Kopfstützen und Spielsachen sollten ebenfalls behandelt werden.

Ein Tag im Tiefkühlschrank – bei minus 10 bis minus 15°C – tötet die Läuse ebenfalls.
Bei *Kleiderläusen* und *Filzläusen* sollten wegen der Gefahr der Übertragung außer Kontaktpersonen auch Kleidung und Bett mit entsprechenden Mitteln (Insektiziden) »behandelt« werden.

Krätze (Skabies)

Verschiedene Milbenarten rufen krankhafte Veränderungen an der Haut hervor. Die wichtigste Art ist die Skabies. Sie gräbt kleine Gänge in die Hornschicht der Haut und verursacht nach zwei bis sechs Wochen Beschwerden. Starker, meist nächtlicher Juckreiz und kleine Knötchen und Pusteln an den Fingerseitenflächen, der Beugeseite der Handgelenke, Fußknöcheln und in der Genitalregion sind Anzeichen dafür, dass sich Skabies eingenistet haben. Tierische Milben (von Hunden, Katzen, Tauben, Hühnern, Wellensittichen) befallen ebenfalls Menschen, graben jedoch keine Gänge. Krätze wird nur durch direkten Hautkontakt übertragen und tritt vor allem in Gemeinschaftseinrichtungen (Altenheimen, Pflegeheimen) auf.
Sorgfältige Körperpflege verhindert eine Infektion nicht. Sie führt allerdings dazu, dass man die Gänge nur sehr schwer erkennen kann. Fälschlicherweise wird der heftige Juckreiz, der nur zu leichten Hautveränderungen führt, von niedergelassenen Ärzten oft als »Allergie« oder »Ekzem« gedeutet und mit kortisonähnlichen Wirkstoffen behandelt. Dadurch geht die Entzündung zwar zurück, durch die Verringerung der Abwehrkräfte des Körpers kann es jedoch zu einer massiven Vermehrung der Milben kommen.
Um zu erkennen, dass es sich um Krätze handelt, ist meist fachärztliche Erfahrung notwendig.

Behandlung von Krätze

Krätzmilben werden mit Lindan (enthalten z. B. in *Jacutin*, *Quellada H*) behandelt. Als Alternative kann Crotamiton (enthalten z. B. in *Euraxil*) verwendet werden.
Für eine erfolgreiche Therapie ist es notwendig, die gesamte Körperoberfläche zu behandeln – mit Ausnahme von Gesicht und Haarboden. Wichtig ist auch die Behandlung unter den Fingernägeln. Der Juckreiz kann nach der Behandlung noch eine Zeitlang andauern.
Kontaktpersonen, Kleidung und Bett sollten ebenfalls »behandelt« werden.

8.7. Mittel gegen Läuse und Krätzmilben

Präparat	Wichtigste Nebenwirkungen	Empfehlung
Goldgeist forte (D) Flüssigkeit Pyrethrumextrakt, Piperonylbutoxid, Chlorocresol, Diethylenglycol, Hexane, Isopropylalkohol	Allergische Erscheinungen (z. B. Juckreiz), Augenreizungen	**Therapeutisch zweckmäßig** gegen Kopf-, Filz- und Kleiderläuse.
Infectopedicul (D)Lösung Permethrin	Augenreizungen, Juckreiz, Taubheitsgefühle in der Haut, nervenschäden	**Abzuraten** wegen der Möglichkeit schwerer Nebenwirkungen durch das Pyrethroid.
Jacutin (D/Ö) Emulsion, Gel Lindan Emulsion (D) *Rezeptpflichtig (Ö)*	Bei Überdosierung zentralnervöse Symptome bis Krämpfe und Bewusstlosigkeit. Reizt die Augen	**Therapeutisch zweckmäßig nur** gegen Filzläuse und Krätzmilben. Bei Kopfläusen ist Goldgeist vorzuziehen.
Jacutin N (D) Spray Alletrin, Piperonylbutoxid	Augenreizungen, Juckreiz, Taubheitsgefühle in der Haut	**Abzuraten** Die Anwendung von Sprays erhöht bei Pyrethroiden wie etwa Alletrin die Gefahr von Nebenwirkungen.
Quellada H (D) Shampoo Lindan *Rezeptpflichtig*	Bei Überdosierung zentralnervöse Symptome bis Krämpfe und Bewusstlosigkeit. Reizt die Augen	**Therapeutisch zweckmäßig nur gegen** Filzläuse und Kopfläuse. Bei Kopfläusen ist Goldgeist vorzuziehen.

8.8. Sonstige Hautmittel

Dazu gehören Arzneien mit den unterschiedlichsten Inhaltsstoffen und Anwendungsgebieten. Die Wirksamkeit von Hautmitteln hängt oft nicht nur vom Wirkstoff, sondern auch vom Wirkstoffträger ab. Bedeutsam ist außerdem, um welche Zubereitungsform (Salbe, Creme, Emulsion usw.) es sich handelt. Viele Hautmittel enthalten überhaupt keine spezifischen Wirkstoffe (z. B. *Asche Basissalbe und -creme, Dermatop Basis, Linola, Linola-Fett N, Neribas, Wolff Basiscreme*), sind aber trotzdem wichtige Medikamente zur Behandlung mancher Hautkrankheiten.

Diethyltoluamid (enthalten z. B. in *Autan*)

ist weltweit das am häufigsten verwendete Mittel zur Insektenabwehr. Es darf bei Säuglingen nicht angewendet werden. Bei Kindern nicht großflächig und nicht wiederholt auftragen.

Vorsicht: Wer ein Sonnenschutzmittel verwendet und danach Autan aufträgt, muss damit rechnen, dass der Lichtschutz um ein Drittel vermindert wird.

Betacarotin (enthalten z. B. in *Carotaben, Carotin*)

wird bei bestimmten Hautkrankheiten und auch zur Hautbräunung verwendet. Die Herstellerfirma von Carotaben macht seriöserweise darauf aufmerksam, dass die erzielte Hautfärbung nicht vor Sonnenbrand schützt und dass unter Umständen ein Lichtschutzpräparat verwendet werden soll. Die Herstellerfirma von Carotin hingegen empfiehlt (!) das Mittel zum »Schutz vor Sonnenbrand«.

8.8. Sonstige Hautmittel

Präparat	Wichtigste Nebenwirkungen	Empfehlung
Alfason Basis (D) Creme, Salbe Wirkstofffreies Hautmittel	Keine wesentlichen zu erwarten	**Zweckmäßig** Hautpflegemittel mit mittlerem (Salbe) und relativ niedrigem (Creme) Fettgehalt.
Asche Basis (D) Salbe, Creme, Fettsalbe, Lotion Wirkstofffreies Hautmittel	Keine wesentlichen zu erwarten	**Zweckmäßig** Hautpflegemittel mit hohem (Fettsalbe), mittlerem (Salbe) und relativ niedrigem (Creme, Lotion) Fettgehalt.
Autan (D/Ö) Lotion, Creme, Hautspray, Stift Hydroxyethyl Isobutyl Piperidine Carboxylate	Hautreizungen. Selten Allergien	**Zweckmäßig als** Insektenvertreibungsmittel (Zecken, Mücken, Bremsen)
Balneum Hermal F (D/Ö) Flüssiger Badezusatz Erdnussöl, Paraffin	Keine wesentlichen zu erwarten	**Zweckmäßig zur** Hautpflege bei Neurodermitis (= endogenes Ekzem). Rückfettendes Ölbad.

Präparat	Wichtigste Nebenwirkungen	Empfehlung
Balneum Hermal plus (D/Ö) Flüssiger Badezusatz Sojabohnenöl, Polidocanol	Selten allergische Hauterscheinungen (z. B. Hautjucken)	**Zweckmäßig zur** Hautpflege bei Neurodermitis (= endogenes Ekzem). Rückfettendes Ölbad.
Basodexan (D) Creme **Basodexan Soft** (D) Creme **Basodexan S** (D) Salbe Harnstoff	Hautreizungen	**Therapeutisch zweckmäßig bei** trockenen und schuppenden Hautkrankheiten.
Carotaben (D/Ö) Kapseln Betacarotin	Gelbfärbung der Haut. Vorsicht bei Nierenstörungen. Bei Überdosierung Leberschäden möglich	**Möglicherweise zweckmäßig bei** Pigmentstörungen der Haut. Schützt nicht vor Sonnenbrand. Vitamin-A-ähnliche Substanz.
Carotin (D) Kapseln, Drag. Betacarotin, Biotin, Calciumpantothenat	Gelbfärbung der Haut. Vorsicht bei Nierenstörungen. Bei Überdosierung Leberschäden möglich	**Abzuraten** bei den vom Hersteller angegebenen Anwendungsgebieten wie Schutz vor Sonnenbrand. Enthält u. a. Vitamin-A-ähnliche Substanz. (Betacarotin).
Dermatop-Basis (D) Salbe, Creme, Fettsalbe Wirkstofffreies Hautmittel	Keine wesentlichen zu erwarten	**Zweckmäßig** Hautpflegemittel mit hohem (Fettsalbe), mittlerem (Salbe) und relativ niedrigem Fettgehalt (Creme).
Elacutan (D) Salbe, Creme Harnstoff	Hautreizungen	**Therapeutisch zweckmäßig bei** trockenen und schuppenden Hautkrankheiten.
Eucerin Salbe Urea (D) Salbe Harnstoff	Hautreizungen	**Therapeutisch zweckmäßig bei** trockenen und schuppenden Hautkrankheiten.
Eucerin Omega Fettsäuren Ölbad (D) Flüssiger Badezusatz Sojabohnenöl	Selten allergische Hauterscheinungen (z. B. Hautjucken)	**Zweckmäßig zur** Hautpflege bei Neurodermitis (= endogenes Ekzem). Rückfettendes Ölbad.
Euceta mit Kamille (Ö) Gel Essigsaure Tonerde, Kamillenextrakt	Keine wesentlichen zu erwarten	**Zweckmäßig wie** andere Umschläge auch. Zur Kühlung, z. B. bei Sonnenbrand, vertretbar.

Präparat	Wichtigste Nebenwirkungen	Empfehlung
Linola Creme Ö/W (D) Creme (Öl in Wasser Emulsion) Linolsäure, Octadecadiensäure	Keine wesentlichen zu erwarten	**Zweckmäßig** Hautpflegemittel mit relativ großem Wasseranteil. Wirkstofffreie Salbengrundlage.
Linola-Fett N (D) Creme (Wasser in Öl Emulsion) Linolsäure, Octadecadiensäure	Keine wesentlichen zu erwarten	**Zweckmäßig als** fettreiches Hautpflegemittel.
Linola-Fett N Ölbad (D) Öl Paraffin, Fettsäuren	Keine wesentlichen zu erwarten	**Zweckmäßig zur** Hautpflege bei Neurodermitis (= endogenes Ekzem). Rückfettendes Ölbad.
Neribas (D) Creme, Salbe, Fettsalbe Wirkstofffreies Hautmittel	Keine wesentlichen zu erwarten	**Zweckmäßig** Hautpflegemittel mit hohem (Fettsalbe), mittlerem (Salbe) und relativ niedrigem Fettgehalt (Creme).
Nubral (D) Salbe, Creme Harnstoff	Hautreizungen	**Therapeutisch zweckmäßig bei** trockenen und schuppenden Hautkrankheiten.
Oleobal (D) Badezusatz Sojabohnenöl, Paraffin	Keine wesentlichen zu erwarten	**Zweckmäßig zur** Hautpflege bei Neurodermitis (= endogenes Ekzem). Fettendes Ölbad.
Optiderm Creme (D/Ö) Creme **Optiderm F Creme** (D/Ö) Creme Harnstoff, Polidocanol Hilfsstoffe unterschiedlich	Hautreizungen	**Therapeutisch zweckmäßig bei** trockenen und schuppenden Hautkrankheiten.
Pelsana (Ö) Puder Zinc. undecylenic	Keine wesentlichen zu erwarten	**Zweckmäßig** wie andere Puder auch.

Präparat	Wichtigste Nebenwirkungen	Empfehlung
Remederm Widmer (D) Creme Harnstoff, Vitamin A und E, Dexpanthenol, Fettsäuren, Paraffin, Milchsäure	Hautreizungen	**Therapeutisch zweckmäßig bei** trockenen und schuppenden Hautkrankheiten.
Sweatosan N (D) Drag. Salbeiextrakt	Keine wesentlichen zu erwarten	**Naturheilmittel** Pflanzliches Mittel. Nicht zweckmäßig bei dem angegebenen Anwendungsgebiet (gesteigerte Schweißbildung).
Wolff Basiscreme (D) Creme Wirkstofffreies Hautmittel	Keine wesentlichen zu erwarten	**Zweckmäßig** Hautpflegemittel mit relativ hohem Wassergehalt.

9. Kapitel: **Augen, Ohren**

9.1. Augenmittel

Beim Auge unterscheidet man zwischen Augenlidern, äußerem Auge und innerem Auge.
Die *Augenlider* sind bewegliche Gewebeteile, die das Auge schützen und Tränen auf der Oberfläche der Augen verteilen.
Das *äußere Auge* besteht aus den Tränendrüsen und den ableitenden Tränenwegen. Beim normalen Auge werden ständig Tränen produziert und wieder entfernt. Die Tränen halten die Hornhaut und die Bindehaut des Auges nass, schützen das Auge, schwemmen Fremdkörper aus und verhindern das Wachstum von Krankheitskeimen.
Das *innere Auge* (Augapfel) besteht aus drei Räumen: der vorderen Augenkammer, der hinteren Augenkammer und dem Glaskörperraum.

Bindehautentzündung (Konjunktivitis)

Bindehautentzündungen werden meist durch Bakterien, seltener durch Viren oder Pilze verursacht. Sie können allerdings auch durch physikalische, chemische oder mechanische Reize und allergische Reaktionen ausgelöst werden. Die Arzneimittelkommission der Deutschen Ärzteschaft empfiehlt, vor Beginn der Behandlung die Ursache der Entzündungen mit Laboruntersuchungen festzustellen.
Symptome der durch Bakterien verursachten Bindehautentzündung sind meistens verklebte, geschwollene Lider beim Aufwachen am Morgen. Die Entzündungen der Bindehaut betreffen immer beide Augen.

Behandlung der bakteriellen Bindehautentzündung

Ohne Behandlung dauert die bakterielle Entzündung normalerweise 10 bis14 Tage, mit Behandlung etwas kürzer. Zusätzlich zu Antibiotika-haltigen Augenmitteln (z. B. *Ciloxan, Ecolizin, Floxal, Fucithalmic, Gentamycin POS, Gentamytrex, Kanamycin-POS, Kanamytrex, Oxytetracyclin, Polyspectran, Refobacin, Terramycin*) werden unter Umständen auch Mittel gegen Augenreizungen angewendet.

Behandlung der durch Herpes-Viren verursachten Hornhautentzündung

Wenn sicher ist, dass die Entzündung durch Viren verursacht ist, sollte mit Aciclovir (enthalten z. B. in *Zovirax*) behandelt werden. Die Beschwerden bessern sich innerhalb von vier Tagen.
Achtung: Bei Virusinfektionen dürfen keine Glukokortikoid-haltigen Salben oder Tropfen verwendet werden.

Behandlung von Augenreizungen

Je nachdem, ob eine Augenreizung durch Viren, Bakterien, Allergien oder durch chemische oder physikalische Reize (z. B. Operationen, Fremdstoffe im Auge etc.) verursacht sind, werden zusätzlich zu den Wirkstoffen, die gezielt gegen die Ursache gerichtet sind – Antibiotika, Virostatika, Antiallergika –, verschiedene andere Augenmittel verwendet:
- Naphazolin (enthalten z. B. *in Coldan, Ophtaguttal Agepha, Ophtopur N, Proculin*),
- Tramazolin (enthalten z. B. in *Biciron*),
- Tetryzolin (enthalten z. B. in *Berberil N, Berberil EDO, Ophtalmin N, Ophtalmin sine, Yxin*),
- Phenylephrin (enthalten z. B. in *Visadron*).

Weiters die entzündungshemmenden Wirkstoffe Diclofenac (enthalten z. B. in *Voltaren Ophta*), Flurbiprofen (enthalten z. B. in *Ocuflur*), Indometacin (enthalten z. B. in *Indoptol*) sowie das Antiseptikum Bibrocathol (enthalten z. B. in *Noviform, Posiformin*).
Zu den am häufigsten verwendeten Mittel zählen außerdem Glukokortikoid-Präparate.

Kortisonähnliche Wirkstoffe (Glukokortikoide)

Glukokortikoide in Augenmitteln (z. B. *Dexa-sine* und andere) sind zwar sehr wirksame Substanzen gegen Entzündungen, haben jedoch beträchtliche Risiken.
Vor der Verwendung von Glukokortikoiden am Auge sollte der Arzt unbedingt abklären, ob eine Infektion durch Bakterien, Viren oder Pilze besteht. Glukokortikoide sollten bei Glaukom, bei Verletzungen der Hornhaut und bei Infektionen durch Bakterien, Viren oder Pilze nicht angewendet werden.
Wenn ein Glukokortikoid verordnet wird, sollte der Arzt den Patienten im Abstand weniger Tage zur Kontrolle bestellen. Dies ist notwendig,

weil als Nebenwirkung der Augeninnendruck stark ansteigen kann – sogar bis zum Glaukomanfall.
Zwar normalisiert sich der Augeninnendruck wieder nach Absetzen des Medikaments, trotzdem kann eine Schädigung des Sehvermögens zurückbleiben.
Bei kurzfristiger Verwendung von Glukokortikoiden ist die Gefahr eines erhöhten Augeninnendrucks gering, bei längerer Verwendung ist das Risiko jedoch sehr hoch.

Vorbeugung gegen allergische Bindehautentzündung

Als Mittel zur Vorbeugung gegen allergische Bindehautentzündung hat sich Cromoglicinsäure bewährt (enthalten z. B. in *Crom-Ophtal/-sine, Cromoglin, Cromo-ratiopharm, Lomusol, Vividrin*).

Grüner Star (Glaukom)

Die Krankheit Grüner Star (Glaukom) ist die häufigste Erblindungsursache in Europa. Etwa ein Prozent aller Personen über 40 leidet an einem Glaukom, einer krankhaften Erhöhung des Augeninnendrucks. Am Beginn der Erkrankung merkt man meist nichts davon. Wenn Symptome wie Sehstörungen oder Schmerzen auftreten, ist der Sehnerv im Allgemeinen schon geschädigt. Verhindern lässt sich das am besten durch systematische Früherkennungsmaßnahmen. Bei Alterssichtigkeit, die sich in der Regel mit 40 bis 45 Jahren bemerkbar macht, wird der Augenarzt normalerweise auch den Augeninnendruck messen und kann damit ein vorhandenes Glaukom feststellen.

Behandlung

Die Behandlung des Glaukoms besteht darin, die Produktion oder den Abfluss von Augenkammerwasser zu verändern. Dadurch wird der Druck im Auge gesenkt. Die Dosierung muss individuell festgelegt werden – ähnlich wie beim Insulinbedarf des Diabetikers. Die Arzneimittelkommission der Deutschen Ärzteschaft empfiehlt, als zusätzliche Maßnahme auch das Rauchen einzustellen, weil dadurch der Sehnerv wieder besser durchblutet wird. Gegen den Genuss von Kaffee, Tee oder Alkohol ist – in Maßen – jedoch nichts einzuwenden.
Chirurgische Maßnahmen zur Behandlung des Glaukoms sind inzwischen relativ sicher und in etwa 90 Prozent aller Fälle erfolgreich. Der Eingriff, der in zwei ambulanten Sitzungen durchgeführt werden kann, ist schmerzlos, dauert nur kurze Zeit und beeinträchtigt das

Sehvermögen nicht. Neuerdings werden dazu auch Laserstrahlen verwendet.

Medikamente

Die Behandlung beginnt üblicherweise mit einer Pupillenverengung durch Pilocarpin (enthalten z. B. in *Pilocarpin, Pilocarpin-Ankerpharm, Pilocarpol, Pilomann / -EDO)* oder Timolol *(*enthalten z. B. in *Arutimol, Chibro Timoptol, Dispatim / -sine, Timohexal, Timolol CV, Timomann, Tim-Ophtal, Timoptic*).
Pilocarpin hat eine relativ kurze Wirkungsdauer. Wie häufig es eingeträufelt werden muss, ist individuell sehr verschieden (bis zu viermal täglich). Pilocarpin ist möglicherweise besser wirksam als Timolol, hat jedoch den Nachteil, dass es von jüngeren Menschen und Kurzsichtigen schlechter vertragen wird und dass die Pupillenverengung beim Lenken von Fahrzeugen unangenehm ist. Pilocarpin kann bei Patienten mit Weitsichtigkeit das Nahsehen verbessern.
Timolol ist ein Betablocker und hat eine andere Wirkung als Pilocarpin, ist jedoch angenehmer in der Anwendung, weil die Wirkung länger anhält und dieses Medikament nur zweimal täglich eingeträufelt werden muss.
Viele Patienten brauchen für die längerfristige Behandlung eine Kombination von Pilocarpin und Timolol oder ähnlichen Wirkstoffen (z. B. *Normoglaucon*).
Außer den beiden Standard-Mitteln Pilocarpin und Timolol gibt es eine Reihe von weiteren Wirkstoffen zur Behandlung des Glaukoms, die ähnlich wirken und ebenfalls sinnvoll sind, z. B. die Betablocker Betaxolol (enthalten z. B. in *Betoptic S, Betoptima*), Carteolol (enthalten z. B. in *Arteoptic / -sine*), Levobunolol (enthalten z. B. in *Vistagan*), Metipranolol (enthalten in *Betamann, Betamann EDO sine*) und der Wirkstoff Clonidin (enthalten z. B. in *Isoglaucon, Clonid-Ophtal / -sine*).
Achtung: Es gibt eine ganze Reihe von Arzneimitteln, die als Nebenwirkung den Augeninnendruck erhöhen. Das bedeutet, dass man – wenn man unter einem Glaukom leidet und Glaukommittel nimmt – Medikamente mit solchen Nebenwirkungen nicht verwenden sollte.

Nebenwirkungen

Nebenwirkungen sind bei allen Glaukommitteln wesentlich häufiger, als bis vor kurzem angenommen wurde. Manchmal sind sie so stark, dass dadurch die Aktivitäten des täglichen Lebens stark eingeschränkt werden.

Nebenwirkungen bei Betablockern:

Diese Wirkstoffe können Asthmaanfälle und Herzversagen auslösen und Durchblutungsstörungen der Gliedmaßen verschlimmern. Eine mögliche Nebenwirkung ist Impotenz. Außerdem kann der Herzschlag verlangsamt werden, und es können zentralnervöse Störungen (z. B. Halluzinationen) auftreten. *Metipranolol* (enthalten z. B. in *Betamann*) kann in hohen Dosierungen (z. B. 0,6-prozentige Konzentration anstatt 0,1-prozentige) Augenentzündungen verursachen. In Großbritannien wurden diese hohen Konzentrationen deshalb verboten, in Deutschland werden sie jedoch weiterhin angewendet.

Nebenwirkungen bei Pilocarpin: Häufig treten lokale Reizungen und krampfartige Verengungen der Pupillen auf – dies kann besonders beim Autolenken sehr unangenehm sein.

Nebenwirkungen bei Clonidin: Besonders bei höheren Konzentrationen können Blutdrucksenkungen auftreten sowie Benommenheit und Gedämpftheit.

Grauer Star (Katarakt)

Bei dieser Krankheit, die nicht eine Folge natürlicher Alterungsprozesse ist, trübt sich die Augenlinse – sie wird grau.

Behandlung

Der ehemalige Präsident des Deutschen Bundesgesundheitsamtes, Professor Karl Überla, weist darauf hin, dass bei keinem einzigen Mittel, das von Firmen gegen den Grauen Star empfohlen wird, die Wirksamkeit nachgewiesen werden konnte. Deshalb lautet unsere Empfehlung zu allen diesen Mitteln (Antikataraktikum N, Conjunctisan A, LentoNit, Vitreolent plus): »Wenig zweckmäßig oder Abzuraten«.
Auch Brillen, Diät oder körperliche Übungen sind – wenn sich der Graue Star einmal gebildet hat – nutzlos.
Die einzig sinnvolle Maßnahme ist der chirurgische Austausch der Linsen, eine Operation, die in den meisten Fällen erfolgreich ist und relativ wenige Komplikationen mit sich bringt.

Mittel zur Pupillenerweiterung (Mydriatika)

Diese Mittel (z. B. Mydriaticum Stulln) werden zu diagnostischen Zwecken benützt. Das bedeutet: Die Pupille wird erweitert, damit der Arzt besser ins Augeninnere sehen kann.

Sonstige Augenmittel

Bei kleineren Augenverletzungen werden häufig Augenmittel verwendet, die Dexpanthenol enthalten (z. B. *Bepanthen, Corneregel, Panthenol Augensalbe*). Dieser Inhaltsstoff hat keine spezifische Wirkung, ist jedoch als Mittel zur »Augenpflege« vertretbar. Dexpanthenol-Präparate werden auch gegen »trockene Augen« verwendet.

Wichtige Hinweise bei allen Augenmitteln

Wegen der Gefahr der Verunreinigung sollte man eine Berührung der Austrittsöffnung der Behälter von Augenmitteln unbedingt vermeiden. Alle Augenpräparate sollten nach Ansicht der Amerikanischen Apothekervereinigung ein Ablaufdatum haben und nicht länger als drei Monate aufbewahrt werden oder in Gebrauch sein.
Augentropfen oder -salben können schwere systemische (= im ganzen Körper wirksame) Nebenerscheinungen auslösen, denn nur etwa 3 bis 6 Prozent eines auf das Auge aufgebrachten gelösten Arzneimittels gelangen in das Auge. Der überwiegende Teil gelangt über Bindehaut und Schleimhaut der abführenden Tränenwege in den Blutkreislauf. Phenylephrin-haltige Augenmittel (z. B. Visadron) sollten deshalb in der Schwangerschaft nicht verwendet werden.

9.1.1. Augenmittel

Präparat	Wichtigste Nebenwirkungen	Empfehlung
Allergopos N (D) Augentropfen Antazolin, Tetryzolin, konserviert mit Borsäure und Chlorhexidin	Selten allergische Erscheinungen am Auge (z. B. Juckreiz, Rötung). Bei Nachlassen der Wirkung Bindehautschwellung möglich	**Abzuraten** Wenig sinnvolle Kombination von gefäßverengendem Wirkstoff (Tetryzolin) mit einem Antihistaminikum (Antazolin – zweifelhafte Wirksamkeit am Auge).

Präparat	Wichtigste Nebenwirkungen	Empfehlung
Alomide (D) Augentropfen konserviert mit Benzalkonium **Alomide SE** (D) Augentropfen in Einmaldosen ohne Konservierungsstoff Lodoxamid	Häufig Augenbrennen, Sehstörungen, Augenentzündungen. Selten allergische Erscheinungen am Auge, Kopfschmerzen, Müdigkeit	**Möglicherweise zweckmäßig zur** Behandlung allergischer Erkrankungen des Auges, wenn besser verträgliche Wirkstoffe (wie z. B. Cromoglicinsäure) nicht wirksam sind. Mittel ohne Konservierungsstoff sind vorzuziehen.
Antikataraktikum N (D) Augentropfen Inosinmonophosphat, konserviert mit Chlorhexidin	Selten allergische Erscheinungen am Auge (z. B. Juckreiz, Rötung) durch Konservierungsstoff	**Wenig zweckmäßig** Therapeutische Wirksamkeit von Inosin bei Linsentrübung und Störung der Scharfeinstellung der Augen zweifelhaft.
Aquapred-N (D) Augentropfen Chloramphenicol, Prednisolon, konserviert mit Benzalkonium und EDTA *Rezeptpflichtig*	Verminderte Abwehrkraft, insbesondere gegen Viren und Pilze, Epithelschäden am Auge, Glaukom (Erhöhung des Augeninnendrucks), Verminderung des Sehvermögens. Chloramphenicol: lebensgefährliche Blutschäden möglich	**Nur zweckmäßig zur** kurzfristigen Anwendung bei Chloramphenicol-empfindlichen Erregern, wenn die Anwendung des Präparats unter Beobachtung eines erfahrenen Arztes erfolgt. Kombination von kortisonähnlichem Wirkstoff (Prednisolon) mit Antibiotikum (Chloramphenicol).
Arutimol (D) **Arutimol uno** (D) Augentropfen Timolol, konserviert mit Benzalkonium, »uno« ohne Konservierungsstoffe *Rezeptpflichtig*	Brennen der Augen, Kopfschmerzen, Verlangsamung des Pulses, Asthmaanfälle möglich. Selten allergische Erscheinungen am Auge (z. B. Juckreiz, Rötung) durch Konservierungsstoff	**Therapeutisch zweckmäßig zur** Behandlung des erhöhten Augeninnendrucks (Glaukom = Grüner Star). Mittel ohne Konservierungsstoff sind vorzuziehen.
Augentropfen Stulln (Ö) Tropfen Digitalisextrakt, Aesculin, konserviert mit Benzalkonium und Borsäure *Rezeptpflichtig*	Selten allergische Erscheinungen am Auge (z. B. Juckreiz, Rötung)	**Abzuraten** Wenig sinnvolle Kombination von Herzmittel (Digitalisextrakt), das am Auge nicht verwendet werden sollte, mit Desinfektionsmitteln.
Bepanthen (D) Augen- und Nasensalbe Dexpanthenol	Keine wesentlichen bekannt	**Nur zweckmäßig zum** Schutz und zur Pflege von Augen und Nase sowie zur Linderung bei Nasenentzündungen. Dexpanthenol hat keine spezifische Wirkung.

Präparat	Wichtigste Nebenwirkungen	Empfehlung
Berberil N (D) Augentropfen, konserviert mit Benzalkonium **Berberil EDO** (D) Augentropfen ohne Konservierungsstoffe Tetryzolin	Selten allergische Erscheinungen am Auge (z. B. Juckreiz, Rötung). Bei Nachlassen der Wirkung Bindehautschwellung möglich	**Therapeutisch zweckmäßig bei** Reizzuständen des Auges (Hyperämie). Enthält gefäßverengenden Wirkstoff (Tetryzolin). Mittel ohne Konservierungsstoff sind vorzuziehen.
Betamann (D) Augentropfen konserviert mit Benzalkonium **Betamann EDO sine** (D) Augentropfen ohne Konservierungsstoffe Metipranolol *Rezeptpflichtig*	Brennen der Augen, Kopfschmerzen, Verlangsamung des Pulses, Asthmaanfälle möglich. Selten allergische Erscheinungen am Auge (z. B. Juckreiz, Rötung) durch Konservierungsstoff	**Therapeutisch zweckmäßig bei** erhöhtem Augeninnendruck (Glaukom = Grüner Star). Mittel ohne Konservierungsstoff sind vorzuziehen.
Betnesol (Ö) Augen-, Ohren- und Nasentropfen, Augensalbe Betamethason, Tropfen konserviert mit Benzalkonium *Rezeptpflichtig*	Verminderte Abwehrkraft, insbesondere gegen Viren und Pilze, Epithelschäden am Auge, Glaukom (Erhöhung des Augeninnendrucks). Selten allergische Erscheinungen am Auge (z. B. Juckreiz, Rötung) durch Konservierungsstoff	**Nur zweckmäßig, wenn** die Anwendung des Präparats unter genauer Beobachtung eines erfahrenen Arztes erfolgt. Enthält einen kortisonähnlichen Wirkstoff (Betamethason).
Betnesol N (Ö) Augen-, Ohren- und Nasentropfen, Augensalbe Betamethason, Neomycin, Tropfen konserviert mit Benzalkonium *Rezeptpflichtig*	Verminderte Abwehrkraft, insbesondere gegen Viren und Pilze, Epithelschäden am Auge, Glaukom (Erhöhung des Augeninnendrucks). Relativ große Gefahr der Allergisierung gegen Neomycin	**Nur zweckmäßig zur** kurzfristigen Anwendung bei Neomycin-empfindlichen Erregern, wenn die Anwendung des Präparats unter Beobachtung eines erfahrenen Arztes erfolgt. Kombination von kortisonähnlichem Wirkstoff (Betamethason) mit Antibiotikum (Neomycin).
Betoptic S (Ö) Augentropfen Betaxolol, konserviert mit Benzalkonium *Rezeptpflichtig*	Brennen der Augen, Kopfschmerzen, Verlangsamung des Pulses, Asthmaanfälle möglich. Selten allergische Erscheinungen am Auge (z. B. Juckreiz, Rötung) durch Konservierungsstoff	**Therapeutisch zweckmäßig bei** erhöhtem Augeninnendruck (Glaukom = Grüner Star).

Präparat	Wichtigste Nebenwirkungen	Empfehlung
Betoptima (D) Augentropfen Betaxolol, konserviert mit Benzalkonium *Rezeptpflichtig*	Brennen der Augen, Kopfschmerzen, Verlangsamung des Pulses, Asthmaanfälle möglich. Selten allergische Erscheinungen am Auge (z. B. Juckreiz, Rötung) durch Konservierungsstoff	**Therapeutisch zweckmäßig bei** erhöhtem Augeninnendruck (Glaukom = Grüner Star).
Biciron (D) Augentropfen Tramazolin, konserviert mit Benzalkonium	Erhöhung des Augeninnendrucks (Glaukom). Selten allergische Erscheinungen am Auge (z. B. Juckreiz, Rötung) durch Konservierungsstoff. Bei Nachlassen der Wirkung Bindehautschwellung möglich	**Therapeutisch zweckmäßig bei** Reizzuständen des Auges (Hyperämie). Enthält gefäßverengenden Wirkstoff (Tramazolin).
Blephamide (D) Augensalbe Sulfacetamid, Prednisolon *Rezeptpflichtig*	Verminderte Abwehrkraft, insbesondere gegen Viren und Pilze, Epithelschäden am Auge, Glaukom (Erhöhung des Augeninnendrucks). Verminderung des Sehvermögens	**Nur zweckmäßig zur** kurzfristigen Anwendung bei Sulfacetamid-empfindlichen Erregern, wenn andere Antibiotika nicht angewendet werden können und die Anwendung des Präparats unter Beobachtung eines erfahrenen Arztes erfolgt. Kombination von kortisonähnlichem Wirkstoff (Prednisolon) mit Antibiotikum (Sulfacetamid).
Blephamide N (D) Liquifilm Augentropfen Sulfacetamid, Prednisolon, konserviert mit Benzalkonium *Rezeptpflichtig*	Verminderte Abwehrkraft, insbesondere gegen Viren und Pilze, Epithelschäden am Auge, Glaukom (Erhöhung des Augeninnendrucks). Selten allergische Erscheinungen am Auge (z. B. Juckreiz, Rötung) durch Konservierungsstoff	**Nur zweckmäßig zur** kurzfristigen Anwendung bei Sulfacetamid-empfindlichen Erregern, wenn andere Antibiotika nicht angewendet werden können und die Anwendung des Präparats unter Beobachtung eines erfahrenen Arztes erfolgt. Kombination von kortisonähnlichem Wirkstoff (Prednisolon) mit Antibiotikum (Sulfacetamid).
Chibro Timoptol (D) Augentropfen Timolol, konserviert mit Benzalkonium *Rezeptpflichtig*	Brennen der Augen, Kopfschmerzen, Verlangsamung des Pulses, Asthmaanfälle möglich. Allergische Erscheinungen am Auge möglich	**Therapeutisch zweckmäßig zur** Behandlung des erhöhten Augeninnendrucks (Glaukom = Grüner Star).

Präparat	Wichtigste Nebenwirkungen	Empfehlung
Ciloxan (D/Ö) Augentropfen Ciprofloxacin, konserviert mit Benzalkonium *Rezeptpflichtig*	Allergische Erscheinung am Auge (z. B. Juckreiz, Rötungen), Augenreizungen, Übelkeit, Geschmacksstörungen	**Therapeutisch zweckmäßig nur** bei Infektionen mit Ofloxacin-empfindlichen Problemkeimen.
Clonid-Ophtal (D) Augentropfen konserviert mit Benzalkonium **Clonid-Ophtal sine** (D) Augentropfen in Eindosisbehälter ohne Konservierungsstoffe Wirkstoff: Clonidin *Rezeptpflichtig*	Müdigkeit, Mundtrockenheit, Blutdrucksenkung. Selten allergische Erscheinungen am Auge (z. B. Juckreiz, Rötung) durch Konservierungsstoff	**Möglicherweise zweckmäßig zur** Senkung des Augeninnendrucks (Glaukom = Grüner Star). Mittel ohne Konservierungsstoff sind vorzuziehen.
Coldan (Ö) Augentropfen Naphazolin, konserviert mit Hydroxybenzoesäure *Rezeptpflichtig*	Selten allergische Erscheinungen am Auge (z. B. Juckreiz, Rötung) durch Konservierungsstoff. Bei Nachlassen der Wirkung Bindehautschwellung möglich	**Wenig zweckmäßig bei** Reizzuständen des Auges (Hyperämie). Enthält gefäßverengenden Wirkstoff (Naphazolin).
Coldistan (Ö) Augentropfen Diphenhydramin, Naphazolin, konserviert mit Hydroxybenzoesäure *Rezeptpflichtig*	Schleimhautreizungen, bei Nachlassen der Wirkung Bindehautschwellung möglich	**Abzuraten** Wenig sinnvolle Kombination von gefäßverengendem Mittel (Naphazolin) und Antihistaminikum (Diphenhydramin – zweifelhafte Wirksamkeit am Auge).
Conjunctisan A (D) Augentropfen Homöopathische Verdünnungen von Lysaten tierischer Organe (Rind), Deslanosid und Aesculin, konserviert mit Natriumdodecylsulfat (Waschmittel)	Selten allergische Erscheinungen am Auge (z. B. Juckreiz, Rötung). Übertragung von tierischen Erregern (z. B. Rinderwahnsinn) nicht auszuschließen	**Homöopathisches Mittel** **Abzuraten** bei den vom Hersteller angegebenen Anwendungsgebieten (z. B. Altersstar). Zweifelhafte therapeutische Wirksamkeit.

Präparat	Wichtigste Nebenwirkungen	Empfehlung
Conjunctisan B (D) Augentropfen Homöopathische Verdünnungen von Lysaten tierischer Organe (Rind) und Aesculin, konserviert mit Natriumdodecylsulfat (Waschmittel)	Selten allergische Erscheinungen am Auge (z. B. Juckreiz, Rötung). Übertragung von tierischen Krankheitserregern (z. B. Rinderwahnsinn) nicht auszuschließen	**Homöopathisches Mittel Abzuraten** bei den vom Hersteller angegebenen Anwendungsgebieten (z. B. allergische Erkrankungen des Auges und grippale Erkrankungen). Zweifelhafte therapeutische Wirksamkeit.
Corneregel (D) Augentropfen, Augengel Dexpanthenol, konserviert mit Cetrimid	Selten allergische Erscheinungen am Auge (z. B. Juckreiz, Rötung) durch Konservierungsstoff	**Möglicherweise zweckmäßig bei** Augenreizungen. Dexpanthenol hat keine spezifische Wirkung.
Cortison Kemicetin (Ö) Salbe, Tropfen Chloramphenicol, Hydrokortison *Rezeptpflichtig*	Verminderte Abwehrkraft, insbesondere gegen Viren und Pilze, Epithelschäden am Auge, Glaukom (Erhöhung des Augeninnendrucks). Lebensgefährliche Blutschäden möglich	**Nur zweckmäßig zur** kurzfristigen Anwendung bei Chloramphenicol-empfindlichen Erregern, wenn andere Antibiotika nicht verwendet werden können und die Anwendung des Präparats unter Beobachtung eines erfahrenen Arztes erfolgt. Kombination von kortisonähnlichem Wirkstoff (Hydrocortison) mit Antibiotikum (Chloramphenicol).
Cosopt (D/Ö) Augentropfen Timolol, Dorzolamid konserviert mit Benzalkonium *Rezeptpflichtig*	Brennen und Stechen der Augen, Kopfschmerzen, Verlangsamung des Pulses, Asthmaanfälle möglich. Häufig allergische Erscheinungen am Auge (z. B. Juckreiz, Rötung). Geschmacksstörungen, Bindehautentzündung	**Therapeutisch zweckmäßig zur** Behandlung des erhöhten Augeninnendrucks (Glaukom = Grüner Star), wenn Mittel mit nur einem Wirkstoff nicht ausreichend wirken. Kombination von Betablocker (Timolol) mit Carboanhydrasehemmer.
Cromoglin Augentropfen (Ö) Augentropfen Cromoglicinsäure, Augentropfen konserviert mit Benzalkonium	Selten Augenreizungen. Selten allergische Erscheinungen am Auge (z. B. Juckreiz, Rötung) durch Konservierungsstoff	**Therapeutisch zweckmäßig zur** Vorbeugung allergischer Erkrankungen des Auges.

Präparat	Wichtigste Nebenwirkungen	Empfehlung
Cromo-ratiopharm Augentropfen (D) Augentropfen, konserviert mit Benzalkonium **Cromo-ratiopharm Augentropfen Einzeldosis** (D) Augentropfen ohne Konservierungsstoffe **Cromo-ratiopharm Kombipackung** (D) Augen- und Nasentropfen, konserviert mit Benzalkonium Wirkstoff: Cromoglicinsäure	Selten Augenreizungen. Selten allergische Erscheinungen am Auge (z. B. Juckreiz, Rötung) durch Konservierungsstoff	**Therapeutisch zweckmäßig zur** Vorbeugung allergischer Erkrankungen des Auges. Mittel ohne Konservierungsstoff sind vorzuziehen.
Crom-Ophtal (D) Augentropfen, Kombipackung mit Augentropfen und Nasenspray **Crom-Ophtal Augentropfen sine** (D) Eindosisbehälter Cromoglicinsäure, Augentropfen und Nasenspray konserviert mit Benzalkonium, »sine« ohne Konservierungsstoffe	Selten Augenreizungen. Selten allergische Erscheinungen am Auge (z. B. Juckreiz, Rötung) durch Konservierungsstoff	**Therapeutisch zweckmäßig zur** Vorbeugung allergischer Erkrankungen des Auges. Mittel ohne Konservierungsstoff sind vorzuziehen.
Dacrin (D/Ö) Augentropfen Hydrastinin, Oxedrin, konserviert mit Chlorhexidin *Rezeptpflichtig*	Bei Nachlassen der Wirkung Bindehautschwellung möglich. Selten allergische Erscheinungen am Auge (z. B. Juckreiz, Rötung) durch Konservierungsstoff	**Wenig zweckmäßig** Wenig sinnvolle Kombination von zwei gefäßverengenden Mitteln (Hydrastinin, Oxedrin).
Dexa-Gentamycin (D) Augensalbe, Augentropfen Dexamethason, Gentamicin, konserviert mit Benzalkonium *Rezeptpflichtig*	Verminderte Abwehrkraft, insbesondere gegen Viren und Pilze, Epithelschäden am Auge, Glaukom (Erhöhung des Augeninnendrucks). Gefahr der Allergisierung gegen Gentamycin und Konservierungsstoff	**Nur zweckmäßig zur** kurzfristigen Anwendung bei Gentamycin-empfindlichen Erregern, wenn die Anwendung des Präparats unter Beobachtung eines erfahrenen Arztes erfolgt. Kombination von kortisonähnlichem Wirkstoff (Dexamethason) mit Antibiotikum (Gentamicin).

Präparat	Wichtigste Nebenwirkungen	Empfehlung
Dexagenta-POS (Ö) Augensalbe, Augentropfen Dexamethason, Gentamicin, Tropfen konserviert mit Benzalkonium *Rezeptpflichtig*	Verminderte Abwehrkraft, insbesondere gegen Viren und Pilze, Epithelschäden am Auge, Glaukom (Erhöhung des Augeninnendrucks). Gefahr der Allergisierung gegen Gentamycin und Konservierungsstoff	**Nur zweckmäßig zur** kurzfristigen Anwendung bei Gentamycin-empfindlichen Erregern, wenn die Anwendung des Präparats unter Beobachtung eines erfahrenen Arztes erfolgt. Kombination von kortisonähnlichem Wirkstoff (Dexamethason) mit Antibiotikum (Gentamicin).
Dexamytrex (D) Augensalbe, Augentropfen, Kombipack Dexamethason, Gentamicin, konserviert mit Chlorobutanol bzw. Cetrimid *Rezeptpflichtig*	Verminderte Abwehrkraft, insbesondere gegen Viren und Pilze, Epithelschäden am Auge, Glaukom (Erhöhung des Augeninnendrucks). Gefahr der Allergisierung gegen Gentamycin und Konservierungsstoffe	**Nur zweckmäßig zur** kurzfristigen Anwendung bei Gentamycin-empfindlichen Erregern, wenn die Anwendung des Präparats unter Beobachtung eines erfahrenen Arztes erfolgt. Kombination von kortisonähnlichem Wirkstoff (Dexamethason) mit Antibiotikum (Gentamicin).
Dexa Polyspectran N (D) Augentropfen Dexamethason, Polymyxin-B, Neomycin *Rezeptpflichtig*	Verminderte Abwehrkraft, insbesondere gegen Viren und Pilze, Epithelschäden am Auge, Glaukom (Erhöhung des Augendrucks). Relativ große Gefahr der Allergisierung durch Neomycin	**Abzuraten** Nicht sinnvolle Kombination von entzündungshemmendem kortisonähnlichen Wirkstoff (Dexamethason) mit mehreren antibiotisch wirksamen Stoffen (Polymyxin-B, Neomycin).
Dexapos (D) Augentropfen Dexamethason, konserviert mit Thiomersal *Rezeptpflichtig*	Verminderte Abwehrkraft, insbesondere gegen Viren und Pilze, Epithelschäden am Auge, Glaukom (Erhöhung des Augeninnendrucks). Selten allergische Erscheinungen (z. B. Juckreiz, Rötung) durch Konservierungsstoffe	**Nur zweckmäßig, wenn** die Anwendung des Präparats unter genauer Beobachtung eines erfahrenen Arztes erfolgt. Kortisonähnlicher Wirkstoff.
Dexa-sine (D) Augentropfen **Dexa-sine SE** (D) Augentropfen in Einmaldosen Dexamethason, konserviert mit Benzalkonium, »SE« ohne Konservierungsstoff *Rezeptpflichtig*	Verminderte Abwehrkraft, insbesondere gegen Viren und Pilze, Epithelschäden am Auge, Glaukom (Erhöhung des Augeninnendrucks). Selten allergische Erscheinungen am Auge (z. B. Juckreiz, Rötung) durch Konservierungsstoff	**Nur zweckmäßig, wenn** die Anwendung des Präparats unter genauer Beobachtung eines erfahrenen Arztes erfolgt. Enthält einen kortisonähnlichen Wirkstoff (Dexamethason). Mittel ohne Konservierungsstoff sind vorzuziehen.

Präparat	Wichtigste Nebenwirkungen	Empfehlung
Dispatenol (D) Tropfen Dexpanthenol, Polyvinylalkohol, konserviert mit Benzalkonium	Selten allergische Erscheinungen am Auge (z. B. Juckreiz, Rötung) durch Konservierungsstoff	**Nur zweckmäßig zum** Schutz und zur Pflege der Augen. Dexpanthenol hat keine spezifische Wirkung.
Dispatim (D) Augentropfen **Dispatim sine** (D) Augentropfen Timolol, konserviert mit Benzalkonium, »sine« ohne Konservierungsstoffe *Rezeptpflichtig*	Brennen der Augen, Kopfschmerzen, Verlangsamung des Pulses, Asthmaanfälle möglich. Selten allergische Erscheinungen am Auge (z. B. Juckreiz, Rötung) durch Konservierungsstoff	**Therapeutisch zweckmäßig zur** Behandlung des erhöhten Augeninnendrucks (Glaukom = Grüner Star). Mittel ohne Konservierungsstoff sind vorzuziehen.
Ecolicin (D) Augentropfen, Salbe Erythromycin, Colistin Tropfen konserviert mit Benzalkonium *Rezeptpflichtig*	Allergisierung gegen Erythromycin und Colistin	**Abzuraten** Nicht sinnvolle Kombination von verschiedenen Antibiotika.
Efflumidex (D) Augentropfen Fluorometholon, Polyvinylalkohol, konserviert mit Benzalkonium *Rezeptpflichtig*	Verminderte Abwehrkraft, insbesondere gegen Viren und Pilze, Epithelschäden am Auge, Glaukom (Erhöhung des Augeninnendrucks). Selten allergische Erscheinungen am Auge (z. B. Juckreiz, Rötung) durch Konservierungsstoff	**Nur zweckmäßig, wenn** die Anwendung des Präparats unter genauer Beobachtung eines erfahrenen Arztes erfolgt. Enthält kortisonähnlichen Wirkstoff (Fluorometholon).
Euphrasia (D) Augentropfen Euphrasia off. D2, Rosenöl D7 *Rezeptpflichtig*	Verminderte Abwehrkraft, insbesondere gegen Viren und Pilze, Epithelschäden am Auge, Glaukom (Erhöhung des Augeninnendrucks)	**Homöopathisches Mittel** Vertretbar, wenn die Anwendung als wirksam empfunden und eine notwendige Anwendung therapeutisch zweckmäßiger Mittel nicht unterlassen wird.
Ficortril (D) Augensalbe Hydrocortison *Rezeptpflichtig*	Verminderte Abwehrkraft, insbesondere gegen Viren und Pilze, Epithelschäden am Auge, Glaukom (Erhöhung des Augeninnendrucks)	**Therapeutisch zweckmäßig** Relativ schwacher, kortisonähnlicher Wirkstoff mit geringerer Gefahr von unerwünschten Wirkungen.

Präparat	Wichtigste Nebenwirkungen	Empfehlung
Floxal (D/Ö) Augentropfen, Augensalbe **Floxal EDO** (D/Ö) Augentropfen »EDO« und Salbe ohne Konservierungsstoffe Ofloxacin, Tropfen konserviert mit Benzalkonium *Rezeptpflichtig*	Allergische Erscheinungen am Auge (z. B. Juckreiz, Rötungen), Augenreizungen	**Therapeutisch zweckmäßig nur** bei Infektionen mit Ofloxacin-empfindlichen Problemkeimen. Mittel ohne Konservierungsstoff sind vorzuziehen.
Fucithalmic visköse Augentropfen (D) Augentropfen Fusidinsäure, konserviert mit Benzalkonium *Rezeptpflichtig*	Augenreizungen. Selten allergische Erscheinungen am Auge (z. B. Juckreiz, Rötungen) durch Konservierungsstoff	**Therapeutisch zweckmäßig nur** bei Infektionen mit Fusidinsäure-empfindlichen Keimen.
Gentamycin-POS (D) Augentropfen, Augensalbe, Kombipackung Gentamicin, Tropfen konserviert mit Benzalkonium *Rezeptpflichtig*	Allergische Erscheinungen am Auge (z. B. Juckreiz, Rötungen)	**Therapeutisch zweckmäßig nur** bei Infektionen mit Aminoglykosid-empfindlichen Problemkeimen.
Gentamytrex (D) Augentropfen, Augensalbe, Kombi-Packung Gentamicin, Tropfen konserviert mit Benzalkonium, Salbe mit Chlorobutanol *Rezeptpflichtig*	Allergische Erscheinungen am Auge (z. B. Juckreiz, Rötungen)	**Therapeutisch zweckmäßig nur** bei Infektionen mit Aminoglykosid-empfindlichen Problemkeimen.
Heparin-POS (D) Augentropfen, Augensalbe Heparin Tropfen konserviert mit Thiomersal	Tropfen: allergische Erscheinungen am Auge (z. B. Juckreiz, Rötungen) durch Konservierungsstoff. Salbe: keine wesentlichen zu erwarten	**Wenig zweckmäßig bei** Verbrennungen und Verätzungen. Therapeutische Wirksamkeit von Heparin zweifelhaft.

Präparat	Wichtigste Nebenwirkungen	Empfehlung
Hydoftal (Ö) Augentropfen, Augensalbe, Hydrokortison, Neomycin, Tropfen konserviert mit Benzalkonium *Rezeptpflichtig*	Verminderte Abwehrkraft, insbesondere gegen Viren und Pilze, Epithelschäden am Auge, Glaukom (Erhöhung des Augeninnendrucks). Verminderung des Sehvermögens. Relativ große Gefahr der Allergisierung durch Neomycin	**Abzuraten** Kombination von Hydrokortison mit Antibiotikum (Neomycin).
Hydrocortison-POS (D) Augensalbe Hydrokortison *Rezeptpflichtig*	Verminderte Abwehrkraft, insbesondere gegen Viren und Pilze, Epithelschäden am Auge, Glaukom (Erhöhung des Augeninnendrucks)	**Therapeutisch zweckmäßig** Relativ schwacher, kortisonähnlicher Wirkstoff mit geringerer Gefahr von unerwünschten Wirkungen.
Indoptol (Ö) Augentropfen Indometacin, konserviert u. a. mit Benzalkonium *Rezeptpflichtig*	Kopf- und Augenschmerzen, Sehstörungen. Selten allergische Erscheinungen am Auge (z. B. Juckreiz, Rötung) durch Konservierungsstoffe	**Therapeutisch zweckmäßig nur** zur kurzzeitigen Anwendung bei Katarakt-Operationen (Grauer Star).
Inflanefran (D) Augentropfen, Forte-Augentropfen, Salbe Prednisolon, Tropfen konserviert mit Benzalkonium und Borsäure *Rezeptpflichtig*	Verminderte Abwehrkraft, insbesondere gegen Viren und Pilze, Epithelschäden am Auge, Glaukom (Erhöhung des Augeninnendrucks). Selten allergische Erscheinungen am Auge (z. B. Juckreiz, Rötung) durch Konservierungsstoffe	**Nur zweckmäßig, wenn** die Anwendung des Präparats unter genauer Beobachtung eines erfahrenen Arztes erfolgt. Enthält kortisonähnlichen Wirkstoff (Prednisolon).
Isoglaucon (D/Ö) Augentropfen Clonidin, konserviert mit Benzalkonium *Rezeptpflichtig*	Müdigkeit, Mundtrockenheit, Blutdrucksenkung. Selten allergische Erscheinungen am Auge (z. B. Juckreiz, Rötung) durch Konservierungsstoff	**Möglicherweise zweckmäßig zur** Senkung des erhöhten Augeninnendrucks (Glaukom = Grüner Star).
Isopto-Max (D) Augentropfen, Augensalbe, Kombi-Pack. Dexamethason, Neomycin, Polymyxin-B, konserviert mit Benzalkonium *Rezeptpflichtig*	Verminderte Abwehrkraft, insbesondere gegen Viren und Pilze, Epithelschäden am Auge, Glaukom (Erhöhung des Augeninnendrucks). Verminderung des Sehvermögens. Relativ große Gefahr der Allergisierung durch Neomycin	**Abzuraten** Kombination von kortisonähnlichem Wirkstoff (Dexamethason) mit mehreren Antibiotika.

Präparat	Wichtigste Nebenwirkungen	Empfehlung
Kanamycin-POS (D) Augensalbe, Augentropfen Kanamycin, Tropfen konserviert mit Borsäure *Rezeptpflichtig*	Allergische Erscheinungen am Auge (z. B. Juckreiz, Rötungen)	**Therapeutisch zweckmäßig bei** Infektionen mit Kanamycin-empfindlichen Erregern.
Kanamytrex (D) Augensalbe, Augentropfen Kanamycin, Tropfen konserviert mit Borsäure *Rezeptpflichtig*	Allergische Erscheinungen am Auge (z. B. Juckreiz, Rötungen)	**Therapeutisch zweckmäßig bei** Infektionen mit Kanamycin-empfindlichen Erregern.
Kemicetin (Ö) Augensalbe Chloramphenicol *Rezeptpflichtig*	Lebensgefährliche Blutschäden möglich, allergische Erscheinungen am Auge (z. B. Juckreiz, Rötungen)	**Nur zweckmäßig zur** kurzfristigen Anwendung bei Infektionen mit Chloramphenicol-empfindlichen Erregern, wenn andere Antibiotika nicht verwendet werden können.
LentoNit (D) Augentropfen Kaliumiodid, Calciumchlorid, Natriumthiosulfat, konserviert mit Chlorhexidin	Allergische Erscheinungen am Auge (z. B. Juckreiz, Rötung) durch Jod und Konservierungsstoff. Schilddrüsenstörungen	**Abzuraten** Therapeutische Wirksamkeit bei Linsen- und Glaskörpertrübung zweifelhaft.
Livocab (D) Augentropfen Levocabastin, konserviert mit Benzalkonium	Reizerscheinungen am Auge, Erhöhung des Augeninnendrucks möglich. Müdigkeit, Kopfschmerzen. Selten allergische Erscheinungen am Auge (z. B. Juckreiz, Rötung) durch Konservierungsstoff	**Möglicherweise zweckmäßig** bei allergischen Augenreizungen. Antihistaminikum.
Livostin (Ö) Augentropfen Levocabastin, konserviert mit Benzalkonium	Reizerscheinungen am Auge, Erhöhung des Augeninnendrucks möglich. Müdigkeit, Kopfschmerzen. Selten allergische Erscheinungen am Auge (z. B. Juckreiz, Rötung) durch Konservierungsstoff	**Möglicherweise zweckmäßig** bei allergischen Augenreizungen. Antihistaminikum.

Präparat	Wichtigste Nebenwirkungen	Empfehlung
Lomusol (Ö) Augentropfen Cromoglicinsäure, konserviert mit Benzalkonium *Rezeptpflichtig*	Selten Augenreizungen. Selten allergische Erscheinungen am Auge (z. B. Juckreiz, Rötung) durch Konservierungsstoff	**Therapeutisch zweckmäßig zur** Vorbeugung allergischer Erkrankungen des Auges.
Mydriaticum Agepha (Ö) Augentropfen Tropicamid, konserviert mit Phenylmercurinitrat *Rezeptpflichtig*	Sehstörungen. Allergisierung gegen Quecksilberverbindung möglich	**Zweckmäßig zur** kurzfristigen Pupillenerweiterung (z. B. für die Diagnoseerstellung).
Mydriaticum Stulln (D) Augentropfen Tropicamid, konserviert mit Phenylmercurinitrat *Rezeptpflichtig*	Sehstörungen. Allergisierung gegen Quecksilberverbindung möglich	**Zweckmäßig zur** kurzfristigen Pupillenerweiterung (z. B. für die Diagnoseerstellung).
Normoglaucon/ mite (D) Tropfen Pilocarpin, Metipranolol, konserviert mit Benzalkonium *Rezeptpflichtig*	Lokale Reizung, krampfartige Verengung der Pupillen, Verlangsamung der Pulsfrequenz, Asthmaanfälle möglich. Selten allergische Erscheinungen am Auge (z. B. Juckreiz, Rötung) durch Konservierungsstoff	**Nur zweckmäßig zur** Behandlung des erhöhten Augeninnendrucks (Glaukom = Grüner Star), wenn Mittel mit nur einem Wirkstoff nicht ausreichend wirken.
Noviform (D) Augensalbe Bibrocathol	Selten allergische Erscheinungen	**Therapeutisch zweckmäßig bei** Bindehautentzündung.
Ocuflur (D) Augentropfen **Ocuflur O.K.** (D) Augentropfen Flurbiprofen, konserviert mit Thiomersal. »O.K.« ohne Konservierungsstoffe *Rezeptpflichtig*	Augenreizungen möglich. Selten allergische Erscheinungen am Auge (z. B. Juckreiz, Rötung) durch Konservierungsstoff	**Therapeutisch zweckmäßig zur** Behandlung von Entzündungen nach Augenoperationen. Mittel ohne Konservierungsstoff sind vorzuziehen.
Oculotect (D) Gel Vitamin A, konserviert mit Cetrimid, Hilfsstoff Carbomer	Selten allergische Erscheinungen am Auge (z. B. Juckreiz, Rötung) durch Konservierungsstoff	**Möglicherweise zweckmäßig bei** Augenreizungen. Vitamin A hat eine spezifische Wirkung nur bei Mangelerscheinungen.

Präparat	Wichtigste Nebenwirkungen	Empfehlung
Oculotect sine (D) Augentropfen Vitamin A, Hilfsstoff Hypromellose, konserviert mit Borsäure	Selten allergische Erscheinungen am Auge (z. B. Juckreiz, Rötung) durch Konservierungsstoff	**Therapeutisch zweckmäßig bei** Vitamin-A-Mangelerscheinungen am Auge.
Oleovit (Ö) Augensalbe Vitamin A, Panthenol, konserviert mit Benzalkonium *Rezeptpflichtig*	Selten allergische Erscheinungen am Auge (z. B. Juckreiz, Rötung) durch Konservierungsstoff	**Möglicherweise zweckmäßig bei** Augenreizungen. Vitamin A und Panthenol haben keine spezifischen Wirkungen.
Ophtaguttal Agepha (Ö) Augentropfen Zinksulfat, Naphazolin, konserviert mit Benzalkonium und Borsäure	Selten allergische Erscheinungen am Auge (z. B. Juckreiz, Rötung) durch Konservierungsstoffe. Bei Nachlassen der Wirkung Bindehautschwellung	**Möglicherweise zweckmäßig bei** Reizzuständen des Auges (Hyperämie). Kombination von gefäßverengendem Wirkstoff (Naphazolin) und Adsorbens.
Ophtalmin-N (D) **Augentropfen** **Ophtalmin-N sine** (D) Augentropfen Tetryzolin, konserviert mit Benzalkonium, »sine« ohne Konservierungsstoffe	Selten allergische Erscheinungen am Auge (z. B. Juckreiz, Rötung). Bei Nachlassen der Wirkung Bindehautschwellung möglich	**Therapeutisch zweckmäßig bei** Reizzuständen des Auges (Hyperämie). Enthält gefäßverengenden Wirkstoff (Tetryzolin). Mittel ohne Konservierungsstoff sind vorzuziehen.
Ophtopur N (D) Augentropfen, Augenbad Zinkborat, Naphazolin, konserviert mit Chlorobutanol, Borsäure und Propionsäure	Selten allergische Erscheinungen am Auge (z. B. Juckreiz, Rötung) durch Konservierungsstoffe. Bei Nachlassen der Wirkung Bindehautschwellung möglich	**Wenig zweckmäßig bei** Reizzuständen des Auges (Hyperämie). Kombination von gefäßverengendem Wirkstoff (Naphazolin) und Zinksalz.
Otriven (D) Augentropfen Xylometazolin, konserviert mit Benzalkonium und Borsäure	Selten allergische Erscheinungen am Auge (z. B. Juckreiz, Rötung). Bei Nachlassen der Wirkung Bindehautschwellung möglich	**Therapeutisch zweckmäßig bei** Reizzuständen des Auges (Hyperämie). Enthält gefäßverengendes Mittel (Xylometazolin).
Oxysept 1 (D) Lösung Wasserstoffperoxid **Oxysept 2 EDO** (D) Lösung Isotonische Kochsalzlösung	Keine wesentlichen zu erwarten	**Zweckmäßig als** Pflegemittel für weiche Kontaktlinsen.

Präparat	Wichtigste Nebenwirkungen	Empfehlung
Oxytetracylin Jenapharm (D) Augensalbe Oxytetracyclin *Rezeptpflichtig*	Allergische Erscheinungen am Auge (z. B. Juckreiz, Rötung)	**Therapeutisch zweckmäßig nur bei** Infektionen mit Chlamydien.
Oxytetracyclin-Prednisolon-Augensalbe Jenapharm (D) Augensalbe Prednisolon, Oxytetracyclin *Rezeptpflichtig*	Verminderte Abwehrkraft, insbesondere gegen Viren und Pilze, Epithelschäden am Auge, Glaukom (Erhöhung des Augeninnendrucks)	**Abzuraten** Kombination von kortisonähnlichem Wirkstoff (Prednisolon) mit fraglich wirksamem Antibiotikum (Oxytetracyclin).
Panthenol-Augensalbe Jenapharm (D) Augensalbe Dexpanthenol	Keine wesentlichen bekannt	**Nur zweckmäßig zum** Schutz und zur Pflege von Augen. Dexpanthenol hat keine spezifische Wirkung.
Pilocarpin Agepha (Ö) Augensalbe Pilocarpin *Rezeptpflichtig*	Lokale Reizung, krampfartige Verengung der Pupillen	**Therapeutisch zweckmäßig zur** Behandlung des erhöhten Augeninnendrucks (Glaukom = Grüner Star).
Pilocarpin-Ankerpharm (D) Augentropfen, Augenöl Pilocarpin, konserviert mit Benzalkonium, Augenöl ohne Benzalkonium *Rezeptpflichtig*	Lokale Reizung, krampfartige Verengung der Pupillen. Selten allergische Erscheinungen am Auge (z. B. Juckreiz, Rötung) durch Konservierungsstoff	**Therapeutisch zweckmäßig zur** Behandlung des erhöhten Augeninnendrucks (Glaukom = Grüner Star). Mittel ohne Konservierungsstoff sind vorzuziehen.
Pilocarpol (D) Augentropfen Pilocarpin *Rezeptpflichtig*	Lokale Reizung, krampfartige Verengung der Pupillen.	**Therapeutisch zweckmäßig zur** Behandlung des erhöhten Augeninnendrucks (Glaukom = Grüner Star).
Pilomann Augentropfen (D) Augentropfen **Pilomann EDO** (D) Augentropfen, Lösung **Pilomann-Öl** (D) ölige Augentropfen Pilocarpin, Tropfen konserviert mit Cetrimid, »EDO« und »Öl« ohne Konservierungsstoffe *Rezeptpflichtig*	Lokale Reizung, krampfartige Verengung der Pupillen. Selten allergische Erscheinungen am Auge (z. B. Juckreiz, Rötung) durch Konservierungsstoff	**Therapeutisch zweckmäßig zur** Behandlung des erhöhten Augeninnendrucks (Glaukom = Grüner Star). Mittel ohne Konservierungsstoff sind vorzuziehen.

Präparat	Wichtigste Nebenwirkungen	Empfehlung
Polyspectran (D) Augensalbe, Augentropfen Polymyxin-B, Neomycin, Gramicidin Salbe enthält statt Gramicidin Bacitracin *Rezeptpflichtig*	Relativ häufig allergische Erscheinungen am Auge (z. B. Juckreiz, Rötung)	**Nur zweckmäßig bis** der Krankheitserreger identifiziert ist. Therapeutisch wirksame Antibiotika-Kombination.
Posiformin (D) Augensalbe Bibrocathol	Selten allergische Erscheinungen	**Therapeutisch zweckmäßig bei** Bindehautentzündung.
Prednisolon-Augensalbe Jenapharm (D) Augensalbe Prednisolon *Rezeptpflichtig*	Vermindert Abwehrkraft, insbesondere gegen Viren und Pilze, Epithelschäden am Auge, Glaukom (Erhöhung des Augeninnendrucks)	**Nur zweckmäßig, wenn** die Anwendung des Präparates unter genauer Beobachtung eines erfahrenen Arztes erfolgt. Enthält kortisonähnlichen Wirkstoff (Prednisolon).
Proculin (D) Augentropfen Naphazolin, konserviert mit Benzalkonium und Borsäure	Selten allergische Erscheinungen am Auge (z. B. Juckreiz, Rötung) durch Konservierungsstoffe. Bei Nachlassen der Wirkung Bindehautschwellung möglich	**Therapeutisch zweckmäßig bei** Reizzuständen des Auges (Hyperämie). Enthält gefäßverengenden Wirkstoff (Naphazolin).
Refobacin (D/Ö) Augensalbe, Augentropfen Gentamycin, Tropfen konserviert mit Benzalkonium *Rezeptpflichtig*	Allergische Erscheinungen am Auge (z. B. Juckreiz, Rötungen)	**Therapeutisch zweckmäßig nur** bei Infektionen mit Aminoglykosid-empfindlichen Problemkeimen.
Regepithel (D) Salbe Vitamin A, B_1, Calcium-Pantothenat	Keine wesentlichen zu erwarten	**Wenig zweckmäßig bei** den vom Hersteller angegebenen Anwendungsgebieten (Hornhautschäden).
Siccaprotect (D/Ö) Augentropfen Dexpanthenol, Polyvinylalkohol, konserviert mit Benzalkonium	Selten allergische Erscheinungen (z. B. Juckreiz, Rötung) durch Konservierungsstoff	**Nur zweckmäßig zum** Schutz und zur Pflege der Augen. Dexpanthenol hat keine spezifische Wirkung.

Präparat	Wichtigste Nebenwirkungen	Empfehlung
Solan M (D) Augentropfen Vitamin A, konserviert mit Chlorobutanol und Borsäure	Selten allergische Erscheinungen (z. B. Juckreiz, Rötung) durch Konservierungsstoffe	**Möglicherweise zweckmäßig bei** Augenreizungen. Vitamin A hat keine spezifische Wirkung.
Sophtal-POS N (D) Augentropfen, Augenbad Salicylsäure, konserviert mit Chlorhexidin und Borsäure	Augenreizungen möglich. Selten allergische Erscheinungen (z. B. Juckreiz, Rötung) durch Konservierungsstoffe	**Möglicherweise zweckmäßig** bei den vom Hersteller angegebenen Anwendungsgebieten (z. B. Lidrandentzündung).
Spersadexolin (D) Augentropfen Dexamethason, Chloramphenicol, Tetryzolin, konserviert mit Thiomersal und Borsäure *Rezeptpflichtig*	Verminderte Abwehrkraft, insbesondere gegen Viren und Pilze, Epithelschäden am Auge, Glaukom (Erhöhung des Augeninnendrucks). Lebensgefährliche Blutschäden möglich. Möglichkeit der Allergisierung gegen Quecksilberverbindungen. Bei Nachlassen der Wirkung Bindehautschwellung möglich	**Abzuraten** Wenig sinnvolle Kombination von entzündungshemmendem kortisonähnlichen Mittel (Dexamethason), gefäßverengendem Inhaltsstoff (Tetryzolin) und Antibiotikum (Chloramphenicol). Chloramphenicol-haltige Mittel sollten nur kurzfristig verwendet werden und nur, wenn andere Antibiotika nicht verwendet werden können.
Spersallerg (D) Augentropfen Antazolin, Tetryzolin, konserviert mit Benzalkonium	Selten allergische Erscheinungen am Auge (z. B. Juckreiz, Rötung). Bei Nachlassen der Wirkung Bindehautschwellung möglich	**Abzuraten** Wenig sinnvolle Kombination von gefäßverengendem Wirkstoff (Tetryzolin) z. B. mit einem Antihistaminikum (Antazolin – zweifelhafte Wirksamkeit am Auge).
Terracortril (D) Augensalbe, Augentropfen Oxytetracyclin, Hydrocortison, Polymyxin-B *Rezeptpflichtig*	Verminderte Abwehrkraft, insbesondere gegen Viren und Pilze, Epithelschäden am Auge, Glaukom (Erhöhung des Augeninnendrucks)	**Abzuraten** Nicht sinnvolle Kombination eines kortisonähnlichen Wirkstoffs (Hydrocortison) mit zwei Antibiotika.
Terramycin (D) Augensalbe Oxytetracyclin, Polymyxin-B *Rezeptpflichtig*	Allergische Erscheinungen am Auge (z. B. Juckreiz, Rötungen)	**Abzuraten** Wenig sinnvolle Kombination von zwei Antibiotika.

Präparat	Wichtigste Nebenwirkungen	Empfehlung
Timohexal (D) Augentropfen Timolol, konserviert mit Benzalkonium *Rezeptpflichtig*	Brennen der Augen, Kopfschmerzen, Verlangsamung des Pulses, Asthmaanfälle möglich. Selten allergische Erscheinungen (z. B. Juckreiz, Rötung) durch Konservierungsstoff	**Therapeutisch zweckmäßig zur** Behandlung des erhöhten Augeninnendrucks (Glaukom = Grüner Star).
Timolol CV Augentropfen (D) Augentropfen Timolol, konserviert mit Benzalkonium *Rezeptpflichtig*	Brennen der Augen, Kopfschmerzen, Verlangsamung des Pulses, Asthmaanfälle möglich. Selten allergische Erscheinungen (z. B. Juckreiz, Rötung) durch Konservierungsstoff	**Therapeutisch zweckmäßig zur** Behandlung des erhöhten Augeninnendrucks (Glaukom = Grüner Star)
Timomann (D) Augentropfen Timolol, konserviert mit Benzalkonium *Rezeptpflichtig*	Brennen der Augen, Kopfschmerzen, Verlangsamung des Pulses, Asthmaanfälle möglich. Selten allergische Erscheinungen (z. B. Juckreiz, Rötung) durch Konservierungsstoff	**Therapeutisch zweckmäßig zur** Behandlung des erhöhten Augeninnendrucks (Glaukom = Grüner Star).
Tim-Ophtal (D) Augentropfen **Tim-Ophtal sine** (D) Augentropfen Timolol, konserviert mit Benzalkonium, »sine« ohne Konservierungsstoffe *Rezeptpflichtig*	Brennen der Augen, Kopfschmerzen, Verlangsamung des Pulses, Asthmaanfälle möglich. Selten allergische Erscheinungen (z. B. Juckreiz, Rötung) durch Konservierungsstoff	**Therapeutisch zweckmäßig zur** Behandlung des erhöhten Augeninnendrucks (Glaukom = Grüner Star). Mittel ohne Konservierungsstoff sind vorzuziehen.
Timoptic (Ö) Augentropfen Timolol, konserviert mit Benzalkonium *Rezeptpflichtig*	Brennen der Augen, Kopfschmerzen, Verlangsamung des Pulses, Asthmaanfälle möglich. Selten allergische Erscheinungen (z. B. Juckreiz, Rötung) durch Konservierungsstoff	**Therapeutisch zweckmäßig zur** Behandlung des erhöhten Augeninnendrucks (Glaukom = Grüner Star).
Totocortin (D) Augentropfen Dexamethason, konserviert mit Cetrimid *Rezeptpflichtig*	Verminderte Abwehrkraft, insbesondere gegen Viren und Pilze, Epithelschäden am Auge, Glaukom (Erhöhung des Augeninnendrucks). Selten allergische Erscheinungen (z. B. Juckreiz, Rötung) durch Konservierungsstoffe	**Nur zweckmäßig, wenn** die Anwendung des Präparats unter genauer Beobachtung eines erfahrenen Arztes erfolgt. Kortisonähnlicher Wirkstoff.

Präparat	Wichtigste Nebenwirkungen	Empfehlung
Trusopt (D/Ö) Augentropfen Dorzolamid, konserviert mit Benzalkonium *Rezeptpflichtig*	Häufig Brennen und Stechen und allergische Erscheinungen am Auge (z. B. Juckreiz, Rötung). Geschmacksstörungen, Bindehautentzündung.	**Therapeutisch zweckmäßig zur** Behandlung des erhöhten Augeninnendrucks (Glaukom = Grüner Star), wenn Standardmittel wie Betablocker oder Pilocarpin nicht ausreichend wirken. Carboanhydrasehemmer.
Ultracortenol (D/Ö) Augentropfen, Augensalbe Prednisolon, Tropfen konserviert mit Benzalkonium und Borsäure *Rezeptpflichtig*	Verminderte Abwehrkraft, insbesondere gegen Viren und Pilze, Epithelschäden am Auge, Glaukom (Erhöhung des Augeninnendrucks). Selten allergische Erscheinungen (z. B. Juckreiz, Rötung) durch Konservierungsstoffe	**Nur zweckmäßig, wenn** die Anwendung des Präparats unter genauer Beobachtung eines erfahrenen Arztes erfolgt. Kortisonähnlicher Wirkstoff.
Visadron (D/Ö) Augentropfen Phenylephrin, konserviert mit Benzalkonium und Borsäure	Selten allergische Erscheinungen (z. B. Juckreiz, Rötung) durch Konservierungsstoffe. Bei Nachlassen der Wirkung Bindehautschwellung möglich	**Therapeutisch zweckmäßig bei** Reizzuständen des Auges (Hyperämie). Enthält ein gefäßverengendes Mittel (Phenylephrin).
Vistagan Liquifilm (D/Ö) **Vistagan Liquifilm O.K.** (D/Ö) Augentropfen Levobunolol, konserviert mit Benzalkonium, »O.K.« ohne Konservierungsstoffe *Rezeptpflichtig*	Brennen der Augen, Kopfschmerzen, Verlangsamung des Pulses, Asthmaanfälle möglich. Selten allergische Erscheinungen (z. B. Juckreiz, Rötung) durch Konservierungsstoff	**Therapeutisch zweckmäßig zur** Behandlung des erhöhten Augeninnendrucks (Glaukom = Grüner Star). Mittel ohne Konservierungsstoff sind vorzuziehen.
Vitamin A-POS (D) Augensalbe Vitamin A	Keine wesentlichen zu erwarten	**Möglicherweise zweckmäßig bei** Augenreizungen. Vitamin A hat keine spezifische Wirkung.
Vitreolent plus (D) Augentropfen Cytochrom C, Adenosin, Nicotinamid, Hydroxypropylmethyl- cellulose, konserviert mit Benzalkonium	Selten allergische Erscheinungen am Auge (z. B. Juckreiz, Rötung) durch Konservierungsstoff	**Abzuraten** Nicht sinnvolle Kombination. Wird vom Hersteller gegen Grauen Star (Katarakt) empfohlen. Es gibt kein wirksames Arzneimittel gegen Grauen Star.

Präparat	Wichtigste Nebenwirkungen	Empfehlung
Vividrin antiallergische Augentropfen (D/Ö) Augentropfen konserviert mit Benzalkonium **Vividrin-EDO antiallergische Augentropfen** (D) Augentropfen **Vividrin iso EDO antiallergische Augentropfen** (D) Augentropfen Cromoglicinsäure, »EDO« und »iso EDO« ohne Konservierungsmittel	Selten allergische Erscheinungen am Auge (z. B. Juckreiz, Rötung) durch Konservierungsstoff	**Therapeutisch zweckmäßig zur** Vorbeugung allergischer Erkrankungen des Auges. Mittel ohne Konservierungsstoff sind vorzuziehen.
Voltaren ophtha (D/Ö) Augentropfen **Voltaren ophtha sine** (D/Ö) Augentropfen (D) Diclofenac, konserviert mit Thiomersal und Borsäure, »sine« ohne Konservierungsstoffe *Rezeptpflichtig*	Augenreizungen möglich. Selten allergische Erscheinungen am Auge (z. B. Juckreiz, Rötung) durch Konservierungsstoff	**Therapeutisch zweckmäßig zur** Behandlung von Entzündungen bei Augenoperationen. Mittel ohne Konservierungsstoff sind vorzuziehen.
Xalatan (D/Ö) Augentropfen Latanaprost, konserviert mit Benzalkonium *Rezeptpflichtig*	Reizerscheinungen am Auge (Brennen, Rötung), auch allergische Reaktionen (Juckreiz, Rötung). Verfärbung von Iris, Lidern und Wimpern. Herz-, Gelenk- und Muskelschmerzen	**Therapeutisch zweckmäßig zur** Behandlung des erhöhten Augeninnendrucks (Glaukom = Grüner Star), nur wenn Standardmittel wie z. B. Betablocker oder Pilocarpin nicht ausreichend wirken. Prostaglandin. Noch relativ wenig erprobt.
Yxin (D) Augentropfen Tetryzolin, konserviert mit Benzalkonium und Borsäure	Selten allergische Erscheinungen am Auge (z. B. Juckreiz, Rö-tung) durch Konservierungsstoffe. Bei Nachlassen der Wirkung Bindehautschwellung möglich	**Therapeutisch zweckmäßig bei** Reizzuständen des Auges (Hyperämie). Enthält gefäßverengendes Mittel (Tetryzolin).
Zovirax (D/Ö) Augensalbe Aciclovir *Rezeptpflichtig*	Selten leichtes Augenbrennen	**Therapeutisch zweckmäßig bei** Infektionen des Auges mit Herpes-simplex-Viren.

9.1.2. Tränenersatzmittel (Filmbildner)

Klimaanlagen und auch Kontaktlinsen können trockene, schmerzhafte Augen verursachen. Trockene Augen sind außerdem eine häufige Alterserscheinung. Zur Linderung von Beschwerden werden Tränenersatzmittel verwendet, die alle gleichermaßen als zweckmäßig eingestuft werden, außer sie enthalten unnötige Beimengungen wie etwa Vitamin A:
Carbomer (enthalten z. B. in *Liposic, Thilo-Tears, Vidisic, Visc Ophtal*), Hyaluronsäure (enthalten z. B. in *Hyla Comod*), Hydroxyethylcellulose (enthalten z. B. in *Lacrigel*), Hypromellose (enthalten z. B. in *Artelac, Oculotect Augentropfen, Sic-Ophtal N*), Povidon (enthalten z. B. in *Arufil, Lacophtal, Oculotect fluid, Protagent, Vidirakt S, Vidisept*), Polyvinylalkohol (enthalten z. B. in *Lacrimal, Liquifilm*). Kombinationen dieser Inhaltsstoffe (z. B. in *Dispatenol, Lacrisic, Siccaprotect*) sind ebenfalls zweckmäßig.

Von diesen Tränenersatzmitteln sind jene vorzuziehen, die keine Konservierungsmittel enthalten: *Artelac EDO, Arufil uno, Lacophtal sine, Lacrimal OK, Lacrisic SE, Liposic EDO, Oculotect fluid sine, Oculotect fluid Einmalaugentropfen, Protagent SE, Sic Ophtal sine, Thilo-Tears SE, Vidisept EDO, Visc Ophtal sine.*

9.1.2. Tränenersatzmittel

Präparat	Wichtigste Nebenwirkungen	Empfehlung
AquaTears – Augengel (Ö)Gel zum Eintropfen Carbomer, konserviert mit Benzalkonium	Selten allergische Erscheinungen am Auge (z. B. Juckreiz, Rötung) durch Konservierungsstoff	**Therapeutisch zweckmäßig als** Tränenersatzmittel.
Artelac (D) **Artelac EDO** (D) Augentropfen Hypromellose, konserviert mit Cetrimid, »EDO« ohne Konservierungsstoffe	Selten allergische Erscheinungen am Auge (z. B. Juckreiz, Rötung) durch Konservierungsstoff	**Therapeutisch zweckmäßig als** Tränenersatzmittel. Mittel ohne Konservierungsstoff sind vorzuziehen.

Präparat	Wichtigste Nebenwirkungen	Empfehlung
Arufil (D) **Arufil uno** (D) Augentropfen Povidon, konserviert mit Benzalkonium, »uno« ohne Konservierungsstoff	Selten allergische Erscheinungen am Auge (z. B. Juckreiz, Rötung) durch Konservierungsstoff	**Therapeutisch zweckmäßig als** Tränenersatzmittel. Mittel ohne Konservierungsstoff sind vorzuziehen.
Hylo-Comod (D) Augentropfen (ohne Konservierungsstoffe) Hyaluronsäure	Keine wesentlichen zu erwarten	**Therapeutisch zweckmäßig als** Tränenersatzmittel.
Lacophtal (D) Augentropfen konserviert mit Cetrimid **Lacophtal sine** (D) Augentropfen konserviert mit Borsäure Povidon	Selten allergische Erscheinungen am Auge (z. B. Juckreiz, Rötung) durch Konservierungsstoffe	**Therapeutisch zweckmäßig als** Tränenersatzmittel.
Lacrigel (D) Augentropfen Hydroxyethylzellulose, konserviert mit Benzalkonium	Selten allergische Erscheinungen am Auge (z. B. Juckreiz, Rötung) durch Konservierungsstoff	**Therapeutisch zweckmäßig als** Tränenersatzmittel.
Lacrimal (D) **Lacrimal OK** (D) Augentropfen Povidon, Polyvinylalkohol, konserviert mit Chlorobutanol, »OK« ohne Konservierungsstoffe	Selten allergische Erscheinungen am Auge (z. B. Juckreiz, Rötung) durch Konservierungsmittel	**Therapeutisch zweckmäßig als** Tränenersatzmittel. Mittel ohne Konservierungsstoff sind vorzuziehen.
Lacrisic (D) Augentropfen **Lacrisic SE** (D) Augentropfen Hypromellose, Povidon, Glycerol, konserviert mit Benzalkonium, »SE« ohne Konservierungsstoffe	Selten allergische Erscheinungen am Auge (z. B. Juckreiz, Rötung) durch Konservierungsstoff	**Therapeutisch zweckmäßig als** Tränenersatzmittel. Mittel ohne Konservierungsstoff sind vorzuziehen.

Präparat	Wichtigste Nebenwirkungen	Empfehlung
Liposic (D) Augengel **Liposic EDO** (D) Augengel Carbomer, konserviert mit Cetrimid, »EDO« ohne Konservierungsstoffe	Selten allergische Erscheinungen am Auge (z. B. Juckreiz, Rötung) durch Konservierungsstoff	**Therapeutisch zweckmäßig als** Tränenersatzmittel. Mittel ohne Konservierungsstoff sind vorzuziehen.
Liquifilm (D) Augentropfen Polyvinylalkohol, konserviert mit Chlorobutanol	Selten allergische Erscheinungen am Auge (z. B. Juckreiz, Rötung) durch Konservierungsstoff	**Therapeutisch zweckmäßig als** Tränenersatzmittel.
Oculotect (D) Augentropfen Vitamin A, Hydroxypropylmethylcellulose, konserviert mit Chlorhexidin und Borsäure	Selten allergische Erscheinungen am Auge (z. B. Juckreiz, Rötung)	**Wenig zweckmäßig als** Tränenersatzmittel. Die Beimengung von Vitamin A ist überflüssig.
Oculotect fluid (D/Ö) Augentropfen **Oculotect fluid sine** (D) Augentropfen in Einmalpipetten Povidon, konserviert mit Benzalkonium und Borsäure, »sine« ohne Benzalkonium	Selten allergische Erscheinungen am Auge (z. B. Juckreiz, Rötung) durch Konservierungsmittel	**Therapeutisch zweckmäßig als** Tränenersatzmittel. Mittel ohne Konservierungsstoff sind vorzuziehen.
Protagent (D/Ö) **Protagent SE** (D/Ö) Augentropfen Povidon, konserviert mit Benzalkonium und Borsäure, »SE« ohne Benzalkonium	Selten allergische Erscheinungen am Auge (z. B. Juckreiz, Rötung) durch Konservierungsstoff	**Therapeutisch zweckmäßig als** Tränenersatzmittel. Mittel ohne Konservierungsstoff sind vorzuziehen.

Präparat	Wichtigste Nebenwirkungen	Empfehlung
Sic-Ophtal N (D) Augentropfen **Sic-Ophtal sine** (D) Augentropfen in Einmalpipetten Hypromellose, konserviert mit Cetrimid, »sine« ohne Konservierungsstoffe	Selten allergische Erscheinungen am Auge (z. B. Juckreiz, Rötung) durch Konservierungsstoff	**Therapeutisch zweckmäßig als** Tränenersatzmittel. Mittel ohne Konservierungsstoff sind vorzuziehen.
Thilo-Tears (D) **Thilo-Tears SE** (D) Augengel Carbomer, Mannitol, konserviert mit Thiomersal, »SE« ohne Konservierungsstoffe	Allergie gegen Quecksilberverbindung (Thiomersal) möglich	**Therapeutisch zweckmäßig als** Tränenersatzmittel. Mittel ohne Konservierungsstoff sind vorzuziehen.
Vidirakt S mit PVP (D) Augentropfen Povidon, konserviert mit Cetrimid und Borsäure	Selten allergische Erscheinungen am Auge (z. B. Juckreiz, Rötung) durch Konservierungsstoffe	**Therapeutisch zweckmäßig als** Tränenersatzmittel.
Vidisept (D) Augentropfen konserviert mit Cetrimid **Vidisept EDO** (D) Augentropfen konserviert mit Borsäure Povidon	Selten allergische Erscheinungen am Auge (z. B. Juckreiz, Rötung) durch Konservierungsstoff	**Therapeutisch zweckmäßig als** Tränenersatzmittel.
Vidisic (D/Ö) Augengel Polyacrylsäure, konserviert mit Sorbitol und Cetrimid	Selten allergische Erscheinungen am Auge (z. B. Juckreiz, Rötung) durch Konservierungsstoffe	**Therapeutisch zweckmäßig als** Tränenersatzmittel.
Visc-Ophtal (D) Augengel **Visc-Ophtal sine** (D) Augengel Carbomer konserviert Cetrimid, »sine« ohne Konservierungsstoff	Selten allergische Erscheinungen am Auge (z. B. Juckreiz, Rötung) durch Konservierungsstoffe	**Therapeutisch zweckmäßig als** Tränenersatzmittel. Mittel ohne Konservierungsstoff sind vorzuziehen.

9.2. Ohrenmittel

Anzeichen für Ohrenleiden sind Schmerzen, teilweiser Hörverlust, eitriger Ausfluss, Fieber etc. Als Folge zunehmender und andauernder Lärmbelastung in Beruf und Freizeit nehmen bleibende Hörschäden erheblich zu.
Bei den Ohrenerkrankungen unterscheidet man zwischen Erkrankungen der äußeren Ohren, Mittelohrentzündungen und Erkrankungen des Innenohrs.

Erkrankungen des äußeren Ohres (Otitis Externa)

Zum äußeren Ohr gehören Ohrmuschel und Gehörgang.
Eine häufige Ursache von äußeren Gehörgangsentzündungen ist die Verwendung von Wattestäbchen zur Ohrreinigung, weil damit der schützende Fettfilm beseitigt wird.

Die *Behandlung* von Hautentzündungen umfasst:
- Reinigung der Haut
- Verringerung von Schwellungen
- Behandlung der Infektion
- Verhinderung weiterer Infektionen (Verhinderung des Kratzens oder Reibens am Ohr).

Medikamente bei Erkrankungen des äußeren Ohrganges sind hauptsächlich Substanzen zur Behandlung von Hautentzündungen (lokal anwendbare Antibiotika und Glukokortikoide). Antibiotika-haltige Tropfen sollten nur als Einzelsubstanzen und nicht länger als maximal eine Woche angewendet werden. Bei langer Anwendung besteht die Gefahr von Pilzinfektionen. Manche Antibiotika können allergische Hautreaktionen auslösen (z. B. Mittel, die Neomycin enthalten).
Nur in Ausnahmefällen können Kombinationen von Antibiotika mit Glukokortikoiden sinnvoll sein (z. B. *Betnesol N, Otosporin*).

Wichtig: »Eine Behandlung der Otitis externa mit Ohrentropfen ist in der Regel nicht angezeigt!«, warnt das »Deutsche Ärzteblatt«.

Mittelohrentzündungen (Otitis Media)

Die Mittelohrentzündung ist eine der häufigsten Infektionen bei Kindern. In einer großen Studie wurde festgestellt, dass etwa zwei Drittel aller Dreijährigen diese Krankheit mindestens einmal gehabt hatten. Häufig treten Mittelohrentzündungen zusammen mit Nasen- und Rachenerkrankungen auf.

Achtung: Passivrauchen begünstigt bei Kleinkindern Infektionen der oberen Atemwege und damit das Risiko von akuten Mittelohrentzündungen.
Kinder mit körperlicher Behinderung (gespaltenem Gaumen oder Lippe), geistiger Behinderung oder Kinder aus unteren sozialen Schichten laufen nach Ansicht einer amerikanischen Fachzeitschrift große Gefahr, dass bei ihnen Mittelohrentzündungen nicht diagnostiziert und behandelt werden. Das kann schwerwiegende Folgen auf den Erwerb sprachlicher und schulischer Fähigkeiten haben und zu scheuem, zurückgezogenen Verhalten führen.

Die Therapie der verschiedenen Formen von Mittelohrentzündungen umfasst:
– Behandlung der Infektion
– Belüftung des Mittelohrs
– Wiederherstellung der normalen Funktion der Ohrtrompete.

Akute Mittelohrentzündung

Die häufigsten Symptome dieser Erkrankung sind: scharfe, stechende Schmerzen (verursacht durch die rasche Produktion von Flüssigkeit im Mittelohr und damit verbunden ein Druckanstieg oder Unterdruck), Verlust des Hörvermögens, Fieber und Unwohlsein.

Behandlung

Die routinemäßige Verordnung von oralen (durch den Mund eingenommenen) Antibiotika ist umstritten. In Holland wird beispielsweise nur jedes dritte Kind mit Antibiotika behandelt, ohne dass sich deshalb auffällige Nachteile ergeben. Empfehlenswert ist die Einnahme von Antibiotika jedoch bei Kindern unter zwei Jahren – wegen erhöhter Gefährdung durch Schwerhörigkeit – und bei eitrigem Trommelfell.
Allein die Einnahme von Schmerzmitteln wie Paracetamol (enthalten z. B. in *Ben-u-ron*) und abschwellenden Nasentropfen (z. B. *Nasivin*) – ohne Antibiotikatherapie – führt in 90 Prozent aller Fälle innerhalb von drei Tagen zu einem Abklingen der Ohrenschmerzen und zu einer Heilung. Die abschwellenden Nasentropfen bewirken, dass die »Tube« (Verbindungsgang zwischen Mittelohr und Nase) wieder durchgängig und das Mittelohr »belüftet« wird.
Die Beeinträchtigung des Hörvermögens kann allerdings mehrere Wochen andauern – egal ob mit oder ohne Antibiotika behandelt wird.

Fachleute empfehlen als beste antibiotische Substanz Breitspektrumpenicilline (siehe Kapitel 10.1.: Mittel gegen bakterielle Infektionen). Das Berliner »Arzneimittel-Kursbuch« bewertet Ohrentropfen mit Antibiotika (z. B. *Polyspectran HC*), kortisonähnlichen Wirkstoffen (z. B. *Otobacid N, Panotile N, Polyspectran HC*) oder Schmerzmitteln (*Otalgan, Otodolor*) als nutzlos. Und das »Deutsche Ärzteblatt« warnt: »Eine Behandlung der akuten Mittelohrentzündung mit handelsüblichen Ohrentropfen ist nicht angezeigt!«

Chronische Mittelohrentzündung

Diese Erkrankung tritt am häufigsten bei Kleinkindern auf und wird verursacht durch:
- falsche Behandlung einer akuten Mittelohrentzündung,
- immer wiederkehrende Infektion der oberen Atemwege, durch Bakterien oder Viren verursacht, in Zusammenhang mit einer nicht funktionierenden Ohrtrompete (= Verbindung zwischen Ohr und Nase).

Mit zunehmendem Alter steigt die Chance, dass chronische Mittelohrentzündungen bei Kindern von selbst heilen – ab dem 6. Lebensjahr praktisch immer.

Es gibt derzeit keine anerkannte Standardbehandlung bei chronischer Mittelohrentzündung. Meist wird zunächst ein Breitspektrumpenicillin oder eine Trimethoprim-Sulfonamid-Kombination (siehe Tabelle 10.1.4) zum Schlucken verordnet.

Chronische Mittelohrentzündungen, bei denen Medikamente keine Wirkung zeigen, sollten unter Umständen operativ behandelt werden.

Sonstige Ohrenmittel

Die amerikanische Apothekervereinigung rät ab von der Anwendung mechanischer Reinigungsmittel (z. B. *Wattestäbchen*), weil dadurch die normale Reinigungstätigkeit des Ohres beeinträchtigt wird und *häufig Gehörgangsentzündungen* entstehen.

Örtlich wirkende Schmerzmittel (enthalten z. B. in *Otalgan, Otobacid N, Otodolor, Panotile N*) werden von der amerikanischen Gesundheitsbehörde FDA weder als wirksam noch als sicher bezeichnet. Sie können allergische Reaktionen auslösen und sollten in Ohrentropfen nicht verwendet werden.

Wenn Schmerzmittel notwendig sind, dann sollten Tabletten oder Zäpfchen genommen werden (siehe Kapitel 1.1.: Schmerz- und fiebersenkende Mittel).

Mittel bei Ohrschmalzpfropfen

Zum Aufweichen von verhärteten Ohrschmalzpfropfen sind Mittel wie *Cerumenex* oder *Otowaxol* sinnvoll. Denselben Zweck erfüllt auch ins Ohr eingeträufeltes Olivenöl.

Homöopathische Mittel

Im deutschsprachigen Raum greifen Patienten zunehmend häufiger zu homöopathischen Mitteln gegen Ohrbeschwerden – zum Beispiel zu *Otovowen*, das gegen verschiedenste Erkrankungen empfohlen wird: Mittelohrentzündung, Mittelohreiterung, Ohrensausen etc.
Es gibt bis jetzt keinen überzeugenden Nachweis für eine therapeutische Wirksamkeit von *Otovowen*. Viele Ohrenerkrankungen heilen ohnedies spontan – egal, ob ein Antibiotikum oder ein homöopathisches Medikament verwendet wird. Der Vorteil von homöopathischen Medikamenten besteht darin, dass keine Nebenwirkungen zu erwarten sind.
Auf keinen Fall sollte man bei Säuglingen und Kindern mit Ohrenerkrankungen allein auf die Wirkung homöopathischer Mittel vertrauen, ohne dass ein Arzt vorher die Ursache der Erkrankung genau abgeklärt hat.

9.2. Ohrenmittel (mit Antibiotika und/oder Glukokortikoiden)

Präparat	Wichtigste Nebenwirkungen	Empfehlung
Betnesol (Ö) A-O-N-Tropfen Betamethason, konserviert mit Benzalkonium *Rezeptpflichtig*	Erhöhte Infektionsgefahr, insbesondere für Pilze und Bakterien. Allergisierung gegen Konservierungsstoff möglich	**Therapeutisch zweckmäßig zur** kurzfristigen Behandlung von Ekzemen des äußeren Gehörganges. Enthält kortisonähnlichen Wirkstoff (Betamethason).
Betnesol N (Ö) A-O-N-Tropfen Betamethason, Neomycin, konserviert mit Benzalkonium *Rezeptpflichtig*	Erhöhte Infektionsgefahr, insbesondere für Pilze und Bakterien. Relativ großes Risko der Allergisierung auf Neomycin. Hör- und Gleichgewichtsstörungen möglich	**Abzuraten** Vertretbar nur in begründeten Ausnahmefällen bei bakteriellen Entzündungen des äußeren Gehörganges mit starken Schwellungen. Kombination eines kortisonähnlichen Wirkstoffs (Betamethason) mit einem bedenklichen Antibiotikum (Neomycin).

Präparat	Wichtigste Nebenwirkungen	Empfehlung
Cerumenex N (D) Tropfen Ölsäure-Polypeptid-Kondensat, Propylenglycol	Keine wesentlichen zu erwarten	**Nur zweckmäßig zur** Aufweichung von verhärteten Pfropfen aus Ohrenschmalz.
Otalgan (D) Ohrentropfen Phenazon, Procain, Glycerol	Relativ häufig allergische Erscheinungen (z. B. Juckreiz)	**Abzuraten** bei akuter Mittelohrentzündung. Wenig sinnvolle Kombination von örtlich angewendetem Schmerzmittel (Phenazon) mit einem örtlich wirkenden Betäubungsmittel (Procain).
Otalgan (Ö) Ohrentropfen Lidocain, Phenazon, Glycerin *Rezeptpflichtig*	Allergische Erscheinungen (z. B. Juckreiz)	**Abzuraten** bei akuter Mittelohrentzündung. Wenig sinnvolle Kombination von örtlich angewendetem Schmerzmittel (Phenazon) mit einem örtlich wirkenden Betäubungsmittel (Lidocain).
Otobacid N (D) Ohrentropfen Dexamethason, Cinchocain, Butandiol *Rezeptpflichtig*	Erhöhte Infektionsgefahr, insbesondere für Pilze und Bakterien. Allergisierung gegen Lokalanästhetikum möglich.	**Abzuraten** bei Gehörgangsekzem und akuter Mittelohrentzündung. Nicht sinnvolle Kombination von kortisonähnlichem Wirkstoff (Dexamethason) mit örtlich wirksamem Betäubungsmittel (Cinchocain).
Otodolor (D) Ohrentropfen Phenazon, Procain, Glycerol	Relativ häufig allergische Erscheinungen (z. B. Juckreiz)	**Abzuraten** bei akuter Mittelohrentzündung. Wenig sinnvolle Kombination von örtlich angewendetem Schmerzmittel (Phenazon) mit einem örtlich wirkenden Betäubungsmittel (Procain).
Otosporin (D/Ö) Suspension Polymyxin-B, Neomycin, Hydrokortison *Rezeptpflichtig*	Erhöhte Infektionsgefahr, insbesondere für Pilze. Relativ großes Risiko der Allergisierung auf Neomycin. Hör- und Gleichgewichtsstörungen möglich	**Abzuraten** Vertretbar nur in begründeten Ausnahmefällen bei bakteriellen Entzündungen des äußeren Gehörganges mit starken Schwellungen, bis der Erreger identifiziert ist. Kombination von kortisonähnlichem Wirkstoff (Hydrokortison) mit bedenklichen Antibiotika.

Präparat	Wichtigste Nebenwirkungen	Empfehlung
Otowaxol (D) Lösung Docusat, Alkohol, Glycerol	Keine wesentlichen zu erwarten	**Nur zweckmäßig zur** Aufweichung von verhärteten Pfropfen aus Ohrenschmalz.
Otovowen (D) Tropfen Urtinkur aus Kamille und Purpursonnenhut (Echinacea), homöopathische Verdünnungen	Allergische Hautreaktionen. Vorsicht bei Schilddrüsenerkrankungen und Jodüberempfindlichkeit	**Homöopathisches Mittel** Abzuraten bei den vom Hersteller angegebenen Anwendungsgebieten wie z. B. Mittelohrentzündung. Seltener, aber schwerer Nebenwirkungen möglich. Therapeutische Wirksamkeit zweifelhaft.
Panotile N (D) Ohrentropfen Polymyxin-B, Fludrokortison, Lidocain, konserviert mit Benzalkonium *Rezeptpflichtig*	Erhöhte Infektionsgefahr, insbesondere für Pilze und Bakterien. Relativ großes Risiko der Allergisierung	**Abzuraten** Vertretbar nur in begründeten Ausnahmefällen bei bakteriellen Entzündungen des äußeren Gehörganges mit starken Schwellungen, bis der Erreger identifiziert ist. Kombination von kortisonähnlichem Wirkstoff (Fludrokortison) mit Antibiotikum und örtlich wirkendem Betäubungsmittel (Lidocain).
Polyspectran HC (D) Salbe Polymyxin-B, Bacitracin, Hydrokortison *Rezeptpflichtig*	Erhöhte Infektionsgefahr, insbesondere für Pilze. Hör- und Gleichgewichtsstörungen möglich	**Abzuraten** Vertretbar nur in begründeten Ausnahmefällen bei bakteriellen Entzündungen des äußeren Gehörganges mit starken Schwellungen, bis der Erreger identifiziert ist. Kombination von kortisonähnlichem Wirkstoff (Hydrokortison) mit Antibiotika.

10. Kapitel: **Infektionen**

Das Ansehen der Schulmedizin beruht sicherlich zu einem großen Teil auf der Entwicklung und Verwendung wirksamer Mittel gegen Infektionen mit Bakterien (Antibiotika und Chemotherapeutika) und Arzneimitteln zur Verhinderung von Virusinfektionen (Impfungen).
Häufige infektionsbedingte Todesursachen in Deutschland sind Lungenentzündung (geschätzt 4.000 bis 8.000 Tote pro Jahr), echte Grippe, Hepatitis B und C (zusammen etwa 3.800 Tote pro Jahr), Tuberkulose (etwa 1.000 Tote pro Jahr) und AIDS (etwa 600 Tote pro Jahr).
Gemessen an der Zahl der Packungen gehören Mittel gegen Infektionen nicht mehr zu den am häufigsten verschriebenen Medikamenten – in Deutschland waren es im Jahr 2000 im niedergelassenen Bereich etwa 67 Millionen, in Österreich etwa 5 Millionen.

Ursache von Infektionen

Infektionen können von folgenden Mikroorganismen ausgelöst werden:

- Viren (eine typische Viruserkrankung ist die Grippe)
- Bakterien
- Pilze (typische Erkrankung: Fußpilz, Soor)
- Protozoen (typische Protozoen-Erkrankungen sind Malaria und Trichomonaden)
- Würmer (hauptsächlich Eingeweidewürmer)
- Prionen (werden vermutlich durch die Rinderseuche BSE auf den Menschen übertragen und verursachen die tödlich verlaufende Creutzfeld-Jakob-Krankheit)

Viele dieser Mikroorganismen befinden sich ständig im Körper und auf der Haut, ohne eine Infektion auszulösen.
Der Körper des Menschen verfügt über zwei besondere Mechanismen, um mit krankheitsverursachenden Erregern fertig zu werden:
1. *Unspezifische Abwehr:* Dazu gehören verschiedene Milch- und Fettsäuren in Schweiß und Talg; Tränen, Speichel und Urin, die bakterientötende Bestandteile enthalten; die Haut selbst, die fremden Organismen den Zutritt zum Körper verwehrt; und verschiedene Abwehrzellen im Körper (Granulozyten, Makrophagen und andere). Die unspezifische Abwehr richtet sich allgemein gegen Fremdstoffe und wird sehr schnell wirksam. Fieber oder Entzündung von Gewebe sind z. B. solche Abwehrmechanismen. Bei der unspezifischen Abwehr treten in vermehrtem Maße weiße Blutkörperchen aus der Blutbahn aus

und fressen die eindringenden Erreger auf. In größerem Ausmaß werden diese Reaktionen als Eiter sichtbar.

2. *Spezifische Abwehr:* Sie setzt langsamer ein als die unspezifische Abwehr. Der Körper beginnt Stoffe zu entwickeln, die ganz gezielt gegen Eindringlinge wirken. Wenn der Körper einmal gelernt hat, sich gegen eine bestimmte Art von Krankheitserregern zu wehren, reagiert er beim nächsten Mal wesentlich schneller. Diese spezifische Infektionsabwehr stellt oft einen lebenslangen Schutz dar (Immunität).

Von den spezifischen und unspezifischen Abwehrkräften des Körpers hängt es ab, ob die eindringenden Erreger überhaupt die Möglichkeit haben, eine Krankheit zu verursachen. Ist die Abwehrlage eines Menschen – z. B. aufgrund von schlechter Ernährung, schlechtem allgemeinen Gesundheitszustand, Einnahme bestimmter Medikamente wie Glukokortikoiden (siehe Kapitel 7) – geschwächt, dann ist der Körper relativ ungeschützt gegen Krankheitserreger.

Die medikamentöse Therapie gegen Bakterien ist am weitesten entwickelt. Gegen Viren gibt es bis jetzt nur wenige wirksame Substanzen, aussichtsreicher als eine chemische Therapie ist der vorbeugende Schutz (Impfungen).

Eine Therapie mit chemischen Substanzen (Antibiotika etc.) kann die körpereigene Abwehr nicht ersetzen, sondern nur unterstützen. Die chemischen Substanzen können die eindringenden Krankheitserreger im Wachstum hemmen oder abtöten, die Beseitigung der toten Bakterien muss der Körper durchführen.

Welche Medikamente gegen Infektionen?

Eine medikamentöse Behandlung ist nur dann zielführend, wenn die Substanz auch imstande ist, den Krankheitserreger wirksam zu bekämpfen. Mittel gegen Bakterien sind z. B. unwirksam gegen Viren. Deshalb ist es notwendig, vor Beginn einer Therapie gegen Infektionen möglichst genau die Art des Erregers festzustellen. Das kann entweder durch Laboruntersuchung (von Blut, Urin etc.) geschehen oder anhand von Erfahrungswerten vermutet werden. In den Lehrbüchern wird empfohlen, auf alle Fälle – auch wenn mit der Therapie sofort begonnen werden muss – vor Beginn einer Behandlung Material für Laborproben zur Feststellung des Erregers zu entnehmen. In der Praxis ist das oft nicht durchführbar.

Ein großes Problem bei der medikamentösen Behandlung von Infektionen besteht darin, dass es nicht nur verschiedene Erregergattungen (Pilze, Bakterien etc.) gibt, sondern innerhalb jeder Gattung wieder unzählige Arten. Kein Medikament ist jedoch gegen alle Erregerarten wirksam. Ein Antibiotikum, das gegen relativ viele verschiedene Bakterienarten wirkt, bezeichnet man als Breitspektrum-Antibiotikum.

Der Vorteil von Breitspektrum-Medikamenten besteht darin, dass der Arzt auch ohne Laboruntersuchung eine gewisse Sicherheit haben kann, den spezifischen Krankheitserreger erfolgreich zu bekämpfen. Vergleichbar ist diese Art des Vorgehens etwa mit einem Jäger, der versucht, einen Vogel abzuschießen. Mit Schrot (Breitspektrum) hat er eine größere Chance als mit einer einzelnen Kugel. Der Nachteil: Schrotschüsse treffen nicht nur das gewünschte Ziel, sondern auch die Umgebung.

Die Auswahl eines Medikaments hängt allerdings nicht nur vom Wirkungsspektrum, sondern auch von einer Reihe weiterer Faktoren ab: von den Nebenwirkungen, wie schnell die Substanz vom Körper ausgeschieden wird, ob die Substanz in genügender Menge an den Ort der Infektion gelangt etc.

Antibiotika – Beruhigungsmittel des Arztes?

Relativ übereinstimmend wird in der medizinischen Fachliteratur die Meinung vertreten, dass Antibiotika viel zu häufig verschrieben werden. »In der kinderärztlichen Praxis erhalten z. B. mehr als die Hälfte der Patienten mit Atemwegsinfektionen (Erkältungskrankheiten, siehe Kapitel 4: Grippe, Erkältung) Antibiotika, obwohl bekannt ist, dass etwa 90 Prozent aller akuten Atemwegsinfektionen durch Viren hervorgerufen werden.« Antibiotika sind jedoch gegen Viren unwirksam. Einer der bekanntesten Antibiotika-Fachleute, Professor F. Daschner von der Universität Freiburg, benennt folgende Ursache für diese falschen Verschreibungen:

- »Mit Ausnahme der Spezialisten (ist) heute kein Arzt mehr in der Lage, die Fülle antibiotisch wirksamer Substanzen zu überblicken oder gar deren zum Teil nur geringe Unterschiede zu beurteilen.«
- Hinzu kommt, »dass uns eine generalstabsmäßig geplante Werbung geradezu erdrückt und nicht immer die Information bietet, die nötig wäre, Antibiotika richtig … einzusetzen«.

An den Statistiken über den Verbrauch von Antibiotika zeigt sich, dass niedergelassene Ärzte in den letzten Jahren zunehmend häufiger stärker wirkende Antibiotika verschreiben. Zum Beispiel ist innerhalb der letzten Jahre die Zahl der jährlich verwendeten Cephalosporine (siehe Tabelle 10.1.3.), Makrolide (siehe Tabelle 10.1.6.) und Gyrasehemmer (siehe Tabelle 10.1.7.) stark angestiegen.

Folgen der unnötigen Antibiotika-Verschreibungen

Nebenwirkungen: Mittel gegen Infektionen sind zwar sehr wirksam, jedoch nicht ungefährlich. Sie können schwerwiegende unerwünschte Wirkungen verursachen.

Etwa jeder zwölfte mit Antibiotika behandelte Patient ist davon betroffen. Am häufigsten zeigen sich Nebenwirkungen auf der Haut (allergische Reaktionen) und im Magen-Darm-Bereich (Durchfall etc.). Manche Antibiotika können jedoch auch Leber, Blut, Nieren und Gehör schädigen.

Resistenz: Krankheitserreger verfügen über erstaunliche Fähigkeiten: Sie sind imstande zu lernen und Abwehrmaßnahmen gegen Antibiotika zu entwickeln. Dadurch können sie »unverwundbar« werden.

Wenn Krankheitserreger einmal »im Kampf gegen ein Antibiotikum« diese Fähigkeit erworben haben, dann kann sie durch Zellteilung weitervererbt und sogar durch Kontakt auf andere Erreger übertragen werden.

In diesem Fall kann es passieren, dass ein bislang wirksames Antibiotikum gegen bestimmte Erreger plötzlich nicht mehr wirkt. Die Gefahr der Entwicklung solcher Resistenzen erhöht sich, je häufiger Antibiotika verwendet werden. Als Brutstätten von Antibiotika-Resistenzen gelten sowohl Krankenhäuser, vor allem Intensivstationen – weil hier besonders viele Antibiotika verwendet werden –, als auch die Tiermast mithilfe von Antibiotika.

Wegen der Gefahr der Entwicklung resistenter Keime und ihrer Übertragung auf den Menschen wurde beispielsweise im April 1997 das in der Tiermast verwendete Antibiotikum *Avoparcin* verboten.

Ein besonderes Problem stellen die so genannten »multiresistenten Keime« dar – das sind Bakterienstämme, die gleichzeitig gegen mehrere verschiedene Antibiotika unverwundbar geworden sind. Schuld für die Zunahme solcher multiresistenter Keime sind das generell steigende Lebensalter von Patienten, die Unterdrückung der Immunabwehr bei Transplantationspatienten und die intensive Therapie bei Frühgeborenen und Verbrennungsopfern.

In einem in der Fachzeitschrift »Infektionsepidemiologische Forschung« veröffentlichten Aufruf (Heft II/96) kritisierten einige der angesehensten deutschen Ärzte die hohe Zahl von Krankenhauspatienten, die durch den Aufenthalt an einer Infektion erkranken und in der Folge sogar daran sterben. Und Professor Pohle, Präsident der Deutschen Gesellschaft für Infektiologie, warf auf einem Kongress in Berlin im März 1997 den Ärzten sogar »dilettantischen Umgang mit hochwirksamen Medikamenten« vor.

10.1. Mittel gegen bakterielle Infektionen (Antibiotika)

Jeder Mensch erkrankt im Laufe seines Lebens an Infektionen, die durch Bakterien verursacht werden. Bakterien kommen überall auf der Erde in unzähligen Arten vor. Nicht alle verursachen jedoch Krankheiten.

Krankheitsverursachende Bakterien können durch die körpereigene Abwehr (siehe die Einleitung zu diesem Kapitel) und/oder unterstützend durch Antibiotika bekämpft werden. In der Medizin werden Dutzende von unterschiedlich wirkenden antibiotischen Substanzen verwendet – häufig jedoch ohne ausreichende medizinische Begründung. Die Folge dieser unsachgemäßen Verschreibungen sind:

- unnötige Belastungen des Patienten durch Nebenwirkungen,
- unnötige Kosten der Sozialversicherungen,
- und langfristig das Unwirksamwerden von Antibiotika gegenüber krankheitsverursachenden Keimen (Resistenzentwicklung).

Antibiotika bei Fieber?

Fieber ist ein Krankheitssymptom, das verschiedene Ursachen haben kann (z. B. Virusinfektion, Bakterieninfektion, Nebenwirkung von Medikamenten). Nur dann, wenn eine Infektion durch Bakterien verursacht ist, ist eine Antibiotika-Therapie sinnvoll. Akute Erkrankungen der Atemwege (Schnupfen, Kehlkopfentzündung, Bronchitis etc.) werden fast immer durch Viren ausgelöst. Antibiotika sind in solchen Fällen wertlos.

Die wichtigsten antibakteriell wirkenden Substanzen

Die in der Medizin verwendeten antibakteriellen Substanzen unterscheiden sich – zum Teil beträchtlich – nach Art der Wirkung, Nebenwirkungen, Dauer der Wirkung im Körper etc. Je nachdem, ob ein Antibiotikum gegen wenige oder viele verschiedene Bakterien wirksam ist, spricht man von einem Schmal- oder Breitspektrum-Antibiotikum.

Die wichtigsten antibakteriellen Substanzen sind:
- Penicilline mit schmalem Wirkungsspektrum (Penicillin G und V)
- Penicilline mit breitem Wirkungsspektrum (Ampicillin u. a.)
- Cephalosporine
- Trimethoprim und Sulfonamid-Kombinationen
- Tetrazykline
- Makrolide
- Aminoglykoside
- Gyrasehemmer

Unbedingt beachten:
- Dosierungsvorschriften sollen genau eingehalten werden.
- Antibiotika auf alle Fälle so lange einnehmen, wie vom Arzt verschrieben. Keinesfalls Therapie absetzen, weil die Krankheitssymptome verschwinden.
- Nicht vollständig aufgebrauchte Packungen nicht an andere weitergeben oder selbst in einem »ähnlichen« Krankheitsfall wieder verwenden.

Welches Antibiotikum?

Um zu entscheiden, welches Antibiotikum für eine Therapie am sinnvollsten ist, muss der Arzt – zumindest annähernd, am besten jedoch durch Laborbefunde – die für die Infektion verantwortlichen Krankheitserreger bestimmen. Erst dann kann – unter Abwägung der Wirkungen und Nebenwirkungen – entschieden werden, welches das geeignete Medikament ist. Die Empfehlungen dafür unterscheiden sich in der Literatur zum Teil beträchtlich. Je nach Erfahrung und medizinischer Schule werden Ärzte deshalb unter Umständen zu verschiedenen Entscheidungen kommen.

10.1.1. Penicilline mit schmalem Wirkungsspektrum

Penicilline hemmen das Wachstum der Bakterienzellwand. Penicilline, die in Form von Tabletten eingenommen werden können, haben die Bezeichnung V (= Phenoxymethylpenicillin), Penicilline, die injiziert werden, die Bezeichnung G (= Benzylpenicillin). Penicilline sind aufgrund ihrer Wirkungsweise relativ gut verträglich für den Körper. Deshalb können sie auch Säuglingen und Schwangeren verabreicht werden. Die Anwendung von Penicillinen ist nur dann gefährlich, wenn jemand eine spezifische Abwehrreaktion (Penicillinallergie) entwickelt hat.

Wichtigste Nebenwirkungen
Überempfindlichkeit (Hautausschlag, Hautjucken). In seltenen Fällen kann es zu bedrohlichen Reaktionen mit Blutdruckabfall, Atemstörungen und Kollaps kommen. Daher sollten Patienten mit bekannter Penicillinallergie solche Mittel nicht verwenden.

10.1.1. Penicilline mit schmalem Wirkungsspektrum

Präparat	Wichtigste Nebenwirkungen	Empfehlung
Arcasin (D) Filmtabl., Saft, Trockensaft Phenoxymethylpenicillin *Rezeptpflichtig*	Überempfindlichkeit (Allergien, z. B. Hautausschläge)	**Therapeutisch zweckmäßig bei** Infektionen mit Penicillin-empfindlichen Krankheitserregern, wie z. B. bei Angina, Scharlach, Lungenentzündung, Zahninfektionen, Lues und Gonorrhoe.
Baycillin (D) Filmtabl., Mega-Filmtabl. Propicillin *Rezeptpflichtig*	Überempfindlichkeit (Allergien, z. B. Hautausschläge)	**Therapeutisch zweckmäßig bei** Infektionen mit Penicillin-empfindlichen Krankheitserregern, wie z. B. bei Angina, Scharlach, Lungenentzündung, Zahninfektionen, Lues und Gonorrhoe.
Cliacil (Ö) Filmtabl. Phenoxymethylpenicillin *Rezeptpflichtig*	Überempfindlichkeit (Allergien, z. B. Hautausschläge)	**Therapeutisch zweckmäßig bei** Infektionen mit Penicillin-empfindlichen Krankheitserregern, wie z. B. bei Angina, Scharlach, Lungenentzündung, Zahninfektionen, Lues und Gonorrhoe.
Floxapen (Ö) Kaps., Trockenstechampullen Flucloxacillin *Rezeptpflichtig*	Überempfindlichkeit (Allergien, z. B. Hautausschläge), Leberschäden	**Therapeutisch zweckmäßig nur bei** leichten Infektionen mit Flucloxacillin-empfindlichen penicillinasebildenden Staphylokokken.
InfectoBicillin Saft (D) Saft **InfectoBicillin Saft** (D) Trinktabl. Phenoxymethylpenicillin *Rezeptpflichtig*	Überempfindlichkeit (Allergien, z. B. Hautausschläge)	**Therapeutisch zweckmäßig bei** Infektionen mit Penicillin-empfindlichen Krankheitserregern, wie z. B. bei Angina, Scharlach, Lungenentzündung, Zahninfektionen, Lues und Gonorrhoe.

Präparat	Wichtigste Nebenwirkungen	Empfehlung
Infectocillin Tabletten (D) Tabl. **Infectocillin Saft** (D) Saft Phenoxymethylpenicillin *Rezeptpflichtig*	Überempfindlichkeit (Allergien, z. B. Hautausschläge)	**Therapeutisch zweckmäßig bei** Infektionen mit Penicillin-empfindlichen Krankheitserregern, wie z. B. bei Angina, Scharlach, Lungenentzündung, Zahninfektionen, Lues und Gonorrhoe.
Isocillin/ Mega (D) Filmtabl., **Isocillin Saft** (D) Saft Phenoxymethylpenicillin *Rezeptpflichtig*	Überempfindlichkeit (Allergien, z. B. Hautausschläge)	**Therapeutisch zweckmäßig bei** Infektionen mit Penicillin-empfindlichen Krankheitserregern, wie z. B. bei Angina, Scharlach, Lungenentzündung, Zahninfektionen, Lues und Gonorrhoe.
Megacillin oral/ Mega/ Trockensaft (D/Ö) Filmtabl., Saft **Megacillin oral Tabs Mega** (D/Ö) Trinktabletten Phenoxymethylpenicillin *Rezeptpflichtig*	Überempfindlichkeit (Allergien, z. B. Hautausschläge)	**Therapeutisch zweckmäßig bei** Infektionen mit Penicillin-empfindlichen Krankheitserregern, wie z. B. bei Angina, Scharlach, Lungenentzündung, Zahninfektionen, Lues und Gonorrhoe.
Ospen (Ö) Filmtabl., Saft Phenoxymethylpenicillin *Rezeptpflichtig*	Überempfindlichkeit (Allergien, z. B. Hautausschläge)	**Therapeutisch zweckmäßig bei** Infektionen mit Penicillin-empfindlichen Krankheitserregern, wie z. B. bei Angina, Scharlach, Lungenentzündung, Zahninfektionen, Lues und Gonorrhoe.
Penbeta Mega/ Mega Brause/ TS (D) Filmtabl., Brausetabl., Trockensaft Phenoxymethylpenicillin *Rezeptpflichtig*	Überempfindlichkeit (Allergien, z. B. Hautausschläge)	**Therapeutisch zweckmäßig bei** Infektionen mit Penicillin-empfindlichen Krankheitserregern, wie z. B. bei Angina, Scharlach, Lungenentzündung, Zahninfektionen, Lues und Gonorrhoe.
Penhexal Mega/ Mega tabs/ Saft (D) Filmtabl., Trinktabl., Saft Phenoxymethylpenicillin *Rezeptpflichtig*	Überempfindlichkeit (Allergien, z. B. Hautausschläge)	**Therapeutisch zweckmäßig bei** Infektionen mit Penicillin-empfindlichen Krankheitserregern, wie z. B. bei Angina, Scharlach, Lungenentzündung, Zahninfektionen, Lues und Gonorrhoe.

Präparat	Wichtigste Nebenwirkungen	Empfehlung
Penicillat/ Mega/ TS (D) Filmtabl., Trockensaft Phenoxymethylpenicillin *Rezeptpflichtig*	Überempfindlichkeit (Allergien, z. B. Hautausschläge)	**Therapeutisch zweckmäßig bei** Infektionen mit Penicillin-empfindlichen Krankheitserregern, wie z. B. bei Angina, Scharlach, Lungenentzündung, Zahninfektionen, Lues und Gonorrhoe.
Penicillin V Mega Heumann/ Mega TS Heumann (D) Filmtabl, Trockensaft **Penicillin V-ratiopharm** (D) Filmtabl., TS Saft **Penicillin V Stada/ Mega** (D) Filmtabl., Tabl., Trockensubstanz **Penicillin V Wolff/ Mega/ Saft** (D) Filmtabl., Saft Phenoxymethylpenicillin *Rezeptpflichtig*	Überempfindlichkeit (Allergien, z. B. Hautausschläge)	**Therapeutisch zweckmäßig bei** Infektionen mit Penicillin-empfindlichen Krankheitserregern, wie z. B. bei Angina, Scharlach, Lungenentzündung, Zahninfektionen, Lues und Gonorrhoe.
Staphylex (D) Kapseln, Trockensaft **Staphylex Injektion/ Infusion** (D) Trockensubstanz Flucloxacillin *Rezeptpflichtig*	Überempfindlichkeit (Allergien, z. B. Hautausschläge), Leberschäden	**Therapeutisch zweckmäßig nur bei** leichten Infektionen mit Flucloxacillin-empfindlichen penicillinasebildenden Staphylokokken.

10.1.2. Breitspektrum-Penicilline

Breitspektrum-Penicilline haben große Ähnlichkeit mit den Schmalspektrum-Penicillinen. Sie sind jedoch gegen ein wesentlich breiteres Spektrum verschiedener Bakterien (sowohl grampositive als auch gramnegative) wirksam.

Wichtigste Nebenwirkungen

Sie werden vom Körper ähnlich gut vertragen wie die Schmalspektrum-Penicilline, verursachen jedoch häufiger Hautausschläge.

10.1.2. Breitspektrum-Penicilline

Präparat	Wichtigste Nebenwirkungen	Empfehlung
Amoxiclav Plus (D) Filmtabl. **Amoxiclav/ -forte Trockensaft** (D) Trockensaft Amoxicillin *Rezeptpflichtig*	Überempfindlichkeit (Allergien, z. B. Hautausschläge), Magen-Darm-Störungen	**Therapeutisch zweckmäßig bei** Infektionen mit Amoxicillin-empfindlichen Krankheitserregern, wie z. B. bei Entzündungen von Bronchien, Nasennebenhöhlen und Harnwegen. Bewährtes Mittel zum Einnehmen.
Amoxi (D) Tablinen, Brausetabl., Trockensaft **Amoxi beta** (D) Tabs, Tabl., Trockensaft **Amoxi ct** (D) Filmtabl., Trockensubstanz **Amoxi Wolff** (D) Filmtabl., Brausetabl., Saft Amoxicillin *Rezeptpflichtig*	Überempfindlichkeit (Allergien, z. B. Hautausschläge), Magen-Darm-Störungen	**Therapeutisch zweckmäßig bei** Infektionen mit Amoxicillin-empfindlichen Krankheitserregern, wie z. B. bei Entzündungen von Bronchien, Nasennebenhöhlen und Harnwegen. Bewährtes Mittel zum Einnehmen.
Amoxicillin AL (D) Filmtabl., Brausetabl., Trockensubstanz **Amoxicillin Heumann** (D) Filmtabl., Brausetabl., Trockensubstanz **Amoxicillin-ratiopharm** (D) Filmtabl., Brausetabl., Granulat, Trockensaft **Amoxicillin STADA** (D) Filmtabl., Brausetabl., Suspension Amoxicillin *Rezeptpflichtig*	Überempfindlichkeit (Allergien, z. B. Hautausschläge), Magen-Darm-Störungen	**Therapeutisch zweckmäßig bei** Infektionen mit Amoxicillin-empfindlichen Krankheitserregern, wie z. B. bei Entzündungen von Bronchien, Nasennebenhöhlen und Harnwegen. Bewährtes Mittel zum Einnehmen.
Amoxihexal (D/Ö) Trinktabl., Filmtabl., Brausetabl., Saft, Forte Saft Ö: Trockensaft, Tabl., Trinktabl. **Amoxihexal HP** (D) Filmtabl. Amoxicillin *Rezeptpflichtig*	Überempfindlichkeit (Allergien, z. B. Hautausschläge), Magen-Darm-Störungen	**Therapeutisch zweckmäßig bei** Infektionen mit Amoxicillin-empfindlichen Krankheitserregern, wie z. B. bei Entzündungen von Bronchien, Nasennebenhöhlen und Harnwegen. Bewährtes Mittel zum Einnehmen.

Präparat	Wichtigste Nebenwirkungen	Empfehlung
Amoxypen (D) Tabl., Saft, Tabs Amoxicillin *Rezeptpflichtig*	Überempfindlichkeit (Allergien, z. B. Hautausschläge), Magen-Darm-Störungen	**Therapeutisch zweckmäßig bei** Infektionen mit Amoxicillin-empfindlichen Krankheitserregern, wie z. B. bei Entzündungen von Bronchien, Nasennebenhöhlen und Harnwegen. Bewährtes Mittel zum Einnehmen.
Augmentan (D) Filmtabl., Trinktabletten, Tropfen, Trockensaft, Forte Trockensaft, Injektionslösung Amoxicillin, Clavulansäure *Rezeptpflichtig*	Überempfindlichkeit (Allergien, z. B. Hautausschläge), Magen-Darm-Störungen, Leberschäden.	**Therapeutisch zweckmäßig nur** in begründeten Ausnahmefällen. Erweitertes antibakterielles Spektrum von Amoxicillin durch Kombination mit einem Hemmstoff bakterieller Enzyme, die Amoxicillin zerstören.
Augmentin (Ö) Filmtabl., lösliche Tabl., Trockensaft, Duo-Trockensaft Injektionslösung Amoxicillin, Clavulansäure *Rezeptpflichtig*	Überempfindlichkeit (Allergien, z. B. Hautausschläge), Magen-Darm-Störungen, Leberschäden.	**Therapeutisch zweckmäßig nur** in begründeten Ausnahmefällen. Erweitertes antibakterielles Spektrum von Amoxicillin durch Kombination mit einem Hemmstoff bakterieller Enzyme, die Amoxicillin zerstören.
Clamoxyl (D/Ö) Tabl. Ö: Kaps., Kautabl., Trockensaft Amoxicillin Rezeptpflichtig	Überempfindlichkeit (Allergien, z. B. Hautausschläge), Magen-Darm-Störungen	**Therapeutisch zweckmäßig bei** Infektionen mit Amoxicillin-empfindlichen Krankheitserregern, wie z. B. bei Entzündungen von Bronchien, Nasennebenhöhlen und Harnwegen. Bewährtes Mittel zum Einnehmen.
Ospamox (Ö) Filmtabl., Granulat Amoxicillin *Rezeptpflichtig*	Überempfindlichkeit (Allergien, z. B. Hautausschläge), Magen-Darm-Störungen	**Therapeutisch zweckmäßig bei** Infektionen mit Amoxicillin-empfindlichen Krankheitserregern, wie z. B. bei Entzündungen von Bronchien, Nasennebenhöhlen und Harnwegen. Bewährtes Mittel zum Einnehmen.

10.1.3. Cephalosporine

Cephalosporine sind den Penicillinen chemisch ähnlich. Ein Großteil dieser Mittel ist ebenfalls relativ gut verträglich. Cephalosporine haben ein breites Wirkungsspektrum und sollten nur dann verwendet werden, wenn Penicilline unzureichend wirken oder wenn eine Penicillinallergie besteht. Im Kampf um Marktanteile wurden in den vergangenen Jahren neue Cephalosporine aggressiv als Mittel für banale Infektionen im Hals-Nasen-Ohren-Bereich beworben, obwohl diese Infektionen zumeist mit einfachen Penicillinen behandelbar wären.

Wichtigste Nebenwirkungen

Allergische Reaktionen sind selten, Cephalosporine können jedoch Durchfall und in seltenen Fällen auch lebensbedrohliche Dickdarmentzündungen verursachen.

10.1.3. Cephalosporine

Präparat	Wichtigste Nebenwirkungen	Empfehlung
Biocef (Ö) Filmtabl., Granulat Cefpodoxim-Proxetil *Rezeptpflichtig*	Überempfindlichkeit (Allergien, z. B. Hautausschläge), Magen-Darm-Störungen, Pilzinfektion der Scheide. Blutschäden. Pseudomembranöse, lebensbedrohliche Dickdarmentzündung möglich	**Therapeutisch zweckmäßig bei** problematischen Infektionen – besonders der Atem- und Harnwege – mit Cefpodoxim-empfindlichen Krankheitserregern, wenn andere Antibiotika versagen. Oral-Cephalosporin mit erweitertem Spektrum und ausreichender Resorption.
Cec (D) Filmtabl., Brausetabl., Trockensaft, Forte-Saft **Cec Hexal** (Ö) Filmtabl., Trockensaft Cefaclor *Rezeptpflichtig*	Überempfindlichkeit (Allergien, z. B. Hautausschläge), Magen-Darm-Störungen, Pilzinfektion der Scheide, Blutschäden. Pseudomembranöse, lebensbedrohliche Dickdarmentzündung möglich	**Wenig zweckmäßig zur** oralen Behandlung (Einnahme durch den Mund). Nicht stabil gegen gegen bakterielle Enzyme, die Cefaclor zerstören können.
Ceclor (Ö) Granulat, Kaps., Sirup, Duofilmtabl. Cefaclor *Rezeptpflichtig*	Überempfindlichkeit (Allergien, z. B. Hautausschläge), Magen-Darm-Störungen, Pilzinfektion der Scheide, Blutschäden. Pseudomembranöse, lebensbedrohliche Dickdarmentzündung möglich	**Wenig zweckmäßig zur** oralen Behandlung (Einnahme durch den Mund). Nicht stabil gegen gegen bakterielle Enzyme, die Cefaclor zerstören können.

Präparat	Wichtigste Nebenwirkungen	Empfehlung
Cefaclor-ratiopharm (D) Kaps., Mite-Kaps., Brausetabl., Trockensaft, Forte-Trockensaft, Saft, Forte-Saft Cefaclor *Rezeptpflichtig*	Überempfindlichkeit (Allergien, z. B. Hautausschläge), Magen-Darm-Störungen, Pilzinfektion der Scheide, Blutschäden. Pseudomembranöse, lebensbedrohliche Dickdarmentzündung möglich	**Wenig zweckmäßig zur** oralen Behandlung (Einnahme durch den Mund). Nicht stabil gegen bakterielle Enzyme, die Cefaclor zerstören können.
Cephoral (D) Filmtabl., Trockensaft, Suspension Cefixim *Rezeptpflichtig*	Überempfindlichkeit (Allergien, z. B. Hautausschläge), Magen-Darm-Störungen, Pilzinfektion der Scheide. Blutschäden. Pseudomembranöse, lebensbedrohliche Dickdarmentzündung möglich	**Therapeutisch zweckmäßig bei** problematischen Infektionen – besonders der Atem- und Harnwege – mit Cefixim-empfindlichen Krankheitserregern, wenn andere Antibiotika versagen. Oral-Cephalosporin mit erweitertem Spektrum und ausreichender Resorption.
Claforan (D/Ö) Injektionslösung Cefotaxim *Rezeptpflichtig*	Überempfindlichkeit (Allergien, z. B. Hautausschläge), Magen-Darm-Störungen, Pilzinfektion der Scheide, Blutschäden. Pseudomembranöse, lebensbedrohliche Dickdarmentzündung möglich	**Therapeutisch zweckmäßig zur** Infusionsbehandlung von Infektionen mit problematischen Krankheitserregern (Problemkeimen). Bewährtes Mittel.
Duracef (Ö) Kaps., Tabl., Trockensaft Cefadroxil *Rezeptpflichtig*	Überempfindlichkeit (Allergien, z. B. Hautausschläge), Magen-Darm-Störungen, Pilzinfektion der Scheide, Blutschäden. Pseudomembranöse, lebensbedrohliche Dickdarmentzündung möglich	**Wenig zweckmäßig zur** oralen Behandlung (Einnahme durch den Mund). Nicht stabil gegen gegen bakterielle Enzyme, die Cefadroxil zerstören können.
Elobact (D) Filmtabl., Trockensaft, Granulat Cefuroxim-Axetil *Rezeptpflichtig*	Überempfindlichkeit (Allergien, z. B. Hautausschläge), Magen-Darm-Störungen, Pilzinfektion der Scheide, Blutschäden. Pseudomembranöse, lebensbedrohliche Dickdarmentzündung möglich	**Therapeutisch zweckmäßig bei** problematischen Infektionen – besonders der Atem- und Harnwege – mit Cefuroxim-empfindlichen Krankheitserregern, wenn andere Antibiotika versagen. Oral-Cephalosporin mit erweitertem Spektrum aber relativ schlechter Resorption.

Präparat	Wichtigste Nebenwirkungen	Empfehlung
Grüncef (D) Tabl., lösliche Tabl., Trockensaft, Forte Trockensaft Cefadroxil *Rezeptpflichtig*	Überempfindlichkeit (Allergien, z. B. Hautausschläge), Magen-Darm-Störungen, Pilzinfektion der Scheide. Blutschäden. Pseudomembranöse, lebensbedrohliche Dickdarmentzündung möglich	**Wenig zweckmäßig zur** oralen Behandlung (Einnahme durch den Mund). Nicht stabil gegen gegen bakterielle Enzyme, die Cefadroxil zerstören können.
Keflex (Ö) Filmtabl., Granulat Cefalexin *Rezeptpflichtig*	Überempfindlichkeit (Allergien, z. B. Hautausschläge), Magen-Darm-Störungen, Pilzinfektion der Scheide, Blutschäden. Pseudomembranöse, lebensbedrohliche Dickdarmentzündung möglich	**Wenig zweckmäßig zur** oralen Behandlung (Einnahme durch den Mund). Nicht stabil gegen gegen bakterielle Enzyme, die Cefalexin zerstören können.
Kefzol (Ö) Injektionslösung Cefazolin *Rezeptpflichtig*	Überempfindlichkeit (Allergien, z. B. Hautausschläge), Magen-Darm-Störungen, Pilzinfektion der Scheide, Blutschäden. Pseudomembranöse, lebensbedrohliche Dickdarmentzündung möglich	**Therapeutisch zweckmäßig zur** Infusionsbehandlung von Infektionen mit problematischen Krankheitserregern, besonders von Staphylokokken. Bewährtes Mittel.
Keimax (D) Kaps., Trockensaft, mini Pulver Ceftibuten *Rezeptpflichtig*	Überempfindlichkeit (Allergien, z. B. Hautausschläge), Magen-Darm-Störungen, Pilzinfektion der Scheide, Blutschäden. Pseudomembranöse, lebensbedrohliche Dickdarmentzündung möglich	**Möglicherweise zweckmäßig bei** Infektionen der Harnwege mit Ceftibuten-empfindlichen Problemkeimen. Neueres Oral-Cephalosporin mit guter Resorption.
Lorafem (D) Kaps., Saft, Trockensaft, Forte Trockensaft Loracarbef *Rezeptpflichtig*	Überempfindlichkeit (Allergien, z. B. Hautausschläge), Magen-Darm-Störungen, Pilzinfektion der Scheide. Blutschäden. Pseudomembranöse, lebensbedrohliche Dickdarmentzündung möglich	**Therapeutisch zweckmäßig bei** problematischen Infektionen – besonders der Atemwege mit Loracarbef-empfindlichen Krankheitserregern, wenn andere Antibiotika versagen. Oral-Cephalosporin mit erweitertem Spektrum und guter Resorption.
Maxipime (D/Ö) Trockensubstanz zur Injektion Cefepim *Rezeptpflichtig*	Überempfindlichkeit (Allergien, z. B. Hautausschläge), Magen-Darm-Störungen, Pilzinfektion der Scheide, Blutschäden. Pseudomembranöse, lebensbedrohliche Dickdarmentzündung möglich	**Therapeutisch zweckmäßig zur** Infusionsbehandlung von Infektionen mit problematischen Krankheitserregern (Problemkeimen). Neues Mittel, noch relativ wenig erprobt.

Präparat	Wichtigste Nebenwirkungen	Empfehlung
Orelox (D) Filmtabl., junior Granulat Cefpodoxim-Proxetil *Rezeptpflichtig*	Überempfindlichkeit (Allergien, z. B. Hautausschläge), Magen-Darm-Störungen, Pilzinfektion der Scheide. Blutschäden. Pseudomembranöse, lebensbedrohliche Dickdarmentzündung möglich	**Therapeutisch zweckmäßig bei** problematischen Infektionen – besonders der Atem- und Harnwege – mit Cefpodoxim-empfindlichen Krankheitserregern, wenn andere Antibiotika versagen. Oral-Cephalosporin mit erweitertem Spektrum und ausreichender Resorption.
Ospexin (Ö) Filmtabl., Granulat Cefalexin *Rezeptpflichtig*	Überempfindlichkeit (Allergien, z. B. Hautausschläge), Magen-Darm-Störungen, Pilzinfektion der Scheide, Blutschäden. Pseudomembranöse, lebensbedrohliche Dickdarmentzündung möglich	**Wenig zweckmäßig zur** oralen Behandlung (Einnahme durch den Mund). Nicht stabil gegen gegen bakterielle Enzyme, die Cefalexin zerstören können.
Panoral (D) Kapseln, Trockensaft, Forte-Trockensaft, Saft, Fortesaft, Tropfen Cefaclor *Rezeptpflichtig*	Überempfindlichkeit (Allergien, z. B. Hautausschläge), Magen-Darm-Störungen, Pilzinfektion der Scheide, Blutschäden. Pseudomembranöse, lebensbedrohliche Dickdarmentzündung möglich	**Wenig zweckmäßig zur** oralen Behandlung (Einnahme durch den Mund). Nicht stabil gegen gegen bakterielle Enzyme, die Cefaclor zerstören können.
Podomexef (D) Filmtabl., Saft Cefpodoxim-Proxetil *Rezeptpflichtig*	Überempfindlichkeit (Allergien, z. B. Hautausschläge), Magen-Darm-Störungen, Pilzinfektion der Scheide. Blutschäden. Pseudomembranöse, lebensbedrohliche Dickdarmentzündung möglich	**Therapeutisch zweckmäßig bei** problematischen Infektionen – besonders der Atem- und Harnwege – mit Cefpodoxim-empfindlichen Krankheitserregern, wenn andere Antibiotika versagen. Oral-Cephalosporin mit erweitertem Spektrum und ausreichender Resorption.
Spizef (D/Ö) Trockensubstanz zur Injektion und Infusion Cefotiam *Rezeptpflichtig*	Überempfindlichkeit (Allergien, z. B. Hautausschläge), Magen-Darm-Störungen, Pilzinfektion der Scheide, Blutschäden. Pseudomembranöse, lebensbedrohliche Dickdarmentzündung möglich	**Therapeutisch zweckmäßig zur** Infusionsbehandlung von Infektionen mit problematischen Krankheitserregern (Problemkeimen). Bewährtes Mittel mit breitem Wirkungsspektrum.

Präparat	Wichtigste Nebenwirkungen	Empfehlung
Suprax (D) Filmtabl., Saft Cefixim *Rezeptpflichtig*	Überempfindlichkeit (Allergien, z. B. Hautausschläge), Magen-Darm-Störungen, Pilzinfektion der Scheide. Blutschäden. Pseudomembranöse, lebensbedrohliche Dickdarmentzündung möglich	**Therapeutisch zweckmäßig bei** problematischen Infektionen – besonders der Atem- und Harnwege – mit Cefixim-empfindlichen Krankheitserregern, wenn andere Antibiotika versagen. Oral-Cephalosporin mit erweitertem Spektrum und ausreichender Resorption.
Tricef (Ö) Filmtabl., Trockensaft Cefixim *Rezeptpflichtig*	Überempfindlichkeit (Allergien, z. B. Hautausschläge), Magen-Darm-Störungen, Pilzinfektion der Scheide. Blutschäden. Pseudomembranöse, lebensbedrohliche Dickdarmentzündung möglich	**Therapeutisch zweckmäßig bei** problematischen Infektionen – besonders der Atem- und Harnwege – mit Cefixim-empfindlichen Krankheitserregern, wenn andere Antibiotika versagen. Oral-Cephalosporin mit erweitertem Spektrum und ausreichender Resorption.
Zinnat (D/Ö) Filmtabl., Trockensaft, Granulat Cefuroxim-Axetil *Rezeptpflichtig*	Überempfindlichkeit (Allergien, z. B. Hautausschläge), Magen-Darm-Störungen, Pilzinfektion der Scheide, Blutschäden. Pseudomembranöse, lebensbedrohliche Dickdarmentzündung möglich	**Therapeutisch zweckmäßig bei** problematischen Infektionen – besonders der Atem- und Harnwege – mit Cefuroxim-empfindlichen Krankheitserregern, wenn andere Antibiotika versagen. Oral-Cephalosporin mit erweitertem Spektrum aber relativ schlechter Resorption.

10.1.4. Trimethoprim-Sulfonamid-Kombinationen

Die gemeinsame Anwendung von Trimethoprim und Sulfonamid ist eine der wenigen fixen Arzneimittelkombinationen, die bei Fachleuten unumstritten ist. Beide Substanzen stören den Stoffwechsel der Bakterien. Die Kombination hat ein breites Wirkungsspektrum.

Wichtigste Nebenwirkungen

Allergische Reaktionen (Hautausschlag, Jucken), Magen-Darm-Störungen, Blutbildschäden. Bei längerer Verwendung dieser Medikamente (über 14 Tage) sind regelmäßige Kontrollen des Blutbildes notwendig.

Warnhinweis: Stillende Mütter und Säuglinge bis zum dritten Lebensmonat sollten diese Medikamente nicht einnehmen.

10.1.4. Trimethoprim-Sulfonamid-Kombinationen

Präparat	Wichtigste Nebenwirkungen	Empfehlung
Bactoreduct (D) Sirup, Tabl., Fortetabl. Trimethoprim, Sulfamethoxazol *Rezeptpflichtig*	Magen-Darm-Störungen, allergische Erscheinungen (z. B. Hauterscheinungen, Fieber), Blutschäden	**Therapeutisch zweckmäßig bei** Infektionen mit Sulfonamid-empfindlichen Krankheitserregern, insbesondere bei Harnwegsinfektionen. Sinnvolle Kombination.
Berlocombin (D) Tabl., Suspension Trimethoprim, Sulfamerazin *Rezeptpflichtig*	Magen-Darm-Störungen, allergische Erscheinungen (z. B. Hauterscheinungen, Fieber), Blutschäden, Nervenschäden, Unfruchtbarkeit bei Männern	**Abzuraten** Bei Infektionen mit Sulfonamid-empfindlichen Krankheitserregern ist die Standardtherapie mit Trimethoprim plus Sulfamethoxazol vorzuziehen.
Cotrim ct (D) Fortetabl. Trimethoprim, Sulfamethoxazol *Rezeptpflichtig*	Magen-Darm-Störungen, allergische Erscheinungen (z. B. Hauterscheinungen, Fieber), Blutschäden	**Therapeutisch zweckmäßig bei** Infektionen mit Sulfonamid-empfindlichen Krankheitserregern, insbesondere bei Harnwegsinfektionen. Sinnvolle Kombination.
Cotrimhexal forte (D) Tabl. Trimethoprim, Sulfamethoxazol *Rezeptpflichtig*	Magen-Darm-Störungen, allergische Erscheinungen (z. B. Hauterscheinungen, Fieber), Blutschäden	**Therapeutisch zweckmäßig bei** Infektionen mit Sulfonamid-empfindlichen Krankheitserregern, insbesondere bei Harnwegsinfektionen. Sinnvolle Kombination.
Cotrimoxazol AL (D) Tabl., Fortetabl. Trimethoprim, Sulfamethoxazol *Rezeptpflichtig*	Magen-Darm-Störungen, allergische Erscheinungen (z. B. Hauterscheinungen, Fieber), Blutschäden	**Therapeutisch zweckmäßig bei** Infektionen mit Sulfonamid-empfindlichen Krankheitserregern, insbesondere bei Harnwegsinfektionen. Sinnvolle Kombination.
Cotrim-ratiopharm (D) Tabl., Fortetabl., Saft, Injektionslösung Trimethoprim, Sulfamethoxazol *Rezeptpflichtig*	Magen-Darm-Störungen, allergische Erscheinungen (z. B. Hauterscheinungen, Fieber), Blutschäden	**Therapeutisch zweckmäßig bei** Infektionen mit Sulfonamid-empfindlichen Krankheitserregern, insbesondere bei Harnwegsinfektionen. Sinnvolle Kombination.

Präparat	Wichtigste Nebenwirkungen	Empfehlung
Eusaprim (D/Ö) Konzentrat zur Infusion **Eusaprim E/ forte/ K** (D/Ö) Suspension, Tabletten Trimethoprim, Sulfamethoxazol *Rezeptpflichtig*	Magen-Darm-Störungen, allergische Erscheinungen (z. B. Hauterscheinungen, Fieber), Blutschäden	**Therapeutisch zweckmäßig bei** Infektionen mit Sulfonamid-empfindlichen Krankheitserregern, insbesondere bei Harnwegsinfektionen. Sinnvolle Kombination.
Kepinol (D) Tabl., Fortetabl., Suspension Trimethoprim, Sulfamethoxazol *Rezeptpflichtig*	Magen-Darm-Störungen, allergische Erscheinungen (z. B. Hauterscheinungen, Fieber), Blutschäden	**Therapeutisch zweckmäßig bei** Infektionen mit Sulfonamid-empfindlichen Krankheitserregern, insbesondere bei Harnwegsinfektionen. Sinnvolle Kombination.
Lidaprim (Ö) Tabl., Forte Filmtabl., Tabl. für Kinder, orale Suspension, Infusionsfl. Trimethoprim, Sulfametrol *Rezeptpflichtig*	Magen-Darm-Störungen, allergische Erscheinungen (z. B. Hauterscheinungen, Fieber), Blutschäden	**Therapeutisch zweckmäßig bei** Infektionen mit Sulfonamid-empfindlichen Krankheitserregern, insbesondere bei Harnwegsinfektionen. Sinnvolle Kombination.
Oecotrim (Ö) Suspension, Tabl., Fortetabl. Trimethoprim, Sulfamethoxazol *Rezeptpflichtig*	Magen-Darm-Störungen, allergische Erscheinungen (z. B. Hauterscheinungen, Fieber), Blutschäden	**Therapeutisch zweckmäßig bei** Infektionen mit Sulfonamid-empfindlichen Krankheitserregern, insbesondere bei Harnwegsinfektionen. Sinnvolle Kombination.
Supracombin (D) Tabl., Saft Trimethoprim, Sulfamethoxazol *Rezeptpflichtig*	Magen-Darm-Störungen, allergische Erscheinungen (z. B. Hauterscheinungen, Fieber), Blutschäden	**Therapeutisch zweckmäßig bei** Infektionen mit Sulfonamid-empfindlichen Krankheitserregern, insbesondere bei Harnwegsinfektionen. Sinnvolle Kombination.
TMS/ forte (D) Tabl. Trimethoprim, Sulfamethoxazol *Rezeptpflichtig*	Magen-Darm-Störungen, allergische Erscheinungen (z. B. Hauterscheinungen, Fieber), Blutschäden	**Therapeutisch zweckmäßig bei** Infektionen mit Sulfonamid-empfindlichen Krankheitserregern, insbesondere bei Harnwegsinfektionen. Sinnvolle Kombination.

10.1.5. Tetrazykline

Tetrazykline, wie etwa der Wirkstoff Doxycyclin, besitzen ein breites Wirkungsspektrum und gehören zu den gut verträglichen Antibiotika. Wegen der häufigen Verwendung von Tetrazyklinen sind zahlreiche Bakterienstämme gegen dieses Antibiotikum resistent geworden.

Wichtigste Nebenwirkungen

Übelkeit, Erbrechen, Durchfall.

Warnhinweis: Tetrazykline können in der Wachstumsphase von Kindern dauerhafte Zahnschäden (Verfärbung der Zähne, erhöhte Kariesanfälligkeit) verursachen. Schwangere ab dem zweiten Drittel der Schwangerschaft und Kinder bis zum vollendeten neunten Lebensjahr sollten deshalb auf keinen Fall Tetrazykline verwenden.

Warnhinweis: Tabletten sollten mit viel Flüssigkeit eingenommen werden, weil sonst schwere Speiseröhrenschäden auftreten können.

10.1.5. Tetrazykline

Präparat	Wichtigste Nebenwirkungen	Empfehlung
Azudoxat (D) Tabl., Tabs Doxycyclin *Rezeptpflichtig*	Magen-Darm-Störungen, Erbrechen, Durchfall, Leberschädigung, Lichtüberempfindlichkeit, Zahn- und Knochenschäden bei Kindern	**Therapeutisch zweckmäßig bei** Infektionen mit Doxycyclin-empfindlichen Krankheitserregern, wie z. B. bei Entzündung von Lunge, Bronchien und Galle, unspezifischer Entzündung der Harnröhre und seltenen Erkrankungen wie Cholera, Pest und Brucellosen. Lange bewährtes Tetracyclin-Derivat.
Doxy/ Komb (D) Kaps. **Doxy 1 A Pharma** (D) Tabl. **Doxy M-ratiopharm** (D) Tabl. **Doxy von ct** (D) Kaps. **Doxy-Wolff** (D) Filmtabl., lösliche Tabl. Doxycyclin *Rezeptpflichtig*	Magen-Darm-Störungen, Erbrechen, Durchfall, Leberschädigung, Lichtüberempfindlichkeit, Zahn- und Knochenschäden bei Kindern	**Therapeutisch zweckmäßig bei** Infektionen mit Doxycyclin-empfindlichen Krankheitserregern, wie z. B. bei Entzündung von Lunge, Bronchien und Galle, unspezifischer Entzündung der Harnröhre und seltenen Erkrankungen wie Cholera, Pest und Brucellosen. Lange bewährtes Tetracyclin-Derivat.

Präparat	Wichtigste Nebenwirkungen	Empfehlung
Doxybene (Ö) Kaps., lösliche Tabl. Doxycyclin *Rezeptpflichtig*	Magen-Darm-Störungen, Erbrechen, Durchfall, Leberschädigung, Lichtüberempfindlichkeit, Zahn- und Knochenschäden bei Kindern	**Therapeutisch zweckmäßig bei** Infektionen mit Doxycyclin-empfindlichen Krankheitserregern, wie z. B. bei Entzündung von Lunge, Bronchien und Galle, unspezifischer Entzündung der Harnröhre und seltenen Erkrankungen wie Cholera, Pest und Brucellosen. Lange bewährtes Tetracyclin-Derivat.
Doxycyclin AL (D/Ö) Kaps., Tabl. **Doxycyclin »Genericon«** (Ö) Tabl., lösl. Tabl. **Doxycyclin Heumann** (D) Tabl. **Doxycyclin ratiopharm** (D) Kaps., Amp. **Doxycyclin Stada** (D) Tabl., Filmtabl. Doxycyclin *Rezeptpflichtig*	Magen-Darm-Störungen, Erbrechen, Durchfall, Leberschädigung, Lichtüberempfindlichkeit, Zahn- und Knochenschäden bei Kindern	**Therapeutisch zweckmäßig bei** Infektionen mit Doxycyclin-empfindlichen Krankheitserregern, wie z. B. bei Entzündung von Lunge, Bronchien und Galle, unspezifischer Entzündung der Harnröhre und seltenen Erkrankungen wie Cholera, Pest und Brucellosen. Lange bewährtes Tetracyclin-Derivat.
Doxydyn (Ö) Filmtabl. Doxycyclin *Rezeptpflichtig*	Magen-Darm-Störungen, Erbrechen, Durchfall, Leberschädigung, Lichtüberempfindlichkeit, Zahn- und Knochenschäden bei Kindern	**Therapeutisch zweckmäßig bei** Infektionen mit Doxycyclin-empfindlichen Krankheitserregern, wie z. B. bei Entzündung von Lunge, Bronchien und Galle, unspezifischer Entzündung der Harnröhre und seltenen Erkrankungen wie Cholera, Pest und Brucellosen. Lange bewährtes Tetracyclin-Derivat.
Doxyhexal (D/Ö) Tabl., Kaps., Amp. Doxycyclin *Rezeptpflichtig*	Magen-Darm-Störungen, Erbrechen, Durchfall, Leberschädigung, Lichtüberempfindlichkeit, Zahn- und Knochenschäden bei Kindern	**Therapeutisch zweckmäßig bei** Infektionen mit Doxycyclin-empfindlichen Krankheitserregern, wie z. B. bei Entzündung von Lunge, Bronchien und Galle, unspezifischer Entzündung der Harnröhre und seltenen Erkrankungen wie Cholera, Pest und Brucellosen. Lange bewährtes Tetracyclin-Derivat.

Präparat	Wichtigste Nebenwirkungen	Empfehlung
Doxymono (D) Tabl. Doxycyclin *Rezeptpflichtig*	Magen-Darm-Störungen, Erbrechen, Durchfall, Leberschädigung, Lichtüberempfindlichkeit, Zahn- und Knochenschäden bei Kindern	**Therapeutisch zweckmäßig bei** Infektionen mit Doxycyclin-empfindlichen Krankheitserregern, wie z. B. bei Entzündung von Lunge, Bronchien und Galle, unspezifischer Entzündung der Harnröhre und seltenen Erkrankungen wie Cholera, Pest und Brucellosen. Lange bewährtes Tetracyclin-Derivat.
Supracyclin (D/Ö) Tabl., lösliche Tabl. Doxycyclin *Rezeptpflichtig*	Magen-Darm-Störungen, Erbrechen, Durchfall, Leberschädigung, Lichtüberempfindlichkeit, Zahn- und Knochenschäden bei Kindern	**Therapeutisch zweckmäßig bei** Infektionen mit Doxycyclin-empfindlichen Krankheitserregern, wie z. B. bei Entzündung von Lunge, Bronchien und Galle, unspezifischer Entzündung der Harnröhre und seltenen Erkrankungen wie Cholera, Pest und Brucellosen. Lange bewährtes Tetracyclin-Derivat.

10.1.6. Makrolide

Makrolide haben ein schmales Wirkungsspektrum und wirken vor allem gegen grampositive Keime. Sie sind, ähnlich wie die Penicilline und Cephalosporine, gut verträglich. Makrolide werden hauptsächlich dann verwendet, wenn Penicilline oder Cephalosporine wegen Allergien oder Resistenz (Unwirksamkeit) nicht eingesetzt werden können.

Wichtigste Nebenwirkungen: allergische Erscheinungen und Übelkeit, Erbrechen und Durchfall.

10.1.6. Makrolide

Präparat	Wichtigste Nebenwirkungen	Empfehlung
Blaxin HP (D/Ö) Filmtabl. Clarithromycin *Rezeptpflichtig*	Magen-Darm-Störungen, Leberschäden, selten allergische Erscheinungen (z. B. Hautausschläge). Häufig Kopfschmerzen	**Therapeutisch zweckmäßig,** wenn wegen einer Penicillinallergie oder -resistenz Penicilline nicht angewendet werden können. Bei Kindern mit bakteriellen Infektionen der Atmungsorgane, bei bestimmten Formen der Lungenentzündung (sog. atypische Pneumonie und Legionärskrankheit) und zur Kombinationsbehandlung bei Magenulkus.

Präparat	Wichtigste Nebenwirkungen	Empfehlung
Clindahexal (D) Kaps., Amp. Clindamycin *Rezeptpflichtig*	Schwere Magen-Darm-Störungen, blutig-schleimige Durchfälle, Allergien (z. B. Hautausschläge)	**Therapeutisch zweckmäßig bei** problematischen Infektionen (Problemkeimen), wenn andere Antibiotika versagen.
Clin Sanorania (D) Kaps. Clindamycin *Rezeptpflichtig*	Schwere Magen-Darm-Störungen, blutig-schleimige Durchfälle, Allergien (z. B. Hautausschläge)	**Therapeutisch zweckmäßig bei** problematischen Infektionen (Problemkeimen), wenn andere Antibiotika versagen.
Dalacin C (Ö) Granulat, Kaps., Amp. Clindamycin *Rezeptpflichtig*	Schwere Magen-Darm-Störungen, blutig-schleimige Durchfälle, Allergien (z. B. Hautausschläge)	**Therapeutisch zweckmäßig bei** problematischen Infektionen (Problemkeimen), wenn andere Antibiotika versagen.
Eryhexal (D/Ö) Filmtabl., Granulat, **Eryhexal Saft/ -forte Saft** (D/Ö) Trockensaft Erythromycin *Rezeptpflichtig*	Magen-Darm-Störungen, Leberschäden, selten allergische Erscheinungen (z. B. Hautausschläge)	**Therapeutisch zweckmäßig, wenn** wegen einer Penicillinallergie oder -resistenz Penicilline nicht angewendet werden können. Bei Kindern mit bakteriellen Infektionen der Atmungsorgane und bei bestimmten Formen der Lungenentzündung (sog. atypische Pneumonie und Legionärskrankheit).
Erythrocin (D/Ö) Filmtabl., Neo Filmtabl., Granulat, Trockensubstanz Erythromycin *Rezeptpflichtig*	Magen-Darm-Störungen, Leberschäden, selten allergische Erscheinungen (z. B. Hautausschläge)	**Therapeutisch zweckmäßig, wenn** wegen einer Penicillinallergie oder -resistenz Penicilline nicht angewendet werden können. Bei Kindern mit bakteriellen Infektionen der Atmungsorgane und bei bestimmten Formen der Lungenentzündung (sog. atypische Pneumonie und Legionärskrankheit).
Erythromycin Generieon (Ö) Pulver für orale Suspension **Erythromycin-ratiopharm** (D) Filmtabl., Granulat, Trockensaft, Forte-Trockensaft **Erythromycin Wolff** (D) Filmtabl., Trockensaft Erythromycin *Rezeptpflichtig*	Magen-Darm-Störungen, Leberschäden, selten allergische Erscheinungen (z. B. Hautausschläge)	**Therapeutisch zweckmäßig, wenn** wegen einer Penicillinallergie oder -resistenz Penicilline nicht angewendet werden können. Bei Kindern mit bakteriellen Infektionen der Atmungsorgane und bei bestimmten Formen der Lungenentzündung (sog. atypische Pneumonie und Legionärskrankheit).

Präparat	Wichtigste Nebenwirkungen	Empfehlung
Infectomycin (D) Saft, Pulver Erythromycin *Rezeptpflichtig*	Magen-Darm-Störungen, Leberschäden, selten allergische Erscheinungen (z. B. Hautausschläge)	**Therapeutisch zweckmäßig, wenn** wegen einer Penicillinallergie oder -resistenz Penicilline nicht angewendet werden können. Bei Kindern mit bakteriellen Infektionen der Atmungsorgane und bei bestimmten Formen der Lungenentzündung (sog. atypische Pneumonie und Legionärskrankheit).
Klacid/ forte (D/Ö) Filmtabl., Granulat, **Klacid Trink** (D/Ö) Granulat **Klacid Saft/ forte** (D/Ö) Granulat nur Ö: Infusion Clarithromycin *Rezeptpflichtig*	Magen-Darm-Störungen, Leberschäden, selten allergische Erscheinungen (z. B. Hautausschläge). Häufig Kopfschmerzen	**Therapeutisch zweckmäßig, wenn** wegen einer Penicillinallergie oder -resistenz Penicilline nicht angewendet werden können. Bei Kindern mit bakteriellen Infektionen der Atmungsorgane, bei bestimmten Formen der Lungenentzündung (sog. atypische Pneumonie und Legionärskrankheit) und zur Kombinationsbehandlung bei Magenulkus.
Monomycin (D) Kaps., Saft, Säuglingssaft Erythromycin *Rezeptpflichtig*	Magen-Darm-Störungen, Leberschäden, selten allergische Erscheinungen (z. B. Hautausschläge)	**Therapeutisch zweckmäßig, wenn** wegen einer Penicillinallergie oder -resistenz Penicilline nicht angewendet werden können. Bei Kindern mit bakteriellen Infektionen der Atmungsorgane und bei bestimmten Formen der Lungenentzündung (sog. atypische Pneumonie und Legionärskrankheit).
Paediathrocin/ forte (D) Trockensaft, Kindertropfen Erythromycin *Rezeptpflichtig*	Magen-Darm-Störungen, Leberschäden, selten allergische Erscheinungen (z. B. Hautausschläge)	**Therapeutisch zweckmäßig, wenn** wegen einer Penicillinallergie oder -resistenz Penicilline nicht angewendet werden können. Bei Kindern mit bakteriellen Infektionen der Atmungsorgane und bei bestimmten Formen der Lungenentzündung (sog. atypische Pneumonie und Legionärskrankheit).

Präparat	Wichtigste Nebenwirkungen	Empfehlung
Roxigrün (D) Filmtabl., Roxithromycin *Rezeptpflichtig*	Magen-Darm-Störungen, Leberschäden, selten allergische Erscheinungen (z. B. Hautausschläge), selten Kopfschmerzen	**Therapeutisch zweckmäßig, wenn** wegen einer Penicillinallergie oder -resistenz Penicilline nicht angewendet werden können. Bei Kindern mit bakteriellen Infektionen der Atmungsorgane und bei bestimmten Formen der Lungenentzündung (sog. atypische Pneumonie und Legionärskrankheit).
Rulid (D) **Rulide** (Ö) Filmtabl., Kindertabl. lösliche Tabletten (Ö) Roxithromycin *Rezeptpflichtig*	Magen-Darm-Störungen, Leberschäden, selten allergische Erscheinungen (z. B. Hautausschläge), selten Kopfschmerzen	**Therapeutisch zweckmäßig, wenn** wegen einer Penicillinallergie oder -resistenz Penicilline nicht angewendet werden können. Bei Kindern mit bakteriellen Infektionen der Atmungsorgane und bei bestimmten Formen der Lungenentzündung (sog. atypische Pneumonie und Legionärskrankheit).
Sobelin (D) Kaps., Granulat, Amp. Clindamycin *Rezeptpflichtig*	Schwere Magen-Darm-Störungen, blutig-schleimige Durchfälle, Allergien (z. B. Hautausschläge)	**Therapeutisch zweckmäßig bei** problematischen Infektionen (Problemkeimen) und wenn andere Antibiotika versagen.
Zithromax (D/Ö) Kaps., Trockensaft, Filmtabl. (Ö) Azithromycin *Rezeptpflichtig*	Magen-Darm-Störungen, Leberschäden, selten allergische Erscheinungen (z. B. Hautausschläge)	**Therapeutisch zweckmäßig, wenn** wegen einer Penicillinallergie oder -resistenz Penicilline nicht angewendet werden können. Bei Kindern mit bakteriellen Infektionen der Atmungsorgane und bei bestimmten Formen der Lungenentzündung (sog. atypische Pneumonie und Legionärskrankheit).

10.1.7. Gyrasehemmer (Fluorchinolone)

Das Wirksamkeitsspektrum der Gyrasehemmer ist breit und entspricht etwa dem der neuen Cephalosporine oder der Aminoglykoside. Gyrasehemmer werden vorwiegend bei Harnwegsinfekten verschrieben.

Wichtigste Nebenwirkungen: Häufig treten Magen-Darm-Beschwerden (Übelkeit, Erbrechen, Durchfall) und Überempfindlichkeitserscheinungen auf. Außerdem zeigen sich relativ oft neurologische und psychiatrische Veränderungen (Unruhe, Benommenheit, Verwirrtheit, Schlafstörungen, Halluzinationen, Krampfanfälle).

Warnhinweis: Jeder Patient, der Gyrasehemmer nimmt, sollte täglich von einem Arzt untersucht werden.

10.1.7. Gyrasehemmer

Präparat	Wichtigste Nebenwirkungen	Empfehlung
Barazan (D) Filmtabl. Norfloxacin *Rezeptpflichtig*	Relativ häufig: Magen-Darm-Störungen, zentralnervöse Störungen (z. B. Schwindel, Kopfschmerzen, Verwirrtheitszustände, Krampfanfälle). Allergische Hautreaktionen (Rötung, Juckreiz), Knorpel- und Sehnenschäden	**Therapeutisch zweckmäßig nur bei** Infektionen der Harnwege mit Norfloxacin-empfindlichen Problemkeimen, wenn andere, besser verträgliche Antibiotika (z. B. Penicilline) nicht angewendet werden können. Darf bei Kindern und Jugendlichen nicht angewendet werden.
Ciprobay (D) Filmtabl., Uro-Filmtabl., Saft Infusionslösung Ciprofloxacin *Rezeptpflichtig*	Relativ häufig: Magen-Darm-Störungen, zentralnervöse Störungen (z. B. psychotische Erregungszustände, Schwindel, Kopfschmerzen, Verwirrtheitszustände, Krampfanfälle). Leberschäden. Allergische Hautreaktionen (Rötung, Juckreiz), Knorpel- und Sehnenschäden	**Therapeutisch zweckmäßig bei** Infektionen mit Ciprofloxacin-empfindlichen Problemkeimen. Nur vertretbar, wenn andere, besser verträgliche Antibiotika (z. B. Penicilline) nicht angewendet werden können. Darf bei Kindern und Jugendlichen nicht angewendet werden. Lange bewährtes Mittel.
Ciproxin (Ö) Filmtabl., Infusionslösung Ciprofloxacin *Rezeptpflichtig*	Relativ häufig: Magen-Darm-Störungen, zentralnervöse Störungen (z. B. psychotische Erregungszustände, Schwindel, Kopfschmerzen, Verwirrtheitszustände, Krampfanfälle). Leberschäden, allergische Hautreaktionen (Rötung, Juckreiz), Knorpel- und Sehnenschäden	**Therapeutisch zweckmäßig bei** Infektionen mit Ciprofloxacin-empfindlichen Problemkeimen. Nur vertretbar, wenn andere, besser verträgliche Antibiotika (z. B. Penicilline) nicht angewendet werden können. Darf bei Kindern und Jugendlichen nicht angewendet werden. Lange bewährtes Mittel.

Präparat	Wichtigste Nebenwirkungen	Empfehlung
Enoxor (D) Filmtabl. Enoxacin *Rezeptpflichtig*	Häufig zentralnervöse Störungen (z. B. Schwindel, Kopfschmerzen, Verwirrtheitszustände, Krampfanfälle), Magen-Darm-Störungen, Lichtüberempfindlichkeit. Allergische Hautreaktionen (Rötung, Juckreiz), Knorpel- und Sehnenschäden	**Abzuraten** Wegen besserer Wirksamkeit und geringerer Nebenwirkungen sind Standardmittel wie z. B. Ciprofloxacin vorzuziehen. Darf bei Kindern und Jugendlichen nicht angewendet werden.
Firin (D) Filmtabl. Norfloxacin *Rezeptpflichtig*	Relativ häufig: Magen-Darm-Störungen, zentralnervöse Störungen (z. B. Schwindel, Kopfschmerzen, Verwirrtheitszustände, Krampfanfälle). Allergische Hautreaktionen (Rötung, Juckreiz), Knorpel- und Sehnenschäden	**Therapeutisch zweckmäßig nur bei** Infektionen der Harnwege mit Norfloxacin-empfindlichen Problemkeimen, wenn andere, besser verträgliche Antibiotika (z. B. Penicilline) nicht angewendet werden können. Darf bei Kindern und Jugendlichen nicht angewendet werden.
Tarivid (D/Ö) Filmtabl., Uro-Filmtabl.(D), Infusionslösung Ofloxacin *Rezeptpflichtig*	Relativ häufig: Magen-Darm-Störungen, zentralnervöse Störungen (z. B. psychotische Erregungszustände, Schwindel, Kopfschmerzen, Verwirrtheitszustände, Krampfanfälle). Leberschäden, allergische Hautreaktionen (Rötung, Juckreiz), Knorpel- und Sehnenschäden	**Therapeutisch zweckmäßig nur bei** Infektionen mit Ofloxacin-empfindlichen Problemkeimen. Nur vertretbar, wenn andere, besser verträgliche Antibiotika (z. B. Penicilline) nicht angewendet werden können. Darf bei Kindern und Jugendlichen nicht angewendet werden.
Tavanic (D/Ö) Filmtabl., Infusionslösung Levofloxacin *Rezeptpflichtig*	Relativ häufig: Magen-Darm-Störungen, zentralnervöse Störungen (z. B. psychotische Erregungszustände, Schwindel, Kopfschmerzen, Verwirrtheitszustände, Krampfanfälle). Leberschäden, allergische Hautreaktionen (Rötung, Juckreiz), Knorpel- und Sehnenschäden	**Therapeutisch zweckmäßig nur bei** Infektionen mit Levofloxacin-empfindlichen Problemkeimen. Nur vertretbar, wenn andere, besser verträgliche Antibiotika (z. B. Penicilline) nicht angewendet werden können. Darf bei Kindern und Jugendlichen nicht angewendet werden.
Urobacid (Ö) Filmtabl. Norfloxacin *Rezeptpflichtig*	Relativ häufig: Magen-Darm-Störungen, zentralnervöse Störungen (z. B. Schwindel, Kopfschmerzen, Verwirrtheitszustände, Krampfanfälle). Allergische Hautreaktionen (Rötung, Juckreiz), Knorpel- und Sehnenschäden	**Therapeutisch zweckmäßig nur bei** Infektionen der Harnwege mit Norfloxacin-empfindlichen Problemkeimen, wenn andere, besser verträgliche Antibiotika (z. B. Penicilline) nicht angewendet werden können. Darf bei Kindern und Jugendlichen nicht angewendet werden.

10.1.8. Aminoglykoside und Metronidazol

Aminoglykoside haben ein sehr breites Wirkungsspektrum und werden vor allem bei schweren, lebensbedrohlichen Infektionen verwendet.

Wichtigste Nebenwirkungen: Schwere Hör- und Nierenschäden. Die Gefahr dieser Nebenwirkungen kann durch genaue Überwachung des Blutspiegels verringert werden. Eine Therapie mit diesen Medikamenten sollte deshalb nur im Krankenhaus erfolgen, warnt der englische Antibiotika-Fachmann J. A. Gray.

Metronidazol hat ein spezielles Wirkungsspektrum. Es wird vorwiegend bei Trichomonaden-Infektionen und in Kombination mit anderen Antibiotika zur Behandlung von Magengeschwüren verwendet.

Wichtigste Nebenwirkungen: Magen-Darm-Störungen, Übelkeit, Erbrechen, Appetitverlust. Selten Blutschäden, psychische Störungen, Überempfindlichkeitsreaktionen, Pilzinfektionen.

10.1.8. Aminoglykoside und Metronidazol

Präparat	Wichtigste Nebenwirkungen	Empfehlung
Anaerobex (Ö) Infusionsfl., Zäpfchen, Filmtabl. Metronidazol *Rezeptpflichtig*	Magen-Darm-Störungen, Übelkeit, Erbrechen, Appetitverlust. Selten: Blutschäden, psychische Störungen, Überempfindlichkeitsreaktionen (z. B. Hautausschläge), Pilzinfektion	**Therapeutisch zweckmäßig bei** Metronidazol-empfindlichen Krankheitserregern (z. B. anaerobe Bakterien und Trichomonaden). Zur Kombinationsbehandlung bei Magenulkus geeignet.
Clont (D) Filmtabl., Infusionslösung Metronidazol *Rezeptpflichtig*	Magen-Darm-Störungen, Übelkeit, Erbrechen, Appetitverlust. Selten: Blutschäden, psychische Störungen, Überempfindlichkeitsreaktionen (z. B. Hautausschläge), Pilzinfektion	**Therapeutisch zweckmäßig bei** Metronidazol-empfindlichen Krankheitserregern (z. B. anaerobe Bakterien und Trichomonaden). Zur Kombinationsbehandlung bei Magenulkus geeignet.
Gernebcin (D) Injektionslösung Tobramycin *Rezeptpflichtig*	Schwere Nieren- und Gehörschäden	**Therapeutisch zweckmäßig zur** Infusionsbehandlung von Tobramycin-empfindlichen Problemkeimen.

Präparat	Wichtigste Nebenwirkungen	Empfehlung
Metronidazol-ratiopharm (D) Tabl. Metronidazol *Rezeptpflichtig*	Magen-Darm-Störungen, Übelkeit, Erbrechen, Appetitverlust. Selten: Blutschäden, psychische Störungen, Überempfindlichkeitsreaktionen (z. B. Hautausschläge), Pilzinfektion	**Therapeutisch zweckmäßig bei** Metronidazol-empfindlichen Krankheitserregern (z. B. anaerobe Bakterien und Trichomonaden). Zur Kombinationsbehandlung bei Magenulkus geeignet.
Refobacin (D/Ö) Amp. Gentamicin *Rezeptpflichtig*	Schwere Nieren- und Gehörschäden	**Therapeutisch zweckmäßig zur** Infusionsbehandlung von Gentamicin-empfindlichen Problemkeimen.
Tobrasix (Ö) Amp. Tobramycin *Rezeptpflichtig*	Schwere Nieren- und Gehörschäden	**Therapeutisch zweckmäßig zur** Infusionsbehandlung von Tobramycin-empfindlichen Problemkeimen.

10.2. Tuberkulosemittel

Um die Jahrhundertwende gehörte die Tuberkulose zu den häufigsten Todesursachen in Europa. Seit den fünfziger Jahren sinkt die Zahl der Erkrankungen ständig – vor allem wegen verbesserter hygienischer und sozialpolitischer Maßnahmen. 1999 erkrankten in Deutschland etwa 10.000 Menschen an Tuberkulose; etwa 1.000 starben daran.
An Tuberkulose leiden vor allem Menschen aus sozialen Randgruppen – Asylbewerber, Kriegsflüchtlinge, Obdachlose, Alkohol- und Drogenabhängige, Strafgefangene und HIV-Infizierte. Rund zehn Prozent aller neuen Tuberkulose-Erkrankungen werden wochenlang nicht als solche erkannt, sondern fälschlicherweise meist als Lungenentzündung diagnostiziert.

Ursache der Erkrankung

Tuberkulose wird verursacht durch Tuberkelbakterien. Wenn die körpereigenen Abwehrkräfte intakt sind, dann führt eine Infektion mit diesen Bakterien nicht zu einer Erkrankung. Wenn eine Erkrankung unbehandelt bleibt, können andere Personen angesteckt werden. Eine unbehandelte Tuberkulose kann tödlich enden.

Behandlung

Die einzig wirksame Behandlung dieser gefährlichen Erkrankung besteht in der Einnahme von Medikamenten. Ursprünglich war es üblich, Tuberkulose-Patienten in einem Krankenhaus zu isolieren. Heutzutage erfolgt die Behandlung jedoch häufig oder zumindest zeitweise ambulant. Eine Voraussetzung dafür ist jedoch, dass Patienten die notwendigen Medikamente verlässlich einnehmen, weil sonst die Gefahr besteht, dass die Tuberkelbakterien Resistenzen entwickeln und die Medikamente unwirksam werden.

Zur Vorbeugung einer Resistenzentwicklung erfolgt die Behandlung immer mit mehreren Medikamenten. Früher waren es zwei oder drei, inzwischen sind es wegen der steigenden Zahl resistenter Erreger am Beginn der Behandlung meist vier. Während der ersten beiden Monate werden meist folgende Medikamente verwendet: Isoniazid, Rifampicin, Pyrazinamid und entweder Streptomycin oder Ethambutol.

Nach zwei Monaten wird umgestellt auf eine Kombination von Isoniazid mit Rifampicin – diese Medikamente müssen weitere vier Monate eingenommen werden.

Kombinationsmittel, die bereits fixe Kombinationen von Wirkstoffen enthalten (z. B. *Iso-Eremfat, Rifatu, Rifoldin INH*), sind nicht sinnvoll, weil jeder Wirkstoff individuell dosiert werden muss.

Wichtig: *Der Erfolg einer Behandlung hängt von der genauen Einnahme der vorgeschriebenen Medikamente ab. Man sollte keineswegs eigenmächtig mit der Einnahme von Medikamenten aufhören, wenn man sich besser fühlt und keine Krankheitsanzeichen mehr verspürt. Das Nichteinhalten der verordneten Therapie gilt als Hauptursache dafür, dass eine Behandlung nicht wirkt.*

Als Alternative zur Behandlung, bei der der Patient täglich Medikamente schluckt, gilt die »Therapie mit Unterbrechungen«. Bei dieser Therapie werden die Medikamente dreimal pro Woche gespritzt.

Medikamente

Die Auswahl der Medikamente hängt von der Empfindlichkeit der Tuberkelbakterien ab. Dies muss unter Umständen durch Laboruntersuchungen geklärt werden. Die Behandlung mehrfach resistenter Tuberkulose sollte nur von erfahrenen Lungenfachärzten durchgeführt werden.

Bei allen Medikamenten können – meistens im Zeitraum zwischen der dritten und achten Woche nach Beginn der Behandlung – Überempfindlichkeitsreaktionen auftreten. Die wichtigsten Symptome dafür sind Fieber, erhöhter Pulsschlag, Appetitlosigkeit und Unwohlsein. Alle Tuberkulose-Medikamente können auch »Vergiftungserscheinungen« verursachen.

Isoniazid (enthalten z. B. in *INH »Agepha«, INH »Lannacher«, INH »Waldheim«, Isozid, Isozid-compositum N, Tebesium*)
Als Nebenwirkungen treten vorwiegend zentralnervöse Störungen wie Schwindel, Kopfschmerzen und Benommenheit auf. Mögliche Nebenwirkungen sind außerdem: Nervenentzündung (periphere Neuritis), Magen-Darm-Störungen, allergische Erscheinungen, Blutschäden. In seltenen Fällen können Leberschäden und akute Psychosen auftreten.
Zur Verhinderung von Nervenentzündungen sollten Vitamin-B_6-Präparate (siehe Tabelle 14.3.) eingenommen werden. In manchen Isoniazid-Präparaten ist dieses Vitamin bereits als fixer Bestandteil enthalten.

Rifampicin (enthalten z. B. in *Eremfat, Rifa, Rifampicin Hefa, Rifoldin*)
Mögliche Nebenwirkungen sind Magen-Darm-Störungen, Schwindel, Kopfschmerzen, rötliche Verfärbung von Urin, Schweiß, Speichel, Tränen und schwere Leberschäden.

Ethambutol (enthalten z. B. in *EMB-Fatol, Etibi, Myambutol*)
Als einzig bedeutsame Nebenwirkung können Sehstörungen bei Überdosierung auftreten. Bei den derzeit üblichen Dosierungen ist diese Gefahr allerdings sehr gering. Bei Auftreten von Sehstörungen sollten keine weiteren Tabletten eingenommen und sofort ein Arzt aufgesucht werden.

Pyrazinamid (enthalten z. B. in *Pyrafat*)
Diese Substanz spielt bei Kurzzeittherapien in der Anfangsphase der Behandlung eine wichtige Rolle. Das Risiko einer Leberschädigung ist wesentlich geringer, als bisher angenommen wurde. Gelbfärbung der Augen oder der Haut können ein Hinweis auf Leberschädigung sein.

Streptomycin (enthalten z. B. in *Streptomycin Hefa, Strepto-Fatol*)
Diese Substanz kann nur i.m. (= in den Muskel gespritzt) gegeben werden. Die wichtigsten Nebenwirkungen sind: Schädigung des Hörvermögens und Nierenschäden.

10.2. Tuberkulosemittel

Präparat	Wichtigste Nebenwirkungen	Empfehlung
EMB-Fatol (D) Amp., Filmtabl. Ethambutol *Rezeptpflichtig*	Selten Sehstörungen, Verstopfung, sehr selten Gicht	**Therapeutisch zweckmäßig nur** in Kombination mit anderen Tuberkulose-Mitteln.
Eremfat (D/Ö) Filmtabl., Sirup, Amp. Rifampicin *Rezeptpflichtig*	Leberschäden (auch schwere Formen möglich), Magen-Darm-Störungen, Schwindel, Kopfschmerzen, Empfängnisverhütung durch die Pille »unsicher«	**Therapeutisch zweckmäßig nur** in Kombination mit anderen Tuberkulose-Mitteln.
Etibi (Ö) Amp., Tabl. Ethambutol *Rezeptpflichtig*	Selten Sehstörungen (Arzt aufsuchen), Verstopfung, sehr selten Gicht	**Therapeutisch zweckmäßig nur** in Kombination mit anderen Tuberkulose-Mitteln.
INH »Agepha« (Ö) Tabl., **INH »Lannacher«** (Ö) Amp. **INH »Waldheim«** (Ö) Tabl. Isoniazid *Rezeptpflichtig*	Schwindel, Kopfschmerzen, Magen-Darm-Störungen, Leberschäden (vereinzelt schwere Formen möglich), Blutschäden, Nervenschäden	**Therapeutisch zweckmäßig** Lange bewährtes Mittel.
Iso-Eremfat (D) Filmtabl. Rifampicin, Isoniazid *Rezeptpflichtig*	Schwindel, Kopfschmerzen, Magen-Darm-Störungen, Leberschäden (vereinzelt schwere Formen möglich), Blutschäden, Nervenschäden, Empfängnisverhütung durch die Pille unsicher	**Abzuraten** Fixe Kombinationen von Mitteln gegen Tuberkulose (Rifampicin, Isoniazid) sind nicht sinnvoll. Eine individuelle Dosierung der Einzelwirkstoffe ist notwendig, hier jedoch nicht möglich.
Isozid (D) Tabl., Trockensubstanz Isoniazid *Rezeptpflichtig*	Schwindel, Kopfschmerzen, Magen-Darm-Störungen, Leberschäden (vereinzelt schwere Formen möglich), Blutschäden, Nervenschäden	**Therapeutisch zweckmäßig** Lange bewährtes Mittel.
Isozid-compositum N (D) Tabl., Filmtabl. Isoniazid, Vitamin B_6 *Rezeptpflichtig*	Schwindel, Kopfschmerzen, Magen-Darm-Störungen, Leberschäden (vereinzelt schwere Formen möglich), Blutschäden, Nervenschäden	**Therapeutisch zweckmäßig** Sinnvolle Kombination von Isoniazid mit B-Vitamin.

Präparat	Wichtigste Nebenwirkungen	Empfehlung
Myambutol (D/Ö) Filmtabl., Injektionslösung Ethambutol *Rezeptpflichtig*	Selten Sehstörungen, Verstopfung, sehr selten Gicht	**Therapeutisch zweckmäßig nur** in Kombination mit anderen Tuberkulose-Mitteln.
Pyrafat (D/Ö) Tabl., Filmtabl. Pyrazinamid *Rezeptpflichtig*	Leberschäden, Fieber, Appetitlosigkeit, Übelkeit, Lichtüberempfindlichkeit der Haut	**Nur zweckmäßig bei** Beginn der Kombinationsbehandlung mit anderen Tuberkulose-Mitteln. Maximal zwei Monate verwenden.
Rifa (D) Trockensubstanz, Drag. Rifampicin *Rezeptpflichtig*	Leberschäden (auch schwere Formen möglich), Magen-Darm-Störungen, Schwindel, Kopfschmerzen, Empfängnisverhütung durch die Pille unsicher	**Therapeutisch zweckmäßig** Lange bewährtes Mittel.
Rifampicin Hefa (D) Drag., Kaps., Amp. Rifampicin *Rezeptpflichtig*	Leberschäden (auch schwere Formen möglich), Magen-Darm-Störungen, Schwindel, Kopfschmerzen, Empfängnisverhütung durch die Pille unsicher	**Therapeutisch zweckmäßig** Lange bewährtes Mittel.
Rifater (D/Ö) Drag. Rifampicin *Rezeptpflichtig*	Leberschäden (auch schwere Formen möglich), Magen-Darm-Störungen, Schwindel, Kopfschmerzen, Empfängnisverhütung durch die Pille unsicher	**Therapeutisch zweckmäßig** Lange bewährtes Mittel.
Rifoldin (Ö) Kaps., Drag., Sirup, Trockensubstanz Rifampicin *Rezeptpflichtig*	Leberschäden (auch schwere Formen möglich), Magen-Darm-Störungen, Schwindel, Kopfschmerzen, Empfängnisverhütung durch die Pille unsicher	**Therapeutisch zweckmäßig** Lange bewährtes Mittel.
Rifoldin INH (Ö) Drag. Rifampicin, Isoniazid *Rezeptpflichtig*	Schwindel, Kopfschmerzen, Magen-Darm-Störungen, Leberschäden (vereinzelt schwere Formen möglich), Blutschäden, Nervenschäden, Empfängnisverhütung durch die Pille unsicher	**Abzuraten** Fixe Kombinationen von Mitteln gegen Tuberkulose (Rifampicin, Isoniazid) sind nicht sinnvoll. Eine individuelle Dosierung der Einzelwirkstoffe ist notwendig, hier jedoch nicht möglich.

Präparat	Wichtigste Nebenwirkungen	Empfehlung
Tebesium (D) Lacktabl. Isoniazid, Vitamin B_6 *Rezeptpflichtig*	Schwindel, Kopfschmerzen, Magen-Darm-Störungen, Leberschäden (vereinzelt schwere Formen möglich), Blutschäden, Nervenschäden	**Therapeutisch zweckmäßig** Sinnvolle Kombination von Isoniazid mit B-Vitamin.

10.3. Virusmittel

Viren werden üblicherweise danach unterteilt, ob sie Ribonucleinsäure (RNA) oder Desoxyribonucleinsäure (DNA) enthalten.
RNA-Viren können folgende typische Krankheiten verursachen: Durchfall, Erkältung, Kinderlähmung, Grippe, Röteln, Gelbfieber, Mumps, Masern, Tollwut etc.
DNA-Viren sind Verursacher folgender Krankheiten: Warzen, akute Atemwegserkrankungen, Lippenherpes, Geschlechtsherpes, Windpocken, Blattern, Gürtelrose etc.
Die meisten Viruserkrankungen sind akute Prozesse. Chronische Verläufe sind selten (z. B. Warzen). Akute Erkrankungen klingen normalerweise dann wieder ab, wenn der Körper genügend Abwehrmechanismen entwickelt hat. Bei einigen Viruserkrankungen wird durch eine einmalige Infektion ein lebenslanger Schutz geschaffen.
Einige Viren haben die Fähigkeit, sich über einen längeren Zeitraum in Körperzellen aufzuhalten, ohne aktiv zu werden und Krankheitssymptome zu verursachen. Diese latente Infektion kann plötzlich als Krankheit wieder ausbrechen.
Eine Reihe von Viruserkrankungen wird ausführlich in anderen Kapiteln behandelt (z. B. Kapitel 4: Grippe, Erkältung; Kapitel 8.5.: Mittel zur Wundbehandlung und gegen Hautinfektionen; Kapitel 10.4.: Impfstoffe und Mittel zur Stärkung der Immunabwehr).

Behandlung

Viren besitzen – im Gegensatz zu den Bakterien – keinen eigenen Stoffwechsel und können sich deshalb nur in Verbindung mit anderen lebenden Zellen (pflanzliche, tierische, menschliche) vermehren. Wegen dieser engen Verbindung ist es schwierig, das Virus gezielt abzutöten. Eine Therapie, die Viren schädigt, schädigt gleichzeitig meist auch die Körperzellen.

Mittel gegen Viren verhindern lediglich eine weitere Ausbreitung der Erkrankung. Die derzeit vorhandenen Medikamente wirken nur während des Wachstumsprozesses der Viren, nicht jedoch auf inaktive Viren. Die Viren selbst müssen von der körpereigenen Abwehr bekämpft werden.
Im Vergleich zu den Fortschritten bei der Behandlung von bakteriellen Infektionen befindet sich die spezifische Behandlung von viralen Infektionen noch in den Kinderschuhen.
Da bei Viruserkrankungen die Therapiemöglichkeiten mit Medikamenten nach wie vor sehr begrenzt sind, besteht die Behandlung meistens aus Bettruhe und der Einnahme von schmerzstillenden und entzündungshemmenden Mitteln.
Gegen die so genannten Erkältungskrankheiten, die meist durch Viren verursacht sind (nicht durch Kälte oder Nässe, wie fälscherlicherweise geglaubt wird), gibt es bislang keine wirksamen Medikamente. In einem angesehenen amerikanischen Lehrbuch heißt es: »Gerade deshalb, weil es keine wirksamen Medikamente zur Behandlung der durch Viren verursachten Erkrankungen der oberen Atemwege gibt, hat sich ein sehr profitabler Markt auf diesem Gebiet entwickelt.« Es ist auch unwahrscheinlich, dass in den nächsten Jahren ein wirksames Medikament gefunden wird. Die wirksamste Bekämpfung einiger Viruserkrankungen besteht in einer aktiven Impfung (siehe dazu Kapitel 10.4.: Impfstoffe).

Herpes

Siehe Kapitel 8.5.: Virusmittel auf der Haut.

Herpes zoster (Gürtelrose)

Gürtelrose wird durch dasselbe Virus verursacht, das auch Windpocken auslöst – Varicella-Zoster. Gürtelrose kann an allen Teilen des Körpers auftreten und macht sich durch brennende Schmerzen, Rötung und Bläschen bemerkbar. Die Bläschen erscheinen entlang der Nerven, verkrusten und hinterlassen nach zwei bis drei Wochen kleine Narben. Die brennenden Schmerzen können monatlang andauern.
Zur Behandlung werden antivirale Mittel wie Aciclovir (enthalten z. B. in *Acic, Aciclovir 1AP, Aciclovir AL, Aciclovir Heumann, Aciclovir von ct, Aciclostad, Aciclovir-ratiopharm, Mapox, Virzin, Zovirax*) oder Valaciclovir (enthalten z. B. in *Valtrex/S*) verwendet. Diese Medikamente mindern den Schmerz während der akuten Phase, haben jedoch keinen Einfluss auf die nachfolgenden Neuralgien. Wenn das

Auge von Gürtelrose betroffen ist, vermindern diese Medikamente die Komplikationen, die zu Blindheit führen können.
Zur unterstützenden Behandlung bei Gürtelrose wird vom Hersteller das Arzneimittel Wobe Mugos angepriesen. Laut Fachzeitschrift »arznei-telegramm« gibt es jedoch keinen nachvollziehbaren seriösen Beleg für eine Wirksamkeit. Von der Verwendung dieses Mittels raten wir daher ab.

AIDS

AIDS wird durch das so genannte HI-Virus (Humanes Immunschwäche-Virus) hervorgerufen, das 1984 entdeckt wurde. Als Folge der Infektion kommt es nach Jahren zu einer langsamen Verminderung einer bestimmten Art der weißen Blutkörperchen, der sog. CD4-positiven Zellen. Diese Zellen bilden einen Teil der »Wachmannschaft« des Körpers, zuständig für den Schutz gegen Krebszellen und Krankheitskeime. Durch die Ansteckung mit dem HI-Virus kann sich der Körper gegen krank machende Einflüsse nicht mehr schützen.
In Deutschland haben sich bis Ende 2000 etwa 50.000 bis 60.000 Menschen mit HIV infiziert. Davon sind nach Schätzungen etwa 15.000 an AIDS gestorben und über 20.000 an AIDS erkrankt.
Jedes Jahr infizieren sich in Deutschland etwa 2.000 Personen neu mit HIV. Diese Zahl bleibt in den letzten Jahren relativ konstant. Nach wie vor erfolgt die überwiegende Zahl der Neuinfektionen über homosexuelle Kontakte bei Männern. Der Anteil der infizierten Frauen – durch Drogenkontakte, durch Geschlechtsverkehr – beträgt etwa 20 Prozent (= 400 Frauen).
Das Risiko, durch heterosexuellen Geschlechtsverkehr mit HIV infiziert zu werden, ist sowohl in Deutschland als auch in Österreich sehr gering. Einen zuverlässigen Schutz bietet jedoch nur die Verwendung von Kondomen.
Das Auftreten und der Verlauf von AIDS kann durch die Einnahme von Medikamenten zwar nicht aufgehalten, aber verzögert und gemildert werden. Meist handelt es sich um eine Kombination von zwei oder drei verschiedenen Wirkstoffen. Häufig verwendete Mittel sind: *Crixivan, Delimmun, Epivir, Famvir, Fortovase, Invirase, Rebetol, Relenza, Retrovir, Stocrin, Sustiva, Valtrex/S, Videx, Viracept, Viramune, Zerit, Ziapen TM*. Auf jeden Fall ist eine individuell abgestimmte Therapie notwendig, da alle Medikamente beträchtliche Nebenwirkungen und damit eine Einschränkung der Lebensqualität verursachen können.

10.3. Virusmittel

Präparat	Wichtigste Nebenwirkungen	Empfehlung
Acic/ PI (D) Tabl., Trockensubstanz zur Infusion Aciclovir *Rezeptpflichtig*	Hautausschläge, Nierenfunktionsstörungen, Venenreizungen bei Injektionen	**Therapeutisch zweckmäßig bei** schweren Infektionen mit Herpes und Varizellen-Viren (z. B. Herpes genitalis, Herpes-Gehirnentzündung, Gürtelrose).
Aciclostad (D) Tabl. Aciclovir *Rezeptpflichtig*	Hautausschläge, Nierenfunktionsstörungen	**Therapeutisch zweckmäßig bei** schweren Infektionen mit Herpes und Varizellen-Viren (z. B. Herpes genitalis, Gürtelrose).
Aciclovir 1 A Pharma (D) Tabl. **Aciclovir AC** (D) Tabl. **Aciclovir Heumann** (D) Tabl. **Aciclovir von ct** (D) Tabl., Aciclovir *Rezeptpflichtig*	Hautausschläge, Nierenfunktionsstörungen	**Therapeutisch zweckmäßig bei** schweren Infektionen mit Herpes und Varizellen-Viren (z. B. Herpes genitalis, Herpes-Gehirnentzündung, Gürtelrose).
Aciclovir-ratiopharm (D) Filmtabl., Amp. Aciclovir *Rezeptpflichtig*	Hautausschläge, Nierenfunktionsstörungen, Venenreizungen bei Injektionen	**Therapeutisch zweckmäßig bei** schweren Infektionen mit Herpes und Varizellen-Viren (z. B. Herpes genitalis, Herpes-Gehirnentzündung, Gürtelrose).
Combivir (D/Ö) Filmtabl., Lösung Lamivudin, Zidovudin *Rezeptpflichtig*	Schwere Blutarmut, Magen-Darm-Störungen	**Möglicherweise zweckmäßig zur** Kombinationsbehandlung von HIV-Infektionen bzw. Aids. Kombination antiretroviraler Wirkstoffe.
Crixivan (D/Ö) Kaps. Indinavir *Rezeptpflichtig*	Häufig Magen-Darm-Störungen, Nierensteine, Nierenfunktionsstörungen, Leberschäden	**Therapeutisch zweckmäßig zur** Dauerbehandlung von HIV-Infektionen und Aids nur in Kombination mit anderen Wirkstoffen. Proteasehemmstoff.
Delimmun (D/Ö) Tabl. Inosin-(dimepranol-4-acetamido-benzoat) *Rezeptpflichtig*	Erhöhung der Harnsäure mit Gefahr von Gicht und Nierensteinen	**Abzuraten** Therapeutische Wirkung bei der Behandlung von Virus-Infektionen zweifelhaft.

Präparat	Wichtigste Nebenwirkungen	Empfehlung
Epivir (D/Ö) Filmtabl., Lösung Lamivudin *Rezeptpflichtig*	Schwere Blutarmut, Magen-Darm-Störungen	**Möglicherweise zweckmäßig zur** Kombinationsbehandlung von HIV-Infektionen bzw. Aids. Antiretroviraler Wirkstoff.
Famvir (D/Ö) Filmtabl. **Famvir Zoster** (D/Ö) Filmtabl. Famciclovir *Rezeptpflichtig*	Kopfschmerzen, Müdigkeit, Verwirrtheit, Übelkeit, Hautjucken	**Therapeutisch zweckmäßig bei** schweren Infektionen mit Herpes und Varizellen-Viren (z. B. Herpes genitalis und Zoster = Gürtelrose). Noch relativ wenig erprobt.
Fortovase (D/Ö) Kaps. Saquinavir *Rezeptpflichtig*	Häufig Magen-Darm-Störungen, Nierensteine, Nierenfunktionsstörungen, Leberschäden	**Therapeutisch zweckmäßig zur** Dauerbehandlung von HIV-Infektionen und Aids nur in Kombination mit anderen Wirkstoffen. Proteasehemmstoff.
Rebetol Hartkapseln (D/Ö) Kap. Ribavirin *Rezeptpflichtig*	Blutschäden (Anämie), Kopfschmerzen, Magenschmerzen, Muskel- und Gelenkschmerzen, grippeähnliche Symptome mit Fieber und Schüttelfrost, Atembeschwerden, psychische Veränderungen	**Möglicherweise zweckmäßig zur** Kombinationsbehandlung mit Interferonen bei Infektionen mit Hepatitis-C-Viren.
Relenza (D/Ö) Pulver zur Inhalation Zanamivir *Rezeptpflichtig*	Kopfschmerzen, Übelkeit, Magen-Darm-Störungen, Atembeschwerden mit Bronchospasmen	**Abzuraten** Therapeutische Wirksamkeit bei echter Virusgrippe zweifelhaft. Wegen schwerer Nebenwirkungen. Vorbeugung einer Grippeinfektion durch Impfung ist vorzuziehen. Noch unzureichend erprobt.
Retrovir (D/Ö) Kaps., Filmtabl., Lösung Zidovudin *Rezeptpflichtig*	Schwere Blutarmut, Magen-Darm-Störungen, Muskel- und Gelenkschmerzen, grippeähnliche Symptome mit Fieber und Schüttelfrost, Atembeschwerden, psychische Veränderungen	**Möglicherweise zweckmäßig zur** Kombinationsbehandlung von HIV-Infektionen bzw. Aids. Antiretroviraler Wirkstoff.
Stocrin Hartkapseln (D) Kaps. Efavirenz *Rezeptpflichtig*	Kopfschmerzen, Übelkeit, Magen-Darm-Störungen, Müdigkeit, Allergien, psychische Veränderungen	**Möglicherweise zweckmäßig zur** Kombinationsbehandlung von HIV-Infektionen und Aids. Antiretroviraler Wirkstoff.

Präparat	Wichtigste Nebenwirkungen	Empfehlung
Sustiva Hartkapseln (D) Kaps. Efavirenz *Rezeptpflichtig*	Kopfschmerzen, Übelkeit, Magen-Darm-Störungen, Müdigkeit, Allergien, psychische Veränderungen	**Möglicherweise zweckmäßig zur** Kombinationsbehandlung von HIV-Infektionen und Aids. Antiretroviraler Wirkstoff.
Valtrex/ S (D/Ö) Filmtabl. Valaciclovir *Rezeptpflichtig*	Kopfschmerzen, Magen-Darm-Störungen, Hautausschläge, Nierenfunktionsstörungen	**Therapeutisch zweckmäßig bei** schweren Infektionen mit Herpes genitalis und Gürtelrose. Noch relativ wenig erprobt.
Videx (D/Ö) Tabl., Kaps. (D), Pulver Didanosin *Rezeptpflichtig*	Entzündung der Bauchspeicheldrüse, Nervenschäden, Nierenfunktionsstörungen	**Möglicherweise zweckmäßig zur** Kombinationsbehandlung von HIV-Infektionen und Aids. Antiretroviraler Wirkstoff.
Vitacept (D/Ö) Pulver, Tabl. Nelfinavir *Rezeptpflichtig*	Häufig Magen-Darm-Störungen, Nierensteine, Nierenfunktionsstörungen, Leberschäden, Muskel- und Gelenkschmerzen, grippeähnliche Symptome mit Fieber und Schüttelfrost	**Therapeutisch zweckmäßig zur** Dauerbehandlung von HIV-Infektionen und Aids nur in Kombination mit anderen Wirkstoffen. Proteasehemmstoff.
Viramune (D/Ö) Suspension, Tabl. Nevirapin *Rezeptpflichtig*	Kopfschmerzen, Fieber, schwere Leberschäden, lebensbedrohliche Allergien	**Möglicherweise zweckmäßig zur** Kombinationsbehandlung von HIV-Infektionen bzw. Aids. Antiretroviraler Wirkstoff.
Virzin (D) Tabl. Aciclovir *Rezeptpflichtig*	Hautausschläge, Nierenfunktionsstörungen, Venenreizungen bei Injektionen	**Therapeutisch zweckmäßig bei** schweren Infektionen mit Herpes und Varizellen-Viren (z. B. Herpes genitalis, Herpes-Gehirnentzündung, Gürtelrose).
Zerit (D/Ö) Kaps., Pulver Stavudin *Rezeptpflichtig*	Entzündung der Bauchspeicheldrüse, Nervenschäden, Nierenfunktionsstörungen	**Möglicherweise zweckmäßig zur** Kombinationsbehandlung von HIV-Infektionen bzw. Aids. Antiretroviraler Wirkstoff.
Ziagen (D/Ö) Lösung, Filmtabl. Abacavir *Rezeptpflichtig*	Kopfschmerzen, Fieber, schwere Leberschäden, lebensbedrohliche Allergien, Blutschäden, Entzündung der Bauchspeicheldrüse, Nervenschäden, Nierenfunktionsstörungen	**Möglicherweise zweckmäßig zur** Kombinationsbehandlung von HIV-Infektionen bzw. Aids. Antiretroviraler Wirkstoff.

Präparat	Wichtigste Nebenwirkungen	Empfehlung
Zovirax (D/Ö) Filmtabl., Suspension, Trockensubstanz Aciclovir *Rezeptpflichtig*	Hautausschläge, Nierenfunktionsstörungen, Venenreizungen bei Injektionen	**Therapeutisch zweckmäßig bei** schweren Infektionen mit Herpes und Varizellen-Viren (z. B. Herpes genitalis, Herpes-Gehirnentzündung, Gürtelrose).

10.4. Impfstoffe und Mittel zur Stärkung der Immunabwehr

Wenn ein Virus oder eine Bakterie in den menschlichen Körper eindringt, produziert dieser nach einiger Zeit speziell gegen den Eindringling gerichtete Abwehrstoffe, so genannte Antikörper. Diese Antikörper machen den Krankheitserreger unschädlich. Hat der Körper diese Fähigkeit einmal erworben, dann besteht oft für einen längeren Zeitraum (in manchen Fällen sogar lebenslang) die Möglichkeit, schnell und in großen Mengen diesen Abwehrstoff zu produzieren. Falls wieder ein Krankheitserreger derselben Art in den Körper eindringt, wird er sofort von den Antikörpern vernichtet und kann keine Krankheit mehr verursachen. Man nennt das Immunität.

Immunisierung

Der Sinn einer Impfung besteht darin, dass der Körper lernt, Abwehrstoffe zu entwickeln, ohne zu erkranken. Dies geschieht, indem dem Körper ungefährlich gemachte Krankheitserreger (Impfstoffe) zugeführt werden.
Besonders bei Viruserkrankungen, gegen die es keine oder nur schlecht wirkende Medikamente gibt, sind Impfungen oft nützlich. Die meisten Impfungen werden im frühen Kindesalter durchgeführt. Die amtlichen Empfehlungen, wann welche Impfungen sinnvollerweise absolviert werden sollen, unterscheiden sich in Österreich und Deutschland nur geringfügig.

Impfempfehlungen in Deutschland und Österreich

Aufgrund neuer Forschungsergebnisse und sich ändernder Krankheitssituationen im Land ändern sich von Zeit zu Zeit auch die Impfempfehlungen für Kinder und Erwachsene.

Den jeweils gültigen Impfplan können Sie von Ihrem Gesundheitsamt bekommen.

Cholera

Eine Impfung gegen Cholera wird weltweit von keinem einzigen Land mehr vorgeschrieben. Die Weltgesundheitsorganisation (WHO) hat diese Impfung aufgrund der geringen Wirksamkeit aus den internationalen Gesundheitsvorschriften herausgenommen. Selbst in Epidemiezeiten erkranken nur etwa 15 Prozent aller Personen, die sich mit Cholera infiziert haben. Gefährdet sind Menschen in schlechten sozialen und hygienischen Verhältnissen.
Die Impfung bietet keinen sicheren Schutz und ist zudem nur für kurze Zeit (zwei bis drei Monate) wirksam.
Als Nebenwirkungen können Unwohlsein, Fieber, Gewebsverhärtungen und entzündliche Hautrötungen an der Einstichstelle auftreten.

Diphtherie und Tetanus

Eine Impfung schützt nicht gegen die Ausbreitung dieser Krankheiten, sondern nur gegen die Folgen der Giftstoffe dieser Krankheitserreger.
Nach der Grundimpfung mit Tetanus- und Diphtherie-Impfstoffen (im 1., 2., 6. und 11. bis 12. Lebensjahr) sollte die Tetanus-Impfung alle 10 Jahre wieder aufgefrischt werden. Jährlich erkranken in Deutschland etwa 15 Personen an Tetanus, die Hälfte dieser Erkrankungen endet tödlich.

Zeckenimpfung (Frühsommer-Meningoencephalitis-FSME)

FSME ist eine Virusinfektion, die Erkrankungen des Gehirns und Rückenmarks verursacht. Hauptüberträger ist der »gemeine Holzbock«, die verbreitetste heimische Zeckenart. In seltenen Fällen kann FSME auch durch den Genuss nicht pasteurisierter Milch von Ziegen und Schafen übertragen werden. Die Gebiete, in denen FSME-befallene Zecken häufig vorkommen, sind meist streng umgrenzt. In Deutschland betrifft dies vor allem Gebiete in den Bundesländern Bayern und Baden-Württemberg, in Österreich die Flußniederungen entlang der Donau sowie Teile von Kärnten, Steiermark und Burgenland. Außerhalb dieser Regionen ist das Risiko gering.
In der Bundesrepublik ist in Gegenden mit FSME-Vorkommen nur etwa jede 600ste Zecke Trägerin des FSME-Virus. In der Donauebene

östlich von Wien ist es jedoch jede 30ste bis 40ste Zecke, deshalb ist hier auch das Risiko einer Erkrankung größer.
Mit einer Impfung erreicht man einen Schutz gegen das FSME-Virus von etwa 90 Prozent über mehrere Jahre.
Als *Nebenwirkungen* der Impfung können Fieber, Kopfschmerzen, Unwohlsein, neurologische Komplikationen, wie z. B. Polyneuritis, multiple Sklerose sowie Gewebsverhärtungen und entzündliche Hautrötungen an der Einstichstelle auftreten.

Lyme-Borreliose

Ebenfalls durch Zecken kann die so genannte Lyme-Borreliose übertragen werden, eine bakterielle Infektion. Dagegen gibt es keine Impfmöglichkeit, obwohl Zecken etwa 300-mal öfter Bakterien vom Typ Borrelien tragen als FSME-Viren und das Risiko dieser Erkrankung daher sehr viel höher ist als das Risiko durch FSME. Die Durchseuchung der Zecken mit dem Bakterium, das die Lyme-Borreliose verursacht, ist im Gegensatz zu FSME nicht auf streng umgrenzte Gebiete beschränkt, sondern betrifft alle Regionen Europas. Zur Vorbeugung sollte man den Körper regelmäßig nach Zecken absuchen, diese in Kopfnähe greifen und ohne Druck auf den Hinterleib nach oben herausziehen. *Nicht mit Öl, Lack oder Klebstoff abtöten, weil dies die Erregerübertragung fördert.*
Die Erkrankung verläuft in mehreren Stadien, verläuft meistens leicht und beginnt häufig mit einer scheibchenförmigen Entzündung an der Einstichstelle – Tage oder Wochen nach dem Zeckenbiss. Lyme-Borreliose ist mit Antibiotika gut behandelbar.

Grippe

Grippe zählt zu den häufigsten Erkrankungen der Wintermonate. Die echte Grippe ist durch Viren verursacht, von denen es fast 300 verschiedene Arten gibt.
Das Risiko, an einer echten Grippeinfektion zu sterben, steigt mit zunehmendem Alter. Für folgende Personen wird eine Impfung empfohlen: Menschen über 60 sowie gesundheitlich besonders gefährdete Patienten mit Herzkrankheiten, Asthma, chronischen Nierenkrankheiten und Zuckerkrankheit. Außerdem für Angehörige von grippegefährdeten Personen, die im selben Haushalt leben, und für medizinisches Personal, das mit grippegefährdeten Patienten in Kontakt kommt.

Hepatitis

Hepatitis A (Reisehepatitis) wird durch Wasser und Nahrungsmittel übertragen. Deutsche und Österreicher stecken sich meist nicht im eigenen Land an, sondern auf Reisen in Länder, in denen Hepatitis A weit verbreitet ist (Afrika, Asien, Südamerika). Etwa 50.000 Deutsche erkranken jährlich daran.

Gegen *Hepatitis A* gibt es einen wirksamen Impfstoff (*Havrix*). Nach der ersten Impfung gibt es einen Schutz von etwa 70 Prozent, nach der zweiten fast 100, nach der dritten hält der Schutz etwa zehn Jahre.

Gegen *Hepatitis B* (Infektiöse Gelbsucht; meist durch sexuellen Verkehr, verunreinigte Spritzen oder Transfusionen übertragen) steht seit einigen Jahren ein sicherer Impfstoff zur Verfügung (*Engerix B, Gen-H-B-Vax*). Geimpft werden sollten alle Personen, die ein erhöhtes Risiko haben, an Hepatitis B zu erkranken: Ärzte, Pflegepersonal, Dialysepatienten etc. Jedes Jahr infizieren sich etwa 50.000 Deutsche mit Hepatitis B. Die Erkrankung dauert im Allgemeinen etwa 12 Wochen und heilt zwar in etwa 85 Prozent aller Fälle folgenlos ab, kann jedoch auch tödlich verlaufen.
Die Impfung verursacht keine ernsthaften Nebenwirkungen. Bei etwa jedem 10. Patienten treten Druckschmerzen an der Einstichstelle auf.
Seit kurzem ist ein kombinierter Impfstoff gegen Hepatitis A und B erhältlich (*Twinrix*).

Gegen *Hepatitis C* gibt es derzeit keinen Impfstoff. Die Übertragung von Hepatitis C erfolgt meist durch gemeinsame Nadelbenützung bei Drogensüchtigen, durch Tätowierungen und Dialysen, selten durch sexuellen Kontakt. Hepatitis C kann mit Interferon behandelt werden. Eine Wirkung zeigt sich allerdings nur in etwa 20 Prozent aller Fälle.

Kinderlähmung (Polio)

Seit der routinemäßigen Impfung aller Kinder gegen Polio ist diese Krankheit in den westlichen Industriestaaten praktisch ausgestorben. Das hat dazu geführt, dass die Zahl der Impfungen gegen Kinderlähmung abgenommen hat. Fachleute warnen deshalb vor der Gefahr neuer Kinderlähmungsfälle.
Nur bei den alten Wirkstoffen kann als *Nebenwirkung* der Impfung in extrem seltenen Fällen Paralyse (= vollständige Lähmung) auftreten.

Keuchhusten (Pertussis)

Keuchhusten war früher eine gefährliche Krankheit. Heute verläuft sie meist wesentlich milder. Manche Komplikationen sind durch Antibiotika-Behandlung vermeidbar – jedoch nur dann, wenn gleich am Beginn der Erkrankung behandelt wird; meist wird dieser Zeitpunkt jedoch verpasst.

In den ersten drei Lebensmonaten, in denen Keuchhusten am gefährlichsten ist, darf nicht geimpft werden, und die Impfungen bieten nur kurzfristigen und unsicheren Schutz.

Keuchhustenimpfungen werden sowohl in Deutschland als auch in Österreich für alle Säuglinge und Kleinkinder empfohlen. Wegen der großen Impflücken der letzten Jahre ist die Zahl der Keuchhustenfälle gestiegen.

Die Impfung erfolgt ab dem dritten Monat dreimal im Abstand von 4 bis 8 Wochen und einmal nach ca. einem Jahr.

Masern und Mumps

Vor der Entwicklung von wirksamen Impfstoffen waren Masern und Mumps relativ häufig auftretende Kinderkrankheiten.

Der zweckmäßigste Zeitpunkt für eine Impfung ist im zweiten Lebensjahr, aber nach dem 15. Lebensmonat. Zusätzlich schlägt die deutsche Impfkommission eine zweite Masernimpfung im sechsten Lebensjahr zum Schuleintritt vor.

Als *Nebenwirkungen* können Fieber, Hautausschläge und Druckempfindlichkeit an der Einstichstelle auftreten.

Pneumokokken-Impfung

Atemwegserkrankungen, die durch Bakterien (z. B. Pneumokokken) verursacht werden, sind relativ häufig. Impfstoffe gegen Pneumokokken bieten kaum einen Schutz vor Erkrankungen der Atemwege.

Eine Impfung wird lediglich bei sehr seltenen Krankheiten, wie z. B. Splenektomie (operative Entfernung der Milz) oder Sichelzellanämie (Blutkrankheit), empfohlen. Die Wirksamkeit von Pneumokokken-Impfungen bei älteren Menschen und Alkoholikern ist umstritten. Kleinkinder, Schwangere und Diabetiker sollten auf keinen Fall geimpft werden.

Als *Nebenwirkung* der Impfung können Fieber, Rötung und Empfindlichkeit an der Einstichstelle auftreten.

Röteln

Röteln kann man nur einmal im Leben bekommen. Durch die Erkrankung erwirbt man sich einen lebenslangen Schutz vor einer Wiedererkrankung. Bei Schwangeren können Röteln zu Missbildungen des Embryos führen. Deshalb sollten Mädchen im 13. Lebensjahr, die nicht bereits eine Röteln-Erkrankung gehabt haben, geimpft werden. Innerhalb von drei Monaten nach der Impfung sollte eine Schwangerschaft vermieden werden.
Als *Nebenwirkungen* können Fieber, Hautausschläge, Gewebsverhärtungen und Empfindlichkeit an der Einstichstelle auftreten.

Haemophilus

Seit einigen Jahren gibt es einen wirksamen und risikoarmen Impfstoff (HIB) gegen die so genannten Haemophilus-Bakterien, welche bei Säuglingen und Kleinkindern eine schwere, eitrige Gehirnhautentzündung und lebensbedrohende Kehlkopfentzündungen hervorrufen können. Diese Impfung wird für alle Säuglinge empfohlen.

Tollwut

Die Tollwut-Schutzimpfung wird normalerweise nur dann durchgeführt, wenn eine Person durch ein tollwütiges oder tollwutverdächtiges Tier gebissen wurde oder wenn verletzte Haut mit Speichel des Tieres in Kontakt gekommen ist. Nicht jeder Biss oder jeder Kratzer durch ein tollwütiges Tier führt beim Menschen zur Erkrankung an Tollwut. Das Risiko, zu erkranken, liegt bei 15 bis 20 Prozent. Eine Erkrankung ohne Behandlung endet jedoch ausnahmslos tödlich.
Bei besonders gefährdeten Personen (z. B. Jägern) ist eine vorbeugende Gabe von Impfstoffen zweckmäßig.
Als *Nebenwirkung* kann in seltenen Fällen Fieber, Kopfschmerz und Unwohlsein auftreten.

Tuberkulose (BCG)

Anfang 1998 änderte die »Ständige Impfkommission« in Deutschland ihre Empfehlung zur Tuberkuloseimpfung: Wegen des geringen Risikos und wegen der schwerwiegenden unerwünschten Wirkungen wird die Impfung nun nicht mehr generell empfohlen.
Als *Nebenwirkung* einer Impfung können Lymphknotenentzündungen und Entzündungen an der Einstichstelle auftreten.

Typhus und Paratyphus

Diese schweren Fieberkrankheiten werden durch Nahrungsmittel übertragen und treten infolge guter hygienischer Verhältnisse in Europa nur noch selten auf. In Nord- und Zentralafrika besteht ein relativ großes Risiko einer Infektion mit Typhus, in Südostasien und Fernost mit Paratyphus.

Eine Schluckimpfung (*Typhoral L*) bietet nur unsicheren Schutz (Wirksamkeit etwa 60 Prozent). Zuverlässiger sind allgemein gültige Vorsorgeregeln beim Essen und Trinken. Bei gleichzeitiger Einnahme mit Antibiotika (z. B. Malariaprophylaxe) wird die Schluckimpfung unwirksam.

Passive Immunisierung – Immunglobuline

Außer der Möglichkeit, den Körper anzuregen, selbst Abwehrstoffe zu produzieren (Impfung), kann man dem Körper auch fertige Abwehrstoffe (Immunglobuline) zuführen. Diese »passive Immunisierung« bietet jedoch nur kurzfristigen Schutz vor Erkrankungen (höchstens einige Monate). Bei nachgewiesener Ansteckungsmöglichkeit mit manchen Erkrankungen (Masern, Leberentzündung (Hepatitis), Tollwut, Tetanus, Zeckenencephalitis, Diphtherie und Kinderlähmung) kann die sofortige Verwendung wirksamer Immunglobuline den Ausbruch der Erkrankung verhindern. Bestimmte Immunglobuline können eine Rhesussensibilisierung verhindern. Im Übrigen ist der Einsatz von Immunglobulinen nur bei Patienten mit einem nachgewiesenen Immunglobulinmangel (humoraler Immundefekt) sinnvoll. Die Herstellerfirmen werden jedoch nicht müde, diese sehr teuren Präparate immer wieder für die verschiedensten schweren Krankheitsformen anzupreisen. Dabei können diese Präparate, die aus menschlichem Serum gewonnen werden, selbst Viruserkrankungen übertragen (wie alle Blutprodukte) und zu lebensbedrohlichen, allergischen Reaktionen führen. Immunglobuline werden vor allem bei Patienten verwendet, deren körpereigenes Abwehrsystem krankhaft gestört ist (humorale Immundefekte).

Zunehmend häufiger werden Immunglobuline auch bei schweren bakteriellen Allgemeininfektionen verwendet. Die Fachzeitschrift »arznei-telegramm« beurteilt die Wirkung allerdings als »fraglich«. Die Internationale Vereinigung der Immunologischen Gesellschaften (IUIS) hat gemeinsam mit der Weltgesundheitsorganisation (WHO) eine Erklärung abgegeben, in der die häufige, unnötige Anwendung von Immunglobulinen kritisiert wird.

10.4.1. Impfstoffe

Präparat	Wichtigste Nebenwirkungen	Empfehlung
Begrivac (D/Ö) Suspension Influenza-Virus-Antigene, Hilfsstoff: Polymyxin B *Rezeptpflichtig*	Fieber, lokale Reaktionen an der Einstichstelle	**Therapeutisch zweckmäßig zur** Vorbeugung der echten Virusgrippe bei gefährdeten Personen.
Diphtherie Adsorbat Impfstoff (D) Suspension Diphtherie-Toxoid *Rezeptpflichtig*	Fieber, lokale Reaktionen an der Einstichstelle	**Therapeutisch zweckmäßig zur** Vorbeugung von Diphtherie bei Kindern und Erwachsenen. Empfehlenswert.
Encepur (D/Ö) Suspension zur i.m. Injektion inaktiviertes FSME Virus Hilfsstoffe: Neomycin, Gentamycin, Chlortetracyclin *Rezeptpflichtig*	Fieber, lokale Reaktionen an der Einstichstelle, neurologische Komplikationen, Entzündungen von Nerven und Gehirn möglich	**Therapeutisch zweckmäßig zur** Vorbeugung der Frühsommer-Meningoencephalitis (FSME) durch Zeckenbisse. Anwendung nur in Risikogebieten bei gefährdeten Personen (z. B. Jägern, Waldarbeitern) vertretbar.
Engerix-B Erwachsene (D/Ö) **Engerix-B Kinder** (D/Ö) Suspension Hepatitis-B-Oberflächen-Antigen, Hilfsstoff: Thiomersal *Rezeptpflichtig*	Magen-Darm-Störungen, Fieber, lokale Reaktionen an der Einstichstelle	**Therapeutisch zweckmäßig zur** Vorbeugung von Leberentzündung (Hepatitis B) bei gefährdeten Personen.
Ervevax Röteln-Lebendimpfstoff (D/Ö) Trockensubstanz Abgeschwächte Röteln-Viren, Hilfsstoffe: Framycetin, Humanalbumin *Rezeptpflichtig*	Fieber, lokale Reaktionen an der Einstichstelle	**Therapeutisch zweckmäßig zur** Vorbeugung von Röteln.
FSME-IMMUN (Ö) Suspension zur i.m. Injektion inaktiviertes FSME Virus Hilfsstoffe: Thiomersal, Humanalbumin, Gentamycin, Neomycin *Rezeptpflichtig*	Fieber, lokale Reaktionen an der Einstichstelle, neurologische Komplikationen, Entzündungen von Nerven und Gehirn möglich	**Therapeutisch zweckmäßig zur** Vorbeugung der Frühsommer-Meningoencephalitis (FSME) durch Zeckenbisse nur in Risikogebieten bei gefährdeten Personen (z. B. Jägern, Waldarbeitern).

Präparat	Wichtigste Nebenwirkungen	Empfehlung
Gen H-B-Vax/ D/ K pro infantibus (D/Ö) Suspension Hepatitis-B-Oberflächen-Antigen Hilfsstoff: Thiomersal *Rezeptpflichtig*	Magen-Darm-Störungen, Fieber, lokale Reaktionen an der Einstichstelle	**Therapeutisch zweckmäßig zur** Vorbeugung von Leberentzündung (Hepatitis B) bei gefährdeten Personen. Gentechnologisch hergestellter Impfstoff.
Grippe-Impfstoff PB (D) Suspension Influenza-Virus-Antigene Hilfsstoffe: Thiomersal, Neomycin, Polymyxin *Rezeptpflichtig*	Fieber, lokale Reaktionen an der Einstichstelle	**Therapeutisch zweckmäßig zur** Vorbeugung der echten Virusgrippe bei gefährdeten Personen.
Havrix Hepatitis-A-Impfstoff (D/Ö) Suspension abgeschwächte Hepatitis-A-Viren, Hilfsstoff: Framycetin *Rezeptpflichtig*	Magen-Darm-Störungen, Fieber, lokale Reaktionen an der Einstichstelle	**Therapeutisch zweckmäßig zur** Vorbeugung von Leberentzündung (Hepatitis A) bei gefährdeten Personen.
Infanrix (D/Ö) Suspension Diphtherie-Toxoid, Tetanus-Toxoid, Pertussis-Toxoid, azelluläre Pertussisfraktion *Rezeptpflichtig*	Fieber, lokale Reaktionen an der Einstichstelle	**Therapeutisch zweckmäßig zur** Vorbeugung gegen Diphtherie, Tetanus und Keuchhusten.
Infanrix Hexa (D/Ö) Suspension Diphtherie-Toxoid, Tetanus-Toxoid, Pertussis-Antigene, Hepatitis-B-Antigene, Hämophilus infl. Antigene, inaktivierte Polio-Viren *Rezeptpflichtig*	Fieber, lokale Reaktionen an der Einstichstelle	**Therapeutisch zweckmäßig zur** Vorbeugung gegen Diphtherie, Tetanus, Keuchhusten, Kinderlähmung, Hepatitis B und Infektionen mit Hämophilusbakterien (z. B. Krupp und Hirnhautentzündung).
Infanrix + Hib (D/Ö) Suspension Diphtherie-Toxoid, Tetanus-Toxoid, Pertussis-Toxoid, azelluläre Pertussisfraktion, Hämophilus infl. Antigene *Rezeptpflichtig*	Fieber, lokale Reaktionen an der Einstichstelle	**Therapeutisch zweckmäßig zur** Vorbeugung gegen Diphtherie, Tetanus, Keuchhusten und Infektionen mit Hämophilusbakterien (z. B. Krupp und Hirnhautentzündung).

Präparat	Wichtigste Nebenwirkungen	Empfehlung
Infanrix-IPV + Hib (D/Ö) Suspension Diphtherie-Toxoid, Tetanus-Toxoid, azelluläre Pertussisfraktion, Hämophilus infl. Antigene, inaktivierte Polio-Viren *Rezeptpflichtig*	Fieber, lokale Reaktionen an der Einstichstelle	**Therapeutisch zweckmäßig zur** Vorbeugung gegen Diphtherie, Tetanus, Keuchhusten, Kinderlähmung und Infektionen mit Hämophilusbakterien (z. B. Krupp und Hirnhautentzündung).
Influsplit (D) Suspension Influenza-Virus-Antigene, Hilfsstoff: Thiomersal *Rezeptpflichtig*	Fieber, lokale Reaktionen an der Einstichstelle	**Therapeutisch zweckmäßig zur** Vorbeugung der echten Virusgrippe bei gefährdeten Personen.
Influvac (D/Ö) Suspension Influenza-Virus-Antigene, Hilfsstoffe: Thiomersal, Gentamycin *Rezeptpflichtig*	Fieber, lokale Reaktionen an der Einstichstelle	**Therapeutisch zweckmäßig zur** Vorbeugung der echten Virusgrippe bei gefährdeten Personen.
IPV Merieux (D) Suspension Inaktivierte Polioviren Hilfsstoffe: Neomycin, Streptomycin, Polymyxin B *Rezeptpflichtig*	Fieber, lokale Reaktionen an der Einstichstelle	**Therapeutisch zweckmäßig zur** Vorbeugung von Kinderlähmung. Empfehlenswert.
IPV-Virelon (D) Suspension Inaktivierte Polioviren Hilfsstoffe: Neomycin, Streptomycin, Polymyxin B *Rezeptpflichtig*	Fieber, lokale Reaktionen an der Einstichstelle	**Therapeutisch zweckmäßig zur** Vorbeugung von Kinderlähmung. Empfehlenswert.
Masern-Impfstoff Merieux (D) Trockensubstanz Abgeschwächte Masern-Viren, Hilfsstoffe: Neomycin, Humanalbumin *Rezeptpflichtig*	Fieber, lokale Reaktionen an der Einstichstelle	**Therapeutisch zweckmäßig zur** Vorbeugung von Masern.

Präparat	Wichtigste Nebenwirkungen	Empfehlung
M-M-RVax (D/Ö) Trockensubstanz Abgeschwächte Viren: Masern, Mumps, Röteln, Hilfsstoffe: Humanalbumin, Neomycin *Rezeptpflichtig*	Fieber, lokale Reaktionen an der Einstichstelle	**Therapeutisch zweckmäßig zur** Vorbeugung von Masern, Mumps und Röteln.
Mencevax ACWY (D/Ö) Trockensubstanz Menigokokken-polysaccharid-Antigen *Rezeptpflichtig*	Fieber, lokale Reaktionen an der Einstichstelle	**Nur zweckmäßig zur** Vorbeugung von bakterieller Hirnhautentzündung durch bestimmte Meningokokken (Untergruppen ACWY), die vorwiegend in tropischen und subtropischen Gebieten vorkommen.
Mutagrip (D) Suspension Inaktivierte Grippeviren, Hilfsstoffe: Neomycin, Thiomersal *Rezeptpflichtig*	Fieber, lokale Reaktionen an der Einstichstelle	**Therapeutisch zweckmäßig zur** Vorbeugung der echten Virusgrippe bei gefährdeten Personen.
Pac-Merieux (D) Suspension Azelluläre Pertussisfraktion, Hilfsstoff: Thiomersal *Rezeptpflichtig*	Fieber, lokale Reaktionen an der Einstichstelle, Nervenerkrankungen (z. B. Krämpfe) möglich	**Therapeutisch zweckmäßig zur** Vorbeugung gegen Keuchhusten.
Pentavac (D) Suspension Diphtherie-Toxoid, Tetanus-Toxoid, Pertussis-Toxoid, azelluläre Pertussisfraktion, Hämophilus Kapselpolysaccharid, Poliomyelitis-Antigene *Rezeptpflichtig*	Fieber, lokale Reaktionen an der Einstichstelle	**Therapeutisch zweckmäßig zur** Vorbeugung gegen Diphtherie, Tetanus, Keuchhusten, Kinderlähmung und Infektionen mit Hämophilusbakterien (z. B. Krupp und Hirnhautentzündung).
Pneumo 23 Vaccine Merieux (Ö) Fertigspritze Strept. pneumoniae Antigene *Rezeptpflichtig*	Fieber, lokale Reaktionen an der Einstichstelle, Blutschäden, Nervenschäden	**Nur zweckmäßig zur** Vorbeugung von bakteriellen Infektionen mit Pneumokokken (Lungenentzündung) bei verminderter Immunabwehr (z. B. nach Milzentfernung).

Präparat	Wichtigste Nebenwirkungen	Empfehlung
Pneumovax 23 (D) Lösung zur Injektion Strept. pneumoniae Antigene *Rezeptpflichtig*	Fieber, lokale Reaktionen an der Einstichstelle, Blutschäden, Nervenschäden	**Nur zweckmäßig zur** Vorbeugung von bakteriellen Infektionen mit Pneumokokken (Lungenentzündung) bei verminderter Immunabwehr (z. B. nach Milzentfernung).
Priorix (D) Trockensubstanz Abgeschwächte Viren: Masern, Mumps, Röteln, Hilfsstoffe: Humanalbumin, Neomycin *Rezeptpflichtig*	Fieber, lokale Reaktionen an der Einstichstelle	**Therapeutisch zweckmäßig zur** Vorbeugung von Masern, Mumps und Röteln.
Polio Salk (Ö) Suspension Inaktivierte Polioviren Hilfsstoffe: Neomycin, Streptomycin, Polymyxin B *Rezeptpflichtig*	Fieber, lokale Reaktionen an der Einstichstelle	**Therapeutisch zweckmäßig zur** Vorbeugung von Kinderlähmung. Empfehlenswert.
Revaxis (D) Suspension Tetanus- und Diphtherie-Toxoid, inaktivierte Polioviren *Rezeptpflichtig*	Fieber, lokale Reaktionen an der Einstichstelle	**Nur zweckmäßig zur** Auffrischimpfung nach Grundimmunisierung gegen Tetanus, Diphtherie und Kinderlähmung. Empfehlenswert.
Rubellovac (D) Trockensubstanz Abgeschwächte Röteln-Viren, Hilfsstoffe: Neomycin, Humanalbumin *Rezeptpflichtig*	Fieber, lokale Reaktionen an der Einstichstelle	**Therapeutisch zweckmäßig zur** Vorbeugung von Röteln.
Sandovac (D) Injektionslösung Inaktivierte Grippeviren Hilfsstoffe: Cetrimid, Thiomersal *Rezeptpflichtig*	Fieber, lokale Reaktionen an der Einstichstelle	**Therapeutisch zweckmäßig zur** Vorbeugung der echten Virusgrippe bei gefährdeten Personen.
Td-pur (D) Fertigspritze Tetanus- und Diphtherie-Toxoid *Rezeptpflichtig*	Fieber, lokale Reaktionen an der Einstichstelle	**Therapeutisch zweckmäßig zur** Vorbeugung von Tetanus und Diphtherie. Empfehlenswert.

Präparat	Wichtigste Nebenwirkungen	Empfehlung
Tetanol (D/Ö) Suspension Tetanus-Toxoid *Rezeptpflichtig*	Fieber, lokale Reaktionen an der Einstichstelle	**Therapeutisch zweckmäßig zur** Vorbeugung von Tetanus. Empfehlenswert.
Twinrix Erwachsene/ Kinder (D/Ö) Suspension abgeschwächte Hepatitis-A- und -B-Viren Hilfsstoff: Neomycin *Rezeptpflichtig*	Magen-Darm-Störungen, Fieber, lokale Reaktionen an der Einstichstelle	**Therapeutisch zweckmäßig zur** Vorbeugung von Leberentzündung (Hepatitis A und B) bei gefährdeten Personen.
Typhim Vi (D) Fertigspritze Salmonella Typhi Antigene *Rezeptpflichtig*	Lokale Reaktionen an der Einstichstelle, Fieber, Magen-Darm-Beschwerden, Muskelschmerzen	**Therapeutisch zweckmäßig zur** Vorbeugung gegen Typhus (Salmonelleninfektion). Relativ geringe Schutzwirkung.
Typhoral L (D) Kaps. Abgeschwächte Lebendkeime von Salmonella Typhi *Rezeptpflichtig*	Magen-Darm-Beschwerden	**Therapeutisch zweckmäßig zur** Vorbeugung gegen Typhus (Salmonelleninfektion). Relativ geringe Schutzwirkung.
Vaqta/ K pro infantibus (D/Ö) Suspension abgeschwächte Hepatitis-A-Viren *Rezeptpflichtig*	Magen-Darm-Störungen, Fieber, lokale Reaktionen an der Einstichstelle	**Therapeutisch zweckmäßig zur** Vorbeugung von Leberentzündung (Hepatitis A) bei gefährdeten Personen.
Vivotif (D) Kaps. Abgeschwächte Lebendkeime von Salmonella Typhi *Rezeptpflichtig*	Magen-Darm-Beschwerden	**Therapeutisch zweckmäßig zur** Vorbeugung gegen Typhus (Salmonelleninfektion). Relativ geringe Schutzwirkung.

10.4.2. Immunglobuline

Präparat	Wichtigste Nebenwirkungen	Empfehlung
Beriglobin (D/Ö) Amp. Immun-Globulinlösung vom Menschen mit Hepatitis-A-Antikörpern *Rezeptpflichtig*	Lokale Reaktionen an der Einstichstelle, kurz dauerndes Fieber, Möglichkeit schwerer allergischer Reaktionen (Schock)	**Therapeutisch zweckmäßig** zur kurzfristigen Vorbeugung von Hepatitis A, Masern und bei Immunglobulinmangel.
FSME-Bulin (D/Ö) Durchstechfl. FSME-Immunglobulin vom Menschen *Rezeptpflichtig*	Lokale Reaktionen an der Einstichstelle, kurzzeitiger Temperaturanstieg. Bei Sensibilisierung schwere allergische Reaktionen möglich (Schock)	**Abzuraten** zur passiven Immunisierung. Die Vorbeugung von FSME (Frühsommer-Meningoencephalitis) muss für gefährdete Personen in Risikogebieten durch eine aktive Impfung erfolgen.
Partobulin S (D/Ö) Lösung Anti-D-Immunglobulin vom Menschen *Rezeptpflichtig*	Lokale Reaktionen an der Einstichstelle, kurz dauerndes Fieber, Möglichkeit schwerer allergischer Reaktionen (Schock)	**Therapeutisch zweckmäßig zur** Verhinderung einer Rhesusfaktor-Unverträglichkeit bei der Mutter.
Rhesogam (D) Lösung Anti-D-Immunglobulin vom Menschen *Rezeptpflichtig*	Lokale Reaktionen an der Einstichstelle, kurz dauerndes Fieber, Möglichkeit schwerer allergischer Reaktionen (Schock)	**Therapeutisch zweckmäßig zur** Verhinderung einer Rhesusfaktor-Unverträglichkeit bei der Mutter.
Tetabulin (Ö) Fertigspritze Tetanus-Antitoxin *Rezeptpflichtig*	Lokale Reaktionen an der Einstichstelle, kurzzeitige Temperaturerhöhung. Bei Sensibilisierung schwere allergische Reaktionen möglich (Schock)	**Therapeutisch zweckmäßig zur** Sofortvorbeugung des Wundstarrkrampfs (Tetanus).
Tetagam N (D) **Tetagam P** (Ö) Lösung Tetanus-Antitoxin vom Menschen *Rezeptpflichtig*	Lokale Reaktionen an der Einstichstelle, kurzzeitige Temperaturerhöhung. Bei Sensibilisierung schwere allergische Reaktionen möglich (Schock)	**Therapeutisch zweckmäßig zur** Sofortvorbeugung des Wundstarrkrampfs (Tetanus).

10.4.3. Sonstige Mittel zur Stärkung der Immunabwehr

Ein intaktes Immunsystem wird mit vielen Gesundheitsgefahren (Infektionen, Gifte, Stress etc.) von allein fertig und sorgt auf unsichtbare Weise dafür, dass wir gesund bleiben. Wenn das Immunsystem noch nicht voll entwickelt (bei Kindern) oder geschwächt (bei alten Menschen) oder beschädigt ist (aufgrund von äußeren oder inneren Belastungen), wird der Körper anfällig für Krankheiten.
Bis hierher herrscht noch weitgehende Übereinstimmung zwischen Schulmedizin und Naturheilkunde bzw. Alternativmedizin.
Während aber in der Schulmedizin der Schwerpunkt auf der gezielten Behandlung der entstandenen Krankheiten liegt, sind die Konzepte der Alternativmedizin vorwiegend auf die Stärkung des Immunsystems ausgerichtet. Das Zauberwort heißt: Immunstimulation. Dahinter steckt die Idee, dass über die Stärkung des Immunsystems der Körper aus eigener Kraft wieder dafür sorgen soll, gesund zu werden und gesund zu bleiben. Was auf den ersten Blick einleuchtend und manchmal durchaus sinnvoll ist, gerät bei manchen Methoden der Alternativmedizin jedoch zur Quacksalberei.
Das menschliche Immunsystem ist ein so kompliziertes Zusammenspiel unterschiedlicher Faktoren und reagiert von Mensch zu Mensch oft so verschieden, dass ein simpler Eingriff wie etwa das Schlucken eines bestimmten Medikaments auch das Gegenteil von dem bewirken kann, was beabsichtigt war.
Unbestritten ist, auch in der Schulmedizin, dass gewisse allgemeine Stärkungsmethoden des Immunsystems sinnvoll sind, etwa Kneipptherapie, Kuren, sportliche Betätigung, Entspannung, Saunabesuche, ausgewogene Ernährung, so genannter positiver Stress, etc.
Aber auch hier gilt: Die individuelle Dosis ist von Mensch zu Mensch verschieden: Was für den einen gesund ist, schädigt den anderen.
Die Alternativmedizin arbeitet mit »immunstimulierenden Medikamenten«, die das Immunsystem stärken sollen. Häufig haben solche Mittel jedoch beträchtliche Nebenwirkungen und bewirken manchmal das Gegenteil von dem, was beabsichtigt ist: Sie machen krank anstatt gesund.
Ein prominentes Beispiel ist das pflanzliche Mittel *Echinacin*, das aus Sonnenhutkraut hergestellt wird. Als zunehmend häufiger Berichte über lebensbedrohliche Nebenwirkungen von *Echinacin-Injektionen* bekannt wurden – darunter tödlich verlaufene Schockzustände, monströse Zungen- und Mundschwellungen mit Atemnot –, versuchte der

Hersteller Madaus eine entsprechende Veröffentlichung der Arzneimittelkommission der Deutschen Ärzteschaft mit juristischen Mitteln zu unterdrücken.
Ende der 90-er Jahre wurden *Echinacin Ampullen* endlich vom Markt gezogen. *Echinacin* ist jedoch nach wie vor als Mittel zum Schlucken erhältlich und wird häufig verwendet. Noch in der »Roten Liste 1996«, dem offiziellen Arzneimittelverzeichnis des Bundesverbandes der Pharmazeutischen Industrie, fehlten Angaben über Nebenwirkungen. Erst seit kurzem werden entsprechende Hinweise aufgezählt: Überempfindlichkeitsreaktionen, Hautausschlag, Juckreiz, selten Gesichtsschwellung, Atemnot, Schwindel, Blutdruckabfall.
Die Fachzeitschrift »arznei-telegramm« weist außerdem darauf hin, dass nachprüfbare Belege für eine Steigerung von Abwehrkräften fehlen. Schlußfolgerung: »Ein unnötig riskantes Arzneimittel von zweifelhaftem Nutzen«.
Dasselbe gilt für alle anderen Mittel, die Echinacea enthalten (z. B. *Echinacea-ratiopharm, Echinacea Stada, Esberitox mono, Esberitox N, Lymphozil*).

Homöopathische Mittel

Die klassische homöopathische Medizin verwendet nur Medikamente, die Einzelstoffe enthalten. Deshalb werden Kombinationsmittel wie *Engystol, Lymphdiaral, Lymphomyosat, Toxi-Loges, Toxi-Loges N* abgelehnt.
Homöopathische Kombinationsmittel haben jedoch einen fixen Platz in der anthroposophischen Medizin.
»Insgesamt ist der Nutzen von homöopathischen Mitteln nur schwer feststellbar«, heißt es in einem »Sonderheft Gesundheit« der Stiftung Warentest. Da jedoch kaum unerwünschte Wirkungen auftreten, ist ein Versuch mit solchen Mitteln vertretbar. Voraussetzung dafür ist allerdings – nach den Regeln der Homöopathie – eine entsprechende Untersuchung durch einen homöopathisch ausgebildeten Arzt.

10.4.3. Sonstige Mittel zur Stärkung der Immunabwehr

Präparat	Wichtigste Nebenwirkungen	Empfehlung
Angocin Anti-Infekt N (D) Filmtabl. Kapuzinerkressenkraut, Meerrettichwurzel	Magen-Darm-Störungen	**Naturheilmittel** mit pflanzlichen Inhaltsstoffen. Therapeutische Wirksamkeit bei Infektionen der Harn- und Atemwege zweifelhaft.
Broncho-Vaxom Kinder/ Erwachsene (D) Kaps. **Broncho-Vaxom Kinder Granulat** (D) Granulat Lyophilisierte Bakterienextrakte	Magen-Darm-Störungen, allergische Reaktionen, Fieber	**Wenig zweckmäßig** Therapeutische Wirksamkeit bei wiederholten Infektionen der Atemwege zweifelhaft.
Echinacea-ratiopharm (D) Tabl., Liquid **Echinacea Stada/ Classic/ Junior/ Lutschtabletten** (D) Tropfen, Lösung, Lutschtabl. Presssaft aus Purpursonnenhutkraut (Echinaceae purp.)	Fieber. Hautausschlag, Juckreiz. Schwere allgemeine allergische Reaktionen möglich. Liquid und Classic Lösung enthalten Alkohol	**Abzuraten** wegen der möglichen schweren Nebenwirkungen. Naturheilmittel mit pflanzlichen Inhaltsstoffen. Therapeutische Wirksamkeit bei Atemwegsinfekten sowie Harnwegsinfektionen zweifelhaft.
Echinacin Saft/ Madaus Capsetten/ Madaus Liquidum (D/Ö) Saft, Lutschpastillen, Liquidum Presssaft aus Purpursonnenhutkraut (Echinaceae purp.)	Fieber. Hautausschlag, Juckreiz. Schwere allgemeine allergische Reaktionen möglich. Liquidum: enthält Alkohol	**Abzuraten** wegen der möglichen schweren Nebenwirkungen. Naturheilmittel mit pflanzlichen Inhaltsstoffen. Therapeutische Wirksamkeit bei akuten und chronischen Atemwegsinfekten sowie Harnwegsinfektionen zweifelhaft.
Eleu-Kokk (D) Drag. Lösung, M Lösung Extrakt aus Eleutherococcus-senticosus-Wurzeln (russ. Ginseng)	Durchfälle, Hauterscheinungen, Blutdruckanstieg möglich. Lösung enthält Alkohol	**Naturheilmittel** mit pflanzlichen Inhaltsstoffen. Therapeutische Wirksamkeit zur Steigerung der Widerstandskräfte zweifelhaft.
Engystol/ -N (D) Tabl., Amp. homöopathische Zubereitungen: Vincetoxicum, Schwefel	Keine wesentlichen bekannt	**Homöopathisches Mittel** Therapeutische Wirksamkeit bei den vom Hersteller angegebenen Anwendungsgebieten (z. B. Erkältungskrankheiten) zweifelhaft. Von der Injektion des Mittels ist abzuraten.

Präparat	Wichtigste Nebenwirkungen	Empfehlung
Esberitox mono Tabletten/ Tropfen (D) Tabl., Tropfen Presssaft aus Purpursonnenhutkraut	Fieber. Hautausschlag, Juckreiz. Schwere allgemeine allergische Reaktionen möglich. Tropfen enthalten Alkohol	**Abzuraten** wegen der möglichen schweren Nebenwirkungen. Naturheilmittel mit pflanzlichen Inhaltsstoffen. Therapeutische Wirksamkeit bei der Behandlung von Atemwegsinfekten zweifelhaft.
Esberitox N (D) Lösung, Tabletten Extrakt aus Herb. Thujae, Rad. Baptisiae, Rad. Echinaceae (Purpursonnenhutwurzel)	Fieber. Hautausschlag, Juckreiz. Schwere allgemeine allergische Reaktionen möglich. Lösung enthält Alkohol	**Abzuraten** wegen der möglichen schweren Nebenwirkungen. Naturheilmittel mit pflanzlichen Inhaltsstoffen. Therapeutische Wirksamkeit zur Steigerung der Abwehrkräfte (Immunstimulation) zweifelhaft.
Luivac (D) Tabl. Bakterienlysate	Magen-Darm-Störungen, allergische Reaktionen	**Wenig zweckmäßig** Therapeutische Wirksamkeit bei wiederholten Infektionen der Atemwege zweifelhaft.
Lymphdiaral Basistropfen (D) Tropfen homöopathische Zubereitungen: u. a. Sonnenhutkraut-Urtinktur, Arsen	Fieber. Hautausschlag, Juckreiz. Schwere allgemeine allergische Reaktionen möglich. Tropfen enthalten Alkohol	**Abzuraten** wegen der möglichen schweren Nebenwirkungen. Homöopathisches Mittel. Therapeutische Wirksamkeit bei den vom Hersteller angegebenen Anwendungsgebieten (z. B. Lymphdrüsenerkrankungen) zweifelhaft.
Lymphozil forte E (D) **Lymphozil K** (D) Tabletten Extrakt aus Sonnenhutwurzel	Fieber. Hautausschlag, Juckreiz. Schwere allgemeine allergische Reaktionen möglich	**Abzuraten** wegen der möglichen schweren Nebenwirkungen. Therapeutische Wirksamkeit bei den vom Hersteller angegebenen Anwendungsgebieten (Infektanfälligkeit, Erkrankungen der Atemwege) zweifelhaft.
Lymphomyosot (D) Tabl., Tropfen, Amp. Zahlreiche homöopathische Zubereitungen: u. a. Jod	Störung der Schilddrüsenfunktion. Tropfen enthalten Alkohol. Ampullen: Allergische Reaktionen möglich	**Homöopathisches Mittel** Therapeutische Wirksamkeit bei den vom Hersteller angegebenen Anwendungsgebieten (Lymphödem, Resistenzschwäche etc.) zweifelhaft. Von der Injektion des Mittels ist abzuraten.

Präparat	Wichtigste Nebenwirkungen	Empfehlung
Symbioflor I (D/Ö) Tropfen Lebende und tote Bakterien (Enterococcus faecalis)	Magen-Darm-Störungen, Kopfschmerzen, Mundtrockenheit	**Wenig zweckmäßig** Therapeutische Wirksamkeit zweifelhaft bei den vom Hersteller angegebenen Anwendungsgebieten (z. B. Regulierung körpereigener Abwehrkräfte, gastrointestinale Störungen, Infekte der oberen Atemwege).
Symbioflor II (D/Ö) Tropfen Lebende und tote Bakterien (Escherichia coli)	Magen-Darm-Störungen. Vorsicht bei bestehenden Erkrankungen im Magen-Darm-Bereich. Nicht bei akuten Entzündungen der Gallenblase oder der Bauchspeicheldrüse verwenden	**Abzuraten** Therapeutische Wirksamkeit zweifelhaft bei den vom Hersteller angegebenen Anwendungsgebieten (z. B. Regulierung der körpereigenen Abwehrkräfte, Magen-Darm-Störungen). Gefahr, dass Antibiotika-Resistenzen übertragen werden.

10.5. Malaria-Mittel

Malaria wird durch den Stich der weiblichen Anophelesmücke übertragen. Die Mücke sticht einen Malaria-Infizierten und nimmt mit seinem Blut die Erreger auf. Diese entwickeln sich in der Mücke fort und wandern in die Speicheldrüsen der Mücke.
Beim nächsten Stich gelangen die Erreger in das Blut des Gestochenen, werden zu seiner Leber transportiert und vermehren sich. Schließlich dringen die Erreger in die roten Blutkörperchen des gestochenen Menschen ein und bringen sie zum Platzen – dadurch wird ein Fieberschub ausgelöst. Dies wiederholt sich in rhythmischen Abständen alle paar Tage. Die Zeit, die zwischen dem Mückenstich und dem Auftreten von Fieber vergeht, kann je nach Art des Malaria-Erregers eine bis vier Wochen dauern.

Allgemeine Vorbeugungsmaßnahmen gegen Malaria

Zur Vorbeugung gegen die in manchen Fällen lebensgefährliche Malaria-Krankheit sollte man folgende Maßnahmen beachten:
– Die meisten Anophelesmücken stechen in der Abenddämmerung oder im Morgengrauen. Besonders in dieser Zeit sollte man sich also in Räumen aufhalten, in die keine Mücken eindringen können.

- Der wichtigste Schutz gegen Anophelesmücken ist ein Moskitonetz, das in vielen Reiseländern zur Standardausrüstung von Hotelzimmern gehört. Wer in Gegenden ohne entsprechende Hotels reist, sollte ein auch bei uns im Handel erhältliches Moskitonetz mitnehmen. Sinnvoll ist es außerdem, Türen und Fenster mit entsprechenden Netzen zu sichern.
- Wer sich abends oder nachts im Freien aufhält, sollte den Mücken möglichst wenig nackte Haut bieten und sich mit einem insektenabweisenden Stoff (Repellent) schützen (z. B. *Autan, Pellit-Mücken-Gel* etc.). Diese Mittel wirken etwa sechs bis acht Stunden lang.

Vertrauen Sie nicht auf die Einnahme von Vitamin B oder auf so genannte Mücken-Piepser – es gibt keinen seriösen wissenschaftlichen Nachweis für die Wirksamkeit!

- Insektensprays und Elektroverdampfer zum Schutz von Schlaf- und Wohnräumen sind zwar wirksam, haben jedoch zwei Nachteile: Sie können beim Menschen Nebenwirkungen wie Atembeschwerden, Unwohlsein, Übelkeit und Kopfschmerzen verursachen. Und treibgashaltige Sprays schädigen die Umwelt.

Malaria-Vorbeugung durch Medikamente

In Deutschland werden jährlich etwa 1.500 Fälle von Malaria registriert. Tendenz: Steigend. Die Krankheit ist immer »importiert«. Durch die Einnahme von Medikamenten kann man das Risiko einer Malaria-Erkrankung zwar verringern, aber nicht gänzlich ausschalten. Außerdem können bei allen Malaria-Mitteln Nebenwirkungen auftreten, die das Wohlbefinden stark beeinträchtigen oder in seltenen Fällen sogar gefährlich sind. Weil immer häufiger Malaria-Erreger vorkommen, die gegen die eingenommenen Medikamente resistent sind, verändern sich die Empfehlungen zur Vorbeugung (Prophylaxe) ständig. Der Schutz vor Malaria wird damit zunehmend problematischer. Man sollte vor einer Reise auf alle Fälle die neuesten Empfehlungen bei einem Tropeninstitut einholen.

Welches Medikament?

Um zu entscheiden, welche Vorbeugung Sie für Sie am besten ist, müssen Sie folgende Fragen beantworten:

- Ist Ihr Reiseland ein Malariagebiet?
- Wie groß ist das Malariarisiko? Bei der Vorbeugung mit den Medikamenten Chloroquin (Resochin [D/Ö]) oder Mefloquin (Lariam [D/Ö]) ist das Risiko, wegen einer schweren Nebenwirkung das Krankenhaus aufsuchen zu müssen, etwa 1:10.000. Das Risiko können Sie bei Tropeninstituten erfragen. Reisen Sie in ein Gebiet mit einem Malariarisiko kleiner als 1:10.000, können Sie eventuell auf die medikamentöse Vorbeugung zu verzichten. In diesem Fall sollten Sie jedoch eine Notfallbehandlung mit sich führen.

Wenn Sie eine Vorbeugung mit Medikamenten durchführen, sollten Sie folgendes beachten:

- Beginnen Sie ein bis zwei Wochen vor der Abreise. Erstens hat damit der Blutspiegel des Medikaments schon bei der Ankunft im Reiseland einen schützenden Pegel erreicht; und außerdem können Sie dadurch noch zu Hause die Verträglichkeit des Mittels testen.
- Halten Sie sich während des Aufenthalts an die Einnahmevorschriften.
- Nehmen Sie das Medikament auch nach der Rückkehr noch vier Wochen lang weiter ein. Wenn sich Malariaerreger in der Leber befinden, schwärmen sie in den kommenden vier Wochen ins Blut aus. Dort kann sie das Medikament unschädlich machen.

Medikamente

Als Standardmedikament für die Malaria-Prophylaxe gilt nach wie vor *Resochin* (D/Ö). Die Einnahme – zwei Tabletten pro Woche für Erwachsene – muss eine Woche vor dem Aufenthalt im malariaverseuchten Gebiet beginnen und noch vier Wochen nach dem Verlassen des Gebiets fortgesetzt werden. Als *Nebenwirkungen* können Magenbeschwerden, Übelkeit, Schwindel und Kopfschmerzen auftreten. Das Medikament wird besser vertragen, wenn man es abends nach dem Essen einnimmt. Die Gefahr von Netzhautschäden besteht hauptsächlich bei lang dauernder, hochdosierter Einnahme von *Resochin*; bei der für die Malaria-Prophylaxe üblichen Dosierung tritt diese Nebenwirkung extrem selten auf.

In Gegenden mit Resistenzen und mittelgroßem Risiko kann *Resochin* mit *Paludrine* (enthält den Wirkstoff Proguanil) kombiniert werden. In Ländern mit hohem Risiko und *Resochin*-Resistenzen kann zur Vorbeugung das Mittel *Lariam* (enthält den Wirkstoff Mefloquin) eingenommen werden, und zwar in einer Dosierung von einer Tablette pro Woche über maximal acht Wochen. *Lariam* sollte nicht eingenommen werden von Schwangeren, Kindern unter 15 Kilogramm Körpergewicht, Patienten mit Krampfanfällen, psychiatrischen Erkrankungen und Patienten, die gleichzeitig Betablocker oder Kalziumantagonisten einnehmen. *Nebenwirkungen* wie Übelkeit, Erbrechen, Benommenheit und Schwindel treten häufig auf. Neuerdings gibt es viele Berichte über schwerwiegende psychische Nebenwirkungen wie Depressionen, Halluzinationen und Panikattacken. Mehr als drei Viertel aller Störwirkungen zeigen sich bereits nach der dritten Tablette. Wer erstmals *Lariam* verwendet, sollte damit etwa zweieinhalb Wochen vor der Reise beginnen, damit beim Auftreten von Problemen noch Zeit bleibt, auf ein anderes Medikament zu wechseln.

Malaria-Behandlung für den Notfall

Wenn Sie auf die vorbeugende Einnahme von Malaria-Medikamenten verzichten, sollten Sie folgende Notfall-Ausrüstung mitnehmen:

- Mala Quick Test. Dieser ist rezeptfrei in Apotheken erhältlich und kostet etwa 35 Euro. Der Test ist neun Monate haltbar und enthält alle notwendigen Materialien, einschließlich Alkoholtupfer zur Hautdesinfektion und Lanzette für die Blutabnahme. Vorsicht: Der Test bietet keine 100-prozentige Sicherheit (die Treffsicherheit liegt zwischen 70 und 100 Prozent). Zum Testen müssen Sie einen Tropfen Blut aus der Fingerkuppe entnehmen und auf eine Testkarte aufbringen. Eine farbige Markierungslinie zeigt an, ob eine Malaria-Infektion vorliegt oder nicht.
- Bei Verdacht auf Malaria haben Sie mehrere Möglichkeiten zur Behandlung: Sie können zwischen den Medikamenten Lariam oder Malorone oder Halfan wählen. Besprechen Sie vor Ihrer Reise mit einem Arzt, was für Sie am günstigsten ist. Schreiben Sie sich genau auf, wie viele Tabletten und in welchem Abstand Sie diese im Notfall einnehmen müssen.
- Wenn Sie mit Malaria infiziert sind, sollten Sie unbedingt und in jedem Fall möglichst rasch einen Arzt/eine Ärztin aufsuchen – auch dann, wenn Sie die Notfall-Behandlung durchführen. Je mehr Zeit zwischen dem ersten Auftreten von Malaria-Anzeichen und einer

optimalen Behandlung vergeht, umso geringer wird Ihre Überlebenschance. Malaria ist häufig eine lebensgefährliche Erkrankung!

Erkundigen Sie sich vor der Reise bei einem Tropeninstitut, welches Malaria-Risiko besteht und welches Medikament Sie zur Prophylaxe anwenden sollen.

Malaria-Anzeichen können sehr vieldeutig sein:
Fieber, Kopf-, Bauch- und Gliederschmerzen, Schweißausbrüche, Durchfall. Suchen Sie unverzüglich einen Arzt auf, wenn Sie unter unerklärlichen Beschwerden dieser Art leiden, und sagen Sie ihm, dass Sie in einem Malaria-Gebiet Urlaub gemacht haben.

Malaria-Vorbeugung durch Homöopathie?
Immer wieder liest man von homöopathischen Medikamenten, die zur Vorbeugung gegen Malaria wirksam sein sollen. Der »Deutsche Zentralverein Homöopathischer Ärzte« und die »Deutsche Homöopathische Union« stellen dazu unmissverständlich fest, dass für Malaria »keine vorbeugenden homöopathischen Medikamente existieren« und zur Vorbeugung außer den üblichen Maßnahmen die anerkannten Malaria-Mittel verwendet werden sollen.

10.5. Malaria-Mittel

Präparat	Wichtigste Nebenwirkungen	Empfehlung
Chlorochin Berlin-Chemie (D) Filmtabl. Chloroquin *Rezeptpflichtig*	Übelkeit, Schwindel	**Therapeutisch zweckmäßig zur** Vorbeugung und Behandlung von Malaria, wenn die Krankheitserreger Chloroquin-empfindlich sind.
Halfan (D) Tabl., Suspension Halofantrin *Rezeptpflichtig*	In seltenen Fällen gefährliche Herzrhythmusstörungen	**Therapeutisch zweckmäßig zur** Behandlung bei Chloroquin-(Resochin-)resistenten Erregern. Wegen der möglichen Nebenwirkungen nicht zur Vorbeugung geeignet.

Präparat	Wichtigste Nebenwirkungen	Empfehlung
Lariam (D/Ö) Tabl. Mefloquin *Rezeptpflichtig*	Schwindel, Übelkeit, Durchfall, Herzrhythmusstörungen, psychotische Reaktionen	**Therapeutisch zweckmäßig zur** Behandlung bei Chloroquin-(Resochin-)resistenten Erregern. Zur Vorbeugung nur in besonderen Fällen verwenden.
Malarone (D/Ö) Filmtabl. Atovaquon, Proguanil *Rezeptpflichtig*	Magen-Darm-Beschwerden, Kopfschmerzen, Husten	**Therapeutisch zweckmäßig zur** Behandlung bei unkomplizierter Malaria tropica. Malariamittel der Reserve. Noch relativ wenig erprobt.
Paludrine (D/Ö) Tabl. Proguanil *Rezeptpflichtig*	Magen-Darm-Beschwerden, selten Haarausfall, Hauterscheinungen	**Therapeutisch zweckmäßig zur** Vorbeugung (insbesondere zur Langzeitvorbeugung), bei höherem Risiko nur zusammen mit Chloroquin (z. B. Resochin).
Resochin (D/Ö) Tabl., Filmtabl., Junior Tabl., Injektionslösung Chloroquin *Rezeptpflichtig*	Übelkeit, Schwindel	**Therapeutisch zweckmäßig zur** Vorbeugung und Behandlung von Malaria, wenn die Krankheitserreger Chloroquin-empfindlich sind.

11. Kapitel: **Erkrankungen der Harnwege**

11.1. Mittel gegen Harnwegsinfektionen (Antibiotika)

Etwa jede zweite Frau – vor allem jüngere Frauen – und jeder achte Mann erkrankt im Laufe des Lebens an einem Harnwegsinfekt.

Unkomplizierte Harnwegsinfektionen bei der Frau
Entgegen der landläufigen Meinung entstehen Harnwegsinfektionen (Blasenentzündungen) praktisch nie durch Sitzen auf kalten Bänken oder feuchten Badeanzügen. Eine experimentelle Untersuchung aus Norwegen legt jedoch den Verdacht nahe, dass kalte Füße die Rückfallshäufigkeit von Harnwegsinfektionen erhöhen.
Bei unkomplizierten Harnwegsinfektionen (Blasenentzündungen) genügt für die Diagnose der Streifentest und die mikroskopische Untersuchung des Mittelstrahlharns. Dabei wird Harn aus dem laufenden Harnstrahl in ein Gefäß aufgefangen.

Behandlung

Heutzutage unterscheidet man nicht mehr zwischen unteren und oberen Harnwegsinfekten. Üblicherweise besteht die Therapie aus der einmaligen Einnahme einer hohen Dosis Trimethoprim (enthalten z. B. in *Motrim, TMP-ratiopharm*) oder Cotrimoxazol (enthalten z. B. in *Cotrim-ratiopharm, Kepinol*). Damit werden etwa 90 Prozent aller Erkrankungen geheilt. Eine über drei Tage verteilte Einnahme derselben Medikamente ist genauso wirkungsvoll wie die Einmaltherapie. Cotrimoxazol ist ein Kombinationspräparat, bestehend aus Trimethoprim und Sulfamethoxazol.
Eine länger dauernde Behandlung – 7 bis 14 Tage – hat keinerlei Vorteile, verursacht jedoch häufiger unerwünschte Wirkungen wie Ausfluss und Heranbildung resistenter Keime.
Falls Trimethoprim oder Cotrimoxazol nicht verwendet werden können (zum Beispiel von Schwangeren, Zuckerkranken), kommen andere Antibiotika wie Breitspektrum-Penicilline (siehe Tabelle 10.1.2.), Cephalosporine (siehe Tabelle 10.1.3.), Gyrasehemmer wie Ofloxazin (enthalten z. B. in *Uro-Tarivid*) oder Ciprofloxacin (enthalten z. B. in *Ciprobay, Ciproxin*) in Betracht. In diesem Fall dauert die Therapie meist länger. Bei Amoxicillin zum Beispiel sieben Tage.

Nitrofurantoin (enthalten z. B. in *Furadantin retard, Nifurantin B6, Nitrofurantoin retard-ratiopharm, Nitrofurantoin »Agepha«, Urospasmon, Uro-Tablinen*) gilt wegen der schweren Nebenwirkungen als überholt, wird in Deutschland jedoch immer noch häufig verwendet – etwa 800.000 Packungen pro Jahr. Offenbar halten viele Ärzte nichts von Weiterbildung.

Nierenbeckenentzündungen

Außer bei Schwangeren beginnt die Behandlung üblicherweise mit der Einnahme des Antibiotikums Cotrimoxazol (enthalten z. B. in *Cotrim-ratiopharm, Kepinol*) für die Dauer von 10 bis 14 Tagen. Gleichzeitig sollte ein Antibiogramm angefertigt werden – eine Laboruntersuchung, in der genau festgestellt wird, welches Antibiotikum gegen die Krankheitskeime am besten wirkt. Falls die begonnene Therapie mit Cotrimoxazol nach zwei bis drei Tagen nicht wirkt, muss auf das als wirksam ermittelte Medikament umgestellt werden.

Immer wieder auftretende Harnwegsinfektionen bei Frauen

Bei jeder vierten Frau tritt nach einer Behandlung erneut eine Harnwegsinfektion auf. Diese Rückfälle sind in fast allen Fällen auf erneute Infektion zurückzuführen und nicht auf mangelnde Wirksamkeit der Therapie.

Folgende Faktoren können Rückfälle begünstigen:

- Scheidendiaphragmen
- spermizide Vaginalcremes
- die Verwendung von Intimsprays, desinfizierenden Lösungen und scharfen Seifen
- Ausfluss
- durch Geschlechtsverkehr können Keime in die Harnröhre gedrückt werden – manchmal hilft es, wenn Frauen, die an häufig wiederkehrenden Harnwegsinfekten leiden, unmittelbar nach dem Geschlechtsverkehr die Blase entleeren.

Bei mehr als drei Rückfällen im Jahr kann eine längere (etwa ein halbes Jahr dauernde), niedrig dosierte Therapie mit Cotrimoxazol (enthalten z. B. in Cotrim-ratiopharm, Kepinol) durchgeführt werden.

Bei schweren Harnwegsinfektionen ist meist eine Behandlung im Krankenhaus notwendig.

Methionin (enthalten z. B. in *Acimethin/-Gry, Methiotrans*) wird bei immer wiederkehrenden Harnwegsinfektionen als zusätzliches Medikament zur Wirkungsverbesserung von Antibiotika verwendet.

Harnwegsinfektionen beim Mann

Bei Männern können Harnwegsinfektionen durch verschiedene Krankheitskeime (Chlamydien, Gonokokken etc.), aber auch durch Prostataerkrankungen verursacht sein. Dies sollte in jedem Fall vor Beginn einer Behandlung abgeklärt werden. Je nach Ursache werden unterschiedliche Antibiotika verwendet. Häufig verwendete Medikamente sind Cotrimoxazol (enthalten z. B. in *Cotrim-ratiopharm, Kepinol*) oder Ofloxazin (enthalten z. B. in *Uro-Tarivid*). Die Therapie mit einer einmalig zu schluckenden Dosis scheint für Männer nicht geeignet zu sein.

Harnröhrenentzündungen, die durch Chlamydien

(bakterienähnliche Krankheitskeime) verursacht werden
Chlamydien sind die häufigsten sexuell übertragenen Infektionskeime. Man schätzt, dass etwa jeder zehnte bis zwanzigste sexuell aktive Erwachsene von solchen Keimen befallen ist. Frauen werden bei ungeschütztem Verkehr leichter angesteckt als Männer. Die Infektion verläuft oft schleichend und ohne Beschwerden. Bei Männern kann die Infektion in der Folge schmerzhafte Harnröhrenentzündungen, Ausfluss und Nebenhodenentzündungen verursachen, bei Frauen Entzündungen des Gebärmutterhalses, der Gebärmutterschleimhaut und der Eileiter mit nachfolgender Sterilität.
Die Diagnose erfolgt meist mit Hilfe von Abstrichen.
Die Behandlung besteht üblicherweise in der Einnahme des Antibiotikums Doxycyclin (enthalten z. B. in *Azudoxat, Doxy CT, Doxy M-ratiopharm, Doxy Wolff*). Schwangere müssen andere Antibiotika wie z. B. Erythromycin verwenden. Die Therapie dauert sieben bis zehn Tage.

Harnwegsinfektionen bei Kindern

Etwa fünf Prozent aller Mädchen und etwa ein Prozent aller Knaben erkranken während der Kindheit an einer Harnwegsinfektion. Über die Ursache des häufigeren Auftretens bei Mädchen gibt es bei Medizinern widersprüchliche Ansichten. Manchmal zeigt sich ein Harninfekt bei Kindern nur durch Bettnässen.
Eine Behandlung sollte – mit Ausnahme von heftigen akuten Erkrankungen – erst nach sorgfältigen klinischen, Labor- und eventuell Ultraschall-Untersuchungen begonnen werden, um etwa einen Harnstau auszuschließen.

Der häufigste Fehler in der Diagnostik von Harnwegsinfektionen ist die Unterlassung einer notwendigen Harnuntersuchung.

Behandlung

Bei unkomplizierten Harnwegsinfektionen sind Antibiotika wie Cotrimoxazol (enthalten z. B. in *Cotrim-ratiopharm, Kepinol*) oder Breitspektrum-Penicilline (siehe Tabelle 10.1.2.) sinnvoll.

Bakterien im Urin (asymptotische Bakteriurie)

Normalerweise ist Urin keimfrei. Bei etwa 40 Prozent aller alten Menschen befinden sich jedoch Bakterien im Urin, ohne dass sich daraus irgendwelche Beschwerden ergeben.
Eine Behandlung ist nur in Ausnahmefällen notwendig.

Antibiotika bei Katheterträgern

Der vorbeugende Einsatz von Antibiotika zur Verhinderung von Harnwegsinfektionen bei Katheterträgern ist im Allgemeinen nutzlos.
Im Vordergrund der Maßnahmen sollte die sorgfältige örtliche Pflege stehen.

11.1. Mittel bei Harnwegsinfektionen

Präparat	Wichtigste Nebenwirkungen	Empfehlung
Arctuvan N (D) Drag. Bärentraubenblätter-Extrakt	Magen-Darm-Störungen	**Wenig zweckmäßig** Pflanzliches Mittel. Zweifelhafte therapeutische Wirksamkeit bei den vom Hersteller angegebenen Anwendungsgebieten (z. B. Entzündungen der Harnwege). Vertretbar wegen geringer Schädlichkeit, wenn eine notwendige Anwendung antibiotisch wirksamer Substanzen nicht verzögert oder unterlassen wird.

Präparat	Wichtigste Nebenwirkungen	Empfehlung
Canephron N (D) Tropfen, Drag. **Canephron novo** (D) Filmtabl., Tropfen Verschiedene Pflanzenauszüge	Selten allergische Hautreaktionen. Tropfen enthalten Alkohol	**Wenig zweckmäßig** Pflanzliches Mittel. Zweifelhafte therapeutische Wirksamkeit bei den vom Hersteller angegebenen Anwendungsgebieten (z. B. Entzündungen der Harnwege). Vertretbar wegen geringer Schädlichkeit, wenn eine notwendige Anwendung antibiotisch wirksamer Substanzen nicht verzögert oder unterlassen wird.
Cystinol (D) Lösung Perkolate aus Pflanzen	Keine wesentlichen zu erwarten. Lösung enthält Alkohol	**Wenig zweckmäßig** Pflanzliches Mittel. Zweifelhafte therapeutische Wirksamkeit bei den vom Hersteller angegebenen Anwendungsgebieten (z. B. Harnwegsinfektionen). Vertretbar wegen geringer Schädlichkeit, wenn eine notwendige Anwendung antibiotisch wirksamer Substanzen nicht verzögert oder unterlassen wird.
Cysto-Myacyne N (D) Spüllösung Neomycin *Rezeptpflichtig*	Häufig allergische Erscheinungen, Blasenkrämpfe	**Abzuraten** wegen der Gefahr von Nebenwirkungen und der Entwicklung von resistenten Keimen.
Furadantin retard (D/Ö) Kaps. Nitrofurantoin *Rezeptpflichtig*	Übelkeit, Erbrechen, Lähmungen, schwere Leberschäden, bleibende Lungenschäden (Lungenfibrose)	**Abzuraten** wegen besonders schwerer Nebenwirkungen, insbesondere bei Langzeittherapie.
H+S Blasen- und Nierentee (D) Tee, Pfefferminze, Bärentraubenblätter, Schachtelhalm, Birkenblätter, Bohnenhülsen, Süßholzwurzeln	Keine wesentlichen bekannt	**Zweckmäßig wie andere Tees auch**, durch Spüleffekt.
Harntee 400 (D) Teegranulat zahlreiche Pflanzenextrakte	Keine wesentlichen bekannt	**Zweckmäßig wie andere Tees auch**, durch Spüleffekt.

Präparat	Wichtigste Nebenwirkungen	Empfehlung
Heumann Blasen- und Nierentee Solubitrat N (D) Tee Zahlreiche Extrakte (z. B. Birkenblätter), Fenchelöl	Keine wesentlichen bekannt	**Zweckmäßig wie andere Tees auch**, durch Spüleffekt.
Nifurantin B6 (D) Drag. Nitrofurantoin, Vitamin B_6 *Rezeptpflichtig*	Übelkeit, Erbrechen, Lähmungen, schwere Leberschäden, bleibende Lungenschäden (Lungenfibrose)	**Abzuraten** wegen besonders schwerer Nebenwirkungen, insbesondere bei Langzeittherapie.
Nitrofurantoin retard-ratiopharm (D) Kaps. **Nitrofurantoin Agepha** (Ö) Tabl. Nitrofurantoin *Rezeptpflichtig*	Übelkeit, Erbrechen, Lähmungen, schwere Leberschäden, bleibende Lungenschäden (Lungenfibrose)	**Abzuraten** wegen besonders schwerer Nebenwirkungen, insbesondere bei Langzeittherapie.
Nitroxolin midi/ -forte (D) Kaps. Nitroxolin *Rezeptpflichtig*	Magen-Darm-Störungen, allergische Erscheinungen (z. B. Hauterscheinungen, Fieber), Blutschäden	**Abzuraten** Therapeutische Wirksamkeit zweifelhaft. Besser wirksame und verträgliche Antibiotika (z. B. Comtrimoxazol) sind vorzuziehen.
Phönix Solidago II/035 B (D) Tropfen Zahlreiche homöopathische Verdünnungen	Keine wesentlichen zu erwarten. Tropfen enthalten Alkohol	**Abzuraten** bei den vom Hersteller angegebenen Indikationen wie z. B. Nephritis, Pyelitis. Homöopathisches Mittel. Die notwendige Anwendung antibiotisch wirksamer Substanzen darf in keinem Fall verzögert oder unterlassen werden.
Sidroga Nieren- und Blasentee (D) Tee Bärentraubenblätter, Schachtelhalm, Birkenblätter, Orthosiphonblätter	Keine wesentlichen bekannt	**Zweckmäßig wie andere Tees auch**, durch Spüleffekt.

Präparat	Wichtigste Nebenwirkungen	Empfehlung
Solubitrat (Ö) Tee Extrakte aus Orthosiphonblättern, Goldrutenkraut, Birkenblättern und Fenchelöl	Keine wesentlichen zu erwarten	**Zweckmäßig wie andere Tees** durch Spüleffekt.
TMP-ratiopharm (D) Tabl. Trimethoprim *Rezeptpflichtig*	Magen-Darm-Störungen, allergische Erscheinungen (z. B. Hauterscheinungen, Fieber), Blutschäden	**Therapeutisch zweckmäßig bei** unkomplizierten Harnwegsinfektionen mit Trimethoprim-empfindlichen Krankheitserregern.
Uro-Nebacetin N (D) Spüllösung Neomycin *Rezeptpflichtig*	Häufig allergische Erscheinungen, Blasenkrämpfe	**Abzuraten** wegen der Gefahr von Nebenwirkungen und der Entwicklung von resistenten Keimen.
Uropurat (Ö) Tee Bärentraubenblätter u. a. pflanzliche Stoffe	Keine wesentlichen zu erwarten	**Zweckmäßig wie andere Tees** durch Spüleffekt.
Urospasmon (D) Filmtabl. Nitrofurantoin, Sulfadiazin, Phenazopyridin *Rezeptpflichtig*	Übelkeit, Erbrechen, Lähmungen, schwere Leberschäden, bleibende Lungenschäden (Lungenfibrose). Relativ häufig allergische Reaktionen (z. B. Fieber, Bindehautentzündung, Hautausschlag)	**Abzuraten** Wenig sinnvolle Kombination von Chemotherapeutikum (Sulfonamid, Nitrofurantoin) mit einem möglicherweise schmerz- und reizbarkeitslindernd wirkenden Inhaltsstoff (Phenazopyridin).
Uro-Tablinen (D) Tabl. Nitrofurantoin *Rezeptpflichtig*	Übelkeit, Erbrechen, Lähmungen, schwere Leberschäden, bleibende Lungenschäden (Lungenfibrose)	**Abzuraten** wegen besonders schwerer Nebenwirkungen, insbesondere bei Langzeittherapie.
Uvalysat Bürger (D) Drag., Tropfen alkoholischer Auszug aus Bärentraubenblättern	Magen-Darm-Störungen. Enthält Alkohol	**Wenig zweckmäßig** Pflanzliches Mittel. Therapeutische Wirksamkeit zweifelhaft bei den vom Hersteller angegebenen Anwendungsgebieten (z. B.Cystitis, Pyelonephritis). Vertretbar wegen geringer Schädlichkeit, wenn eine notwendige Anwendung antibiotisch wirksamer Substanzen nicht verzögert oder unterlassen wird.

11.2. Sonstige Harnwegsmittel

Synthetische Mittel gegen Prostataerkrankungen

Jeder zweite Mann über 65 hat eine vergrößerte Prostata. Wenn keine Beschwerden auftreten, ist auch keine Behandlung notwendig. Bei etwa jedem zweiten Mann mit vergrößerter Prostata entwickeln sich jedoch mit der Zeit Blasenentleerungsstörungen.
Bei leichten und mittelschweren Beschwerden sind Mittel wie Terazosin (enthalten in *Flotrin, Uroflo*) oder Alfuzosin (enthalten in *Urion, UroXatral*), Oxybutynin (enthalten z. B. in *Spasyt*) oder Tolterodin (enthalten z. B. in *Detrusitol*) – zweckmäßig. Vorsicht: Einige dieser Medikamente können die Blutdruckregulation und die Standsicherheit beim Aufstehen beeinflussen.
Eine neue Untersuchung belegt, dass im Gegensatz zu früheren Empfehlungen auch bei nur mäßigen Beschwerden eine frühzeitige operative Entfernung der Prostata langfristig günstiger ist als beobachtendes Abwarten. Bei fortgeschrittener Erkrankung gibt es keine Alternative zu einer Operation.
Der relativ neue Wirkstoff Finasterid (enthalten in *Proscar*) wird von der Berliner Fachpublikation »Arzneimittel-Kursbuch« kritisch beurteilt: »Umstrittenes Therapieprinzip. Bringt für weniger als die Hälfte der Anwender mit gutartiger Prostatavergrößerung mäßige, zum Teil aber auch ausgeprägte Linderung der subjektiv empfundenen Beschwerden. Die Prostatagröße nimmt mitunter ausgeprägt ab. Objektive Messgrößen wie der Harnfluss nehmen nur gering zu oder bleiben unverändert (etwa der Restharn). Wer auf *Proscar* anspricht, lässt sich erst nach drei bis sechs Behandlungsmonaten abschätzen. Ob *Proscar* den Betroffenen langfristig eine Operation erspart, erscheint zweifelhaft. Damit der Effekt erhalten bleibt, müsste das Mittel lebenslang eingenommen werden. Die Langzeitverträglichkeit ist nicht gesichert. Anwender können unter Störung von Libido, Potenz und Ejakulation und an Brustvergrößerung (Gynäkomastie) leiden.«

Pflanzliche Mittel zur Prostatabehandlung

Bei allen pflanzlichen Mitteln – Brennessel-Extrakten, Kürbiskern, Kürbissamen, Beta-Sitosterin, Pollenextrakt, Sägepalmenfruchtextrakt – ist zweifelhaft, ob sie einen therapeutischen Nutzen haben, der über den Placebo-Effekt hinausgeht. In den USA ist der freie Verkauf aller Pflanzenmittel sogar verboten. Begründung: Nicht bewiesene

Wirksamkeit; die Einnahme vermittle den Patienten eine falsche Sicherheit.

Pflanzliche und alternativmedizinische Mittel zur Behandlung von Harnwegsinfektionen

Das Trinken größerer Mengen von Flüssigkeit bewirkt eine vermehrte Wasserausscheidung der Niere – eine sinnvolle Maßnahme bei allen Harnwegsinfektionen, von der man sich jedoch keine Heilung erwarten darf.
Gefährlich kann diese Maßnahme (so genannte »Durchspülungstherapie«) dann werden, wenn dadurch eine notwendige Antibiotikatherapie versäumt wird. Durch Trinken und »Durchspülen« allein kann eine vorhandene Infektionen nicht beseitigt werden.
Statt der angebotenen Nierentees wie *Harntee 400, Nierentee 2000* oder *Solubitrat N* können problemlos Tees aus dem Lebensmittelhandel verwendet werden. Diese erfüllen denselben Zweck.
Arzneimittel, die Bärentraubenblätter enthalten (z. B. *Arctuvan, Cystinol, Uvalysat Bürger*), können Übelkeit und Brechreiz verursachen und wirken bei längerer Anwendung stopfend.

Mittel bei Reizblase und Harninkontinenz

Es gibt eine ganze Reihe unterschiedlicher Wirkstoffe, die gegen Reizblase oder Harninkontinenz beworben werden: Atropin (enthalten z. B. in *Dysurgal N*), Flavoxat (enthalten z. B. in *Spasuret*), Oxybutynin (enthalten z. B. in *Dridase, Ditropan*), Propiverin (enthalten z. B. in *Mictonorm*), Trospium (enthalten z. B. in *Spasmex, Spasmolyt, Spasmo-Urgenin*). Die therapeutische Wirksamkeit dieser Mittel gilt als zweifelhaft. Eine Therapieversuch ist jedoch vertretbar.

11.2. Sonstige Harnwegsmittel

Präparat	Wichtigste Nebenwirkungen	Empfehlung
Acimethin (D/Ö) Filmtabl. Methionin	Ansäuerung des Blutes. Magen-Darm-Störungen	**Nur zweckmäßig zur** Ansäuerung des Urins zur Vorbeugung von Phosphatsteinen. Nicht geeignet zur Behandlung von Harnwegsinfektionen.

Präparat	Wichtigste Nebenwirkungen	Empfehlung
Alna (D/Ö) Retardkaps. Tamsolusin *Rezeptpflichtig*	Blutdruckabfall, Schwindel, häufig Kopfschmerzen, Atemnot, Magen-Darm-Störungen, Hautausschlag, Rückenschmerzen	**Möglicherweise zweckmäßig zur** Verbesserung des Urinflusses bei Prostatavergrößerung (Alpha-Blocker).
Azuprostat M (D) Kaps. Beta-Sitosterin	Keine wesentlichen bekannt	**Wenig zweckmäßig** Zweifelhafte therapeutische Wirksamkeit bei vom Hersteller empfohlenem Anwendungsgebiet (vergrößerte Prostata). Vertretbar wegen geringer Schädlichkeit.
Bazoton N/ uno (D) Kaps., Filmtabl. Brennnesselwurzel-Extrakt (Sapogenin)	Magen-Darm-Störungen möglich	**Wenig zweckmäßig** Pflanzliches Mittel. Zweifelhafte therapeutische Wirksamkeit bei einer Prostatavergrößerung. Vertretbar wegen geringer Schädlichkeit.
Blemaren N (D) Brausetabl. Citronensäure, Natriumcitrat, Kaliumhydrogencarbonat	Wegen des Gehalts an Natrium bzw. Kaliumsalzen sind Störungen bei Hypertonie bzw. Herzerkrankungen möglich	**Therapeutisch zweckmäßig zur** Alkalisierung des Harns z. B. zur Vermeidung von Harnsäure- und Oxalat-Steinen.
Cernilton (D) Kaps. Pollenextrakte	Keine wesentlichen zu erwarten	**Wenig zweckmäßig** Pflanzliches Mittel. Zweifelhafte therapeutische Wirksamkeit bei den vom Hersteller angegebenen Anwendungsgebieten (z. B. Prostataentzündung). Vertretbar wegen geringer Schädlichkeit.
Cystium wern (D) Tropfen Fenchelöl, Campherbaumöl	Magen-Darm-Störungen	**Abzuraten** Pflanzliches Mittel. Zweifelhafte therapeutische Wirksamkeit bei dem vom Hersteller angegebenen Anwendungsgebiet (akute Harnsteinerkrankungen).
Cysto Fink (D) Kaps. Pflanzenextrakte, u. a. Kürbissamenöl, Bärentraubenblätterextrakt, Hopfenzapfenextrakt	Selten Allergien. Sehstörungen	**Wenig zweckmäßig** Pflanzliches Mittel. Zweifelhafte therapeutische Wirksamkeit bei den vom Hersteller angegebenen Anwendungsgebieten (z. B. Reizblase).

Präparat	Wichtigste Nebenwirkungen	Empfehlung
Detrusitol (D/Ö) Filmabl. Tolterodin *Rezeptpflichtig*	Häufig Bauchschmerzen, Magen-Darm-Störungen, Mundtrockenheit, Kopfschmerzen, Schwindel, Müdigkeit, Pulsbeschleunigung, Sehstörungen	**Wenig zweckmäßig** bei Störungen des Wasserlassens (Dysurie). Therapeutische Wirksamkeit des atropinartig krampflösend wirkenden Inhaltsstoffs zweifelhaft.
Ditropan (Ö) Tabl. Oxybutynin *Rezeptpflichtig*	Müdigkeit, Mundtrockenheit, Pulsbeschleunigung, Sehstörungen	**Wenig zweckmäßig** bei Störungen des Wasserlassens (Dysurie). Therapeutische Wirksamkeit des atropinartig krampflösend wirkenden Inhaltsstoffs zweifelhaft.
Dridase (D) Tabl. Oxybutynin *Rezeptpflichtig*	Müdigkeit, Mundtrockenheit, Pulsbeschleunigung, Sehstörungen	**Wenig zweckmäßig bei** Störungen des Wasserlassens (Dysurie). Therapeutische Wirksamkeit des atropinartig krampflösend wirkenden Inhaltsstoffs zweifelhaft.
Dysurgal N (D) Tropfen, Drag. Atropin *Rezeptpflichtig*	Müdigkeit, Mundtrockenheit, Pulsbeschleunigung, Sehstörungen	**Wenig zweckmäßig bei** Störungen des Wasserlassens (Dysurie). Therapeutische Wirksamkeit des krampflösend wirkenden Inhaltsstoffs (Atropin) zweifelhaft.
Flotrin (D) Tabl. Terazosin *Rezeptpflichtig*	Blutdruckabfall, Schwindel, häufig Kopfschmerzen, Atemnot, Magen-Darm-Störungen, Hautausschlag, Rückenschmerzen	**Möglicherweise zweckmäßig zur** Verbesserung des Urinflusses bei Prostatavergrößerung (Alpha-Blocker).
Granu Fink Kürbiskerne (D) Kerne **Granu Fink Kürbiskern Granulat** (D) Granulat **Granu Fink Kürbiskern Kapseln N** (D) Kaps. Kürbissamen, -öl	Keine wesentlichen zu erwarten	**Wenig zweckmäßig**. Pflanzliches Mittel. Zweifelhafte therapeutische Wirksamkeit bei den vom Hersteller angegebenen Anwendungsgebieten (z. B. zur Stärkung der Blasenfunktion). Vertretbar wegen geringer Schädlichkeit.

Präparat	Wichtigste Nebenwirkungen	Empfehlung
Granu Fink Prosta (D) Kaps. Kürbissamen, -öl, Sägepalmen-früchteextrakt	Keine wesentlichen zu erwarten	**Wenig zweckmäßig**. Pflanzliches Mittel. Zweifelhafte therapeutische Wirksamkeit bei den vom Hersteller angegebenen Anwendungsgebieten (z. B. zur Stärkung der Blasenfunktion). Vertretbar wegen geringer Schädlichkeit.
Harzol (D) Kaps. Beta-Sitosterin	Keine wesentlichen bekannt	**Wenig zweckmäßig** Zweifelhafte therapeutische Wirksamkeit bei vom Hersteller empfohlenem Anwendungsgebiet (vergrößerte Prostata). Vertretbar wegen geringer Schädlichkeit.
Inconturina SR (D) Tropfen Extrakt aus Goldrutenkraut, Gewürzsumach-wurzelrinde	Keine wesentlichen bekannt. Tropfen enthalten Alkohol	**Wenig zweckmäßig** Pflanzliches Mittel. Zweifelhafte therapeutische Wirksamkeit bei den vom Hersteller angegebenen Anwendungsgebieten (z. B. Harninkontinenz = Blasenschwäche, Reizblase). Vertretbar wegen geringer Schädlichkeit.
Methiotrans (D) Filmtabl. Methionin	Ansäuerung des Blutes. Magen-Darm-Störungen	**Nur zweckmäßig zur** Ansäuerung des Urins zur Vorbeugung von Phosphatsteinen. Nicht geeignet zur Behandlung von Harnwegsinfektionen.
Mictonorm (D) Drag. Propiverin *Rezeptpflichtig*	Mundtrockenheit, Sehstörungen, Pulsbeschleunigung	**Wenig zweckmäßig bei** funktionellen Störungen des Wasserlassens. Therapeutische Wirksamkeit des atropinartig krampflösend wirkenden Inhaltsstoffs (Propiverin) zweifelhaft.
Nomon Mono (D) Liquidum, Kaps. Extrakte aus Kürbissamen	Keine wesentlichen zu erwarten	**Wenig zweckmäßig** Pflanzliches Mittel. Zweifelhafte therapeutische Wirksamkeit bei den vom Hersteller angegebenen Anwendungsgebieten (z. B. Reizblase, Störungen beim Wasserlassen bei Prostatavergrößerung). Vertretbar wegen geringer Schädlichkeit.

Präparat	Wichtigste Nebenwirkungen	Empfehlung
Omnic (D) Retardkaps. Tamsolusin *Rezeptpflichtig*	Blutdruckabfall, Schwindel, häufig Kopfschmerzen, Atemnot, Magen-Darm-Störungen, Hautausschlag, Rückenschmerzen	**Möglicherweise zweckmäßig zur** Verbesserung des Urinflusses bei Prostatavergrößerung (Alpha-Blocker).
Oxymedin (D) Tabl. Oxybutynin *Rezeptpflichtig*	Müdigkeit, Mundtrockenheit, Pulsbeschleunigung, Sehstörungen	**Wenig zweckmäßig** bei Störungen des Wasserlassens (Dysurie). Therapeutische Wirksamkeit des atropinartig krampflösend wirkenden Inhaltsstoffs zweifelhaft.
Proscar (D/Ö) Filmtabl. Finasterid *Rezeptpflichtig*	Libidoverlust, Impotenz, Ejakulationsstörungen, Brustdrüsenschwellung, Allergien	**Wenig zweckmäßig zur** Verbesserung des Urinflusses bei Prostatavergrößerung (Hormon-Hemmstoff).
Prosta Fink Forte (D) Kaps. Kürbissamenextrakt	Keine wesentlichen bekannt	**Wenig zweckmäßig** Pflanzliches Mittel. Zweifelhafte therapeutische Wirksamkeit bei den vom Hersteller angegebenen Anwendungsgebieten (z. B. Prostatavergrößerung und Reizblase). Vertretbar wegen geringer Schädlichkeit.
Prostagutt (Ö) Kaps. Extrakt aus Sägepalmenfrüchten, Brennnesselwurzeln und Pappel *Rezeptpflichtig*	Magen-Darm-Störungen möglich. Lösung enthält Alkohol	**Wenig zweckmäßig** Pflanzliches Mittel. Zweifelhafte therapeutische Wirksamkeit bei den vom Hersteller angegebenen Anwendungsgebieten (z. B. Harnentleerungsstörung bei Prostatavergrößerung und Reizblase). Vertretbar wegen geringer Schädlichkeit.
Prostagutt Forte (D) Kaps., Lösung Extrakt aus Sägepalmenfrüchten und Brennnesselwurzeln	Magen-Darm-Störungen möglich. Lösung enthält Alkohol	**Wenig zweckmäßig** Pflanzliches Mittel. Zweifelhafte therapeutische Wirksamkeit bei den vom Hersteller angegebenen Anwendungsgebieten (z. B. Harnentleerungsstörung bei Prostatavergrößerung). Vertretbar wegen geringer Schädlichkeit.

Präparat	Wichtigste Nebenwirkungen	Empfehlung
Prostagutt Mono/ UNO (D) Kaps. Extrakt aus Sägepalmenfrüchten	Magen-Darm-Störungen möglich	**Wenig zweckmäßig** Pflanzliches Mittel. Zweifelhafte therapeutische Wirksamkeit bei den vom Hersteller angegebenen Anwendungsgebieten (z. B. Harnentleerungsstörung bei Prostatavergrößerung). Vertretbar wegen geringer Schädlichkeit.
Prostamed (D) Tabl. Kürbisglobulin, Kürbiskernmehl, Extr. Herb. Solidaginis, Extr. fol. Pop. trem. fld.	Keine wesentlichen bekannt.	**Wenig zweckmäßig** Pflanzliches Mittel. Zweifelhafte therapeutische Wirksamkeit bei den vom Hersteller angegebenen Anwendungsgebieten (z. B. Prostatavergrößerung, erschwertes Wasserlassen). Vertretbar wegen geringer Schädlichkeit.
Prostess (D) Kaps. Sägepalmenfrüchteextrakt	Magen-Darm-Störungen möglich	**Wenig zweckmäßig** Pflanzliches Mittel. Zweifelhafte therapeutische Wirksamkeit bei den vom Hersteller angegebenen Anwendungsgebieten (z. B. Störungen beim Wasserlassen bei Prostatavergrößerung). Vertretbar wegen geringer Schädlichkeit.
Rhoival (D) Drag., Tropfen Pflanzenextrakte Tropfen: Pflanzenauszüge	Keine wesentlichen bekannt. Tropfen enthalten Alkohol	**Wenig zweckmäßig** Pflanzliches Mittel. Zweifelhafte therapeutische Wirksamkeit bei den von Hersteller angegebenen Anwendungsgebieten (z. B. Reizblase, Störungen beim Wasserlassen). Vertretbar wegen geringer Schädlichkeit.
Serenoa-ratiopharm/ uno (D) Kaps. Sägepalmenfrüchteextrakt	Selten Magenbeschwerden	**Wenig zweckmäßig** Pflanzliches Mittel. Zweifelhafte therapeutische Wirksamkeit bei den vom Hersteller angegebenen Anwendungsgebieten (z. B. Prostatavergrößerung). Vertretbar wegen geringer Schädlichkeit.

Präparat	Wichtigste Nebenwirkungen	Empfehlung
Solidagoren N (D) Tropfen Pflanzenauszüge z. B. aus Goldrute	Keine wesentlichen bekannt	**Abzuraten** bei den vom Hersteller angegebenen Anwendungsgebieten (z. B. Nephritis). Die notwendige Anwendung antibiotisch wirksamer Substanzen darf hierbei nicht verzögert oder unterlassen werden. Pflanzliches Mittel.
Spasmex (D) Filmtabl., Tabl. Trospium *Rezeptpflichtig*	Mundtrockenheit, Sehstörungen, Pulsbeschleunigung	**Wenig zweckmäßig bei** funktionellen Störungen des Wasserlassens. Therapeutische Wirksamkeit des atropinartig krampflösend wirkenden Inhaltsstoffs (Trospium) zweifelhaft.
Spasmo-lyt (D/Ö) Filmtabl., Drag. Trospium *Rezeptpflichtig*	Mundtrockenheit, Sehstörungen, Pulsbeschleunigung	**Wenig zweckmäßig bei** funktionellen Störungen des Wasserlassens. Therapeutische Wirksamkeit des atropinartig krampflösend wirkenden Inhaltsstoffs (Trospium) zweifelhaft.
Spasmo Urgenin (Ö) Drag. Trospium, Sägepalmenfruchtextrakt, Echinacin *Rezeptpflichtig*	Mundtrockenheit, Sehstörungen, Pulsbeschleunigung, Fieber, Hautausschlag, Juckreiz. Schwere Allergien möglich	**Abzuraten** Wenig sinnvolle Kombination von Pflanzenextrakten (u. a. Echinacin) mit atropinartig krampflösend wirkendem Inhaltsstoff (Trospium). Therapeutische Wirksamkeit zweifelhaft.
Spasmo Urgenin TC (D) Filmtabl. Trospium *Rezeptpflichtig*	Mundtrockenheit, Sehstörungen, Pulsbeschleunigung	**Wenig zweckmäßig bei** funktionellen Störungen des Wasserlassens. Therapeutische Wirksamkeit des atropinartig krampflösend wirkenden Inhaltsstoffs (Trospium) zweifelhaft.
Spasyt (D) Tabl. Oxybutynin *Rezeptpflichtig*	Müdigkeit, Mundtrockenheit, Pulsbeschleunigung, Sehstörungen	**Wenig zweckmäßig** bei Störungen des Wasserlassens (Dysurie). Therapeutische Wirksamkeit des atropinartig krampflösend wirkenden Inhaltsstoffs zweifelhaft.

Präparat	Wichtigste Nebenwirkungen	Empfehlung
Tadenan (Ö) Kaps. Extrakt aus Rinde von Prunus africana, Erdnussöl *Rezeptpflichtig*	Magen-Darm-Beschwerden, Schwindel	**Wenig zweckmäßig** Pflanzliches Mittel. Therapeutische Wirksamkeit zweifelhaft bei den vom Hersteller angegebenen Anwendungsgebieten (z. B. Schwierigkeiten des Wasserlassens bei Prostataerkrankung). Vertretbar wegen geringer Schädlichkeit.
Talso N/ -Uno N (D/Ö) Kaps. Sägepalmenfruchtextrakt	Selten Magenbeschwerden	**Wenig zweckmäßig** Pflanzliches Mittel. Therapeutische Wirksamkeit zweifelhaft bei den vom Hersteller angegebenen Anwendungsgebieten (z. B. Schwierigkeiten des Wasserlassens bei Prostataerkrankung). Vertretbar wegen geringer Schädlichkeit.
Uralyt-U (D/Ö) Granulat Kalium-Natrium-hydrogencitrat *Rezeptpflichtig* (Ö)	Wegen des Gehalts an Natrium bzw. Kaliumsalzen sind Störungen bei Hypertonie bzw. Herzerkrankungen möglich	**Therapeutisch zweckmäßig zur** Alkalisierung des Harns z. B. zur Vermeidung von Oxalat-Steinen.
Urgenin (Ö) Tropfen, Tinktur Sägepalmenfruchtextrakt, Echinacin *Rezeptpflichtig*	Fieber. Hautausschlag, Juckreiz. Schwere allgemeine allergische Reaktionen möglich	**Abzuraten** Pflanzliches Mittel. Therapeutische Wirksamkeit zweifelhaft bei den vom Hersteller angegebenen Anwendungsgebieten (z. B. Reizblase, Prostataerkrankung).
Urion (D) Filmtabl., Retardtabl. Alfuzosin *Rezeptpflichtig*	Blutdruckabfall, Schwindel, häufig Kopfschmerzen, Atemnot, Magen-Darm-Störungen, Hautausschlag, Rückenschmerzen	**Möglicherweise zweckmäßig zur** Verbesserung des Urinflusses bei Prostatavergrößerung (Alpha-Blocker).
Urispas (Ö) Drag. Flavoxat *Rezeptpflichtig*	Mundtrockenheit, Sehstörungen, Müdigkeit, Verwirrtheit, selten allergische Reaktionen	**Wenig zweckmäßig bei** Störungen des Wasserlassens. Therapeutische Wirksamkeit des atropinartig krampflösend wirkenden Inhaltsstoffs (Flavoxat) zweifelhaft.

Präparat	Wichtigste Nebenwirkungen	Empfehlung
Uroflo (Ö) Tabl. Terazosin *Rezeptpflichtig*	Blutdruckabfall, Schwindel, häufig Kopfschmerzen, Atemnot, Magen-Darm-Störungen, Hautausschlag, Rückenschmerzen	**Möglicherweise zweckmäßig zur** Verbesserung des Urinflusses bei Prostatavergrößerung (Alpha-Blocker).
Urol Mono (D) Kaps. Trockenextrakt aus Riesengoldrutenkraut	Keine wesentlichen bekannt	**Wenig zweckmäßig** Pflanzliches Mittel. Therapeutische Wirksamkeit zweifelhaft bei den vom Hersteller angegebenen Anwendungsgebieten (z. B. Austreibung von Harnleiter- und Nierensteinen).
UroXatral (D) Filmtabl., Retardtabl. Alfuzosin *Rezeptpflichtig*	Blutdruckabfall, Schwindel, häufig Kopfschmerzen, Atemnot, Magen-Darm-Störungen, Hautausschlag, Rückenschmerzen	**Möglicherweise zweckmäßig zur** Verbesserung des Urinflusses bei Prostatavergrößerung (Alpha-Blocker).

12. Kapitel: **Herz, Kreislauf**

Die Todesursache jedes zweiten Deutschen oder Österreichers ist heute eine Herz-Kreislauf-Erkrankung. Um die Jahrhundertwende sah die Statistik ganz anders aus. Damals starben die Menschen vorwiegend an Infektionen. Die häufigsten Todesursachen waren Tuberkulose und Lungenentzündung.

Ursache des geänderten Krankheitsspektrums

Um 1900 betrug die durchschnittliche Lebenserwartung eines Mannes in Deutschland etwa 45 Jahre (in Österreich 39 Jahre), einer Frau 48 Jahre (in Österreich 41 Jahre). Vor allem die Senkung der Säuglingssterblichkeit hat dazu geführt, dass heute die durchschnittliche Lebenserwartung in Deutschland und in Österreich für Männer etwa 73 und für Frauen etwa 80 Jahre beträgt.

Neben sozialpolitischen und hygienischen Maßnahmen waren es sicher auch die Erfolge der Medizin, die den Menschen zu längerem Leben verholfen haben. Viele Krankheiten, die früher unweigerlich den Tod zur Folge hatten, können heute geheilt werden. Akute Infektionen mit tödlichem Ausgang sind heutzutage seltener, chronische Krankheiten – besonders an Herz und Kreislauf – werden aufgrund natürlicher Alterungsprozesse immer häufiger. Heute leidet rund ein Drittel aller über 65-Jährigen an einer oder mehreren Krankheiten, häufig chronisch.

Risikofaktoren für Herz-Kreislauf-Erkrankungen

Ohne auszuruhen schlägt das Herz von der Geburt bis zum Tod durchschnittlich drei Milliarden Mal. Etwa 9.000 Liter Blut werden täglich in die Adern gepumpt. Es ist einleuchtend, wenn Störungen an diesem ohne Pause arbeitenden System mit zunehmendem Alter häufiger auftreten. Auch eine gesunde Lebensführung und die beste medizinische Vorsorge und Behandlung können das nicht verhindern – irgendwann ist der Tod unausweichlich.

In den sechziger und siebziger Jahren des 20. Jahrhunderts gab es große Anstrengungen von Seiten der medizinischen Forschung, Ursachen von Herz-Kreislauf-Erkrankungen aufzuspüren, Vorbeugemaßnahmen zu entwickeln und neue Behandlungsmethoden zu etablieren.

Eine wichtige Rolle spielt dabei das Konzept der »Risikofaktoren«. Mediziner fanden heraus, dass die meisten Herz-Kreislauf-Leiden nicht durch einen, sondern durch mehrere Faktoren verursacht werden – sie werden »Risikofaktoren« genannt.
Rauchen gilt als einer der wichtigsten; außerdem Bluthochdruck, hohe Blutfettwerte, Übergewicht, Bewegungsmangel, beruflicher Stress und einige weitere.
Das Konzept der Mediziner klingt einfach: Wenn man die Ursachen der Erkrankung – die Risikofaktoren – ausschaltet oder verringert, dann muss auch die Zahl der Herz-Kreislauf-Erkrankungen sinken.
In unzähligen Gesundheitskampagnen wurde der Bevölkerung in den vergangenen Jahrzehnten eingehämmert: Bei zu hohem Blutdruck muss der Blutdruck gesenkt werden; bei zu hohen Cholesterinwerten müssen die Cholesterinwerte gesenkt werden; Übergewichtige müssen abnehmen usw.
Die einfachste und von den meisten Medizinern unkritisch propagierte Behandlungsmöglichkeit schien das Pillenschlucken zu sein. Heute herrscht in der seriösen Medizin jedoch Übereinstimmung darüber, dass nichtmedikamentöse Maßnahmen – aufhören zu rauchen, regelmäßige körperliche Aktivität, eine abwechslungsreiche, fettarme Ernährung (so genannte Mittelmeerkost) – in den meisten Fällen das Risiko von Herz-Kreislauf-Erkrankungen viel nachhaltiger senken als Medikamente.

Pharmaindustrie und Risikofaktoren

Mit der Anwendung von Medikamenten bei »Risikofaktoren« und der dramatisch gestiegenen Zahl von Herz-Kreislauf-Krankheiten öffnete sich für die Pharmaindustrie ein riesiger neuer Markt. Die Pharmakonzerne erzielten damit in Deutschland im Jahre 2000 Einnahmen von etwa 7,2 Milliarden DM.
Dass Medikamente jedoch manchmal mehr Schaden als Nutzen bringen können, hat sich eindrücklich bei der Behandlung des Risikofaktors »hohe Blutfettwerte« (Cholesterinspiegel) gezeigt.

Cholesterinspiegel medikamentös gesenkt – Sterblichkeit erhöht?

Schleichende Gefäßveränderungen, im Volksmund »Arterienverkalkung« genannt, gelten als Ursache zahlreicher Herz-Kreislauf-Leiden. Diese »Verkalkung« kommt durch Einlagerung von Fettstoffen (u. a. Cholesterin) in die Gefäßwände zustande. Wenn weniger Fettstoffe

im Blut vorhanden sind, dann – so überlegten sich die Mediziner – kann auch weniger Fett in die Gefäßwände abgelagert werden.
Die gängigste Antwort der Schulmedizin: Man verschrieb ein Medikament zur Senkung dieser hohen Werte.
Eine große Studie der Weltgesundheitsorganisation (WHO) hat gezeigt, dass durch bestimmte Arzneimittel diese Wirkung – Senkung der Cholesterinwerte – zwar erzielt wurde, aber es zeigte sich auch eine unerwartete »Nebenwirkung«: Die Lebenserwartung der medikamentös behandelten Patienten verringerte sich – durch die Zunahme anderer, medikamentenbedingter Krankheiten – anstatt anzusteigen. »Die Behandlung war erfolgreich, aber der Patient ist tot«, beschrieb die angesehene Fachzeitschrift »The Lancet« sarkastisch dieses Ergebnis.
Bis dahin hatten jedoch schon Zehntausende von Patienten diese Medikamente zur Cholesterinspiegelsenkung geschluckt. Als das Ergebnis der WHO-Studie bekannt wurde, verbot das damalige Bundesgesundheitsamt in West-Berlin einige dieser Medikamente. Kurze Zeit darauf wurde das Verbot jedoch – wegen einiger methodischer Mängel der Studie – wieder aufgehoben. Cholesterin-senkende Substanzen (wie z. B. das nur noch selten verwendete *Clofibrat*) sind wieder zugelassen, allerdings mit einem Hinweis des Herstellers: »Es ist nicht möglich, Voraussagen über die Wirkung bei einzelnen Patienten zu machen.«

Blutdruck medikamentös gesenkt – Sterblichkeit erhöht?

In »Hochdruck-Kampagnen« war der Bevölkerung in den letzten Jahren vor Augen geführt worden, wie gefährlich erhöhter Blutdruck ist. Medikamentöse Behandlung von zu hohem Blutdruck wurde zum Dogma der Medizin. In Kenntnis der Tatsache, dass bereits Menschen mit nur leicht erhöhtem Blutdruck ein erhöhtes Risiko für Herz-Kreislauf-Krankheiten haben, erhoffte man von der medikamentösen Behandlung auch dieser Patienten deutliche Erfolge.
Dass die medikamentöse Behandlung von Bluthochdruck unter Umständen jedoch die Zahl der »schönen« Jahre verringern kann, hat eine umfangreiche amerikanische Studie gezeigt. »Die Ergebnisse der Untersuchung sind ein Schlag ins Gesicht der herrschenden medizinischen Dogmen«, hieß es in einem Kommentar der Zeitschrift der amerikanischen Ärztevereinigung »JAMA«.
Bei der mit Medikamenten behandelten Gruppe war zwar die Zahl der Herz-Todesfälle geringer als bei der Kontrollgruppe, aber gleichzeitig

waren mehr Krebserkrankungen beobachtet worden, so dass die Gesamtzahl der Todesfälle sogar höher als bei der Kontrollgruppe war. Resümee der Forscher: »Risikofaktoren wurden erfolgreich gesenkt. Insgesamt zeigte sich jedoch kein Nutzen in Bezug auf Verminderung der Todesraten.«

Ein Teilergebnis beunruhigte die Forscher besonders: Bei Patienten mit Bluthochdruck und zusätzlich vorhandenen EKG-Störungen gab es in der medizinisch intensiv betreuten Gruppe mehr Todesfälle als in der Gruppe mit der gewöhnlichen Hausarztbetreuung. Vorsichtig formulierten die Forscher, dass »die medikamentöse Therapie möglicherweise einen ungünstigen Effekt gehabt habe«.

Die Fachzeitschrift »Internistische Praxis« empfiehlt deshalb heute als erste Maßnahme bei leichter Hypertonie: Raucher sollten aufhören zu rauchen, Übergewichtige sollten vor allem weniger sowie fett- und salzarm essen, außerdem sollte man sich sportlich betätigen.

Zweifel am Nutzen der Behandlung von leichtem Hochdruck mit Medikamenten – besonders bei älteren Menschen – waren schon einige Jahre vorher von Medizinern geäußert worden. Da im Alter bei allen Menschen die Blutgefäße starrer und enger werden, ist möglicherweise ein etwas höherer Blutdruck notwendig, um alle Blutgefäße ausreichend zu durchbluten. Bei schwereren Formen des Bluthochdrucks sind Medikamente nach wie vor unbestritten nützlich. Ihr Einsatz bei nur leicht erhöhtem Blutdruck muss jedoch aufgrund der Untersuchungen der letzten Jahre kritisch überprüft werden. Nicht alle Medikamente sind gleichermaßen von Nutzen; bei manchen überwiegt der Schaden.

12.1. Mittel gegen Bluthochdruck

Der Blutdruck des Menschen ist innerhalb von 24 Stunden großen Schwankungen unterworfen – je nachdem, ob man schläft, sitzt, Sport treibt oder nervös ist. Bei ein und derselben Person ist der niedrigste messbare Wert etwa halb so hoch wie der höchste meßbare Wert. Wie ist es also möglich, von normalem oder erhöhtem Blutdruck zu sprechen?

Der Blutdruck gilt als erhöht, wenn jemand im Tagesdurchschnitt Werte hat, die höher sind als 160/95 mm Hg. Die erste Zahl ist der so genannte systolische Wert. Er wird gemessen, wenn das vom sich zusammenziehenden Herzen ausgeworfene Blut wie eine Welle durch

die Adern läuft. Die zweite Zahl ist der so genannte diastolische Wert, wenn das Blut zwischen zwei Wellen ruhig durch die Adern weiterfließt, während das Herz erschlafft und sich wieder mit Blut füllt.
Obwohl für die Beurteilung des Bluthochdruck-Risikos für (koronare) Herzkrankheiten der systolische wie der diastolische Wert in gleicher Weise herangezogen werden können, wird von den meisten Medizinern der erhöhte Blutdruck nach dem diastolischen Wert in drei Gruppen eingeteilt:
– milder Hochdruck: diastolische Werte von 90–104 mm Hg
– mittelschwerer Hochdruck: diastolische Werte von 105–114 mm Hg
– schwerer Hochdruck: diastolische Werte höher als 115 mm Hg

Blutdruck – falsche Messergebnisse

Viele Patienten und auch Ärzte glauben, es sei relativ einfach festzustellen, ob jemand an Bluthochdruck leide. Es gibt jedoch zahlreiche Fehlerquellen beim Messen. Zum Beispiel zeigen Geräte mit üblichen Manschetten bei Patienten mit dicken Oberarmen den Blutdruck um 10–15 mm Hg zu hoch an. Nach Schätzungen von Fachleuten haben etwa 25 Prozent aller Personen, die Mittel gegen Bluthochdruck einnehmen, aufgrund falscher Messungen in Wirklichkeit keinen erhöhten Blutdruck.
Üblicherweise erhöht sich der Blutdruck auch dann, wenn die Messung im Sprechzimmer des Arztes vorgenommen wird. Ursache dieser »Sprechzimmer-Hypertonie«, wie sie von Medizinern genannt wird, ist die erhöhte psychische Spannung und Nervosität, die bei fast allen Patienten beim Arztbesuch auftritt.
Blutdruckmessungen, die zu Beginn eines Arztbesuches gemacht werden, führen deshalb regelmäßig zu einem überhöhten Blutdruckwert. Einen »annähernd richtigen« Wert erhält man bei Selbstmessungen, oder wenn der Arzt über einen Zeitraum von 10 Minuten drei bis vier Messungen vornimmt und davon nur der Wert der letzten Messung herangezogen wird.

Wie häufig ist Bluthochdruck?

Es gibt viele Gesellschaften, in denen Bluthochdruck überhaupt nicht auftritt, auch nicht mit zunehmendem Alter. In den industrialisierten Gesellschaften ist er jedoch relativ häufig. Zahlen aus einer deutschen Studie ergaben folgende Häufigkeiten für die Altersgruppe der 30- bis 69-Jährigen: Etwa zwei Drittel der Bevölkerung (60 Prozent der Männer und 74 Prozent der Frauen) haben einen normalen Blutdruck.

Etwa 20 Prozent (21 Prozent Männer und 16 Prozent der Frauen) haben einen grenzwertigen Blutdruck. Etwa 15 Prozent der Bevölkerung (18 Prozent der Männer und 11 Prozent der Frauen) haben einen eindeutig hohen Blutdruck.

Ist Bluthochdruck gefährlich?

Es gilt als sicher, dass der Blutdruck, wenn er über längere Zeit erhöht ist, die Lebenserwartung senkt. Erhöhter Blutdruck steigert das Risiko, ein Herz-, Nieren- oder Kreislaufleiden zu bekommen. Als Patient merkt man davon nichts – außer bei sehr hohen Blutdruckwerten oder wenn die Steigerung innerhalb kurzer Zeit vor sich geht. Festgestellt werden kann das nur durch richtige Messungen oder dann, wenn bereits Organschädigungen (Herz, Niere) aufgetreten sind.
Erhöhter Blutdruck sinkt bei vielen Menschen ohne Behandlung (in etwa 30 Prozent der Fälle) wieder auf normale Werte. Das Risiko, dass aus einem unbehandelten, leicht erhöhten Blutdruck mit der Zeit ein schwerer Bluthochdruck wird, wird vor allem von der Pharmaindustrie übertrieben. Dies ist nur bei etwa jedem fünften Patienten der Fall. Deshalb sollte – außer bei stark erhöhten Werten – nicht gleich mit Medikamenten behandelt, sondern zunächst beobachtet und der Blutdruck regelmäßig kontrolliert werden.

Ursachen von Bluthochdruck

In der Fachliteratur werden folgende Ursachen von erhöhtem Blutdruck angeführt:

- Nebenwirkung einer ganzen Reihe von Medikamenten, z. B. manche Grippemittel (*Doregrippin, Trimedil, Wick DayMed Erkältungsgetränk für den Tag)*, manche Schnupfenmittel (*Coldargan, Contac 700, Rhinopront, Vibrocil*), manche Schlankheitsmittel (*Adipex, Antidadipositum X-112 S, Mirapront N, Recatol N, Regenon, Tenuate*), Glukokortikoide (siehe Kapitel 7: Entzündungen), die »Pille«, Östrogene (beide siehe Kapitel 18: Sexualorgane und -hormone) und Antirheumatika
- größere Mengen von Alkohol über einen längeren Zeitraum
- bestimmte Arten von Übergewicht
- körperliche Inaktivität
- dauernder erhöhter beruflicher Stress
- möglicherweise Rauchen
- körperliche Krankheiten (z. B. Nierenleiden oder bestimmte Hormonkrankheiten)

- hoher Gehalt von Blei im Blut
- Vererbung

Selbsthilfe

Heutzutage empfehlen fast alle seriösen Publikationen als erste Maßnahme eine Behandlung ohne Medikamente. Falls nicht durch die Höhe des Blutdrucks (diastolisch höher als 160 mm Hg) eine sofortige medikamentöse Behandlung notwendig ist, sollten zunächst folgende Maßnahmen getroffen werden, wobei man sich zusammen mit dem Arzt überlegen sollte, welche davon am ehesten erfolgreich durchgeführt werden können:

- Übergewicht abbauen
- den Alkoholkonsum einschränken
- mehr Bewegung
- Entspannungstechniken anwenden
- Lebensweise überdenken: für ausreichende Nachtruhe sorgen; wenn möglich Überforderungen beseitigen
- die »Pille« und Östrogenpräparate (siehe Kapitel 18: Sexualorgane und -hormone) absetzen. Eventuell auch alle anderen Medikamente absetzen, die Hochdruck verursachen können
- Rauchen einstellen
- Einschränken des Salzverbrauchs. Dies ist jedoch nur sinnvoll bei salzempfindlichen Menschen – etwa jedem zweiten Hochdruckkranken und jedem vierten Menschen mit normalem Blutdruck. Ob jemand salzempfindlich ist, kann mit folgendem Experiment festgestellt werden: Ernährung eine Zeit lang auf salzarm umstellen und dann wieder auf salzreich wechseln. Wenn der Blutdruck nach dem Wechsel durchschnittlich um mindestens 5 mm Hg ansteigt, ist man salzempfindlich. Hauptquellen von Salz sind Brot und Fertiggerichte.

Auch wenn Medikamente genommen werden müssen, um den Blutdruck auf normale Werte zu senken, sind zusätzlich nichtmedikamentöse Maßnahmen sinnvoll.

Medikamentöse Behandlung

Mit wenigen Ausnahmen weisen alle seriösen Publikationen der letzten Zeit darauf hin, dass es zweifelhaft ist, ob die medikamentöse Behandlung von leicht erhöhtem Blutdruck (mit diastolischen Werten zwischen 90 und 100 mm Hg) einen Nutzen bringt. Überall wird vor möglichen Risiken gewarnt. Falls durch sorgfältige Messungen wirklich zu hoher Blutdruck festgestellt wird und die anderen Maßnahmen nicht wirken, kann unter sorgfältigem Abwägen der Vor- und Nachteile eine medikamentöse Behandlung begonnen werden. Bei Personen unter 60 mit mildem Bluthochdruck sollte eine Behandlung mit Medikamenten auch davon abhängig gemacht werden, ob weitere Risikofaktoren (Diabetes, koronare Herzkrankheit, zu hoher Cholesterinspiegel) vorliegen.

In letzter Zeit häufen sich Warnungen in Fachzeitschriften, dass die Zahl der Personen steigt, »die aufgrund einer vorschnellen Diagnose Antihypertensiva (= Medikamente gegen Bluthochdruck, d. A.) erhalten, obwohl sie keinen behandlungsbedürftigen Hochdruck haben«.

Es gibt eine Reihe von unterschiedlich wirkenden Substanzen. Dementsprechend machen verschiedene Mediziner auch unterschiedliche Therapievorschläge. Eine gewisse Übereinstimmung findet sich in der Literatur über folgende Maßnahmen: Man geht nach einem »Stufenplan« vor, bis die notwendige Senkung des Blutdrucks erreicht ist.

Die Wahl des Medikaments hängt – außer von verschiedenen persönlichen Vorlieben des Arztes – vom Alter des Patienten, von eventuell vorhandenen anderen Krankheiten und von den möglichen Nebenwirkungen des Medikaments ab.

In dem häufig angewendeten Stufenschema der »Deutschen Liga zur Bekämpfung des hohen Blutdrucks e. V.« kommen neuere Erkenntnisse über Nutzen und Risiken einiger Wirkstoffgruppen – z. B. Kalzium-Antagonisten und ACE-Hemmer – offenbar nicht zum Ausdruck. Im Unterschied zu diesem Schema empfehlen wir folgendes Vorgehen, das weltweit üblich ist:

1. Stufe: Man beginnt die Behandlung entweder mit einem Betablocker oder einem harntreibenden Mittel (Diuretikum). Wenn dies nicht möglich ist – aufgrund bestehender Krankheiten –, ist ein ACE-Hemmer möglicherweise sinnvoll. Nutzen und Risiken einer Langzeittherapie des Bluthochdrucks mit ACE-Hemmern sind derzeit allerdings noch nicht eindeutig geklärt. Bei Kalzium-Antagonisten häufen sich in letzter Zeit Hinweise, dass das Risiko höher ist als der Nutzen. Insbesondere Bluthochdruckpatienten mit Diabetes sollten keine Kalzium-Antagonisten verwenden.

2. Stufe: Wird der Blutdruck mit einem einzigen Medikament der 1. Stufe nicht ausreichend gesenkt, nimmt man noch ein zweites hinzu. Idealerweise kombiniert man ein Diuretikum mit einem Betablocker. Ist dies nicht möglich, kann man auch andere Medikamente miteinan-

der kombinieren, z. B. gefäßerweiternde Mittel wie Kalzium-Antagonisten, Prazosin, Methyldopa oder ACE-Hemmer mit einem harntreibenden Mittel oder Kalzium-Antagonisten mit Betablockern. Der Wirkstoff Clonidin (enthalten z. B. in *Catapresan*) ist wegen schwerwiegender Nebenwirkungen – nach Absetzen des Medikaments oder wenn man die Einnahme vergisst, können schwere Bluthochdruck-Krisen ausgelöst werden – bei Arzneimittel-Fachleuten umstritten.
3. Stufe: Wenn auch zwei verschiedene Wirkstoffe den Blutdruck nicht ausreichend senken, kombiniert man drei verschiedene Medikamente mit unterschiedlicher Wirkungsweise. Die medikamentöse Behandlung sollte auf allen Stufen immer mit einer niedrigen Dosis beginnen und erst langsam gesteigert werden. Erst wenn der erwünschte Blutdruck erreicht ist, sollte man auf so genannte Kombinationsmedikamente (= Medikamente mit mehreren Wirkstoffen) umsteigen, die den Inhaltsstoffen und der Dosierung der Einzelsubstanzen entsprechen.

Betablocker
Betablocker als Einzelwirkstoffe (enthalten z. B. in *Atehexal, Atenolol AL, Atenolol-Heumann, Atenolol-ratiopharm, Atenolol-Stada, Azumetop, Beloc, Bisobloc, Bisomerck, Bisoprolol Heumann, Bisoprolol von ct, Bisoprolol-ratiopharm, Bisoprolol Stada, Bisopuren, Blocotenol, Celipro Lichtenstein, Concor, Concor plus, Cordanum, Dilatrend, Dociton, Kerlone, Metobeta, Meprolol, Metohexal, Metoprolol AC, Metoprolol Heumann, Metoprolol-ratiopharm, Metoprolol-Stada, Metoprolol von ct, Meto-Tablinen, Nebilat, Obsidan, Propra-ratiopharm, Querto, Selectol, Tenormin*)
senken nachweislich die Häufigkeit von Herz-Kreislauf-Erkrankungen und die Sterblichkeit von Hochdruckpatienten. Nach Meinung internationaler Experten gelten sie deshalb bei der Behandlung des Bluthochdrucks als erste Wahl, ebenso wie Thiazid-Diuretika.
Falls ein Betablocker nicht wirkt, hat es wenig Sinn, auf einen anderen umzusteigen, weil alle etwa das gleiche Wirkprinzip haben. Unterschiede bestehen vor allem bei den *Nebenwirkungen*: Relativ häufig sind Schwindel, Benommenheit, Verlangsamung des Pulses. Weniger häufig sind Atemschwierigkeiten, Verwirrtheitszustände (besonders bei älteren Personen), Depressionen, reduzierte Aufmerksamkeit, Anschwellen der Fußknöchel, Füße oder Beine sowie kalte Hände oder Füße. Betablocker können außerdem die Sexualität einschränken (z. B. Potenzstörungen verursachen). Wer an Asthma, Zucker-

krankheit oder Durchblutungsstörungen der Gliedmaßen leidet, sollte Betablocker nur in speziell begründeten Fällen verwenden. In manchen Fällen ist es sinnvoll, fixe Kombinationen von Betablockern mit anderen Wirkstoffen zu verwenden, zum Beispiel Betablocker + Diuretikum (*Beloc comp, Beloc Zok comp, Teneretic*) oder Betablocker + Kalziumantagonist (*Belnif, Nif-Ten, Mobloc*) oder Betablocker + Diuretikum + gefäßerweiterndes Mittel (*Trepress*).

Diuretika

Thiazid-Diuretika als Einzelwirkstoffe (enthalten z. B. in *Esidrix*; siehe Tabelle 12.2.) oder in fixer Kombination mit anderen Wirkstoffen (z. B. Beloc comp, Beloc Zok comp, Teneretic) sind ähnlich wirkungsvoll wie Betablocker, jedoch wesentlich billiger. Da als Nebenwirkung dieser Substanzen der Kaliumspiegel im Blut absinkt, verordnen die Ärzte häufig zusätzlich zu Thiazid-Diuretika routinemäßig Wirkstoffe, die das Kalium im Organismus zurückhalten. Die routinemäßige Verschreibung von so genannten kaliumsparenden Diuretika ist jedoch nicht sinnvoll und in manchen Fällen (besonders bei älteren Patienten) – wegen der Gefahr von Hyperkaliämie (zu viel Kalium im Blut) – sogar gefährlich. Der Körper hat normalerweise genügend Kalium im Gewebe gespeichert, um den erhöhten Bedarf bei einer Hochdruck-Therapie mit Diuretika zu decken. Kalium kann auch durch eine sinnvolle Ernährung dem Körper zugeführt werden. Viel Kalium ist z. B. in Walnüssen, Bananen oder Vollkornbrot enthalten.

Kalzium-Antagonisten

Diese Wirkstoffe sind enthalten z. B. in *Adalat, Antagonil, Aprical, Azupamil, Baymycard, Bayotensin, Baypress, Belnif, Corinfar, Corotrend, Diltahexal, Diltiazem-ratiopharm, Dilzem, Duranifin, Durasoptin, Falicard, Isoptin, Mobloc, Modip, Motens, Munobal, Nifeclair, Nife von ct, Nifedipat, Nifedipin AL, Nifedipin-Heumann, Nifedipin-ratiopharm, Nifedipin Stada, Nifehexal, Nifical, Nif-Ten 50, Nitregamma, Nitrendepat, Nitrendipin beta, Nitrendipin Heumann, Nitrendipin-ratiopharm, Nitrendipin Stada, Nitrepress, Nitre Puren, Nivadil, Norvasc, Pidilat, Procorum, Vascal, Verabeta, Vera von ct, Verahexal, Veramex, Verapamil AL, Verapamil-ratiopharm, Verasal.*
Kalzium-Antagonisten gehören in Deutschland zu den am häufigsten verwendeten Mitteln gegen Bluthochdruck. Insgesamt wurden von diesen Wirkstoffen im Jahr 2000 knapp 23 Millionen Packungen einge-

nommen. Tendenz: Der Verbrauch sinkt. 1997 waren noch 25 Millionen Packungen verbraucht worden (2000: 23 Mill.). Der sinkende Verbrauch ist wahrscheinlich verursacht durch Hinweise, dass der Nutzen dieser Mittel bei Bluthochdruck fragwürdig ist und die Lebenserwartung möglicherweise verringert anstatt gesteigert wird. *Die Fachzeitschrift* »arznei-telegramm« *rät besonders bei Diabetikern von einer Therapie mit Kalziumantagonisten dringend ab*! Solche Mittel sollten zur Behandlung des Bluthochdrucks nur dann verwendet werden, wenn andere Medikamente wie Betablocker oder Diuretika nicht wirken oder aufgrund schon bestehender Krankheit nicht eingenommen werden dürfen (Kontraindikationen).

ACE-Hemmer

In den vergangenen Jahren kam es zu einem richtiggehenden Boom von ACE-Hemmern. 1997 wurden in Deutschland knapp 25 Millionen Packungen davon verbraucht, im Jahr 2000 bereits 28 Millionen. Und immer wieder werden neue Mittel auf den Markt gebracht, obwohl diese sich in Wirkung und Nebenwirkung kaum von den beiden Standard-Präparaten Captopril (enthalten z. B. in *ACE Hemmer-ratiopharm, Acenorm/ Cor, Adocor, Capozide, Captobeta/ -comp, Capto AbZ, Capto comb, Captoflux, Capto von ct, Capto-dura, Captogamma, Captohexal/ -comb, Capto-Isis/ -plus, Captopril AL, Captropril HCT Stada, Captopril Heumann, Captopril Pfleger, Captopril Stada, Capto-Puren, Debax, Lopirin, Tensiomin, Tensostad*) und Enalapril (enthalten z. B. in *CO-renitec, Corvo, Enadura, Enabeta, Enahexal, Enalapril AZU, Enalapril-ratiopharm, Enalapril Stada, Enalogamma, Pres, Pres Plus, Renacor, Renitec, Xanef*) unterscheiden.
Zu den neuen ACE-Wirkstoffen zählen Benazepril (enthalten z. B. in *Cibacen*), Cilazapril (enthalten z. B. in *Dynorm, Dynorm Plus, Inhibace Roche*), Fosinopril (enthalten z. B. in *Fosinorm/ -comp, Fositens*), Lisinopril (enthalten z. B. in *Acecomb, Acemin, Acerbon, Acercomp, Coric, Coric plus, Lisihexal, Lisinopril Azu, Lisinopril-ratiopharm, Lisinopril Stada*), Perindopril (*Coversum, Coversum Cor*), Quinapril (enthalten z. B. in *Accupro, Accuzide*), Ramipril (enthalten z. B. in *Arelix ACE, Delix, Delmuno, Hypren, Tritace, Tritazide, Unimax, Vesdil, Vesdil Plus*), Spirapril (enthalten z. B. in *Quadropril*), Trandolapril (enthalten z. B. in *Tarka, Udramil*).

Manche Arzneimittel-Fachleute warnen vor einer routinemäßigen Verschreibung von ACE-Hemmern, weil bei diesen Mitteln schwere Nebenwirkungen auftreten können: unstillbarer Reizhusten bei 15–33 Prozent aller Patienten/innen (besonders bei Frauen), Kaliumüberschuss im Körper, Blutbildstörungen und selten lebensbedrohliche Überempfindlichkeitsreaktionen (angioneurotisches Ödem).
Laut Fachzeitschrift »arznei-telegramm« (Heft 4/1998) läßt sich derzeit nicht sicher beurteilen, welchen Nutzen die Einnahme von ACE-Hemmern bei leichtem Bluthochdruck bringt. Um das festzustellen, müssten weitere Vergleichsstudien durchgeführt werden.
Erstaunlich bleibt, dass trotz des unsicheren Nutzens diese Mittel in einem solchen Ausmaß verschrieben werden.

Doxazosin und Prazosin

Die Einnahme von Doxazosin (enthalten z. B. in *Cardular, Diblocin, Doxacur, Doxazomerck, Doxazosin AZU, Doxazosin-ratiopharm, Doxazosin Stada*) oder Prazosin (enthalten z. B. in *Polypress*) kann zweckmäßig sein, wenn andere Standardmedikamente zur Behandlung des hohen Blutdrucks versagen.
Nach Beginn der Einnahme dieser Medikamente treten häufig (in mehr als zehn Prozent aller Fälle) Schwächezustände und Schwindel auf, besonders bei Lageveränderungen des Körpers (z. B. vom Sitzen zum Stehen). Weniger häufige Nebenwirkungen sind: Brustschmerzen, plötzliche Schwächezustände, unregelmäßige Herzschläge, Kurzatmigkeit, Anschwellen der Beine, Gewichtszunahme.

Reserpin

Dieser Wirkstoff ist enthalten in *Brinerdin, Briserin N, Modenol, Triniton.*
Reserpin ist wegen der möglichen schweren Nebenwirkungen in einigen europäischen Ländern sehr umstritten. Es wird deshalb auch zunehmend seltener verwendet.
Nebenwirkungen: Reserpin wirkt dämpfend und kann schwere Depressionen mit Selbstmordneigungen auslösen. Anzeichen dafür sind unübliche Stimmungsveränderungen, Alpträume oder Schlaflosigkeit gegen Morgen. In solchen Fällen sollte man sofort den Arzt aufsuchen. Außerdem können die Nasenschleimhäute anschwellen, Magen-Darm-Störungen (Durchfall, Übelkeit, Erbrechen), Müdigkeit, Potenzstörungen und Herzrhythmusstörungen auftreten.

Um das Risiko von Nebenwirkungen zu verringern, sollte man Reserpin möglichst niedrig dosieren.

Clonidin

Dieser Wirkstoff ist enthalten z. B. in *Catapresan, Clonidin-ratiopharm* und sollte wegen der häufig auftretenden Nebenwirkungen – Benommenheit, eingeschränktes Reaktionsvermögen, Kopfschmerzen, Verlust von sexuellem Empfinden – nur in Ausnahmefällen verwendet werden. Schon wenn die Einnahme von Clonidin ein- oder zweimal vergessen wird, können schwere Hochdruckkrisen ausgelöst werden.

Dihydralazin und Hydralazin

Diese beiden ähnlichen Wirkstoffe werden meist mit anderen Hochdruckmitteln kombiniert und sind enthalten in *Trepress, Triloc, Triniton*.

Wegen ausgeprägten immunallergischen Nebenwirkungen sollten diese Wirkstoffe nur dann verwendet werden, wenn andere Hochdruckmittel versagen.

Bei Autofahrern oder Personen, deren berufliche Tätigkeit erhöhte Aufmerksamkeit erfordert, kann die Einnahme von (Di)Hydralazin Probleme verursachen, weil als Nebenwirkung Schwindel und Kopfschmerzen auftreten können. Diese Nebenwirkungen treten besonders bei schnellen Lageveränderungen des Körpers (z. B. vom Sitzen zum Stehen) auf.

Angiotensin-II-Antagonisten (Sartane)

Sartane als Einzelwirkstoffe (enthalten z. B. in *Aprovel, Atacand, Blopress, Diovan, Karvea, Lorzaar, Micardis, Provas, Teveten*) oder in Kombination mit anderen Wirkstoffen (enthalten z. B. in *Atacand plus, Coaprovel, Codiovan, Karvezide, Lorzaar plus, Provas comp*) vermindern die Wirkung des körpereigenen, gefäßverengenden Stoffes Angiotensin II. Dadurch erweitern sich die Blutgefäße, sinkt der Blutdruck und das Herz wird entlastet. Angiotensin II-Antagonisten sind im Vergleich zu den ähnlich wirkenden ACE-Hemmern (z. B. *Captohexal*) noch wenig erprobt. Über ihren langfristigen Nutzen kann noch keine sichere Empfehlung abgegeben werden, weil die Behandlung gegen Bluthochdruck meist eine Langzeittherapie ist.

Die angesehene Berliner Fachzeitschrift »arznei-telegramm« empfiehlt, diese bis jetzt wenig erprobten Wirkstoffe nur dann zu verwen-

den, wenn bewährte Hochdruckmittel nicht wirken und ACE-Hemmer nicht vertragen werden.
Als Nebenwirkungen treten häufig Magen-Darm-Störungen, Kopfschmerzen, Schwindel, Müdigkeit und Atemwegsinfektionen auf. In seltenen Fällen können außerdem Leberschäden, Quincke-Ödeme (massive Rötung und Schwellung des Gesichts), Hyperkaliämie (Anzeichen dafür können sein: Unlust, Schwäche, Verwirrtheit, Herzprobleme) und andere Nebenwirkungen auftreten.

Hochdruckbehandlung bei älteren Menschen

Lediglich bei Behandlung mit Betablockern und Diuretika ist nachgewiesen, dass dadurch die Häufigkeit von Herz-Kreislauf-Erkrankungen und die Sterblichkeit gesenkt wird – auch für Patienten über 60 Jahren. Für alle anderen Hochdruck-Medikamente fehlen entsprechende Untersuchungen. Bevor Arzneimittel eingenommen werden, sollten auf alle Fälle die Vor- und Nachteile sorgfältig abgewogen werden.
Eine große Studie hat ergeben, dass der Nutzen einer medikamentösen Therapie von erhöhtem Blutdruck bei Patienten mit einem Alter über 80 Jahren fraglich ist.

Bluthochdruck – lebenslang behandeln?

In einer 1994 veröffentlichten Studie setzten schwedische Ärzte bei durchschnittlich 74-jährigen Menschen mit Bluthochdruck die Medikamente ab und stellten fest, dass der Blutdruck danach bei 60 Prozent aller Patienten normal blieb. Nach drei Jahren waren immer noch 27 Prozent aller Untersuchten im Normbereich und benötigten keine Medikamente.
Empfehlung: Wer schon längere Zeit Medikamente gegen zu hohen Blutdruck einnimmt, sollte abklären, ob der Blutdruck auch ohne Medikamente normal bleibt.
Vorsicht: Medikamente nicht eigenmächtig absetzen, sondern nur in Zusammenarbeit mit dem behandelnden Arzt.

Behandlung von akuten Hochdruckkrisen

Situationen, in denen der Blutdruck sehr rasch und stark ansteigt und verbunden ist mit Kopfschmerzen, Erbrechen, Verwirrtheit, Sehstörungen, Unruhe, Krämpfen, Herzschwäche oder Angina-pectoris-artigen Schmerzen, zählen zu den medizinischen Notfällen. Unter Umständen ist sogar ein Krankenhausaufenthalt mit einer intensiven medizinischen Behandlung notwendig. Häufig verwendete Medikamente sind so genannte Nitro-Präparate: Glycerolnitrat (enthalten z. B. in *Nitrangin, Nitrolingual*), Urapidil (enthalten z. B. in *Ebrantil*), Dihydralazin (enthalten z. B. in *Nepresol*).

12.1. Mittel gegen Bluthochdruck

Präparat	Wichtigste Nebenwirkungen	Empfehlung
Accupro (D) Filmtabl. Quinapril *Rezeptpflichtig*	Häufig Husten. Magen-Darm-Störungen, Atemnot, Kopfschmerzen, Schwindel, Hauterscheinungen (z. B. Ausschlag), Blutschäden, Geschmacksstörungen, Haarausfall	**Therapeutisch zweckmäßig nur bei** schwereren Formen des Bluthochdrucks und Herzinsuffizienz (ACE-Hemmer). Der Langzeitnutzen bei leichtem Hochdruck ist nicht nachgewiesen.
Accuzide/ diuplus (D) Filmtabl. Quinapril, Hydrochlorothiazid *Rezeptpflichtig*	Häufig Husten. Magen-Darm-Störungen, Atemnot, Kopfschmerzen, Schwindel, Hauterscheinungen (z. B. Ausschlag), Blutschäden, Salz- und Wasserverlust. Vorsicht bei Gicht!	**Therapeutisch zweckmäßig nur bei** schwereren Formen des Bluthochdrucks. Sinnvolle Kombination von ACE-Hemmer (Quinapril) mit Diuretikum (Hydrochlorothiazid).
Acecomb (Ö) Tabl., Mite Tabl., Semi Tabl. Lisinopril, Hydrochlorothiazid *Rezeptpflichtig*	Häufig Husten. Magen-Darm-Störungen, Atemnot, Kopfschmerzen, Schwindel, Hauterscheinungen (z. B. Ausschlag), Blutschäden, Salz- und Wasserverlust. Vorsicht bei Gicht!	**Therapeutisch zweckmäßig nur bei** schwereren Formen des Bluthochdrucks. Sinnvolle Kombination von ACE-Hemmer (Lisinopril) mit Diuretikum (Hydrochlorothiazid).
ACE Hemmer-ratiopharm (D) Tabl. Captopril *Rezeptpflichtig*	Häufig Husten. Magen-Darm-Störungen, Atemnot, Kopfschmerzen, Schwindel, Hauterscheinungen (z. B. Ausschlag), Blutschäden, Geschmacksstörungen, Haarausfall	**Therapeutisch zweckmäßig nur bei** schwereren Formen des Bluthochdrucks und Herzinsuffizienz (ACE-Hemmer). Der Langzeitnutzen bei leichtem Hochdruck ist nicht nachgewiesen.
ACE Hemmer-ratiopharm comp. (D) Tabl. Captopril, Hydrochlorothiazid *Rezeptpflichtig*	Häufig Husten. Magen-Darm-Störungen, Atemnot, Kopfschmerzen, Schwindel, Hauterscheinungen (z. B. Ausschlag), Blutschäden, Salz- und Wasserverlust. Vorsicht bei Gicht!	**Therapeutisch zweckmäßig nur bei** schwereren Formen des Bluthochdrucks. Sinnvolle Kombination von ACE-Hemmer (Captopril) mit Diuretikum (Hydrochlorothiazid).

Präparat	Wichtigste Nebenwirkungen	Empfehlung
Acemin (Ö) Tabl. Lisinopril *Rezeptpflichtig*	Häufig Husten. Magen-Darm-Störungen, Atemnot, Kopfschmerzen, Schwindel, Hauterscheinungen (z. B. Ausschlag), Blutschäden, Geschmacksstörungen, Haarausfall	**Therapeutisch zweckmäßig nur bei** schwereren Formen des Bluthochdrucks und Herzinsuffizienz (ACE-Hemmer). Der Langzeitnutzen bei leichtem Hochdruck ist nicht nachgewiesen.
Acenorm Cor (D) Tabl. Captopril *Rezeptpflichtig*	Häufig Husten. Magen-Darm-Störungen, Atemnot, Kopfschmerzen, Schwindel, Hauterscheinungen (z. B. Ausschlag), Blutschäden, Geschmacksstörungen, Haarausfall	**Therapeutisch zweckmäßig nur bei** schwereren Formen des Bluthochdrucks und Herzinsuffizienz (ACE-Hemmer). Der Langzeitnutzen bei leichtem Hochdruck ist nicht nachgewiesen.
Acenorm HCT (D) Tabl. Captopril, Hydrochlorothiazid *Rezeptpflichtig*	Häufig Husten. Magen-Darm-Störungen, Atemnot, Kopfschmerzen, Schwindel, Hauterscheinungen (z. B. Ausschlag), Blutschäden, Salz- und Wasserverlust. Vorsicht bei Gicht!	**Therapeutisch zweckmäßig nur bei** schwereren Formen des Bluthochdrucks. Sinnvolle Kombination von ACE-Hemmer (Captopril) mit Diuretikum (Hydrochlorothiazid).
Acerbon (D) **Acerbon Cor** (D) Tabl. Lisinopril *Rezeptpflichtig*	Häufig Husten. Magen-Darm-Störungen, Atemnot, Kopfschmerzen, Schwindel, Hauterscheinungen (z. B. Ausschlag), Blutschäden, Geschmacksstörungen, Haarausfall	**Therapeutisch zweckmäßig nur bei** schwereren Formen des Bluthochdrucks und Herzinsuffizienz (ACE-Hemmer). Der Langzeitnutzen bei leichtem Hochdruck ist nicht nachgewiesen.
Acercomb/ -mite (D) Tabl. Lisinopril, Hydrochlorothiazid *Rezeptpflichtig*	Häufig Husten. Magen-Darm-Störungen, Atemnot, Kopfschmerzen, Schwindel, Hauterscheinungen (z. B. Ausschlag), Blutschäden, Salz- und Wasserverlust. Vorsicht bei Gicht!	**Therapeutisch zweckmäßig nur bei** schwereren Formen des Bluthochdrucks. Sinnvolle Kombination von ACE-Hemmer (Lisinopril) mit Diuretikum (Hydrochlorothiazid).
Adalat retard/ SL (D/Ö) Retardtabl., Rapidretardtabl. Nifedipin *Rezeptpflichtig*	Kopfdruck, Gesichtsrötung, Beinödeme, Übelkeit, Herzrasen, erhöhtes Herzinfarktrisiko, Magen-Darm-Störungen	**Nur zweckmäßig bei** schwerem Bluthochdruck in Kombination mit anderen bewährten Mitteln (z. B. Diuretika). Therapeutische Wirksamkeit zweifelhaft bei leichtem Bluthochdruck. Kalzium-Antagonist.

Präparat	Wichtigste Nebenwirkungen	Empfehlung
Adalat/ T (D/Ö) Kaps., Filmtabl. Nifedipin *Rezeptpflichtig*	Kopfdruck, Gesichtsrötung, Beinödeme, Übelkeit, Magen-Darm-Störungen, Herzrasen, Magen-Darm-Störungen, schwere Durchblutungsstörungen der Herzkranzgefäße bis zum Herzinfarkt möglich	**Abzuraten** Kapseln und T Filmtabletten sind zur Langzeitbehandlung des Bluthochdrucks nicht geeignet.
Adocomp (D) Tabl. Captopril, Hydrochlorothiazid *Rezeptpflichtig*	Häufig Husten. Magen-Darm-Störungen, Atemnot, Kopfschmerzen, Schwindel, Hauterscheinungen (z. B. Ausschlag), Blutschäden, Salz- und Wasserverlust. Vorsicht bei Gicht!	**Therapeutisch zweckmäßig nur bei** schwereren Formen des Bluthochdrucks. Sinnvolle Kombination von ACE-Hemmer (Captopril) mit Diuretikum (Hydrochlorothiazid).
Adocor (D) Tabl. Captopril *Rezeptpflichtig*	Häufig Husten. Magen-Darm-Störungen, Atemnot, Kopfschmerzen, Schwindel, Hauterscheinungen (z. B. Ausschlag), Blutschäden, Geschmacksstörungen, Haarausfall	**Therapeutisch zweckmäßig nur bei** schwereren Formen des Bluthochdrucks und Herzinsuffizienz (ACE-Hemmer). Der Langzeitnutzen bei leichtem Hochdruck ist nicht nachgewiesen.
Andante (D) Retardtabl. Bunazosin *Rezeptpflichtig*	Schwindel bei Lageveränderungen des Körpers, Mattigkeit, Kopfschmerzen, Übelkeit	**Therapeutisch zweckmäßig nur bei** schweren Formen des Bluthochdrucks (Alpha-Blocker), wenn andere besser verträgliche Mittel nicht angewendet werden können.
Aprical retard/ long (D) Retardtabl., Retardkaps. Nifedipin *Rezeptpflichtig*	Kopfdruck, Gesichtsrötung, Beinödeme, Übelkeit, Herzrasen, erhöhtes Herzinfarktrisiko, Magen-Darm-Störungen	**Nur zweckmäßig bei** schwerem Bluthochdruck in Kombination mit anderen bewährten Mitteln (z. B. Diuretika). Therapeutische Wirksamkeit zweifelhaft bei leichtem Bluthochdruck. Kalzium-Antagonist.
Aprical/ Lösung (D/Ö) Kaps., Lösung Nifedipin *Rezeptpflichtig*	Kopfdruck, Gesichtsrötung, Beinödeme, Übelkeit, Magen-Darm-Störungen, Herzrasen, Magen-Darm-Störungen, schwere Durchblutungsstörungen der Herzkranzgefäße bis zum Herzinfarkt möglich.	**Abzuraten** Kapseln und Lösung sind zur Langzeitbehandlung des Bluthochdrucks nicht geeignet.

Präparat	Wichtigste Nebenwirkungen	Empfehlung
Aprovel (D) Tabl. Irbesartan *Rezeptpflichtig*	Magen-Darm-Störungen, Blutdruckabfall bei Lagewechsel des Körpers, Atemnot, Kopfschmerzen, Schlafstörungen, Schwindel, Durchfall, Leberschäden, Muskelschmerzen, Hauterscheinungen (z. B. Ausschlag), Haarausfall	**Möglicherweise zweckmäßig bei** Bluthochdruck. Vertretbar nur, wenn besser erprobte ACE-Hemmer nicht eingesetzt werden können. Mittel einer neuen Wirkstoffklasse (AT-Rezeptor Hemmer). Noch unzureichende Erprobung bei Langzeitanwendung.
Arelix ACE (D) Tabl. Ramipril, Piretanid *Rezeptpflichtig*	Häufig Husten. Magen-Darm-Störungen, Atemnot, Kopfschmerzen, Schwindel, Hauterscheinungen (z. B. Ausschlag), Blutschäden, Salz- und Wasserverlust. Vorsicht bei Gicht!	**Therapeutisch zweckmäßig nur bei** schwereren Formen des Bluthochdrucks. Sinnvolle Kombination von ACE-Hemmer (Ramipril) mit Diuretikum (Piretanid).
Atacand (D/Ö) Tabl. Candesartan *Rezeptpflichtig*	Magen-Darm-Störungen, Blutdruckabfall bei Lagewechsel des Körpers, Atemnot, Kopfschmerzen, Schlafstörungen, Schwindel, Durchfall, Leberschäden, Muskelschmerzen, Hauterscheinungen (z. B. Ausschlag), Haarausfall	**Möglicherweise zweckmäßig bei** Bluthochdruck. Vertretbar nur, wenn besser erprobte ACE-Hemmer nicht eingesetzt werden können. Mittel einer neuen Wirkstoffklasse (AT-Rezeptor Hemmer). Noch unzureichende Erprobung bei Langzeitanwendung.
Atacand plus (D) Tabl. Irbesartan, Hydrochlorothiazid *Rezeptpflichtig*	Magen-Darm-Störungen, Blutdruckabfall bei Lagewechsel, Atemnot, Kopfschmerzen, Schlafstörungen, Schwindel, Durchfall, Leberschäden, Muskelschmerzen, Hauterscheinungen (z. B. Ausschlag), Haarausfall. Salz- und Wasserverlust. Vorsicht bei Gicht!	**Möglicherweise zweckmäßig bei** schwereren Formen des Bluthochdrucks. Sinnvolle Kombination von AT-Rezeptor Hemmer (Losartan) mit Diuretikum (Hydrochlorothiazid). Noch unzureichende Erprobung bei Langzeitanwendung.
Atehexal (D) Filmtabl. Atenolol *Rezeptpflichtig*	Langsamer Puls, Herzschwäche, Atemnot bei körperlicher Belastung, Einschränkung der Sexualität; Vorsicht bei Asthma, Zuckerkrankheit und Durchblutungsstörungen der Gliedmaßen. Schwere Herzschädigungen bei plötzlichem Absetzen des Medikaments möglich	**Therapeutisch zweckmäßig bei** Bluthochdruck, Angina pectoris und Herzrhythmusstörungen (Betablocker).

Präparat	Wichtigste Nebenwirkungen	Empfehlung
Atenolol AL (D) **Atenolol Genericon** (Ö) **Atenolol Heumann** (D) **Atenolol-ratiopharm** (D) **Atenolol Stada** (D/Ö) Filmtabl. Atenolol *Rezeptpflichtig*	Langsamer Puls, Herzschwäche, Atemnot bei körperlicher Belastung, Einschränkung der Sexualität; Vorsicht bei Asthma, Zuckerkrankheit und Durchblutungsstörungen der Gliedmaßen. Schwere Herzschädigungen bei plötzlichem Absetzen des Medikaments möglich	**Therapeutisch zweckmäßig bei** Bluthochdruck, Angina pectoris und Herzrhythmusstörungen (Betablocker).
Azumetop (D) Tabl. Metoprolol *Rezeptpflichtig*	Psychische Veränderungen (z. B. Schlafstörungen), langsamer Puls, Herzschwäche, Atemnot bei körperlicher Belastung, Einschränkung der Sexualität; Vorsicht bei Asthma, Zuckerkrankheit und Durchblutungsstörungen der Gliedmaßen. Schwere Herzschädigungen bei plötzlichem Absetzen des Medikaments möglich	**Therapeutisch zweckmäßig bei** Bluthochdruck, Angina pectoris und Herzrhythmusstörungen (Betablocker).
Azupamil retard (D) Filmtabl., Retardkaps., Retardtabletten Verapamil *Rezeptpflichtig*	Magen-Darm-Störungen, Übelkeit, Ödeme, Kopfdruck, Störungen des Herzrhythmus, Verstärkung einer Herzschwäche	**Wenig zweckmäßig bei** Bluthochdruck (Kalzium-Antagonist mit besonderen Wirkungen am Herz). Therapeutisch zweckmäßig bei bestimmten Herzrhythmusstörungen und Angina pectoris.
Baymycard RR (D) Manteltabl. Nisoldipin *Rezeptpflichtig*	Kopfdruck, Gesichtsrötung, Beinödeme, Übelkeit, Herzrasen, erhöhtes Herzinfarktrisiko, Magen-Darm-Störungen	**Nur zweckmäßig bei** schwerem Bluthochdruck in Kombination mit anderen bewährten Mitteln (z. B. Diuretika). Therapeutische Wirksamkeit zweifelhaft bei leichtem Bluthochdruck. Kalzium-Antagonist.
Bayotensin (D) Tabl., Mite Tabl. Nitrendipin *Rezeptpflichtig*	Kopfschmerzen, Kopfdruck, Gesichtsrötung, Beinödeme, Übelkeit, erhöhtes Herzinfarktrisiko, Herzrasen, Magen-Darm-Störungen	**Nur zweckmäßig bei** schwerem Bluthochdruck in Kombination mit anderen bewährten Mitteln (z. B. Diuretika). Therapeutische Wirksamkeit zweifelhaft bei leichtem Bluthochdruck. Kalzium-Antagonist.

Präparat	Wichtigste Nebenwirkungen	Empfehlung
Baypress (Ö) Tabl. Nitrendipin *Rezeptpflichtig*	Kopfschmerzen, Kopfdruck, Gesichtsrötung, Beinödeme, Übelkeit, Herzrasen, erhöhtes Herzinfarktrisiko, Magen-Darm-Störungen	**Nur zweckmäßig bei** schwerem Bluthochdruck in Kombination mit anderen bewährten Mitteln (z. B. Diuretika). Therapeutische Wirksamkeit zweifelhaft bei leichtem Bluthochdruck. Kalzium-Antagonist.
Belnif (D) Retardkaps. Metoprolol, Nifedipin *Rezeptpflichtig*	Ödeme; langsamer Puls, Herzschwäche, Atemnot bei körperlicher Belastung, Einschränkung der Sexualität; Vorsicht bei Asthma und Zuckerkrankheit. Schwere Herzschädigungen bei plötzlichem Absetzen des Medikaments möglich	**Wenig zweckmäßig** Vertretbar nur bei schwereren Hochdruckformen, wenn gleichzeitig ein Diuretikum angewendet wird. Kombination von Kalziumantagonist (Nifedipin) mit Betablocker (Metoprolol).
Beloc (Ö) Tabl., Mitetabl. **Beloc-Duriles** (Ö) Retard-Filmtabl. **Beloc-Zok/ mite/ forte** (D) teilbare Retardtabl. Metoprolol *Rezeptpflichtig*	Psychische Veränderungen (z. B. Schlafstörungen), langsamer Puls, Herzschwäche, Atemnot bei körperlicher Belastung, Einschränkung der Sexualität; Vorsicht bei Asthma, Zuckerkrankheit und Durchblutungsstörungen der Gliedmaßen. Schwere Herzschädigungen bei plötzlichem Absetzen des Medikaments möglich	**Therapeutisch zweckmäßig bei** Bluthochdruck, Angina pectoris und Herzrhythmusstörungen (Betablocker).
Beloc comp (Ö) **Beloc-Zok comp** (D) Retardtabl. Metoprolol, Hydrochlorothiazid *Rezeptpflichtig*	Störungen des Salzhaushaltes, langsamer Puls, psychische Veränderungen (z. B. Schlafstörungen), Herzschwäche, Atemnot bei körperlicher Belastung, Einschränkung der Sexualität; Vorsicht bei Gicht, Zuckerkrankheit, Asthma, Durchblutungsstörungen der Gliedmaßen. Schwere Herzschädigungen bei plötzlichem Absetzen des Medikaments möglich	**Therapeutisch zweckmäßig** Sinnvolle Kombination von Betablocker (Metoprolol) und Diuretikum (Hydrochlorothiazid).
Benalapril (D) Tabl. Enalapril *Rezeptpflichtig*	Häufig Husten. Magen-Darm-Störungen, Atemnot, Kopfschmerzen, Schwindel, Hauterscheinungen (z. B. Ausschlag), Blutschäden, Geschmacksstörungen, Haarausfall	**Therapeutisch zweckmäßig nur bei** schwereren Formen des Bluthochdrucks und Herzinsuffizienz (ACE-Hemmer). Der Langzeitnutzen bei leichtem Hochdruck ist nicht nachgewiesen.

Präparat	Wichtigste Nebenwirkungen	Empfehlung
Bisobloc (D) Filmtabl. Bisoprolol *Rezeptpflichtig*	Verminderte Tränenproduktion, langsamer Puls, Herzschwäche, Atemnot bei körperlicher Belastung, Einschränkung der Sexualität; Vorsicht bei Gicht, Asthma, Zuckerkrankheit und Durchblutungsstörungen der Gliedmaßen. Schwere Herzschädigungen bei plötzlichem Absetzen des Medikaments möglich	**Therapeutisch zweckmäßig bei** Bluthochdruck und Angina pectoris (Betablocker).
Bisomerck (D) Filmtabl. Bisoprolol *Rezeptpflichtig*	Verminderte Tränenproduktion, langsamer Puls, Herzschwäche, Atemnot bei körperlicher Belastung, Einschränkung der Sexualität; Vorsicht bei Gicht, Asthma, Zuckerkrankheit und Durchblutungsstörungen der Gliedmaßen. Schwere Herzschädigungen bei plötzlichem Absetzen des Medikaments möglich	**Therapeutisch zweckmäßig bei** Bluthochdruck und Angina pectoris (Betablocker).
Bisoprolol Merck (Ö) **Bisoprolol Heumann** (D) **Bisoprolol STADA** (D) **Bisoprolol-ratiopharm** (D) **Biso-puren** (D) Filmtabl. Bisoprolol *Rezeptpflichtig*	Verminderte Tränenproduktion, langsamer Puls, Herzschwäche, Atemnot bei körperlicher Belastung, Einschränkung der Sexualität; Vorsicht bei Gicht, Asthma, Zuckerkrankheit und Durchblutungsstörungen der Gliedmaßen. Schwere Herzschädigungen bei plötzlichem Absetzen des Medikaments möglich	**Therapeutisch zweckmäßig bei** Bluthochdruck und Angina pectoris (Betablocker).
Blocotenol (D) Tabl. Atenolol *Rezeptpflichtig*	Langsamer Puls, Herzschwäche, Atemnot bei körperlicher Belastung, Einschränkung der Sexualität; Vorsicht bei Asthma, Zuckerkrankheit und Durchblutungsstörungen der Gliedmaßen. Schwere Herzschädigungen bei plötzlichem Absetzen des Medikaments möglich	**Therapeutisch zweckmäßig bei** Bluthochdruck, Angina pectoris und Herzrhythmusstörungen (Betablocker).

Präparat	Wichtigste Nebenwirkungen	Empfehlung
Blopress (D/Ö) Tabl. Candesartan *Rezeptpflichtig*	Magen-Darm-Störungen, Blutdruckabfall bei Lagewechsel des Körpers, Atemnot, Kopfschmerzen, Schlafstörungen, Schwindel, Durchfall, Leberschäden, Muskelschmerzen, Hauterscheinungen (z. B. Ausschlag), Haarausfall	**Möglicherweise zweckmäßig bei** Bluthochdruck. Vertretbar nur, wenn besser erprobte ACE-Hemmer nicht eingesetzt werden können. Mittel einer neuen Wirkstoffklasse (AT-Rezeptor Hemmer). Noch unzureichende Erprobung bei Langzeitanwendung.
Brinerdin (Ö) Drag., Mitedrag. Reserpin, Clopamid, Dihydroergocristin *Rezeptpflichtig*	Müdigkeit, Depressionen, Potenzstörungen, Hauterscheinungen (z. B. Juckreiz), Magen-Darm-Störungen, Störungen des Salzhaushaltes; Vorsicht bei Gicht, Zuckerkrankheit und Asthma. Einschränkung des Reaktionsvermögens möglich	**Abzuraten** Die Verwendung dieses Mittels ist überholt. Der Zusatz des zweifelhaft wirksamen Dihydroergocristin zu einer Kombination von Diuretikum (Clopamid) mit einem Hochdruckmittel (Reserpin) ist überflüssig.
Briserin N (D) Drag., Mitedrag. Reserpin, Clopamid *Rezeptpflichtig*	Müdigkeit, Depressionen, Potenzstörungen, Hauterscheinungen (z. B. Juckreiz), Magen-Darm-Störungen, Störungen des Salzhaushaltes; Vorsicht bei Gicht, Zuckerkrankheit und Asthma. Einschränkung des Reaktionsvermögens möglich	**Abzuraten** Die Verwendung dieses Mittels ist überholt. Kombination von Diuretikum (Clopamid) mit einem Hochdruckmittel (Reserpin).
Capozide (D/Ö) Tabl., Mite Tabl. Captopril, Hydrochlorothiazid *Rezeptpflichtig*	Häufig Husten. Magen-Darm-Störungen, Atemnot, Kopfschmerzen, Schwindel, Hauterscheinungen (z. B. Ausschlag), Blutschäden, Salz- und Wasserverlust. Vorsicht bei Gicht!	**Therapeutisch zweckmäßig nur bei** schwereren Formen des Bluthochdrucks. Sinnvolle Kombination von ACE-Hemmer (Captopril) mit Diuretikum (Hydrochlorothiazid).
Capto AbZ (D) **Capto von ct** (D) **Captobeta** (D) **Capto-dura** (D) **Captoflux** (D) **Captogamma** (D) **Captohexal** (D) **Capto-Isis** (D) **Capto-Puren** (D) Tabl. Captopril *Rezeptpflichtig*	Häufig Husten. Magen-Darm-Störungen, Atemnot, Kopfschmerzen, Schwindel, Hauterscheinungen (z. B. Ausschlag), Blutschäden, Geschmacksstörungen, Haarausfall	**Therapeutisch zweckmäßig nur bei** schwereren Formen des Bluthochdrucks und Herzinsuffizienz (ACE-Hemmer). Der Langzeitnutzen bei leichtem Hochdruck ist nicht nachgewiesen.

Präparat	Wichtigste Nebenwirkungen	Empfehlung
Capto comp 1A Pharma (D) **Capto comp von ct** (D) **Captobeta comp** (D) **Captohexal comp** (D) **Capto-Isis plus** (D) Tabl. Captopril, Hydrochlorothiazid *Rezeptpflichtig*	Häufig Husten. Magen-Darm-Störungen, Atemnot, Kopfschmerzen, Schwindel, Hauterscheinungen (z. B. Ausschlag), Blutschäden, Salz- und Wasserverlust. Vorsicht bei Gicht!	**Therapeutisch zweckmäßig nur bei** schwereren Formen des Bluthochdrucks. Sinnvolle Kombination von ACE-Hemmer (Captopril) mit Diuretikum (Hydrochlorothiazid).
Captopril AL (D) **Captopril Heumann** (D) **Captopril Pfleger** (D) **Captopril Stada** (D) Tabl. Captopril *Rezeptpflichtig*	Häufig Husten. Magen-Darm-Störungen, Atemnot, Kopfschmerzen, Schwindel, Hauterscheinungen (z. B. Ausschlag), Blutschäden, Geschmacksstörungen, Haarausfall	**Therapeutisch zweckmäßig nur bei** schwereren Formen des Bluthochdrucks und Herzinsuffizienz (ACE-Hemmer). Der Langzeitnutzen bei leichtem Hochdruck ist nicht nachgewiesen.
Captopril-HCT Stada (D/Ö) Tabl. Captopril, Hydrochlorothiazid *Rezeptpflichtig*	Häufig Husten. Magen-Darm-Störungen, Atemnot, Kopfschmerzen, Schwindel, Hauterscheinungen (z. B. Ausschlag), Blutschäden, Salz- und Wasserverlust. Vorsicht bei Gicht!	**Therapeutisch zweckmäßig nur bei** schwereren Formen des Bluthochdrucks. Sinnvolle Kombination von ACE-Hemmer (Captopril) mit Diuretikum (Hydrochlorothiazid).
Cardular PP (D) Tabl. Doxazosin *Rezeptpflichtig*	Schwindel bei Lageveränderungen des Körpers, Mattigkeit, Kopfschmerzen, Übelkeit, Durchblutungsstörungen der Herzkranzgefäße möglich	**Therapeutisch zweckmäßig nur bei** schweren Formen des Bluthochdrucks (Alpha-Blocker), wenn andere besser verträgliche Mittel nicht angewendet werden können.
Catapresan (D/Ö) Tabl., Depot-Perlongetten Clonidin *Rezeptpflichtig*	Häufig Mundtrockenheit, Müdigkeit, langsamer Puls; seltener Verschlimmerung von Depressionen, Potenzstörungen, Magen-Darm-Beschwerden. Vorsicht: Medikament nicht plötzlich absetzen, weil dadurch schwere Hochdruck-Krisen ausgelöst werden können. Einschränkung des Reaktionsvermögens möglich	**Abzuraten** Vertretbar nur, wenn Medikamente mit geringeren Nebenwirkungen nicht ausreichend wirksam sind.

Präparat	Wichtigste Nebenwirkungen	Empfehlung
Celipro Lich (D) Filmtabl. Celiprolol *Rezeptpflichtig*	Kopfschmerzen, Schlafstörungen, Müdigkeit, Schwindel bei Lagewechsel, langsamer Puls, Herzschwäche, Atemnot bei körperlicher Belastung, Einschränkung der Sexualität; Vorsicht bei Asthma und Zuckerkrankheit. Schwere Herzschädigungen bei plötzlichem Absetzen des Medikaments möglich	**Therapeutisch zweckmäßig bei** Bluthochdruck (Betablocker mit zusätzlicher gefäßerweiternder Wirkung eines Alphablockers). Noch weniger umfangreich erprobt als Standardsubstanzen wie z. B. Atenolol.
Cibacen (D) Filmtabl. Benazepril *Rezeptpflichtig*	Häufig Husten. Magen-Darm-Störungen, Atemnot, Kopfschmerzen, Schwindel, Hauterscheinungen (z. B. Ausschlag), Blutschäden, Geschmacksstörungen, Haarausfall	**Therapeutisch zweckmäßig nur bei** schwereren Formen des Bluthochdrucks (ACE-Hemmer). Der Langzeitnutzen bei leichtem Hochdruck ist nicht nachgewiesen.
Cibadrex (D) Filmtabl. Benazepril, Hydrochlorothiazid *Rezeptpflichtig*	Häufig Husten. Magen-Darm-Störungen, Atemnot, Kopfschmerzen, Schwindel, Hauterscheinungen (z. B. Ausschlag), Blutschäden, Salz- und Wasserverlust. Vorsicht bei Gicht!	**Therapeutisch zweckmäßig nur bei** schwereren Formen des Bluthochdrucks. Sinnvolle Kombination von ACE-Hemmer (Benazepril) mit Diuretikum (Hydrochlorothiazid).
Clonidin-ratiopharm/ retard-ratiopharm (D) Kaps., Retardkaps. Clonidin *Rezeptpflichtig*	Häufig Mundtrockenheit, Müdigkeit, langsamer Puls; seltener Verschlimmerung von Depressionen, Potenzstörungen, Magen-Darm-Beschwerden. Vorsicht: Medikament nicht plötzlich absetzen, weil dadurch schwere Hochdruck-Krisen ausgelöst werden können. Einschränkung des Reaktionsvermögens möglich	**Abzuraten** Vertretbar nur, wenn Medikamente mit geringeren Nebenwirkungen nicht ausreichend wirksam sind.
CoDiovan (D/Ö) Filmtabl. Valsartan, Hydrochlorothiazid *Rezeptpflichtig*	Magen-Darm-Störungen, Blutdruckabfall bei Lagewechsel, Atemnot, Kopfschmerzen, Schlafstörungen, Schwindel, Durchfall, Leberschäden, Muskelschmerzen, Hauterscheinungen (z. B. Ausschlag), Haarausfall. Salz- und Wasserverlust. Vorsicht bei Gicht!	**Möglicherweise zweckmäßig bei** schwereren Formen des Bluthochdrucks. Sinnvolle Kombination von AT-Rezeptor Hemmer (Losartan) mit Diuretikum (Hydrochlorothiazid). Noch unzureichende Erprobung bei Langzeitanwendung.

Präparat	Wichtigste Nebenwirkungen	Empfehlung
Coaprovel (D) Filmtabl. Irbesartan, Hydrochlorothiazid *Rezeptpflichtig*	Magen-Darm-Störungen, Blutdruckabfall bei Lagewechsel, Atemnot, Kopfschmerzen, Schlafstörungen, Schwindel, Durchfall, Leberschäden, Muskelschmerzen, Hauterscheinungen (z. B. Ausschlag), Haarausfall. Salz- und Wasserverlust. Vorsicht bei Gicht!	**Möglicherweise zweckmäßig bei** schwereren Formen des Bluthochdrucks. Sinnvolle Kombination von AT-Rezeptor Hemmer (Losartan) mit Diuretikum (Hydrochlorothiazid). Noch unzureichende Erprobung bei Langzeitanwendung.
Concor (D/Ö) Filmtabl. Bisoprolol *Rezeptpflichtig*	Verminderte Tränenproduktion, langsamer Puls, Herzschwäche, Atemnot bei körperlicher Belastung, Einschränkung der Sexualität; Vorsicht bei Asthma, Zuckerkrankheit und Durchblutungsstörungen der Gliedmaßen. Schwere Herzschädigungen bei plötzlichem Absetzen des Medikaments möglich	**Therapeutisch zweckmäßig bei** Bluthochdruck und Angina pectoris (Betablocker).
Concor plus (D/Ö) Filmtabl. Bisoprolol, Hydrochlorothiazid *Rezeptpflichtig*	Störungen des Salz- und Wasserhaushaltes. Verminderte Tränenproduktion, langsamer Puls, Herzschwäche, Atemnot bei körperlicher Belastung, Einschränkung der Sexualität; Vorsicht bei Gicht, Asthma, Zuckerkrankheit und Durchblutungsstörungen der Gliedmaßen. Schwere Herzschädigungen bei plötzlichem Absetzen des Medikaments möglich	**Therapeutisch zweckmäßig bei** Bluthochdruck. Sinnvolle Kombination von Betablocker (Bisoprolol) und Diuretikum (Hydrochlorothiazid).
Cordanum (D) Filmtabl. Talinolol *Rezeptpflichtig*	Langsamer Puls, Herzschwäche, Atemnot bei körperlicher Belastung, Einschränkung der Sexualität; Vorsicht bei Asthma, Zuckerkrankheit und Durchblutungsstörungen der Gliedmaßen. Schwere Herzschädigungen bei plötzlichem Absetzen des Medikaments möglich	**Therapeutisch zweckmäßig bei** Bluthochdruck, Angina pectoris und Herzrhythmusstörungen (Betablocker). Noch weniger umfangreich erprobt als Standardsubstanzen wie z. B. Atenolol.

Präparat	Wichtigste Nebenwirkungen	Empfehlung
CO-renitec (Ö) Tabl. Enalapril, Hydrochlorothiazid *Rezeptpflichtig*	Häufig Husten. Magen-Darm-Störungen, Atemnot, Kopfschmerzen, Schwindel, Hauterscheinungen (z. B. Ausschlag), Blutschäden, Geschmacksstörungen, Haarausfall. Salz- und Wasserverlust. Vorsicht bei Gicht!	**Therapeutisch zweckmäßig nur bei** schwereren Formen des Bluthochdrucks. Sinnvolle Kombination von ACE-Hemmer (Enalapril) mit Diuretikum (Hydrochlorothiazid).
Coric (D) Tabl. Lisinopril *Rezeptpflichtig*	Häufig Husten. Magen-Darm-Störungen, Atemnot, Kopfschmerzen, Schwindel, Hauterscheinungen (z. B. Ausschlag), Blutschäden, Geschmacksstörungen, Haarausfall	**Therapeutisch zweckmäßig nur bei** schwereren Formen des Bluthochdrucks und Herzinsuffizienz (ACE-Hemmer). Der Langzeitnutzen bei leichtem Hochdruck ist nicht nachgewiesen.
Coric plus/ mite (D) Tabl. Lisinopril, Hydrochlorothiazid *Rezeptpflichtig*	Häufig Husten. Magen-Darm-Störungen, Atemnot, Kopfschmerzen, Schwindel, Hauterscheinungen (z. B. Ausschlag), Blutschäden, Geschmacksstörungen, Haarausfall, Salz- und Wasserverlust. Vorsicht bei Gicht!	**Therapeutisch zweckmäßig nur bei** schwereren Formen des Bluthochdrucks. Sinnvolle Kombination von ACE-Hemmer (Lisinopril) mit Diuretikum (Hydrochlorothiazid).
Corinfar/ retard/ uno (D) Filmtabl., Lösung, Retardtabl. Nifedipin *Rezeptpflichtig*	Kopfdruck, Gesichtsrötung, Beinödeme, Übelkeit, Herzrasen, Magen-Darm-Störungen	**Nur zweckmäßig bei** schwerem Bluthochdruck in Kombination mit anderen bewährten Mitteln (z. B. Diuretika). Therapeutische Wirksamkeit zweifelhaft bei leichtem Bluthochdruck. Filmtabletten und Lösung sind zur Langzeitbehandlung des Bluthochdrucks nicht geeignet. Kalziumantagonist.
Corotrend (D) Kaps., Retardkaps., Retardtabl. Nifedipin *Rezeptpflichtig*	Kopfdruck, Gesichtsrötung, Beinödeme, Übelkeit, Herzrasen, Magen-Darm-Störungen	**Nur zweckmäßig bei** schwerem Bluthochdruck in Kombination mit anderen bewährten Mitteln (z. B. Diuretika). Therapeutische Wirksamkeit zweifelhaft bei leichtem Bluthochdruck. Kapseln sind zur Langzeitbehandlung des Bluthochdrucks nicht geeignet. Kalziumantagonist.

Präparat	Wichtigste Nebenwirkungen	Empfehlung
Corvo (D) Tabl. Enalapril *Rezeptpflichtig*	Häufig Husten. Magen-Darm-Störungen, Atemnot, Kopfschmerzen, Schwindel, Hauterscheinungen (z. B. Ausschlag), Blutschäden, Geschmacksstörungen, Haarausfall	**Therapeutisch zweckmäßig nur bei** schwereren Formen des Bluthochdrucks und Herzinsuffizienz (ACE-Hemmer). Der Langzeitnutzen bei leichtem Hochdruck ist nicht nachgewiesen.
Cosaar (Ö) Filmtabl. Losartan *Rezeptpflichtig*	Magen-Darm-Störungen, Blutdruckabfall bei Lagewechsel des Körpers, Atemnot, Kopfschmerzen, Schlafstörungen, Schwindel, Durchfall, Leberschäden, Muskelschmerzen, Hauterscheinungen (z. B. Ausschlag), Haarausfall	**Möglicherweise zweckmäßig bei** Bluthochdruck. Vertretbar nur, wenn besser erprobte ACE-Hemmer nicht eingesetzt werden können. Mittel einer neuen Wirkstoffklasse (AT-Rezeptor Hemmer). Noch unzureichende Erprobung bei Langzeitanwendung.
Coversum (Ö) **Coversum Cor** (D) Tabl. Perindopril *Rezeptpflichtig*	Häufig Husten. Magen-Darm-Störungen, Atemnot, Kopfschmerzen, Schwindel, Hauterscheinungen (z. B. Ausschlag), Blutschäden, Geschmacksstörungen, Haarausfall	**Therapeutisch zweckmäßig nur bei** schwereren Formen des Bluthochdrucks und Herzinsuffizienz (ACE-Hemmer). Der Langzeitnutzen bei leichtem Hochdruck ist nicht nachgewiesen.
Cynt (D) Filmtabl. Moxonidin *Rezeptpflichtig*	Häufig Kopfschmerzen, Mundtrockenheit, Müdigkeit; seltener Verschlimmerung von Depressionen, Potenzstörungen, Magen-Darm-Beschwerden; Einschränkung des Reaktionsvermögens möglich	**Wenig zweckmäßig** Vertretbar nur, wenn Medikamente mit geringeren Nebenwirkungen nicht ausreichend wirksam sind.
Debax (Ö) Tabl. Captopril *Rezeptpflichtig*	Häufig Husten. Magen-Darm-Störungen, Atemnot, Kopfschmerzen, Schwindel, Hauterscheinungen (z. B. Ausschlag), Blutschäden, Geschmacksstörungen, Haarausfall	**Therapeutisch zweckmäßig nur bei** schwereren Formen des Bluthochdrucks (ACE-Hemmer). Der Langzeitnutzen bei leichtem Hochdruck ist nicht nachgewiesen.
Delix/ -protect (D) Tabl. Ramipril *Rezeptpflichtig*	Häufig Husten. Magen-Darm-Störungen, Atemnot, Kopfschmerzen, Schwindel, Hauterscheinungen (z. B. Ausschlag), Blutschäden, Geschmacksstörungen, Haarausfall	**Therapeutisch zweckmäßig nur bei** schwereren Formen des Bluthochdrucks (ACE-Hemmer). Der Langzeitnutzen bei leichtem Hochdruck ist nicht nachgewiesen.

Präparat	Wichtigste Nebenwirkungen	Empfehlung
Delix plus (D) Tabl. Ramipril, Hydrochlorothiazid *Rezeptpflichtig*	Häufig Husten. Magen-Darm-Störungen, Atemnot, Kopfschmerzen, Schwindel, Hauterscheinungen (z. B. Ausschlag), Blutschäden, Geschmacksstörungen, Haarausfall, Salz- und Wasserverlust. Vorsicht bei Gicht!	**Therapeutisch zweckmäßig nur bei** schwereren Formen des Bluthochdrucks. Sinnvolle Kombination von ACE-Hemmer (Ramipril) mit Diuretikum (Hydrochlorothiazid).
Delmuno (D) Tabl. Ramipril, Felodipin *Rezeptpflichtig*	Häufig Husten. Magen-Darm-Störungen, Atemnot, Kopfschmerzen, Schwindel, Hauterscheinungen (z. B. Ausschlag), Blutschäden, Geschmacksstörungen, Haarausfall, Kopfdruck, Gesichtsrötung, Beinödeme, Herzrasen, schwere Durchblutungsstörungen der Herzkranzgefäße bis zum Herzinfarkt möglich	**Nur zweckmäßig bei** Bluthochdruck, wenn er mit Felodipin (Kalzium-Antagonist mit besonderen Wirkungen am Herz) und Ramipril (ACE-Hemmer) als Einzelsubstanzen bereits gut eingestellt ist. Für Langzeitanwendung noch unzureichend erprobt.
Depressan (D) Tabl. Dihydralazin *Rezeptpflichtig*	Schwindel, besonders bei Lageveränderungen des Körpers. Herzklopfen, nach langer Anwendung Rheuma-ähnliche Beschwerden	**Therapeutisch zweckmäßig zur** Langzeitanwendung nur in Kombination mit anderen Mitteln wie z. B. Betablockern geeignet.
Diblocin PP (D) Tabl. Doxazosin *Rezeptpflichtig*	Schwindel bei Lageveränderungen des Körpers, Mattigkeit, Kopfschmerzen, Übelkeit, Durchblutungsstörungen der Herzkranzgefäße möglich	**Therapeutisch zweckmäßig bei** schweren Formen des Bluthochdrucks, wenn andere Mittel nicht angewendet werden können. (Alpha-Blocker).
Dilatrend (D/Ö) Tabl. Carvedilol *Rezeptpflichtig*	Müdigkeit, Schwindel bei Lagewechsel des Körpers, langsamer Puls, Herzschwäche, Atemnot bei körperlicher Belastung, Einschränkung der Sexualität; Vorsicht bei Asthma und Zuckerkrankheit. Schwere Herzschädigungen bei plötzlichem Absetzen des Medikaments möglich	**Therapeutisch zweckmäßig bei** Bluthochdruck (Betablocker mit zusätzlicher gefäßerweiternder Wirkung eines Alphablockers). Auch zur Behandlung der Herzinsuffizienz geeignet.

Präparat	Wichtigste Nebenwirkungen	Empfehlung
Diltahexal (D) Filmtabl., Retardtabl., Retardkaps. Diltiazem *Rezeptpflichtig*	Gelegentlich Übelkeit, Müdigkeit, Kopfschmerzen, allergische Hauterscheinungen. Selten Magen-Darm-Störungen, Herzrhythmusstörungen. Bei hoher Dosierung Knöchelödeme	**Wenig zweckmäßig bei** Bluthochdruck (Kalzium-Antagonist mit besonderen Wirkungen am Herz). Therapeutisch zweckmäßig bei bestimmten Herzrhythmusstörungen und Angina pectoris.
Diltiazem Genericon (Ö) **Diltiazem-ratiopharm/ retard-ratiopharm** (D/Ö) Tabl., Retardkaps. Diltiazem *Rezeptpflichtig*	Gelegentlich Übelkeit, Müdigkeit, Kopfschmerzen, allergische Hauterscheinungen. Selten Magen-Darm-Störungen, Herzrhythmusstörungen. Bei hoher Dosierung Knöchelödeme	**Wenig zweckmäßig bei** Bluthochdruck (Kalzium-Antagonist mit besonderen Wirkungen am Herz). Therapeutisch zweckmäßig bei bestimmten Herzrhythmusstörungen und Angina pectoris.
Dilzem/ retard/ uno (D/Ö) Tabl., Retardtabl., Retardkaps. Diltiazem *Rezeptpflichtig*	Gelegentlich Übelkeit, Müdigkeit, Kopfschmerzen, allergische Hauterscheinungen. Selten Magen-Darm-Störungen, Herzrhythmusstörungen. Bei hoher Dosierung Knöchelödeme	**Wenig zweckmäßig bei** Bluthochdruck (Kalzium-Antagonist mit besonderen Wirkungen am Herz). Therapeutisch zweckmäßig bei bestimmten Herzrhythmusstörungen und Angina pectoris.
Diovan (D/Ö) Kaps. Valsartan *Rezeptpflichtig*	Magen-Darm-Störungen, Blutdruckabfall bei Lagewechsel des Körpers, Atemnot, Kopfschmerzen, Schlafstörungen, Schwindel, Durchfall, Leberschäden, Muskelschmerzen, Hauterscheinungen (z. B. Ausschlag), Haarausfall	**Möglicherweise zweckmäßig bei** Bluthochdruck. Vertretbar nur, wenn besser erprobte ACE-Hemmer nicht eingesetzt werden können. Mittel einer neuen Wirkstoffklasse (AT-Rezeptor Hemmer). Noch unzureichende Erprobung bei Langzeitanwendung.
Dociton/ retard (D) Filmtabl., Retardkaps. Propranolol *Rezeptpflichtig*	Langsamer Puls, Herzschwäche, Atemnot bei körperlicher Belastung, Einschränkung der Sexualität; Vorsicht bei Asthma, Zuckerkrankheit und Durchblutungsstörungen der Gliedmaßen. Schwere Herzschädigungen bei plötzlichem Absetzen des Medikaments möglich	**Therapeutisch zweckmäßig bei** Bluthochdruck, Angina pectoris und Herzrhythmusstörungen (Betablocker).

Präparat	Wichtigste Nebenwirkungen	Empfehlung
Doxacor (D) **Doxazomerck** (D) **Doxazosin-AZU** (D) **Doxazosin-ratiopharm** (D) **Doxazosin Stada** (D/Ö) Tabl. Doxazosin *Rezeptpflichtig*	Schwindel bei Lageveränderungen des Körpers, Mattigkeit, Kopfschmerzen, Übelkeit, Durchblutungsstörungen der Herzkranzgefäße möglich	**Therapeutisch zweckmäßig bei** schweren Formen des Bluthochdrucks (Alpha-Blocker), wenn andere besser verträgliche Mittel nicht angewendet werden können.
Duranifin/ retard/ T/ uno (D) Kaps., Lösung, Retardtabl., Filmtabl. Nifedipin *Rezeptpflichtig*	Kopfdruck, Gesichtsrötung, Beinödeme, Übelkeit, Herzrasen, Magen-Darm-Störungen	**Nur zweckmäßig bei** schwerem Bluthochdruck in Kombination mit anderen bewährten Mitteln (z. B. Diuretika). Therapeutische Wirksamkeit zweifelhaft bei leichtem Bluthochdruck. Kalziumantagonist. Kapseln und Lösung sind zur Langzeitbehandlung des Bluthochdrucks nicht geeignet. Kalziumantagonist.
Durasoptin retard/ FT (D) Retardkaps., Verapamil *Rezeptpflichtig*	Magen-Darm-Störungen, Übelkeit, Ödeme, Kopfdruck, Störungen des Herzrhythmus, Verstärkung einer Herzschwäche	**Wenig zweckmäßig bei** Bluthochdruck (Kalzium-Antagonist mit besonderen Wirkungen am Herz). Therapeutisch zweckmäßig bei bestimmten Herzrhythmusstörungen und Angina pectoris.
Dynacil (D) Tabl. Fosinopril *Rezeptpflichtig*	Häufig Husten. Magen-Darm-Störungen, Atemnot, Kopfschmerzen, Schwindel, Hauterscheinungen (z. B. Ausschlag), Blutschäden, Geschmacksstörungen, Haarausfall	**Therapeutisch zweckmäßig nur bei** schwereren Formen des Bluthochdrucks und Herzinsuffizienz (ACE-Hemmer). Der Langzeitnutzen bei leichtem Hochdruck ist nicht nachgewiesen.
Dynorm (D) Filmtabl. Cilazapril *Rezeptpflichtig*	Häufig Husten. Magen-Darm-Störungen, Atemnot, Kopfschmerzen, Schwindel, Hauterscheinungen (z. B. Ausschlag), Blutschäden, Geschmacksstörungen, Haarausfall	**Therapeutisch zweckmäßig nur bei** schwereren Formen des Bluthochdrucks (ACE-Hemmer). Der Langzeitnutzen bei leichtem Hochdruck ist nicht nachgewiesen.

Präparat	Wichtigste Nebenwirkungen	Empfehlung
Dynorm Plus (D) Filmtabl. Cilazapril, Hydrochlorothiazid *Rezeptpflichtig*	Häufig Husten. Magen-Darm-Störungen, Atemnot, Kopfschmerzen, Schwindel, Hauterscheinungen (z. B. Ausschlag), Blutschäden, Geschmacksstörungen, Haarausfall, Salz- und Wasserverlust. Vorsicht bei Gicht!	**Therapeutisch zweckmäßig nur bei** schwereren Formen des Bluthochdrucks. Sinnvolle Kombination von ACE-Hemmer (Cilazapril) mit Diuretikum (Hydrochlorothiazid).
Ebrantil (D/Ö) Retardkaps. Urapidil *Rezeptpflichtig*	Schwindel bei Lageveränderungen des Körpers, Mattigkeit, Kopfschmerzen, Übelkeit	**Nur zweckmäßig bei** schweren Formen des Bluthochdrucks, z. B. bei Hochdruckkrisen.
Einalat (Ö) Retardfilmtabl. Nifedipin *Rezeptpflichtig*	Kopfdruck, Gesichtsrötung, Beinödeme, Übelkeit, Herzrasen, erhöhtes Herzinfarktrisiko, Magen-Darm-Störungen	**Nur zweckmäßig bei** schwerem Bluthochdruck in Kombination mit anderen bewährten Mitteln (z. B. Diuretika). Therapeutische Wirksamkeit zweifelhaft bei leichtem Bluthochdruck. Kalzium-Antagonist.
Enadura (D) **Enalagamma** (D) **Enabeta** (D) **Enahexal** (D) Tabl. Enalapril *Rezeptpflichtig*	Häufig Husten. Magen-Darm-Störungen, Atemnot, Kopfschmerzen, Schwindel, Hauterscheinungen (z. B. Ausschlag), Blutschäden, Geschmacksstörungen, Haarausfall	**Therapeutisch zweckmäßig nur bei** schwereren Formen des Bluthochdrucks und Herzinsuffizienz (ACE-Hemmer). Der Langzeitnutzen bei leichtem Hochdruck ist nicht nachgewiesen.
Enalapril von ct (D) **Enalapril AZU** (D) **Enalapril-ratiopharm** (D) **Enalapril Stada** (D) Tabletten Enalapril *Rezeptpflichtig*	Häufig Husten. Magen-Darm-Störungen, Atemnot, Kopfschmerzen, Schwindel, Hauterscheinungen (z. B. Ausschlag), Blutschäden, Geschmacksstörungen, Haarausfall	**Therapeutisch zweckmäßig nur bei** schwereren Formen des Bluthochdrucks und Herzinsuffizienz (ACE-Hemmer). Der Langzeitnutzen bei leichtem Hochdruck ist nicht nachgewiesen.
Falicard/ retard/ -RR/ uno (D) Filmtabl., Retardtabl., Retardkaps. Verapamil *Rezeptpflichtig*	Magen-Darm-Störungen, Übelkeit, Ödeme, Kopfdruck, Störungen des Herzrhythmus, Verstärkung einer Herzschwäche	**Wenig zweckmäßig bei** Bluthochdruck (Kalzium-Antagonist mit besonderen Wirkungen am Herz).

Präparat	Wichtigste Nebenwirkungen	Empfehlung
Fosinorm (D) Tabl. Fosinopril *Rezeptpflichtig*	Häufig Husten. Magen-Darm-Störungen, Atemnot, Kopfschmerzen, Schwindel, Hauterscheinungen (z. B. Ausschlag), Blutschäden, Geschmacksstörungen, Haarausfall	**Therapeutisch zweckmäßig nur bei** schwereren Formen des Bluthochdrucks und Herzinsuffizienz (ACE-Hemmer). Der Langzeitnutzen bei leichtem Hochdruck ist nicht nachgewiesen.
Fosinorm comp (D) Tabl. Fosinopril, Hydrochlorothiazid *Rezeptpflichtig*	Häufig Husten. Magen-Darm-Störungen, Atemnot, Kopfschmerzen, Schwindel, Hauterscheinungen (z. B. Ausschlag), Blutschäden, Geschmacksstörungen, Haarausfall, Salz- und Wasserverlust. Vorsicht bei Gicht!	**Therapeutisch zweckmäßig nur bei** schwereren Formen des Bluthochdrucks. Sinnvolle Kombination von ACE-Hemmer (Fosinopril) mit Diuretikum (Hydrochlorothiazid).
Fositens (Ö) Tabl. Fosinopril *Rezeptpflichtig*	Häufig Husten. Magen-Darm-Störungen, Atemnot, Kopfschmerzen, Schwindel, Hauterscheinungen (z. B. Ausschlag), Blutschäden, Geschmacksstörungen, Haarausfall	**Therapeutisch zweckmäßig nur bei** schwereren Formen des Bluthochdrucks und Herzinsuffizienz (ACE-Hemmer). Der Langzeitnutzen bei leichtem Hochdruck ist nicht nachgewiesen.
Haemiton (D) Tabl. Clonidin *Rezeptpflichtig*	Häufig Mundtrockenheit, Müdigkeit, langsamer Puls; seltener Verschlimmerung von Depressionen, Potenzstörungen, Magen-Darm-Beschwerden; Vorsicht: Medikament nicht plötzlich absetzen, weil dadurch schwere Hochdruck-Krisen ausgelöst werden können. Einschränkung des Reaktionsvermögens möglich	**Abzuraten** Vertretbar nur, wenn Medikamente mit geringeren Nebenwirkungen nicht ausreichend wirksam sind.
Hypren (Ö) Kaps. Ramipril *Rezeptpflichtig*	Häufig Husten. Magen-Darm-Störungen, Atemnot, Kopfschmerzen, Schwindel, Hauterscheinungen (z. B. Ausschlag), Blutschäden, Geschmacksstörungen, Haarausfall	**Therapeutisch zweckmäßig nur bei** schwereren Formen des Bluthochdrucks (ACE-Hemmer). Der Langzeitnutzen bei leichtem Hochdruck ist nicht nachgewiesen.
Hypren Plus (Ö) Tabl., Fortetabl. Ramipril, Hydrochlorothiazid *Rezeptpflichtig*	Häufig Husten. Magen-Darm-Störungen, Atemnot, Kopfschmerzen, Schwindel, Hauterscheinungen (z. B. Ausschlag), Blutschäden, Geschmacksstörungen, Haarausfall, Salz- und Wasserverlust. Vorsicht bei Gicht!	**Therapeutisch zweckmäßig nur bei** schwereren Formen des Bluthochdrucks. Sinnvolle Kombination von ACE-Hemmer (Ramipril) mit Diuretikum (Hydrochlorothiazid).

Präparat	Wichtigste Nebenwirkungen	Empfehlung
Inderal (Ö) Filmtabl., Retard Kaps. Propranolol *Rezeptpflichtig*	Langsamer Puls, Herzschwäche, Atemnot bei körperlicher Belastung, Einschränkung der Sexualität; Vorsicht bei Asthma, Zuckerkrankheit und Durchblutungsstörungen der Gliedmaßen. Schwere Herzschädigungen bei plötzlichem Absetzen des Medikaments möglich	**Therapeutisch zweckmäßig bei** Bluthochdruck, Angina pectoris und Herzrhythmusstörungen (Betablocker).
Inhibace Roche (Ö) Filmtabl. Cilazapril *Rezeptpflichtig*	Häufig Husten. Magen-Darm-Störungen, Atemnot, Kopfschmerzen, Schwindel, Hauterscheinungen (z. B. Ausschlag), Blutschäden, Geschmacksstörungen, Haarausfall	**Therapeutisch zweckmäßig nur bei** schwereren Formen des Bluthochdrucks (ACE-Hemmer). Der Langzeitnutzen bei leichtem Hochdruck ist nicht nachgewiesen.
Inhibace Plus Roche (Ö) Filmtabl. Cilazapril, Hydrochlorothiazid *Rezeptpflichtig*	Häufig Husten. Magen-Darm-Störungen, Atemnot, Kopfschmerzen, Schwindel, Hauterscheinungen (z. B. Ausschlag), Blutschäden, Geschmacksstörungen, Haarausfall, Salz- und Wasserverlust. Vorsicht bei Gicht!	**Therapeutisch zweckmäßig nur bei** schwereren Formen des Bluthochdrucks. Sinnvolle Kombination von ACE-Hemmer (Cilazapril) mit Diuretikum (Hydrochlorothiazid).
Isoptin RR (D/Ö) Retardtabl. Verapamil *Rezeptpflichtig*	Magen-Darm-Störungen, Übelkeit, Ödeme, Kopfdruck, Störungen des Herzrhythmus, Verstärkung einer Herzschwäche	**Wenig zweckmäßig bei** Bluthochdruck (Kalzium-Antagonist mit besonderen Wirkungen am Herz).
Karvea (D/Ö) Tabl. Irbesartan *Rezeptpflichtig*	Magen-Darm-Störungen, Blutdruckabfall bei Lagewechsel des Körpers, Atemnot, Kopfschmerzen, Schlafstörungen, Schwindel, Durchfall, Leberschäden, Muskelschmerzen, Hauterscheinungen (z. B. Ausschlag), Haarausfall	**Möglicherweise zweckmäßig bei** Bluthochdruck. Vertretbar nur, wenn besser erprobte ACE-Hemmer nicht eingesetzt werden können. Mittel einer neuen Wirkstoffklasse (AT-Rezeptor Hemmer). Noch unzureichende Erprobung bei Langzeitanwendung.
Karvezide (D/Ö) Tabl. Irbesartan, Hydrochlorothiazid *Rezeptpflichtig*	Magen-Darm-Störungen, Blutdruckabfall bei Lagewechsel, Atemnot, Kopfschmerzen, Schlafstörungen, Schwindel, Durchfall, Leberschäden, Muskelschmerzen, Hauterscheinungen (z. B. Ausschlag), Haarausfall. Salz- und Wasserverlust. Vorsicht bei Gicht!	**Möglicherweise zweckmäßig bei** schwereren Formen des Bluthochdrucks. Sinnvolle Kombination von AT-Rezeptor Hemmer (Losartan) mit Diuretikum (Hydrochlorothiazid). Noch unzureichende Erprobung bei Langzeitanwendung.

Präparat	Wichtigste Nebenwirkungen	Empfehlung
Kerlone/ mite (D) Lacktabl., Filmtabl. Betaxolol *Rezeptpflichtig*	Langsamer Puls, Herzschwäche, Atemnot bei körperlicher Belastung, Einschränkung der Sexualität; Vorsicht bei Asthma, Zuckerkrankheit und Durch- blutungsstörungen der Glied- maßen. Schwere Herzschädigungen bei plötzlichem Absetzen des Medikaments möglich	**Therapeutisch zweckmäßig bei** Bluthochdruck (Betablocker).
Lisihexal (D) Tabl. Lisinopril *Rezeptpflichtig*	Häufig Husten. Magen-Darm-Störungen, Atemnot, Kopfschmerzen, Schwindel, Hauterscheinungen (z. B. Ausschlag), Blutschäden, Geschmacksstörungen, Haarausfall	**Therapeutisch zweckmäßig nur bei** schwereren Formen des Bluthochdrucks und Herzinsuffizienz (ACE-Hemmer). Der Langzeitnutzen bei leichtem Hochdruck ist nicht nachgewiesen.
Lisinopril AZU (D) **Lisinopril-ratiopharm** (D) **Lisinopril Stada** (D) Tabl. Lisinopril *Rezeptpflichtig*	Häufig Husten. Magen-Darm-Störungen, Atemnot, Kopfschmerzen, Schwindel, Hauterscheinungen (z. B. Ausschlag), Blutschäden, Geschmacksstörungen, Haarausfall	**Therapeutisch zweckmäßig nur bei** schwereren Formen des Bluthochdrucks und Herzinsuffizienz (ACE-Hemmer). Der Langzeitnutzen bei leichtem Hochdruck ist nicht nachgewiesen.
Lomir/ SRO/ SRO mite (D) Tabl., Retardkaps. Isradipin *Rezeptpflichtig*	Kopfschmerzen, Kopfdruck, Schwindel, Gesichtsrötung, Beinödeme, Übelkeit, Herzrasen, Herzrhythmusstörungen, Magen-Darm-Störungen	**Wenig zweckmäßig bei** Bluthochdruck (Kalzium-Antagonist ohne Vorteile gegenüber Nifedipin, aber mit mehr Nebenwirkungen).
Lopirin (D/Ö) Tabl. Captopril *Rezeptpflichtig*	Häufig Husten. Magen-Darm-Störungen, Atemnot, Kopfschmerzen, Schwindel, Hauterscheinungen (z. B. Ausschlag), Blutschäden, Geschmacksstörungen, Haarausfall	**Therapeutisch zweckmäßig nur bei** schwereren Formen des Bluthochdrucks und Herzinsuffizienz (ACE-Hemmer). Der Langzeitnutzen bei leichtem Hochdruck ist nicht nachgewiesen.
Lopresor/ mite (D/Ö) Filmtabl. Metoprolol *Rezeptpflichtig*	Psychische Veränderungen (z. B. Schlafstörungen), langsamer Puls, Herzschwäche, Atemnot bei körperlicher Belastung, Einschränkung der Sexualität; Vorsicht bei Asthma, Zuckerkrankheit und Durchblutungsstörungen der Gliedmaßen. Schwere Herzschädigungen bei plötzlichem Absetzen des Medikaments möglich	**Therapeutisch zweckmäßig bei** Bluthochdruck, Angina pectoris und Herzrhythmusstörungen (Betablocker).

Präparat	Wichtigste Nebenwirkungen	Empfehlung
Lorzaar/ Start (D) Filmtabl. Losartan *Rezeptpflichtig*	Magen-Darm-Störungen, Blutdruckabfall bei Lagewechsel, Atemnot, Kopfschmerzen, Schlafstörungen, Schwindel, Durchfall, Leberschäden, Muskelschmerzen, Hauterscheinungen (z. B. Ausschlag), Haarausfall	**Möglicherweise zweckmäßig bei** Bluthochdruck. Vertretbar nur, wenn besser erprobte ACE-Hemmer nicht eingesetzt werden können. Mittel einer neuen Wirkstoffklasse (AT-Rezeptor Hemmer). Noch unzureichende Erprobung bei Langzeitanwendung.
Lorzaar plus (D) Filmtabl. Losartan, Hydrochlorothiazid *Rezeptpflichtig*	Magen-Darm-Störungen, Blutdruckabfall bei Lagewechsel, Atemnot, Kopfschmerzen, Schlafstörungen, Schwindel, Durchfall, Leberschäden, Muskelschmerzen, Hauterscheinungen (z. B. Ausschlag), Haarausfall. Salz- und Wasserverlust. Vorsicht bei Gicht!	**Möglicherweise zweckmäßig bei** schwereren Formen des Bluthochdrucks. Sinnvolle Kombination von AT-Rezeptor Hemmer (Losartan) mit Diuretikum (Hydrochlorothiazid). Noch unzureichende Erprobung bei Langzeitanwendung.
Meprolol/ retard (D) **Metobeta/ retard** (D) **Metohexal/ retard** (D) Tabl., Retardtabl. Metoprolol *Rezeptpflichtig*	Psychische Veränderungen (z. B. Schlafstörungen), langsamer Puls, Herzschwäche, Atemnot bei körperlicher Belastung, Einschränkung der Sexualität; Vorsicht bei Asthma, Zuckerkrankheit und Durchblutungsstörungen der Gliedmaßen. Schwere Herzschädigungen bei plötzlichem Absetzen des Medikaments möglich	**Therapeutisch zweckmäßig bei** Bluthochdruck, Angina pectoris und Herzrhythmusstörungen (Betablocker).
Metoprolol AL (D) **Metoprolol Genericon** (Ö) **Metoprolol Heumann** (D) **Metoprolol-ratiopharm** (D) **Metoprolol Stada** (D) **Metoprolol von ct** (D) Tabl., Retardtabl. Metoprolol *Rezeptpflichtig*	Psychische Veränderungen (z. B. Schlafstörungen), langsamer Puls, Herzschwäche, Atemnot bei körperlicher Belastung, Einschränkung der Sexualität; Vorsicht bei Asthma, Zuckerkrankheit und Durchblutungsstörungen der Gliedmaßen. Schwere Herzschädigungen bei plötzlichem Absetzen des Medikaments möglich	**Therapeutisch zweckmäßig bei** Bluthochdruck, Angina pectoris und Herzrhythmusstörungen (Betablocker).

Präparat	Wichtigste Nebenwirkungen	Empfehlung
Meto-Tablinen (D) Tabl., Retardtabl. Metoprolol *Rezeptpflichtig*	Psychische Veränderungen (z. B. Schlafstörungen), langsamer Puls, Herzschwäche, Atemnot bei körperlicher Belastung, Einschränkung der Sexualität; Vorsicht bei Asthma, Zuckerkrankheit und Durchblutungsstörungen der Gliedmaßen. Schwere Herzschädigungen bei plötzlichem Absetzen des Medikaments möglich	**Therapeutisch zweckmäßig bei** Bluthochdruck, Angina pectoris und Herzrhythmusstörungen (Betablocker).
Micardis (D) Tabl. Telmisartan *Rezeptpflichtig*	Magen-Darm-Störungen, Blutdruckabfall bei Lagewechsel des Körpers, Atemnot, Kopfschmerzen, Schlafstörungen, Schwindel, Durchfall, Leberschäden, Muskelschmerzen, Hauterscheinungen (z. B. Ausschlag), Haarausfall	**Möglicherweise zweckmäßig bei** Bluthochdruck. Vertretbar nur, wenn besser erprobte ACE-Hemmer nicht eingesetzt werden können. Mittel einer neuen Wirkstoffklasse (AT-Rezeptor Hemmer). Noch unzureichende Erprobung bei Langzeitanwendung.
Mobloc (D) Retardtabl. Metoprolol, Felodipin *Rezeptpflichtig*	Ödeme; langsamer Puls, Herzschwäche, Atemnot bei körperlicher Belastung, Einschränkung der Sexualität; Vorsicht bei Asthma, Zuckerkrankheit und Durchblutungsstörungen der Gliedmaßen. Schwere Herzschädigungen bei plötzlichem Absetzen des Medikaments möglich	**Wenig zweckmäßig** Vertretbar nur bei schwereren Hochdruckformen, wenn gleichzeitig ein Diuretikum angewendet wird. Kombination von Kalziumantagonist (Felodipin) mit Betablocker (Metoprolol).
Modenol (D) Drag. Butizid, Reserpin *Rezeptpflichtig*	Müdigkeit, Depressionen, Potenzstörungen, allergische Hauterscheinungen (z. B. Juckreiz), Magen-Darm-Störungen, Störungen des Salzhaushaltes; Vorsicht bei Gicht, Zuckerkrankheit und Asthma. Einschränkung des Reaktionsvermögens möglich	**Abzuraten** Die Verwendung dieses Mittels ist überholt. Kombination von Diuretikum (Butizid) mit einem Hochdruckmittel (Reserpin).
Modip (D) Retardtabl. Felodipin *Rezeptpflichtig*	Kopfschmerzen, Kopfdruck, Gesichtsrötung, Beinödeme, Übelkeit, Herzrasen, Magen-Darm-Störungen, Herzrhythmusstörungen	**Wenig zweckmäßig bei** Bluthochdruck (Kalzium-Antagonist ohne Vorteile gegenüber Nifedipin, aber mit mehr Nebenwirkungen).

Präparat	Wichtigste Nebenwirkungen	Empfehlung
Motens (D) Filmtabl. Lacidipin *Rezeptpflichtig*	Kopfschmerzen, Kopfdruck, Müdigkeit, Gesichtsrötung, Knöchel- und andere Ödeme, Übelkeit, Herzrasen, schwere Durchblutungsstörungen der Herzkranzgefäße bis zum Herzinfarkt möglich. Magen-Darm-Störungen	**Wenig zweckmäßig** Unzureichend erprobter Kalzium-Antagonist ohne Vorteile gegenüber Nifedipin.
Munobal (D/Ö) Retardtabl. Felodipin *Rezeptpflichtig*	Kopfschmerzen, Kopfdruck, Gesichtsrötung, Beinödeme, Übelkeit, Herzrasen, Magen-Darm-Störungen, Herzrhythmusstörungen	**Wenig zweckmäßig bei** Bluthochdruck (Kalzium-Antagonist ohne Vorteile gegenüber Nifedipin, aber mit mehr Nebenwirkungen).
Nebilet (D/Ö) Tabl. Nebivolol *Rezeptpflichtig*	Müdigkeit, Schwindel bei Lagewechsel des Körpers, langsamer Puls, Herzschwäche, Atemnot bei körperlicher Belastung, Einschränkung der Sexualität; Vorsicht bei Asthma und Zuckerkrankheit. Schwere Herzschädigungen bei plötzlichem Absetzen des Medikaments möglich	**Therapeutisch zweckmäßig bei** Bluthochdruck (Betablocker mit zusätzlicher gefäßerweiternder Wirkung). Für eine Langzeitanwendung noch unzureichend erprobt.
Nepresol/ forte (D/Ö) Tabl. Dihydralazin *Rezeptpflichtig*	Schwindel, besonders bei Lageveränderungen des Körpers. Herzklopfen, nach langer Anwendung Rheuma-ähnliche Beschwerden	**Therapeutisch zweckmäßig zur** Langzeitanwendung nur in Kombination mit anderen Mitteln wie z. B. Betablockern.
Nifeclair/ rapid/ retard (D) Kapseln, Filmtabl., Retardtabl. Nifedipin *Rezeptpflichtig*	Kopfdruck, Gesichtsrötung, Beinödeme, Übelkeit, Herzrasen, Magen-Darm-Störungen	**Nur zweckmäßig bei** schwerem Bluthochdruck in Kombination mit anderen bewährten Mitteln (z. B. Diuretika). Therapeutische Wirksamkeit zweifelhaft bei leichtem Bluthochdruck. Kapseln und Rapid-Filmtabletten sind zur Langzeitbehandlung des Bluthochdrucks nicht geeignet. Kalzium-Antagonist.

Präparat	Wichtigste Nebenwirkungen	Empfehlung
Nife von ct/ ret (D) Kapseln, Lösung, Retardkaps. Nifedipin *Rezeptpflichtig*	Kopfdruck, Gesichtsrötung, Beinödeme, Übelkeit, Herzrasen, Magen-Darm-Störungen	**Nur zweckmäßig bei** schwerem Bluthochdruck in Kombination mit anderen bewährten Mitteln (z. B. Diuretika). Therapeutische Wirksamkeit zweifelhaft bei leichtem Bluthochdruck. Kalzium-Antagonist. Kapseln und Lösung zur Langzeitbehandlung des Bluthochdrucks nicht geeignet.
Nifedipat/ retard/ uno (D) Kaps., Retardkaps., Retardtabl. Nifedipin *Rezeptpflichtig*	Kopfdruck, Gesichtsrötung, Beinödeme, Übelkeit, Herzrasen, Magen-Darm-Störungen	**Nur zweckmäßig bei** schwerem Bluthochdruck in Kombination mit anderen bewährten Mitteln (z. B. Diuretika). Therapeutische Wirksamkeit zweifelhaft bei leichtem Bluthochdruck. Kapseln zur Langzeitbehandlung des Bluthochdrucks nicht geeignet. Kalzium-Antagonist.
Nifedipin AL (D) Kaps., Retardkaps. **Nifedipin Heumann** (D) Kaps., Retardtabl. **Nifedipin Genericon** (Ö) Kaps., Retardtabl. **Nifedipin-ratiopharm** (D) Kaps., Retardkaps., SL Retardkaps. **Nifedipin Stada** (D/Ö) Drag., Kaps., Retardkaps., Retardtabl. Nifedipin *Rezeptpflichtig*	Kopfdruck, Gesichtsrötung, Beinödeme, Übelkeit, Herzrasen, schwere Durchblutungsstörungen der Herzkranzgefäße bis zum Herzinfarkt möglich. Magen-Darm-Störungen	**Nur zweckmäßig bei** schwerem Bluthochdruck in Kombination mit anderen bewährten Mitteln (z. B. Diuretika). Therapeutische Wirksamkeit zweifelhaft bei leichtem Bluthochdruck. Kalzium-Antagonist. Kapseln und nicht retardierte Dragees sind zur Langzeitbehandlung des Bluthochdrucks nicht geeignet.
Nifehexal/ uno/ T (D/Ö) Kaps., Manteltabl., Filmtabl., Retardtabl. Nifedipin *Rezeptpflichtig*	Kopfdruck, Gesichtsrötung, Beinödeme, Übelkeit, Herzrasen, schwere Durchblutungsstörungen der Herzkranzgefäße bis zum Herzinfarkt möglich. Magen-Darm-Störungen	**Nur zweckmäßig bei** schwerem Bluthochdruck in Kombination mit anderen bewährten Mitteln (z. B. Diuretika). Therapeutische Wirksamkeit zweifelhaft bei leichtem Bluthochdruck. Kalzium-Antagonist. Kapseln und nicht retardierte Tabletten sind zur Langzeitbehandlung des Bluthochdrucks nicht geeignet.

Präparat	Wichtigste Nebenwirkungen	Empfehlung
Nifical Tablinen/ retard (D) Filmtabl., Retardtabl., Kaps. Nifedipin *Rezeptpflichtig*	Kopfdruck, Gesichtsrötung, Beinödeme, Übelkeit, Herzrasen, schwere Durchblutungsstörungen der Herzkranzgefäße bis zum Herzinfarkt möglich. Magen-Darm-Störungen	**Nur zweckmäßig bei** schwerem Bluthochdruck in Kombination mit anderen bewährten Mitteln (z. B. Diuretika). Therapeutische Wirksamkeit zweifelhaft bei leichtem Bluthochdruck. Kalzium-Antagonist. Kapseln und nicht retardierte Tabletten sind zur Langzeitbehandlung des Bluthochdrucks nicht geeignet.
Nif-Ten (D) **Niften/ mite** (Ö) Retardkaps. Atenolol, Nifedipin *Rezeptpflichtig*	Ödeme, langsamer Puls, Herzschwäche, Atemnot bei körperlicher Belastung, Einschränkung der Sexualität; Vorsicht bei Asthma und Zuckerkrankheit. Schwere Herzschädigungen bei plötzlichem Absetzen des Medikaments möglich	**Wenig zweckmäßig** Vertretbar nur bei schwereren Hochdruckformen, wenn gleichzeitig ein Diuretikum angewendet wird. Kombination von gefäßerweiternd wirkendem Mittel (Nifedipin) mit Betablocker (Atenolol).
Nitregamma (D) Filmtabl. Nitrendipin *Rezeptpflichtig*	Kopfschmerzen, Kopfdruck, Gesichtsrötung, Beinödeme, Übelkeit, Herzrasen, Magen-Darm-Störungen	**Nur zweckmäßig bei** schwerem Bluthochdruck in Kombination mit anderen bewährten Mitteln (z. B. Diuretika). Therapeutische Wirksamkeit zweifelhaft bei leichtem Bluthochdruck. Kalzium-Antagonist.
Nitrendepat (D) Tabl. Nitrendipin *Rezeptpflichtig*	Kopfschmerzen, Kopfdruck, Gesichtsrötung, Beinödeme, Übelkeit, Herzrasen, Magen-Darm-Störungen	**Nur zweckmäßig bei** schwerem Bluthochdruck in Kombination mit anderen bewährten Mitteln (z. B. Diuretika). Therapeutische Wirksamkeit zweifelhaft bei leichtem Bluthochdruck. Kalzium-Antagonist.
Nitrendipin beta (D) **Nitrendipin Heumann** (D) **Nitrendipin Stada** (D) Tabl. Nitrendipin *Rezeptpflichtig*	Kopfschmerzen, Kopfdruck, Gesichtsrötung, Beinödeme, Übelkeit, Herzrasen, Magen-Darm-Störungen	**Nur zweckmäßig bei** schwerem Bluthochdruck in Kombination mit anderen bewährten Mitteln (z. B. Diuretika). Therapeutische Wirksamkeit zweifelhaft bei leichtem Bluthochdruck. Kalzium-Antagonist.

Präparat	Wichtigste Nebenwirkungen	Empfehlung
Nitrepress (D) **Nitre-Puren** (D) Tabl. Nitrendipin *Rezeptpflichtig*	Kopfschmerzen, Kopfdruck, Gesichtsrötung, Beinödeme, Übelkeit, Herzrasen, Magen-Darm-Störungen	**Nur zweckmäßig bei** schwerem Bluthochdruck in Kombination mit anderen bewährten Mitteln (z. B. Diuretika). Therapeutische Wirksamkeit zweifelhaft bei leichtem Bluthochdruck. Kalzium-Antagonist.
Normoxin (Ö) Filmtabl. Moxonidin *Rezeptpflichtig*	Häufig Kopfschmerzen, Mundtrockenheit, Müdigkeit; seltener Verschlimmerung von Depressionen, Potenzstörungen, Magen-Darm-Beschwerden; Einschränkung des Reaktionsvermögens möglich	**Wenig zweckmäßig** Vertretbar nur, wenn Medikamente mit geringeren Nebenwirkungen nicht ausreichend wirksam sind.
Norvasc (D/Ö) Tabl. Amlodipin *Rezeptpflichtig*	Kopfdruck, Gesichtsrötung, Beinödeme, Übelkeit, Herzrasen, Magen-Darm-Störungen	**Möglicherweise zweckmäßig bei** Bluthochdruck (Kalzium-Antagonist mit langer Wirkungsdauer). Für Langzeitanwendung noch unzureichend erprobt.
Obsidan (D) Tabl. Propranolol *Rezeptpflichtig*	Langsamer Puls, Herzschwäche, Atemnot bei körperlicher Belastung, Einschränkung der Sexualität; Vorsicht bei Asthma, Zuckerkrankheit und Durchblutungsstörungen der Gliedmaßen. Schwere Herzschädigungen bei plötzlichem Absetzen des Medikaments möglich	**Therapeutisch zweckmäßig bei** Bluthochdruck, Angina pectoris und Herzrhythmusstörungen (Betablocker).
Physiotens (D) Filmtabl. Moxonidin *Rezeptpflichtig*	Häufig Kopfschmerzen, Mundtrockenheit, Müdigkeit; seltener Verschlimmerung von Depressionen, Potenzstörungen, Magen-Darm-Beschwerden; Einschränkung des Reaktionsvermögens möglich	**Wenig zweckmäßig** Vertretbar nur, wenn Medikamente mit geringeren Nebenwirkungen nicht ausreichend wirksam sind.
Pidilat/ retard (D) Kaps., Retardtabl. Nifedipin *Rezeptpflichtig*	Kopfdruck, Gesichtsrötung, Beinödeme, Übelkeit, Herzrasen, Magen-Darm-Störungen	**Nur zweckmäßig bei** schwerem Bluthochdruck in Kombination mit anderen bewährten Mitteln (z. B. Diuretika). Therapeutische Wirksamkeit zweifelhaft bei leichtem Bluthochdruck. Kapseln sind zur Langzeitbehandlung des Bluthochdrucks nicht geeignet. Kalzium-Antagonist.

Präparat	Wichtigste Nebenwirkungen	Empfehlung
Plendil (Ö) Retardfilmtabl. Felodipin *Rezeptpflichtig*	Kopfschmerzen, Kopfdruck, Gesichtsrötung, Beinödeme, Übelkeit, Herzrasen, Magen-Darm-Störungen, Herzrhythmusstörungen	**Wenig zweckmäßig bei** Bluthochdruck (Kalzium-Antagonist ohne Vorteile gegenüber Nifedipin, aber mit mehr Nebenwirkungen).
Polypress/ forte (D) Tabl. Prazosin *Rezeptpflichtig*	Schwindel bei Lageveränderungen des Körpers, Mattigkeit, Kopfschmerzen, Übelkeit, Durchblutungsstörungen der Herzkranzgefäße möglich	**Therapeutisch zweckmäßig nur bei** schweren Formen des Bluthochdrucks (Alpha-Blocker), wenn andere besser verträgliche Mittel nicht angewendet werden können.
Pres (D) Tabl. Enalapril *Rezeptpflichtig*	Häufig Husten, Magen-Darm-Störungen, Atemnot, Kopfschmerzen, Schwindel, Hauterscheinungen (z. B. Ausschlag), Blutschäden, Geschmacksstörungen, Haarausfall	**Therapeutisch zweckmäßig nur bei** schwereren Formen des Bluthochdrucks und Herzinsuffizienz (ACE-Hemmer). Der Langzeitnutzen bei leichtem Hochdruck ist nicht nachgewiesen.
Pres Plus (D) Tabl. Enalapril, Hydrochlorothiazid *Rezeptpflichtig*	Häufig Husten, Magen-Darm-Störungen, Atemnot, Kopfschmerzen, Schwindel, Hauterscheinungen (z. B. Ausschlag), Blutschäden, Geschmacksstörungen, Haarausfall, Salz- und Wasserverlust. Vorsicht bei Gicht!	**Therapeutisch zweckmäßig nur bei** schwereren Formen des Bluthochdrucks. Sinnvolle Kombination von ACE-Hemmer (Enalapril) mit Diuretikum (Hydrochlorothiazid).
Procorum retard (D/Ö) Retardtabl. Gallopamil *Rezeptpflichtig*	Kopfdruck, Gesichtsrötung, Beinödeme, Übelkeit, Herzrasen, Magen-Darm-Störungen. Verstärkung einer Herzschwäche	**Wenig zweckmäßig bei** Bluthochdruck (Kalzium-Antagonist mit besonderen Wirkungen am Herzen). Therapeutisch zweckmäßig bei bestimmten Herzrhythmusstörungen und Angina pectoris.
Propra-ratiopharm/ retard-ratiopharm (D) Filmtabl., Retardkaps. Propranolol *Rezeptpflichtig*	Langsamer Puls, Herzschwäche, Atemnot bei körperlicher Belastung, Einschränkung der Sexualität; Vorsicht bei Asthma, Zuckerkrankheit und Durchblutungsstörungen der Gliedmaßen. Schwere Herzschädigungen bei plötzlichem Absetzen des Medikaments möglich	**Therapeutisch zweckmäßig bei** Bluthochdruck, Angina pectoris und Herzrhythmusstörungen (Betablocker).

Präparat	Wichtigste Nebenwirkungen	Empfehlung
Provas (D) Kaps. Valsartan *Rezeptpflichtig*	Magen-Darm-Störungen, Blutdruckabfall bei Lagewechsel des Körpers, Atemnot, Kopfschmerzen, Schlafstörungen, Schwindel, Durchfall, Leberschäden, Muskelschmerzen, Hauterscheinungen (z. B. Ausschlag), Haarausfall	**Möglicherweise zweckmäßig bei** Bluthochdruck. Vertretbar nur, wenn besser erprobte ACE-Hemmer nicht eingesetzt werden können. Mittel einer neuen Wirkstoffklasse (AT-Rezeptor Hemmer). Noch unzureichende Erprobung bei Langzeitanwendung.
Provas comp (D) Filmtabl. Valsartan, Hydrochlorothiazid *Rezeptpflichtig*	Magen-Darm-Störungen, Blutdruckabfall bei Lagewechsel, Atemnot, Kopfschmerzen, Schlafstörungen, Schwindel, Durchfall, Leberschäden, Muskelschmerzen, Hauterscheinungen (z. B. Ausschlag), Haarausfall. Salz- und Wasserverlust. Vorsicht bei Gicht!	**Möglicherweise zweckmäßig bei** schwereren Formen des Bluthochdrucks. Sinnvolle Kombination von AT-Rezeptor Hemmer (Losartan) mit Diuretikum (Hydrochlorothiazid). Noch unzureichende Erprobung bei Langzeitanwendung.
Quadropril (D) Tabl. Spirapril *Rezeptpflichtig*	Häufig Husten. Magen-Darm-Störungen, Atemnot, Kopfschmerzen, Schwindel, Hauterscheinungen (z. B. Ausschlag), Blutschäden, Geschmacksstörungen, Haarausfall	**Therapeutisch zweckmäßig nur bei** schwereren Formen des Bluthochdrucks (ACE-Hemmer). Der Langzeitnutzen bei leichtem Hochdruck ist nicht nachgewiesen.
Querto (D) Tabl. Carvedilol *Rezeptpflichtig*	Müdigkeit, Schwindel bei Lagewechsel, langsamer Puls, Herzschwäche, Atemnot bei körperlicher Belastung, Einschränkung der Sexualität; Vorsicht bei Asthma und Zuckerkrankheit. Schwere Herzschädigungen bei plötzlichem Absetzen des Medikaments möglich	**Therapeutisch zweckmäßig bei** Bluthochdruck (Betablocker mit zusätzlicher gefäßerweiternder Wirkung eines Alphablockers). Auch zur Behandlung der Herzinsuffizienz geeignet.
Renacor (D) Tabl. Enalapril, Hydrochlorothiazid *Rezeptpflichtig*	Häufig Husten, Magen-Darm-Störungen, Atemnot, Kopfschmerzen, Schwindel, Hauterscheinungen (z. B. Ausschlag), Blutschäden, Geschmacksstörungen, Haarausfall, Salz- und Wasserverlust. Vorsicht bei Gicht!	**Therapeutisch zweckmäßig nur bei** schwereren Formen des Bluthochdrucks. Sinnvolle Kombination von ACE-Hemmer (Enalapril) mit Diuretikum (Hydrochlorothiazid).

Präparat	Wichtigste Nebenwirkungen	Empfehlung
Renitec (Ö) Tabl. Enalapril *Rezeptpflichtig*	Häufig Husten, Magen-Darm-Störungen, Atemnot, Kopfschmerzen, Schwindel, Hauterscheinungen (z. B. Ausschlag), Blutschäden, Geschmacksstörungen, Haarausfall	**Therapeutisch zweckmäßig nur bei** schwereren Formen des Bluthochdrucks und Herzinsuffizienz (ACE-Hemmer). Der Langzeitnutzen bei leichtem Hochdruck ist nicht nachgewiesen.
Selectol (D/Ö) Filmtabl. Celiprolol *Rezeptpflichtig*	Kopfschmerzen, Schlafstörungen, Müdigkeit, Schwindel bei Lagewechsel, langsamer Puls, Herzschwäche, Atemnot bei körperlicher Belastung, Einschränkung der Sexualität; Vorsicht bei Asthma und Zuckerkrankheit. Schwere Herzschädigungen bei plötzlichem Absetzen des Medikaments möglich	**Therapeutisch zweckmäßig bei** Bluthochdruck (Betablocker mit zusätzlicher gefäßerweiternder Wirkung eines Alphablockers). Noch relativ wenig erprobt.
Supressin (Ö) Tabl. Doxazosin *Rezeptpflichtig*	Schwindel bei Lageveränderungen des Körpers, Mattigkeit, Kopfschmerzen, Übelkeit, Durchblutungsstörungen der Herzkranzgefäße möglich	**Therapeutisch zweckmäßig bei** schweren Formen des Bluthochdrucks (Alpha-Blocker), wenn andere besser verträgliche Mittel nicht angewendet werden können.
Syscor (Ö) Filmtabl. Nisoldipin *Rezeptpflichtig*	Kopfdruck, Gesichtsrötung, Beinödeme, Übelkeit, Herzrasen, erhöhtes Herzinfarktrisiko, Magen-Darm-Störungen	**Nur zweckmäßig bei** schwerem Bluthochdruck in Kombination mit anderen bewährten Mitteln (z. B. Diuretika). Therapeutische Wirksamkeit zweifelhaft bei leichtem Bluthochdruck. Kalzium-Antagonist.
Tarka (D/Ö) Retardkaps. Verapamil, Trandolapril *Rezeptpflichtig*	Magen-Darm-Störungen, Übelkeit, Ödeme, Kopfdruck, Störungen des Herzrhythmus, Verstärkung einer Herzschwäche, häufig Husten, Atemnot, Kopfschmerzen, Schwindel, Hauterscheinungen (z. B. Ausschlag), Blutschäden, Geschmacksstörungen, Haarausfall	**Nur zweckmäßig bei** Bluthochdruck, wenn er mit Verapamil (Kalzium-Antagonist mit besonderen Wirkungen am Herz) und Trandolapril (ACE-Hemmer) als Einzelsubstanzen bereits gut eingestellt ist.

Präparat	Wichtigste Nebenwirkungen	Empfehlung
Teneretic/ mite (D), **Tenoretic** (Ö) Filmtabl., Mite-Filmtabl. Atenolol, Chlortalidon *Rezeptpflichtig*	Störungen des Salzhaushaltes, langsamer Puls, Herzschwäche, Atemnot bei körperlicher Belastung, Einschränkung der Sexualität; Vorsicht bei Asthma, Zuckerkrankheit, Durchblutungsstörungen der Gliedmaßen und Gicht. Schwere Herzschädigungen bei plötzlichem Absetzen des Medikaments möglich	**Therapeutisch zweckmäßig** Sinnvolle Kombination von Betablocker (Atenolol) und Diuretikum (Chlortalidon).
Tenormin (D/Ö) Filmtabl. Atenolol *Rezeptpflichtig*	Langsamer Puls, Herzschwäche, Atemnot bei körperlicher Belastung, Einschränkung der Sexualität; Vorsicht bei Asthma, Zuckerkrankheit und Durchblutungsstörungen der Gliedmaßen. Schwere Herzschädigungen bei plötzlichem Absetzen des Medikaments möglich	**Therapeutisch zweckmäßig bei** Bluthochdruck, Angina pectoris und Herzrhythmusstörungen (Betablocker).
Tensan retard (Ö) Retardkaps. Nilvadipin *Rezeptpflichtig*	Kopfschmerzen, Kopfdruck, Schwindel, Gesichtsrötung, Beinödeme, Übelkeit, Herzrasen, Magen-Darm-Störungen	**Nur zweckmäßig bei** schwerem Bluthochdruck in Kombination mit anderen bewährten Mitteln (z. B. Diuretika). Therapeutische Wirksamkeit zweifelhaft bei leichtem Bluthochdruck. Kalzium-Antagonist.
Tensiomin (D) Tabl. Captopril *Rezeptpflichtig*	Häufig Husten, Magen-Darm-Störungen, Atemnot, Kopfschmerzen, Schwindel, Hauterscheinungen (z. B. Ausschlag), Blutschäden, Geschmacksstörungen, Haarausfall	**Therapeutisch zweckmäßig nur bei** schwereren Formen des Bluthochdrucks und Herzinsuffizienz (ACE-Hemmer). Der Langzeitnutzen bei leichtem Hochdruck ist nicht nachgewiesen.
Tensobon (D) Tabl. Captopril *Rezeptpflichtig*	Häufig Husten, Magen-Darm-Störungen, Atemnot, Kopfschmerzen, Schwindel, Hauterscheinungen (z. B. Ausschlag), Blutschäden, Geschmacksstörungen, Haarausfall	**Therapeutisch zweckmäßig nur bei** schwereren Formen des Bluthochdrucks und Herzinsuffizienz (ACE-Hemmer). Der Langzeitnutzen bei leichtem Hochdruck ist nicht nachgewiesen.

Präparat	Wichtigste Nebenwirkungen	Empfehlung
Tensobon comp/ mini comp/ mite comp (D) Tabl. Captopril, Hydrochlorothiazid *Rezeptpflichtig*	Häufig Husten, Magen-Darm-Störungen, Atemnot, Kopfschmerzen, Schwindel, Hauterscheinungen (z. B. Ausschlag), Blutschäden, Geschmacksstörungen, Haarausfall, Salz- und Wasserverlust. Vorsicht bei Gicht!	**Therapeutisch zweckmäßig nur bei** schwereren Formen des Bluthochdrucks. Sinnvolle Kombination von ACE-Hemmer (Captopril) mit Diuretikum (Hydrochlorothiazid).
Tensostad (D) Tabl. Captopril *Rezeptpflichtig*	Häufig Husten, Magen-Darm-Störungen, Atemnot, Kopfschmerzen, Schwindel, Hauterscheinungen (z. B. Ausschlag), Blutschäden, Geschmacksstörungen, Haarausfall	**Therapeutisch zweckmäßig nur bei** schwereren Formen des Bluthochdrucks und Herzinsuffizienz (ACE-Hemmer). Der Langzeitnutzen bei leichtem Hochdruck ist nicht nachgewiesen.
Teveten (D/Ö) Filmabl. Eprosartan *Rezeptpflichtig*	Magen-Darm-Störungen, Blutdruckabfall bei Lagewechsel des Körpers, Atemnot, Kopfschmerzen, Schlafstörungen, Schwindel, Durchfall, Leberschäden, Muskelschmerzen, Hauterscheinungen (z. B. Ausschlag), Haarausfall	**Möglicherweise zweckmäßig bei** Bluthochdruck. Vertretbar nur, wenn besser erprobte ACE-Hemmer nicht eingesetzt werden können. Mittel einer neuen Wirkstoffklasse (AT-Rezeptor Hemmer). Noch unzureichende Erprobung bei Langzeitanwendung.
Trepress (D/Ö) Drag. Oxprenolol, Hydralazin, Chlortalidon *Rezeptpflichtig*	Langsamer Puls, Herzschwäche, Kopfschmerzen, Müdigkeit; Störungen des Salzhaushaltes, Einschränkung der Sexualität. Vorsicht bei Gicht, Zuckerkrankheit und Asthma. Schwere Herzschädigungen bei plötzlichem Absetzen des Medikaments möglich. Selten Leber- und Nervenschäden, Gelenkschmerzen	**Therapeutisch zweckmäßig nur** zur Behandlung schwerer Hochdruckformen. Sinnvolle Kombination von Betablocker (Oxprenolol), Diuretikum (Chlortalidon) und gefäßerweiterndem Mittel (Hydralazin).
Triloc (Ö) Filmtabl. Metoprolol, Hydrochlorothiazid, Hydralazin *Rezeptpflichtig*	Langsamer Puls, Herzschwäche, Kopfschmerzen, Müdigkeit, psychische Veränderungen (z. B. Schlafstörungen); Störungen des Salzhaushaltes, Einschränkung der Sexualität. Vorsicht bei Gicht, Zuckerkrankheit und Asthma. Schwere Herzschädigungen bei plötzlichem Absetzen des Medikaments möglich. Selten Leber- und Nervenschäden, Gelenkschmerzen	**Therapeutisch zweckmäßig nur** zur Behandlung schwerer Hochdruckformen. Kombination von Betablocker (Metoprolol), Diuretikum (Hydrochlorothiazid) und gefäßerweiterndem Mittel (Hydralazin).

Präparat	Wichtigste Nebenwirkungen	Empfehlung
Triniton (D) Tabl. Reserpin, Dihydralazin, Hydrochlorothiazid *Rezeptpflichtig*	Müdigkeit, Depression, Potenzstörungen, Störungen des Salzhaushaltes, allergische Hauterscheinungen (z. B. Juckreiz), Magen-Darm-Störungen, Blutschäden. Vorsicht bei Gicht, Zuckerkrankheit und Asthma! Einschränkung des Reaktionsvermögens möglich	**Abzuraten** Die Verwendung dieses Mittels ist überholt. Kombination mit gefäßerweiterndem Inhaltsstoff (Dihydralazin), Diuretikum (Hydrochlorothiazid) und Hochdruck-mittel (Reserpin).
Tritace (Ö) Kaps. Ramipril *Rezeptpflichtig*	Häufig Husten. Magen-Darm-Störungen, Atemnot, Kopfschmerzen, Schwindel, Hauterscheinungen (z. B. Ausschlag), Blutschäden, Geschmacksstörungen, Haarausfall	**Therapeutisch zweckmäßig nur bei** schwereren Formen des Bluthochdrucks (ACE-Hemmer). Der Langzeitnutzen bei leichtem Hochdruck ist nicht nachgewiesen.
Tritazide (Ö) Tabl. Ramipril, Hydrochlorothiazid *Rezeptpflichtig*	Häufig Husten. Magen-Darm-Störungen, Atemnot, Kopfschmerzen, Schwindel, Hauterscheinungen (z. B. Ausschlag), Blutschäden, Geschmacksstörungen, Haarausfall, Salz- und Wasserverlust. Vorsicht bei Gicht!	**Therapeutisch zweckmäßig nur bei** schwereren Formen des Bluthochdrucks. Sinnvolle Kombination von ACE-Hemmer (Ramipril) mit Diuretikum (Hydrochlorothiazid).
Udramil (D) Retardkaps. Trandolapril, Verapamil *Rezeptpflichtig*	Magen-Darm-Störungen, Übelkeit, Ödeme, Kopfdruck, Störungen des Herzrhythmus, Verstärkung einer Herzschwäche, häufig Husten, Atemnot, Kopfschmerzen, Schwindel, Hauterscheinungen (z. B. Ausschlag), Blutschäden, Geschmacksstörungen, Haarausfall	**Nur zweckmäßig bei** Bluthochdruck, wenn er mit Verapamil (Kalzium-Antagonist mit besonderen Wirkungen am Herz) und Trandolapril (ACE-Hemmer) als Einzelsubstanzen bereits gut eingestellt ist. Für Langzeitanwendung noch unzureichend erprobt.
Unimax (D) Filmtabl. Ramipril, Felodipin *Rezeptpflichtig*	Häufig Husten. Magen-Darm-Störungen, Atemnot, Kopfschmerzen, Schwindel, Hauterscheinungen (z. B. Ausschlag), Blutschäden, Geschmacksstörungen, Haarausfall, Kopfdruck, Gesichtsrötung, Beinödeme, Herzrasen, schwere Durchblutungsstörungen der Herzkranzgefäße bis zum Herzinfarkt möglich	**Nur zweckmäßig bei** Bluthochdruck, wenn er mit Felodipin (Kalzium-Antagonist mit besonderen Wirkungen am Herz) und Ramipril (ACE-Hemmer) als Einzelsubstanzen bereits gut eingestellt ist. Für Langzeitanwendung noch unzureichend erprobt.

Präparat	Wichtigste Nebenwirkungen	Empfehlung
Vascal/ Uno/ Uno mite (D) Tabl., Retardkaps. Isradipin *Rezeptpflichtig*	Kopfschmerzen, Kopfdruck, Schwindel, Gesichtsrötung, Beinödeme, Übelkeit, Herzrasen, Herzrhythmusstörungen, Magen-Darm-Störungen	**Wenig zweckmäßig bei** Bluthochdruck (Kalzium-Antagonist ohne Vorteile gegenüber Nifedipin, aber mit mehr Nebenwirkungen).
Vera von ct (D) Drag., Retardtabl., Filmtabl. **Verabeta** (D) Filmtabl., Retardtabl. **Verahexal** (D) Retardkaps., Filmtabl. **Veramex** (D) Drag., Retardtabl. Verapamil *Rezeptpflichtig*	Magen-Darm-Störungen, Übelkeit, Ödeme, Kopfdruck, Störungen des Herzrhythmus, Verstärkung einer Herzschwäche	**Wenig zweckmäßig bei** Bluthochdruck (Kalzium-Antagonist). Therapeutisch zweckmäßig bei bestimmten Herzrhythmusstörungen und Angina pectoris.
Verapamil AL (D) Drag., Retardtabl. **Verapamil Ebewe** (Ö) Drag., Retardfilmtabl., **Verapamil-ratiopharm** (D) Filmtabl., Retardtabl. Verapamil *Rezeptpflichtig*	Magen-Darm-Störungen, Übelkeit, Ödeme, Kopfdruck, Störungen des Herzrhythmus, Verstärkung einer Herzschwäche	**Wenig zweckmäßig bei** Bluthochdruck (Kalzium-Antagonist). Therapeutisch zweckmäßig bei bestimmten Herzrhythmusstörungen und Angina pectoris.
Verasal/ Retard (D) Filmtabl., Retardtabl. Verapamil *Rezeptpflichtig*	Magen-Darm-Störungen, Übelkeit, Ödeme, Kopfdruck, Störungen des Herzrhythmus, Verstärkung einer Herzschwäche	**Wenig zweckmäßig bei** Bluthochdruck (Kalzium-Antagonist). Therapeutisch zweckmäßig bei bestimmten Herzrhythmusstörungen und Angina pectoris.
Veratide (D) Tabl. Verapamil, Hydrochlorothiazid, Triamteren *Rezeptpflichtig*	Magen-Darm-Störungen, Übelkeit, Allergien, Störungen des Herzrhythmus, Verstärkung einer Herzschwäche, Störungen des Salzhaushaltes, lebensbedrohliche Kaliumanreicherung bei Nierenschäden möglich. Vorsicht bei Gicht und Zuckerkrankheit!	**Möglicherweise zweckmäßig bei** Bluthochdruck. Sinnvolle Kombination von Verapamil (Kalzium-Antagonist mit besonderen Wirkungen am Herz) und harntreibenden Mitteln (Diuretika).
Vesdil/ -protect (D) Tabl. Ramipril *Rezeptpflichtig*	Häufig Husten. Magen-Darm-Störungen, Atemnot, Kopfschmerzen, Schwindel, Hauterscheinungen (z. B. Ausschlag), Blutschäden, Geschmacksstörungen, Haarausfall	**Therapeutisch zweckmäßig nur bei** schwereren Formen des Bluthochdrucks und Herzinsuffizienz (ACE-Hemmer). Der Langzeitnutzen bei leichtem Hochdruck ist nicht nachgewiesen.

Präparat	Wichtigste Nebenwirkungen	Empfehlung
Vesdil plus (D) Tabl. Ramipril, Hydrochlorothiazid *Rezeptpflichtig*	Häufig Husten. Magen-Darm-Störungen, Atemnot, Kopfschmerzen, Schwindel, Hauterscheinungen (z. B. Ausschlag), Blutschäden, Geschmacksstörungen, Haarausfall. Salz- und Wasserverlust. Vorsicht bei Gicht!	**Therapeutisch zweckmäßig nur bei** schwereren Formen des Bluthochdrucks. Sinnvolle Kombination von ACE-Hemmer (Ramipril) mit Diuretikum (Hydrochlorothiazid).
Visken/ mite/ retard (D/Ö) Tabl., Retardtabl., Tropfen Pindolol *Rezeptpflichtig*	Langsamer Puls, Herzschwäche, Atemnot bei körperlicher Belastung, Einschränkung der Sexualität; Vorsicht bei Asthma, Zuckerkrankheit und Durchblutungsstörungen der Gliedmaßen. Schwere Herzschädigungen bei plötzlichem Absetzen des Medikaments möglich	**Therapeutisch zweckmäßig bei** Bluthochdruck nur in besonderen Fällen (z. B. Schwangerschaft). Betablocker mit besonderen Eigenschaften (geringere blockierende Wirkung)
Xanef (D) Tabl. Enalapril *Rezeptpflichtig*	Häufig Husten. Magen-Darm-Störungen, Atemnot, Kopfschmerzen, Schwindel, Hauterscheinungen (z. B. Ausschlag), Blutschäden, Geschmacksstörungen, Haarausfall	**Therapeutisch zweckmäßig nur bei** schwereren Formen des Bluthochdrucks und Herzinsuffizienz (ACE-Hemmer). Der Langzeitnutzen bei leichtem Hochdruck ist nicht nachgewiesen.

12.2. Harntreibende Mittel (Diuretika)

Der Körper des Menschen besteht zu 50 bis 70 Prozent aus Wasser. Jeden Tag nimmt ein Erwachsener durchschnittlich zweieinhalb Liter Wasser zu sich. Bei Herzschwäche (Herzinsuffizienz), Venenschwäche (venöser Insuffizienz) oder wenn der Körper zu viel Flüssigkeit aufnimmt oder zu wenig Wasser ausscheidet, können Ödeme (Flüssigkeitsansammlungen im Gewebe) entstehen. Das kann von Bluthochdruck und Gewichtszunahme begleitet sein.
Diuretika sind Mittel, die die Ausscheidung von Flüssigkeit und Salzen aus dem Körper fördern. Dadurch können sie den Blutdruck senken und eine bestehende Herzschwäche verbessern.

Diuretika – zu häufig verschrieben?

Harntreibende Mittel werden hauptsächlich bei Bluthochdruck (siehe Kapitel 12.1.), Herzschwäche (siehe Kapitel 12.5.) und zur Behandlung von Ödemen verwendet.

Ödeme können durch Störungen von Nieren, Herz und Leber, aber auch durch verschiedene Arzneimittel hervorgerufen werden, z. B. durch fast alle Rheumamittel (siehe Kapitel 3.1.). »Vor der Gefahr der kritiklosen Anwendung von Diuretika«, heißt es in einer Publikation der Arzneimittelkommission der Deutschen Ärzteschaft, »kann nicht eindringlich genug gewarnt werden.«
Grund für die Warnungen: die Gefahr schwerer Nebenwirkungen. Gefährdet sind vor allem ältere Patienten durch einen zu starken Flüssigkeitsverlust, Bluteindickung und Herzrhythmusstörungen. Im Jahr 2000 wurden in Deutschland rund 22 Millionen Packungen harntreibender Mittel verschrieben, in Österreich waren es rund 2 Millionen.

»Idiopathische Ödeme«

Diese pompöse Diagnose erhalten meist Frauen im gebärfähigen Alter mit Ödemen in Gesicht und Beinen. Idiopathisches Ödem heißt nichts anderes als: Ödeme, deren Ursache unbekannt ist. Einige Ursachen sind jedoch bekannt.
Wer eine Fastendiät einhält und dann plötzlich eine große Mahlzeit zu sich nimmt, entwickelt als Reaktion darauf unter Umständen Ödeme, die aber nach kurzer Zeit von selbst wieder verschwinden.
Von vielen Frauen werden Diuretika auch missbräuchlich als Abmagerungsmittel benutzt. Wenn sie nach längerem Gebrauch plötzlich abgesetzt werden, dann hat sich der Körper schon so auf das Medikament eingespielt, dass als Reaktion darauf verstärkt Ödeme entstehen (so genannter Rebound-Effekt). Häufig wird von Ärzten in solchen Fällen als Therapie wieder ein Diuretikum verschrieben. Daraus entwickelt sich oft ein Teufelskreis, der zu einer jahrelangen, unnötigen Einnahme von Diuretika führt. Die einzig wirksame Maßnahme besteht in der langsamen Verringerung des Diuretikums über einen Zeitraum von drei Wochen und einer kochsalzarmen Ernährung.
Eine wirksame Behandlung von idiopathischen Ödemen umfasst den völligen Verzicht auf die Einnahme von Diuretika und – wie bei jeder Art von Sucht – eine psychotherapeutische Behandlung.

Prämenstruelles Syndrom

Kurz vor der Regel treten bei fast allen Frauen Wasseransammlungen im Gewebe (und damit verbunden ein leichter Gewichtsanstieg von ein bis zwei Kilogramm) auf. In der Fachsprache heißt das prämenstruelles Syndrom. Die Wasseransammlungen äußern sich häufig in einem Spannungsgefühl in der Brust und am Bauch. In diesem Fall sollten Sie jedoch keine Diuretika einzunehmen, sondern während dieser Zeit weniger Flüssigkeit zu sich nehmen und salzarm essen.

Behandlung bei Ödemen

Als erste – häufig erfolgreiche – therapeutische Maßnahme gegen Ödeme empfiehlt die Arzneimittelkommision der Deutschen Ärzteschaft die Beseitigung der Ursachen: Behandlung von eventuell vorhandener Herzschwäche (siehe Kapitel 12.5.), bei Eiweißmangel (Hypoproteinämie) Eiweißersatz und das Absetzen von Medikamenten, die Ödeme verursachen können.
Wenn Herzschwäche die Ursache für die Ödeme ist, kann ein wassertreibendes Mittel allein oder in Kombination mit herzwirksamen Mitteln verwendet werden. Unterstützend können außerdem eine Hochlagerung der Beine und salzarme Nahrung wirken.

Medikamente

Die verschiedenen harntreibenden Mittel unterscheiden sich nach Art der Wirkung, Wirkungsstärke und Dauer der Wirkung. Es hängt vom Grundleiden ab, welches Diuretikum und welche Dosis verwendet wird.

Spironolacton (enthalten z. B. in *Aldactone, Osyrol-Lasix, Spiro comp.-ratiopharm, Spironolacton-ratiopharm, Spiro von ct*)

Präparate, die diese Substanz enthalten, sollten – so empfiehlt die amerikanische Gesundheitsbehörde – wegen der möglichen Nebenwirkungen (z. B. Schwellungen der Brust bei Männern, Einschränkung des Sexualtriebs, Regelstörungen etc.) nur dann verwendet werden, wenn andere Diuretika nicht verwendet werden können. Vor der lang dauernden Einnahme von Spironolacton-haltigen Medikamenten wird abgeraten. Bei »zu viel« Aldosteron im Blut (Hyperaldosteronismus) ist dies aber nach wie vor notwendig und zweckmäßig.

Furosemid (enthalten z. B. in *Diurapid, Furobeta, Furo von ct, Furorese, Furosemid AL, Furosemid-Heumann, Furosemid-ratiopharm, Furosemid-Stada, Lasix, Ödemase, Osyrol-Lasix, Spiro comp.-ratiopharm*)

Furosemid ist ein stark und kurzzeitig wirkendes Diuretikum. Es wirkt auch dann noch, wenn andere Mittel (z. B. Thiazide) versagen, weil etwa die Nieren nicht mehr ausreichend funktionieren. Dieses stark wirkende Mittel hat viele und zum Teil schwere *Nebenwirkungen*:

Kaliumverlust, der sich in folgenden Anzeichen zeigt: trockener Mund, Durstgefühl, unregelmäßige Herzschläge, Stimmungsschwankungen, Muskelkrämpfe oder -schmerzen, Übelkeit, Erbrechen, unübliche Müdigkeit oder Schwäche, flacher Puls. Bei hoher Dosis: Taubheit.
Wenn Furosemid-Präparate längere Zeit eingenommen und dann plötzlich abgesetzt werden, können Ödeme entstehen (sog. Rebound-Effekt).
Die Diuretika *Piretanid* (enthalten z. B. in *Arelix*) und *Torasemid* (enthalten z. B. in *Torem, Unat*) haben ähnliche Wirkungen und Nebenwirkungen wie Furosemid, sind jedoch weniger erprobt.

Thiazid-Diuretika und ähnliche Wirkstoffe (enthalten z. B. in *Aquaphor, Aquaretic, Dehydro sanol tri, diucomb, Diuretikum Verla, Diursan, Diutensat, Dytide H, Esidrix, Fludex, HCT Hexal, HCT von ct, HCT-ISIS, Moduretik, Nephral, Triampur comp., Triamteren comp.-ratiopharm, Triamteren HCT AL, Triazid von ct, Tri.-Thiazid Stada, Turfa*)
Sie sind die am besten verträglichen Diuretika und deshalb besonders zur Langzeittherapie (z. B. bei Bluthochdruck) geeignet. Zur Verminderung des Kaliumverlustes werden Thiazid-Diuretika häufig kombiniert mit so genannten kaliumsparenden Diuretika (z. B. *Aquaretic, Dehydro sanol tri, diucomb, Diuretikum Verla, Diursan, Diutensat, Dytide H, Moduretik, Nephral, Triampur comp., Triamteren comp.-ratiopharm, Triamteren HCT AL, Triazid von ct, Tri.-Thiazid Stada, Turfa*). Kaliummangel, der durch Thiazid-Diuretika verursacht wird, ist jedoch selten schwerwiegend und führt nach Ansicht der Arzneimittelkommission der Deutschen Ärzteschaft normalerweise nicht zu einem klinisch bedeutsamen Kaliummangel im Körper.
Die routinemäßige Verordnung von Kaliumpräparaten ist unnötig und kann sogar (in einem von 100 Fällen) zu einem lebensbedrohlichen oder tödlichen Kaliumüberschuss führen. Auch so genannte »kaliumsparende« Medikamente bergen dieses Risiko, einen Kaliumüberschuss zu verursachen, in sich. Deshalb sollte der behandelnde Arzt in jedem Fall die Serumkaliumspiegel kontrollieren, besonders bei Diabetikern, Alten und Patienten, die gleichzeitig ACE-Hemmer oder Rheumamittel einnehmen.
Bei Durchfall, Erbrechen, Magersucht und bei der Einnahme bestimmter Medikamente (z. B. herzwirksame Glykoside, siehe Tabelle 12.5.1.) kann der Kaliumspiegel jedoch so weit fallen, dass eine Gesundheitsgefährdung auftritt. In diesem Fall muss der Kaliummangel ausgeglichen werden.

Wichtigste *Nebenwirkung* der Thiazid-Diuretika: Kaliumverlust, der sich in folgenden Anzeichen zeigt: trockener Mund, Durstgefühle, unregelmäßige Herzschläge, Stimmungsschwankungen, Muskelkrämpfe oder -schmerzen, Übelkeit, Erbrechen, unübliche Müdigkeit oder Schwäche, flacher Puls.
Vorsicht ist bei Patienten mit Gicht geboten, weil Thiazide unter Umständen einen Gichtanfall auslösen können. Bei Diabetikern kann die Anwendung zu Problemen mit der Einstellung des Blutzuckers führen.

Naturheilmittel und Arzneimittel der alternativen Heilkunde

Der Boom der alternativen Heilmittel macht auch vor den flüssigkeits-ausscheidenden Mitteln nicht halt. Drei Medikamente mit pflanzlichen Inhaltsstoffen werden inzwischen so häufig verwendet, dass sie erstmals den Sprung in unsere Tabelle schafften: *Asparagus-P* enthält Petersilie und Spargel, *Biofax* enthält Birkenblätter, Hauhechelwurzel und Bohnenhülsen, *Roleca* enthält Wacholderbeeröl.
Eine Bewertungskommission des ehemaligen Bundesgesundheitsamtes stufte sowohl die Wirksamkeit von Petersilie als auch von Spargel als fraglich ein. Petersilie kann in hohen Dosierungen schwere Nebenwirkungen verursachen: Herzrhythmusstörungen, Nierenschädigungen, selten auch allergische Reaktionen. Es wirkt außerdem abtreibend (abortiv). Spargel kann in seltenen Fällen ebenfalls allergische Reaktionen verursachen. Unsere Empfehlung: Es ist sinnvoller und lustvoller, Spargel und Petersilie in Form von Speisen zu genießen anstatt in Pillenform.
Bei Wacholder (in *Roleca*) ist zwar nachgewiesen, dass es in entsprechender Dosierung harntreibend wirkt, allerdings wird dies durch einen toxischen Mechanismus (Nierenreizung) verursacht. Bei lang dauernder Anwendung können deshalb Nierenschäden auftreten. Wir stufen dieses Mittel deshalb als »abzuraten« ein.
Allen drei Inhaltsstoffen von *Biofax* (Birkenblätter, Hauhechelwurzel und Bohnenhülsen) wird eine entwässernde Wirkung zugeschrieben. Bei normaler Dosierung sind kaum Nebenwirkungen zu erwarten.

Ödeme in der Schwangerschaft

Ödeme in der Schwangerschaft sind eigentlich eine normale Reaktion des Körpers – sie treten bei vier von fünf Schwangeren auf. Die routinemäßige Verschreibung von Diuretika ist deshalb – warnt die Arzneimittelkommission der Deutschen Ärzteschaft – nicht sinnvoll und setzt Mutter und Kind unnötigen Gefahren aus. Wegen der vermuteten Risiken für das Kind sollten Diuretika während der Schwangerschaft nur in begründeten Ausnahmefällen verwendet werden.

12.2. Harntreibende Mittel (Diuretika)

Präparat	Wichtigste Nebenwirkungen	Empfehlung
Aldactone (D/Ö) Drag., Kaps. Spironolacton *Rezeptpflichtig*	Hormonelle Veränderungen mit Potenz- und Regelstörungen, Vergrößerung der Brustdrüse bei Männern, Stimmveränderungen, Müdigkeit, Störungen des Salzhaushaltes	**Therapeutisch zweckmäßig zur** Wasserausschwemmung, wenn das Hormon Aldosteron im Blut erhöht ist (z. B. bei Leberzirrhose) und wenn andere Diuretika versagen.
Aquaphor (D) **Aquaphoril** (Ö) Tabl. Xipamid *Rezeptpflichtig*	Relativ geringe Störungen des Salzhaushaltes (Kochsalz- und Kaliumsalzverlust). Vorsicht bei Gicht und Zuckerkrankheit	**Therapeutisch zweckmäßig zur** Wasserausschwemmung und bei Bluthochdruck.
Aquaretic (D) Tabl. Amilorid, Hydrochlorothiazid *Rezeptpflichtig*	Störungen des Salzhaushaltes, lebensbedrohliche Kaliumanreicherung bei Nierenschäden möglich. Allergien; Vorsicht bei Gicht und Zuckerkrankheit	**Therapeutisch zweckmäßig nur bei** Gefährdung durch Kalium- und Magnesiummangel. Kombination von kaliumsparendem (Amilorid) mit anderem Diuretikum (Hydrochlorothiazid).
Arelix/ mite/ RR-Retardkapseln (D/Ö) Tabl., Retardkaps. Piretanid *Rezeptpflichtig*	Störungen des Salzhaushaltes (ausgeprägter Kochsalz- und Kaliumsalzverlust). Vorsicht bei Gicht und Zuckerkrankheit	**Therapeutisch zweckmäßig** Stark wirkendes Diuretikum (vergleichbar mit Furosemid).
Asparagus-P (D) Filmtabl. Spargelpulver, Petersilienpulver *Rezeptpflichtig*	Lichtüberempfindlichkeit, Allergien, Nierenschäden, Herzrhythmusstörungen, Blasen- und Darmkrämpfe möglich	**Abzuraten** Therapeutische Wirksamkeit zweifelhaft.
Biofax (D) Kaps. Birkenblätter, Hauhechelwurzel, Bohnenhülsen	Keine wesentlichen bekannt	**Naturheilmittel** mit pflanzlichen Inhaltsstoffen. Milde, entwässernde Wirkung. Vertretbar, wenn eine notwendige Anwendung therapeutisch zweckmäßiger Mittel nicht unterlassen wird.

Präparat	Wichtigste Nebenwirkungen	Empfehlung
Dehydro sanol tri/ mite (D) Drag. Triamteren, Bemetizid *Rezeptpflichtig*	Störungen des Salzhaushaltes, lebensbedrohliche Kaliumanreicherung bei Nierenschäden möglich. Allergien; Vorsicht bei Gicht und Zuckerkrankheit	**Therapeutisch zweckmäßig nur bei** Gefährdung durch Kalium- und Magnesiummangel. Kombination von kaliumsparendem (Triamteren) mit anderem Diuretikum (Bemetizid).
Diucomb/ mild (D) Filmtabl., Drag. Bemetizid, Triamteren *Rezeptpflichtig*	Störungen des Salzhaushaltes, lebensbedrohliche Kaliumanreicherung bei Nierenschäden möglich. Allergien; Vorsicht bei Gicht und Zuckerkrankheit	**Therapeutisch zweckmäßig nur bei** Gefährdung durch Kalium- und Magnesiummangel. Kombination von kaliumsparendem (Triamteren) mit anderem Diuretikum (Hydrochlorothiazid).
Diurapid (D) Tabl. Furosemid *Rezeptpflichtig*	Ausgeprägte Störungen des Salzhaushaltes (z. B. Kochsalz- und Kaliumsalzverlust). Bei Überdosierung Kreislaufbeschwerden und vorübergehende Taubheit; Vorsicht bei Gicht und Zuckerkrankheit	**Therapeutisch zweckmäßig** Lang bewährtes Präparat für Erkrankungen, bei denen ein stark wirkendes Diuretikum notwendig ist.
Diuretikum Verla (D) Tabl. Triamteren, Hydrochlorothiazid *Rezeptpflichtig*	Störungen des Salzhaushaltes, lebensbedrohliche Kaliumanreicherung bei Nierenschäden möglich. Allergien; Vorsicht bei Gicht und Zuckerkrankheit	**Therapeutisch zweckmäßig nur bei** Gefährdung durch Kalium- und Magnesiummangel. Kombination von kaliumsparendem (Triamteren) mit anderem Diuretikum (Hydrochlorothiazid).
Diursan/ mite (D) Tabl., Amilorid, Hydrochlorothiazid *Rezeptpflichtig*	Störungen des Salzhaushaltes, lebensbedrohliche Kaliumanreicherung bei Nierenschäden möglich. Allergien; Vorsicht bei Gicht und Zuckerkrankheit	**Therapeutisch zweckmäßig nur bei** Gefährdung durch Kalium- und Magnesiummangel. Kombination von kaliumsparendem (Amilorid) mit anderem Diuretikum (Hydrochlorothiazid).
Diutensat (D) Filmtabl. Triamteren, Hydrochlorothiazid *Rezeptpflichtig*	Störungen des Salzhaushaltes, lebensbedrohliche Kaliumanreicherung bei Nierenschäden möglich. Allergien; Vorsicht bei Gicht und Zuckerkrankheit	**Therapeutisch zweckmäßig nur bei** Gefährdung durch Kalium- und Magnesiummangel. Kombination von kaliumsparendem (Triamteren) mit anderem Diuretikum (Hydrochlorothiazid).
Dytide H (D/Ö) Tabl. Triamteren, Hydrochlorothiazid *Rezeptpflichtig*	Störungen des Salzhaushaltes, lebensbedrohliche Kaliumanreicherung bei Nierenschäden möglich. Allergien; Vorsicht bei Gicht und Zuckerkrankheit	**Therapeutisch zweckmäßig nur bei** Gefährdung durch Kalium- und Magnesiummangel. Kombination von kaliumsparendem (Triamteren) mit anderem Diuretikum (Hydrochlorothiazid).

Präparat	Wichtigste Nebenwirkungen	Empfehlung
Esidrix (D) **Esidrex** (Ö) Tabl. Hydrochlorothiazid *Rezeptpflichtig*	Relativ geringe Störungen des Salzhaushaltes (Kochsalz- und Kaliumsalzverlust). Vorsicht bei Gicht und Zuckerkrankheit	**Therapeutisch zweckmäßig bei** Bluthochdruck und zur Wasserausschwemmung (Diuretikum).
Fludex (Ö) Filmtabl. Indapamid *Rezeptpflichtig*	Störungen des Salzhaushaltes. Allergien. Vorsicht bei Gicht und Zuckerkrankheit	**Therapeutisch zweckmäßig zur** Wasserausschwemmung und bei Bluthochdruck.
Furo von ct/ ret. von ct (D) Tabl., Retardkaps. Furosemid *Rezeptpflichtig*	Ausgeprägte Störungen des Salzhaushaltes (z. B. Kochsalz- und Kaliumsalzverlust). Bei Überdosierung Kreislaufbeschwerden und vorübergehende Taubheit; Vorsicht bei Gicht und Zuckerkrankheit	**Therapeutisch zweckmäßig** Lang bewährtes Präparat für Erkrankungen, bei denen ein stark wirkendes Diuretikum notwendig ist.
Furobeta (D) Tabl. Furosemid *Rezeptpflichtig*	Ausgeprägte Störungen des Salzhaushaltes (z. B. Kochsalz- und Kaliumsalzverlust). Bei Überdosierung Kreislaufbeschwerden und vorübergehende Taubheit; Vorsicht bei Gicht und Zuckerkrankheit	**Therapeutisch zweckmäßig** Lang bewährtes Präparat für Erkrankungen, bei denen ein stark wirkendes Diuretikum notwendig ist.
Furorese/ long (D) Tabl., Retardkapseln Furosemid *Rezeptpflichtig*	Ausgeprägte Störungen des Salzhaushaltes (z. B. Kochsalz- und Kaliumsalzverlust). Bei Überdosierung Kreislaufbeschwerden und vorübergehende Taubheit; Vorsicht bei Gicht und Zuckerkrankheit	**Therapeutisch zweckmäßig** Lang bewährtes Präparat für Erkrankungen, bei denen ein stark wirkendes Diuretikum notwendig ist.
Furosemid AL (D) **Furosemid Heumann** (D) **Furosemid-ratiopharm/ long** (D) **Furosemid Stada/ retard** (D) Tabl., Retardkaps. Furosemid *Rezeptpflichtig*	Ausgeprägte Störungen des Salzhaushaltes (z. B. Kochsalz- und Kaliumsalzverlust). Bei Überdosierung Kreislaufbeschwerden und vorübergehende Taubheit; Vorsicht bei Gicht und Zuckerkrankheit	**Therapeutisch zweckmäßig** Lang bewährtes Präparat für Erkrankungen, bei denen ein stark wirkendes Diuretikum notwendig ist.

Präparat	Wichtigste Nebenwirkungen	Empfehlung
HCT Hexal (D) **HCT von ct** (D) **HCT-ISIS** (D) Tabl. Hydrochlorothiazid *Rezeptpflichtig*	Relativ geringe Störungen des Salzhaushaltes (Kochsalz- und Kaliumsalzverlust). Vorsicht bei Gicht und Zuckerkrankheit	**Therapeutisch zweckmäßig bei** Bluthochdruck und zur Wasserausschwemmung (Diuretikum).
Lasix/ Tabs/ long (D/Ö) Tabl., Retardkaps., lösl. Tabl. Furosemid *Rezeptpflichtig*	Ausgeprägte Störungen des Salzhaushaltes (z. B. Kochsalz- und Kaliumsalzverlust). Bei Überdosierung Kreislaufbeschwerden und vorübergehende Taubheit; Vorsicht bei Gicht und Zuckerkrankheit	**Therapeutisch zweckmäßig** Lang bewährtes Präparat für Erkrankungen, bei denen ein stark wirkendes Diuretikum notwendig ist.
Moduretic (Ö) **Moduretik/ mite** (D) Tabl., Mite-Tabl. Hydrochlorothiazid, Amilorid *Rezeptpflichtig*	Störungen des Salzhaushaltes, lebensbedrohliche Kaliumanreicherung bei Nierenschäden möglich. Allergien; Vorsicht bei Gicht und Zuckerkrankheit	**Therapeutisch zweckmäßig nur bei** Gefährdung durch Kalium- und Magnesiummangel. Kombination von kaliumsparendem (Triamteren) mit anderem Diuretikum (Hydrochlorothiazid).
Natrilix/ SR (D) Filmtabl., Retardtabl. Indapamid *Rezeptpflichtig*	Störungen des Salzhaushaltes (z. B. Kochsalz- und Kaliumsalzverlust). Allergien. Vorsicht bei Gicht und Zuckerkrankheit	**Therapeutisch zweckmäßig zur** Wasserausschwemmung und bei Bluthochdruck.
Neotri/ mite (D) Filmtabl., Xipamid, Triamteren *Rezeptpflichtig*	Störungen des Salzhaushaltes, lebensbedrohliche Kaliumanreicherung bei Nierenschäden möglich. Allergien; Vorsicht bei Gicht und Zuckerkrankheit	**Therapeutisch zweckmäßig nur bei** Gefährdung durch Kalium- und Magnesiummangel. Kombination von kaliumsparendem (Triamteren) mit anderem Diuretikum (Hydrochlorothiazid).
Nephral (D) Filmtabl. Triamteren, Hydrochlorothiazid *Rezeptpflichtig*	Störungen des Salzhaushaltes, lebensbedrohliche Kaliumanreicherung bei Nierenschäden möglich. Allergien; Vorsicht bei Gicht und Zuckerkrankheit	**Therapeutisch zweckmäßig nur bei** Gefährdung durch Kalium- und Magnesiummangel. Kombination von kaliumsparendem (Triamteren) mit anderem Diuretikum (Hydrochlorothiazid).
Ödemase/ retard (D) Tabl., Retardkaps. Furosemid *Rezeptpflichtig*	Ausgeprägte Störungen des Salzhaushaltes (z. B. Kochsalz- und Kaliumsalzverlust). Bei Überdosierung Kreislaufbeschwerden und vorübergehende Taubheit; Vorsicht bei Gicht und Zuckerkrankheit	**Therapeutisch zweckmäßig** Lang bewährtes Präparat für Erkrankungen, bei denen ein stark wirkendes Diuretikum notwendig ist.

Präparat	Wichtigste Nebenwirkungen	Empfehlung
Osyrol-Lasix (D) Kaps. Spironolacton, Furosemid *Rezeptpflichtig*	Hormonelle Veränderungen mit Potenz- und Regelstörungen, Vergrößerung der Brustdrüse bei Männern, Stimmveränderungen, Müdigkeit, ausgeprägte Störungen des Salzhaushaltes. Bei Überdosierung Kreislaufbeschwerden, Hörschäden; Vorsicht bei Gicht und Zuckerkrankheit	**Nur zweckmäßig zur** Wasserausschwemmung, wenn das Hormon Aldosteron im Blut erhöht ist (z. B. bei Leberzirrhose). Der therapeutische Nutzen einer routinemäßig angewandten Kombination von kaliumsparendem (Spironolacton) mit stark wirksamem Diuretikum (Furosemid) ist zweifelhaft.
Roleca Wacholder (D) Kaps. Wacholderbeeröl *Rezeptpflichtig*	Nierenschäden bei lang dauernder Anwendung und Überdosierung möglich	**Abzuraten** Pflanzliches Mittel. Therapeutische Wirksamkeit zweifelhaft.
Spiro comp.-ratiopharm/ comp forte (D) Lacktabl. Spironolacton, Furosemid *Rezeptpflichtig*	Hormonelle Veränderungen mit Potenz- und Regelstörungen, Vergrößerung der Brustdrüse bei Männern, Stimmveränderungen, Müdigkeit, ausgeprägte Störungen des Salzhaushaltes. Bei Überdosierung Kreislaufbeschwerden, Hörschäden; Vorsicht bei Gicht und Zuckerkrankheit	**Nur zweckmäßig zur** Wasserausschwemmung, wenn das Hormon Aldosteron im Blut erhöht ist (z. B. bei Leberzirrhose). Der therapeutische Nutzen einer routinemäßig angewandten Kombination von kaliumsparendem (Spironolacton) mit stark wirksamem Diuretikum (Furosemid) ist zweifelhaft.
Spiro von ct (D) Tabl. Spironolacton *Rezeptpflichtig*	Hormonelle Veränderungen mit Potenz- und Regelstörungen, Vergrößerung der Brustdrüse bei Männern, Stimmveränderungen, Müdigkeit, Störungen des Salzhaushaltes	**Therapeutisch zweckmäßig zur** Wasserausschwemmung, wenn das Hormon Aldosteron im Blut erhöht ist (z. B. bei Leberzirrhose) und wenn andere Diuretika versagen.
Spironolacton-ratiopharm (D) Tabl. Spironolacton *Rezeptpflichtig*	Hormonelle Veränderungen mit Potenz- und Regelstörungen, Vergrößerung der Brustdrüse bei Männern, Stimmveränderungen, Müdigkeit, Störungen des Salzhaushaltes	**Therapeutisch zweckmäßig zur** Wasserausschwemmung, wenn das Hormon Aldosteron im Blut erhöht ist (z. B. bei Leberzirrhose) und wenn andere Diuretika versagen.
Torem/ RR/ Cor (D) Tabl. Torasemid *Rezeptpflichtig*	Ausgeprägte Störungen des Salzhaushaltes (z. B. Kochsalz- und Kaliumsalzverlust). Vorsicht bei Gicht und Zuckerkrankheit	**Therapeutisch zweckmäßig** Stark wirkendes Diuretikum (vergleichbar mit Furosemid).

Präparat	Wichtigste Nebenwirkungen	Empfehlung
Triampur compositum (D) Tabl. Triamteren, Hydrochlorothiazid *Rezeptpflichtig*	Störungen des Salzhaushaltes, lebensbedrohliche Kaliumanreicherung bei Nierenschäden möglich. Allergien; Vorsicht bei Gicht und Zuckerkrankheit	**Therapeutisch zweckmäßig nur bei** Gefährdung durch Kalium- und Magnesiummangel. Kombination von kaliumsparendem (Triamteren) mit anderem Diuretikum (Hydrochlorothiazid).
Triamteren comp.-ratiopharm (D) Filmtabl. Triamteren, Hydrochlorothiazid	Störungen des Salzhaushaltes, lebensbedrohliche Kaliumanreicherung bei Nierenschäden möglich. Allergien; Vorsicht bei Gicht und Zuckerkrankheit	**Therapeutisch zweckmäßig nur bei** Gefährdung durch Kalium- und Magnesiummangel. Kombination von kaliumsparendem (Triamteren) mit anderem Diuretikum (Hydrochlorothiazid).
Triamteren/ HCT AL (D) Filmtabl. Triamteren, Hydrochlorothiazid *Rezeptpflichtig*	Störungen des Salzhaushaltes, lebensbedrohliche Kaliumanreicherung bei Nierenschäden möglich. Allergien; Vorsicht bei Gicht und Zuckerkrankheit	**Therapeutisch zweckmäßig nur bei** Gefährdung durch Kalium- und Magnesiummangel. Kombination von kaliumsparendem (Triamteren) mit anderem Diuretikum (Hydrochlorothiazid).
Triarese (D) Tabl. Triamteren, Hydrochlorothiazid *Rezeptpflichtig*	Störungen des Salzhaushaltes, lebensbedrohliche Kaliumanreicherung bei Nierenschäden möglich. Allergien; Vorsicht bei Gicht und Zuckerkrankheit	**Therapeutisch zweckmäßig nur bei** Gefährdung durch Kalium- und Magnesiummangel. Kombination von kaliumsparendem (Triamteren) mit anderem Diuretikum (Hydrochlorothiazid).
Triazid von ct (D) Filmtabl. Triamteren, Hydrochlorothiazid *Rezeptpflichtig*	Störungen des Salzhaushaltes, lebensbedrohliche Kaliumanreicherung bei Nierenschäden möglich. Allergien; Vorsicht bei Gicht und Zuckerkrankheit	**Therapeutisch zweckmäßig nur bei** Gefährdung durch Kalium- und Magnesiummangel. Kombination von kaliumsparendem (Triamteren) mit anderem Diuretikum (Hydrochlorothiazid).
Tri.-Thiazid Stada (D) Tabl. Triamteren, Hydrochlorothiazid *Rezeptpflichtig*	Störungen des Salzhaushaltes, lebensbedrohliche Kaliumanreicherung bei Nierenschäden möglich. Allergien; Vorsicht bei Gicht und Zuckerkrankheit	**Therapeutisch zweckmäßig nur bei** Gefährdung durch Kalium- und Magnesiummangel. Kombination von kaliumsparendem (Triamteren) mit anderem Diuretikum (Hydrochlorothiazid).
Turfa (D) Tabl. Triamteren, Hydrochlorothiazid *Rezeptpflichtig*	Störungen des Salzhaushaltes, lebensbedrohliche Kaliumanreicherung bei Nierenschäden möglich. Allergien; Vorsicht bei Gicht und Zuckerkrankheit	**Therapeutisch zweckmäßig nur bei** Gefährdung durch Kalium- und Magnesiummangel. Kombination von kaliumsparendem (Triamteren) mit anderem Diuretikum (Hydrochlorothiazid).

Präparat	Wichtigste Nebenwirkungen	Empfehlung
Unat/ RR/ Cor (D/Ö) Tabl. Torasemid *Rezeptpflichtig*	Ausgeprägte Störungen des Salzhaushaltes (z. B. Kochsalz- und Kaliumsalzverlust). Vorsicht bei Gicht und Zuckerkrankheit	**Therapeutisch zweckmäßig** Stark wirkendes Diuretikum (vergleichbar mit Furosemid).

12.3. Mittel gegen Angina pectoris

Das Herz kann seine Leistung nur dann aufrechterhalten, wenn es mit dem Blut genügend Sauerstoff erhält. Sind die Herzkranzgefäße verengt, kann bei körperlicher Anstrengung – wenn der Bedarf besonders groß ist – nicht mehr genügend Sauerstoff zum Herzmuskel transportiert werden. Dadurch entstehen heftige Schmerzen – ein so genannter »Angina-pectoris-Anfall«. In Wien wurde erhoben, dass fast jede fünfte Person (Mann oder Frau) im Alter von 60 Jahren an solchen Beschwerden leidet. Angina pectoris kann der Vorbote eines Herzinfarktes durch den plötzlichen Verschluss eines Herzkranzgefäßes sein.
Die Therapie besteht in den meisten Fällen darin, den Sauerstoffbedarf des Herzens zu verringern. Manchmal kann durch eine Ballon-Dilatation (Ausdehnung eines engen Herzkranzgefäßes) oder durch eine Bypass-Operation (operative Verpflanzung von Herzkranzgefäßen) eine Verbesserung der Sauerstoffzufuhr erreicht werden.
Die Ballon-Dilatation ist in Europa inzwischen ein Routineeingriff geworden. In einer großen Untersuchung über die Wirksamkeit dieser Operation hat sich nun allerdings herausgestellt, dass der therapeutische Nutzen geringer ist als ursprünglich angenommen. Patienten, die nur mit Medikamenten behandelt werden, erleiden seltener einen Herzinfarkt und leben länger als Patienten, bei denen eine Ballon-Dilatation durchgeführt wird. Die neueste Empfehlung lautet also: Ballon-Dilatationen sollten nur bei Patienten mit schweren Angina-pectoris-Beschwerden durchgeführt werden.
Bypass-Operationen sind uneingeschränkt sinnvoll bei Patienten mit einer Verengung der linken Koronararterie, aber »der Enthusiasmus, der seit der Entwicklung der Bypass-Operationen ständig zugenommen hat, wird nach entsprechender Aufklärung der Öffentlichkeit und der im Gesundheitsbereich Tätigen wieder zurückgehen«, heißt es im

Bericht einer angesehenen amerikanischen Fachzeitschrift. Entscheidend ist jedoch auch eine Änderung der Lebensweise. Droht ein Herzinfarkt oder ist schon einmal ein Herzinfarkt aufgetreten, so müssen außerdem blutverflüssigende Medikamente (z. B. Acetylsalicylsäure (ASS) oder Cumarine (z. B. in *Marcumar*)) eingenommen werden.

»Wundermittel gegen Angina pectoris«

Gegen Angina pectoris wurden in den letzten Jahrzehnten viele Präparate ausprobiert und am Beginn als »Wundermittel« gefeiert. Nach einiger Zeit stellte sich jedoch meist heraus, dass sie nicht wirkungsvoller als Placebos (Scheinarzneimittel ohne Wirkstoff) waren.
Interessant ist folgendes Ergebnis: Ganz egal, welches Medikament oder welches chirurgische Verfahren in der Vergangenheit von Medizinern angewandt wurde, bis zu vier von fünf Patienten verspürten eine deutliche Besserung ihres Leidens. Die so genannte »Placebo-Wirkung« gilt deshalb als wichtiger Bestandteil jeder Angina-pectoris-Therapie.

Behandlung

Im Rahmen der Behandlung der Angina pectoris sollte – außer der Einnahme von Medikamenten – besonderes Gewicht auf folgende Maßnahmen gelegt werden:
- Verringerung von Übergewicht
- keine schweren Mahlzeiten zu sich nehmen
- aufhören zu rauchen
- Vermeiden von psychischen Streßsituationen, plötzlichen Anstrengungen und plötzlichem starken Temperaturwechsel

Patienten mit so genannter »stabiler Angina« sollten nach einer angemessenen Zeit der Ruhe zunehmend körperlich aktiv sein. Wenn Anfälle mit schweren Angstzuständen verbunden sind, können angstlösende Medikamente (siehe Kapitel 2.2.: Beruhigungsmittel) helfen. Sie sollten jedoch – nach Ansicht der amerikanischen Ärztevereinigung – auf keinen Fall als fixe Kombination mit antianginösen Mitteln verordnet werden, sondern nur als Einzelsubstanzen.
Durch eine gezielte Behandlung bei einer »stabilen Angina« bleibt etwa jeder zweite Patient fünf Jahre oder länger symptomfrei. Die Lebenserwartung hängt davon ab, in welchem Ausmaß die Herzarterien

geschädigt sind. Heftigkeit und Häufigkeit von Anfällen bieten jedoch keine sicheren Hinweise auf den Schweregrad der Erkrankung.

Angina-pectoris-Anfälle – durch Medikamente verursacht?

Angina-pectoris-Anfälle werden auch durch Medikamente verursacht: Die »Hauptschuldigen« sind in dieser Hinsicht manche Kalziumantagonisten (z. B. Nicardipin oder Nifedipin), Mittel gegen Herzrhythmusstörungen (z. B. Mexiletin) oder Asthmamittel und Schnupfenmittel.

Medikamente

Der Nutzen der ständigen Einnahme von Medikamenten bei Angina pectoris ist in Medizinerkreisen nicht unumstritten. In einer amerikanischen Untersuchung wurde festgestellt, dass Ruhe und so genannte »symptomatische Behandlung« (z. B. Nitroglycerin in einer akuten Krankheitsphase) bei unstabiler Angina pectoris genauso wirkungsvoll sind wie die Verwendung von Betablockern, Kalziumantagonisten oder der Einsatz von chirurgischen Maßnahmen.
Einzig die Angaben des Patienten über seine Schmerzen geben Aufschluss darüber, ob eine Therapie erfolgreich ist. Die Zahl der Anfälle sinkt auf jeden Fall um die Hälfte – unabhängig davon, welches Medikament ein Patient einnimmt.
Die medikamentöse Behandlung der Angina pectoris hat zwei Ziele:
– akute Anfälle zu unterbrechen oder zu dämpfen und
– weitere Anfälle zu verhindern.

Mittel zur Unterbrechung oder kurzfristigen Vorbeugung von akuten Anfällen

Nitroglycerin – auch unter der Bezeichnung Glyceroltrinitrat bekannt (z. B. in *Corangin, Nitrangin, Nitrolingual*) – gilt als beste Substanz.
Nitroglycerin wird schon seit etwa 100 Jahren gegen Anfälle verwendet. Zur Verhinderung von Anfällen nehmen viele Patienten Nitroglycerin vor Situationen, in denen aufgrund körperlicher Anstrengungen Anfälle auftreten können: z. B. beim Treppensteigen oder beim Geschlechtsverkehr. Diese vorbeugende Einnahme bietet für etwa 20 bis 30 Minuten Schutz.
Die häufigsten Nebenwirkungen von Nitroglycerin sind Kopfschmerzen. Manchmal treten auch Schwächegefühle, Benommenheit, Hautrötung und in seltenen Fällen extremer Blutdruckabfall auf. Wenn

sich der Körper an die Substanz gewöhnt hat (nach zwei bis drei Wochen), verschwinden in den meisten Fällen die Nebenwirkungen. Nur der Patient selbst kann bestimmen, wie hoch die benötigte Dosis ist. Vorsicht: *Durch zu hohe Dosierung können Anfälle in seltenen Fällen sogar verstärkt werden.*

Mittel zur Verhinderung von Anfällen

Zur Verhinderung von Anfällen werden unterschiedliche Substanzen verwendet: Als erste Wahl gelten organische Nitrate (so genannte Langzeitnitrate) und Betablocker.

Organische Nitrate (siehe Tabelle 12.3.):

Die einfachen Präparate mit den Inhaltsstoffen Isosorbiddinitrat (z. B. *Cedocard, ISDN-AL, ISDN von ct, ISDN-ratiopharm, ISDN-Stada, Isodinit, Isoket, Iso Mack, Isostenase, Jenacard, Nitrosorbon, Sorbidilat, Vasorbate*) und Isosorbidmononitrat (enthalten z. B. in *Coleb, Conpin, Corangin, ISMN AL, ISMN Genericon, ISMN Hexal, ISMN-ratiopharm, ISMN Stada, ISMN von ct, Ismo, Isomonat, Isomonit, Monobeta, Monoclair, Mono Mack, Monostenase*) wirken kürzer als Präparate mit verzögerter Wirkung (so genannte Retard-Formen).

Wichtig: *Bei allen Nitraten kann es – manchmal schon nach ein bis zwei Wochen – zu einer so genannten »Toleranzentwicklung« kommen: Das heißt, die Wirkung des Medikaments lässt nach, so dass immer höhere Dosierungen verwendet werden müssen. Aus diesem Grund sollten Nitrate so eingenommen werden, dass sie nicht ununterbrochen 24 Stunden lang wirken – die Dosierung so wählen, dass es z. B. jede Nacht nitratfreie Intervalle gibt.*

Die *Nebenwirkungen* von Nitraten sind ähnlich wie bei Nitroglycerin: am häufigsten Kopfschmerzen, manchmal Schwächegefühle, Benommenheit, Hautrötung und in seltenen Fällen extremer Blutdruckabfall.

Zu den therapeutisch wirksamen organischen Nitraten zählt auch der Wirkstoff Pentaerithrityltetranitrat/PETN (enthalten z. B. in *Pentalong*).

Betablocker (siehe auch Tabelle 12.3.)

gehören zur Standardbehandlung bei Angina pectoris. In seltenen Fällen verschlimmert sich die Krankheit durch die Einnahme von Beta-

blockern. Die verschiedenen Betablocker (z. B. *Beloc, Cordanum, Dilatrend, Lopresor, Metobeta, Metodura, Metohexal, Metoprolol AL, Meto-Tablinen, Obsidan, Querto, Selectol*) unterscheiden sich in ihrer Wirkung kaum voneinander. Sie werden jedoch unterschiedlich schnell vom Körper ausgeschieden. Davon hängt es auch ab, ob ein Betablocker öfter als einmal täglich eingenommen werden muss. *Nebenwirkungen:* Verlangsamter Herzschlag, Benommenheit, Magen-Darm-Störungen (Durchfall, Übelkeit), psychische Störungen (besonders bei älteren Leuten Verwirrtheitszustände, Depressionen), Durchblutungsstörungen an den Gliedmaßen, Atemschwierigkeiten, eingeschränkte Sexualität (z. B. Potenzstörungen).
Vorsicht: *Mit der Einnahme von Betablockern darf man nicht plötzlich aufhören, weil sonst schwere Herzschädigungen auftreten können.*

Kalzium-Antagonisten (z. B. *Adalat, Antagonil, Aprical, Azupamil, Baymycard, Cisday, Cordicant, Corinfar, Corotrend, Diltahexal, Diltiazem AL, Diltiazem Genericon, Diltiazem-ratiopharm, Diltiazem Stada, Dilzem, Duranifin, Durasoptin, Falicard, Isoptin, Nifeclair, Nife von ct, Nifedipat, Nifedipin-AL, Nifedipin Heumann, Nifedipin-ratiopharm, Nifedipin-Stada, Nifehexal, Nifical, Pidilat, Procorum, Verabeta, Verahexal, Veramex, Vera von ct, Verapamil AL, Verapamil-ratiopharm, Verasal*)
gelten als umstrittene Alternative zu den Betablockern. Sie sind nur zweckmäßig bei stabiler Angina pectoris, wenn Betablocker wegen vorhandener Kontraindikationen nicht verwendet werden können. *Nebenwirkungen*: In manchen Fällen kann der Blutdruck abfallen, und damit zusammenhängend können Kopfschmerzen, Verwirrtheit und schneller Herzschlag auftreten. Es gibt seit kurzem Hinweise, dass Kalziumantagonisten wie Nifedipin (enthalten z. B. in *Adalat, Aprical* etc.) das Risiko erhöhen, an den Folgen einer koronaren Herzkrankheit zu sterben.

Molsidomin (enthalten z. B. in *Corvaton, Molsicor, Molsidolat, Molsidomin von ct, Molsidomin Heumann, Molsidomin-ratiopharm, Molsihexal*)
Dieser Wirkstoff sollte nur dann angewendet werden, wenn organische Nitrate nicht ausreichend wirken oder nicht angewendet werden können. Molsidomin kann auch in Kombination mit organischen Nitraten verwendet werden.

Nebenwirkungen: Kopfschmerzen, Übelkeit, allergische Hautreaktionen.

Trapidil (enthalten in *Rocornal*)
steigert die Durchblutung in den gesunden Muskelteilen. Das kommt den geschädigten jedoch nicht zugute. Das Arzneimittel-Kursbuch 1999/2000 kritisiert bei diesem Mittel die unzureichende Dokumentation über die therapeutische Wirksamkeit. Die Wirkung auf die Anfallshäufigkeit bei Angina pectoris sei unsicherer als bei den bewährten Mitteln.
Mit Genugtuung nehmen wir zur Kenntnis, dass das Medikament *Persantin* endlich vom Markt verschwunden ist. Seit der ersten Ausgabe von »*Bittere Pillen*« im Jahr 1983 hatten wir dieses Mittel angeprangert.

Transdermale Systeme (z. B. *Isoket Salbe, Nitroderm-Pflaster, Minitrans-Pflaster*)
haben sich nicht bewährt. Sie werden kaum noch verwendet.

12.3. Mittel gegen Angina pectoris

Präparat	Wichtigste Nebenwirkungen	Empfehlung
Adalat (D/Ö) Kaps., nur D: Manteltabl., Retardtabl., SL-Rapidretardtabl., Filmtabl., nur Ö: Retardfilmtabl., 2-Phasen-Filmtabl. Nifedipin *Rezeptpflichtig*	Magen-Darm-Störungen, Übelkeit, Kopfdruck, Gesichtsrötung, Muskelzittern, Beinödeme	**Therapeutisch zweckmäßig zur** Langzeitbehandlung. Kapseln sollten nur bei bestimmten Formen der Angina pectoris (Prinzmetal-Angina) angewendet werden. Bei Patienten mit akutem Herzinfarkt oder instabiler Angina pectoris darf Nifedipin nicht eingesetzt werden.
Aprical (D) Kaps., Retard-kaps., Retardtabl., Lösung Nifedipin *Rezeptpflichtig*	Magen-Darm-Störungen, Übelkeit, Kopfdruck, Gesichtsrötung, Muskelzittern, Beinödeme	**Therapeutisch zweckmäßig zur** Langzeitbehandlung. Kapseln sollten nur bei bestimmten Formen der Angina pectoris (Prinzmetal-Angina) angewendet werden. Bei Patienten mit akutem Herzinfarkt oder instabiler Angina pectoris darf Nifedipin nicht eingesetzt werden.

Präparat	Wichtigste Nebenwirkungen	Empfehlung
Atehexal (D) **Atenolol AL** (D) **Atenolol Genericon** (Ö) **Atenolol Heumann** (D) **Atenolol-ratiopharm** (D) **Atenolol Stada** (D/Ö) **Atenolol von ct** (D) Filmtabl. Atenolol *Rezeptpflichtig*	Langsamer Puls, Verstärkung einer Herzschwäche, Einschränkung der Sexualität; Vorsicht bei Asthma, Zuckerkrankheit und Durchblutungsstörungen der Gliedmaßen. Vorsicht: Medikament nicht plötzlich absetzen, weil sonst schwere Herzschädigungen auftreten können	**Therapeutisch zweckmäßig zur** Langzeitbehandlung (Betablocker).
Azupamil (D) Drag. Verapamil *Rezeptpflichtig*	Übelkeit, Schwindel, Kopfschmerzen, Magen-Darm-Störungen, Herzrhythmusstörungen	**Therapeutisch zweckmäßig zur** Langzeitbehandlung (Kalzium-Antagonist), nicht bei akutem Anfall. Darf nicht zusammen mit Betablockern verabreicht werden.
Baymycard (D) Filmtabl. Nisoldipin *Rezeptfplichtig*	Kopfschmerzen, Wärmegefühl, Übelkeit, Schwindel, Müdigkeit, Beinödeme. Herzklopfen und Erhöhung der Pulsfrequenz möglich. Vorsicht bei Herzschwäche und niedrigem Blutdruck – beides kann verstärkt werden	**Therapeutisch zweckmäßig zur** Langzeitbehandlung, nicht bei akutem Anfall. Bei schweren Leberfunktionsstörungen nicht einnehmen. Nicht anwenden bei akutem Herzinfarkt und instabiler Angina pectoris!
Beloc (Ö) **Beloc-Duriles** (Ö) **Beloc-Zok** (D) Retardtabl., Metoprolol *Rezeptpflichtig*	Langsamer Puls, Verstärkung einer Herzschwäche, Einschränkung der Sexualität, Vorsicht bei Asthma, Zuckerkrankheit und Durchblutungsstörungen der Gliedmaßen. Vorsicht: Medikament nicht plötzlich absetzen, weil sonst schwere Herzschädigungen auftreten können	**Therapeutisch zweckmäßig zur** Langzeitbehandlung (Betablocker). Bei *Beloc-Duriles* und *Beloc-Zok* wird der Wirkstoff vom Körper verzögert aufgenommen.
Bisobloc (D) **Bisomerck** (D) **Bisoprolol Arcana** (Ö) **Bisoprolol Heumann** (D) **Bisoprolol-ratiopharm** (D) **Bisoprolol Stada** (D) **Bisoprolol von ct** (D) **Biso-Puren** (D) Filmtabl. Bisoprolol *Rezeptpflichtig*	Langsamer Puls, Verstärkung einer Herzschwäche, Einschränkung der Sexualität; Vorsicht bei Asthma, Zuckerkrankheit und Durchblutungsstörungen der Gliedmaßen. Vorsicht: Medikament nicht plötzlich absetzen, weil sonst schwere Herzschädigungen auftreten können	**Therapeutisch zweckmäßig zur** Langzeitbehandlung (Betablocker).

Präparat	Wichtigste Nebenwirkungen	Empfehlung
Cedocard (Ö) Tabl., Retardtabl. Isosorbiddinitrat *Rezeptpflichtig*	Kopfschmerzen, Benommenheit, Übelkeit, Magen-Darm-Störungen, Blutdruckabfall, Herzklopfen. Bei hoher Dosierung Verengung der Herzkranzgefäße	**Therapeutisch zweckmäßig zur** Langzeitbehandlung, nicht bei akutem Anfall. Bei falschem Dosierschema ist ein Wirksamkeitsverlust möglich.
Celipro Lich (D) Filmtabl. Celiprolol *Rezeptpflichtig*	Langsamer Puls, Verstärkung einer Herzschwäche, Einschränkung der Sexualität; Vorsicht bei Asthma, Zuckerkrankheit und Durchblutungsstörungen der Gliedmaßen. Vorsicht: Medikament nicht plötzlich absetzen, weil sonst schwere Herzschädigungen auftreten können	**Therapeutisch zweckmäßig zur** Langzeitbehandlung (Betablocker).
Concor (D/Ö) Filmtabl. Bisoprolol *Rezeptpflichtig*	Langsamer Puls, Verstärkung einer Herzschwäche, Einschränkung der Sexualität; Vorsicht bei Asthma, Zuckerkrankheit und Durchblutungsstörungen der Gliedmaßen. Vorsicht: Medikament nicht plötzlich absetzen, weil sonst schwere Herzschädigungen auftreten können	**Therapeutisch zweckmäßig zur** Langzeitbehandlung (Betablocker).
Conpin (D) Tabl., Retardkaps. Isosorbidmononitrat *Rezeptpflichtig*	Kopfschmerzen, Benommenheit, Magen-Darm-Störungen, Blutdruckabfall, Herzklopfen. Bei hoher Dosierung Verengung der Herzkranzgefäße	**Therapeutisch zweckmäßig zur** Langzeitbehandlung (Anfallsprophylaxe), nicht beim akuten Anfall. Bei falschem Dosierschema ist ein Wirksamkeitsverlust möglich.
Corangin (D) Tabl., Retardtabl. Isosorbidmononitrat *Rezeptpflichtig*	Kopfschmerzen, Benommenheit, Magen-Darm-Störungen, Blutdruckabfall, Herzklopfen. Bei hoher Dosierung Verengung der Herzkranzgefäße	**Therapeutisch zweckmäßig zur** Langzeitbehandlung (Anfallsprophylaxe), nicht beim akuten Anfall. Bei falschem Dosierschema ist ein Wirksamkeitsverlust möglich.
Corangin Nitrokapseln (D) **Corangin Nitrospray** (D) Glyceroltrinitrat *Rezeptpflichtig*	Kopfschmerzen, Benommenheit, Übelkeit, Magen-Darm-Störungen, Blutdruckabfall, Herzklopfen. Bei hoher Dosierung Verengung der Herzkranzgefäße	**Therapeutisch zweckmäßig nur bei** akutem Anfall und für die kurzzeitige Vorbeugung (Nitrokapsel zerbeißen!).

Präparat	Wichtigste Nebenwirkungen	Empfehlung
Cordanum (D) Filmtabl., Injektionslösung Talinolol *Rezeptpflichtig*	Langsamer Puls, Verstärkung einer Herzschwäche, Einschränkung der Sexualität; Vorsicht bei Asthma, Zuckerkrankheit und Durchblutungsstörungen der Gliedmaßen. Vorsicht: Medikament nicht plötzlich absetzen, weil sonst schwere Herzschädigungen auftreten können	**Therapeutisch zweckmäßig zur** Langzeitbehandlung (Betablocker).
Cordicant (D) Kaps., Mite Kaps., Retardtabl., Uno-Retardtabl Nifedipin *Rezeptpflichtig*	Magen-Darm-Störungen, Übelkeit, Kopfdruck, Gesichtsrötung, Muskelzittern, Beinödeme	**Therapeutisch zweckmäßig zur** Langzeitbehandlung. Kapseln sollten nur bei bestimmten Formen der Angina pectoris (Prinzmetal-Angina) angewendet werden. Bei Patienten mit akutem Herzinfarkt oder instabiler Angina pectoris darf Nifedipin nicht eingesetzt werden.
Corinfar (D) Filmtabl., Retardtabl., Tropfen, Uno-Retardtabl. Nifedipin *Rezeptpflichtig*	Kopfschmerzen, gerötetes Gesicht, Wärmegefühl, Übelkeit, Schwindel, Müdigkeit, Beinödeme, Herzklopfen und Erhöhung der Pulsfrequenz möglich	**Therapeutisch zweckmäßig zur** Langzeitbehandlung der stabilen Angina pectoris mit Retardtabletten. Bei akutem Herzinfarkt und instabiler Angina pectoris darf Nifedipin nicht eingesetzt werden. Kapsel-Präparate sollten nur bei bestimmten Formen der Angina pectoris (Prinzmetal-Angina) angewendet werden.
Corotrend (D) Kaps., Retardkaps., Retardtabl. Nifedipin *Rezeptpflichtig*	Magen-Darm-Störungen, Übelkeit, Kopfdruck, Gesichtsrötung, Muskelzittern, Beinödeme	**Therapeutisch zweckmäßig zur** Langzeitbehandlung. Kapseln sollten nur bei bestimmten Formen der Angina pectoris (Prinzmetal-Angina) angewendet werden. Bei Patienten mit akutem Herzinfarkt oder instabiler Angina pectoris darf Nifedipin nicht eingesetzt werden.
Corvaton (D) Tabl., Retardtabl., Fortetabl., Injektionslösung Molsidomin *Rezeptpflichtig*	Kopfschmerzen, Übelkeit, allergische Hautreaktionen	**Therapeutisch zweckmäßig, wenn** Nitrate nicht wirksam sind oder nicht vertragen werden.

Präparat	Wichtigste Nebenwirkungen	Empfehlung
Dilatrend (D/Ö) Tabl. Carvedilol *Rezeptpflichtig*	Langsamer Puls, Verstärkung einer Herzschwäche, Einschränkung der Sexualität; Vorsicht bei Asthma, Zuckerkrankheit und Durchblutungsstörungen der Gliedmaßen. Vorsicht: Medikament nicht plötzlich absetzen, weil sonst schwere Herzschädigungen auftreten können	**Therapeutisch zweckmäßig zur** Langzeitbehandlung (Betablocker). Weniger gezielte Wirkung (Selektivität) als andere bewährte Betablocker wie z. B. Atenolol, aber mit gefäßerweiternder Wirkung.
Diltahexal (D) Filmtabl., Retardtabl., Retardkaps. **Diltiazem AL** (D) **Diltiazem Genericon** (Ö) **Diltiazem-ratiopharm** (D/Ö) **Diltiazem Stada** (D) Filmtabl., Retardkapseln **Dilzem** (D/Ö) Tabl., Retardtabl., Retardkaps., Diltiazem *Rezeptpflichtig*	Gelegentlich Übelkeit, Müdigkeit, Kopfschmerzen, allergische Hauterscheinungen. Selten Magen-Darm-Störungen, Herzrhythmusstörungen. Bei hoher Dosierung Ödeme (Wassereinlagerung im Körpergewebe)	**Therapeutisch zweckmäßig zur** Langzeitbehandlung (Anfallsprophylaxe) bei stabiler Angina pectoris und Prinzmetal-Angina (Kalzium-Antagonist).
Duranifin (D) Kaps., Retardtabl., Uno-Retardtabl., Filmtabl., Lösung Nifedipin *Rezeptpflichtig*	Magen-Darm-Störungen, Übelkeit, Kopfdruck, Gesichtsrötung, Muskelzittern, Beinödeme	**Therapeutisch zweckmäßig zur** Langzeitbehandlung mit Retardpräparaten. Kapseln sollten nur bei bestimmten Formen der Angina pectoris (Prinzmetal-Angina) angewendet werden. Bei Patienten mit akutem Herzinfarkt oder instabiler Angina pectoris darf Nifedipin nicht eingesetzt werden.
Durasoptin (D) Filmtabl., Retardkaps. Verapamil *Rezeptpflichtig*	Übelkeit, Schwindel, Kopfschmerzen, Magen-Darm-Störungen, Herzrhythmusstörungen	**Therapeutisch zweckmäßig zur** Langzeitbehandlung (Kalzium-Antagonist), nicht bei akutem Anfall. Darf nicht zusammen mit Betablockern verabreicht werden.
Falicard (D) Filmtabl., Retardkaps., Retardtabl. Verapamil *Rezeptpflichtig*	Übelkeit, Schwindel, Kopfschmerzen, Magen-Darm-Störungen, Herzrhythmusstörungen	**Therapeutisch zweckmäßig zur** Langzeitbehandlung (Kalzium-Antagonist), nicht bei akutem Anfall. Darf nicht zusammen mit Betablockern verabreicht werden.

Präparat	Wichtigste Nebenwirkungen	Empfehlung
ISDN-AL (D) **ISDN von ct** (D) **ISDN-ratiopharm** (D) **ISDN-Stada** (D) Tabl., Retardkaps. Isosorbiddinitrat *Rezeptpflichtig*	Kopfschmerzen, Benommenheit, Übelkeit, Magen-Darm-Störungen, Blutdruckabfall, Herzklopfen. Bei hoher Dosierung Verengung der Herzkranzgefäße	**Therapeutisch zweckmäßig zur** Langzeitbehandlung (Anfallsprophylaxe), nicht bei akutem Anfall. Bei falschem Dosierschema ist ein Wirksamkeitsverlust möglich.
ISMN AL (D) **ISMN Genericon** (Ö) **ISMN Hexal** (Ö) **ISMN-ratiopharm** (Ö) **ISMN Stada** (D) **ISMN von ct** (D) Tabletten, Retardtabletten, Retardkapseln **Ismo** (D) Tabl., Retarddrag. Isosorbidmononitrat *Rezeptpflichtig*	Kopfschmerzen, Benommenheit, Übelkeit, Magen-Darm-Störungen, Blutdruckabfall, Herzklopfen. Bei hoher Dosierung Verengung der Herzkranzgefäße	**Therapeutisch zweckmäßig zur** Langzeitbehandlung (Anfallsprophylaxe); nicht bei akutem Anfall. Bei falschem Dosierschema ist ein Wirksamkeitsverlust möglich.
Isodinit (D) Tabletten, Retardkapseln **Isoket** (D/Ö) Retardtabl., Salbe nur D: Tabl., Retardkaps., Isosorbiddinitrat *Rezeptpflichtig*	Kopfschmerzen, Benommenheit, Übelkeit, Magen-Darm-Störungen, Blutdruckabfall, Herzklopfen. Bei hoher Dosierung Verengung der Herzkranzgefäße	**Therapeutisch zweckmäßig zur** Langzeitbehandlung (Anfallsprophylaxe), nicht bei akutem Anfall. Bei falschem Dosierschema ist ein Wirksamkeitsverlust möglich.
Isoket (D/Ö) Lösung zur Infusionsbereitung Isosorbiddinitrat *Rezeptpflichtig*	Kopfschmerzen, Benommenheit, Übelkeit, Magen-Darm-Störungen, Blutdruckabfall, Herzklopfen. Bei hoher Dosierung Verengung der Herzkranzgefäße	**Therapeutisch zweckmäßig bei** schwerem, akuten Anfall. Anwendung auf der Intensivstation unter Überwachung.
Isoket (D) Dosier-Pumpspray Isosorbiddinitrat *Rezeptpflichtig*	Kopfschmerzen, Benommenheit, Übelkeit, Magen-Darm-Störungen, Blutdruckabfall, Herzklopfen. Bei hoher Dosierung Verengung der Herzkranzgefäße	**Therapeutisch zweckmäßig bei** akutem Anfall und für die kurzzeitige Vorbeugung.

Präparat	Wichtigste Nebenwirkungen	Empfehlung
Iso Mack (D) **Isomack** (Ö) Retardkaps., Isosorbiddinitrat *Rezeptpflichtig*	Kopfschmerzen, Benommenheit, Übelkeit, Magen-Darm-Störungen, Blutdruckabfall, Herzklopfen. Bei hoher Dosierung Verengung der Herzkranzgefäße	**Therapeutisch zweckmäßig zur** Langzeitbehandlung (Anfallsprophylaxe), nicht bei akutem Anfall. Bei falschem Dosierschema ist ein Wirksamkeitsverlust möglich.
Iso Mack (D) Spray Isosorbiddinitrat *Rezeptpflichtig*	Kopfschmerzen, Benommenheit, Übelkeit, Magen-Darm-Störungen, Blutdruckabfall, Herzklopfen. Bei hoher Dosierung Verengung der Herzkranzgefäße	**Therapeutisch zweckmäßig bei** akutem Anfall und für die kurzzeitige Vorbeugung.
Isomonat (Ö) Tabl., Retard-Drag. Isosorbidmononitrat *Rezeptpflichtig*	Kopfschmerzen, Benommenheit, Übelkeit, Magen-Darm-Störungen, Blutdruckabfall, Herzklopfen. Bei hoher Dosierung Verengung der Herzkranzgefäße	**Therapeutisch zweckmäßig zur** Langzeitbehandlung (Anfallsprophylaxe), nicht beim akutem Anfall. Bei falschem Dosierschema ist ein Wirksamkeitsverlust möglich.
Isomonit (D) Tabl., Retardkaps., Retardtabl. Isosorbidmononitrat *Rezeptpflichtig*	Kopfschmerzen, Benommenheit, Übelkeit, Magen-Darm-Störungen, Blutdruckabfall, Herzklopfen. Bei hoher Dosierung Verengung der Herzkranzgefäße	**Therapeutisch zweckmäßig zur** Langzeitbehandlung (Anfallsprophylaxe), nicht beim akutem Anfall. Bei falschem Dosierschema ist ein Wirksamkeitsverlust möglich.
Isoptin (D/Ö) in D: Retardtabl., Filmtabl., Mitefilmtabl., in Ö: Drag., Retardfilmtabl. Verapamil *Rezeptpflichtig*	Übelkeit, Schwindel, Kopfschmerzen, Magen-Darm-Störungen, Herzrhythmusstörungen	**Therapeutisch zweckmäßig zur** Langzeitbehandlung (Kalzium-Antagonist), nicht bei akutem Anfall. Darf nicht zusammen mit Betablockern verabreicht werden.
Isostenase (D) Tabl., Retardkaps. Isosorbiddinitrat *Rezeptpflichtig*	Kopfschmerzen, Benommenheit, Übelkeit, Magen-Darm-Störungen, Blutdruckabfall, Herzklopfen. Bei hoher Dosierung: Verengung der Herzkranzgefäße	**Therapeutisch zweckmäßig zur** Langzeitbehandlung (Anfallsprophylaxe), nicht bei akutem Anfall. Bei falschem Dosierschema ist ein Wirksamkeitsverlust möglich.
Jenacard (D) Retardkaps. Isosorbiddinitrat *Rezeptpflichtig*	Kopfschmerzen, Benommenheit, Übelkeit, Magen-Darm-Störungen, Blutdruckabfall, Herzklopfen. Bei hoher Dosierung Verengung der Herzkranzgefäße	**Therapeutisch zweckmäßig zur** Langzeitbehandlung, nicht bei akutem Anfall. Bei falschem Dosierschema ist ein Wirksamkeitsverlust möglich.

Präparat	Wichtigste Nebenwirkungen	Empfehlung
Lopresor (D/Ö) in D: Lacktabl., Mite-Lacktabl., in Ö: Filmtabl., Retard-Filmtabl. Metoprolol *Rezeptpflichtig*	Langsamer Puls, Verstärkung einer Herzschwäche, Einschränkung der Sexualität; Vorsicht bei Asthma, Zuckerkrankheit und Durchblutungsstörungen der Gliedmaßen. Vorsicht: Medikament nicht plötzlich absetzen, weil sonst schwere Herzschädigungen auftreten können	**Therapeutisch zweckmäßig zur** Langzeitbehandlung (Betablocker).
Meprolol (D) **Metobeta** (D) **Metodura** (D) **Metohexal** (D) **Metoprolol AL** (D) **Metoprolol Genericon** (Ö) **Metoprolol Heumann** (D) **Metoprolol-ratiopharm** (D) **Metoprolol Stada** (D/Ö) **Metoprolol von ct** (D) **Meto-Tablinen** (D) Tabletten, Retardabl. Metoprolol *Rezeptpflichtig*	Langsamer Puls, Verstärkung einer Herzschwäche, Einschränkung der Sexualität; Vorsicht bei Asthma, Zuckerkrankheit und Durchblutungsstörungen der Gliedmaßen. Vorsicht: Medikament nicht plötzlich absetzen, weil sonst schwere Herzschädigungen auftreten können	**Therapeutisch zweckmäßig zur** Langzeitbehandlung (Betablocker).
Molsicor (D) Tabl., Retardtabl. Molsidomin *Rezeptpflichtig*	Kopfschmerzen, Übelkeit, allergische Hautreaktionen	**Therapeutisch zweckmäßig, wenn** Nitrate nicht wirksam sind oder nicht vertragen werden.
Molsidolat (Ö) Tabl., Injektionslösung Molsidomin *Rezeptpflichtig*	Kopfschmerzen, Übelkeit, allergische Hautreaktionen	**Therapeutisch zweckmäßig, wenn** Nitrate nicht wirksam sind oder nicht vertragen werden.
Molsidomin von ct (D) Tabl., Retardtabl. **Molsidomin Heumann** (D) Tabl., Retardtabl. **Molsidomin-ratiopharm** (D) Retardtabl. Molsidomin *Rezeptpflichtig*	Kopfschmerzen, Übelkeit, allergische Hautreaktionen	**Therapeutisch zweckmäßig, wenn** Nitrate nicht wirksam sind oder nicht vertragen werden.

Präparat	Wichtigste Nebenwirkungen	Empfehlung
Molsihexal (D) Tabl., Retardtabl. Molsidomin *Rezeptpflichtig*	Kopfschmerzen, Übelkeit, allergische Hautreaktionen	**Therapeutisch zweckmäßig, wenn** Nitrate nicht wirksam sind oder nicht vertragen werden.
Monobeta (D) Tabl., Retardkaps. Isosorbidmononitrat *Rezeptpflichtig*	Kopfschmerzen, Benommenheit, Übelkeit, Magen-Darm-Störungen, Blutdruckabfall, Herzklopfen. Bei hoher Dosierung Verengung der Herzkranzgefäße	**Therapeutisch zweckmäßig zur** Langzeitbehandlung (Anfallsprophylaxe), nicht bei akutem Anfall. Bei falschem Dosierschema ist ein Wirksamkeitsverlust möglich.
Monoclair (D) Tabl., Retardkaps. Isosorbidmononitrat *Rezeptpflichtig*	Kopfschmerzen, Benommenheit, Übelkeit, Magen-Darm-Störungen, Blutdruckabfall, Herzklopfen. Bei hoher Dosierung Verengung der Herzkranzgefäße	**Therapeutisch zweckmäßig zur** Langzeitbehandlung (Anfallsprophylaxe), nicht bei akutem Anfall. Bei falschem Dosierschema ist ein Wirksamkeitsverlust möglich.
Monoket (Ö) Retardkaps. Isosorbidmononitrat *Rezeptpflichtig*	Kopfschmerzen, Benommenheit, Übelkeit, Magen-Darm-Störungen, Blutdruckabfall, Herzklopfen. Bei hoher Dosierung Verengung der Herzkranzgefäße	**Therapeutisch zweckmäßig zur** Langzeitbehandlung (Anfallsprophylaxe), nicht bei akutem Anfall. Bei falschem Dosierschema ist ein Wirksamkeitsverlust möglich.
Monolong (D) Tabl., Retardkaps. Isosorbidmononitrat *Rezeptpflichtig*	Kopfschmerzen, Benommenheit, Übelkeit, Magen-Darm-Störungen, Blutdruckabfall, Herzklopfen. Bei hoher Dosierung Verengung der Herzkranzgefäße	**Therapeutisch zweckmäßig zur** Langzeitbehandlung (Anfallsprophylaxe); nicht bei akutem Anfall. Bei falschem Dosierschema ist ein Wirksamkeitsverlust möglich.
Mono Mack (D/Ö) Tabl., Retard Tabl., Tropfen, nur D: Depot Retard Tabl. Isosorbidmononitrat *Rezeptpflichtig*	Kopfschmerzen, Benommenheit, Übelkeit, Magen-Darm-Störungen, Blutdruckabfall, Herzklopfen. Bei hoher Dosierung Verengung der Herzkranzgefäße	**Therapeutisch zweckmäßig zur** Langzeitbehandlung (Anfallsprophylaxe), nicht bei akutem Anfall. Bei falschem Dosierschema ist ein Wirksamkeitsverlust möglich.
Monostenase (D) Tabl., Long-Retardkaps. Isosorbidmononitrat *Rezeptpflichtig*	Kopfschmerzen, Benommenheit, Übelkeit, Magen-Darm-Störungen, Blutdruckabfall, Herzklopfen. Bei hoher Dosierung Verengung der Herzkranzgefäße	**Therapeutisch zweckmäßig zur** Langzeitbehandlung (Anfallsprophylaxe), nicht bei akutem Anfall. Bei falschem Dosierschema ist ein Wirksamkeitsverlust möglich.

Präparat	Wichtigste Nebenwirkungen	Empfehlung
Nifeclair (D) **Nife von ct** (D) **Nifedipat** (D) **Nifedipin-AL** (D) **Nifedipin Heumann** (D) **Nifedipin-ratiopharm** (D) **Nifedipin-Stada** (D) **Nifehexal** (D) **Nifical** (D) Kaps., Retardkaps., teilweise auch Tropfen Nifedipin *Rezeptpflichtig*	Magen-Darm-Störungen, Übelkeit, Kopfdruck, Gesichtsrötung, Muskelzittern, Beinödeme	**Therapeutisch zweckmäßig zur** Langzeitbehandlung mit Retardpräparaten. Kapseln sollten nur bei bestimmten Formen der Angina pectoris (Prinzmetal-Angina) angewendet werden. Bei Patienten mit akutem Herzinfarkt oder instabiler Angina pectoris darf Nifedipin nicht eingesetzt werden.
Nitrangin comp. (D) Tropfen Glyceroltrinitrat (Nitroglycerin), Baldriantinktur *Rezeptpflichtig*	Kopfschmerzen, Benommenheit, Übelkeit, Magen-Darm-Störungen, Blutdruckabfall, Herzklopfen. Bei hoher Dosierung Verengung der Herzkranzgefäße	**Wenig zweckmäßig** Die Kombination von Nitroglycerin mit den leicht beruhigenden Baldriantropfen ist zur Behandlung der Angina pectoris nicht notwendig. Wenn ein pflanzliches Beruhigungsmittel gewünscht wird, sollte dieses getrennt eingenommen werden.
Nitrangin (D) Zerbeißkaps., Lösung, Pumpspray, Glyceroltrinitrat (Nitroglycerin) *Rezeptpflichtig*	Kopfschmerzen, Benommenheit, Übelkeit, Magen-Darm-Störungen, Blutdruckabfall, Herzklopfen. Bei hoher Dosierung Verengung der Herzkranzgefäße	**Therapeutisch zweckmäßig zur** Behandlung von akuten Anfällen und für die kurzfristige Vorbeugung.
Nitrolingual (D/Ö) Zerbeißkaps., Pumpspray, nur in D: Zerbeiß-Mitekaps., Zerbeiß-Fortekaps. Glyceroltrinitrat (Nitroglycerin) *Rezeptpflichtig*	Kopfschmerzen, Benommenheit, Übelkeit, Magen-Darm-Störungen, Blutdruckabfall, Herzklopfen. Bei hoher Dosierung Verengung der Herzkranzgefäße	**Therapeutisch zweckmäßig zur** Behandlung von akuten Anfällen und für die kurzfristige Vorbeugung.
Nitrolingual (D) Retardkaps. Glyceroltrinitrat (Nitroglycerin) *Rezeptpflichtig*	Kopfschmerzen, Magen-Darm-Störungen	**Möglicherweise zweckmäßig für** Langzeitbehandlung (Anfallsprophylaxe), nicht bei akutem Anfall. Therapeutische Wirksamkeit noch nicht zweifelsfrei belegt.

Präparat	Wichtigste Nebenwirkungen	Empfehlung
Nitrosorbon (D) Tabl., Retardkaps. Isosorbiddinitrat *Rezeptpflichtig*	Kopfschmerzen, Benommenheit, Übelkeit, Magen-Darm-Störungen, Blutdruckabfall, Herzklopfen. Bei hoher Dosierung Verengung der Herzkranzgefäße	**Therapeutisch zweckmäßig zur** Langzeitbehandlung (Anfallsprophylaxe), nicht bei akutem Anfall. Bei falschem Dosierschema ist ein Wirksamkeitsverlust möglich.
Obsidan (D) Tabl. Propranolol *Rezeptpflichtig*	Langsamer Puls, Verstärkung einer Herzschwäche, Einschränkung der Sexualität; Vorsicht bei Asthma, Zuckerkrankheit und Durchblutungsstörungen der Gliedmaßen. Vorsicht: Medikament nicht plötzlich absetzen, weil sonst schwere Herzschädigungen auftreten können	**Therapeutisch zweckmäßig zur** Langzeitbehandlung. Bei diesem Betablocker in Retard-Form wird der Wirkstoff vom Körper verzögert aufgenommen.
Pentalong (D) Tabl. Pentaerithrityltetranitrat *Rezeptpflichtig*	Kopfschmerzen, Magen-Darm-Beschwerden, allergische Hauterscheinungen	**Nur zweckmäßig, wenn** andere Medikamente, die ein Nitrat enthalten (z. B. Isosorbiddi- oder -mononitrat, etwa in Ismo, ISDN-ratiopharm), nicht angewendet werden können.
Pidilat (D) Kaps., Retardtabl., Tropfen Nifedipin *Rezeptpflichtig*	Magen-Darm-Störungen, Übelkeit, Kopfdruck, Gesichtsrötung, Muskelzittern, Beinödeme	**Therapeutisch zweckmäßig zur** Langzeitbehandlung mit Retardpräparaten. Kapseln sollten nur bei bestimmten Formen der Angina pectoris (Prinzmetal-Angina) angewendet werden. Bei Patienten mit akutem Herzinfarkt oder instabiler Angina pectoris darf Nifedipin nicht eingesetzt werden.
Procorum (D/Ö) Filmtabl., Retardtabl., nur D: Senior Filmtabl. Gallopamil *Rezeptpflichtig*	Übelkeit, Schwindel, Kopfschmerzen, Magen-Darm-Störungen, Herzrhythmusstörungen	**Therapeutisch zweckmäßig zur** Langzeitbehandlung, nicht bei akutem Anfall. Darf nicht zusammen mit Betablockern verabreicht werden.
Querto (D/Ö) Tabl. Carvedilol *Rezeptpflichtig*	Langsamer Puls, Verstärkung einer Herzschwäche, Einschränkung der Sexualität; Vorsicht bei Asthma, Zuckerkrankheit und Durchblutungsstörungen der Gliedmaßen. Vorsicht: Medikament nicht plötzlich absetzen, weil sonst schwere Herzschädigungen auftreten können	**Therapeutisch zweckmäßig zur** Langzeitbehandlung (Betablocker). Weniger gezielte Wirkung (Selektivität) als andere bewährte Betablocker wie z. B. Atenolol, aber mit gefäßerweiternder Wirkung.

Präparat	Wichtigste Nebenwirkungen	Empfehlung
Rocornal (D) Kaps., Injektionslösung Trapidil *Rezeptpflichtig*	Magen-Darm-Beschwerden, Kopfschmerzen, Schwindel, reversible Erhöhung von Leberwerten. Bei zu schneller Injektion Blutdruckabfall, Herzrasen	**Abzuraten** Gefäßerweiterndes Mittel mit klinisch umstrittenem Nutzen bei der Behandlung einer koronaren Herzkrankheit.
Selectol (D/Ö) Tabl. (Ö), Filmtabl. (D) Celiprolol *Rezeptpflichtig*	Langsamer Puls, Verstärkung einer Herzschwäche, Einschränkung der Sexualität; Vorsicht bei Asthma, Zuckerkrankheit und Durchblutungsstörungen der Gliedmaßen. Vorsicht: Medikament nicht plötzlich absetzen, weil sonst schwere Herzschädigungen auftreten können	**Therapeutisch zweckmäßig zur** Langzeitbehandlung (Betablocker).
Sorbidilat (Ö) Retardkaps., Kaukaps. Isosorbiddinitrat *Rezeptpflichtig*	Kopfschmerzen, Benommenheit, Übelkeit, Magen-Darm-Störungen, Blutdruckabfall, Herzklopfen. Bei hoher Dosierung Verengung der Herzkranzgefäße	**Therapeutisch zweckmäßig zur** Langzeitbehandlung (Anfallsprophylaxe), nicht bei akutem Anfall. Bei falschem Dosierschema ist ein Wirksamkeitsverlust möglich.
Syscor (Ö) Filmtabl. Nisoldipin *Rezeptpflichtig*	Kopfschmerzen, Wärmegefühl, Übelkeit, Schwindel, Müdigkeit, Beinödeme. Herzklopfen und Erhöhung der Pulsfrequenz möglich. Vorsicht bei Herzschwäche und niedrigem Blutdruck – beides kann verstärkt werden. Nicht anwenden bei akutem Herzinfarkt und instabiler Angina pectoris	**Therapeutisch zweckmäßig zur** Langzeitbehandlung, nicht bei akutem Anfall. Bei schweren Leberfunktionsstörungen nicht einnehmen.
Tenormin (D/Ö) Filmtabl. Atenolol *Rezeptpflichtig*	Langsamer Puls, Verstärkung einer Herzschwäche, Einschränkung der Sexualität; Vorsicht bei Asthma, Zuckerkrankheit und Durchblutungsstörungen der Gliedmaßen. Vorsicht: Medikament nicht plötzlich absetzen, weil sonst schwere Herzschädigungen auftreten können	**Therapeutisch zweckmäßig zur** Langzeitbehandlung (Betablocker).
Vasorbate (Ö) Tabl., Retard Kaps. Isosorbiddinitrat *Rezeptpflichtig*	Kopfschmerzen, Benommenheit, Übelkeit, Magen-Darm-Störungen, Blutdruckabfall, Herzklopfen. Bei hoher Dosierung Verengung der Herzkranzgefäße	**Therapeutisch zweckmäßig zur** Langzeitbehandlung (Anfallsprophylaxe), nicht bei akutem Anfall. Bei falschem Dosierschema ist ein Wirksamkeitsverlust möglich.

Präparat	Wichtigste Nebenwirkungen	Empfehlung
Verabeta (D) Filmtabl., Retardtabl. **Vera von ct** (D) Drag., Filmtabl., Retardtabl. **Verahexal** (D) Filmtabl., Retardkaps., KHK-Retardtabl., RR-Retardtabl. **Veramex** (D) Drag., Retardtabl. **Verapamil AL** (D) Drag., Retardtabl. **Verapamil »Ebewe«** (Ö) Drag., Retardfilmtabl. **Verapamil-ratiopharm** (D) Filmtabl., Retardfilmtabl. **Verasal** (D) Filmtabletten, Retardtabletten Verapamil *Rezeptpflichtig*	Übelkeit, Schwindel, Kopfschmerzen, Magen-Darm-Störungen, Herzrhythmusstörungen	**Therapeutisch zweckmäßig zur** Langzeitbehandlung (Kalzium-Antagonist), nicht bei akutem Anfall. Darf nicht zusammen mit Betablockern verabreicht werden.

12.4. Durchblutungsfördernde Mittel

In Deutschland ist der Gesamtumsatz der durchblutungsfördernden Mittel in den letzten Jahren stark zurückgegangen. Er lag im Jahr 2000 aber immer noch bei 460 Millionen Mark (1997: 600 Millionen).
Bei anfallsweise auftretenden (funktionell bedingten) Durchblutungsstörungen können solche Mittel unter Umständen kurzfristig sinnvoll sein. In den meisten Fällen handelt es sich jedoch um organisch bedingte (z. B. durch Arteriosklerose = »Gefäßverkalkung«) Durchblutungsstörungen, bei denen solche Mittel in der seriösen medizinischen Fachliteratur fast einhellig als »fragwürdig«, »enttäuschend«, »nutzlos« oder »nicht überzeugend nachgewiesen« bezeichnet werden.
Die Arzneimittelkommission der Deutschen Ärzteschaft ist in ihrer Bewertung solcher Mittel sogar noch schärfer: Oral (= durch den Mund zugeführte) oder i.v. (= in die Vene gespritzt) verabreichte gefäßerweiternde Mittel führen »bei blutdruckneutraler Dosierung zu keiner Mehrdurchblutung«. Und: »Bei höherer Dosierung kommt es … zu einer *unerwünschten Minderdurchblutung* der durchblutungsgestörten Region …« Vernichtendes Urteil der Kommission: Die Verab-

reichung solcher Mittel »ist deshalb bei organischen Durchblutungsstörungen unangebracht«. Das Urteil ihres eigenen Fachgremiums beeindruckt die deutschen Ärzte jedoch kaum: Im Jahr 2000 verschrieben sie immer noch 15 Millionen Packungen (1997: 19 Millionen), fast immer bei organischen Durchblutungsstörungen.

Ursachen der Gefäßverengung in Armen und Beinen

Wenn die Gefäße verengt sind, ist die lebensnotwendige Versorgung des Gewebes mit Sauerstoff gefährdet. Ursachen dafür können sein:
- Abklemmungen von außen (z. B. »eingeschlafene Füße«)
- Verdickung der Gefäßwand (siehe Kapitel 12.7.: Mittel gegen Fettstoffwechselstörungen)
- anfallsweise auftretende Blutgefäßkrämpfe, bei denen die Blutgefäße noch intakt sind (z. B. Raynaud-Syndrom)
- Einengung durch Blutgerinnsel (Thrombosen, Embolien; siehe Kapitel 12.10.)
- Nebenwirkungen von Suchtmitteln und Medikamenten (z. B. Nikotin; Arzneimittel mit gefäßverengender Wirkung)

Behandlung bei »Arterienverkalkung«

In neun von zehn Fällen sind Durchblutungsstörungen der Gliedmaßen (periphere Durchblutungsstörungen) durch »Arterienverkalkung« verursacht.
Aufhören zu rauchen, eine sinnvolle Diät, sich nicht extremer Kälte aussetzen, gezieltes körperliches Training, wenn notwendig Behandlung von Zuckerkrankheit und zu hohem Cholesterinspiegel sind die sinnvollsten Maßnahmen.
Gefäßerweiternde Mittel verursachen nach Meinung der amerikanischen Ärzteschaft bei dieser Erkrankung mehr Schaden als Nutzen.
Auch die so genannte »Claudicatio intermittens« (zeitweises Hinken) wird durch gefäßerweiternde Mittel nicht verbessert. Der Claudicatio-Wirkstoff Pentoxifyllin (enthalten z. B. in *Claudicat, Pentoxifyllin-ratiopharm, Rentylin, Trental*) ist in Deutschland ein häufig verwendetes Mittel (1,7 Millionen verkaufte Packungen im Jahr 2000).
Die Fachpublikation »Arzneimittelkursbuch« bewertet Pentoxifyllin folgendermaßen: Wirksamkeit »nicht erwiesen« und therapeutischer Nutzen »nicht fassbar«. In Schweden erhielt dieses Mittel wegen des fragwürdigen Nutzens gar keine Zulassung. Die Fachwelt diskutiert mögliche Netzhautblutungen im Zusammenhang mit der Verwendung von Pentoxifyllin.

Auch alle anderen Wirkstoffe, die als durchblutungsfördernd angepriesen werden – Buflomedil (enthalten in *Bufedil, Loftyl*), Cinnarizin (enthalten in *Cinnabene*), Dihydroergocristin, -cornin, -cryptin (enthalten in *DCCK, Hydergin, Hydergin-Fas, Hydergin SRO, Orphol*), Moxaverin (enthalten in *Certonal, Kollateral*), Naftidrofuryl (enthalten in *Dusodril, Naftilong, Nafti-ratiopharm*), Nimodipin (enthalten in *Nimotop*), Xantinolnikotinat (enthalten in *Complamin*) –, werden von seriösen Fachleuten als fragwürdig bezeichnet. Diese Mittel sind, wenn überhaupt, nur bei anfallsweise auftretenden (funktionell bedingten) Durchblutungsstörungen möglicherweise sinnvoll.
Immerhin sind einige zweifelhafte Mittel seit der letzten Ausgabe von *»Bittere Pillen«* von der Liste der häufig verwendeten Mittel verschwunden (z. B. *Natil, Actovegin, Sermion*) und werden von uns gar nicht mehr bewertet.
Bei Patienten im fortgeschrittenen Stadium von Arterienverkalkung kommen unter Umständen chirurgische oder angioplastische Maßnahmen in Frage, etwa wie die Erweiterung der Arterien mittels Ballonkatheter.

Ginkgo-Präparate

Arzneimittel, die Extrakte des Ginkgo-Baumes enthalten (z. B. *Cefavora, Craton, Gingobeta, Gingopret, Ginkgo biloba comp.-Hevert, Ginkgo Duopharm, Gingium, Ginkobil N-ratiopharm, Ginkodilat, Ginkgo Stada, Kaveri, Rökan, Tebonin*), sind in Deutschland Umsatzrenner und sollen gegen Hirnfunktionsstörungen und bei »Claudicatio intermittens« (zeitweises Hinken) nützen.
Sowohl die deutsche Fachpublikation »Arzneimittel-Kursbuch« als auch die österreichische Fachzeitschrift »Pharmainformation« stufen die Wirksamkeit von Ginkgo-Extrakten als fragwürdig ein. Wegen des geringen Risikos – als Nebenwirkungen können in seltenen Fällen Kopfschmerzen, allergische Hautreaktionen und Magen-Darm-Beschwerden auftreten – ist die Einnahme vertretbar.

Therapie bei anfallsweise auftretenden Durchblutungsstörungen (funktionell bedingt)

Gefäßkrämpfe treten meist in den Fingern auf. Sie werden blutleer und fühlen sich taub an. Diese Krämpfe sind oft durch psychischen Stress verursacht, können aber auch durch Kälte oder Substanzen wie Betablocker (siehe Kapitel 12.1.: Mittel gegen Bluthochdruck), Ergo-

tamin (siehe Kapitel 18.5.: Mittel gegen drohende Frühgeburt (Wehenhemmer); Kapitel 1.3.: Kopfschmerz- und Migränemittel), Dihydroergotamin (z. B. in *DET MS, Dihydergot, Ergont*) oder Bromocriptin (z. B. in *Pravidel*) ausgelöst werden.
Anfälle von Gefäßkrämpfen können oft durch Vermeidung von Kälte und psychischem Stress verhindert werden. Beruhigung und Entspannung sind ebenfalls hilfreich.
Bei schweren Fällen, bei denen diese Maßnahmen nichts nützen, können gefäßerweiternde Mittel hilfreich sein. Sie sollten jedoch nur kurzfristig verwendet werden.

Therapie bei Durchblutungsstörungen des Gehirns

Generell gilt, dass
a) alle nichtmedikamentösen Behandlungsformen (aufhören zu rauchen, körperliche Bewegung, Ernährungsumstellung) nach übereinstimmender Meinung fast aller Fachleute Vorrang haben
b) durchblutungsfördernde Mittel, die beim akuten Schlaganfall im Krankenhaus eingesetzt werden können, nicht unbedingt zur Dauerbehandlung in Tablettenform vergleichbar geeignet sind. In vielen Fällen genügt eine »Ausklingphase« von drei bis sechs Monaten
c) eine Dauerbehandlung vor allem mit jenen Mitteln durchgeführt werden soll, für die ein Nutzen für die Anwendung: »Vorbeugung eines weiteren Schlaganfalls« nachgewiesen wurde (z. B. Acetylsalicylsäure, enthalten in *Aspirin* etc.).

Schmerzen bei Durchblutungsstörungen

Bei Schmerzen kann die kurzfristige Einnahme von Mitteln wie Acetylsalicylsäure (z. B. *Aspirin* etc., siehe Kapitel 1.1.: Schmerz- und fiebersenkende Mittel) oder Codein (siehe Kapitel 4.2.: Hustenmittel) sinnvoll sein. Die bei manchen durchblutungsfördernden Mitteln beobachtete Besserung der Krankheitserscheinungen beruht möglicherweise auf einer leichten schmerzlindernden Wirkung dieser Substanzen.

12.4. Durchblutungsfördernde Mittel

Präparat	Wichtigste Nebenwirkungen	Empfehlung
Bufedil/ forte/ long (D) Filmtabl., Retardtabl., Tropfen, Amp. Buflomedil *Rezeptpflichtig*	Kopfschmerzen, Blutdrucksenkung, Pulsbeschleunigung und zentrale Erregung (besonders bei höherer Dosierung)	**Wenig zweckmäßig** Nur bei anfallsweise (funktionell bedingten) auftretenden Durchblutungsstörungen möglicherweise kurzfristig wirksam.
Cefavora (D) Tropfen Ginkgo biloba, Viscum album, Crataegus	Tropfen enthalten Alkohol	**Homöopathisches Mittel** mit Urtinkturen. Therapeutische Wirksamkeit zweifelhaft. Undefinierte Crataeguszubereitungen sollten nicht verwendet werden.
Certonal (D) Dragees Moxaverin	Allergien, Blutdrucksenkung, Kopfschmerzen, Schwindel möglich	**Abzuraten** Therapeutische Wirksamkeit bei Durchblutungsstörungen des Gehirns und des Herzens zweifelhaft.
Cinnabene (Ö) Kaps. Cinnarizin *Rezeptpflichtig*	Müdigkeit, Verwirrtheitszustände, Depressionen. Bei höheren Dosierungen sind Störungen des normalen Bewegungsablaufs möglich (Parkinsonismus)	**Abzuraten** bei Hirndurchblutungsstörungen und Hirnleistungsstörungen im Alter. Nur bei anfallsweise (funktionell bedingten) auftretenden Durchblutungsstörungen möglicherweise kurzfristig wirksam.
Claudicat (D) Filmtabl., Retardtabl. Pentoxifyllin *Rezeptpflichtig*	Übelkeit, Magen-Darm-Störungen, Hautrötung	**Wenig zweckmäßig** Nur bei anfallsweise (funktionell bedingten) auftretenden Durchblutungsstörungen möglicherweise kurzfristig wirksam.
Complamin (D) Retardtabl., Amp. Xantinolnicotinat *Rezeptpflichtig*	Hautrötung, Hautjucken	**Abzuraten** Therapeutische Wirksamkeit zweifelhaft.
Craton (D) Filmtabl., Brausetabl. Trockenextrakt aus Ginkgo-biloba-Blättern	Kopfschmerzen, Magen-Darm-Beschwerden. Allergische Hautreaktionen möglich	**Wenig zweckmäßig** Pflanzliches Mittel. Therapeutische Wirksamkeit zweifelhaft. Vertretbar wegen des geringen Risikos.

Präparat	Wichtigste Nebenwirkungen	Empfehlung
DCCK/ Depot/ retard (D) Tropflösung, Retardkaps. Dihydroergocristin, -cornin, -cryptin *Rezeptpflichtig*	Durchblutungsstörungen in den Gliedmaßen. Selten erregende Wirkung mit Einschlafstörungen	**Wenig zweckmäßig** Die therapeutische Wirksamkeit bei Durchblutungsstörungen des Gehirns (zerebrovaskuläre Insuffizienz), bei organischen Gehirnschäden (hirnorganisches Psychosyndrom) und bei so genanntem »Altershochdruck« ist zweifelhaft.
Dusodril/ forte/ retard (D/Ö) Kaps., Filmtabl., Drag. Naftidrofuryl *Rezeptpflichtig*	Übelkeit, Magen-Darm-Störungen, Schwindel, Schlafstörungen	**Wenig zweckmäßig** Nur bei anfallsweise (funktionell bedingten) auftretenden Durchblutungsstörungen möglicherweise kurzfristig wirksam.
Gingium (D) Filmtabl., Lösung Trockenextrakt aus Ginkgo-biloba-Blättern	Kopfschmerzen, Magen-Darm-Beschwerden. Allergische Hautreaktionen möglich	**Wenig zweckmäßig** Pflanzliches Mittel. Therapeutische Wirksamkeit zweifelhaft. Vertretbar wegen des geringen Risikos.
Ginkgo biloba comp.-Hevert (D) Tropfen, Amp. Ginkgo biloba D3, Aurum coll. D8	Allergische Hautreaktionen möglich. Bei i.v. Anwendung sind schwere allergische Reaktionen nicht auszuschließen. Tropfen enthalten Alkohol	**Wenig zweckmäßig** Homöopathisches Mittel. Therapeutische Wirksamkeit zweifelhaft. Vertretbar wegen des geringen Risikos. Von der Injektion ist abzuraten.
Gingopret (D) Filmtabl. **Gingobeta** (D) Filmtabl., Lösung **Ginkgo Duopharm** (D) Drag. **Ginkgo Stada** (D) Filmtabl., Tropfen **Ginkobil N-ratiopharm** (D) Filmtabl., Tropfen **Ginkodilat** (D) Filmtabl. Trockenextrakt aus Ginkgo-biloba-Blättern	Kopfschmerzen, Magen-Darm-Beschwerden. Allergische Hautreaktionen möglich	**Wenig zweckmäßig** Pflanzliches Mittel. Therapeutische Wirksamkeit zweifelhaft. Vertretbar wegen des geringen Risikos.
Hydergin/ forte/ spezial (D/Ö) Tropflösung, Filmtabl., Tabl., Amp. Dihydroergocristin, -cornin, -cryptin *Rezeptpflichtig*	Durchblutungsstörungen in den Gliedmaßen. Selten erregende Wirkung mit Einschlafstörungen. Tropfen enthalten Alkohol	**Wenig zweckmäßig** Die therapeutische Wirksamkeit bei Durchblutungsstörungen des Gehirns (zerebrovaskuläre Insuffizienz), bei organischen Gehirnschäden (hirnorganisches Psychosyndrom) und bei so genanntem »Altershochdruck« ist zweifelhaft.

Präparat	Wichtigste Nebenwirkungen	Empfehlung
Hydergin-Fas (Ö) **Hydergin SRO** (Ö) Filmtabl. Dihydroergocristin, -cornin, -cryptin *Rezeptpflichtig*	Durchblutungsstörungen in den Gliedmaßen. Selten erregende Wirkung mit Einschlafstörungen. Tropfen enthalten Alkohol	**Wenig zweckmäßig** Die therapeutische Wirksamkeit bei Durchblutungsstörungen des Gehirns (zerebrovaskuläre Insuffizienz), bei organischen Gehirnschäden (hirnorganisches Psychosyndrom) und bei so genanntem »Altershochdruck« ist zweifelhaft.
Kaveri (D) Filmtabl., Tropfen Trockenextrakt aus Ginkgo biloba (Ginkgoflavonglykoside)	Kopfschmerzen, Magen-Darm-Beschwerden. Allergische Hautreaktionen möglich. Tropfen enthalten Alkohol	**Wenig zweckmäßig** Pflanzliches Mittel. Therapeutische Wirksamkeit zweifelhaft. Vertretbar wegen des geringen Risikos.
Kollateral/ forte (D) Drag., Amp. Moxaverin	Allergien, Blutdrucksenkung, Kopfschmerzen, Schwindel möglich	**Abzuraten** Therapeutische Wirksamkeit bei Durchblutungsstörungen der Extremitäten, des Gehirns und des Herzens zweifelhaft.
Kollateral A+E (D) Drag. Moxaverin, Vitamin A, Vitamin E *Rezeptpflichtig*	Allergien, Blutdrucksenkung, Kopfschmerzen, Schwindel möglich	**Abzuraten** Therapeutische Wirksamkeit bei Durchblutungsstörungen der Extremitäten, der Augen, des Gehirns und des Herzens zweifelhaft.
Loftyl (Ö) Amp., Filmtabl., Retardfilmtabl. Buflomedil *Rezeptpflichtig*	Kopfschmerzen, Blutdrucksenkung, Pulsbeschleunigung und zentrale Erregung (besonders bei höherer Dosierung)	**Wenig zweckmäßig** Nur bei anfallsweise (funktionell bedingten) auftretenden Durchblutungsstörungen möglicherweise kurzfristig wirksam.
Nafti-ratiopharm retard (D) Retardkaps., Naftidrofuryl *Rezeptpflichtig*	Übelkeit, Magen-Darm-Störungen, Schwindel, Schlafstörungen	**Wenig zweckmäßig** Nur bei anfallsweise (funktionell bedingten) auftretenden Durchblutungsstörungen möglicherweise kurzfristig wirksam.
Naftilong (D) Retardkaps., Naftidrofuryl *Rezeptpflichtig*	Übelkeit, Magen-Darm-Störungen, Schwindel, Schlafstörungen	**Wenig zweckmäßig** Nur bei anfallsweise (funktionell bedingten) auftretenden Durchblutungsstörungen möglicherweise kurzfristig wirksam.

Präparat	Wichtigste Nebenwirkungen	Empfehlung
Nimotop (D/Ö) Filmtabl. Nimodipin *Rezeptpflichtig*	Übelkeit, Magen-Darm-Beschwerden, Hautrötung und Hitzegefühl, langsamer Puls	**Wenig zweckmäßig bei** den vom Hersteller angegebenen Anwendungsgebieten wie z. B. Hirnleistungsstörungen im Alter. Therapeutische Wirkung zweifelhaft. Enthält Kalzium-Antagonist.
Nimotop S (D/Ö) Filmtabl., Infusionslösung Nimodipin *Rezeptpflichtig*	Übelkeit, Magen-Darm-Beschwerden, Hautrötung und Hitzegefühl, langsamer Puls	**Möglicherweise zweckmäßig bei** spastischen Durchblutungsstörungen des Gehirns. Enthält Kalzium-Antagonist.
Orphol/ spezial (D) Tropflösung, Tabl., Brausetabl. Dihydroergocristin, -cornin, -cryptin *Rezeptpflichtig*	Durchblutungsstörungen in den Gliedmaßen. Selten erregende Wirkung mit Einschlafstörungen. Tropfen enthalten Alkohol	**Wenig zweckmäßig** Die therapeutische Wirksamkeit bei Durchblutungsstörungen des Gehirns (zerebrovaskuläre Insuffizienz), bei organischen Gehirnschäden (hirnorganisches Psychosyndrom) und bei so genanntem »Altershochdruck« ist zweifelhaft.
Pento-Puren (D) Retardkaps., Amp. Pentoxifyllin *Rezeptpflichtig*	Übelkeit, Magen-Darm-Störungen, Hautrötung	**Wenig zweckmäßig** Nur bei anfallsweise (funktionell bedingten) auftretenden Durchblutungsstörungen möglicherweise kurzfristig wirksam.
Pentoxifyllin-ratiopharm (D) Retardtabl., Amp. Pentoxifyllin *Rezeptpflichtig*	Übelkeit, Magen-Darm-Störungen, Hautrötung	**Wenig zweckmäßig** Nur bei anfallsweise (funktionell bedingten) auftretenden Durchblutungsstörungen möglicherweise kurzfristig wirksam.
Rentylin (D) Retardtabl., Amp. Pentoxifyllin *Rezeptpflichtig*	Übelkeit, Magen-Darm-Störungen, Hautrötung	**Wenig zweckmäßig** Nur bei anfallsweise (funktionell bedingten) auftretenden Durchblutungsstörungen möglicherweise kurzfristig wirksam.
Rökan/ novo/ plus (D) Filmtabl., Lösung Trockenextrakt aus Ginkgo-biloba-Blättern	Kopfschmerzen, Magen-Darm-Beschwerden. Allergische Hautreaktionen möglich. Lösung enthält Alkohol	**Wenig zweckmäßig** Pflanzliches Mittel. Therapeutische Wirksamkeit zweifelhaft. Vertretbar wegen des geringen Risikos.

Präparat	Wichtigste Nebenwirkungen	Empfehlung
Tebonin/ forte/ intens/ spezial (D) Filmtabl., Lösung, **Tebonin retard-Dragees** (Ö) Retarddrag. Trockenextrakt aus Ginkgo-biloba-Blättern *Rezeptpflichtig* (Ö)	Kopfschmerzen, Magen-Darm-Beschwerden. Allergische Hautreaktionen möglich. Bei i.v. Anwendung sind schwere allergische Reaktionen nicht auszuschließen	**Wenig zweckmäßig** Pflanzliches Mittel. Therapeutische Wirksamkeit bei Durchblutungsstörungen zweifelhaft. Vertretbar wegen des geringen Risikos. Von der i.v. Injektion ist abzuraten.
Trental (D/Ö) Retardtabl., Retarddrag., Amp. Pentoxifyllin *Rezeptpflichtig*	Übelkeit, Magen-Darm-Störungen, Hautrötung	**Wenig zweckmäßig** Nur bei anfallsweise (funktionell bedingten) auftretenden Durchblutungsstörungen möglicherweise kurzfristig wirksam.

12.5. Mittel gegen Herzschwäche

Von Herzschwäche (Herzinsuffizienz) spricht man, wenn das Herz nicht mehr genügend Kraft hat, um eine ausreichende Blutzirkulation zu gewährleisten.
Die Ursachen der Herzschwäche können vielfältig sein: Bluthochdruck, Herzmuskelentzündung, Herzinfarkt, akutes rheumatisches Fieber etc.
Bereits vor 200 Jahren hat der englische Arzt William Withering mit Digitalis (Extrakt aus dem Roten Fingerhut) seine Patienten erfolgreich gegen Herzschwäche behandelt. Ärzte hierzulande haben eine spezielle Vorliebe dafür: Digitalis-Mittel werden in Deutschland sehr viel häufiger verschrieben als in den USA.
Langfristig zeichnet sich allerdings eine Änderung der Verschreibungsgewohnheiten ab: Seit 1981 ist die Anzahl der verkauften Digitalis-Mittel drastisch gesunken: Von 39 Millionen Packungen im Jahr 1981 auf 12 Millionen im Jahr 1997 und auf 9 Millionen im Jahr 2000. Dieser Trend wird sich in Zukunft wahrscheinlich fortsetzen, weil sich in einer großen Studie herausgestellt hat, dass der Nutzen solcher Mittel sehr begrenzt ist.

Behandlung der Herzschwäche

Bis vor einigen Jahren galt im deutschen Sprachraum die Behandlung mit einem Digitalis-Präparat als sinnvollste Maßnahme. Fast routinemäßig wurde jedem Patienten, der an Herzschwäche litt, ein Digitalis-Präparat verschrieben.
Bereits 1996 hat eine Untersuchung an 6.800 amerikanischen Patienten mit Herzinsuffizienz die Sinnhaftigkeit dieser Behandlung in Frage gestellt. Es zeigte sich, dass durch die Einnahme von Digitalis-Präparaten die Lebenserwartung nicht steigt. Allerdings kann sich in manchen Fällen – bei Patienten mit fortgeschrittener oder so genannter nicht-ischämischer Herzinsuffizienz – die Lebensqualität verbessern. Lebensqualität bedeutet in diesem Fall: Weniger häufig stationäre Aufnahmen in ein Krankenhaus aufgrund von Herz-Kreislauf-Problemen.
Als Ergebnis der großen amerikanischen Untersuchung haben sich die Empfehlungen zur Behandlung von Herzschwäche geändert. Folgende Maßnahmen gelten nun als sinnvoll:

- Behandlung der zugrunde liegenden Krankheit, falls möglich. Damit beseitigt man die Herzschwäche oft ganz oder zumindest teilweise.
- Körperliche Schonung und salzarme Diät (eine salzarme Diät ist jedoch nur bei salzempfindlichen Personen sinnvoll – siehe Kapitel 12.1.: Mittel gegen Bluthochdruck, Selbsthilfe). Diese beiden Maßnahmen werden nach Ansicht der Arzneimittelkommission der Deutschen Ärzteschaft wahrscheinlich zu wenig genützt.
- Als sinnvollste Medikamente bei Herzinsuffizienz gelten ACE-Hemmer und/oder harntreibende Mittel (Diuretika).
- Digitalis-Medikamente (z. B. *Beta-Acetyldigoxin-ratiopharm, Digimerck, Digitoxin AWD, Digostada, Digotab, Dilanacin, Lanatilin, Novodigal, Stillacor*) kommen dann in Betracht, wenn ACE-Hemmer und Diuretika nicht ausreichend wirksam sind.
- Patienten, die ACE-Hemmer, Diuretika oder ein Digitalis-Mittel einnehmen, sollten dieses nicht eigenmächtig absetzen, weil sich der Gesundheitszustand dadurch erheblich verschlechtern kann.

ACE-Hemmer

Diese Mittel (z. B. *Accupro, ACE-Hemmer-ratiopharm, Acemin, Acerbon/ -Cor, Adocor, Benalapril, Capto AbZ, Captobeta, Capto-*

gamma, Captohexal, Capto von ct, Capto-dura, Capto-Isis, Capto-Puren, Capropril AL, Captopril Heumann, Captopril Pfleger, Captopril Stada, Cibacen, Coric, Corvo, Coversum, / -Cor, Debax, Delix, Dymacil, Enabeta, Enadura, Enahexal, Enalagamma, Enalapril AZU, Enalapril Stada, Enalapril von ct, Enalapril-ratiopharm, Fosinorm, Fositens, Hypren, Inhibace Roche, Lisihexal, Lisinopril AZU, Lisinopril Stada, Lisinopril-ratiopharm, Lopirin, Pres, Renitec, Tensiomin, Tensobon, Tensostad, Vesdil, Xanef) wirken bei allen Schweregraden der chronischen Herzschwäche. Ein Problem bei allen ACE-Hemmern sind die möglichen *Nebenwirkungen:* unstillbarer Reizhusten bei mehr als 10 Prozent aller Patienten, seltener auch Nierenfunktionsstörungen, lebensbedrohlicher Kaliumüberschuss im Körper sowie Blutbildstörungen und Leberschäden. Der Beginn einer Behandlung mit solchen Mitteln muss deshalb vorsichtig eingeleitet und vom Arzt sorgfältig überwacht werden.

Angiotensin-II-Hemmer (Sartane)

Für solche Mittel (z. B. Losartan in *Cosaar, Lorzaar*) gibt es bei Herzschwäche bis jetzt keinen Nachweis dafür, dass sie besser wirken als die bewährten ACE-Hemmer. Auch die Sicherheit ist bis jetzt nur unzureichend belegt. Das Berliner »arznei-telegramm« kommt zu dem eindeutigen Schluss, dass diese Mittel bis jetzt nicht empfohlen werden können.

Harntreibende Mittel (Diuretika)

Bei chronischer Herzinsuffizienz sind harntreibende Mittel vom Typ der Thiazide wie etwa *Esidrix* (siehe Kapitel 12.2.) Mittel der ersten Wahl.

Digitalis (herzwirksame Glykoside)

Diese Mittel gelten nicht als erste Wahl bei der Behandlung der Herzschwäche. Patienten, die bisher Digitalis-Präparate eingenommen und damit gute Erfahrungen gemacht haben, sollten diese Mittel allerdings nicht absetzen oder auf andere Medikamente wechseln, außer es gibt stichhaltige medizinische Gründe dafür.
Bei Neueinstellungen gelten jedoch ACE-Hemmer und/oder Diuretika als Mittel erster Wahl.

Digitalis – welches Medikament?

Alpha-Acetyldigoxin (enthalten z. B. in *Lanatilin*), Beta-Acetyldigoxin (enthalten z. B. in *Beta-Acetyldigoxin-ratiopharm, Digostada, Digotab, Novodigal, Stillacor*), Digitoxin (enthalten z. B. in *Digimerck, Digitoxin AWD*) und Digoxin (enthalten z. B. in *Dilanacin*) sind die Standardmedikamente bei der Therapie der Herzschwäche. Alle diese Präparate sind »zweckmäßig, wenn jemand bereits gut auf eines dieser Medikamente eingestellt ist oder wenn bei Neueinstellungen ACE-Hemmer und/oder Diuretika nicht ausreichend wirken«. Wichtig: *Da jedes Digitalis-Medikament individuell dosiert werden muss, sollte man wegen der Gefahr von Vergiftungen nur dann von einem Medikament auf ein anderes überwechseln, wenn es unbedingt notwendig ist.*

Problem Dosierung bei Digitalis

Die Verwendung von Digitalis-Mitteln ist nicht ungefährlich, weil die Spannweite zwischen einer therapeutisch wirksamen Dosis und einer giftigen Dosis relativ klein ist. Die wirksame Dosierung von Digitalis-Präparaten ist nicht nur von Patient zu Patient verschieden, sondern schwankt auch beim selben Patient. Sie muss daher individuell festgelegt werden und hängt vom Alter, vom Körpervolumen und eventuell bestehenden Schädigungen verschiedener Organe ab (Leber, Nieren). Digitalis-Präparate zum Schlucken brauchen längere Zeit, um voll wirksam zu werden. Bei Digoxin dauert es etwa eine Woche, bei Digitoxin drei bis vier Wochen, falls nicht zu Beginn der Therapie höhere Dosierungen als bei einer Dauertherapie verabreicht werden. Die richtige Dosierung kann der Arzt nur durch genaue Beobachtung der Patienten feststellen. Häufig wird versucht, die richtige Dosierung durch Messung der Digitalis-Spiegel im Blutplasma zu bestimmen. Mit dieser Methode allein – ohne genaue Beobachtung der Patienten – kann man jedoch Vergiftungen nicht verhindern.

Digitalis – Vergiftungen

Die Angaben über die Häufigkeit von Patienten, die an Vergiftungserscheinungen leiden, schwanken zwischen 1,7 Prozent und 20 Prozent. Anzeichen von Vergiftungen können sein: Herzrhythmusstörungen, Sehstörungen, Erbrechen, Bauchschmerzen, psychische Störungen. Ältere Menschen haben oft andere Vergiftungssymptome als jüngere. Bei ihnen treten häufig Verwirrtheit, Depression und sogar Psycho-

sen, bei jüngeren eher Erbrechen, Übelkeit und zu langsamer Herzrhythmus auf.
Wichtig: *Bei Anzeichen von Vergiftung sollte sofort ein Arzt aufgesucht werden.*

Wechselwirkungen mit anderen Medikamenten

Viele Patienten, vor allem ältere, nehmen außer Digoxin und Digitoxin noch andere Medikamente ein: z. B. Insulin, Magenmittel, Schmerzmittel, harntreibende Mittel (Diuretika), Abführmittel. Dabei kommt es häufig zu unerwünschten Wechselwirkungen. Die Wirksamkeit von Digoxin oder Digitoxin kann dadurch erhöht oder vermindert werden. Arzt und Patient sollten sich deshalb genau über mögliche Wechselwirkungen informieren.

Pflanzliche Mittel

Abzuraten ist von pflanzlichen Kombinationsmitteln wie *Miroton*, weil die Wirksamkeit der Inhaltsstoffe zweifelhaft ist und diese außerdem unzureichend standardisiert sind. Zur Behandlung der Herzschwäche ist dies jedoch unbedingt notwendig.

Mittel für die kleine Herztherapie (»Altersherz«), Tabelle 12.5.2.

»Diese bei uns verbreitete so genannte kleine Herztherapie«, schreibt der Hamburger Pharmakologie-Professor Hasso Scholz in einem Gutachten für die Ortskrankenkassen, »wird vermutlich unter der Vorstellung betrieben, dass sie den Patienten möglicherweise zwar nicht hilft, aber wenigstens auch nicht schadet.«
Die Verordnung dieser Mittel wird von Professor Scholz aus zwei Gründen kritisiert: Erstens sei ihre therapeutische Wirksamkeit zweifelhaft, zweitens sei sie teuer.
Im Licht der massenhaften, unnötigen Verschreibung von Digitalis-Mitteln in den vergangenen Jahrzehnten – eine Studie in Deutschland hat ergeben, dass 45 von 100 Patienten unnötigerweise mit diesen nicht ungefährlichen Mitteln behandelt wurden – sollte man mit den pflanzlichen oder homöopathischen Mitteln für die kleine Herztherapie nicht unnötig scharf ins Gericht gehen. Zwar ist deren Wirksamkeit fragwürdig, andererseits sind keine oder nur leichte Nebenwirkungen zu erwarten. Eine Verwendung von pflanzlichen oder homöopathischen Mitteln für die »kleine Herztherapie« halten wir für vertretbar, wenn damit nicht eine eventuell notwendige Behandlung

mit wirksamen Mitteln unterlassen wird. Diese Mittel werden vorzugsweise zur Unterstützung des Herzens eingesetzt. Zur Behandlung einer diagnostizierten Herzinsuffizienz sind sie dagegen ungeeignet.

12.5.1. Mittel gegen Herzschwäche

Präparat	Wichtigste Nebenwirkungen	Empfehlung
Accupro (D) Filmtabl. Quinalapril *Rezeptpflichtig*	Häufig Husten, Magen-Darm-Störungen, Atemnot, Kopfschmerzen, Schwindel, Hauterscheinungen (z. B. Ausschlag), Blutschäden. Geschmacksstörungen, Haarausfall, Blutdruckabfall	**Therapeutisch zweckmäßig bei** Herzmuskelschwäche (Herzinsuffizienz).
ACE Hemmer-ratiopharm (D) Tabl. Captopril *Rezeptpflichtig*	Häufig Husten, Magen-Darm-Störungen, Atemnot, Kopfschmerzen, Schwindel, Hauterscheinungen (z. B. Ausschlag), Blutschäden. Geschmacksstörungen, Haarausfall, Blutdruckabfall	**Therapeutisch zweckmäßig bei** Herzmuskelschwäche (Herzinsuffizienz).
Acemin (Ö) Tabl. Lisinopril *Rezeptpflichtig*	Häufig Husten, Magen-Darm-Störungen, Atemnot, Kopfschmerzen, Schwindel, Hauterscheinungen (z. B. Ausschlag), Blutschäden. Geschmacksstörungen, Haarausfall, Blutdruckabfall	**Therapeutisch zweckmäßig bei** Herzmuskelschwäche (Herzinsuffizienz).
Acenorm Cor (D) Tabl. **Adocor** (D) Tabl. Captopril *Rezeptpflichtig*	Häufig Husten, Magen-Darm-Störungen, Atemnot, Kopfschmerzen, Schwindel, Hauterscheinungen (z. B. Ausschlag), Blutschäden. Geschmacksstörungen, Haarausfall, Blutdruckabfall	**Therapeutisch zweckmäßig bei** Herzmuskelschwäche (Herzinsuffizienz).
Acerbon/ -Cor (D) Tabl. Lisinopril *Rezeptpflichtig*	Häufig Husten, Magen-Darm-Störungen, Atemnot, Kopfschmerzen, Schwindel, Hauterscheinungen (z. B. Ausschlag), Blutschäden. Geschmacksstörungen, Haarausfall, Blutdruckabfall	**Therapeutisch zweckmäßig bei** Herzmuskelschwäche (Herzinsuffizienz).

Präparat	Wichtigste Nebenwirkungen	Empfehlung
Benalapril (D) Tabl. Enalapril *Rezeptpflichtig*	Häufig Husten, Magen-Darm-Störungen, Atemnot, Kopfschmerzen, Schwindel, Hauterscheinungen (z. B. Ausschlag), Blutschäden. Geschmacksstörungen, Haarausfall, Blutdruckabfall	**Therapeutisch zweckmäßig bei** Herzmuskelschwäche (Herzinsuffizienz).
Beta-Acetyldigoxin-ratiopharm (D) Tabl. Beta-Acetyldigoxin *Rezeptpflichtig*	Bei Überdosierung Farbsehen, Brechreiz, Übelkeit, Herzrhythmusstörungen	**Nur zweckmäßig, wenn** ACE-Hemmer und Diuretika nicht ausreichend wirken. Dosierungs- und Einnahmevorschriften besonders genau beachten. Alte Menschen und Patienten mit Niereninsuffizienz (Nierenschwäche) sollten besser Digitoxin-Präparate (z. B. *Digimerck*) verwenden.
Capro AbZ (D) **Capro von ct** (D) **Capro-dura** (D) **Capto-Isis** (D) **Capto-Puren** (D) **Captobeta** (D) **Caproflux** (D) **Captogamma** (D) **Captohexal** (D) **Capropril AL** (D) **Captopril Heumann** (D) **Capropril Pfleger** (D) **Capropril Stada** (D) Tabl. Captopril *Rezeptpflichtig*	Häufig Husten, Magen-Darm-Störungen, Atemnot, Kopfschmerzen, Schwindel, Hauterscheinungen (z. B. Ausschlag), Blutschäden. Geschmacksstörungen, Haarausfall, Blutdruckabfall	**Therapeutisch zweckmäßig bei** Herzmuskelschwäche (Herzinsuffizienz).
Cibacen (D) Filmtabl. Benazepril *Rezeptpflichtig*	Häufig Husten, Magen-Darm-Störungen, Atemnot, Kopfschmerzen, Schwindel, Hauterscheinungen (z. B. Ausschlag), Blutschäden. Geschmacksstörungen, Haarausfall, Blutdruckabfall	**Therapeutisch zweckmäßig bei** Herzmuskelschwäche (Herzinsuffizienz).
Coric (D) Tabl., Mite-Tabl., Forte-Tabl. Lisinopril *Rezeptpflichtig*	Häufig Husten, Magen-Darm-Störungen, Atemnot, Kopfschmerzen, Schwindel, Hauterscheinungen (z. B. Ausschlag), Blutschäden. Geschmacksstörungen, Haarausfall, Blutdruckabfall	**Therapeutisch zweckmäßig bei** Herzmuskelschwäche (Herzinsuffizienz).

Präparat	Wichtigste Nebenwirkungen	Empfehlung
Corvo (D) Tabl. Enalapril *Rezeptpflichtig*	Häufig Husten, Magen-Darm-Störungen, Atemnot, Kopfschmerzen, Schwindel, Hauterscheinungen (z. B. Ausschlag), Blutschäden. Geschmacksstörungen, Haarausfall, Blutdruckabfall	**Therapeutisch zweckmäßig bei** Herzmuskelschwäche (Herzinsuffizienz).
Cosaar (Ö) Filmtabl. Losartan *Rezeptpflichtig*	Verstopfte Nase, Übelkeit, Schwindelzustände, Durchfall. Bei hohen Dosierungen kann es zu Ohnmachtsanfällen kommen. Wenn durch die Behandlung die Kaliumwerte sinken, sind Herzrhythmusstörungen möglich	**Nur zweckmäßig bei** Herzmuskelschwäche (Herzinsuffizienz), wenn ACE-Hemmer nicht angewendet werden können (z. B. wegen der Nebenwirkungen).
Coversum (Ö) **Coversum Cor** (D) Tabl. Perindopril *Rezeptpflichtig*	Häufig Husten, Magen-Darm-Störungen, Atemnot, Kopfschmerzen, Schwindel, Hauterscheinungen (z. B. Ausschlag), Blutschäden. Geschmacksstörungen, Haarausfall, Blutdruckabfall	**Therapeutisch zweckmäßig bei** Herzmuskelschwäche (Herzinsuffizienz).
Debax (Ö) Tabl. Captopril *Rezeptpflichtig*	Häufig Husten, Magen-Darm-Störungen, Atemnot, Kopfschmerzen, Schwindel, Hauterscheinungen (z. B. Ausschlag), Blutschäden. Geschmacksstörungen, Haarausfall, Blutdruckabfall	**Therapeutisch zweckmäßig bei** Herzmuskelschwäche (Herzinsuffizienz).
Delix (D) Tabl. Ramipril *Rezeptpflichtig*	Häufig Husten, Magen-Darm-Störungen, Atemnot, Kopfschmerzen, Schwindel, Hauterscheinungen (z. B. Ausschlag), Blutschäden. Geschmacksstörungen, Haarausfall, Blutdruckabfall	**Therapeutisch zweckmäßig bei** Herzmuskelschwäche (Herzinsuffizienz).
Digimerck (D/Ö) Minortabl., Tabl., Picotabl., Amp., Tropfen Digitoxin Amp. zusätzlich: Propylenglykol *Rezeptpflichtig*	Bei Überdosierung Farbsehen, Brechreiz, Übelkeit, Herzrhythmusstörungen	**Nur zweckmäßig, wenn** ACE-Hemmer und Diuretika nicht ausreichend wirken. Auch geeignet für alte Menschen und Patienten mit Niereninsuffizienz (Nierenschwäche). Dosierungs- und Einnahmevorschriften besonders genau beachten.

Präparat	Wichtigste Nebenwirkungen	Empfehlung
Digitoxin AWD (D) Tabl. Digitoxin *Rezeptpflichtig*	Bei Überdosierung Farbsehen, Brechreiz, Übelkeit, Herzrhythmusstörungen	**Nur zweckmäßig, wenn** ACE-Hemmer und Diuretika nicht ausreichend wirken. Geeignet für alte Menschen und Patienten mit Niereninsuffizienz (Nierenschwäche). Dosierungs-und Einnahmevorschriften besonders genau beachten.
Digostada (D) Tabl., Mitetabl. Beta-Acetyldigoxin *Rezeptpflichtig*	Bei Überdosierung Farbsehen, Brechreiz, Übelkeit, Herzrhythmusstörungen	**Nur zweckmäßig, wenn** ACE-Hemmer und Diuretika nicht ausreichend wirken. Dosierungs- und Einnahmevorschriften besonders genau beachten. Alte Menschen und Patienten mit Niereninsuffizienz (Nierenschäden) sollten besser Digitoxin-Präparate (z. B. *Digimerck*) verwenden.
Digotab (D) Tabl. Beta-Acetyldigoxin *Rezeptpflichtig*	Bei Überdosierung Farbsehen, Brechreiz, Übelkeit, Herzrhythmusstörungen	**Nur zweckmäßig, wenn** ACE-Hemmer und Diuretika nicht ausreichend wirken. Dosierungs- und Einnahmevorschriften besonders genau beachten. Alte Menschen und Patienten mit Niereninsuffizienz (Nierenschwäche) sollten besser Digitoxin-Präparate (z. B. *Digimerck*) verwenden.
Dilanacin (D) Tabl. Digoxin *Rezeptpflichtig*	Bei Überdosierung Farbsehen, Brechreiz, Übelkeit, Herzrhythmusstörungen	**Nur zweckmäßig, wenn** ACE-Hemmer und Diuretika nicht ausreichend wirken. Dosierungs- und Einnahmevorschriften besonders genau beachten. Alte Menschen und Patienten mit Niereninsuffizienz (Nierenschwäche) sollten besser Digitoxin-Präparate (z. B. *Digimerck*) verwenden.
Dynacil (D) Tabl. Fosinopril *Rezeptpflichtig*	Häufig Husten, Magen-Darm-Störungen, Atemnot, Kopfschmerzen, Schwindel, Hauterscheinungen (z. B. Ausschlag), Blutschäden. Geschmacksstörungen, Haarausfall, Blutdruckabfall	**Therapeutisch zweckmäßig bei** Herzmuskelschwäche (Herzinsuffizienz).

Präparat	Wichtigste Nebenwirkungen	Empfehlung
Enabeta (D) **Enadura** (D) **Enahexal** (D) **Enalagamma** (D) **Enalapril AZU** (D) **Enalapril-ratiopharm** (D/Ö) **Enalapril Stada** (D) **Enalapril von ct** (D) Tabl. Enalapril *Rezeptpflichtig*	Häufig Husten, Magen-Darm-Störungen, Atemnot, Kopfschmerzen, Schwindel, Hauterscheinungen (z. B. Ausschlag), Blutschäden. Geschmacksstörungen, Haarausfall, Blutdruckabfall	**Therapeutisch zweckmäßig bei** Herzmuskelschwäche (Herzinsuffizienz).
Fosinorm (D) **Fositens** (Ö) Tabl. Fosinopril *Rezeptpflichtig*	Häufig Husten, Magen-Darm-Störungen, Atemnot, Kopfschmerzen, Schwindel, Hauterscheinungen (z. B. Ausschlag), Blutschäden. Geschmacksstörungen, Haarausfall, Blutdruckabfall	**Therapeutisch zweckmäßig bei** Herzmuskelschwäche (Herzinsuffizienz).
Hypren (Ö) Kaps., Tabl. Ramipril *Rezeptpflichtig*	Häufig Husten, Magen-Darm-Störungen, Atemnot, Kopfschmerzen, Schwindel, Hauterscheinungen (z. B. Ausschlag), Blutschäden. Geschmacksstörungen, Haarausfall, Blutdruckabfall	**Therapeutisch zweckmäßig bei** Herzmuskelschwäche (Herzinsuffizienz).
Inhibace Roche (Ö) Filmtabl. Cilazapril *Rezeptpflichtig*	Häufig Husten, Magen-Darm-Störungen, Atemnot, Kopfschmerzen, Schwindel, Hauterscheinungen (z. B. Ausschlag), Blutschäden. Geschmacksstörungen, Haarausfall, Blutdruckabfall	**Therapeutisch zweckmäßig bei** Herzmuskelschwäche (Herzinsuffizienz).
Lanatilin (Ö) Tabl., Alpha-Acetyldigoxin *Rezeptpflichtig*	Bei Überdosierung Farbsehen, Brechreiz, Übelkeit, Herzrhythmusstörungen	**Nur zweckmäßig, wenn** ACE-Hemmer und Diuretika nicht ausreichend wirken. Dosierungs- und Einnahmevorschriften besonders genau beachten. Alte Menschen und Patienten mit Niereninsuffizienz (Nierenschwäche) sollten besser Digitoxin-Präparate (z. B. *Digimerck*) verwenden.

Präparat	Wichtigste Nebenwirkungen	Empfehlung
Lanitop (D/Ö) Tabl., nur D: Mitetabl., E-Tabl., Liquidum, Injektionslösung, nur Ö: Tropfen Metildigoxin *Rezeptpflichtig*	Bei Überdosierung Farbsehen, Brechreiz, Übelkeit, Herzrhythmusstörungen. Besonders bei älteren Menschen Verwirrtheitszustände möglich	**Nur zweckmäßig, wenn** ACE-Hemmer und Diuretika nicht ausreichend wirken. Dosierungs- und Einnahmevorschriften besonders genau beachten. Alte Menschen und Patienten mit Niereninsuffizienz (Nierenschwäche) sollten besser Digitoxin-Präparate (z. B. *Digimerck*) verwenden.
Lisihexal (D) Tabl. **Lisinopril AZU** (D) **Lisinopril Stada** (D) **Lisinopril-ratiopharm** (D) Tabletten Lisinopril *Rezeptpflichtig*	Häufig Husten, Magen-Darm-Störungen, Atemnot, Kopfschmerzen, Schwindel, Hauterscheinungen (z. B. Ausschlag), Blutschäden. Geschmacksstörungen, Haarausfall, Blutdruckabfall	**Therapeutisch zweckmäßig bei** Herzmuskelschwäche (Herzinsuffizienz).
Lopirin (D/Ö) Tabl. Captopril *Rezeptpflichtig*	Häufig Husten, Magen-Darm-Störungen, Atemnot, Kopfschmerzen, Schwindel, Hauterscheinungen (z. B. Ausschlag), Blutschäden. Geschmacksstörungen, Haarausfall, Blutdruckabfall	**Therapeutisch zweckmäßig bei** Herzmuskelschwäche (Herzinsuffizienz).
Lorzaar (D) Filmtabl. Losartan *Rezeptpflichtig*	Verstopfte Nase, Übelkeit, Schwindelzustände, Durchfall. Bei hohen Dosierungen kann es zu Ohnmachtsanfällen kommen. Wenn durch die Behandlung die Kaliumwerte sinken, sind Herzrhythmusstörungen möglich	**Nur zweckmäßig bei** Herzmuskelschwäche (Herzinsuffizienz), wenn ACE-Hemmer nicht angewendet werden können (z. B. wegen der Nebenwirkungen).
Miroton (D) Lösung, Drag., Fortedrag., N-Fortedrag., N-Forte Lösung Extrakte aus Meerzwiebel, Maiglöckchen, Oleander, Adonis (Digitaloide) N-Fortedrag. und N-Forte Lösung ohne Oleanderextrakt	Überempfindlichkeitsreaktionen. Bei Überdosierung Farbsehen, Brechreiz, Übelkeit, Herzrhythmusstörungen. Enthält Alkohol	**Abzuraten** Die therapeutische Wirksamkeit der Inhaltsstoffe ist zweifelhaft. Zur Behandlung der Herzinsuffizienz (Herzschwäche) sind genaue Dosierungsangaben notwendig. Das ist bei diesem Präparat wegen unzureichender Standardisierung unmöglich.

Präparat	Wichtigste Nebenwirkungen	Empfehlung
Novodigal (D/Ö) Tabl., nur D: Mitetabl. Beta-Acetyldigoxin Amp.: Digoxin, *Rezeptpflichtig*	Bei Überdosierung Farbsehen, Brechreiz, Übelkeit, Herzrhythmusstörungen	**Nur zweckmäßig, wenn** ACE-Hemmer und Diuretika nicht ausreichend wirken. Dosierungs- und Einnahmevorschriften besonders genau beachten. Alte Menschen und Patienten mit Niereninsuffizienz (Nierenschwäche) sollten besser Digitoxin-Präparate (z. B. *Digimerck*) verwenden.
Pres (D) Tabl., Injektionslösung Enalapril *Rezeptpflichtig*	Häufig Husten, Magen-Darm-Störungen, Atemnot, Kopfschmerzen, Schwindel, Hauterscheinungen (z. B. Ausschlag), Blutschäden. Geschmacksstörungen, Haarausfall, Blutdruckabfall	**Therapeutisch zweckmäßig bei** Herzmuskelschwäche (Herzinsuffizienz).
Renitec (Ö) Tabl., Injektionslösung Enalapril *Rezeptpflichtig*	Häufig Husten, Magen-Darm-Störungen, Atemnot, Kopfschmerzen, Schwindel, Hauterscheinungen (z. B. Ausschlag), Blutschäden. Geschmacksstörungen, Haarausfall, Blutdruckabfall	**Therapeutisch zweckmäßig bei** Herzmuskelschwäche (Herzinsuffizienz).
Stillacor (D) Tabl. Beta-Acetyldigoxin *Rezeptpflichtig*	Bei Überdosierung Farbsehen, Brechreiz, Übelkeit, Herzrhythmusstörungen	**Nur zweckmäßig, wenn** ACE-Hemmer und Diuretika nicht ausreichend wirken. Dosierungs- und Einnahmevorschriften besonders genau beachten. Alte Menschen und Patienten mit Niereninsuffizienz (Nierenschwäche) sollten besser Digitoxin-Präparate (z. B. *Digimerck*) verwenden.
Teniomin (D) **Tensobon** (D) **Tensostad** (D) Tabletten Captopril *Rezeptpflichtig*	Häufig Husten, Magen-Darm-Störungen, Atemnot, Kopfschmerzen, Schwindel, Hauterscheinungen (z. B. Ausschlag), Blutschäden. Geschmacksstörungen, Haarausfall, Blutdruckabfall	**Therapeutisch zweckmäßig bei** Herzmuskelschwäche (Herzinsuffizienz).

Präparat	Wichtigste Nebenwirkungen	Empfehlung
Vesdil (D) Tabl. Ramipiril *Rezeptpflichtig*	Häufig Husten, Magen-Darm-Störungen, Atemnot, Kopfschmerzen, Schwindel, Hauterscheinungen (z. B. Ausschlag), Blutschäden. Geschmacksstörungen, Haarausfall, Blutdruckabfall	**Therapeutisch zweckmäßig bei** Herzmuskelschwäche (Herzinsuffizienz).
Xanef (D) Tabl. Enalapril *Rezeptpflichtig*	Häufig Husten, Magen-Darm-Störungen, Atemnot, Kopfschmerzen, Schwindel, Hauterscheinungen (z. B. Ausschlag), Blutschäden. Geschmacksstörungen, Haarausfall, Blutdruckabfall	**Therapeutisch zweckmäßig bei** Herzmuskelschwäche (Herzinsuffizienz).

12.5.2. Mittel für die »kleine Herztherapie« (z. B. »Altersherz«)

Präparat	Wichtigste Nebenwirkungen	Empfehlung
Cralonin (D) Tropfen, Injektionslösung homöopathische Zubereitung aus Weissdorn	Selten Herzklopfen	**Homöopathisches Mittel** Eine Wirksamkeit kann nur individuell festgestellt werden.
Crataegan (Ö) Tropfen Weißdornextrakt (Wirkstoffe sind Flavonoid)	Selten Herzklopfen	**Wenig zweckmäßig zur** Behandlung von diagnostizierter Herzschwäche. Vertretbar bei leichten Herzbeschwerden, wenn die Einnahme als wirksam empfunden und eine notwendige Anwendung therapeutisch zweckmäßiger Mittel nicht unterlassen wird.
Crataegutt (D/Ö) Tropfen, Novo Filmtabl. nur Ö: Ampullen Weißdornextrakt (stand. auf Procyanidine)	Selten Herzklopfen. Tropfen enthalten Alkohol	**Wenig zweckmäßig zur** Behandlung von diagnostizierter Herzschwäche. Vertretbar bei leichten Herzbeschwerden, wenn die Einnahme als wirksam empfunden und eine notwendige Anwendung therapeutisch zweckmäßiger Mittel nicht unterlassen wird.

Präparat	Wichtigste Nebenwirkungen	Empfehlung
Diacard (D) Mischung Kampfer, pflanzliche Stoffe wie Weißdorn, Baldrian u. a. in homöopathischer Verdünnung	Selten Herzklopfen	**Homöopathisches Mittel** Eine Wirksamkeit kann nur individuell festgestellt werden.
Faros (D) Tabl. Trockenextrakt aus Weißdornextrakt	Selten Herzklopfen	**Wenig zweckmäßig zur** Behandlung von diagnostizierter Herzschwäche. Vertretbar bei leichten Herzbeschwerden, wenn die Einnahme als wirksam empfunden und eine notwendige Anwendung therapeutisch zweckmäßiger Mittel nicht unterlassen wird.
galacordin (D) Kaps., Fortetabl. Kalium- und Magnesiumhydrogenaspartat	Durchfall, Müdigkeit, Muskelschwäche	**Therapeutisch zweckmäßig** bei Kalium- und Magnesiummangel, z. B. bei herzstärkenden Mitteln (Glykosiden).
H+S Herz- und Kreislauftee (D) Filterbeutel Weißdornblätter und -blüten, Süßholzwurzel	Blutdruckerhöhung möglich	**Wenig zweckmäßig** Wenig sinnvolle Kombination von Weissdorn und Süßholzwurzel. Weißdorn kann unterstützend wirken, Süßholzwurzel (Lakritze) kann den Blutdruck erhöhen.
Kalium-Magnesium Apogepha (D) Tabl. Kalium- und Magnesiumadipat	Durchfall, Müdigkeit, Muskelschwäche	**Therapeutisch zweckmäßig** bei Kalium- und Magnesiummangel, z. B. bei herzstärkenden Mitteln (Glykosiden).
Korodin Herz-Kreislauf-Tropfen (D) Tropfen Menthol, Kampfer, Weißdornextrakt	Selten Herzklopfen. Enthält Alkohol	**Wenig zweckmäßig** Nicht sinnvolle Kombination. Sinnvoller ist die Verwendung von Weißdornextrakt alleine.
Kytta-Cor (D) Tabl., Forte Drag., Tropfen, Forte Lösung Weißdornextrakt Tropfen zusätzlich: Ethanol	Selten Herzklopfen. Tropfen enthalten Alkohol	**Wenig zweckmäßig zur** Behandlung von diagnostizierter Herzschwäche. Vertretbar bei leichten Herzbeschwerden, wenn die Einnahme als wirksam empfunden und eine notwendige Anwendung therapeutisch zweckmäßiger Mittel nicht unterlassen wird.

Präparat	Wichtigste Nebenwirkungen	Empfehlung
Magium K (D) Tabl., Fortetabletten Kalium- und Magnesiumhydrogenaspartat	Durchfall, Müdigkeit, Muskelschwäche	**Therapeutisch zweckmäßig** bei Kalium- und Magnesiummangel, z. B. bei herzstärkenden Mitteln (Glykosiden).
Magnesiocard (D) Filmtabl., Brausetabletten, Granulat, Injektionslösung Magnesiumaspartat	Durchfall, Müdigkeit, Muskelschwäche	**Abzuraten** Der therapeutische Nutzen von Magnesium zum Einnehmen ist zweifelhaft. Die Häufigkeit eines erneuten Infarkts oder das Risiko eines plötzlichen Herztodes kann sich erhöhen.
Orthangin (D) Tropfen, Drag. Weißdornextrakt	Selten Herzklopfen	**Wenig zweckmäßig zur** Behandlung von diagnostizierter Herzschwäche. Vertretbar bei leichten Herzbeschwerden, wenn die Einnahme als wirksam empfunden und eine notwendige Anwendung therapeutisch zweckmäßiger Mittel nicht unterlassen wird.
Protecor (D) Kaps. Weißdornextrakt, Vitamin E, Maiskleberhydrolysat, Magnesium-Komplex	Selten Herzklopfen	**Wenig zweckmäßig** Wenig sinnvolle Kombination. Die Wirksamkeit von Vitamin E und Magnesium bei Herzbeschwerden ist nicht ausreichend gesichert.
Septacord (D) Drag. Kalium- und Magnesiumhydrogenaspartat, Weißdornextrakt	Bei höheren Dosierungen sind Magen- und Darmstörungen möglich	**Abzuraten** Therapeutische Wirksamkeit von Kalium- und Magnesiumaspartat bei Herzmuskelschwäche ist zweifelhaft. Kombination solcher Mineralstoffe mit pflanzlichen Extrakten ist nicht sinnvoll.
Sidroga Weißdorn-Tee (D/Ö) Tee Weißdornblüten	Keine zu erwarten	**Naturheilmittel** Zur unterstützenden Wirkung, wenn z. B. eine Herztherapie mit Digoxin, Digitoxin, ACE-Hemmern u. a. durchgeführt wird.

Präparat	Wichtigste Nebenwirkungen	Empfehlung
Tromcardin (D) Drag., Tabl., Fortetabl. **Trommcardin** (Ö) Filmtabl. Kalium- und Magnesiumhydrogenaspartat *Rezeptpflichtig (Ö)*	Durchfall, Müdigkeit, Muskelschwäche	**Therapeutisch zweckmäßig** bei Kalium- und Magnesiummangel, z. B. bei herzstärkenden Mitteln (Glykosiden).

12.6. Mittel gegen Herzrhythmusstörungen

Die Pumpbewegungen des Herzens, Herzschläge genannt, werden durch elektrische Impulse ausgelöst. Diese Impulse entstehen »spontan« im Herzen selbst und können von bestimmten, im Blut gelösten Stoffen und vom Nervensystem beeinflusst werden. Bei Erwachsenen schlägt das Herz im Sitzen durchschnittlich 60- bis 80-mal pro Minute. Bei Aufregung oder Anstrengung erhöht sich die Schlagzahl.
Ob der Herzrhythmus gestört ist, wird meist durch ein so genanntes EKG (Elektrokardiogramm) festgestellt. Häufigste Rhythmusstörungen sind so genannte »Extrasystolen« (zusätzliche Herzschläge), die vom Patienten als ein Stolpern des Herzschlages empfunden werden. Fachleute schätzen, dass in Deutschland jedes Jahr etwa 100.000 Menschen an Herzrhythmusstörungen sterben.

Rhythmusstörungen durch Medikamente

Bevor eine Therapie begonnen wird, sollte auf alle Fälle nach möglichen Ursachen der Herzrhythmusstörungen (Arrhythmien) gesucht werden (z. B. Schilddrüsenüberfunktion oder Herzmuskelentzündung).
Relativ häufig treten Rhythmusstörungen aufgrund von Nebenwirkungen verschiedener Medikamente auf.

- Antidepressiva (siehe Kapitel 2.4.: Mittel gegen Depressionen)
- Theophyllin (siehe Kapitel 5.1.: Mittel gegen Bronchitis und Asthma)
- Betablocker (siehe Kapitel 12.1.: Mittel gegen Bluthochdruck)
- Digitalis (siehe Kapitel 12.5.: Mittel gegen Herzschwäche)

Alle gegen Rhythmusstörungen verwendeten Medikamente können selbst Rhythmusstörungen verursachen.

Behandlung

Die zwei australischen Herzspezialisten Emmanuel Manolas und Graeme Homan meinen ironisch: »Ein wichtiges Prinzip in der Behandlung von Rhythmusstörungen besteht darin, dass der Patient behandelt werden sollte und nicht der EKG-Befund.«

Es gibt verschiedene Rhythmusstörungen. Nicht jede muss jedoch behandelt werden. Manche sind »harmlos« und sollten nicht mit »bösartigen« Medikamenten behandelt werden. Sie können auch bei völlig Herzgesunden auftreten. Bei sehr häufigen Extrasystolen oder bei ernsteren Störungen wie »Vorhofflimmern« (wenn der Vorhof des Herzens sehr schnell schlägt) ist aber eine Behandlung notwendig.

Bei Postinfarkt-Patienten sollten Antiarrhythmika zurückhaltend eingesetzt werden. 1993 wurde in der so genannten CAST-Studie in den USA die Wirkung von Antiarrhythmika bei 3.549 Postinfarkt-Patienten mit leichten Rhythmusstörungen untersucht. Dabei zeigte sich, dass eine Behandlung mit Antiarrhythmika nach einem Infarkt die Sterblichkeit sogar erhöht.

Wenn Herzschläge ausfallen, weil der elektrische Impuls zwischen »Vorhof« und »Herzkammer« stecken bleibt, kann man heute auch so genannte Herzschrittmacher chirurgisch einsetzen.

Medikamente

Meistens werden Rhythmusstörungen medikamentös behandelt. Das Problem bei allen Präparaten besteht darin, dass »nicht mit Sicherheit gesagt werden kann, ob ein bestimmtes Medikament bei einer bestimmten Rhythmusstörung im Einzelfall erfolgreich sein wird oder nicht«. Außerdem können alle zur Zeit erhältlichen Arzneimittel schwerwiegende Nebenwirkungen haben, so dass in jedem Fall der therapeutische Nutzen gegenüber dem potentiellen Schaden abzuwägen ist. In den letzten Jahren ist in Deutschland der Verbrauch von Medikamenten gegen Rhythmusstörungen ständig gesunken: Von 3,5 Millionen Packungen im Jahr 1991 auf 2 Millionen Packungen im Jahr 1997.

Für eine Behandlung von Rhythmusstörungen benötigt der Arzt ein umfangreiches Wissen über die verschiedenen Medikamente. Deshalb ist oft die Zusammenarbeit mit einem Herzspezialisten notwendig.

Das am besten geeignete Medikament muss oft empirisch (d. h. aufgrund von Erfahrungen) herausgefunden werden. Zu den wirksamen Mitteln zählt die Fachzeitschrift »arznei-telegramm« Betablocker (enthalten z. B. in *Azumetop, Beloc, Cordanum, Cor Sotalol, Dociton, Inderal, Lopresor, Meprolol, Metadura, Meto-Tablinen, Meto-*

beta, Metohexal, Metoprolol AL, Metoprolol Genericon, Metoprolol Heumann, Metoprolol von ct, Metoprolol-ratiopharm, Metoprolol *Stada, Obsidan, Sotabeta, Sotacor, Sotahexal, Sotalex, Sotalol-ratiopharm, Tenormin, Visken*), Mexiletin (enthalten z. B. in *Mexitil*), Tocainid (enthalten z. B. in *Xylotocan*; dieses Mittel ist in unserer Tabelle nicht enthalten, weil es nur selten verwendet wird), Propafenon (enthalten z. B. in *Propafenon-ratiopharm, Rytmogenat, Rytmonorm*), Chinidin (enthalten z. B. in *Chinidin Duriles*) und den Kalzium-Antagonisten Verapamil (enthalten z. B. in *Azupamil, Falicard, Isoptin, Verabeta, Verahexal, Veramex, Verapamil »Ebewe«, Verapamil-ratiopharm*). Als weitere Möglichkeit kommen Digitalis-Glykoside (*Digimerck, Digitoxin AWD, Digostada, Digotab, Lanicor, Stillacor*) oder die Wirkstoffe Amiodaron (enthalten z. B. in *Amiohexal, Cordarex*), Propafenon (enthalten z. B. in *Propafenon Genericon, Propafenon Heumann, Propafenon-ratiopharm*) oder Flecainid (enthalten z. B. in *Tambocor*) in Frage. Diese Mittel müssen aber zuerst im Krankenhaus richtig eingestellt werden.

Kombinationspräparate (z. B. Cordichin)

Die Fachzeitschrift »arznei-telegramm« bezeichnet alle Kombinationspräparate gegen Herzrhythmusstörungen als »nicht sinnvoll«, sie sollten »nicht angewendet werden«. Unsere Empfehlungen für diese Präparate lautet: abzuraten. Auffallend ist, dass *Cordichin* im Jahr 2000 immer noch einen Marktanteil von 8 Prozent hatte.

12.6. Mittel gegen Herzrhythmusstörungen

Präparat	Wichtigste Nebenwirkungen	Empfehlung
Amiohexal (D) Tabl. Amiodaron *Rezeptpflichtig*	Lungenentzündung, Nervenerkrankungen und Schlafstörungen mit Alpträumen, Sehstörungen, Herzrhythmusstörungen, Blutgerinnungsstörungen, Magen-Darm-Beschwerden und -Schmerzen, Grauverfärbung der Haut, Galle-Leber-Störungen. Wegen des hohen Jodgehaltes (36 %) Schilddrüsenunter- oder -überfunktion möglich, regelmäßige Kontrollen sind daher erforderlich. Sonnenlichtbestrahlung muss vermieden werden	**Therapeutisch zweckmäßig bei** Rhythmusstörungen, die auf andere Therapiemaßnahmen nicht ansprechen. Der Beginn der Therapie sollte nur in der Klinik erfolgen.

Präparat	Wichtigste Nebenwirkungen	Empfehlung
Aristocor (Ö) Tabl. Flecainid *Rezeptpflichtig*	Herzrhythmusstörungen unterschiedlichster Art, Schwindel, Sehstörungen (Doppeltsehen), Kopfschmerzen, Übelkeit	**Nur zweckmäßig bei** lebensbedrohlichen Rhythmusstörungen. Das Mittel kann bei Anwendung nach einem Herzinfarkt die Sterblichkeit erhöhen. Der Therapiebeginn sollte im Krankenhaus erfolgen, akutes Linksherzversagen ist möglich. Nicht zur Dauerbehandlung.
Azumetop (D) Tabl., Retardtabl. Metoprolol *Rezeptpflichtig*	Verstärkung einer Herzschwäche, Einschränkung der Sexualität. Herzrhythmusstörungen. Vorsicht bei Asthma, Zuckerkrankheit und Durchblutungsstörungen der Gliedmaßen. Vorsicht: Medikament nicht plötzlich absetzen, weil sonst schwere Herzschädigungen auftreten können	**Therapeutisch zweckmäßig** Beta-Rezeptoren-Blocker mit belegter therapeutischer Wirksamkeit.
Azupamil (D) Filmtabl., Retardkaps., Retardtabl. Verapamil *Rezeptpflichtig*	Übelkeit, Schwindel, Kopfschmerzen, Magen-Darm-Störungen, Herzrhythmusstörungen	**Therapeutisch zweckmäßig** Kalzium-Antagonist.
Beloc (D/Ö) Tabl., Duriles-Retardtabl., nur D: Zok-Retardtabl., Mitetabl. Metoprolol *Rezeptpflichtig*	Verstärkung einer Herzschwäche, Einschränkung der Sexualität. Herzrhythmusstörungen. Vorsicht bei Asthma, Zuckerkrankheit und Durchblutungsstörungen der Gliedmaßen. Vorsicht: Medikament nicht plötzlich absetzen, weil sonst schwere Herzschädigungen auftreten können	**Therapeutisch zweckmäßig** Beta-Rezeptoren-Blocker mit belegter therapeutischer Wirksamkeit.
Beta-Acetyldigoxin-ratiopharm (D) Tabl. Beta-Acetyldigoxin *Rezeptpflichtig*	Bei Überdosierung Farbsehen, Brechreiz, Übelkeit, Herzrhythmusstörungen	**Therapeutisch zweckmäßig** Alte Menschen und Patienten mit Niereninsuffizienz (Nierenschwäche) sollten besser Digitoxin-Präparate (z. B. *Digimerck*) verwenden.

Präparat	Wichtigste Nebenwirkungen	Empfehlung
Chinidin Duriles (D/Ö) Retard-Filmtabl. (Ö), Retardtabl. (D) Chinidin *Rezeptpflichtig*	Magen-Darm-Störungen mit Übelkeit, Erbrechen, Durchfall, Sehstörungen, Herzrhythmusstörungen. Vorsicht: Bei Leber- und Nierenschäden hält die Wirkung länger an	**Nur zweckmäßig, wenn** andere Mittel gegen Herzrhythmusstörungen (z. B. Betablocker oder Kalziumantagonisten) nicht angewendet werden können. Keine Dauerbehandlung, da bei vorgeschädigtem Herzen eine erhöhte Sterblichkeit beobachtet wurde.
Cordanum (D) Filmtabl., Injektionslösung Talinolol *Rezeptpflichtig*	Verstärkung einer Herzschwäche, Herzrhythmusstörungen. Einschränkung der Sexualität. Vorsicht bei Asthma, Zuckerkrankheit und Durchblutungsstörungen der Gliedmaßen. Vorsicht: Medikament nicht plötzlich absetzen, weil sonst schwere Herzschädigungen auftreten können	**Therapeutisch zweckmäßig** Beta-Rezeptoren-Blocker mit belegter therapeutischer Wirksamkeit.
Cordarex (D) Tabl. Amiodaron *Rezeptpflichtig*	Lungenentzündung, Nervenerkrankungen und Schlafstörungen mit Alpträumen, Sehstörungen, Herzrhythmusstörungen, Blutgerinnungsstörungen, Magen-Darm-Beschwerden und -Schmerzen, Grauverfärbung der Haut, Galle-Leber-Störungen. Wegen des hohen Jodgehaltes (36 %) Schilddrüsenunter- oder -überfunktion möglich, regelmäßige Kontrollen sind daher erforderlich. Sonnenlichtbestrahlung muss vermieden werden	**Therapeutisch zweckmäßig bei** Rhythmusstörungen, die auf andere Therapiemaßnahmen nicht ansprechen. Der Beginn der Therapie sollte nur in der Klinik erfolgen.
Cordichin (D) Filmtabl. Verapamil, Chinidin *Rezeptpflichtig*	Übelkeit, Kopfschmerzen, Blutdrucksenkung. Bei Überdosierungen Herzrhythmusstörungen	**Abzuraten** Bei Herzrhythmusstörungen muss individuell dosiert werden. Das ist bei Kombinationspräparaten nicht möglich.
Cor Sotalol (D) Tabl. Sotalol *Rezeptpflichtig*	Verstärkung einer Herzschwäche, Einschränkung der Sexualität. Herzrhythmusstörungen. Vorsicht bei Asthma, Zuckerkrankheit und Durchblutungsstörungen der Gliedmaßen. Vorsicht: Medikament nicht plötzlich absetzen, weil sonst schwere Herzschädigungen auftreten können	**Therapeutisch zweckmäßig** Beta-Rezeptoren-Blocker mit belegter therapeutischer Wirksamkeit.

Präparat	Wichtigste Nebenwirkungen	Empfehlung
Digimerck (D/Ö) Tabl., Ampullen **Digitoxin AWD** (D) Tabl. Digitoxin *Rezeptpflichtig*	Bei Überdosierung Farbsehen, Brechreiz, Übelkeit, Herzrhythmusstörungen	**Therapeutisch zweckmäßig,** insbesondere bei älteren Menschen und Patienten mit Nierenschwäche (Nierenschwäche).
Digostada (D) Tabl., Mitetabl. Beta-Acetyldigoxin *Rezeptpflichtig*	Bei Überdosierung Farbsehen, Brechreiz, Übelkeit, Herzrhythmusstörungen	**Therapeutisch zweckmäßig** Alte Menschen und Patienten mit Niereninsuffizienz (Nierenschwäche) sollten besser Digitoxin-Präparate (z. B. *Digimerck*) verwenden.
Digotab (D) Tabl. Beta-Acetyldigoxin *Rezeptpflichtig*	Bei Überdosierung Farbsehen, Brechreiz, Übelkeit, Herzrhythmusstörungen	**Therapeutisch zweckmäßig** Alte Menschen und Patienten mit Niereninsuffizienz (Nierenschwäche) sollten besser Digitoxin-Präparate (z. B. *Digimerck*) verwenden.
Dociton (D) Filmtabl., Retardkaps. Propranolol *Rezeptpflichtig*	Verstärkung einer Herzschwäche, Herzrhythmusstörungen. Einschränkung der Sexualität. Vorsicht bei Asthma, Zuckerkrankheit und Durchblutungsstörungen der Gliedmaßen. Vorsicht: Medikament nicht plötzlich absetzen, weil sonst schwere Herzschädigungen auftreten können	**Therapeutisch zweckmäßig** Beta-Rezeptoren-Blocker mit belegter therapeutischer Wirksamkeit.
Falicard (D) Filmtabl., Retardkaps., Retardtabl. Verapamil *Rezeptpflichtig*	Übelkeit, Schwindel, Kopfschmerzen, Magen-Darm-Störungen, Herzrhythmusstörungen	**Therapeutisch zweckmäßig** Kalzium-Antagonist.
Inderal (Ö) Filmtabl., Retardkaps. Propranolol *Rezeptpflichtig*	Verstärkung einer Herzschwäche, Einschränkung der Sexualität. Herzrhythmusstörungen. Vorsicht bei Asthma, Zuckerkrankheit und Durchblutungsstörungen der Gliedmaßen. Vorsicht: Medikament nicht plötzlich absetzen, weil sonst schwere Herzschädigungen auftreten können	**Therapeutisch zweckmäßig** Beta-Rezeptoren-Blocker mit belegter therapeutischer Wirksamkeit.

Präparat	Wichtigste Nebenwirkungen	Empfehlung
Isoptin (D/Ö) nur D: Mitefilmtabl., Filmtabl., Retardtabl., nur Ö: Drag., Retard-Filmtabl. Verapamil *Rezeptpflichtig*	Übelkeit, Schwindel, Kopfschmerzen, Magen-Darm-Störungen, Herzrhythmusstörungen	**Therapeutisch zweckmäßig** Kalzium-Antagonist.
Itrop (D/Ö) Filmtabl. Ipratropiumbromid *Rezeptpflichtig*	Häufig Mundtrockenheit, Verstopfung, Sehstörungen, Beschwerden beim Wasserlassen. Beeinträchtigung des Reaktionsvermögens, selten Herzrhythmusstörungen	**Möglicherweise zweckmäßig** Unzuverlässige Wirksamkeit des Inhaltsstoffes in Form von Tabletten.
Digotab (D) Tabl., Amp. Digoxin *Rezeptpflichtig*	Bei Überdosierung Farbsehen, Brechreiz, Übelkeit, Herzrhythmusstörungen	**Therapeutisch zweckmäßig** Alte Menschen und Patienten mit Niereninsuffizienz (Nierenschwäche) sollten besser Digitoxin-Präparate (z. B. *Digimerck*) verwenden.
Lanitop (D/Ö) Tabl., Amp., nur D: Mite-, E-Tabl., Liquidum, nur Ö: Tropfen Metildigoxin *Rezeptpflichtig*	Bei Überdosierung Farbsehen, Brechreiz, Übelkeit, Herzrhythmusstörungen	**Therapeutisch zweckmäßig** Alte Menschen und Patienten mit Niereninsuffizienz (Nierenschwäche) sollten besser Digitoxin-Präparate (z. B. *Digimerck*) verwenden.
Lopresor (D/Ö) nur D: Injektionslösg., Mite-Filmtabl., nur Ö: Tabl., Retard-Filmtabl. Metoprolol *Rezeptpflichtig*	Verstärkung einer Herzschwäche, Herzrhythmusstörungen. Einschränkung der Sexualität. Vorsicht bei Asthma, Zuckerkrankheit und Durchblutungsstörungen der Gliedmaßen. Vorsicht: Medikament nicht plötzlich absetzen, weil sonst schwere Herzschädigungen auftreten können	**Therapeutisch zweckmäßig** Beta-Rezeptoren-Blocker mit belegter therapeutischer Wirksamkeit.

Präparat	Wichtigste Nebenwirkungen	Empfehlung
Meprolol (D) Tabl., Retardtabl. **Metobeta** (D) Tabl., Retardtabl. **Metodura** (D) Tabl., Retardtabl. **Metohexal** (D) Retardtabl. **Metoprolol AL** (D) Tabl., Retardtabl. **Metoprolol Genericon** (Ö) Tabl., Retardtabl. **Metoprolol Heumann** (D) Tabl., Retardtabl. **Metoprolol-ratiopharm** (D) Tabl., Retardtabl. **Metoprolol Stada** (D/Ö) Tabl., Retardtabl. **Metoprolol von ct** (D) Tabl., Retardtabl. **Meto-Tablinen** (D) Tabl., Retardtabl. Metoprolol *Rezeptpflichtig*	Verstärkung einer Herzschwäche, Herzrhythmusstörungen. Einschränkung der Sexualität. Vorsicht bei Asthma, Zuckerkrankheit und Durchblutungsstörungen der Gliedmaßen. Vorsicht: Medikament nicht plötzlich absetzen, weil sonst schwere Herzschädigungen auftreten können	**Therapeutisch zweckmäßig** Beta-Rezeptoren-Blocker mit belegter therapeutischer Wirksamkeit.
Mexitil (D/Ö) Kaps., Mitekaps., nur Ö: Depotkaps., nur D: Depot-Retardkaps. Mexiletin *Rezeptpflichtig*	Magen-Darm-Störungen, Erbrechen, Übelkeit, verschwommenes und Doppeltsehen, Schwindel, Verwirrtheit, Herzrhythmusstörungen	**Nur zweckmäßig bei** bestimmten Rhythmusstörungen mit schwerwiegenden Symptomen (ventrikuläre Tachycardien), wenn diese nach Beurteilung des Arztes lebensbedrohlich sind.
Neo-Gilurytmal (D/Ö) Filmtabl. Prajmalin *Rezeptpflichtig*	Magen-Darm-Beschwerden, Schwindel, Müdigkeit, Leberschäden, Herzrhythmusstörungen	**Nur zweckmäßig, wenn** andere Mittel gegen Herzrhythmusstörungen (z. B. Betablocker oder Kalzium-Antagonisten) nicht angewendet werden können, oder bei bestimmten Rhythmusstörungen mit schwerwiegenden Symptomen (ventrikuläre Tachycardien), wenn diese nach Beurteilung des Arztes lebensbedrohlich sind.
Novodigal (D/Ö) Tabl., nur D: Mitetabl. Beta-Acetyldigoxin Amp.: Digoxin, *Rezeptpflichtig*	Bei Überdosierung Farbsehen, Brechreiz, Übelkeit, Herzrhythmusstörungen	**Therapeutisch zweckmäßig** Alte Menschen und Patienten mit Niereninsuffizienz (Nierenschwäche) sollten besser Digitoxin-Präparate (z. B. *Digimerck*) verwenden

Präparat	Wichtigste Nebenwirkungen	Empfehlung
Obsidan (D) Tabl., Injektionslösung Propranolol *Rezeptpflichtig*	Verstärkung einer Herzschwäche, Herzrhythmusstörungen. Einschränkung der Sexualität. Vorsicht bei Asthma, Zuckerkrankheit und Durchblutungsstörungen der Gliedmaßen. Vorsicht: Medikament nicht plötzlich absetzen, weil sonst schwere Herzschädigungen auftreten können	**Therapeutisch zweckmäßig** Beta-Rezeptoren-Blocker mit belegter therapeutischer Wirksamkeit.
Procorum (D) Filmtabl., Retardtabl. Gallopamil *Rezeptpflichtig*	Übelkeit, Schwindel, Kopfschmerzen, Magen-Darm-Störungen, Herzrhythmusstörungen	**Therapeutisch zweckmäßig** Kalzium-Antagonist.
Propafenon Generícon (Ö) **Propafenon Heumann** (D) **Propafenon-ratiopharm** (D) Filmtabl. Propafenon *Rezeptpflichtig*	Herzrhythmusstörungen (häufig); Leberschäden, Mundtrockenheit, Gefühlsstörungen an der Mundschleimhaut, Kopfschmerzen, Schwindel, Übelkeit, Erbrechen, Verstopfung	**Nur zweckmäßig, wenn** andere Mittel gegen Herzrhythmusstörungen (z. B. Betablocker oder Kalziumantagonisten) nicht angewendet werden können. Anwendung nur bei bestimmten Rhythmusstörungen (supraventrikuläre und ventrikuläre Tachycardien). Nicht zur Dauerbehandlung.
Rythmodul (D) Kaps., Retardtabl. Disopyramid *Rezeptpflichtig*	Harnverhaltung, Mundtrockenheit, Verstopfung, Herzrhythmusstörungen	**Nur zweckmäßig, wenn** andere Mittel gegen Herzrhythmusstörungen (z. B. Betablocker oder Kalziumantagonisten) nicht angewendet werden können, oder bei bestimmten Rhythmusstörungen mit schwerwiegenden Symptomen (ventrikulären Tachycardien), wenn diese nach Beurteilung des Arztes lebensbedrohlich sind.
Rytmogenat (D) Filmtabl. **Rytmonorm** (D) **Rytmonorma** (Ö) Filmtabl., nur D: Drag. Propafenon *Rezeptpflichtig*	Herzrhythmusstörungen (häufig); Leberschäden, Mundtrockenheit, Gefühlsstörungen an der Mundschleimhaut, Kopfschmerzen, Schwindel, Übelkeit, Erbrechen, Verstopfung	**Nur zweckmäßig, wenn** andere Mittel gegen Herzrhythmusstörungen (z. B. Betablocker oder Kalziumantagonisten) nicht angewendet werden können. Anwendung nur bei bestimmten Rhythmusstörungen (supraventrikuläre und ventrikuläre Tachycardien). Nicht zur Dauerbehandlung.

Präparat	Wichtigste Nebenwirkungen	Empfehlung
Sedacoron (Ö) Tabl. Amiodaron *Rezeptpflichtig*	Lungenentzündung, Nervenerkrankungen und Schlafstörungen mit Alpträumen, Sehstörungen, Herzrhythmusstörungen, Blutgerinnungsstörungen, Magen-Darm-Beschwerden und -Schmerzen, Grauverfärbung der Haut, Galle-Leber-Störungen. Wegen des hohen Jodgehaltes (36 %) Schilddrüsenunter- oder -überfunktion möglich, regelmäßige Kontrollen sind daher erforderlich. Sonnenlichtbestrahlung muss vermieden werden	**Therapeutisch zweckmäßig bei** Rhythmusstörungen, die auf andere Therapiemaßnahmen nicht ansprechen. Der Beginn der Therapie sollte nur in der Klinik erfolgen.
Sotabeta (D) Tabl. **Sotacor** (Ö) Tabl. Sotalol *Rezeptpflichtig*	Verstärkung einer Herzschwäche, Einschränkung der Sexualität. Herzrhythmusstörungen. Vorsicht bei Asthma, Zuckerkrankheit und Durchblutungsstörungen der Gliedmaßen. Vorsicht: Medikament nicht plötzlich absetzen, weil sonst schwere Herzschädigungen auftreten können	**Therapeutisch zweckmäßig** Beta-Rezeptoren-Blocker mit belegter therapeutischer Wirksamkeit.
Sotahexal (D) Tabl. Sotalol *Rezeptpflichtig*	Verstärkung einer Herzschwäche, Einschränkung der Sexualität. Herzrhythmusstörungen. Vorsicht bei Asthma, Zuckerkrankheit und Durchblutungsstörungen der Gliedmaßen. Vorsicht: Medikament nicht plötzlich absetzen, weil sonst schwere Herzschädigungen auftreten können	**Therapeutisch zweckmäßig** Beta-Rezeptoren-Blocker mit belegter therapeutischer Wirksamkeit.
Sotalex (D) Tabl., Mite-Tabl., Injektionslösung Sotalol *Rezeptpflichtig*	Verstärkung einer Herzschwäche, Einschränkung der Sexualität. Herzrhythmusstörungen. Vorsicht bei Asthma, Zuckerkrankheit und Durchblutungsstörungen der Gliedmaßen. Vorsicht: Medikament nicht plötzlich absetzen, weil sonst schwere Herzschädigungen auftreten können	**Therapeutisch zweckmäßig** Beta-Rezeptoren-Blocker mit belegter therapeutischer Wirksamkeit.

Präparat	Wichtigste Nebenwirkungen	Empfehlung
Sotalol Arcana (Ö) **Sotalol-ratiopharm** (D) Tabl. Sotalol *Rezeptpflichtig*	Verstärkung einer Herzschwäche, Einschränkung der Sexualität. Herzrhythmusstörungen. Vorsicht bei Asthma, Zuckerkrankheit und Durchblutungsstörungen der Gliedmaßen. Vorsicht: Medikament nicht plötzlich absetzen, weil sonst schwere Herzschädigungen auftreten können	**Therapeutisch zweckmäßig** Beta-Rezeptoren-Blocker mit belegter therapeutischer Wirksamkeit.
Stillacor (D) Tabl. Beta-Acetyldigoxin *Rezeptpflichtig*	Bei Überdosierung Farbsehen, Brechreiz, Übelkeit, Herzrhythmusstörungen	**Therapeutisch zweckmäßig** Alte Menschen und Patienten mit Niereninsuffizienz (Nierenschwäche) sollten besser Digitoxin-Präparate (z. B. *Digimerck*) verwenden.
Tachmalcor (D) Drag. Detajmiumbitartrat *Rezeptpflichtig*	Magen-Darm-Beschwerden, Schwindel, Müdigkeit, Leberschäden, Herzrhythmusstörungen	**Nur zweckmäßig, wenn** andere Antiarrhythmika nicht angewendet werden können. Nicht zur Dauerbehandlung.
Tambocor (D) Tabl., Mitetabl. Flecainid *Rezeptpflichtig*	Herzrhythmusstörungen unterschiedlichster Art, Schwindel, Sehstörungen (Doppeltsehen), Kopfschmerzen, Übelkeit	**Nur zweckmäßig bei** lebensbedrohlichen Rhythmusstörungen. Das Mittel kann bei Anwendung nach einem Herzinfarkt die Sterblichkeit erhöhen. Der Therapiebeginn sollte im Krankenhaus erfolgen, akutes Linksherzversagen ist möglich. Nicht zur Dauerbehandlung.
Tenormin (D/Ö) Filmtabl. Atenolol *Rezeptpflichtig*	Verstärkung einer Herzschwäche, Einschränkung der Sexualität. Herzrhythmusstörungen. Vorsicht bei Asthma, Zuckerkrankheit und Durchblutungsstörungen der Gliedmaßen. Vorsicht: Medikament nicht plötzlich absetzen, weil sonst schwere Herzschädigungen auftreten können	**Therapeutisch zweckmäßig** Beta-Rezeptoren-Blocker mit belegter therapeutischer Wirksamkeit.

Präparat	Wichtigste Nebenwirkungen	Empfehlung
Verbabeta (D) Filmtabl., Retardtabl. **Verahexal** (D) Filmtabl., Retardkaps., KHK Retardtabl., RR Retardtabl. **Veramex** (D) Drag., Retardtabl. **Verapamil »Ebewe«** (Ö) Retardfilmtabl. **Verapamil-ratiopharm** (D) Filmtabl., Retardtabl. Verapamil *Rezeptpflichtig*	Übelkeit, Schwindel, Kopfschmerzen, Magen-Darm-Störungen, Herzrhythmusstörungen	**Therapeutisch zweckmäßig** Kalzium-Antagonist.

12.7. Mittel gegen Fettstoffwechselstörungen

Je älter ein Mensch wird, um so »verkalkter« werden die Blutgefäße: Sie verlieren an Elastizität, verhärten und verengen sich. Dies kann zu Bluthochdruck, Schlaganfällen, Herzinfarkt und Nierenerkrankungen führen. Um die oft tödlichen Folgen dieser Erkrankungen zu verhindern, wird von der Medizin – etwa seit Beginn der fünfziger Jahre – intensiv versucht, den Prozess der Arterienverkalkung aufzuhalten. Über den genauen Mechanismus der Verkalkung gibt es bis jetzt allerdings nur Vermutungen.
Als Hauptursachen gelten zu hohe Fettstoffspiegel im Blut – diese verursachen allerdings keine Beschwerden. Erhöhte Fettstoffspiegel können nur durch Laboruntersuchungen festgestellt werden.

Fettstoff ist nicht gleich Fettstoff

Was der Arzt als »Cholesterinspiegel« im Labor bestimmt, ist die Summe des Cholesterins in verschiedenen Fettteilchen.
Triglyzeride sind die »klassischen« Fette, die wir mit der Nahrung aufnehmen. Ob viel Triglyzeride im Blut zu Arteriosklerose führen können, ist in der Medizin umstritten. Erhöhte Triglyzeridwerte sind für die Gesundheit weniger gefährlich als erhöhte Cholesterinwerte. Wenn die Werte um mehr als das Zehnfache erhöht sind, besteht jedoch Gefahr für die Bauchspeicheldrüse. Und bei Menschen mit Diabetes gelten erhöhte Triglyzeridwerte als Hinweis auf ein erhöhtes Gefäßrisiko.

Die mit der Nahrung aufgenommenen Fette sind im Blut eigentlich nicht löslich. Darum gibt es einen speziellen Transportmechanismus. Die verschiedenen Fettstoffe (Cholesterin, Triglyzeride, Phospholipide, freie Fettsäuren) »klammern« sich an dafür bestimmte Eiweiße, in der Fachsprache »Lipoproteine« genannt.
Mediziner haben festgestellt, dass es ganz unterschiedliche Lipoproteine gibt, die bei der Arterienverkalkung auch eine ganz unterschiedliche Rolle spielen:

- »Gute« Lipoproteine, die wahrscheinlich einen Schutz gegen die Arteriosklerose bilden, sind die HDL (high density lipoproteins = Lipoproteine mit hoher Dichte). Mehrere Untersuchungen haben gezeigt, dass koronare Herzerkrankungen, wie z. B. Angina pectoris, um die Hälfte weniger oft auftreten, wenn die HDL-Werte von 30 Milligramm pro Deziliter auf 60 Milligramm pro Deziliter zunehmen.
- »Schlechte«, weil vermutlich blutgefäßschädigende Lipoproteine sind die LDL (low density lipoproteins = Lipoproteine mit niedriger Dichte). Das heißt, hohe LDL-Werte erhöhen die Wahrscheinlichkeit, dass eine Arteriosklerose entsteht. Etwa zwei Drittel aller Fettstoffe im Blut werden in Form der LDL transportiert, während der Anteil der HDL nur etwa 20 bis 25 Prozent ausmacht.

Zu hohe Cholesterinwerte

Wie hoch ein »gesunder« Cholesterinspiegel sein darf, ist unter Experten ebenso umstritten wie die Tatsache, ob eine Senkung des Cholesterinspiegels tatsächlich die Lebenserwartung steigert. In den achtziger und neunziger Jahren gab es in der herrschenden Medizin eine regelrechte Cholesterin-Hysterie. Routinemäßig wurden fast alle Menschen mit hohen Cholesterinwerten mit Medikamenten behandelt, obwohl es keine seriösen Untersuchungen gab, in denen ein Nutzen dieser Behandlung nachgewiesen wurde. Inzwischen mehren sich die Belege, dass eine medikamentöse Behandlung von hohen Cholesterinspiegeln nur in ganz bestimmten Fällen sinnvoll ist.
Aufgrund des derzeitigen Wissensstands in der Medizin rät die Europäische Arteriosklerose-Gesellschaft zur Cholesterinsenkung nur bei Männern im Alter zwischen 45 und 65 Jahren, bei denen außer einem erhöhten Cholesterinwert mindestens ein weiterer Risikofaktor wie Rauchen, Bluthochdruck, Diabetes, erbliche Belastung durch koronare Herzkrankheiten oder ein LDL-HDL-Quotient über 5 vorliegt.
Für eine medikamentöse Cholesterinsenkung bei Frauen generell sowie für ältere Menschen jenseits des 65. Lebensjahres gibt es derzeit

keine rationale Begründung durch Studien. Bei über 65-Jährigen sollte man nicht mit einer medikamentösen Behandlung gegen hohe Cholesterinwerte beginnen. Eine bereits laufende medikamentöse Behandlung gegen hohe Cholesterinwerte sollte nicht über das 70. Lebensjahr hinaus weitergeführt werden.

Vorsicht vor falschen Diagnosen

Um festzustellen, ob der Cholesterinwert wirklich überhöht ist, sollten mindestens drei Blutuntersuchungen im Abstand von einer oder mehreren Wochen stattfinden. In den USA ist festgestellt worden, dass aufgrund ungenauer Messmethoden mehr als die Hälfte aller ermittelten Fettstoffwerte falsch waren. Da es keine entsprechenden Untersuchungen im deutschen Sprachraum gibt, ist nicht bekannt, ob die Situation hier ähnlich ist. Vor einer Cholesterinspiegel-Untersuchung sollte man 12 bis 16 Stunden nichts essen und am Abend vorher keinen Alkohol trinken. Während einer Abmagerungskur, nach Operationen oder im Verlauf schwerer Krankheiten schwankt der Cholesterinspiegel so stark, dass Messungen sinnlos sind.

Cholesterinwerte in der Schwangerschaft

Im letzten Drittel der Schwangerschaft erhöht sich der Cholesterinspiegel im Blutserum normalerweise um 35 Prozent – unabhängig von jeder Diät. Diese Erhöhung ist ein natürlicher körperlicher Vorgang. »Von Medikamenten zur Senkung der Fettstoffwerte während der Schwangerschaft wird abgeraten« – lautet deshalb die Empfehlung im Medikamentenhandbuch der Amerikanischen Ärzteschaft.

Ursachen von erhöhten Cholesterinwerten

Die meisten Störungen sind durch zu Cholesterin-reiche Nahrung (z. B. Eier, fette Milch und Milchprodukte, Fleisch und Wurstwaren) oder durch übermäßigen Genuss von kalorienreichen Nahrungsmitteln verursacht.
In manchen Fällen kann aber auch eine Unterfunktion der Schilddrüse (Hypothyreose), Blutfarbstoffstörungen (Porphyrie), Lebererkrankungen, die »Pille«, Jugend-Zuckerkrankheit, Alkoholismus etc. schuld sein. Vor Beginn einer Behandlung ist deshalb eine genaue Untersuchung notwendig, die auch Schilddrüsen-, Leber-, Nieren- und Kohlehydrattoleranztests umfasst.

Behandlung ohne Medikamente

Wenn übermäßiger Alkoholkonsum, ein schlecht eingestellter Diabetes, eine Leber- oder Nierenerkrankung die erhöhten Fettstoffwerte verursacht haben, normalisiert sich der Zustand allein durch die Behandlung dieser Krankheiten.
Bei erhöhten Cholesterinwerten, die nicht durch eine Krankheit verursacht sind, besteht die sinnvollste Maßnahme darin, die Ernährungsgewohnheiten zu verändern.
Generell hat sich gezeigt, dass eine so genannte Mittelmeerkost – viel Brot, Gemüse, Obst, eher Fisch anstelle von Fleisch, Olivenöl – sich auf die Lebenserwartung günstig auswirkt. Und zwar auch dann, wenn die Serum-Cholesterinspiegel nicht sinken. Es ist bekannt, dass bei manchen Menschen auch eine rigorose Diät die Fettstoffwerte nicht verringert.

Behandlung mit Medikamenten

Wie umstritten die medikamentöse Behandlung hoher Cholesterinspiegel ist, zeigen die absurden Schwankungen im Medikamentenverbrauch der vergangenen Jahre. Während 1985 in Deutschland noch 3,7 Millionen Packungen von Blutfett senkenden Medikamenten verkauft wurden, waren es 1992 8,7 Millionen Packungen, 1993 5,3 Millionen, 1997 9,1 Millionen und im Jahr 2000 etwa 24 Millionen. Solche Schwankungen sollten bei erprobten und nachgewiesenermaßen wirksamen Medikamenten undenkbar sein.
Medikamente können eine Ernährungsumstellung nicht ersetzen. Die Wirkung von Arzneimitteln auf Cholesterinspiegel zeigt sich erst nach Tagen oder Wochen. Wenn nach spätestens drei Monaten die Wirkung nicht messbar ist, sollte der Arzt ein anderes Medikament verordnen.
Die Behandlung hoher Blutfette mit Medikamenten scheint nur sinnvoll zu sein bei schweren Fettstoffwechselstörungen und einer nachgewiesenen Gefäßerkrankung beziehungsweise einem hohen Infarktrisiko, wenn eine Diät alleine nicht zu einer Senkung der Blutfettwerte führt.
Diese Medikamente tun zwar das, was sie sollen: Sie senken die Fettstoffwerte und damit in manchen Fällen das Risiko von tödlichen Herzkrankheiten. Ob sich jedoch die Lebenserwartung erhöht, ist umstritten. Denn alle diese Medikamente haben Nebenwirkungen, so dass unter Umständen vermehrt andere Krankheiten auftreten und die günstige Wirkung auf Herz und Kreislauf dadurch aufgehoben wird.

CSE-Hemmer (z. B. Fluvastatin, enthalten in *Cranoc, Locol*; Lovastatin, enthalten in *Mevacor, Mevinacor*; Pravastatin, enthalten in *Liprevil, Mevalotin, Pravachol, Pravasin, Selipran*; Simvastatin, enthalten in *Denan, Zocor*) senken die Cholesterinwerte im Blut um 20 bis 40 Prozent – durch die Hemmung der Cholesterinbildung in den Zellen und eine damit verbundene schnellere Entfernung bestimmter Fette (Lipoproteine wie LDL) aus dem Blut.
Ob dadurch die Arterienverkalkung (Arteriosklerose) verringert wird, ist umstritten. Bei Patienten mit Herzerkrankungen oder einem erhöhten Risiko wurden positive Wirkungen nachgewiesen. Für Patienten über 65 Jahre ist die Anwendung umstritten, für über 70-Jährige nutzlos. Die notwendige Langzeitverträglichkeit dieser Substanzen über Jahrzehnte ist noch unzureichend belegt.
Als *Nebenwirkungen* können Muskel- und Gelenkbeschwerden, Kopfschmerzen, Schlafstörungen, Leber- und Nierenschäden auftreten. Lebensgefährliche Nebenwirkungen sind möglich, aber auch vermeidbar. Dazu muss die Behandlung mit niedriger Dosierung unter der Kontrolle von Laborwerten beginnen (um sofort eine eventuell beginnende Zerstörung von Leber- und Muskelzellen feststellen zu können). Selten (bei höheren Dosen wahrscheinlich häufiger) treten Schmerzen oder Schwäche und Krämpfe in der Muskulatur von Armen und Beinen auf, die in Einzelfällen bis zur Zerstörung der Muskulatur (Rhabdomyolyse) gehen. Schon bei ersten Anzeichen solcher Beschwerden müssen Sie sich sofort mit Ihrem Arzt/Ihrer Ärztin in Verbindung setzen!
Achtung: Wenn Sie CSE-Hemmer verwenden, sollten Sie wegen der Möglichkeit lebensbedrohlicher Muskelerkrankungen (Rhabdomyolyse) nicht gleichzeitig Fettstoff senkende Mittel aus der Gruppe der Fibrate (z. B. Bezafibrat, Fenofibrat, Gemfibrozil in *Cedur* bzw. *Lipidil* bzw. *Gevilon*) einnehmen.
Bei gleichzeitiger Verwendung der Makrolid-Antibiotika Erythromycin (z. B. *Eryheyxal*) bzw. Clarithromycin (z. B. *Biaxin HP*) oder bei gleichzeitiger Verwendung von Immunsuppressiva wie Ciclosporin (z. B. *Sandimmun*) oder dem Pilzmittel Itraconazol zum Schlucken (enthalten z. B. in *Sempera*) steigt das Risiko lebensbedrohlicher Muskelschäden.
Im Sommer 2001 wurde der *CSE-Hemmer* Cerivastatin (enthalten z. B. in *Lipobay*, vor allem nach der gleichzeitigen Verordnung und Einnahme von Gemfibrozil) vom Hersteller Bayer wegen einer gehäuften Zahl von tödlichen Nebenwirkungen vom Markt gezogen.

Anionenaustauscherharze (z. B. Colestyramin, enthalten in *Quantalan zuckerfrei*) senken die Cholesterinspiegel um bis zu 20 Prozent. Als Nebenwirkungen treten häufig Brechreiz, Blähungen und Verstopfungen, aber auch Kopfschmerzen und Muskelschmerzen auf.

Fibrate (z. B. *Bezafibrat Genericon, Bezafibrat-ratiopharm, Bezalip, Cedur, Duolip, Durafenat, Fenofibrat-ratiopharm, Gevilon, Lipidil, Lipox, Lipsin, Normalip pro*) können zu Leber- und Muskelschädigungen führen und stehen im Verdacht, krebsauslösend zu sein. Sie werden von uns als *wenig zweckmäßig* eingestuft. Zur Behandlung von erhöhten Cholesterinwerten sind andere Mittel – z. B. CSE-Hemmer oder Anionenaustauschharze – vorzuziehen. Fibrate haben jedoch einen Nutzen bei der Behandlung von erhöhten Triglyzeridwerten.

Sedalipid

Da seriöse Belege für einen therapeutischen Nutzen dieses Mittels fehlen, lautet unsere Empfehlung: *Abzuraten*.

Fischöl-Präparate (Ameu)

Der Nutzen solcher Mittel ist umstritten. In hoher Dosierung werden Triglyzeridwerte verringert, LDL-Cholesterin nur wenig (manchmal sogar erhöht!), HDL-Cholesterinwerte bleiben unverändert. Als Alternative zu solchen Mitteln empfiehlt die Fachpublikation »Arzneimittel-Kursbuch« eine Diät mit Makrelen und anderen Hochseefischen.

Knoblauch

Knoblauch (enthalten in *Beni-cur, Doppelherz-Knoblauch-Kapseln, Ilja Rogoff forte, Kwai/-N, Sanhelios Knoblauch-Mistel-Weißdorn-Kapseln*) wird seit langem eine leicht cholesterinsenkende Wirkung nachgesagt. Eine von der Lichtwer Pharma (= Hersteller der *Kwai N Knoblauchdragees*) geförderte Doppelblindstudie an 50 Patienten mit mäßig erhöhten Cholesterinspiegeln erbrachte ein enttäuschendes Ergebnis: Im Vergleich zu Placebos (Scheinarzneimittel ohne Wirkstoff) ergibt sich kein Nutzen! Sowohl Blutfette als auch Blutdruck blieben unbeeinflusst. Bisherige Studien hatten eine etwa zehnprozentige Senkung der Gesamtcholesterinspiegel durch Knoblauch behauptet. Fachleute kritisierten jedoch, dass diesen Ergebnissen wegen erheblicher methodischer Mängel nicht zu trauen ist.

Es gibt damit keinen klinischen Nachweis, dass Knoblauch oder Knoblauchpillen Cholesterin senkend wirken. Auch andere von den Herstellern behauptete Wirkungen sind umstritten: z. B. Vorbeugung altersbedingter Gefäßveränderungen, Blutdrucknormalisierung, Erhaltung der Funktion des Darms und der Atemwege.
Es existieren lediglich einige Hinweise – allerdings keine seriösen wissenschaftliche Nachweise –, dass die regelmäßige, langfristige Einnahme von frischem Knoblauch Arteriosklerose und deren Folgekrankheiten (z. B. Herzinfarkt) vermindern kann. Ob dies auch für die im Handel erhältlichen Knoblauch-Mittel gilt, ist unbekannt, weil entsprechende Untersuchungen fehlen.
Wer also auf Knoblauchpillen als Mittel gegen das Altwerden setzt, kann nicht sicher sein, ob das nicht hinausgeworfenes Geld ist.
Was die Cholesterinwerte betrifft, gilt derselbe Vorbehalt, der generell bei der Behandlung von erhöhten Cholesterinwerten zu beachten ist: Der allgemeine Nutzen einer Senkung von hohen Cholesterinwerten ist umstritten und nur in ganz spezifischen Fällen – z. B. bei der familiär bedingten Hypercholesterinämie – nachgewiesen.

12.7. Mittel gegen Fettstoffwechselstörungen

Präparat	Wichtigste Nebenwirkungen	Empfehlung
Ameu (D) Kaps. Lachsöl	Keine wesentlichen zu erwarten	**Wenig zweckmäßig als** unterstützendes Mittel bei erhöhten Cholesterinwerten. Sinnvoller ist die Aufnahme von Fischöl über die Ernährung (z. B. Lachs, Makrele).
Beni-cur (D) Drag. Knoblauch-Trockenpulver	Magen-Darm-Störungen sind möglich	**Wenig zweckmäßig zur** unterstützenden Behandlung von leicht erhöhten Cholesterinwerten.
Bezafibrat Genericon (Ö) Drag., Retarddrag. **Bezafibrat-ratiopharm** (D) Filmtabl., Retardfilmtabl. Bezafibrat *Rezeptpflichtig*	Übelkeit, Magen-Darm-Störungen, Leberfunktionsstörungen, Muskelschmerzen, Muskelschwäche	**Wenig zweckmäßig zur** Behandlung erhöhter Cholesterinwerte. **Möglicherweise zweckmäßig zur** Behandlung schwerer Hypertriglyzeridämien – oder wenn sowohl Triglyzeride als auch Cholesterin erhöht sind. Erst sinnvoll, wenn eine konsequente Diät keinen Erfolg bringt.

Präparat	Wichtigste Nebenwirkungen	Empfehlung
Bezalip (Ö) Filmtabl., Retardfilmtabl. Bezafibrat *Rezeptpflichtig*	Übelkeit, Magen-Darm-Störungen, Leberfunktionsstörungen, Muskelschmerzen, Muskelschwäche	**Wenig zweckmäßig zur** Behandlung erhöhter Cholesterinwerte. **Möglicherweise zweckmäßig zur** Behandlung schwerer Hypertriglyzeridämien – oder wenn sowohl Triglyzeride als auch Cholesterin erhöht sind. Erst sinnvoll, wenn eine konsequente Diät keinen Erfolg bringt.
Cedur (D) Drag., Retardfilmtabl. Bezafibrat *Rezeptpflichtig*	Übelkeit, Magen-Darm-Störungen, Leberfunktionsstörungen, Muskelschmerzen, Muskelschwäche	**Wenig zweckmäßig zur** Behandlung erhöhter Cholesterinwerte. **Möglicherweise zweckmäßig zur** Behandlung schwerer Hypertriglyzeridämien – oder wenn sowohl Triglyzeride als auch Cholesterin erhöht sind. Erst sinnvoll, wenn eine konsequente Diät keinen Erfolg bringt.
Cranoc (D) Kaps. Fluvastatin *Rezeptpflichtig*	Schwindel, Augentrockenheit, Durchfall, Blähungen, Verstopfung, Muskelschmerzen, Hautausschlag, Leberreaktionen	**Therapeutisch zweckmäßig bei** schweren Fettstoffwechselstörungen, wenn Diät keine ausreichende Wirkung gezeigt hat.
Denan (D) Filmtabl. Simvastatin *Rezeptpflichtig*	Schwindel, Augentrockenheit, Durchfall, Blähungen, Verstopfung, Muskelschmerzen, Hautausschlag, Leberreaktionen	**Therapeutisch zweckmäßig bei** schweren Fettstoffwechselstörungen, wenn Diät keine ausreichende Wirkung gezeigt hat.
Doppelherz Knoblauch-Kapseln mit Mistel und Weißdorn (D) Kaps. Pflanzenextrakte aus Mistel, Weißdorn und Knoblauch	Selten Herzklopfen	**Abzuraten** Wirksamkeit der Inhaltsstoffe, besonders von Mistel und Knoblauch, zweifelhaft. Mistel wirkt – geschluckt – wahrscheinlich überhaupt nicht.

Präparat	Wichtigste Nebenwirkungen	Empfehlung
Duolip (D/Ö) nur D: Tabl., nur Ö: Kaps., Fortetabl. Etofyllinclofibrat *Rezeptpflichtig*	Übelkeit, Magen-Darm-Störungen, Leberfunktionsstörungen	**Wenig zweckmäßig zur** Behandlung erhöhter Cholesterinwerte. **Möglicherweise zweckmäßig zur** Behandlung schwerer Hypertriglyzeridämien – oder wenn sowohl Triglyzeride als auch Cholesterin erhöht sind. Erst sinnvoll, wenn eine konsequente Diät keinen Erfolg bringt.
Durafenat (D) Kaps., Retardkaps. Fenofibrat *Rezeptpflichtig*	Übelkeit, Magen-Darm-Störungen, Leberfunktionsstörungen	**Wenig zweckmäßig zur** Behandlung erhöhter Cholesterinwerte. **Möglicherweise zweckmäßig zur** Behandlung schwerer Hypertriglyzeridämien – oder wenn sowohl Triglyzeride als auch Cholesterin erhöht sind. Erst sinnvoll, wenn eine konsequente Diät keinen Erfolg bringt.
Fenofibrat-ratiopharm (D) Kaps., Retardkaps. Fenofibrat *Rezeptpflichtig*	Übelkeit, Magen-Darm-Störungen, Leberfunktionsstörungen	**Wenig zweckmäßig zur** Behandlung erhöhter Cholesterinwerte. **Möglicherweise zweckmäßig zur** Behandlung schwerer Hypertriglyzeridämien – oder wenn sowohl Triglyzeride als auch Cholesterin erhöht sind. Erst sinnvoll, wenn eine konsequente Diät keinen Erfolg bringt.
Gevilon (D/Ö) Filmtabl. Gemfibrozil *Rezeptpflichtig*	Magen-Darm-Störungen, vor allem Leib- und Oberbauchschmerzen, Durchfall, Übelkeit. Es kann auch zu Leberfunktionsstörungen kommen	**Wenig zweckmäßig zur** Behandlung erhöhter Cholesterinwerte. **Möglicherweise zweckmäßig zur** Behandlung schwerer Hypertriglyzeridämien – oder wenn sowohl Triglyzeride als auch Cholesterin erhöht sind. Erst sinnvoll, wenn eine konsequente Diät keinen Erfolg bringt.
Ilja Rogoff forte (D) Drag. Knoblauch-Trockenpulver	Magen-Darm-Störungen sind möglich	**Wenig zweckmäßig zur** unterstützenden Behandlung von leicht erhöhten Cholesterinwerten.

Präparat	Wichtigste Nebenwirkungen	Empfehlung
Kwai N (D) **Kwai** (Ö) Drag. Knoblauch-Trockenpulver	Magen-Darm-Störungen sind möglich	**Wenig zweckmäßig zur** unterstützenden Behandlung von leicht erhöhten Cholesterinwerten.
Lescol (Ö) Kaps. Fluvastatin *Rezeptpflichtig*	Schwindel, Augentrockenheit, Durchfall, Blähungen, Verstopfung, Muskelschmerzen, Hautausschlag, Leberreaktionen	**Therapeutisch zweckmäßig bei** schweren Fettstoffwechselstörungen, wenn Diät keine ausreichende Wirkung gezeigt hat.
Lipidil (D) Kaps. Fenofibrat *Rezeptpflichtig*	Übelkeit, Magen-Darm-Störungen, Leberfunktionsstörungen	**Wenig zweckmäßig zur** Behandlung erhöhter Cholesterinwerte. **Möglicherweise zweckmäßig zur** Behandlung schwerer Hypertriglyzeridämien – oder wenn sowohl Triglyzeride als auch Cholesterin erhöht sind. Erst sinnvoll, wenn eine konsequente Diät keinen Erfolg bringt.
Lipox (D) Drag., Retarddrag. Bezafibrat *Rezeptpflichtig*	Übelkeit, Magen-Darm-Störungen, Leberfunktionsstörungen, Muskelschmerzen, Muskelschwäche	**Wenig zweckmäßig zur** Behandlung erhöhter Cholesterinwerte. **Möglicherweise zweckmäßig zur** Behandlung schwerer Hypertriglyzeridämien – oder wenn sowohl Triglyzeride als auch Cholesterin erhöht sind. Erst sinnvoll, wenn eine konsequente Diät keinen Erfolg bringt.
Liprevil (D) Tabl. Pravastatin *Rezeptpflichtig*	Schwindel, Augentrockenheit, Durchfall, Blähungen, Verstopfung, Muskelschmerzen, Hautausschlag, Leberreaktionen	**Therapeutisch zweckmäßig bei** schweren Fettstoffwechselstörungen, wenn Diät keine ausreichende Wirkung gezeigt hat.

Präparat	Wichtigste Nebenwirkungen	Empfehlung
Lipsin (Ö) Kaps., Retardkaps. Fenofibrat *Rezeptpflichtig*	Übelkeit, Magen-Darm-Störungen, Leberfunktionsstörungen	**Wenig zweckmäßig zur** Behandlung erhöhter Cholesterinwerte. **Möglicherweise zweckmäßig zur** Behandlung schwerer Hypertriglyzeridämien – oder wenn sowohl Triglyzeride als auch Cholesterin erhöht sind. Erst sinnvoll, wenn eine konsequente Diät keinen Erfolg bringt.
Locol (D) Kaps. Fluvastatin *Rezeptpflichtig*	Schwindel, Augentrockenheit, Durchfall, Blähungen, Verstopfung, Muskelschmerzen, Hautausschlag, Leberreaktionen	**Therapeutisch zweckmäßig bei** schweren Fettstoffwechselstörungen, wenn Diät keine ausreichende Wirkung gezeigt hat.
Mevacor (Ö) Tabl. Lovastatin *Rezeptpflichtig*	Schwindel, Augentrockenheit, Durchfall, Blähungen, Verstopfung, Muskelschwäche, Hautausschlag, Leberreaktionen	**Therapeutisch zweckmäßig bei** schweren Fettstoffwechselstörungen, wenn Diät keine ausreichende Wirkung gezeigt hat.
Mevalotin (D) Tabl. Pravastatin *Rezeptpflichtig*	Schwindel, Augentrockenheit, Durchfall, Blähungen, Verstopfung, Muskelschmerzen, Hautausschlag, Leberreaktionen	**Therapeutisch zweckmäßig bei** schweren Fettstoffwechselstörungen, wenn Diät keine ausreichende Wirkung gezeigt hat.
Mevinacor (D) Tabl. Lovastatin *Rezeptpflichtig*	Schwindel, Augentrockenheit, Durchfall, Blähungen, Verstopfung, Muskelschwäche, Hautausschlag, Leberreaktionen	**Therapeutisch zweckmäßig bei** schweren Fettstoffwechselstörungen, wenn Diät keine ausreichende Wirkung gezeigt hat.
Normalip pro (D) Kaps. Fenofibrat *Rezeptpflichtig*	Übelkeit, Magen-Darm-Störungen, Leberfunktionsstörungen	**Wenig zweckmäßig zur** Behandlung erhöhter Cholesterinwerte. **Möglicherweise zweckmäßig zur** Behandlung schwerer Hypertriglyzeridämien – oder wenn sowohl Triglyzeride als auch Cholesterin erhöht sind. Erst sinnvoll, wenn eine konsequente Diät keinen Erfolg bringt.

Präparat	Wichtigste Nebenwirkungen	Empfehlung
Pravachol (Ö) Tabl. Pravastatin *Rezeptpflichtig*	Schwindel, Augentrockenheit, Durchfall, Blähungen, Verstopfung, Muskelschmerzen, Hautausschlag, Leberreaktionen	**Therapeutisch zweckmäßig bei** schweren Fettstoffwechselstörungen, wenn Diät keine ausreichende Wirkung gezeigt hat.
Pravasin (D) Tabl. Pravastatin *Rezeptpflichtig*	Schwindel, Augentrockenheit, Durchfall, Blähungen, Verstopfung, Muskelschmerzen, Hautausschlag, Leberreaktionen	**Therapeutisch zweckmäßig bei** schweren Fettstoffwechselstörungen, wenn Diät keine ausreichende Wirkung gezeigt hat.
Quantalan zuckerfrei (D/Ö) Pulver Colestyramin *Rezeptpflichtig*	Gewichtsverlust, Bauchkrämpfe, Durchfall	**Therapeutisch zweckmäßig, wenn** bei schweren Fettstoffwechselstörungen eine genau eingehaltene Diät keinen Erfolg bringt.
Sanhelios Knoblauch-Mistel-Weißdorn-Kaps. (D/Ö) Kaps. Pflanzenextrakte aus Mistel, Weißdorn und Knoblauch	Selten Herzklopfen	**Abzuraten** Wirksamkeit der Inhaltsstoffe, besonders von Mistel und Knoblauch, zweifelhaft. Mistel wirkt – geschluckt – wahrscheinlich überhaupt nicht.
Sedalipid (D) Filmtabl. Magnesium-Pyridoxal-5-phosphat glutaminat	Übelkeit, Magen-Darm-Beschwerden	**Abzuraten** Therapeutische Wirksamkeit zweifelhaft.
Selipran (Ö) Tabl. Pravastatin *Rezeptpflichtig*	Schwindel, Augentrockenheit, Durchfall, Blähungen, Verstopfung, Muskelschmerzen, Hautausschlag, Leberreaktionen	**Therapeutisch zweckmäßig bei** schweren Fettstoffwechselstörungen, wenn Diät keine ausreichende Wirkung gezeigt hat.
Sortis (D/Ö) Filmtabl. Atorvastatin *Rezeptpflichtig*	Schwindel, Augentrockenheit, Durchfall, Blähungen, Verstopfung, Muskelschmerzen, Hautausschlag, Leberreaktionen	**Therapeutisch zweckmäßig bei** schweren Fettstoffwechselstörungen, wenn Diät keine ausreichende Wirkung gezeigt hat.
Zocor (D) **Zocord** (Ö) Filmtabl. Simvastatin *Rezeptpflichtig*	Schwindel, Augentrockenheit, Durchfall, Blähungen, Verstopfung, Muskelschmerzen, Hautausschlag, Leberreaktionen	**Therapeutisch zweckmäßig bei** schweren Fettstoffwechselstörungen, wenn Diät keine ausreichende Wirkung gezeigt hat.

12.8. Mittel gegen niedrigen Blutdruck (Hypotonie)

In den angelsächsischen Ländern wird niedriger Blutdruck ironisch als »german disease« bezeichnet, als deutsche Krankheit. Rund 2,5 Millionen Deutsche sollen davon betroffen sein. 1985 wurden in deutschen Apotheken 16 Millionen Packungen Hypotoniemittel verkauft, 1990 10 Millionen, 1997 knapp 7 Millionen und im Jahr 2000 nur noch 4,6 Millionen. Offenbar zeigt die scharfe Kritik von Fachleuten an der Verschreibung solcher Mittel Wirkung.
Wenn niedriger Blutdruck keine Beschwerden macht, ist er sogar von Vorteil, da Menschen mit niedrigem Blutdruck eine überdurchschnittlich lange Lebenserwartung haben.
Die häufigsten Beschwerden bei niedrigem Blutdruck sind Schwindel und Kollapsneigung morgens beim Aufstehen.
Allgemeine Hinweise auf zu niedrigen Blutdruck können sein: Schweißausbrüche, Kältegefühl, Wetterfühligkeit, Schlafstörungen, morgendliche Antriebsschwäche, eingeschränkte Leistungsfähigkeit, Sehstörungen, Konzentrationsschwäche, Neigung zu Schwindel und Schwarzwerden vor den Augen beim Aufstehen aus dem Sitzen oder Liegen.

Ursachen

Zu niedriger Blutdruck kann verschiedene Ursachen haben:
- Er kann konstitutionell bedingt sein: Große, schlanke Menschen haben leicht niedrigen Blutdruck
- Psychische Belastungen, die mit Erschöpfung und Resignation verbunden sind, können den Blutdruck absenken
- Langes Stehen in der Hitze
- Blut- und/oder Flüssigkeitsverlust (durch Erbrechen, innere Blutungen, Durchfall)
- Verschiedene Herz- und Kreislauferkrankungen
- Längere Bettlägerigkeit
- Infektionskrankheiten
- Nebenwirkung von Medikamenten wie harntreibenden Mitteln (siehe Kapitel 12.2.), Hochdruckmittel (siehe Kapitel 12.1.), Antidepressiva (siehe Kapitel 2.4.), Neuroleptika (siehe Kapitel 2.5.) und Parkinsonmittel (siehe Kapitel 2.7.).

Behandlung ohne Medikamente

Die Arzneimittelkommission der Deutschen Ärzteschaft empfiehlt als wichtigste therapeutische Maßnahme keine Medikamente, sondern ein intensives *Trainingsprogramm*: Wassertreten, Kneippgüsse, Wechselduschen, Atemgymnastik und regelmäßige sportliche Betätigung. Schwimmen ist eine der besten Sportarten für den Kreislauf.

Sinnvoll sind außerdem folgende Maßnahmen:
- Nehmen Sie sich morgens Zeit beim Aufstehen.
- Eine Tasse Kaffee oder Schwarztee ist ein bewährtes Mittel, um den Blutdruck kurzfristig zu heben.
- Manche Ärzte empfehlen, den niedrigen Blutdruck durch eine salzreiche Nahrung zu erhöhen. Dies ist allerdings nur sinnvoll bei so genannten salzempfindlichen Personen (etwa jeder vierte; siehe dazu Kapitel 12.1.)

Behandlung mit Medikamenten
Der Arzt sollte zunächst nach der Ursache der Beschwerden suchen und eventuell andere Krankheiten (Infektionskrankheiten, Herzerkrankungen usw.) behandeln.
Nur wenn Selbsthilfemaßnahmen nicht ausreichen, sind zusätzlich Medikamente gegen niedrigen Blutdruck für kurze Zeit sinnvoll. Sie können die anderen Maßnahmen keinesfalls ersetzen. Unter Umständen können sie den Zustand sogar verschlechtern.
Vor der Verordnung von Medikamenten sollte der Arzt klären, um welche Art von niedrigem Blutdruck es sich handelt. Hierzu macht er den »Schellong«-Test: Nach einer Zeit des Liegens muss man aufstehen und bekommt Puls und Blutdruck während des ruhigen Stehens gemessen.
Eine Behandlung von niedrigem Blutdruck während der Schwangerschaft ist normalerweise nicht notwendig.

Je nach dem Ergebnis sind folgende Medikamente sinnvoll:
- Wenn der obere und der untere Blutdruckwert abfällt und das Herz nicht schneller schlägt, werden so genannte Sympathomimetika verwendet. Diese Mittel verengen die Blutgefäße in Armen und Beinen. Der Wirkstoff Etilefrin (enthalten z. B. in *Effortil, Thomasin*) ist nur zweckmäßig zur kurzzeitigen Behandlung, nicht jedoch zur Langzeittherapie. Etilefrin wirkt etwa sechs Stunden lang.
- Wenn der obere Blutdruckwert abfällt, gleichzeitig der untere ansteigt und außerdem das Herz schneller schlägt, kann die kurzzeitige Einnahme des Wirkstoffs Dihydroergotamin (DHE, enthalten z. B. in *DET MS, Dihydergot*) zweckmäßig sein. Wegen der unsi-

cheren Aufnahme des Wirkstoffs in den Körper und wegen des geringen Abstands zwischen wirksamer und giftiger Dosis ist die Behandlung mit Dihydroergotamin nicht ungefährlich. Es gibt zahlreiche Berichte über schwere Zwischenfälle (Herzinfarkt, dramatische Gefäßkrämpfe usw.). Im Einzelfall kann es schwierig sein, die richtige, noch nicht giftige Dosis festzulegen.

Die deutsche Transparenz-Kommission beurteilt alle anderen Wirkstoffe, die bei zu niedrigem Blutdruck verwendet werden, als »ohne erkennbaren Nutzen« und rät von ihrer Verwendung ab. Dazu gehören Vitamine, Adenosin, Nikotinsäure, Aminopicolin, Sparteinsulfat, Weißdorn (Crataegus), Melisse und Salicylsäure.
Coffeinpräparate (z. B. *Coffeinum N, Coffeinum purum, Percoffedrol N*) haben dieselbe Wirkung wie Kaffee oder Cola-Getränke.
Warnhinweis: Mittel gegen niedrigen Blutdruck sollten Sie nicht länger als einige Wochen ohne Rücksprache mit Ihrer Ärztin oder Ihrem Arzt einnehmen.

12.8. Mittel gegen niedrigen Blutdruck (Hypotonie)

Präparat	Wichtigste Nebenwirkungen	Empfehlung
Carnigen/ forte (D/Ö) Drag., Tropfen Oxilofrin *Rezeptpflichtig (Ö)*	Magen-Darm-Störungen, Herzklopfen, Unruhe, Schlaflosigkeit. Tropfen enthalten Alkohol	**Abzuraten** wegen der Nebenwirkungen und schneller Gewöhnung. Kurzfristig blutdrucksteigernd wirksam.
DET MS retard/ spezial (D) Retardkaps. Dihydroergotamin *Rezeptpflichtig*	Übelkeit, selten Durchblutungsstörungen, Gefahr von koronaren Durchblutungsstörungen bis zum Herzinfarkt	**Wenig zweckmäßig** Wirksamkeit des Inhaltsstoffes in Retard-Form (verzögerte Wirkstofffreisetzung) zweifelhaft.
DET MS (D) Tropflösung, Tabl., Amp. Dihydroergotamin *Rezeptpflichtig*	Übelkeit, Erbrechen, selten Durchblutungsstörungen. Gefahr von koronaren Durchblutungsstörungen bis zum Herzinfarkt	**Nur zweckmäßig zur** kurzzeitigen Behandlung von hypotonen Kreislaufstörungen. Nicht geeignet zur Langzeitbehandlung. Weiteres Anwendungsgebiet Migräne.

Präparat	Wichtigste Nebenwirkungen	Empfehlung
Dihydergot/ forte Tabletten/ Tropflösung/ Injektionslösung (D/Ö) Tabl., Tropflösung, Amp., Nasalspray (Ö) Dihydroergotamin *Rezeptpflichtig*	Übelkeit, Erbrechen, selten Durchblutungsstörungen. Gefahr von koronaren Durchblutungsstörungen bis zum Herzinfarkt	**Nur zweckmäßig zur** kurzzeitigen Behandlung von hypotonen Kreislaufstörungen. Nicht geeignet zur Langzeitbehandlung. Weiteres Anwendungsgebiet Migräne.
Dihydergot retard (D) Retardtabl. Dihydroergotamin *Rezeptpflichtig*	Übelkeit, selten Durchblutungsstörungen an den Gliedmaßen. Gefahr von koronaren Durchblutungsstörungen bis zum Herzinfarkt	**Wenig zweckmäßig** Wirksamkeit des Inhaltsstoffes in Retard-Form (verzögerte Wirkstofffreisetzung) zweifelhaft.
Dihydergot plus (D) Tabl., Lösung Etilefrin, Dihydroergotamin *Rezeptpflichtig*	Herzklopfen, Herzschmerzen, Durchblutungsstörungen, Übelkeit. Gefahr von koronaren Durchblutungsstörungen bis zum Herzinfarkt	**Abzuraten** Wenig sinnvolle Kombination. Relativ großes Risiko von Nebenwirkungen und relativ rasche Gewöhnung.
Effortil (D/Ö) Depotperlongetten, Lösung, Amp. Etilefrin *Rezeptpflichtig (Ö)*	Herzklopfen, Herzschmerzen, Unruhe, Schlaflosigkeit, Magen-Darm-Störungen. Tropfen enthalten Alkohol	**Wenig zweckmäßig** Therapeutische Wirksamkeit zweifelhaft, insbesondere in Retard-Form (verzögerte Wirkstofffreisetzung). Nur kurzfristig blutdrucksteigernd wirksam.
Effortil plus (D) Retardkaps., Lösung **Effortil comp** (Ö) Depotkapseln Etilefrin, Dihydroergotamin *Rezeptpflichtig*	Herzklopfen, Herzschmerzen, Durchblutungsstörungen, Übelkeit. Gefahr von koronaren Durchblutungsstörungen bis zum Herzinfarkt. Lösung enthält Alkohol	**Abzuraten** Wenig sinnvolle Kombination. Relativ großes Risiko von Nebenwirkungen und relativ rasche Gewöhnung.
Gutron (D/Ö) Tabl., Tropfen, Amp. Midodrin *Rezeptpflichtig (Ö)*	Kältegefühl, Harndrang, Abfall der Herzfrequenz. Tropfen enthalten Alkohol	**Abzuraten** wegen der Nebenwirkungen und schneller Gewöhnung. Nur kurzfristig blutdrucksteigernd wirksam.
Novadral liquidum/ retard/ retard Forte (D/Ö) Drag., Lösung zum Einnehmen Norfenefrin *Rezeptpflichtig (Ö)*	Herzklopfen, Herzschmerzen, Unruhe, Schlaflosigkeit, Magen-Darm-Störungen. Lösung enthält Alkohol	**Abzuraten** Therapeutische Wirksamkeit zweifelhaft, insbesondere in Retard-Form (verzögerte Wirkstofffreisetzung).

Präparat	Wichtigste Nebenwirkungen	Empfehlung
Pholedrin Liquidum (D) Tropfen Pholedrin	Herzklopfen, Herzschmerzen, Schlafstörungen. Tropfen enthalten Alkohol	**Abzuraten** wegen der Nebenwirkungen und schneller Gewöhnung. Nur kurzfristig blutdrucksteigernd wirksam.
Pholedrin-longo-Isis (D) Drag. Pholedrin *Rezeptpflichtig*	Herzklopfen, Herzschmerzen, Schlafstörungen	**Abzuraten** wegen der Nebenwirkungen und schneller Gewöhnung. Therapeutische Wirksamkeit zweifelhaft, insbesondere in Retard-Form (verzögerte Wirkstofffreisetzung). Kurzfristig blutdrucksteigernd wirksam.
Thomasin retard/ Tabletten/ Tropfen (D) Retardtabl., Tabl., Tropfen Etilefrin	Herzklopfen, Herzschmerzen, Unruhe, Schlaflosigkeit, Magen-Darm-Störungen. Tropfen enthalten Alkohol	**Wenig zweckmäßig** Therapeutische Wirksamkeit zweifelhaft, insbesondere in Retard-Form (verzögerte Wirkstofffreisetzung). Nur kurzfristig blutdrucksteigernd wirksam.

12.9. Mittel gegen Venenerkrankungen (Krampfadern)

Das Blut fließt nicht allein deshalb vom Körper zum Herz zurück, weil das Herz pumpt und das Blut angesaugt wird. Das Zurückfließen des Blutes wird durch einen weiteren Mechanismus unterstützt: Muskelbewegungen drücken die Venen zusammen und schieben so das Blut in Richtung Herz. Um zu verhindern, dass das Blut in die falsche Richtung fließt, sind in allen Venen ventilartige Klappen »eingebaut«. Wenn diese Klappen defekt sind und nicht richtig funktionieren, wird ein Teil des Blutes, das zum Herz fließen soll, in die falsche Richtung gepresst – zu den Venen, die auf der Oberfläche der Muskeln liegen. Weil die Venen im Gegensatz zu den Arterien nur eine relativ dünne Muskelschicht haben, dehnen sie sich aus und schlängeln sich:

So entstehen Krampfadern.

Vermutlich spielen bei der Bildung von Krampfadern Erbfaktoren eine wichtige Rolle. Eine große Körperstatur, wenig körperliche Bewegung, Übergewicht und eine überwiegend stehende oder sitzende Haltung tragen zur Entstehung bei.

Mit zunehmendem Alter treten Krampfadern häufiger auf. Frauen leiden öfter darunter als Männer. Durch elastische Strümpfe können die unangenehmen Begleiterscheinungen von Krampfadern gemildert werden. Schwere Krampfadern werden chirurgisch oder durch »Verödung« entfernt. In beiden Fällen besteht keine Gewähr, dass nicht neue Krampfadern entstehen.
Um den Blutstrom zum Herzen zu erleichtern, können Stützstrümpfe oder elastische Bandagen hilfreich sein. Sie sind bei der Behandlung von chronischen Venenleiden unverzichtbar. Besonders bei sommerlichen Temperaturen sind sie nicht beliebt.
Wichtig: Man sollte sich bei der Anschaffung die richtige Verwendung genau zeigen lassen.

Helfen Medikamente?

Die Pharmaindustrie propagiert unzählige Mittel zur Besserung von Krampfaderleiden. In Deutschland setzten die Konzerne im Jahr 1993 noch 570 Millionen DM um, 1997 waren es 300 Millionen und im Jahr 2000 noch 225 Millionen. Auch die Zahl der verbrauchten Packungen ist gesunken: Von 25 Millionen im Jahr 1991 auf 15 Millionen im Jahr 1997. Seither stagniert der Verkauf und hält sich bei 15 Millionen im Jahr 2000.
Viele davon werden als Salben oder Cremes auf die Haut aufgetragen. Der Großteil der Venenmittel enthält Stoffe wie Aescin, Arnikaextrakt, Mäusedornextrakt, Weinlaubextrakt, Rosskastanienextrakt, schwarzer Johannisbeersaft, Ginkgo, Rutin, Benzaron, Heparin, Heparinoid oder Hirudin (aus Blutegeln gewonnen).
Eine im anerkannten englischen Fachblatt »Lancet« veröffentlichte Untersuchung zeigte zumindest für Präparate mit Rosskastanienextrakt eine Wirkung, die den Kompressionsbehandlungen vergleichbar war. Allerdings stellte sich heraus, dass die in der Studie zum Vergleich durchgeführte Kompressionsbehandlung nicht fachgerecht war und nicht dem üblichen Standard entsprach. Fazit: Wer sich mit schlechten Beispielen vergleicht, kann leicht zu guten Ergebnissen kommen.
Der subjektive Eindruck der Besserung nach der Nutzung vieler äußerlich aufzutragender Venenmittel beruht wohl auf dem Kühleffekt sowie der Straffung der Haut beim Eintrocknen. Insgesamt gibt es bei vielen Mitteln keine wissenschaftliche Begründung für die Verwendung, so die Arzneimittelkommission der Deutschen Ärzteschaft.

In englischsprachigen Lehrbüchern und Standardwerken werden die zahlreichen Mittel, die in Deutschland und in Österreich im Handel sind, nicht einmal erwähnt.
Selbst im »Merck Manual«, einem von der Pharmaindustrie herausgegebenen, häufig benützten Nachschlagewerk, wird bei der Therapie von Venenleiden keines dieser Mittel erwähnt oder empfohlen.
Und in der industrienahen »Medical Tribune« wird die Meinung vertreten, solche Mittel hätten »allenfalls einen psychologischen Schmiereffekt«.
Nach wie vor gilt: Medikamente, egal ob zum Schmieren oder zum Schlucken, können die Behandlung mit Kompressionsstrümpfen weder ersetzen noch verbessern. Krampfadern verschwinden durch Medikamente nicht!
Präparate zum Auftragen auf die Haut, bei denen relativ häufig Allergien oder Hautreizungen zu erwarten sind, erhalten von uns die Bewertung *abzuraten*.
Präparate zum Auftragen auf die Haut, bei denen mit keiner therapeutischen Wirkung, aber auch keinen wesentlichen Nebenwirkungen zu rechnen ist, erhalten die Bewertung *Wenig zweckmäßig*.
Als Nebenwirkungen bei vielen einzunehmenden Venenmitteln treten Magen-Darm-Störungen auf. Von der Einnahme von Diuretika bei Venenleiden zur Abschwellung der Beine ist strikt abzuraten. Ebenso von der Einnahme von Venenmitteln in der Schwangerschaft.

12.9.1. Mittel gegen Venenerkrankungen (Krampfadern) zum Auftragen auf die Haut

Präparat	Wichtigste Nebenwirkungen	Empfehlung
Antistax (D) Creme Extrakt aus roten Weinlaubblättern	Selten Allergien	**Wenig zweckmäßig** Therapeutische Wirksamkeit zweifelhaft. Wegen geringer Schädlichkeit vertretbar.
Arlberger Arnika-Gelee (Ö) Gel Extraktum Arnicae	Relativ häufig Allergien und Hautreizungen durch Arnika möglich	**Abzuraten** Therapeutische Wirksamkeit zweifelhaft. Gel kühlt.

Präparat	Wichtigste Nebenwirkungen	Empfehlung
Arnica Kneipp (D) Salbe Heparin, Ol. Arnicae, Sonnenblumenöl u. a.	Relativ häufig Allergien und Hautreizungen durch Arnika möglich	**Abzuraten** Therapeutische Wirksamkeit zweifelhaft. Wenig sinnvolle Kombination von Heparin mit pflanzlichen Stoffen.
Essaven Gel (D) Gel Heparin, Aescin, Phospholipide	Selten Allergien	**Wenig zweckmäßig** Therapeutische Wirksamkeit zweifelhaft. Wenig sinnvolle Kombination von Heparin mit Aescin und Phospholipiden. Gel kühlt – wegen geringer Schädlichkeit vertretbar.
Essaven 60000 (D) Gel, Salbe Heparin	Selten Allergien	**Wenig zweckmäßig** Therapeutische Wirksamkeit zweifelhaft. Gel kühlt – wegen geringer Schädlichkeit vertretbar.
Exhirud (D/Ö) Salbe, Gel, Spezialsalbe, Spezialgel Hirudin	Selten Allergien	**Wenig zweckmäßig** Therapeutische Wirksamkeit zweifelhaft. Gel kühlt – wegen geringer Schädlichkeit vertretbar.
Hemeran (Ö) Gel, Salbe Heparinoid	Selten Allergien	**Wenig zweckmäßig** Therapeutische Wirksamkeit zweifelhaft. Gel kühlt – wegen geringer Schädlichkeit vertretbar.
Hepa Lichtenstein (D) Gel, Salbe Heparin	Selten Allergien	**Wenig zweckmäßig** Therapeutische Wirksamkeit zweifelhaft. Gel kühlt – wegen geringer Schädlichkeit vertretbar.
Heparin AL (D) Gel, Salbe Heparin	Selten Allergien	**Wenig zweckmäßig** Therapeutische Wirksamkeit zweifelhaft. Gel kühlt – wegen geringer Schädlichkeit vertretbar.
Heparin-ratiopharm Kombi-Gel (D) Gel Heparin, Arnikatinktur, Aescin	Relativ häufig Allergien und Hautreizungen durch Arnika möglich	**Abzuraten** Therapeutische Wirksamkeit zweifelhaft. Wenig sinnvolle Kombination von Heparin mit pflanzlichen Stoffen. Gel kühlt.
Heparin-ratiopharm/ Salbe/ Gel/ Sportgel (D) Salbe Heparin, Hilfsstoff Salbe: Dexpanthenol	Selten Allergien	**Wenig zweckmäßig** Therapeutische Wirksamkeit zweifelhaft. Gel kühlt – wegen geringer Schädlichkeit vertretbar.

Präparat	Wichtigste Nebenwirkungen	Empfehlung
Heparin Riker (D) Gel, Salbe Heparin	Selten Allergien	**Wenig zweckmäßig** Therapeutische Wirksamkeit zweifelhaft. Gel kühlt – wegen geringer Schädlichkeit vertretbar.
Hepathromb 30000/ 60000 (D) Creme Heparin	Selten Allergien	**Wenig zweckmäßig** Therapeutische Wirksamkeit zweifelhaft.
Hepathrombin 30000/ 50000 (D) Gel, Salbe Heparin	Selten Allergien	**Wenig zweckmäßig** Therapeutische Wirksamkeit zweifelhaft. Gel kühlt – wegen geringer Schädlichkeit vertretbar.
Hirudoid (D/Ö) Gel, Forte Gel, Salbe, Forte Creme Heparinoid	Selten allergische Hauterscheinungen (z. B. Juckreiz, Rötung, Bläschen)	**Wenig zweckmäßig** Therapeutische Wirksamkeit zweifelhaft. Enthält heparinähnlichen Wirkstoff (Heparinoid). Gel kühlt.
Sanaven (D) Creme, Gel Heparinoid, Phenylephrin	Allergische Hauterscheinungen (z. B. Juckreiz, Rötung, Bläschen)	**Abzuraten** Therapeutische Wirksamkeit zweifelhaft. Wenig sinnvolle Kombination von heparinähnlichem Wirkstoff (Heparinoid) und gefäßverengendem Wirkstoff (Phenylephrin). Gel kühlt.
Thrombareduct (D) Gel, Salbe Heparin	Selten Allergien	**Wenig zweckmäßig** Therapeutische Wirksamkeit zweifelhaft. Gel kühlt – wegen geringer Schädlichkeit vertretbar.
Thrombophob Creme/ Gel (D) Gel, Creme Heparin	Selten Allergien	**Wenig zweckmäßig** Therapeutische Wirksamkeit zweifelhaft. Gel kühlt – wegen geringer Schädlichkeit vertretbar.
Venalitan 150000 (D) Salbe, Gel Heparin	Selten Allergien	**Wenig zweckmäßig** Therapeutische Wirksamkeit zweifelhaft. Gel kühlt – wegen geringer Schädlichkeit vertretbar.
Venalot mono Liniment (D) Liniment Cumarin Hilfsstoff: u. a. Parabene	Selten Allergien	**Wenig zweckmäßig** Therapeutische Wirksamkeit des Inhaltsstoffs zweifelhaft.

Präparat	Wichtigste Nebenwirkungen	Empfehlung
Venoruton Emulgel (D) Gel Heparin	Selten Allergien	**Wenig zweckmäßig** Therapeutische Wirksamkeit zweifelhaft. Gel kühlt – wegen geringer Schädlichkeit vertretbar.
Venosin (Ö) Salbe Aescin	Selten Allergien	**Wenig zweckmäßig** Therapeutische Wirksamkeit von Aescin zweifelhaft.
Venostasin (D) Gel Aescin, Heparin, Hydroxyethylsalicylat	Selten Allergien, Hautreizungen	**Abzuraten** Wenig sinnvolle Kombination von Heparin mit Aescin und Hautreizmittel Salicylsäurederivat. Gel kühlt.
Venostasin N – Salbe (D) Salbe Rosskastanienextrakt (Aescin)	Selten Allergien	**Wenig zweckmäßig** Therapeutische Wirksamkeit von Aescin zweifelhaft.
Vetren 30000/ 60000 (D/Ö) Gel, Salbe, Creme Heparin	Selten Allergien	**Wenig zweckmäßig** Therapeutische Wirksamkeit zweifelhaft. Gel kühlt – wegen geringer Schädlichkeit vertretbar.

12.9.2. Mittel gegen Venenerkrankungen (Krampfadern) zum Einnehmen

Präparat	Wichtigste Nebenwirkungen	Empfehlung
Aescusan (D) Filmtabl., Retardtabl. Rosskastanienextrakt (Aescin)	Magen-Darm-Störungen. Selten Allergien. Nicht bei bestehenden Nierenschäden anwenden	**Wenig zweckmäßig** Therapeutische Wirksamkeit zweifelhaft bei Venenerkrankungen. Pflanzenextrakt mit möglicherweise entzündungshemmend und wasserausschwemmend wirkendem Inhaltsstoff (Aescin).
Antistax (D) Tropfen, Kaps. Weinlaubextrakt, Aesculin	Magen-Darm-Störungen. Selten Allergien. Nicht bei bestehenden Nierenschäden anwenden. Lösung enthält Alkohol	**Wenig zweckmäßig** Therapeutische Wirksamkeit bei Venenerkrankungen zweifelhaft. Wenig sinnvolle Kombination.

Präparat	Wichtigste Nebenwirkungen	Empfehlung
Dexium (D) **Doxium** (Ö) Tabl., Kaps. Calciumdobesilat *Rezeptpflichtig*	Fieber, Allergien, Hauterscheinungen, Magenschmerzen, Übelkeit, Blutschäden	**Abzuraten** wegen der Gefahr schwerer Nebenwirkungen. Therapeutische Wirksamkeit bei Venenerkrankungen zweifelhaft.
Dobica (D) Kaps. Calciumdobesilat *Rezeptpflichtig*	Fieber, Allergien, Hauterscheinungen, Magenschmerzen, Übelkeit, Blutschäden	**Abzuraten** wegen der Gefahr schwerer Nebenwirkungen. Therapeutische Wirksamkeit bei Venenerkrankungen zweifelhaft.
Fagorutin Buchweizen-Tabletten (D) Tabl. Troxerutin, Buchweizenkrautpulver	Magen-Darm-Störungen. Selten Allergien. Hautschäden nach Sonneneinwirkung möglich	**Abzuraten** wegen der Nebenwirkungen. Zweifelhafte Wirksamkeit bei Venenerkrankungen.
Fagorutin Buchweizen-Tee (D) Tee Buchweizenkraut	Selten Lichtüberempfindlichkeit der Haut	**Abzuraten** wegen der Nebenwirkungen. Zweifelhafte Wirksamkeit bei Venenerkrankungen.
Fagorutin Ruscus Kapseln (D) Kaps. Mäusedornextrakt (Ruscogenin)	Magen-Darm-Störungen. Selten allergische Hauterscheinungen (z. B. Juckreiz, Rötung, Bläschen). Nicht in Schwangerschaft und Stillzeit anwenden	**Abzuraten** wegen der Nebenwirkungen.Therapeutische Wirksamkeit bei Venenerkrankungen zweifelhaft.
Phlebodril (D) Kaps. Mäusedornextrakt (Ruscogenin), Trimethylhesperidinchalkon	Magen-Darm-Störungen. Selten allergische Hauterscheinungen (z. B. Juckreiz, Rötung, Bläschen). Nicht in Schwangerschaft und Stillzeit anwenden	**Abzuraten** wegen der Nebenwirkungen. Wenig sinnvolle Kombination. Therapeutische Wirksamkeit bei Venenerkrankungen zweifelhaft.
Troxerutin-ratiopharm (D) Kaps. Troxerutin	Magen-Darm-Störungen. Selten Allergien	**Wenig zweckmäßig** Zweifelhafte Wirksamkeit bei Venenerkrankungen.
Venalot Depot (D) Depotdrag. Cumarin, Troxerutin	Magen-Darm-Störungen. Selten Leberschäden	**Abzuraten** Wenig sinnvolle Kombination von zweifelhaft wirksamem Venenmittel (Troxerutin) mit Cumarin, das die Lymphzirkulation steigern soll. Zweifelhafte therapeutische Wirksamkeit bei Venenerkrankungen.

Präparat	Wichtigste Nebenwirkungen	Empfehlung
Venalot novo Depot (D) Retardkaps. Rosskastaniensamenextrakt (Aescin)	Magen-Darm-Störungen. Selten Allergien. Nicht bei bestehenden Nierenschäden anwenden	**Wenig zweckmäßig** Pflanzenextrakt mit möglicherweise entzündungshemmend und wasserausschwemmend wirkendem Inhaltsstoff (Aescin). Therapeutische Wirksamkeit bei Venenerkrankungen zweifelhaft.
Veno SL (D) Kaps. Troxerutin	Magen-Darm-Störungen. Selten Allergien	**Wenig zweckmäßig** Zweifelhafte Wirksamkeit bei Venenerkrankungen.
Venoplant retard S (D) Retardtabl. Rosskastaniensamenextrakt (Aescin)	Magen-Darm-Störungen. Selten Allergien. Nicht bei bestehenden Nierenschäden anwenden	**Wenig zweckmäßig** Pflanzenextrakt mit möglicherweise entzündungshemmend und wasserausschwemmend wirkendem Inhaltsstoff (Aescin). Therapeutische Wirksamkeit bei Venenerkrankungen zweifelhaft.
Venoruton/ Active/ intens/ retard (D/Ö) Tropfen, Kaps., Filmtabl., Brausetabl. Hydroxyethylrutoside	Magen-Darm-Störungen. Selten Allergien. Tropfen enthalten Alkohol	**Wenig zweckmäßig** Zweifelhafte Wirksamkeit von Rutosiden bei Venenerkrankungen.
Venostasin retard-S (D) Retardkaps. Rosskastaniensamenextrakt (Aescin)	Magen-Darm-Störungen. Selten Allergien. Nicht bei bestehenden Nierenschäden anwenden. Tropfen enthalten Alkohol	**Wenig zweckmäßig** Pflanzenextrakt mit möglicherweise entzündungshemmend und wasserausschwemmend wirkendem Inhaltsstoff (Aescin). Wirksamkeit bei Venenerkrankungen zweifelhaft.
Venotop (Ö) Drag. Dihydroergotamin, Troxerutin	Magen-Darm-Störungen. Selten Allergien	**Wenig zweckmäßig** Wenig sinnvolle Kombination von zweifelhaft wirksamem Venenmittel (Troxerutin) mit Kreislaufmittel (Dihydroergotamin). Zweifelhafte therapeutische Wirksamkeit bei Venenerkrankungen.

Präparat	Wichtigste Nebenwirkungen	Empfehlung
Wobenzym N (D) Tabl. **Wobenzym** (Ö) Drag. Enzyme aus der Bauchspeicheldrüse, Ananas und Papaya (z. B. Pankreatin, Trypsin, Chymotrypsin, Bromelaine, Papain, Rutosid)	Durchfall, selten Überempfindlichkeitsreaktionen bis zum anaphylaktischen Schock möglich	**Abzuraten** Enthält u. a. eiweißabbauende pflanzliche und tierische Enzyme. Zweifelhafte therapeutische Wirkung bei Entzündungen, Thrombose und Thrombophlebitis.

12.10. Mittel zur Beeinflussung der Blutgerinnung

Das Blut hat zwei Funktionen zu erfüllen:
1. *Transportfunktion:* Mit dem Blut werden lebensnotwendige Substanzen wie Sauerstoff, Vitamine, Kohlehydrate etc. transportiert. Um diese Funktion erfüllen zu können, muss es dünnflüssig bleiben und darf nicht verdicken.
2. *Blutgerinnung:* Bei Verletzungen soll das Blut die offene Stelle abdichten. Dazu muss es verkleben (siehe *Blutstillende Mittel*).
Zur Erfüllung dieser beiden Aufgaben sind im Blut und im Körpergewebe eine Reihe von Substanzen vorhanden, die über einen sehr komplizierten Mechanismus – eine Art von Stufenplan – wirksam werden. Dieser Mechanismus wird unter bestimmten Umständen (z. B. Operationen, schwere Verletzungen etc.) gestört. Das Blut bildet dann Klumpen (Thromben oder Emboli), die die Gefäße verstopfen. Dies kann zu lebensgefährlichen Situationen wie Schlaganfall, Lungenembolie oder Herzinfarkt führen.
Der gegenteilige Effekt – wenn das Blut nicht mehr gerinnt – kann ebenfalls lebensbedrohlich sein und unstillbare Blutungen verursachen.

Ursachen von Thrombosen

In folgenden Situationen ist das Risiko einer Thrombose erhöht: bei schweren Verletzungen, bei Operationen, Krebs- und Diabetes-Erkrankungen, Herzschwäche, Übergewicht, Krampfadern, Schwangerschaft, Herzinfarkt, Querschnittlähmung, Bettlägerigkeit nach Schlaganfall. Auch Raucher und Patienten mit starker Arterienverkalkung oder Erkrankungen der Herz- und Gehirnarterien sind einem höheren Risiko von Thrombosen ausgesetzt.

Verhinderung von Thrombosen

Zur Verhinderung von Thrombosen werden meist Medikamente verwendet – am häufigsten zur Vorbeugung bei herzinfarktgefährdeten Patienten und bei großen Operationen. Bei jedem dritten Patienten, der älter als 40 Jahre ist und einer großen Operation unterzogen wird, treten Blutgerinnsel in den tief gelegenen Beinvenen auf. Die gerinnungshemmenden Mittel können bereits bestehende Thrombosen nicht auflösen. Dies kann jedoch der körpereigene Stoff Plasmin. Seine Bildung kann durch Arzneimittel angeregt werden (z. B. durch *Urokinase* und *Streptokinase*).

Reisethrombosen

Bei Langzeitflügen sollte man zur Vorbeugung von Reisethrombosen viel Bewegung machen: Aufstehen, Herumgehen, mit den Beinen wippen. Sinnvoll ist außerdem das Ausziehen der Schuhe.
Trinken Sie viel – am besten Mineralwasser. Alkohol oder Kaffee sind ungünstig, weil sie entwässernd wirken.
Bei hohem Thromboserisiko ist die Injektion von Heparin über 2–4 Tage, beginnend am Tag des Fluges, oder die Injektion von *Clexane* bzw. *Clivarin* zweckmäßig.

Fachleute unterscheiden zwischen

- Thrombosen, die in Venen auftreten, und
- Thrombosen, die in Arterien entstehen.

Aus Venenthrombosen können sich auch Stücke losreißen und in die Lunge verschleppt werden (Lungenembolie). Zur Verhinderung von Venenthrombosen werden so genannte »*Antikoagulantien*« (= gerinnungshemmende Substanzen), zur Verhinderung von Arterienthrombosen so genannte »*Thrombozytenaggregationshemmer*« (= Präparate, die die Klebrigkeit der Blutplättchen hemmen) verwendet.

Medikamente zur Verhinderung von Thrombosen

Heparin

ist die wichtigste gerinnungshemmende Substanz. Heparin wird hauptsächlich bei akuter Thrombosegefährdung (in der Klinik) verwendet und kann, da es im Magen-Darm-Bereich nicht aufgenommen wird, dem Körper nur über Injektionen oder Infusionen zugeführt werden. Gefährlichste *Nebenwirkung* von Heparin ist – wie bei allen gerinnungshemmenden Substanzen – die Neigung zu Blutungen.

Cumarinderivate (z. B. *Falithrom, Marcumar*)
Im Jahr 1922 wurde in Nordamerika von einem Viehsterben berichtet, das durch rätselhafte, starke Blutungen verursacht worden war. Nach jahrelanger Forschungsarbeit stellte sich heraus, dass die Tiere verfaulenden Klee gefressen hatten. Der darin enthaltene Wirkstoff Cumarin wurde als Ursache für diese Blutungen identifiziert.
Die volle Wirkung von Cumarin und der heute verwendeten Derivate beginnt erst nach ein bis zwei Tagen.
Wichtigste *Nebenwirkungen* sind Blutungen. Gelegentlich treten auch Übelkeit, Erbrechen, Appetitlosigkeit und Haarausfall auf. Cumarin-Präparate sollten nach langjähriger Anwendung nicht plötzlich, sondern langsam ausschleichend abgesetzt werden.
Bei sorgfältiger Kontrolle der Therapiemaßnahmen ist eine gefährliche Blutung im statistischen Durchschnitt jedoch nur einmal in 23 Jahren Behandlung pro Person zu erwarten. Je länger die Behandlung dauert und je höher die Dosierung ist, umso größer ist auch das Risiko. Bei Fieber, Durchfall, Herzschwäche oder bei der gleichzeitigen Einnahme anderer Medikamente wie *Phenylbutazon* (siehe Kapitel 3.1.: Mittel gegen Rheuma und Arthritis), Acetylsalicylsäure (enthalten z. B. in *Aspirin*, siehe auch Kapitel 1.1.: Schmerz- und fiebersenkende Mittel), Bezafibrat (enthalten z. B. in *Beni-cur, Bezafibrat-ratiopharm, Bezalip, Cedur*) erhöht sich das Risiko von Blutungen ebenfalls.

Thrombozyten-Aggregationshemmer
Acetylsalicylsäure (enthalten z. B. in *Aspirin, Godamed, Herz ASS-ratiopharm, Miniasal, Thrombo-ASS*) gilt als anerkanntes Mittel zur Verhütung eines Re-Infarktes. Die Einnahme von Acetylsalicylsäure nach einem Herzinfarkt senkt das Risiko eines weiteren Infarktes um 20 Prozent. Dafür sind niedrige Dosierungen (100 mg pro Tag) ausreichend.
Der Thrombozyten-Aggregationshemmer Clopidogrel (enthalten z. B. in *Iscover, Plavix*) gilt als Reservemittel, falls Acetylsalicylsäure nicht verwendet werden kann. Bei diesem Mittel besteht das Risiko seltener, aber lebensgefährlicher Nebenwirkungen (Blutgerinnungsstörungen).

Blutstillung

Blutgerinnungsstörungen, die zu einer verminderten Gerinnungsfähigkeit des Blutes führen, können angeboren sein oder erworben werden – z. B. als Nebenwirkung von Medikamenten wie z. B. *Aspirin*.
Die meisten angeborenen Formen von Gerinnungsstörungen treten nur bei Männern auf.
Eine *verminderte* Gerinnungsfähigkeit des Blutes beruht auf einem Mangel an funktionsfähigen Blutplättchen oder so genannten Gerinnungsfaktoren.

Blutstillende Mittel

Die meisten blutstillenden Mittel werden systemisch angewendet (Infusionen, Tabletten, Injektionen), einige wenige auch örtlich, um oberflächliche Blutungen zu stoppen.
Das wichtigste Mittel zur Normalisierung der Blutgerinnung ist Vitamin K. Es ist normalerweise in ausreichenden Mengen in der Nahrung enthalten. Es ist sehr unwahrscheinlich, dass jemand – selbst bei sehr einseitiger Ernährung – einen Mangel an Vitamin K entwickelt.
Ein Mangelzustand kann folgende Ursachen haben:
- Nebenwirkungen von Medikamenten (z. B. Cumarin-Präparate)
- schlechte Aufnahme von Vitamin K im Körper wegen Gelbsucht, Fisteln etc.
- länger dauernde intravenöse Ernährung
- länger dauernde orale (über den Mund zugeführte) Antibiotika-Therapie
- akuter Durchfall bei Kleinkindern.

Die Behandlung von Vitamin-K-Mangel besteht in der Einnahme von Vitamin-K-Präparaten (Tabletten). Wegen der hohen Risiken (Überempfindlichkeitsreaktionen, Schock) sollte Vitamin K nur in Ausnahmefällen intravenös gegeben werden.

12.10. Mittel zur Beeinflussung der Blutgerinnung

Präparat	Wichtigste Nebenwirkungen	Empfehlung
Aspirin 100N/ 300N/ Aspirin protect 100/ 300 (D/Ö) Tabl. Acetylsalicylsäure (ASS)	Magenbeschwerden. Kann in seltenen Fällen Asthmaanfälle auslösen	**Therapeutisch zweckmäßig zur** Verhinderung der Bildung von Blutgerinnseln u. a. zur Vorbeugung eines Herzinfarkts. Der Inhaltsstoff (ASS) hemmt die Klebrigkeit der Blutplättchen. Möglicherweise zweckmäßig bei bestimmten Durchblutungsstörungen des Gehirns.
ASS-Isis 100 (D) **ASS light 100** (D) **ASS-ratiopharm 100 TAH** (D) Tabl. Acetylsalicylsäure (ASS)	Magenbeschwerden. Kann in seltenen Fällen Asthmaanfälle auslösen	**Therapeutisch zweckmäßig zur** Verhinderung der Bildung von Blutgerinnseln u. a. zur Vorbeugung eines Herzinfarkts. Der Inhaltsstoff (ASS) hemmt die Klebrigkeit der Blutplättchen. Möglicherweise zweckmäßig bei bestimmten Durchblutungsstörungen des Gehirns.
Clexane/ Multi (D) Injektionslösung, Spritzampulle Enoxaparin *Rezeptpflichtig*	Blutungen. Bei Langzeitanwendung Knochenerweichung, Haarausfall möglich. Sehr selten allergische Erscheinungen	**Therapeutisch zweckmäßig zur** Thrombosevorbeugung. Niedermolekulares Heparin.
Clivarin (D) Amp., Fertigspritzen Niedermolekulares Heparin *Rezeptpflichtig*	Blutungen. Bei Langzeitanwendung Knochenerweichung, Haarausfall möglich. Sehr selten allergische Erscheinungen	**Therapeutisch zweckmäßig zur** Thrombosevorbeugung. Niedermolekulares Heparin.
Falithrom (D) Filmtabl. Phenprocoumon *Rezeptpflichtig*	Blutungen, Übelkeit, selten Haarausfall	**Therapeutisch zweckmäßig** Lang bewährtes Mittel zur Verminderung der Blutgerinnung. Zur lang dauernden Anwendung geeignet.
Fragmin P (D/Ö) Fertigspritzen Niedermolekulares Heparin *Rezeptpflichtig*	Blutungen. Bei Langzeitanwendung Knochenerweichung, Haarausfall möglich. Sehr selten allergische Erscheinungen	**Therapeutisch zweckmäßig zur** Thrombosevorbeugung. Niedermolekulares Heparin.

Präparat	Wichtigste Nebenwirkungen	Empfehlung
Fraxiparin (D/Ö) Fertigspritzen Niedermolekulares Heparin *Rezeptpflichtig*	Blutungen. Bei Langzeitanwendung Knochenerweichung, Haarausfall möglich. Sehr selten allergische Erscheinungen	**Therapeutisch zweckmäßig zur** Thrombosevorbeugung. Niedermolekulares Heparin.
Godamed 100 (D) Tabl. Acetylsalicylsäure (ASS), Glycin	Magenbeschwerden, kann in seltenen Fällen Asthmaanfälle auslösen	**Therapeutisch zweckmäßig zur** Verhinderung der Bildung von Blutgerinnseln u. a. zur Vorbeugung eines Herzinfarkts. Der Inhaltsstoff (ASS) hemmt die Klebrigkeit der Blutplättchen. Möglicherweise zweckmäßig bei bestimmten Durchblutungsstörungen des Gehirns.
Heparin Immuno (Ö) Durchstichflasche, Fertigspritzen Heparin *Rezeptpflichtig*	Blutungen. Bei Langzeitanwendung Knochenerweichung, Haarausfall möglich. Sehr selten allergische Erscheinungen	**Therapeutisch zweckmäßig zur** Hemmung der Blutgerinnung.
Heparin-Natrium-ratiopharm (D) Injektionslösung Heparin	Blutungen. Bei Langzeitanwendung Knochenerweichung, Haarausfall möglich. Sehr selten allergische Erscheinungen	**Therapeutisch zweckmäßig zur** Hemmung der Blutgerinnung.
Herz ASS-ratiopharm (D) Tabl. Acetylsalicylsäure (ASS)	Selten Magenbeschwerden, kann in seltenen Fällen Asthmaanfälle auslösen	**Therapeutisch zweckmäßig zur** Verhinderung der Bildung von Blutgerinnseln u. a. zur Vorbeugung eines Herzinfarkts. Der Inhaltsstoff (ASS) hemmt die Klebrigkeit der Blutplättchen. Möglicherweise zweckmäßig bei bestimmten Durchblutungsstörungen des Gehirns.
Iscover Filmtabletten (D/Ö) Tabl. Clopidogrel *Rezeptpflichtig*	Kopfschmerzen, Schwindel, Benommenheit. Blutungen, schwere Blutschäden möglich. Magen-Darm-Störungen (z. B. Bauchschmerzen, Übelkeit, Durchfall), selten schwere Allergien	**Therapeutisch zweckmäßig zur** Verhinderung der Bildung von Blutgerinnseln, wenn Acetylsalicylsäure nicht angewendet werden kann. Vermindert die Klebrigkeit der Blutplättchen (Thrombozyten). Für längerfristige Anwendung noch unzureichend erprobt.

Präparat	Wichtigste Nebenwirkungen	Empfehlung
Konakion MM/ N (D/Ö) Amp., Kaudrag., Tropfen Phytomenadion (Vitamin K1) *Rezeptpflichtig (Ö)*	Bei Einnahme durch den Mund keine wesentlichen bekannt. Bei Injektion sind schwere Nebenwirkungen möglich	**Therapeutisch zweckmäßig** bei erhöhter Blutungsneigung infolge von Vitamin-K-Mangel und blutgerinnungshemmenden Mitteln wie Marcumar.
Lovenox (Ö) Amp., Spritzamp., Pen Niedermolekulares Heparin *Rezeptpflichtig*	Blutungen. Bei Langzeitanwendung Knochenerweichung, Haarausfall möglich. Sehr selten allergische Erscheinungen	**Therapeutisch zweckmäßig zur** Thrombosevorbeugung. Niedermolekulares Heparin.
Marcumar (D) **Marcoumar** (Ö) Tabl. Phenprocoumon *Rezeptpflichtig*	Blutungen, Übelkeit, selten Haarausfall	**Therapeutisch zweckmäßig** Lang bewährtes Mittel zur Verminderung der Blutgerinnung. Zur lang dauernden Anwendung geeignet.
Miniasal (D) Tabl. Acetylsalicylsäure (ASS)	Sehr selten Magenbeschwerden, kann in seltenen Fällen Asthmaanfälle auslösen	**Therapeutisch zweckmäßig zur** Verhinderung der Bildung von Blutgerinnseln u. a. zur Vorbeugung eines Herzinfarkts. Der Inhaltsstoff (ASS) hemmt die Klebrigkeit der Blutplättchen. Sehr niedrig dosiertes Präparat mit wenig Nebenwirkungen.
Mono-Embolex NM/ Multi (D) Amp., Fertigspritzen, Pen Niedermolekulares Heparin *Rezeptpflichtig*	Blutungen. Bei Langzeitanwendung Knochenerweichung, Haarausfall möglich. Sehr selten allergische Erscheinungen	**Therapeutisch zweckmäßig zur** Thrombosevorbeugung. Niedermolekulares Heparin.
Plavix (D/Ö) Filmtabl. Clopidogrel *Rezeptpflichtig*	Kopfschmerzen, Schwindel, Benommenheit. Blutungen, schwere Blutschäden möglich. Magen-Darm-Störungen (z. B. Bauchschmerzen, Übelkeit, Durchfall), selten schwere Allergien	**Therapeutisch zweckmäßig zur** Verhinderung der Bildung von Blutgerinnseln, wenn Acetylsalicylsäure nicht angewendet werden kann. Vermindert die Klebrigkeit der Blutplättchen (Thrombozyten). Für längerfristige Anwendung noch unzureichend erprobt.

Präparat	Wichtigste Nebenwirkungen	Empfehlung
Thrombo ASS 100 (Ö) Tabl. Acetylsalicylsäure (ASS)	Selten Magenbeschwerden, kann in seltenen Fällen Asthmaanfälle auslösen	**Therapeutisch zweckmäßig zur** Verhinderung der Bildung von Blutgerinnseln u. a. zur Vorbeugung eines Herzinfarkts. Der Inhaltsstoff (ASS) hemmt die Klebrigkeit der Blutplättchen. Möglicherweise zweckmäßig bei bestimmten Durchblutungsstörungen des Gehirns.
Tiklyd (D) Tabl. **Tiklid** (Ö) Tabl. Ticlopidin *Rezeptpflichtig*	Schwere Blutschäden möglich, Magen-Darm-Störungen, schwere Allergien	**Abzuraten** Vertretbar nur in seltenen Ausnahmefällen, wenn Acetylsalicylsäure oder Clopidogrel nicht angewendet werden können. Vermindert die Klebrigkeit der Blutplättchen (Thrombozyten).

13. Kapitel: **Magen, Darm, Verdauung**

Wenige Erkrankungen oder Störungen des körperlichen Empfindens sind so vom persönlichen Verhalten des Menschen abhängig wie die des Verdauungstraktes. Lebensform, psychische Belastung und vor allem die Ernährung haben einen – oft erst nach Jahren sichtbar werdenden – unmittelbaren Einfluss auf die Organe der Verdauung.
Der hohe Verbrauch an Magen- und Darmmitteln zeigt, dass Beschwerden hier meist rasch mit Medikamenten »kuriert« werden. Über die Ursachen von Völlegefühl, Sodbrennen, Magenschmerzen oder Verstopfungen denkt man nicht so gerne nach.
Ein Großteil der angebotenen Medikamente für Magen und Darm sind in der Apotheke rezeptfrei erhältlich. Der Anteil der Selbstmedikation ist in diesem Bereich deshalb sehr groß.

Die Erkrankungen des Verdauungssystems

Störungen des Verdauungssystems sind meist die Folge von Ernährungs- und Trinkgewohnheiten, von psychischer Belastung oder von Infektionen.

- *Erkrankungen des Magens und Zwölffingerdarms:* Dazu zählen Gastritis, das Magengeschwür und andere Beschwerden wie Magenübersäuerung, Völlegefühl, Übelkeit, Erbrechen, Aufstoßen etc.
- *Erkrankungen des Darms:* Durchfall und Verstopfung sind hier die häufigsten Störungen.
- *Erkrankungen der Leber, Gallenwege und Bauchspeicheldrüse:* Dazu zählen die Leberentzündung (Hepatitis), die Leberschrumpfung (Zirrhose), andere Lebererkrankungen mit Symptomen wie Gelbsucht (Ikterus), die Entzündung der Gallenwege, Gallensteine und die Entzündungen der Bauchspeicheldrüse.

Wichtige Erkrankungen sind Magen- oder Darmkrebs, auf deren vielfältige Ursachen hier nicht im Detail eingegangen werden kann. Krankheiten im Verdauungstrakt kommen bei Männern etwa dreimal so häufig vor wie bei Frauen. Als Todesursache sind sie bei den Männern rückläufig, während sie bei den Frauen zunehmen.

Medikamente

Im Jahr 2000 wurden in deutschen Apotheken rund 150 Millionen Packungen an Magen-Darm-Mitteln verkauft. Damit stehen sie nach den Husten- und Erkältungsmitteln (etwa 225 Millionen verkaufte Pa-

ckungen) und den Schmerzmitteln (etwa 180 Millionen Packungen) an dritter Stelle der Arzneimittel-Umsatzrenner.
Die Werbung für diese Produkte hat dabei sicher einen entscheidenden Einfluss. »Magenbeschwerden an Sonn- und Feiertagen mit gutem, oft zu gutem Essen … sollten so rasch wie möglich verschwinden.« Abnehmen kann man – wenn man Inseraten glaubt – mit einem Mittel, das »aus Heißhunger kleinen Appetit macht«. Ein Abführmittel »löst sanft, was hart belastet«. Und ein Magenmittel »stoppt Sodbrennen und Magendruck«. In allen zitierten Inseraten werden vom Hersteller weder Inhaltsstoffe noch Nebenwirkungen oder Unverträglichkeiten angegeben.
Viele dieser Arzneimittel gegen Magen-Darm-Beschwerden sind laut Weltgesundheitsorganisation »nicht nur unnütz, sondern sogar gefährlich«.
Die Änderung der Ernährungsgewohnheiten (ballaststoffreiche Nahrung, natürliche Nahrungsmittel und vor allem Zeit zum Essen) und die aktive Auseinandersetzung mit psychischen Problemen, die zu Magenbeschwerden führen, sind oft die wichtigste »Behandlung«.

13.1. Mittel gegen Magen-Darm-Geschwüre, Gastritis und Sodbrennen

Die Ursachen von Magen-Darm-Geschwüren und Gastritis können vielfältig sein:
Neben einer ererbten Bereitschaft, Geschwüre zu entwickeln, ist in etwa 80 Prozent aller Fälle ein Bakterium (Helicobacter pylori) mitverantwortlich. Außerdem können psychische Belastungen, schwere Allgemeinverletzungen, Rauchen, exzessiver Alkoholkonsum, die Nebenwirkungen mancher Medikamente (vor allem Schmerz- und Rheumamittel), chemische Verätzungen, eine gestörte Schleimhautdurchblutung oder der Rückfluss von Gallensaft in den Magen schuld daran sein.
Hinter jedem schlecht heilenden Magengeschwür kann sich unter Umständen auch ein Krebs verbergen – dies muss mit einer endoskopischen Untersuchung abgeklärt werden.

Behandlung von Magen-Darm-Geschwüren und Gastritis

Magen-Darm-Geschwüre sowie Gastritis können spontan heilen. Eine spezielle Diät ist nicht notwendig, da man selbst beobachten kann, bei welchen Nahrungsmitteln Beschwerden entstehen. Auf jeden Fall ist es sinnvoll, häufig kleinere Mahlzeiten zu sich zu nehmen. Rauchen und verschiedene Medikamente (siehe die Angaben über die jeweiligen Nebenwirkungen) sollten gemieden werden. Ein wenig Kaffee oder niedrigprozentiger Alkohol nach einer Mahlzeit schaden nach neuesten Erkenntnissen nicht. Es gibt keinen Beweis, dass Coffein die Entstehung von Magengeschwüren begünstigt.

Welches Mittel bei Magen-Darm-Geschwüren?

Ist eine Infektion mit dem Bakterium Helicobacter pylori die Ursache – um dies festzustellen, ist eine Magenspiegelung notwendig –, so ist mit einer Kombination von Antibiotika und säurehemmenden Medikamenten eine rasche Heilung und Vorbeugung einer Wiedererkrankung möglich.

Laut Arzneimittelkommission der deutschen Ärzteschaft werden die besten Ergebnisse durch eine Kombination von zwei verschiedenen Antibiotika (z. B. Tetrazyklin oder Amoxicillin oder Clarithromycin und Metronidazol) mit einem *Protonenpumpenhemmer* erzielt.

Die Behandlung mit drei Medikamenten hat den Vorteil einer erhöhten Wirksamkeit, jedoch den Nachteil, dass sehr viele Tabletten geschluckt werden müssen und Nebenwirkungen wie Durchfall, Verdauungsstörungen und Übelkeit sehr häufig sind.

Bei unspezifischen Geschwüren im Verdauungstrakt (peptischen Ulzera) gelten neben H2-Blockern auch Antazida und, wenn diese nicht wirken, Protonenpumpenhemmer und die Wirkstoffe Sucralfat sowie Pirenzepin als zweckmäßig.

Sodbrennen, Völlegefühl, Refluxkrankheit

Viele Menschen leiden regelmäßig an Beschwerden wie Sodbrennen, saurem Aufstoßen oder Völlegefühl. Dies sind charakteristische Merkmale der so genannten »Refluxkrankheit« – die medizinische Bezeichnung dafür, dass der Mageninhalt verstärkt in die Speiseröhre zurückströmt und dabei die Schleimhaut angreift. Üppige Mahlzeiten, Alkohol, Kaffee, Rauchen, Fruchtsäfte, Gewürze, Übergewicht, flaches Liegen in Rückenlage und Pressen fördern die Beschwerden. Oft bessert sich der Zustand spontan. Je nach Schweregrad der Schleimhautschädigung wird die Erkrankung in fünf Stufen eingeteilt.

Nach neuesten Erkenntnissen haben Refluxbeschwerden möglicherweise auch Auswirkungen auf Erkrankungen im Bereich von Hals und Nase. Es gibt Hinweise, dass z. B. Asthma dadurch mitverursacht sein kann.

Behandlung von Sodbrennen, Völlegefühl, Refluxkrankheit

Leichtere Beschwerden bessern sich bereits durch Abnehmen (bei Übergewicht), Schlafen mit leicht erhöhtem Oberkörper, Verzicht auf Rauchen und späte Mahlzeiten. Medikamente, die die Spannung des Speiseröhrenverschlusses (Sphinxters) herabsetzen, sollten vermieden werden: Beruhigungs- und Schlafmittel vom Typus Benzodiazepine (siehe Kapitel 2), Kalzium-Antagonisten (siehe Kapitel 12.1.), Asthmamittel vom Typus Beta-Adrenergika (siehe Kapitel 5.1.), Mittel mit atropinartiger Wirkung (siehe Kapitel 1.4.) und andere.
Zur medikamentösen Behandlung werden Antazida, H2-Blocker, der Wirkstoff Sucralfat, Prokinetika (das sind Mittel, die Bewegungen des Magen-Darm-Traktes beeinflussen; einige davon wirken gleichzeitig auch gegen Übelkeit und Erbrechen) sowie Protonenpumpenblocker verwendet. Wegen möglicher schwerwiegender Nebenwirkungen sollten Protonenpumpenblocker nur in schweren Fällen und nur kurzzeitig verwendet werden.
Die Rückfallsrate nach einer Reflux-Behandlung mit Medikamenten ist sehr hoch – bei vier von fünf Patienten treten dieselben Beschwerden erneut auf. Deshalb ist unter Umständen eine Dauertherapie notwendig. Als Alternative dazu kann, vor allem bei jüngeren Patienten, eine Antireflux-Operation sinnvoll sein.

Antazida (Säurebindende Mittel)

Antazida binden die überschüssige Säure im Magen und sind gegen Übersäuerung des Magens und Magen- oder Zwölffingerdarm-Geschwüre wirksam. Richtig dosiert lindern sie rasch Schmerzen und Völlegefühl und beschleunigen die Abheilung von Geschwüren im Magen-Darm-Bereich.
Sie werden allerdings oft ohne wirklichen Grund verwendet. Der Grund, laut dem Wiener Gastroenterologen Professor Harald Brunner: »Reklame, die Publikum und Ärzte glauben lässt, dass gegen die Magensäure ein ständiger Kampf geführt werden müsse und jedes Unwohlsein nach Abpufferung schreit.«
Bei der Behandlung von Geschwüren sind sie nicht unbedingt notwendig. Die Wirkung nach dem Einnehmen hält etwa zwei bis drei Stunden an.

Nebenwirkungen

Wenn Antazida nicht bei jeder Schmerzattacke und nicht über lange Zeiträume hinweg, sondern nur im Bedarfsfall etwa 8 bis 10 Tage einge-

nommen werden, treten kaum Nebenwirkungen auf. Die meisten Mittel enthalten Magnesium- und Aluminiumverbindungen, die auch schleimhautschützend wirken. Aluminiumverbindungen wirken stopfend und Magnesiumverbindungen abführend. Deshalb ist die fixe Kombination solcher Substanzen (z. B. enthalten in *Alucol, Gelusil Liquid, Maalox 70, Maaloxan, Magaldrat Heumann, Magaldrat-ratiopharm, Marax, Riopan, Talcid, Talidat, Tepilta*) durchaus sinnvoll.
Die Aufnahme anderer Arzneien kann durch Antazida behindert werden. Viele Mittel enthalten auch Natriumverbindungen (z. B. *Antacidum Pfizer, Bullrich Salz, Kompensan*). Wenn ein solches Medikament öfter als einmal täglich eingenommen wird, kann die Natriummenge im Körper für Patienten mit hohem Blutdruck, Herz- und Nierenstörungen, Leberschrumpfung oder jene, die salzarme Diät einhalten müssen, gefährlich werden.
Knochenschmerzen, Schwierigkeiten oder Schmerzen beim Harnlassen, dauernder Harndrang, Muskelschmerzen, andauernde Kopfschmerzen oder starkes Herzklopfen können Anzeichen der relativ selten auftretenden schweren Nebenwirkungen von Antazida sein. In solchen Fällen sollte man einen Arzt aufsuchen.
Es gibt bis jetzt keine Belege dafür, dass Aluminium bei der Alzheimer-Krankheit eine Rolle spielt.

Dimethicon (*Espumisan*) und Simethicon (*Lefax, Lefaxin, Rennie Defarin, Sab simplex*)

Diese Wirkstoffe erhöhen die Oberflächenspannung von Schaumbläschen. Dadurch werden viele kleine Bläschen zu großen Blasen umgewandelt und können leichter als Gas abgehen. Auf diese Art und Weise können Blähungen behandelt werden.

Schleimhautschutzmittel Sucralfat (*Ulcogant*)

Dieses Mittel bildet an der Oberfläche der Magenschleimhaut eine Schicht, die vor aggressiven Faktoren schützt. Es ist gegen Geschwüre ebenso wirksam wie H2-Blocker (z. B. *Cimetag* oder *Sostril*) und wird vor allem zur Prophylaxe von Stressulkus in der Intensivmedizin und bei Verbrennungspatienten verwendet. Tabletten und Granulate werden öfter schlechter vertragen als Suspensionen. Das Mittel muss zwei- bis viermal täglich genommen werden.
Nebenwirkungen: Oft Verstopfung, seltener Übelkeit und Erbrechen. Bei Patienten mit Nierenschäden muss man beachten, dass Mittel wie *Ulcogant* die Aluminiumkonzentration erhöhen.

Pirenzepin (*Gastrozepin*)

Der Wirkstoff Pirenzepin (enthalten z. B. in *Gastrozepin*) wird zur Behandlung von Magen-Darm-Geschwüren verwendet, wenn H2-Blocker oder Antazida nicht wirksam sind. Außerdem gilt Pirenzepin als Reservemittel zur Prophylaxe von Stressulkus in der Intensivmedizin, wenn Sucralfat nicht verwendet werden kann.
Nebenwirkungen: Verursacht häufig Mundtrockenheit, Sehstörungen und Müdigkeit. Seltene, aber ernste Begleiterscheinungen können Verwirrtheit, Fieber und beschleunigter Herzschlag sein. In diesen Fällen sollte ein Arzt aufgesucht werden.

Protonenpumpenhemmer

Die Protonenpumpenhemmer Esomeprazol (enthalten z. B. in *Nexium mups*), Lansoprazol (*Agopton, Lanzor*), Omeprazol (z. B. in *Antra, Losec, Omebeta, Ome-naton, Omep, Omeprazol AZU, Omeprazol von ct, Omeprazol dura, Omeprazol Heumann, Omeprazol-ratiopharm, Omeprazol Stada, Ome Puren, Ulnox*), Pantoprazol (z. B. in *Pantoloc, Pantozol, Rifun*) und Rabeprazol (enthalten z. B. in *Pariet*) drosseln die Magensäureproduktion fast vollständig. Diese Wirkstoffe werden neuerdings auch für den Dauergebrauch verschrieben, während der Umsatz der bewährten H2-Blocker wie *Cimetag* oder *Neutromed* stark zurückgeht. Die Fachpublikation »Arzneimittel-Kursbuch« kommt nach einer kritischen Bewertung aller Vor- und Nachteile von Protonenpumpenhemmern zu dem Urteil, dass sie bei der Behandlung von Magen-Darm-Geschwürden oder zur Prophylaxe von Stressulkus keine Vorteile gegenüber den H2-Blockern haben.
Nur bei schweren Refluxbeschwerden oder beim so genannten Zollinger-Ellison-Syndrom (eine Erkrankung, die durch Bauchspeicheldrüsen-Tumore verursacht wird) sind sie anderen Medikamenten überlegen.
Wegen möglicher schwerwiegender *Nebenwirkungen* – z. B. Verdacht auf Krebs erregende Wirkung bei Langzeitanwendung – sollten diese Mittel normalerweise nur vier bis acht Wochen verwendet werden, wenn andere Standardmedikamente nicht ausreichend wirksam sind.
Weitere *häufige Nebenwirkungen* sind außerdem Kopfschmerzen, Durchfall und Magen-Darm-Störungen. Außerdem können allergische Reaktionen, Depressionen und in seltenen Fällen auch Impotenz auftreten.

H2-Blocker

H2-Blocker gelten nach wie vor als Standardmedikamente zur Behandlung von Magen-Darm-Geschwüren und werden auch bei Refluxbeschwerden sowie zur Prophylaxe von Stressulkus in der Intensivmedizin verwendet. H2-Blocker wirken schmerzlindernd und fördern die Abheilung von Geschwüren. Allerdings treten nach einer erfolgreichen Behandlung schneller Rückfälle auf, als wenn mit den Wirkstoffen Sucralfat oder Pirenzepin behandelt wird. Besonders hoch ist die Rückfallrate bei Rauchern.
H2-Blocker dämpfen den Schmerz schneller als Antazida, allerdings ist auch in diesem Fall die Rückfallrate höher.
Die Einnahme von H2-Blockern sollte abends erfolgen, weil dann die notwendige Säurebildung während des Tages nur wenig unterdrückt wird.

Die wichtigsten Wirkstoffe sind:

- Cimetidin (enthalten z. B. in *Cimetag, Neutromed*)
- Famotidin (enthalten z. B. in *Pepcid, Pepdul, Ulcusan*)
- Ranitidin (enthalten z. B. in *Rani AbZ, Ranibeta, Ranicux, Ranidura, Ranitic, Ranitidin 1 AP, Ranitidin AL, Ranitidin Heumann, Ranitidin von ct, Ranitidin-ratiopharm, Ranitidin Stada, Sostril, Ulsal, Zantac, Zantic*).

Alle diese Medikamente wirken in den üblichen Dosierungen gleich gut, Ranitidin gilt heute jedoch als das Standardmittel.

Nebenwirkungen

Kopfschmerzen, Verwirrung, Halluzinationen, Depressionen und Durchfall können bei all diesen Mitteln ebenso auftreten wie gelegentlich Leberschäden und Störungen des Abwehrsystems, sowie sehr selten Störungen der Blutbildung. Außerdem wird in seltenen Fällen von Impotenz und Einschränkungen der Sexualfunktion berichtet.

Prokinetika (*Gastronerton, MCP-ratiopharm, Motilium, Paspertin, Prepulsid*)

Prokinetika sind Mittel, welche die Magenentleerung beschleunigen. Sie werden bei Refluxbeschwerden und Magenentleerungsstörungen verwendet. Fast alle von ihnen wirken gleichzeitig auch gegen Übelkeit und Erbrechen und sind deshalb auch Standardmedikamente zur Behandlung solcher Beschwerden.

Verwendet werden meist die Wirkstoffe Metoclopramid (in *Cerucal, Gastronerton, MCP AL, MCP beta, MCP Hexal, MCP-Isis, MCP Stada, MCP-ratiopharm, MCP von ct, Paspertin*) und Domperidon (in *Motilium*).

Nebenwirkungen

Neben der häufig eintretenden Dämpfung können sehr selten Krampferscheinungen im Hals-Kopf-Schulter-Bereich sowie Blickkrämpfe auftreten, bei Kleinkindern manchmal schon nach einmaliger Verwendung (siehe auch Kapitel 2.7). Dies kann durch die Einnahme von Mitteln wie *Akineton* sofort gestoppt werden.

13.1. Mittel gegen Magen-Darm-Geschwüre und Magenübersäuerung

Präparat	Wichtigste Nebenwirkungen	Empfehlung
Agopton (D/Ö) Kaps. Lansoprazol *Rezeptpflichtig*	Magen-Darm-Störungen, Schwindel, Kopfschmerzen, Hautausschlag. Psychische Veränderungen wie z. B. Depression, Schlafstörungen. Verdacht auf Krebs erregende Wirkung bei Langzeitanwendung	**Therapeutisch zweckmäßig zur** kurzfristigen Behandlung der Refluxkrankheit und bei Geschwüren des Magens und Zwölffingerdarms, wenn andere Mittel versagen. Vertretbar zur vorbeugenden Anwendung bei schwerer erosiver Ösophagitis. Protonenpumpenhemmer.
Almag von ct (D) Suspension: Aluminium-, Magnesiumhydroxid Tabl: Aluminiumhydroxid, Magnesiumtrisilikat	Störungen der Knochenbildung, Verminderung der Aufnahme von anderen Arzneimitteln, Vorsicht bei Nierenschäden, Nierensteinbildung möglich	**Therapeutisch zweckmäßig** Sinnvolle Kombination von stopfenden (Aluminiumhydroxid) und abführend (Magnesiumverbindungen) wirkenden, säurebindenden Mitteln.
Alucol (Ö) Tabl. Aluminium-, Magnesiumhydroxid	Störungen der Knochenbildung, Verminderung der Aufnahme von anderen Arzneimitteln, Vorsicht bei Nierenschäden	**Therapeutisch zweckmäßig** Sinnvolle Kombination von stopfenden (Aluminiumhydroxid) und abführend (Magnesiumhydroxid) wirkenden, säurebindenden Mitteln.
Antacidum Pfizer (Ö) Lutschtabl. Dihydroxy-Aluminium-Natriumkarbonat	Verstopfung, Störungen der Knochenbildung, Verminderung der Aufnahme von anderen Arzneimitteln, Vorsicht bei Nierenschäden und Bluthochdruck	**Therapeutisch zweckmäßig** Säurebindendes Mittel. Nicht geeignet bei kochsalzarmer Diät (enthält Natriumsalz).

Präparat	Wichtigste Nebenwirkungen	Empfehlung
Antra Mups (D) Tabl. Omeprazol *Rezeptpflichtig*	Magen-Darm-Störungen, Schwindel, Kopfschmerzen, Hautausschlag. Psychische Veränderungen wie z. B. Depression, Schlafstörungen. Verdacht auf Krebs erregende Wirkung	**Therapeutisch zweckmäßig zur** kurzfristigen Behandlung der Refluxkrankheit und bei Geschwüren des Magens und Zwölffingerdarms, wenn andere Mittel versagen. Vertretbar zur vorbeugenden Anwendung bei schwerer erosiver Ösophagitis. Protonenpumpenhemmer.
Azuranit (D) Filmtabl., Ranitidin *Rezeptpflichtig*	Selten Hautausschlag, Kopfschmerzen, Magen-Darm-Störungen, selten Hormonstörungen, Müdigkeit, Verwirrtheit	**Therapeutisch zweckmäßig zur** Verminderung der Magensäureproduktion (z. B. bei Magen- bzw. Zwölffingerdarmgeschwüren). H2-Blocker.
Bullrich Salz (D/Ö) Tabl., Pulver Natrium-hydrogencarbonat	Alkalisierung des Blutes und Harns, Aufblähung des Magens	**Abzuraten** Kohlensaures Natron sollte wegen der möglichen Nebenwirkungen nicht mehr angewendet werden.
Cimetag (Ö) Filmtabl. Cimetidin *Rezeptpflichtig*	Durchfall, Hautausschlag, Störungen der Geschlechtshormone (Gynäkomastie, Impotenz). Verwirrtheit, vor allem bei älteren Personen	**Therapeutisch zweckmäßig zur** Verminderung der Magensäureproduktion (z. B. bei Magen- bzw. Zwölffingerdarmgeschwüren). H2-Blocker.
Gastrozepin (D/Ö) Tabl. Pirenzepin *Rezeptpflichtig*	Sehstörungen, Mundtrockenheit	**Nur zweckmäßig zur** Verminderung der Magensäureproduktion bei Magen- bzw. Zwölffingerdarmgeschwüren, wenn andere bewährte Mittel, wie z. B. Ranitidin, nicht angewendet werden können. Nur in relativ hoher Dosierung wirksam.
Gelusil Lac/ Liquid (D/Ö) Tabl., Pulver, Suspension Aluminiummagnesium-silicathydrat, Milchpulver (nur in Tabl. und Pulver)	Störungen der Knochenbildung, Verminderung der Aufnahme von anderen Arzneimitteln, Vorsicht bei Nierenschäden, Nierensteinbildung möglich	**Wenig zweckmäßig bei** Magen- bzw. Zwölffingerdarmgeschwüren. Stärker wirksame Mittel sind vorzuziehen. Vertretbar bei Magenreizungen.

Präparat	Wichtigste Nebenwirkungen	Empfehlung
Kompensan (D) Tabl., Suspension Aluminium-Natrium-carbonat-dihydroxid	Verstopfung, Störungen der Knochenbildung, Verminderung der Aufnahme von anderen Arzneimitteln, Vorsicht bei Nierenschäden und Bluthochdruck	**Wenig zweckmäßig bei** Magen- bzw. Zwölffingerdarmgeschwüren. Stärker wirksame Mittel sind vorzuziehen. Vertretbar bei Magenreizungen. Nicht geeignet bei kochsalzarmer Diät (enthält Natriumsalz).
Kompensan-S (D) Suspension, Tabl. Aluminium-Natrium-carbonat-dihydroxid, Dimeticon	Störungen der Knochenbildung, Verminderung der Aufnahme von anderen Arzneimitteln, Durchfall und Verstopfung möglich. Vorsicht bei Nierenschäden (Insuffizienz)	**Wenig zweckmäßig** Kombination von stopfend (Aluminium) wirkenden säurebindenden Mitteln mit Entschäumungsmittel (Dimeticon). Stärker wirksame Mittel sind vorzuziehen. Vertretbar bei Magenreizungen. Nicht geeignet bei kochsalzarmer Diät (enthält Natriumsalz).
Lanzor (D) Kaps. Lansoprazol *Rezeptpflichtig*	Magen-Darm-Störungen, Schwindel, Kopfschmerzen, Hautausschlag. Psychische Veränderungen wie z. B. Depression, Schlafstörungen. Verdacht auf Krebs erregende Wirkung bei Langzeitanwendung	**Therapeutisch zweckmäßig zur** kurzfristigen Behandlung der Refluxkrankheit und bei Geschwüren des Magens und Zwölffingerdarms. Vertretbar zur vorbeugenden Anwendung bei schwerer erosiver Ösophagitis. Protonenpumpenhemmer.
Losec (Ö) Kaps. Omeprazol *Rezeptpflichtig*	Magen-Darm-Störungen, Schwindel, Kopfschmerzen, Hautausschlag. Psychische Veränderungen wie z. B. Depression, Schlafstörungen. Verdacht auf Krebs erregende Wirkung bei Langzeitanwendung	**Therapeutisch zweckmäßig zur** kurzfristigen Behandlung der Refluxkrankheit und bei Geschwüren des Magens und Zwölffingerdarms, wenn andere Mittel versagen. Vertretbar zur vorbeugenden Anwendung bei schwerer erosiver Ösophagitis. Protonenpumpenhemmer.
Maalox Kautabletten/ Suspension (D/Ö) Kautabl., Suspension Magnesiumhydroxid, Algeldrat (Aluminiumoxid) *Rezeptpflichtig (Ö)*	Störungen der Knochenbildung, Verminderung der Aufnahme von anderen Arzneimitteln. Vorsicht bei Nierenschäden	**Therapeutisch zweckmäßig** Sinnvolle Kombination von stopfend (Aluminiumoxid) und abführend (Magnesiumhydroxid) wirkenden, säurebindenden Mitteln.

Präparat	Wichtigste Nebenwirkungen	Empfehlung
Maaloxan/ forte/ Suspension (D) Tabl., Kautabl., Suspension Algeldrat (Aluminiumoxid), Magnesiumhydroxid	Störungen der Knochenbildung, Verminderung der Aufnahme von anderen Arzneimitteln. Vorsicht bei Nierenschäden	**Therapeutisch zweckmäßig** Sinnvolle Kombination von stopfend (Aluminiumoxid) und abführend (Magnesiumhydroxid) wirkenden, säurebindenden Mitteln.
Magaldrat Heumann (D) **Magaldrat-ratiopharm** (D) Tabl., Suspension Magaldrat	Störungen der Knochenbildung, Verminderung der Aufnahme von anderen Arzneimitteln, Vorsicht bei Nierenschäden. Bei Überdosierung Durchfall möglich	**Therapeutisch zweckmäßig** Säurebindendes Mittel mit Aluminium/-Magnesiumverbindungen.
Marax (D) Tabl., Suspension Magaldrat	Störungen der Knochenbildung, Verminderung der Aufnahme von anderen Arzneimitteln, Vorsicht bei Nierenschäden. Bei Überdosierung Durchfall möglich	**Therapeutisch zweckmäßig** Säurebindendes Mittel mit Aluminium/-Magnesiumverbindungen.
Megalac Almasilat/ -mint (D) Suspension Almasilat	Störungen der Knochenbildung, Verminderung der Aufnahme von anderen Arzneimitteln, Vorsicht bei Nierenschäden, Nierensteinbildung möglich.	**Therapeutisch zweckmäßig bei** Magenreizungen. Relativ schwach wirksames säurebindendes Mittel mit Aluminium/-Magnesiumverbindungen.
Nervogastrol N (D) Tabl. Natriumhydrogencarbonat, Magnesiumcarbonat, Kalziumcarbonat, Wismutnitrat, Wismutgallat, verschiedene pflanzliche Inhaltsstoffe	Verminderung der Aufnahme anderer Arzneimittel, Alkasierung von Blut und Harn, Verfärbung der Zähne, Leberschäden, Nierensteinbildung möglich	**Abzuraten** Wenig sinnvolle Kombination von säurebindenden Mitteln, Wismutsalzen (fragliche Wirksamkeit bei Geschwüren) und pflanzlichen Stoffen.
Neutromed (Ö) Filmtabl. Cimetidin *Rezeptpflichtig*	Durchfall, Hautausschlag, Störungen der Geschlechtshormone (Gynäkomastie, Impotenz). Verwirrtheit, vor allem bei älteren Personen	**Therapeutisch zweckmäßig zur** Verminderung der Magensäureproduktion (z. B. bei Magen- bzw. Zwölffingerdarmgeschwüren). H2-Blocker.
Nexium mups magensaftresistente Tabletten (D) Tabl. Esomeprazol *Rezeptpflichtig*	Häufig Kopfschmerzen, Magen-Darm-Störungen. Schwindel, Hautausschlag. Psychische Veränderungen wie z. B. Depression, Schlafstörungen. Verdacht auf Krebs erregende Wirkung bei Langzeitanwendung	**Therapeutisch zweckmäßig zur** kurzfristigen Behandlung der Refluxkrankheit und bei Geschwüren des Magens und Zwölffingerdarms, wenn andere Mittel versagen. Vertretbar zur vorbeugenden Anwendung bei schwerer erosiver Ösophagitis. Protonenpumpenhemmer.

Präparat	Wichtigste Nebenwirkungen	Empfehlung
Omebeta (D) **Ome-nerton** (D) **Omep** (D) **Omeprazol AL** (D) **Omeprazol von ct** (D) **Omeprazol dura** (D) **Omeprazol Heumann** (D) **Omeprazol-ratiopharm** (D) **Omeprazol Stada** (D) **Ome-Puren** (D) Kaps., Tabl. (nur Stada) Omeprazol *Rezeptpflichtig*	Magen-Darm-Störungen, Schwindel, Kopfschmerzen, Hautausschlag. Psychische Veränderungen wie z. B. Depression, Schlafstörungen. Verdacht auf Krebs erregende Wirkung bei Langzeitanwendung	**Therapeutisch zweckmäßig zur** kurzfristigen Behandlung der Refluxkrankheit und bei Geschwüren des Magens und Zwölffingerdarms, wenn andere Mittel versagen. Vertretbar zur vorbeugenden Anwendung bei schwerer erosiver Ösophagitis. Protonenpumpenhemmer.
Pantoloc (Ö) Tabl. Pantoprazol *Rezeptpflichtig*	Magen-Darm-Störungen, Schwindel, Kopfschmerzen, Hautausschlag. Psychische Veränderungen wie z. B. Depression, Schlafstörungen. Verdacht auf Krebs erregende Wirkung bei Langzeitanwendung	**Therapeutisch zweckmäßig zur** kurzfristigen Behandlung der Refluxkrankheit und bei Geschwüren des Magens und Zwölffingerdarms, wenn andere Mittel versagen. Vertretbar zur vorbeugenden Anwendung bei schwerer erosiver Ösophagitis. Protonenpumpenhemmer.
Pantozol (D) Tabl. Pantoprazol *Rezeptpflichtig*	Magen-Darm-Störungen, Schwindel, Kopfschmerzen, Hautausschlag. Psychische Veränderungen wie z. B. Depression, Schlafstörungen. Verdacht auf Krebs erregende Wirkung bei Langzeitanwendung	**Therapeutisch zweckmäßig zur** kurzfristigen Behandlung der Refluxkrankheit und bei Geschwüren des Magens und Zwölffingerdarms, wenn andere Mittel versagen. Vertretbar zur vorbeugenden Anwendung bei schwerer erosiver Ösophagitis. Protonenpumpenhemmer.
Pariet (D) Tabl. Rabeprazol *Rezeptpflichtig*	Häufig Kopfschmerzen, Magen-Darm-Störungen. Schwindel, grippeähnliche Symptome, Hautausschlag. Psychische Veränderungen wie z. B. Depression, Schlafstörungen. Verdacht auf Krebs erregende Wirkung bei Langzeitanwendung	**Therapeutisch zweckmäßig zur** kurzfristigen Behandlung der Refluxkrankheit und bei Geschwüren des Magens und Zwölffingerdarms, wenn andere Mittel versagen. Vertretbar zur vorbeugenden Anwendung bei schwerer erosiver Ösophagitis. Protonenpumpenhemmer. Weniger erprobt als Standardsubstanzen wie Omeprazol.

Präparat	Wichtigste Nebenwirkungen	Empfehlung
Pepcid akut (D) Filmtabl. Famotidin *Rezeptpflichtig*	Selten Hautausschlag, Kopfschmerzen, Magen-Darm-Störungen, selten Hormonstörungen, Müdigkeit, Verwirrtheit	**Therapeutisch zweckmäßig zur** Verminderung der Magensäureproduktion (z. B. bei Magen- bzw. Zwölffingerdarmgeschwüren). H2-Blocker.
Pepdul/ mite/ rapid (D) Filmtabl., lösl. Plättchen Famotidin *Rezeptpflichtig*	Selten Hautausschlag, Kopfschmerzen, Magen-Darm-Störungen, selten Hormonstörungen, Müdigkeit, Verwirrtheit	**Therapeutisch zweckmäßig zur** Verminderung der Magensäureproduktion (z. B. bei Magen- bzw. Zwölffingerdarmgeschwüren). H2-Blocker.
Progastrit (D) Suspension, Kautabl. Algeldrat (Aluminiumoxid), Magnesiumhydroxid	Störungen der Knochenbildung, Verminderung der Aufnahme von anderen Arzneimitteln, Vorsicht bei Nierenschäden. Bei Überdosierung Durchfall möglich	**Therapeutisch zweckmäßig** Sinnvolle Kombination von stopfend (Aluminiumoxid) und abführend (Magnesiumhydroxid) wirkenden, säurebindenden Mitteln.
Rani AbZ (D) **Ranibeta** (D) **Ranicux** (D) **Ranidura** (D) **Ranitic** (D) **Ranitidin 1A** (D) **Ranitidin AL** (D) **Ranitidin Heumann** (D) **Ranitidin-ratiopharm** (D) **Ranitidin von ct** (D) **Ranitidin Stada** (D) Filmtabl. Ranitidin *Rezeptpflichtig*	Selten Hautausschlag, Kopfschmerzen, Magen-Darm-Störungen, selten Hormonstörungen, Müdigkeit, Verwirrtheit	**Therapeutisch zweckmäßig zur** Verminderung der Magensäureproduktion (z. B. bei Magen- bzw. Zwölffingerdarmgeschwüren). H2-Blocker.
Rennie (D) Tabl. Magnesiumcarbonat, Calciumcarbonat	Verminderung der Aufnahme anderer Arzneimittel. Vorsicht bei Nierenschäden. Bei lang dauernder Anwendung Störungen der Knochenbildung und Nierensteinbildung möglich	**Therapeutisch zweckmäßig bei** Magenreizungen. Kombination von stopfend und abführend wirkenden Antacida (säurebindenden Mitteln).
Rennie Defarin (D) Kautabl. Magnesiumcarbonat, Calciumcarbonat, Dimeticon	Verminderung der Aufnahme anderer Arzneimittel. Vorsicht bei Nierenschäden. Bei lang dauernder Anwendung Störungen der Knochenbildung und Nierensteinbildung möglich	**Therapeutisch zweckmäßig bei** Magenreizungen. Kombination von stopfend und abführend wirkenden Antacida (säurebindenden Mitteln) mit Entschäumungsmittel gegen Blähungen.

Präparat	Wichtigste Nebenwirkungen	Empfehlung
Rifun (D) Tabl. Pantoprazol *Rezeptpflichtig*	Magen-Darm-Störungen, Schwindel, Kopfschmerzen, Hautausschlag. Psychische Veränderungen wie z. B. Depression, Schlafstörungen. Verdacht auf Krebs erregende Wirkung bei Langzeitanwendung	**Therapeutisch zweckmäßig zur** kurzfristigen Behandlung der Refluxkrankheit und bei Geschwüren des Magens und Zwölffingerdarms, wenn andere Mittel versagen. Vertretbar zur vorbeugenden Anwendung bei schwerer erosiver Ösophagitis. Protonenpumpenhemmer.
Riopan Magen Gel/ Magen Tabletten (D/Ö) Gel, Kautabl. Magaldrat	Störungen der Knochenbildung, Verminderung der Aufnahme von anderen Arzneimitteln, Vorsicht bei Nierenschäden. Bei Überdosierung Durchfall möglich	**Therapeutisch zweckmäßig** Säurebindendes Mittel mit Aluminium/-Magnesiumverbindungen.
Simagel (D) Tabl. Almasilat	Störungen der Knochenbildung, Verminderung der Aufnahme von anderen Arzneimitteln. Vorsicht bei Nierenschäden. Nierensteinbildung möglich	**Therapeutisch zweckmäßig bei** Magenreizungen. Relativ schwach wirksames säurebindendes Mittel mit Aluminium/-Magnesiumverbindungen.
Solugastril (D/Ö) Gel, Tabl. Aluminiumhydroxid, Kalziumcarbonat	Störungen der Knochenbildung, Verminderung der Aufnahme von anderen Arzneimitteln, Vorsicht bei Nierenschäden, Nierensteinbildung möglich	**Therapeutisch zweckmäßig** Sinnvolle Kombination von stopfend und abführend wirkenden Antacida (säurebindenden Mitteln).
Sostril (D) Filmtabl., Brausetabl. Ranitidin *Rezeptpflichtig*	Selten Hautausschlag, Kopfschmerzen, Magen-Darm-Störungen, selten Hormonstörungen, Müdigkeit, Verwirrtheit	**Therapeutisch zweckmäßig zur** Verminderung der Magensäureproduktion (z. B. bei Magen- bzw. Zwölffingerdarmgeschwüren). H2-Blocker.
Spasmo Nervogastrol (D) Tabl. Butinolin, Kalziumcarbonat, Wismutnitrat	Mundtrockenheit, Sehstörungen, Verminderung der Aufnahme anderer Arzneimittel, Nierensteinbildung möglich, Leberschäden, Verfärbungen der Zähne	**Abzuraten** Wenig sinnvolle Kombination von krampflösendem Mittel (Butinolin) mit säurebindendem Mittel (Kalziumcarbonat) und Wismut (fragliche Wirksamkeit bei Geschwüren).

Präparat	Wichtigste Nebenwirkungen	Empfehlung
Spasmo Solugastril (D/Ö) Gel, Tabl. Aluminiumhydroxid, Kalziumcarbonat, Butinolphosphat *Rezeptpflichtig (Ö)*	Mundtrockenheit, Sehstörungen, Störungen der Knochenbildung, Verminderung der Aufnahme anderer Arzneimittel, Vorsicht bei Nierenschäden, Nierensteinbildung möglich	**Abzuraten** Wenig sinnvolle Kombination von krampflösendem bzw. magensäureverminderndem Mittel (Butinolphosphat) mit säurebindenden Mitteln (Aluminiumhydroxid, Kalziumcarbonat).
Talcid/ -forte/ mint (D/Ö) Kautabl., Kaupastillen, Suspension Hydrotalcit	Durchfall, Erbrechen, Verminderung der Aufnahme anderer Arzneimittel, Vorsicht bei Nierenschäden	**Therapeutisch zweckmäßig** Säurebindendes Mittel mit Aluminium/-Magnesiumverbindungen.
Talidat/ mint (D) Kaupastillen Hydrotalcit	Durchfall, Erbrechen, Verminderung der Aufnahme anderer Arzneimittel, Vorsicht bei Nierenschäden	**Therapeutisch zweckmäßig** Säurebindendes Mittel mit Aluminium/-Magnesiumverbindungen.
Tepilta (D/Ö) Suspension, Tabl. Oxetacain, Aluminiumhydroxid, Magnesiumcarbonat, Magnesiumhydroxid (nur in Suspension) *Rezeptpflichtig*	Störungen der Knochenbildung, Verminderung der Aufnahme von anderen Arzneimitteln. Vorsicht bei Nierenschäden	**Abzuraten** Wenig sinnvolle Kombination von säurebindenden Mitteln (Aluminium- und Magnesiumverbindungen) mit lokal wirkendem Betäubungsmittel (Oxetacain).
Ulcogant (D/Ö) Tabl., Granulat, Suspension, Kautabl. Sucralfat (Aluminiumverbindung) *Rezeptpflichtig*	Relativ oft Verstopfung, selten Übelkeit, Erbrechen. Vorsicht bei Nierenschäden	**Therapeutisch zweckmäßig zur** Behandlung von Magen- und Zwölffingerdarmgeschwüren.
Ulcusan (Ö) Filmtabl. Famotidin *Rezeptpflichtig*	Selten Hautausschlag, Kopfschmerzen, Magen-Darm-Störungen, selten Hormonstörungen, Müdigkeit, Verwirrtheit	**Therapeutisch zweckmäßig zur** Verminderung der Magensäureproduktion (z. B. bei Magen- bzw. Zwölffingerdarmgeschwüren). H2-Blocker.
Ulnor (D) Kaps. Omeprazol *Rezeptpflichtig*	Magen-Darm-Störungen, Schwindel, Kopfschmerzen, Hautausschlag. Psychische Veränderungen wie z. B. Depression, Schlafstörungen. Verdacht auf Krebs erregende Wirkung	**Therapeutisch zweckmäßig zur** kurzfristigen Behandlung der Refluxkrankheit und bei Geschwüren des Magens und Zwölffingerdarms, wenn andere Mittel versagen. Vertretbar zur vorbeugenden Anwendung bei schwerer erosiver Ösophagitis. Protonenpumpenhemmer.

Präparat	Wichtigste Nebenwirkungen	Empfehlung
Ulsal (Ö) Filmtabl., lösliche Tabl. Ranitidin *Rezeptpflichtig*	Selten Hautausschlag, Kopfschmerzen, Magen-Darm-Störungen, selten Hormonstörungen, Müdigkeit, Verwirrtheit	**Therapeutisch zweckmäßig zur** Verminderung der Magensäureproduktion (z. B. bei Magen- bzw. Zwölffingerdarmgeschwüren). H2-Blocker.
Zantac (Ö) **Zantic** (D) Filmtabl., Brausetabl., lösliche Tabl. (Ö) Ranitidin *Rezeptpflichtig*	Selten Hautausschlag, Kopfschmerzen, Magen-Darm-Störungen, selten Hormonstörungen, Müdigkeit, Verwirrtheit	**Therapeutisch zweckmäßig zur** Verminderung der Magensäureproduktion (z. B. bei Magen- bzw. Zwölffingerdarmgeschwüren). H2-Blocker.

13.2. Abführmittel

»Der Tod liegt im Darm« – solche Werbesprüche suggerieren, dass eine verzögerte Darmentleerung schwere gesundheitliche Schäden hervorrufen kann.

Diese Firmenstrategie lohnt sich immer noch. Der Abführmittelumsatz sinkt zwar – nicht zuletzt dank konsequenter Aufklärungsarbeit –, dennoch wurden in Deutschland im Jahr 2000 immer noch rund 40 Millionen Packungen (in Österreich 3,5 Millionen) verkauft.

Diese hohen Verkaufszahlen lassen vermuten, dass der chronische Missbrauch von Abführmitteln immer noch weit verbreitet ist.

Dazu trägt wohl auch die derzeitige alternativ-medizinische Begeisterung bei, die pflanzliche Arzneimittel meist als harmlos, sanft und nebenwirkungsarm darstellt – eine gefährliche Irreführung.

Die Firma Nattermann bewirbt z. B. ihr Produkt so: »Liquidepur wirkt durch Pflanzenkraft und daher schonend.«

Der Inhaltsstoff – Sennesfrüchte – gilt jedoch bei längerem Gebrauch als potentiell Krebs erregend. Deshalb hat z. B. das Bundesinstitut für Arzneimittel und Medizinprodukte 1996 vor dem erhöhten Krebsrisiko von Sennesfrüchten und ähnlichen pflanzlichen Mitteln gewarnt und darauf hingewiesen, dass man solche Arzneimittel nur einmal oder maximal zwei Wochen lang verwenden sollte. Diese Warnung wurde allerdings nur Fachleuten zur Kenntnis gebracht.

Verstopfung und deren Behandlung

Ursache des schnellen Griffs zu Abführmitteln ist oft die falsche Vorstellung vom »normalen« Stuhlgang. Zwei bis drei tägliche Entleerungen sind jedoch ebenso normal wie zwei in einer Woche. Erst bei weniger als einmal pro Woche kann von behandlungsbedürftiger Verstopfung gesprochen werden.

Die Ursachen dafür können sein:

- Ernährungsfehler (z. B. zu viele Süßigkeiten, zu wenig Ballaststoffe); Bewegungsmangel,
- psychische Faktoren. Psychisches Leid hat oft Verdauungsstörungen und Stress zur Folge,
- organische Erkrankungen (Tumore, Hämorrhoiden, siehe Kapitel 13.8.: Mittel gegen Hämorrhoiden),
- Medikamente (Psychopharmaka, aluminiumhaltige säurebindende Mittel, Schlafmittel, krampflösende Mittel).

Verdauungsstörungen können behoben werden durch:

- *richtige Ernährung*. Schlackenreiche Kost wie Vollkornbrot, faserreiches Gemüse und Obst dehnen die Darmwände und regen so die Darmbewegung an. Weißbrot, Milch- und Süßspeisen, Fleisch- und Wurstwaren lösen den Entleerungsreflex nicht aus, weil sie den Darm kaum füllen. Verschiedene Nahrungsmittel haben eine abführende Wirkung (Pflaumen, Rhabarber). Ein Glas Fruchtsaft am Morgen auf nüchternen Magen regt die Verdauung ebenso an wie Weizenkleie und Leinsamen (dreimal 2–5 g täglich).
- *richtigen Stuhlgang*. Man sollte sich Zeit nehmen und es regelmäßig zur gleichen Zeit versuchen – auch dann, wenn der Stuhlgang vorübergehend ausbleibt.
- *ausreichende körperliche Bewegung*.
- *Aufklärung* über Mechanismus und Rhythmus der Entleerung und eventuell eine Psychotherapie.

Wann Abführmittel?

Kinder sollten überhaupt keine Abführmittel verwenden. Der kurzfristige oder einmalige Einsatz bei Erwachsenen ist nur in wenigen Fällen gerechtfertigt:

- bei schweren Verstopfungen,
- zur Vermeidung von Bauchpressen, z. B. nach einem Herzinfarkt, bei schwerem Bluthochdruck,

- zur Darmentleerung vor chirurgischen Eingriffen oder Röntgenuntersuchungen im Darmbereich,
- bei schmerzhaften Leiden in der Aftergegend.

Der dauernde Gebrauch von stärker wirkenden Abführmitteln ist generell abzulehnen, weil als Nebenwirkung chronische Veränderungen der Darmwände und Darmflora, Darmlähmungen sowie Verschlimmerungen von Hämorrhoiden-Beschwerden auftreten können.

Welches Abführmittel?

Bei leichten Verstopfungen

sollte man es zunächst mit einem Quellmittel versuchen, wobei es unter Umständen einige Tage dauern kann, bis sich eine Wirkung zeigt:

- Leinsamen (in vielen Lebensmittelgeschäften erhältlich, aber auch in Apotheken unter dem Präparatenamen *Linusit Creola*) oder
- Weizenkleie (in Drogeriemärkten oder in Apotheken erhältlich) oder
- indischer Flohsamen bzw. Flohsamenschalen (enthalten z. B. in *Agiocur, Flosa, Metamucil, Mucofalk*).

Bei der Verwendung von Quellmitteln sollte man darauf achten, ausreichend Flüssigkeit zu sich zu nehmen! In diesem Fall sind keine Nebenwirkungen zu erwarten.

Wenn mit Quellmitteln keine ausreichende Wirkung erzielt wird, ist die Verwendung folgender Mittel zweckmäßig:

- Bisacodyl (enthalten in *Bekunis Bisacodyl, Dulcolax, Laxans-ratiopharm, Prepacol Tbl., Pyrilax, Tirgon N*). Bisacodyl reizt die Darmwand und ist bei kurzzeitiger Anwendung unbedenklich. Es ist auch für stillende Mütter geeignet.
- Natriumpicosulfat (enthalten in *Agaffin, Agiolax Pico, Dulcolax NP Tropfen, Guttalax, Laxoberal, Regulax Picosulfat*). Natrium Picosulfat ist dem Bisacodyl chemisch und in der Wirkung verwandt.
- Lactulose (enthalten in *Bifiteral, Lactocur, Lactuflor, Lactulose AL, Lactulose Neda, Lactulose-ratiopharm, Lactulose Saar, Lactulose Stada, Laevulac-Lactulose*). Als Nebenwirkungen können Übelkeit, Erbrechen und Blähungen auftreten.

Bei schweren Verstopfungen

ist die kurzfristige Verwendung von Mitteln sinnvoll, die Sennesblätter oder Sennesfrüchte in standardisierter Darreichungsform enthalten (z. B. *Agiolax, Bad Heilbrunner Abführtee N, Bekunis, Depu-*

ran Dragees, H&S Sennesblättertee, Liquidepur N, Midro Abführtabletten, Midro Tee, Ramend, Regulax N, X-Prep). Sennes-Präparate sollten abends nach dem Essen eingenommen und nicht länger als maximal zwei Wochen verwendet werden. Sennesblätter und -früchte enthalten so genannte Anthrachinone, bei denen der Verdacht besteht, dass sie Krebs erregend sind und bei langfristiger Anwendung möglicherweise die Entstehung von Dickdarmkrebs begünstigen. Bei kurzfristiger Anwendung ist dieses Risiko bedeutungslos.

Zur schnellen Darmentleerung

eignen sich der Wirkstoff Glyzerin (z. B. *Glycilax, Milax*) oder die Präparate *Clysmol, Klysma-Salinisch, Lexicarbon, Mikroklist, Practo-Clyss* und *Relaxyl* in Form von Zäpfchen oder Klistieren. Glyzerin-Präparate können auch bei Kindern verwendet werden. Nebenwirkungen sind bei gesundem Enddarm nicht zu erwarten.
Bei starker Verstopfung ist die Verwendung von *Rizinusöl* zweckmäßig. Schneller Wirkungseintritt (zwei bis vier Stunden).

Abzuraten ist von folgenden Mitteln

– *Aloeextrakte* (enthalten z. B. in *Abführdragees Waldheim, Aristochol Konzentrat, Artin, Chol-Kugeletten Neu, Kräuterlax-A*). Aloe hat eine sehr drastische Wirkung und gilt wegen der schwerwiegenden Nebenwirkungen – Bauchschmerzen und -krämpfe, Hautausschläge; bei Überdosierung Koliken und Nierenentzündung – als überholt. Außerdem besteht der Verdacht, dass Aloe Krebs erregend wirkt.
– *Paraffinöl* (enthalten in *Agarol N, Obstinol M*) wirkt stuhlaufweichend und gilt als überholt. Paraffinöl wird vom Körper aufgenommen und in verschiedenen Körpergeweben eingelagert. In der Folge können geschwulstähnliche Gewebreaktionen auftreten. Wenn Paraffinöl versehentlich in die Luftröhre gelangt, kann dies eine Lungenentzündung verursachen.
– *Phenolphthalein* (enthalten z. B. in *Abführdragees Waldheim*) gilt wegen der vielen möglichen Nebenwirkungen – allergische Reaktionen, Koliken etc. – als überholt und sollte nicht mehr verwendet werden.
– Abzuraten ist außerdem von unstandardisierten pflanzlichen Inhaltsstoffen und unsinnigen oder gefährlichen Kombinationspräparaten.

13.2. Abführmittel

Präparat	Wichtigste Nebenwirkungen	Empfehlung
Abführdragees Waldheim (Ö) Drag. Aloe, Phenolphthalein, Medizinische Seife *Rezeptpflichtig*	Bauchkrämpfe. Bei langfristigem Gebrauch Salzverlust. Nierenreizung möglich	**Abzuraten** Nicht sinnvolle Kombination von abführend wirkenden Darmreizstoffen (Aloe, Phenolphtalein, Seife). Aloe sollte wegen ihres Gehalts an darm- und nierenreizenden Stoffen nicht angewendet werden.
Abführtee Dr. Ernst Richters (Ö) Tee Sennesblätter und -früchte (nicht standardisiert), Faulbaumrinde, Pfefferminzöl, Süßholz	Gelegentlich Darmkrämpfe, bei Dauergebrauch Salzverlust, harmlose Rotfärbung des Urins und Verfärbung der Dickdarmschleimhaut	**Wenig zweckmäßig** Pflanzliches Mittel. Wenig sinnvolle Kombination von abführend wirkenden Darmreizstoffen (Sennes, Faulbaumrinde). Die Extraktion der Wirksubstanzen aus Teeblättern ist wenig zuverlässig.
Agaffin (Ö) Abführgel, Drag., Tropfen Natriumpicosulfat	Bei längerer Anwendung Salzverlust	**Therapeutisch zweckmäßig nur** zur kurzfristigen Anwendung.
Agarol N (D) Emulsion Dickflüssiges Paraffinöl	Lungenentzündung, unwillkürlicher Abgang von Stuhl, Krebsgefahr. Bei alten Menschen und Kindern Gefahr durch Verschlucken	**Abzuraten,** da schwere Nebenwirkungen möglich sind. Bei alten Menschen und Kindern Gefahr durch Verschlucken.
Agiocur (Ö) Granulat Indische Flohsamen und -schalen (Plantago ovata) *Rezeptpflichtig*	Bei ausreichender Flüssigkeitszufuhr keine wesentlichen zu erwarten	**Therapeutisch zweckmäßig als** Füllmittel. Pflanzliches Mittel.
Agiolax (D/Ö) Granulat Indische Flohsamen und -schalen (Plantago ovata), Sennesfrüchte (standardisiert) Hilfsstoff: Paraffin	Gelegentlich Darmkrämpfe, bei Dauergebrauch Salzverlust, harmlose Rotfärbung des Urins und Verfärbung der Dickdarmschleimhaut	**Therapeutisch zweckmäßig,** zur kurzfristigen Anwendung. Kombination von ungefährlichen Quell- und Füllmitteln mit Darmreizstoff (in Sennesfrüchten). Pflanzliches Mittel.
Agiolax Pico (D) Pastillen Natriumpicosulfat	Bei längerer Anwendung Salzverlust	**Therapeutisch zweckmäßig nur zur** kurzfristigen Anwendung.

Präparat	Wichtigste Nebenwirkungen	Empfehlung
Alasenn (D) Granulat Sennesblätter und -früchte (standardisiert), Hilfsstoffe: Paraffin, Rizinusöl und andere Pflanzenextrakte	Gelegentlich Darmkrämpfe, bei Dauergebrauch Salzverlust, harmlose Rotfärbung des Urins und Verfärbung der Dickdarmschleimhaut	**Wenig zweckmäßig** Wenig sinnvolle Kombination von Darmreizstoff (in Sennespflanze) z. B. mit Rizinusöl und entwässernd wirkenden Pflanzenextrakten.
Aristochol Konzentrat (D/Ö) Granulat Aloe, Schöllkraut *Rezeptpflichtig (Ö)*	Bei Überdosierung Magenschmerzen und Schwindel möglich. Bauchkrämpfe. Bei langfristigem Gebrauch Salzverlust. Nierenreizung möglich. Leberschäden durch Schöllkraut	**Abzuraten** Pflanzliches Mittel. Nicht sinnvolle Kombination von abführend wirkenden Darmreizstoffen (Aloe) und Gallenmittel (Schöllkraut). Aloe und Schöllkraut sollten nicht mehr angewendet werden.
Artin (Ö) Drag. Aloeextrakt, Faulbaumextrakt *Rezeptpflichtig*	Darmkrämpfe, bei längerem Gebrauch Salzverlust, Allergien	**Abzuraten** wegen unerwünschter Wirkungen. Aloe sollte wegen ihres Gehalts an darm- und nierenreizenden Stoffen nicht angewendet werden.
Bad Heilbrunner Abführtee N (D) Tee im Filterbeutel Sennesblätter (standardisiert)	Gelegentlich Darmkrämpfe, bei Dauergebrauch Salzverlust, harmlose Rotfärbung des Urins und Verfärbung der Dickdarmschleimhaut	**Therapeutisch zweckmäßig nur zur** kurzfristigen Anwendung. Die Extraktion der Wirksubstanzen aus Teeblättern ist wenig zuverlässig.
Bekunis Bisacodyl/ mini (D) Drag. Bisacodyl Hilfsstoff: Rizinusöl	Darmkrämpfe, bei Dauergebrauch Salzverlust	**Therapeutisch zweckmäßig nur zur** kurzfristigen Anwendung.
Bekunis (Ö) Tee, Drag. Extrakte aus Sennesblättern, -früchten (standardisiert)	Gelegentlich Darmkrämpfe, bei Dauergebrauch Salzverlust, harmlose Rotfärbung des Urins und Verfärbung der Dickdarmschleimhaut	**Therapeutisch zweckmäßig nur zur** kurzfristigen Anwendung. Pflanzliches Mittel.
Bekunis Instant (D) Pulver Sennesfruchtextrakt (standardisiert)	Gelegentlich Darmkrämpfe, bei Dauergebrauch Salzverlust, harmlose Rotfärbung des Urins und Verfärbung der Dickdarmschleimhaut	**Therapeutisch zweckmäßig nur zur** kurzfristigen Anwendung. Pflanzliches Mittel.

Präparat	Wichtigste Nebenwirkungen	Empfehlung
Bekunis-Kräutertee (D/Ö) Tee Sennesfrucht und -blätter (z. T. standardisiert)	Gelegentlich Darmkrämpfe, bei Dauergebrauch Salzverlust, harmlose Rotfärbung des Urins und Verfärbung der Dickdarmschleimhaut	**Therapeutisch zweckmäßig nur** zur kurzfristigen Anwendung. Die Extraktion der Wirksubstanzen aus Teeblättern ist wenig zuverlässig.
Bifiteral (D/Ö) Sirup, Granulat Lactulose	Übelkeit, Erbrechen, Blähungen	**Therapeutisch zweckmäßig bei** chronischer Verstopfung, möglicherweise zweckmäßig bei schwerer Leberstörung.
Chol-Kugeletten Neu (D/Ö) Drag. Aloe, Schöllkraut (standardisiert) *Rezeptpflichtig (Ö)*	Bei Überdosierung Magenschmerzen und Schwindel möglich. Bauchkrämpfe. Bei langfristigem Gebrauch Salzverlust. Nierenreizung möglich. Leberschäden durch Schöllkraut	**Abzuraten** Pflanzliches Mittel. Nicht sinnvolle Kombination von abführend wirkenden Darmreizstoffen (Aloe) und Gallenmittel (Schöllkraut). Aloe und Schöllkraut sollten nicht mehr angewendet werden.
Clysmol (Ö) Salinischer Einlauf Natriummonohydrogenphosphat, Natriumhydrogenphosphat	Bei gesundem Enddarm keine wesentlichen zu erwarten	**Therapeutisch zweckmäßig zur** raschen Auslösung des Stuhlgangs.
Depuran Dragees (D) Kaps. Sennesfrüchteextrakt (standardisiert)	Gelegentlich Darmkrämpfe, bei Dauergebrauch Salzverlust, harmlose Rotfärbung des Urins und Verfärbung der Dickdarmschleimhaut	**Therapeutisch zweckmäßig nur zur** kurzfristigen Anwendung. Pflanzliches Mittel.
Dulcolax (D/Ö) Drag., Zäpfchen Bisacodyl	Darmkrämpfe, bei Dauergebrauch Salzverlust	**Therapeutisch zweckmäßig nur zur** kurzfristigen Anwendung.
Dulcolax NP Tropfen (D) Tropfen Natriumpicosulfat	Bei längerer Anwendung Salzverlust	**Therapeutisch zweckmäßig nur zur** kurzfristigen Anwendung.

Präparat	Wichtigste Nebenwirkungen	Empfehlung
Eucarbon (Ö) Tabl. Sennesblätter (nicht standardisiert), Rhabarberextrakt, Holzkohle, Schwefel, ätherische Öle	Gelegentlich Darmkrämpfe, bei Dauergebrauch Salzverlust, harmlose Rotfärbung des Urins und Verfärbung der Dickdarmschleimhaut	**Wenig zweckmäßig** Wenig sinnvolle Kombination von abführend wirkenden Darmreizstoffen (aus Sennes und Rhabarber) mit stuhlaufweichenden Mitteln (ätherische Öle als »Karminativa«) und zweifelhaft wirksamer Kohle und Schwefel.
Flosa (D) Granulat Indische Flohsamenschalen (Plantago ovata)	Bei ausreichender Flüssigkeitszufuhr keine wesentlichen zu erwarten	**Therapeutisch zweckmäßig** als Füllmittel.
F.X. Passage (D) Pulver Magnesiumsulfat, Weinsäure	Darmkrämpfe, Durchfall. Bei Überdosierung: Müdigkeit, Muskelschwäche, Atmungsverlangsamung, Herzrhythmusstörungen	**Therapeutisch zweckmäßig zur** kurzfristigen Anwendung.
Glycilax (D) Zäpfchen Glycerol	Keine wesentlichen zu erwarten	**Therapeutisch zweckmäßig als** mildes Mittel zur Auslösung des Stuhlgangs.
Guttalax (Ö) Tropfen Natriumpicosulfat	Bei längerer Anwendung Salzverlust	**Therapeutisch zweckmäßig zur** kurzfristigen Anwendung.
H+S Sennesblättertee (D) Tee Sennesblätter	Gelegentlich Darmkrämpfe, bei Dauergebrauch Salzverlust, harmlose Rotfärbung des Urins und Verfärbung der Dickdarmschleimhaut	**Therapeutisch zweckmäßig nur zur** kurzfristigen Anwendung. Die Extraktion der Wirksubstanzen aus Teeblättern ist wenig zuverlässig.
Isomol (D) Pulver Macrogol, Salze	Bauchschmerzen, selten Allergien	**Therapeutisch zweckmäßig zur** kurzfristigen Anwendung. Stuhlaufweichendes Mittel.
Klysma-Salinisch 1x (D) Klistier Natriumdihydrogenphosphat, Natriummonohydrogenphosphat	Bei gesundem Enddarm keine wesentlichen zu erwarten	**Therapeutisch zweckmäßig zur** raschen Auslösung des Stuhlgangs.
Kräuterlax-A (D) Drag. Aloe (standardisiert)	Nierenreizung möglich	**Abzuraten** Aloe sollte wegen ihres Gehalts an darm- und nierenreizenden Stoffen nicht angewendet werden.

Präparat	Wichtigste Nebenwirkungen	Empfehlung
Lactocur (D) Brausetabl. **Lactuflor** (D) Sirup, Granulat **Lactulose AL** (D) Sirup **Lactulose Neda** (D) Sirup **Lactulose-ratiopharm** (D) Sirup **Lactulose Saar** (D) Sirup **Lactulose Stada** (D) Sirup, Granulat Lactulose	Übelkeit, Erbrechen, Blähungen. Bei hohen Dosierungen Durchfall möglich	**Therapeutisch zweckmäßig nur bei** chronischer Verstopfung, möglicherweise zweckmäßig bei schwerer Leberstörung.
Laevolac-Lactulose Konzentrat (Ö) Orale Lösung Lactulose *Rezeptpflichtig*	Übelkeit, Erbrechen, Blähungen. Bei hohen Dosierungen Durchfall möglich	**Therapeutisch zweckmäßig nur bei** chronischer Verstopfung, möglicherweise zweckmäßig bei schwerer Leberstörung.
Laxalpin (Ö) Tee Sennesblätter und Faulbaumrinde (nicht standardisiert), Fenchelfrüchte, Kamille	Gelegentlich Darmkrämpfe, bei Dauergebrauch Salzverlust, harmlose Rotfärbung des Urins und Verfärbung der Dickdarmschleimhaut	**Wenig zweckmäßig** Wenig sinnvolle Kombination von abführend wirkenden Darmreizstoffen (Sennes, Faulbaumrinde) mit zweifelhaft wirksamen anderen Pflanzenbestandteilen. Die Extraktion der Wirksubstanzen aus Teeblättern ist wenig zuverlässig.
Laxans-ratiopharm (D) Lacktabl., Zäpfchen Bisacodyl	Darmkrämpfe, bei Dauergebrauch Salzverlust	**Therapeutisch zweckmäßig nur zur** kurzfristigen Anwendung.
Laxoberal (D) Tabl., Kaps., Tropfen Natriumpicosulfat	Bei längerer Anwendung Salzverlust	**Therapeutisch zweckmäßig nur zur** kurzfristigen Anwendung.
Lecicarbon (D/Ö) Zäpfchen Kohlensäurebildende Salze	Bei gesundem Enddarm keine wesentlichen zu erwarten	**Therapeutisch zweckmäßig zur** raschen Auslösung einer Darmentleerung.
Linusit Creola Kerne (D) Leinsamen	Bei ausreichender Flüssigkeitszufuhr keine wesentlichen zu erwarten	**Zweckmäßig als** Quell- und Füllmittel.

Präparat	Wichtigste Nebenwirkungen	Empfehlung
Liquidepur N (D) Lösung, Dosiertabl. Sennesfrüchte (standardisiert)	Gelegentlich Darmkrämpfe, bei Dauergebrauch Salzverlust, harmlose Rotfärbung des Urins und Verfärbung der Dickdarmschleimhaut. Lösung enthält Alkohol	**Therapeutisch zweckmäßig nur zur** kurzfristigen Anwendung. Pflanzliches Mittel.
Metamucil (D/Ö) Pulver Indische Flohsamenschalen (Plantago ovata)	Bei ausreichender Flüssigkeitszufuhr keine wesentlichen zu erwarten	**Therapeutisch zweckmäßig als** Füllmittel.
Microklist (D/Ö) Rektallösung Natriumcitrat, Natriumlaurylsulfoacetat, Sorbitol	Bei gesundem Enddarm keine wesentlichen zu erwarten	**Therapeutisch zweckmäßig zur** raschen Auslösung einer Darmentleerung.
Midro Abführtabletten (D) Tabl. Sennesblätter (standardisiert)	Gelegentlich Darmkrämpfe, bei Dauergebrauch Salzverlust, harmlose Rotfärbung des Urins und Verfärbung der Dickdarmschleimhaut	**Therapeutisch zweckmäßig nur zur** kurzfristigen Anwendung. Pflanzliches Mittel.
Midro (Ö) Tee Sennesblätter (nicht standardisiert), Malvenblüte, Pfefferminzblätter, Süßholz, Kümmel, Rittersporn	Gelegentlich Darmkrämpfe, bei Dauergebrauch Salzverlust, harmlose Rotfärbung des Urins und Verfärbung der Dickdarmschleimhaut	**Wenig zweckmäßig** Kombination von Darmreizstoffen (in Sennesblättern) mit anderen Pflanzenbestandteilen. Die Extraktion der Wirksubstanzen aus Teeblättern ist wenig zuverlässig.
Midro Tee (D) Tee Sennesblätter (standardisiert)	Gelegentlich Darmkrämpfe, bei Dauergebrauch Salzverlust, harmlose Rotfärbung des Urins und Verfärbung der Dickdarmschleimhaut	**Therapeutisch zweckmäßig nur zur** kurzfristigen Anwendung. Die Extraktion der Wirksubstanzen aus Teeblättern ist wenig zuverlässig.
Milax (D) Zäpfchen Glycerol	Keine wesentlichen zu erwarten	**Therapeutisch zweckmäßig als** mildes Mittel zur Auslösung des Stuhlgangs.
Movicol (D/Ö) Pulver Macrogol, Salze	Bauchschmerzen, selten Allergien	**Therapeutisch zweckmäßig zur** kurzfristigen Anwendung. Stuhlaufweichendes Mittel.

Präparat	Wichtigste Nebenwirkungen	Empfehlung
Mucofalk (D) Granulat Indische Flohsamenschalen (Plantago ovata)	Bei ausreichender Flüssigkeitszufuhr keine wesentlichen zu erwarten	**Therapeutisch zweckmäßig als** Füllmittel.
Neda Früchtewürfel (D/Ö) Sennesfrüchte und -blätter (nicht standardisiert), Hilfsstoffe: Paraffin, Feigen, Tamarinden	Gelegentlich Darmkrämpfe, bei Dauergebrauch Salzverlust, harmlose Rotfärbung des Urins und Verfärbung der Dickdarmschleimhaut	**Wenig zweckmäßig** Wegen mangelnder Standardisierung der Sennes-Inhaltsstoffe weniger zuverlässig wirksam.
Obstinol M (D) Emulsion Paraffin	Lungenentzündung, unwillkürlicher Abgang von Stuhl, Krebsgefahr. Bei alten Menschen und Kindern Gefahr durch Verschlucken	**Abzuraten,** da schwere Nebenwirkungen möglich sind.
Practo-clyss (D) Klistier Natriumdihydrogenphosphat, Natriummonohydrogenphosphat	Bei gesundem Enddarm keine wesentlichen zu erwarten	**Therapeutisch zweckmäßig zur** raschen Auslösung des Stuhlgangs.
Prepacol (D/Ö) Kombipackung mit Lösung und Tabl. Bisacodyl, Natriumdihydrogenphosphat, Natriummonohydrogenphosphat *Rezeptpflichtig (Ö)*	Darmkrämpfe	**Therapeutisch zweckmäßig zur** kurzfristigen Anwendung vor Operationen und Röntgenuntersuchungen.
Pyrilax (D) Drag. Bisacodyl	Darmkrämpfe, bei Dauergebrauch Salzverlust	**Therapeutisch zweckmäßig nur zur** kurzfristigen Anwendung.
Ramend Abführ-Tabletten (D) Filmtabl. Sennesfrüchteextrakt (standardisiert)	Gelegentlich Darmkrämpfe, bei Dauergebrauch Salzverlust, harmlose Rotfärbung des Urins und Verfärbung der Dickdarmschleimhaut	**Therapeutisch zweckmäßig nur zur** kurzfristigen Anwendung. Pflanzliches Mittel.
Ramend Abführtee Instant N (D) Teepulver Sennesfrüchteextrakt (standardisiert)	Gelegentlich Darmkrämpfe, bei Dauergebrauch Salzverlust, harmlose Rotfärbung des Urins und Verfärbung der Dickdarmschleimhaut	**Therapeutisch zweckmäßig nur zur** kurzfristigen Anwendung.

Präparat	Wichtigste Nebenwirkungen	Empfehlung
Ramend Kräuter-Abführtee (D) Tee Sennesblätter und -früchte (standardisiert), Mateblätter, Anis, Korianderfrüchte, Fenchel	Gelegentlich Darmkrämpfe, bei Dauergebrauch Salzverlust, harmlose Rotfärbung des Urins und Verfärbung der Dickdarmschleimhaut	**Therapeutisch zweckmäßig nur zur** kurzfristigen Anwendung. Die Extraktion der Wirksubstanzen aus Teeblättern ist wenig zuverlässig.
Regulax N (D) Würfel Sennesfrüchte (standardisiert), Hilfsstoffe: z. B. Paraffin, Feigenpaste	Gelegentlich Darmkrämpfe, bei Dauergebrauch Salzverlust, harmlose Rotfärbung des Urins und Verfärbung der Dickdarmschleimhaut	**Therapeutisch zweckmäßig nur zur** kurzfristigen Anwendung. Pflanzliches Mittel.
Regulax Picosulfat (D) Tropfen Natriumpicosulfat	Bei längerer Anwendung Salzverlust	**Therapeutisch zweckmäßig nur zur** kurzfristigen Anwendung.
Relaxyl (Ö) Klistier Natriummonohydrogenphosphat, Natriumdihydrogenphosphat *Rezeptpflichtig*	Bei gesundem Enddarm keine wesentlichen zu erwarten	**Therapeutisch zweckmäßig zur** raschen Auslösung einer Darmentleerung.
Sennesblättertee Bombastus (D) Tee Sennesblätter	Gelegentlich Darmkrämpfe, bei Dauergebrauch Salzverlust, harmlose Rotfärbung des Urins und Verfärbung der Dickdarmschleimhaut	**Wenig zweckmäßig** Wegen mangelnder Standardisierung der Sennes-Inhaltsstoffe weniger zuverlässig wirksam.
Tirgon N (D) Drag. Bisacodyl	Darmkrämpfe, bei Dauergebrauch Salzverlust	**Therapeutisch zweckmäßig nur zur** kurzfristigen Anwendung.
X-Prep (D/Ö) Lösung Sennesfrüchte (standardisiert) *Rezeptpflichtig (Ö)*	Gelegentlich Darmkrämpfe, bei Dauergebrauch Salzverlust, harmlose Rotfärbung des Urins und Verfärbung der Dickdarmschleimhaut. Lösung enthält Alkohol	**Therapeutisch zweckmäßig zur** kurzfristigen Anwendung bei der Indikation »Röntgenvorbereitung«.

13.3. Mittel gegen Durchfall

Durchfall ist erst dann als Erkrankung anzusehen, wenn pro Tag eine Stuhlmenge von 250 g überschritten wird. Das einmalige Auftreten von dünnem Stuhl ist weder außergewöhnlich noch sollte es beunruhigen. Erst wenn der Stuhlgang zu oft, zu flüssig und in zu großen Mengen erfolgt, kann man von behandlungsbedürftigem Durchfall sprechen. Über 90 Prozent aller akuten Durchfälle verschwinden von allein innerhalb weniger Tage.

Beimengungen von Schleim, Eiter oder Blut sollten in jedem Fall zum Besuch eines Arztes führen.

Die häufigsten Ursachen von Durchfällen sind Infektionen mit Viren oder Salmonellen-Bakterien. Pro Jahr werden in Deutschland etwa 100. 000 Salmonellen-Erkrankungen gemeldet. Die Zahl der tatsächlichen Fälle wird jedoch auf ein bis zwei Millionen geschätzt.

Salmonellen kommen in verdorbenen Lebensmitteln tierischen Ursprungs vor: Fleisch, Eier, Wurst.

Durchfälle können aber auch andere Ursachen haben, zum Beispiel Infektionen mit den Bakterien Campylobacter oder Echerichia coli sowie Nebenwirkungen von Arzneimitteln (Antibiotika, Herzmittel wie Digitalis, säurebindende Mittel, Krebsmittel etc.) oder psychische Belastungen.

Die Ursache für einen länger dauernden Durchfall kann auch eine organische Krankheit sein. Hier sollte in jedem Fall die Behandlung der Grundkrankheit im Vordergrund stehen.

Behandlung

Die *wichtigste Maßnahme* bei jeder Art von Durchfall ist der Ausgleich des Wasser- und Elektrolytverlustes. Das heißt: Viel Flüssigkeit mit Zucker und Salz in einer ganz bestimmten Mischung trinken (Speisesoda, Kochsalz, Kaliumchlorid und Traubenzucker). Im Notfall, wenn man nichts anderes zur Hand hat, genügt gesüßter Schwarztee oder Cola (das mit abgekochtem Wasser 1:1 verdünnt werden muss) und etwas Salzgebäck.

Es gibt jedoch in Apotheken erhältliche, genau abgestimmte Elektrolyt-Fertigpräparate (*Elotrans, Milupa, Normolyt, Oralpädon*), die in keimfreier Flüssigkeit aufgelöst werden müssen. Davon sollte man ein bis zwei Liter pro Tag trinken. In den meisten Fällen genügt diese Maßnahme bei Durchfallerkrankungen – gemeinsam mit einer vernünftigen Einschränkung bzw. Umstellung der Nahrungszufuhr (Tee, Zwieback, gesalzene Schleimsuppe etc.). Innerhalb weniger Tage klingen die meisten Durchfälle von selbst wieder ab.

Achtung: Die Elektrolytbehandlung beeinflusst den Durchfall als solchen nicht, sondern nur die Folgen des Durchfalls – die mögliche Austrocknung des Körpers und den Verlust der lebenswichtigen Elektrolyte.

Medikamente gegen Durchfall

Medikamente gegen Durchfall sind meist nur dann sinnvoll, wenn der Ausgleich des Salz- und Elektrolytverlustes in Verbindung mit einer Diät (Tee, Zwieback, gesalzene Schleimsuppe etc.) zu keiner Besserung führt.

Stopfmittel

Der Wirkstoff Loperamid (enthalten in *Imodium, Imodium akut/-plus, Lopedium, Loperamid, von ct, Loperamid Heumann, Loperamid-ratiopharm, Loperamid Stada, Loperhoe*) gilt als zweckmäßiges Stopfmittel, das bei akuten Durchfällen die Darmpassage verzögert.
Loperamid *darf nicht verwendet werden*, wenn die Temperatur 38,5°C übersteigt oder wenn der Stuhl Blut oder Schleim enthält oder wenn der Durchfall von Parasiten (Würmer, Protozoen, Arthropoden) verursacht ist. Auch bei Säuglingen und Kleinkindern darf dieses Mittel wegen der Gefahr von Atemdepression nicht verwendet werden! Die Verwendung von Loperamid bei Ruhr oder ähnlichen Infektionen kann zu schweren Gesundheitsproblemen führen, weil die meisten Durchfallmittel die Darmtätigkeit reduzieren und damit zu Darmverschluss führen können. Bei heftigem, länger dauernden Durchfall empfiehlt sich daher eine Untersuchung des Stuhls auf mögliche Infektionsursachen.

Durchfallmittel, die Mikroorganismen enthalten (Hefen, Sporen, Bakterien)

Auch bei den Durchfallmitteln haben sich in den letzten Jahren alternativ-medizinische Behandlungsmethoden ausgebreitet. Deutlich erkennbar ist dies an der zunehmenden Zahl von Medikamenten, die verschiedenste Mikroorganismen enthalten:
– Hefezellen (*Hamadin, Perenterol, Perocur forte, Santax S*)
– milchsäurebildende Bakterien und ihre Stoffwechselprodukte (*Antibiophilus, Hylak N/-plus, Omniflora, Omniflora N*)
– Colibakterien oder Enterokokken (*Colibiogen »oral«, Colibiogen Kinder, Mutaflor, Omniflora, Pro Symbioflor, Symbioflor 2*)

Hinter der Verwendung all dieser Mittel steht die Annahme, dass dadurch die natürliche Darmflora wiederhergestellt wird. Bis jetzt gibt es jedoch keinen seriösen Beleg für einen Nutzen dieser Präparate.

Nebenwirkungen sind normalerweise nicht zu erwarten, außer bei den angeführten Hefepräparaten, die in seltenen Fällen Allergien verursachen können. Bei Mitteln, die Echerichia coli in Lebendform enthalten (z. B. *Omniflora, Symbioflor 2*), besteht die Gefahr, dass damit Antibiotika-Resistenzen übertragen werden.

Durchfallmittel, die Bakteriengifte binden und inaktivieren sollen

Kohlepräparate (*Carbo Medicinalis, Kohle Compretten, Kohle Hevert*) zählen zu den häufig verwendeten Hausmitteln bei Durchfall. Kohle soll Bakteriengifte binden und inaktivieren – dafür gibt es jedoch keinen seriösen Beleg. Gegen eine Verwendung ist nichts einzuwenden, weil keine Nebenwirkungen zu erwarten sind.
Kaolin und Pektin (*Arobon, Diarrhoesan, Kaoprompt H*) sowie Smektit (*Colina Spezial*) sollen ebenfalls Bakteriengifte binden und inaktivieren. Dafür gibt es jedoch, genauso wie für Kohle, keinen seriösen Beleg. Durch die Verwendung solcher Mittel kann sich der Salz- und Wasserverlust erhöhen.

Durchfallmittel, die zusammenziehend (adstringierend) wirken

Die Wirksamkeit von Tannin-haltigen Mitteln wie *Tannacomp* wird von der Fachpublikation »Arzneimittel-Kursbuch« als nicht belegt eingestuft. Tannin kann als Nebenwirkung Magenreizungen verursachen.

Antibiotika

Durchfall wird häufig von Viren oder anderen Organismen (z. B. Amöben) verursacht, gegen die übliche Antibiotika nicht wirken. Bei den meisten Salmonellen-Infektionen und auch z. B. bei Cholera ist der Ausgleich des Salz- und Wasserverlustes die wichtigste Behandlung. Antibiotika sind nur bei ganz bestimmten Durchfallerkrankungen sinnvoll und verursachen als *Nebenwirkung* selbst häufig Durchfall. Von Amöben verursachter Durchfall wird am besten mit Metronidazol (z. B. *Clont, Flagyl*) behandelt.

Durchfall bei Kindern

Durchfall bei Kindern ist in den meisten Fällen durch Viren verursacht, manchmal auch durch Bakterien. Häufig kann der Krankheitserreger nicht identifiziert werden. Durch Viren verursachter Durchfall tritt erst nach einer Inkubationszeit von ein bis drei Tagen auf, und zwar als ein bis drei Tage dauerndes Erbrechen und wässrigem Durchfall über einen Zeitraum bis zu acht Tagen. Diese Beschwerden sind häufig begleitet von Fieber und Infektionen der oberen Atemwege. Für junge Säuglinge können solche Erkrankungen schnell lebensbedrohlich werden, weil durch die Erkrankung die Schleimhaut des Darms geschädigt wird und Nährstoffe nur noch in begrenztem Ausmaß aufgenommen werden können.

Die wichtigste Therapie-Maßnahme besteht genauso wie bei Erwachsenen zunächst in der raschen Zufuhr von Wasser und Elektrolyten (z. B. *Milupa, Normolyt, Oralpädon*). Die beliebten Cola-Getränke in Verbindung mit Salzgebäck sind für Säuglinge und Kinder nicht geeignet.

Bis vor kurzem galt die Empfehlung, mindestens zwölf Stunden lang nichts zu füttern, um den Darm eine Zeitlang ruhig zu stellen und damit eine Heilung des Darms zu ermöglichen. Davon ist man aufgrund neuer Erkenntnisse abgekommen. Die Fütterung sollte möglichst rasch wieder aufgenommen werden – nur durch Ernährung können sich die geschädigten Schleimhautzellen des Darms wieder aufbauen. Längeres Fasten führt zu einer weiteren Schädigung der Darmoberfläche und möglicherweise zu chronischem Durchfall. So genannte »Heilnahrungen« sind nicht notwendig und auch nicht sinnvoll. Gestillte Kinder mit Durchfall sollten – neben der Fütterung mit Elektrolytlösungen (z. B. *Milupa, Normolyt, Oralpädon*) – weiter gestillt werden.

Bei nicht gestillten Kindern sollte bereits etwa sechs Stunden nach Beginn des Elektrolyt- und Wasserausgleichs mit der Ernährung begonnen werden.

Antibiotika sind nur notwendig, wenn Bakterien im Stuhl nachgewiesen werden. Die bei Erwachsenen beliebten Medikamente zur Hemmung der Darmbewegungen sollten Kindern genauso wenig verordnet werden wie Mittel, die Mikroorganismen enthalten oder zusammenziehend (adstringierend) wirken. Mittel gegen das Erbrechen sind ebenfalls nicht zweckmäßig.

Reisedurchfall

Jahr für Jahr besuchen Millionen Europäer ein Entwicklungsland. Fast jede zweite Person erkrankt an Reisedurchfall, verbunden mit unangenehmen Begleiterscheinungen wie Fieber, Erbrechen und Bauchkrämpfen. Es ist daher anzunehmen, dass ein Großteil der über 20 Millionen Packungen Durchfallmittel, die pro Jahr in Deutschland gekauft werden (in Österreich eine Million Packungen), als Schutz vor Reisedurchfall eingenommen werden.

Die wichtigste vorbeugende Maßnahme gegen Reisedurchfall besteht darin, kein Leitungswasser, keine Eiswürfel, keine offenen Getränke, keine Salate und keine Nahrungsmittel aus dem Straßenverkauf zu sich zu nehmen. Stattdessen nur in Flaschen abgefüllte oder gekochte Getränke, gekochte oder ausreichend erhitzte Speisen sowie Früchte, die geschält werden können, verzehren. Wer diese Ratschläge befolgt, hat ein nur geringes Risiko, einen Durchfall zu erleiden.
Antibiotika zur Vorbeugung sind nur für solche Personen zweckmäßig, die bei Durchfall besonders gefährdet sind: Personen mit aktiven Darmerkrankungen oder Diabetes, ältere Herzkranke oder Patienten, die so genannte Protonenpumpenhemmer einnehmen (siehe Kapitel 13.1.).
Als sinnvolle Medikamente zur Vorbeugung gelten der Gyrasehemmer Ciprofloxazin (enthalten z. B. in *Ciprobay*; siehe Kapitel 10.1.7.), oder Cotrimoxazol (enthalten z. B. in *Cotrim-ratiopharm*; siehe Kapitel 10.1.4.).
Vorbeugende Medikamente sollten vom ersten Reisetag an bis zwei Tage nach der Rückkehr eingenommen werden, jedoch insgesamt nicht länger als drei Wochen, weil sonst das Risiko beträchtlicher Nebenwirkungen besteht.
Schwangere und Kinder sollten keine vorbeugenden Medikamente einnehmen.
Bei länger anhaltenden Temperaturen über 38,5°C, blutigem Durchfall und schweren allgemeinen Krankheitszuständen handelt es sich möglicherweise um eine so genannte invasive bakterielle Erkrankung. In diesem Fall sollte man entweder einen Arzt aufsuchen oder im Notfall ein Antibiotikum vom Typ Cotrimoxazol (z. B. *Cotrim-ratiopharm*), Doxycyclin (z. B. *Doxy Wolff*) oder einen Gyrasehemmer (z. B. *Ciprobay*) einnehmen.

Chronische Durchfälle
treten bei chronischen Entzündungen des Darms auf. Ursache und Entstehung der in Schüben verlaufenden Colitis ulcerosa, die den Dickdarm betrifft und geschwürig verläuft, und des Morbus Crohn, der, vom Dünndarm ausgehend, den ganzen Verdauungstrakt schubweise befallen kann, sind nach wie vor ungeklärt. Zur Behandlung der mäßig bis ausgeprägten Entzündungen eignen sich Sulfasalazin (z. B. in *Azulfidine, Salazopyrin*) und Mesalazin (z. B. in *Claversal, Pentasa, Salofalk*). Diese Mittel werden in Form von Zäpfchen besser vertragen.

Die *Nebenwirkungen* können beträchtlich sein: Häufig allergische Reaktionen wie Hautausschläge und Juckreiz, Kopfschmerzen, Bauchschmerzen und Schwächegefühl. Außerdem kann es in seltenen Fällen zu lebensbedrohlichen Blutschäden, zu Bauchspeicheldrüsenentzündung und Nierenschäden kommen.
Budesonid (enthalten z. B. in *Entocort*) ist zweckmäßig bei Morbus Crohn.

13.3. Mittel gegen Durchfall

Präparat	Wichtigste Nebenwirkungen	Empfehlung
Antibiophilus (Ö) Beutel, Kaps. Getrocknete Milchsäurebakterien	Keine wesentlichen zu erwarten	**Wenig zweckmäßig bei** den vom Hersteller angegebenen Anwendungsgebieten (Antibiotikaschäden, Mundentzündungen, Parodontose). Therapeutische Wirksamkeit zweifelhaft.
Arobon (Ö) Pulver Johannisbrotmehl (Ceratonia siliqua), Stärkemehl, Kakao	Vermehrter Salz- und Wasserverlust möglich	**Wenig zweckmäßig** Pflanzliches Mittel. Therapeutische Wirksamkeit zweifelhaft. Kombination von Quellmittel (z. B. Pektin in Johannisbrotmehl) mit Stärke und Kakao. Ausreichende Salz- und Wasserzufuhr ist erforderlich.
Azulfidine (D) Filmtabl., Tabl., Klysma, Zäpfchen Sulfasalazin *Rezeptpflichtig*	Lebensbedrohliche Blutschäden möglich. Allergische Erscheinungen: Hautausschläge, Juckreiz, auch sehr schwere Formen möglich; Leberschäden, Nierenschäden	**Therapeutisch zweckmäßig** bei bestimmten entzündlichen Veränderungen im Magen-Darm-Kanal, wie z. B. Colitis ulcerosa, Morbus Crohn. Klysma und Zäpfchen: zweckmäßig bei bestimmten entzündlichen Veränderungen im Dickdarm.
Carbo Medicinalis Sanova (Ö) Tabl., Kaps. Medizinische Kohle	Verminderung der Aufnahme anderer Arzneimittel	**Wenig zweckmäßig zur** Behandlung von Durchfall. Adsorptionsmittel z. B. für Giftstoffe. Therapeutische Wirksamkeit bei Durchfall zweifelhaft. Vertretbar wegen geringer Schädlichkeit.

Präparat	Wichtigste Nebenwirkungen	Empfehlung
Claversal (D/Ö) Tabl., Zäpfchen, Klysmen Mesalazin *Rezeptpflichtig*	Allergische Reaktionen (Hauterscheinungen, Fieber, Bronchospasmen). Blutschäden	**Therapeutisch zweckmäßig bei** bestimmten entzündlichen Veränderungen im Magen-Darm-Kanal, wie z. B. Colitis ulcerosa, Morbus Crohn. Zäpfchen: zweckmäßig bei bestimmten entzündlichen Veränderungen im Dickdarm.
Colibiogen oral/ Kinder (D) Lösung Extrakt aus Escherichia coli (zellfrei)	Keine wesentlichen zu erwarten. Enthält Alkohol	**Wenig zweckmäßig bei** den vom Hersteller angegebenen Anwendungsgebieten (z. B. Enteritis, Colitis, Morbus Crohn). Die therapeutische Wirksamkeit ist zweifelhaft.
Colina Special (D) Beutel Smektid, Aluminiumhydroxyd, Magnesiumcarbonat	Störungen der Knochenbildung, Verminderung der Aufnahme von anderen Arzneimitteln, Vorsicht bei Nierenschäden	**Möglicherweise zweckmäßig bei** den vom Hersteller angegebenen Anwendungsgebieten (z. B. funktionelle Störungen im Magen-Darm-Bereich, akute Durchfälle).
Diarrhoesan (D/Ö) Lösung Apfelpektin, Extr. Chamomillae *Rezeptpflichtig (Ö)*	Vermehrter Salz- und Wasserverlust möglich	**Wenig zweckmäßig** Pflanzliches Mittel. Therapeutische Wirksamkeit zweifelhaft. Kombination von Quellmittel (Pektin) mit Kamillenextrakt. Ausreichende Salz- und Wasserzufuhr ist erforderlich.
Elotrans (D) Pulver Glukose, Natriumchlorid, Kaliumchlorid, Natriumcitrat	Keine wesentlichen zu erwarten, aber Vorsicht bei Nierenschäden	**Therapeutisch zweckmäßig zur** Ergänzung des Salz- und Flüssigkeitsverlustes bei Durchfallerkrankungen.
Entocort Kapseln/ rektal (D) Kapseln, Klysma Budesonid *Rezeptpflichtig*	Unruhe, Schlaflosigkeit, allergische Reaktionen mit Hauterscheinungen, psychische Veränderungen, verminderte Infektionsabwehr möglich (vorwiegend bei Kapseln zum Einnehmen)	**Therapeutisch zweckmäßig** bei bestimmten entzündlichen Veränderungen im unteren Magen-Darm-Kanal, wie z. B. Morbus Crohn, zur Schubtherapie.
Hamadin (D) Kaps. Saccharomyces boulardii	Selten Allergien	**Möglicherweise zweckmäßig bei** akuten Durchfallerkrankungen. Wegen geringer Schädlichkeit vertretbar bei chronischen Durchfällen zur Beeinflussung der Darmflora.

Präparat	Wichtigste Nebenwirkungen	Empfehlung
Hylak N (D/Ö) Lösung Stoffwechselprodukte von Lactobacillus helveticus (z. B. Milchsäure), Lactose	Keine wesentlichen bekannt	**Möglicherweise zweckmäßig bei** akuten Durchfallerkrankungen. Wegen geringer Schädlichkeit vertretbar bei chronischen Durchfällen zur Beeinflussung der Darmflora durch Milchsäure und Milchzucker (Lactose).
Hylak Plus (D) Lösung Stoffwechselprodukte von Lactobacillus helveticus (z. B. Milchsäure), L. acidophilus, Lactose	Keine wesentlichen bekannt	**Möglicherweise zweckmäßig bei** akuten Durchfallerkrankungen. Wegen geringer Schädlichkeit vertretbar bei chronischen Durchfällen zur Beeinflussung der Darmflora durch Milchsäure und Milchzucker (Lactose).
Imodium/ N/ Lingual (D/Ö) Kaps., Lösung, Plättchen (D), Saft (Ö) Loperamid *Rezeptpflichtig*	Mundtrockenheit, Verstopfung	**Therapeutisch zweckmäßig nur bei** schweren, akuten Durchfallerkrankungen, wenn eine ausreichende Flüssigkeitszufuhr nicht gewährleistet ist und eine schwere Infektion ausgeschlossen werden kann. In Ausnahmefällen bei chronischen Durchfallerkrankungen vertretbar.
Imodium akut (D) Kaps. Loperamid	Mundtrockenheit, Verstopfung	**Therapeutisch zweckmäßig nur bei** schweren, akuten Durchfallerkrankungen, wenn eine ausreichende Flüssigkeitszufuhr nicht gewährleistet ist und eine schwere Infektion ausgeschlossen werden kann. In Ausnahmefällen bei chronischen Durchfallerkrankungen vertretbar.
Imodium akut plus (D) Kautabl. Loperamid, Dimeticon	Mundtrockenheit, Verstopfung	**Therapeutisch zweckmäßig nur bei** schweren, akuten Durchfallerkrankungen, wenn eine ausreichende Flüssigkeitszufuhr nicht gewährleistet ist und eine schwere Infektion ausgeschlossen werden kann. In Ausnahmefällen bei chronischen Durchfallerkrankungen vertretbar. Der therapeutische Nutzen vom Entschäumungsmittel Dimeticon ist zweifelhaft.

Präparat	Wichtigste Nebenwirkungen	Empfehlung
Kaoprompt H (D) Suspension Kaolin, Pektin	Vermehrter Salz- und Wasserverlust, Verminderung der Aufnahme von Arzneimitteln möglich	**Wenig zweckmäßig** Kombination von Quellmittel (Pektin) mit Adsorptionsmittel (Kaolin). Therapeutische Wirksamkeit zweifelhaft. Ausreichende Salz- und Wasserzufuhr ist erforderlich.
Kohle Compretten (D) Tabl. Medizinische Kohle	Verminderung der Aufnahme anderer Arzneimittel	**Wenig zweckmäßig zur** Behandlung von Durchfall. Adsorptionsmittel z. B. für Giftstoffe. Therapeutische Wirksamkeit bei Durchfall zweifelhaft. Vertretbar wegen geringer Schädlichkeit.
Kohle Hevert (D) Tabl. Medizinische Kohle	Verminderung der Aufnahme anderer Arzneimittel	**Wenig zweckmäßig zur** Behandlung von Durchfall. Adsorptionsmittel z. B. für Giftstoffe. Therapeutische Wirksamkeit bei Durchfall zweifelhaft. Vertretbar wegen geringer Schädlichkeit.
Lopedium/ Iso/ Lösung/ T (D) Kaps., Brausetabl., Lösung, Tabl. **Loperamid von ct** (D) Kaps., Lösung **Loperamid Heumann** (D) Kaps., Lösung **Loperamid-ratiopharm** (D) Filmtabl., Lösung **Loperamid Stada** (D) Kaps., Lösung **Loperhoe** (D) Tabl. Loperamid *Rezeptpflichtig*	Mundtrockenheit, Verstopfung	**Therapeutisch zweckmäßig nur bei** schweren, akuten Durchfallerkrankungen, wenn eine ausreichende Flüssigkeitszufuhr nicht gewährleistet ist und eine schwere Infektion ausgeschlossen werden kann. In Ausnahmefällen bei chronischen Durchfallerkrankungen vertretbar.
Milupa GES Glucose Elektr. (D) Pulver Glukose, Natriumchlorid, Kaliumchlorid, Natriumcitrat *Rezeptpflichtig*	Keine wesentlichen zu erwarten, aber Vorsicht bei Nierenschäden	**Therapeutisch zweckmäßig zur** Ergänzung des Salz- und Flüssigkeitsverlustes bei Durchfallerkrankungen.

Präparat	Wichtigste Nebenwirkungen	Empfehlung
Mutaflor (D/Ö) Kaps., Suspension (D), Kinderkaps. (Ö) Escherichia coli (lebensfähig) *Rezeptpflichtig (Ö)*	Magen-Darm-Störungen (z. B. Blähungen). Vorsicht bei bestehenden Erkrankungen im Magen-Darm-Bereich. Nicht bei akuten Entzündungen der Gallenblase oder der Bauchspeicheldrüse verwenden	**Abzuraten** Die therapeutische Wirksamkeit bei den vom Hersteller angegebenen Anwendungsgebieten (Dickdarmentzündung, Durchfall) ist zweifelhaft. Gefahr, dass Antibiotika-Resistenzen durch Coli-Bakterien übertragen werden.
Myrrhinil-Intest (D) Drag. Myrrhe, Kaffekohle, Extr. Chamomillae *Rezeptpflichtig (Ö)*	Keine wesentlichen bekannt	**Wenig zweckmäßig** Pflanzliches Mittel. Therapeutische Wirksamkeit zweifelhaft. Kombination von medizinischer Kohle mit entzündugshemmendem Kamillenextrakt und Myrrhe.
Normolyt für Kinder (Ö) Pulver Glukose, Natriumchlorid, Kaliumchlorid, Natriumcitrat *Rezeptpflichtig*	Keine wesentlichen zu erwarten, aber Vorsicht bei Nierenschäden	**Therapeutisch zweckmäßig zur** Ergänzung des Salz- und Flüssigkeitsverlustes bei Durchfallerkrankungen.
Omniflora (Ö) Kaps. Gefriergetrocknete Reinkulturen von Bakterien (Lactobact. acidophilum, Lactobact. bifidum, Escherichia coli)	Magen-Darm-Störungen (z. B. Blähungen). Allergien. Vorsicht bei bestehenden Erkrankungen im Magen-Darm-Bereich. Nicht bei akuten Entzündungen der Gallenblase oder der Bauchspeicheldrüse verwenden	**Abzuraten** bei akuten Durchfallerkrankungen, weil die Gefahr besteht, dass durch lebensfähige Coli-Bakterien Antibiotika-Resistenzen übertragen werden.
Omniflora N (D) Kaps. Gefriergetrocknete Reinkulturen von Bakterien (Lactobact. gasseri, Lactobact. bifidum)	Keine wesentlichen zu erwarten	**Möglicherweise zweckmäßig bei** akuten Durchfallerkrankungen. Wegen geringer Schädlichkeit vertretbar bei chronischen Durchfällen zur Beeinflussung der Darmflora.
Oralpädon (D) Pulver Glukose, Natriumchlorid, Kaliumchlorid, Natriumhydrogencitrat	Keine wesentlichen zu erwarten, aber Vorsicht bei Nierenschäden	**Therapeutisch zweckmäßig zur** Ergänzung des Salz- und Flüssigkeitsverlustes bei Durchfallerkrankungen.

Präparat	Wichtigste Nebenwirkungen	Empfehlung
Pentasa/ Sachet/ Klysma/ Suppositorien (D/Ö) Retardtabl., Retardgranulat, Zäpfchen, Klysma Mesalazin *Rezeptpflichtig*	Allergische Reaktionen (Hauterscheinungen, Fieber, Bronchospasmen). Blutschäden	**Therapeutisch zweckmäßig bei** bestimmten entzündlichen Veränderungen im Magen-Darm-Kanal wie z. B. Colitis ulcerosa, Morbus Crohn. Zäpfchen, Klysma: zweckmäßig bei bestimmten entzündlichen Veränderungen im Dickdarm.
Perenterol/ forte (D) Kaps., Pulver Saccharomyces boulardii	Selten Allergien	**Möglicherweise zweckmäßig bei** akuten Durchfallerkrankungen. Wegen geringer Schädlichkeit vertretbar bei chronischen Durchfällen zur Beeinflussung der Darmflora.
Perocur forte (D) Kaps. Saccharomyces boulardii	Selten Allergien	**Möglicherweise zweckmäßig bei** akuten Durchfallerkrankungen. Wegen geringer Schädlichkeit vertretbar bei chronischen Durchfällen zur Beeinflussung der Darmflora.
Salazopyrin (Ö) Filmtabl., Tabl., Zäpfchen Sulfasalazin *Rezeptpflichtig*	Lebensbedrohliche Blutschäden möglich. Allergische Erscheinungen: Hautausschläge, Juckreiz, auch sehr schwere Formen möglich; Leberschäden, Nierenschäden	**Therapeutisch zweckmäßig bei** bestimmten entzündlichen Veränderungen im Magen-Darm-Kanal, wie z. B. Colitis ulcerosa, Morbus Crohn. Zäpfchen: zweckmäßig bei bestimmten entzündlichen Veränderungen im Dickdarm.
Salofalk (D/Ö) Tabl., Filmtabl., Zäpfchen, Klysma Mesalazin *Rezeptpflichtig*	Allergische Reaktionen (Hauterscheinungen, Fieber, Bronchospasmen). Blutschäden	**Therapeutisch zweckmäßig bei** bestimmten entzündlichen Veränderungen im Magen-Darm-Kanal wie z. B. Colitis ulcerosa, Morbus Crohn. Zäpfchen, Klysma: zweckmäßig bei bestimmten entzündlichen Veränderungen im Dickdarm.
Santax S (D) Kaps. Trockenhefe aus Saccharomyces boulardii	Selten Allergien	**Möglicherweise zweckmäßig bei** akuten Durchfallerkrankungen. Wegen geringer Schädlichkeit vertretbar bei chronischen Durchfällen zur Beeinflussung der Darmflora.

Präparat	Wichtigste Nebenwirkungen	Empfehlung
Symbioflor II (D/Ö) Tropfen Lebende und tote Bakterien (Escherichia coli)	Magen-Darm-Störungen. Vorsicht bei bestehenden Erkrankungen im Magen-Darm-Bereich. Nicht bei akuten Entzündungen der Gallenblase oder der Bauchspeicheldrüse verwenden	**Abzuraten** bei akuten Durchfallerkrankungen, weil die Gefahr besteht, dass damit Antibiotika-Resistenzen übertragen werden.
Tannacomp (D) Filmtabl. Tanninalbuminat, Ethacridinlactat	Magenreizung, selten allergische Erscheinungen	**Abzuraten** Wenig sinnvolle Kombination von zusammenziehend (adstringierend) wirkendem Tannin (Gerbsäureverbindung) mit Desinfektionsmittel (Ethacridinlactat). Therapeutische Wirksamkeit zweifelhaft.
Uzara (D) Drag., Saft, Tropfen Extrakt aus Uzarawurzel (standardisiert)	Bei Einhaltung der Dosierungsvorschrift keine wesentlichen zu erwarten. Lösung enthält Alkohol	**Möglicherweise zweckmäßig** Enthält Inhaltsstoff mit hemmender Wirkung auf die Darmbewegungen und verengender Wirkung auf Gefäße.

13.4. Mittel gegen Übelkeit, Schwindel, Erbrechen, Reisekrankheiten

Übelkeit, Schwindel und Erbrechen sind von ihrem Mechanismus und Ursprung her keine eigenen Krankheiten. Sie können durch passive Bewegungen des Körpers (Seekrankheit, Reisekrankheit), durch Erkrankungen (z. B. Migräne), durch Vergiftungen (z. B. verdorbene Nahrungsmittel), aber auch durch Medikamente (z. B. Krebsmittel) hervorgerufen werden. Auch bei Schwangerschaft oder durch Aufenthalt in großen Höhen (Bergkrankheit) können diese Beschwerden auftreten.

Erbrechen kann ein schützender Reflex sein, um unverdauliche oder giftige Stoffe auszuscheiden, bevor größere Mengen davon in den Magen, den Darm und die Blutbahn gelangen. In diesem Fall ist die Unter-

drückung des Brechreizes durch Medikamente möglicherweise sogar gefährlich.
Erbrechen ist aber auch oft eine typische Nebenwirkung bestimmter Arzneimittel (z. B. Krebsmittel, Herzglykoside, Alkaloide), bestimmter Behandlungsmethoden (z. B. Strahlentherapie) oder kann eine Folge von Gehirnerkrankungen sein.

Übelkeit und Erbrechen als Nebenwirkung medizinischer Behandlungen

Durch *Strahlentherapie* oder *Krebsmittel* verursachte typische Nebenwirkungen wie Übelkeit und Brechreiz können meist wirksam mit den Wirkstoffen Metoclopramid (enthalten z. B. in *Gastronerton, Gastrosil, MCP-ratiopharm, Paspertin*, siehe auch Kapitel 13.1.: Mittel gegen Magen-Darm-Geschwüre, Gastritis und Sodbrennen) oder Domperidon (enthalten z. B. in *Motilium*) wirksam behandelt werden. Allerdings können diese Mittel selbst wieder schwere Nebenwirkungen verursachen, vor allem Muskelverkrampfungen im Kopf-, Hals- und Schulterbereich. Bei Kindern und jungen Erwachsenen sollten diese Mittel wegen des erhöhten Risikos deshalb nicht oder nur in Ausnahmefällen verwendet werden. Neuerdings wird auch häufig der Wirkstoff Ondansetron (enthalten z. B. in *Zofran*) verwendet, weil er in bestimmten Fällen wirksamer ist als Metoclopramid. Nachteile von Ondansetron: Dieses Mittel kann selbst sehr viele unterschiedliche Nebenwirkungen verursachen und ist extrem teuer – es sollte deshalb nur in der Krebsbehandlung eingesetzt werden. Bei anderen Ursachen von Übelkeit und Erbrechen – z. B. bei Migräne – hat Ondansetron keine Vorteile gegenüber anderen Medikamenten.
Die illegale Rauschdroge Marihuana (siehe Kapitel 20) gilt ebenfalls als wirksames Mittel zur Behandlung von schwerem Erbrechen bei Krebstherapien. In den USA haben sich deshalb namhafte Mediziner für die Verwendung von Marihuana bei Krebstherapien ausgesprochen und in Australien darf diese Droge bei Bedarf von Ärzten verschrieben werden. In Deutschland und Österreich gibt es diese Möglichkeit noch nicht.

Übelkeit und Erbrechen bei Migräne

Bei Migräneanfällen sind so genannte Antihistaminika – z. B. die Wirkstoffe Dimenhydrinat (enthalten in *Vertigo Vomex S, Vertirosan, Vomacur, Vomex A*), Diphenhydramin (enthalten in *Emesan*) oder

Flunarizin (enthalten in *Sibelium*) – üblicherweise nicht ausreichend wirksam.

Zweckmäßig sind Mittel zur Beeinflussung der Magenfunktion (so genannte Prokinetika) wie Metoclopramid (enthalten z. B. in *Cerucal, Gastronerton, Gastrosil, MCP AL, MCP beta, MCP Hexal, MCP-Isis, MCP-ratiopharm, MCP Stada, MCP von ct, Paspertin*) oder Domperidon (enthalten z. B. in *Motilium*). Mittel, die den Wirkstoff Cisaprid enthalten (z. B. in Österreich *Prepulsid*), wurden in Deutschland wegen lebensbedrohlicher Nebenwirkungen am Herzen aus dem Handel gezogen.

Schwangerschaftserbrechen

Übelkeit und Erbrechen sind bei Frauen oft erste Anzeichen einer Schwangerschaft. Oft wirken schon Hausmittel wie Essen von trockenem Brot oder kalten Kartoffeln. Die Einnahme von Arzneimitteln ist nur gerechtfertigt, wenn durch das Erbrechen der Verlust an Mineralsalzen, Magensäure und Wasser zu groß wird. Bei fast allen gegen Erbrechen eingesetzten Mitteln kann der Verdacht nicht ausgeschlossen werden, dass sie möglicherweise den Embryo schädigen.

Erbrechen bei Säuglingen sollte nur in begründeten Fällen behandelt werden. Das Ausspeien von bis zu 20 Milliliter nach dem Trinken ist normal und gilt nicht als behandlungsbedürftig.

Reisekrankheit

Manche Menschen leiden beim Reisen unter Übelkeit, Schwindel und Erbrechen – das sind die Auswirkungen schneller, unkontrollierbarer Bewegungsveränderungen auf das Gleichgewichtsorgan im Ohr.

Eine oft gute Wirkung bei Reisekrankheiten haben Hausmittel wie das In-der-Hand-Halten einer rohen Kartoffel oder das Essen von trockenem Brot oder die Konzentration der Aufmerksamkeit auf die Horizontlinie.

Als Medikamente gegen die Reisekrankheit werden meist so genannte Antihistaminika verwendet, und zwar die Wirkstoffe Cyclizin (enthalten in *Echnatol*), Dimenhydrinat (enthalten in *Reisegold Tabs, Reisetabletten Stada, Superpep, Travel-Gum, Vertigo Vomex, Vertirosan, Vomacur, Vomex A*) oder Diphenhydramin (enthalten in *Emesan*).

Alle diese Mittel haben einen dämpfenden Effekt und sollten auf keinen Fall eingenommen werden, wenn man selbst Auto fährt. Der Wirkstoff Cyclizin (enthalten in *Echnatol*) wirkt im Vergleich zu den ande-

ren Wirkstoffen weniger dämpfend, ist jedoch nur in Österreich erhältlich, nicht in Deutschland.
Weitere Nebenwirkungen von Antihistaminika können sein: Störungen des Magen-Darm-Trakts, Kopfschmerzen, Mundtrockenheit, Alpträume, Schwierigkeiten beim Wasserlassen. Bei Kindern kann eine Überdosierung zu Krämpfen führen.
Kombinationspräparate (z. B. *Arlevert, Diligan, Echnatol B6, Reisegold Dragees, Reisegold, Vertirosan B6*), welche außer Antihis-taminika noch andere Inhaltsstoffe wie Coffein, Cinnarin, Nikotinsäure, Vitamin B_6 oder Chlortheophyllin enthalten, sind nicht sinnvoll. Coffein soll beispielsweise die schläfrig machende Wirkung der Antihistaminika ausgleichen. Dies gelingt jedoch nur unzureichend, weil der Wirkungseintritt der beiden Inhaltsstoffe zeitlich verschieden ist.

Schwindel (z. B. Ménière'sche Krankheit)

Gleichgewichtsstörungen können entweder durch Störungen des Nervensystems, des Labyrinths im Innenohr oder durch Durchblutungsstörungen verursacht werden. Auch Medikamente (z. B. Aminoglykosid-Antibiotika, Mittel gegen hohen Blutdruck und Neuroleptika) können zu Schwindelzuständen führen.
Die *Ménière'sche Krankheit* geht meist mit Schwindel, Ohrenklingen und Schwerhörigkeit einher und wird von einem Druckanstieg in der Gehörschnecke verursacht.
Zur Behandlung wird der Wirkstoff Betahistin (z. B. *Aequamen, Betahistin-ratiopharm, Betahistin Stada, Betaserc, Vasomotal*) verwendet, der sich zur Kurzzeitbehandlung von Schwindelzuständen bewährt hat. Ein Nachweis der Wirksamkeit zur Dauerbehandlung der Ménière'schen Krankheit steht jedoch noch aus.
Schwindelzustände können mit Antihistaminika (z. B. *Echnatol*, siehe auch Kapitel 6.1.: Mittel gegen Allergien) und in bestimmten Fällen mit Diazepam (z. B. *Valium*, siehe auch Kapitel 2.2.: Beruhigungsmittel) behandelt werden.
Sulpirid (enthalten z. B. in *vertigo-neogamma*), ein Neuroleptikum (siehe Kapitel 2.5.), ist wegen der Nebenwirkungen nicht geeignet zur Behandlung der Ménière'schen Krankheit. Es können Zyklusstörungen, Störungen der Milchdrüsen und Brustbildung beim Mann auftreten.
Ein häufig verwendetes Mittel gegen Schwindelzustände ist auch das Homöopathikum *Vertigoheel*. Da gerade bei Schwindelzuständen Placebos (Scheinmedikamente ohne Wirkstoff) oder auch manche Haus-

mittel häufig eine verblüffende Besserung der Beschwerden bewirken, ist es nicht verwunderlich, dass *Vertigoheel* eine Wirksamkeit gegen Schwindel zugeschrieben wird. Die Belege dafür sind zwar sehr umstritten, aber wenn eine positive Wirkung verspürt wird, ist gegen eine Verwendung nichts einzuwenden. Nebenwirkungen sind nicht zu erwarten – dies ist vermutlich der wichtigste Grund für die Beliebtheit von *Vertigoheel* und anderen homöopathischen Medikamenten.

13.4. Mittel gegen Übelkeit, Schwindel, Erbrechen, Reisekrankheiten

Präparat	Wichtigste Nebenwirkungen	Empfehlung
Aequamen (D) Tabl., Retardtabl., Fortetabl. Betahistin *Rezeptpflichtig*	Kopfschmerzen, Wiederauftreten von Magengeschwüren möglich	**Nur zweckmäßig bei** bestimmten Formen von Schwindelzuständen (Ménière'sche Krankheit). Nicht gleichzeitig Antihistaminika einnehmen!
Aristochol N (D) Tropen Tinktur aus Schöllkraut, Schafgarbe, Löwenzahn, Ruhrkrautblüten, Wermutkraut	Leberschädigung und Allergien möglich. Vorsicht: Enthält Alkohol	**Abzuraten** Zweifelhafter therapeutischer Nutzen. Nicht sinnvolle Kombination, unter anderem mit Schöllkraut. Wegen möglicher leberschädigender Wirkung sollte Schöllkraut in Arzneimitteln nicht mehr verwendet werden.
Arlevert (D) Tabl. Dimenhydrinat, Cinnarizin *Rezeptpflichtig*	Müdigkeit, Verwirrtheitszustände, Magen-Darm-Störungen, Kopfschmerzen, Mundtrockenheit, Alpträume, Schwierigkeiten beim Wasserlassen. Bei Kindern kann eine Überdosierung Erregungszustände und Krämpfe auslösen. Blutdruckabfall möglich	**Wenig zweckmäßig** Wenig sinnvolle Kombination von beruhigend wirkendem Antihistaminikum (Dimenhydrinat) mit Cinnarizin.
Betahistin-ratiopharm (D) Tabl. **Betahistin Stada** (D) Tabl. **Betaserc** (Ö) Tabl. Betahistin *Rezeptpflichtig*	Kopfschmerzen, Wiederauftreten von Magengeschwüren möglich	**Nur zweckmäßig bei** bestimmten Formen von Schwindelzuständen (Ménière'sche Krankheit). Nicht gleichzeitig Antihistaminika einnehmen!

Präparat	Wichtigste Nebenwirkungen	Empfehlung
Cerucal (D) Retardkaps., Tropfen, Tabl. Metoclopramid *Rezeptpflichtig*	Müdigkeit, Bewegungsstörungen (Dyskinesien), Hormonstörungen	**Therapeutisch zweckmäßig bei** Übelkeit, Erbrechen und zur Beschleunigung der Entleerung des Magens. Wegen häufigeren Auftretens von Bewegungsstörungen nicht bei Kindern anwenden.
Diligan (D/Ö) Tabl. Meclozin, Hydroxyzin, Ö: zusätzlich Nikotinsäure *Rezeptpflichtig*	Müdigkeit, Magen-Darm-Störungen, Kopfschmerzen, Mundtrockenheit, Alpträume, Schwierigkeiten beim Wasserlassen. Bei Kindern kann eine Überdosierung Erregungszustände und Krämpfe auslösen	**Abzuraten** Nicht sinnvolle Kombination von zwei beruhigend wirkenden Antihistaminika (Meclozin, Hydroxyzin) mit einem Inhaltsstoff von zweifelhafter therapeutischer Wirksamkeit (Nikotinsäure).
Echnatol (Ö) Drag. Cyclizin *Rezeptpflichtig*	Müdigkeit, Magen-Darm-Störungen, Kopfschmerzen, Mundtrockenheit, Alpträume, Schwierigkeiten beim Wasserlassen. Bei Kindern kann eine Überdosierung Erregungszustände und Krämpfe auslösen	**Therapeutisch zweckmäßig bei** Übelkeit, Erbrechen oder anderen Symptomen von Bewegungskrankheiten. Cyclizin macht im Vergleich zu anderen Inhaltsstoffen relativ wenig schläfrig.
Echnatol B6 (Ö) Drag. Cyclizin, Vitamin B_6 *Rezeptpflichtig*	Müdigkeit, Magen-Darm-Störungen, Kopfschmerzen, Mundtrockenheit, Alpträume, Schwierigkeiten beim Wasserlassen. Bei Kindern kann eine Überdosierung Erregungszustände und Krämpfe auslösen	**Wenig zweckmäßig** Wenig sinnvolle Kombination von Antihistaminikum (Cyclizin) mit einem Vitamin. Vitamin B_6 trägt in dieser Dosierung wenig zur therapeutischen Wirksamkeit bei und ist daher überflüssig.
Emesan (D) Tabl., Erw.-Zäpfchen, Kinder-Zäpfchen, Säuglings-Zäpfchen Diphenhydramin	Müdigkeit, Magen-Darm-Störungen, Kopfschmerzen, Mundtrockenheit, Alpträume, Schwierigkeiten beim Wasserlassen. Bei Kindern kann eine Überdosierung Erregungszustände und Krämpfe auslösen	**Wenig zweckmäßig** Diphenhydramin ist nicht so gut wirksam wie die Inhaltsstoffe Meclozin oder Cyclizin. Macht relativ stark schläfrig.
Gastronerton (D) Kaps., Lösung, Tabl., Amp. Metoclopramid *Rezeptpflichtig*	Müdigkeit, Bewegungsstörungen (Dyskinesien), Hormonstörungen	**Therapeutisch zweckmäßig bei** Übelkeit, Erbrechen und zur Beschleunigung der Entleerung des Magens. Wegen häufigeren Auftretens von Bewegungsstörungen nicht bei Kindern anwenden.

Präparat	Wichtigste Nebenwirkungen	Empfehlung
Gastrosil (D/Ö) Amp., Lösung, Retardkaps., nur D: Tabl., Retardkaps. mite, Zäpfchen, akut-Tropfen, Tropfen Metoclopramid *Rezeptpflichtig*	Müdigkeit, Bewegungsstörungen (Dyskinesien), Hormonstörungen	**Therapeutisch zweckmäßig bei** Übelkeit, Erbrechen und zur Beschleunigung der Entleerung des Magens. Wegen häufigeren Auftretens von Bewegungsstörungen nicht bei Kindern anwenden.
MCP AL (D) Tabl., Retardkaps., Tropfen **MCP beta** (D) Tropfen **MCP Hexal** (D) Tabl., Tropfen, Injektionslösung **MCP Isis** (D) Tabl., Tropfen **MCP Stada** (D) Tabletten, Tropfen **MCP von ct** (D) Retardkapseln, Tropfen, Zäpfchen, Injektionslösung **MCP-ratiopharm** (D) Tabl., Tropfen, Retardkaps., Zäpfchen, Amp. Metoclopramid *Rezeptpflichtig*	Müdigkeit, Bewegungsstörungen (Dyskinesien), Hormonstörungen	**Therapeutisch zweckmäßig bei** Übelkeit, Erbrechen und zur Beschleunigung der Entleerung des Magens. Wegen häufigeren Auftretens von Bewegungsstörungen nicht bei Kindern anwenden.
Motilium (D/Ö) Filmtabl., Tropfen, Suspension, nur Ö: Zäpfchen Domperidon *Rezeptpflichtig*	Bewegungsstörungen (Dyskinesien), Hormonstörungen (erhöhter Prolaktinspiegel), Hitzegefühl im Gesicht	**Therapeutisch zweckmäßig zur** Behandlung von Übelkeit und Erbrechen, auch verursacht durch Chemotherapien bei Krebserkrankungen. Wegen häufigeren Auftretens von Bewegungsstörungen nicht bei Kindern anwenden.
Paspertin (D/Ö) Amp., Filmtabl., Tropfen, Zäpfchen, Retardkaps. nur Ö: Saft Metoclopramid, Zäpfchen zusätzlich: Polidocanol *Rezeptpflichtig*	Müdigkeit, Bewegungsstörungen (Dyskinesien), Hormonstörungen	**Therapeutisch zweckmäßig bei** Übelkeit, Erbrechen und zur Beschleunigung der Entleerung des Magens. Wegen häufigeren Auftretens von Bewegungsstörungen nicht bei Kindern anwenden.
Prepulsid (Ö) Tabl., Suspension Cisaprid *Rezeptpflichtig*	Hormonstörungen (Hyperprolaktinämie), Durchfall, lebensbedrohliche Herzrhythmusstörungen möglich	**Abzuraten** bei Übelkeit, Erbrechen und zur Beschleunigung der Entleerung des Magens – wegen der Nebenwirkungen.

Präparat	Wichtigste Nebenwirkungen	Empfehlung
Reisetabletten Stada (D) Tabletten Dimenhydrinat	Müdigkeit, Magen-Darm-Störungen, Kopfschmerzen, Mundtrockenheit, Alpträume, Schwierigkeiten beim Harnlassen. Bei Kindern können durch eine Überdosierung Erregungszustände ausgelöst werden. Blutdruckabfall möglich	**Wenig zweckmäßig** Dimenhydrinat ist in der Wirksamkeit deutlich schlechter als z. B. Cyclizin. Macht relativ stark schläfrig.
Reisegold (D) Drag. Diphenhydramin, Coffein, Chlortheophyllin, Vitamin B_6	Müdigkeit, Magen-Darm-Störungen, Kopfschmerzen, Mundtrockenheit, Alpträume, Schwierigkeiten beim Wasserlassen. Bei Kindern kann eine Überdosierung Erregungszustände und Krämpfe auslösen	**Abzuraten** Nicht sinnvolle Kombination von beruhigend wirkendem Antihistaminikum (Diphenhydramin) mit anregend wirkenden Mitteln (Coffein, Chlortheophyllin) und einem Vitamin.
Reisegold (D) Tabs Dimenhydrinat	Müdigkeit, Magen-Darm-Störungen, Kopfschmerzen, Mundtrockenheit, Alpträume, Schwierigkeiten beim Wasserlassen. Bei Kindern kann eine Überdosierung Erregungszustände und Krämpfe auslösen. Blutdruckabfall möglich	**Wenig zweckmäßig** Dimenhydrinat ist in der Wirksamkeit deutlich schlechter als z. B. Cyclizin. Macht relativ stark schläfrig.
Rodavan (D) Drag. Chlorphenoxamin, Chlortheophyllin, Coffein	Müdigkeit, Magen-Darm-Störungen, Kopfschmerzen, Mundtrockenheit, Alpträume, Schwierigkeiten beim Wasserlassen. Bei Kindern kann eine Überdosierung Erregungszustände und Krämpfe auslösen	**Abzuraten** Nicht sinnvolle Kombination von beruhigend wirkendem Stoff (Chlorphenoxamin) z. B. mit anregend wirkendem Mittel (Chlortheophyllin). Coffein soll die dämpfende Wirkung von Chlorphenoxamin ausgleichen. Die Zeit bis zum Wirkungseintritt beider Inhaltsstoffe ist aber unterschiedlich.
Superpep (D) Tabl., Forte-Kaudrag. Dimenhydrinat	Müdigkeit, Magen-Darm-Störungen, Kopfschmerzen, Mundtrockenheit, Alpträume, Schwierigkeiten beim Wasserlassen. Bei Kindern kann eine Überdosierung Erregungszustände und Krämpfe auslösen. Blutdruckabfall möglich	**Wenig zweckmäßig** Dimenhydrinat ist in der Wirksamkeit deutlich schlechter als z. B. Cyclizin. Macht relativ stark schläfrig.

Präparat	Wichtigste Nebenwirkungen	Empfehlung
Travel-Gum (Ö) Kaugummi-Drag. Dimenhydrinat, Aspartame, Sorbit, Saccharin, Glucose, Rohrzucker	Müdigkeit, Magen-Darm-Störungen, Kopfschmerzen, Mundtrockenheit, Alpträume, Schwierigkeiten beim Wasserlassen. Bei Kindern kann eine Überdosierung Erregungszustände und Krämpfe auslösen. Blutdruckabfall möglich	**Wenig zweckmäßig** Dimenhydrinat ist in der Wirksamkeit deutlich schlechter als z. B. Cyclizin. Macht relativ stark schläfrig.
Vasomotal (D) Tabl., Tropfen Betahistin *Rezeptpflichtig*	Kopfschmerzen, Wiederauftreten von Magengeschwüren möglich	**Nur zweckmäßig bei** bestimmten Formen von Schwindelzuständen (Ménière'sche Krankheit). Nicht gleichzeitig Antihistaminika einnehmen!
Vertigoheel (D) Tropfen, Tabl., Amp. Cocculus, Conium, Ambra, Petroleum in homöopathischer Verdünnung	Keine wesentlichen zu erwarten. Achtung: Tropfen enthalten Alkohol	**Homöopathisches Mittel** Therapeutische Wirksamkeit zweifelhaft, aber vertretbar, wenn die Einnahme als wirksam empfunden wird.
Vertigo-neogam (D) Tabl., Fortetabletten, Injektionslösung Sulpirid	Einschränkung des Reaktionsvermögens, Zittern, Unruhe, Krämpfe, Impotenz, Regelstörungen, Störungen der Milchdrüsen, Brustbildung beim Mann. Auch: Erregungszustände, Leberschäden	**Abzuraten** Dieses Medikament wird auch zur Behandlung schwerer psychischer Störungen verwendet. Bei Schwindel umstrittener Nutzen. Schwere Nebenwirkungen möglich.
Vertigo Vomex (D) SR-Retardkaps., S-Zäpfchen Dimenhydrinat	Müdigkeit, Magen-Darm-Störungen, Kopfschmerzen, Mundtrockenheit, Alpträume, Schwierigkeiten beim Wasserlassen. Bei Kindern kann eine Überdosierung Erregungszustände und Krämpfe auslösen. Blutdruckabfall möglich	**Wenig zweckmäßig** Dimenhydrinat ist in der Wirksamkeit deutlich schlechter als z. B. Cyclizin. Macht relativ stark schläfrig.
Vertirosan (Ö) Amp., Drag., Tropfen, Zäpfchen, Kinderzäpfchen Dimenhydrinat *Rezeptpflichtig*	Müdigkeit, Magen-Darm-Störungen, Kopfschmerzen, Mundtrockenheit, Alpträume, Schwierigkeiten beim Wasserlassen. Bei Kindern kann eine Überdosierung Erregungszustände und Krämpfe auslösen. Blutdruckabfall möglich	**Wenig zweckmäßig** Dimenhydrinat ist in der Wirksamkeit deutlich schlechter als z. B. Cyclizin. Macht relativ stark schläfrig.

Präparat	Wichtigste Nebenwirkungen	Empfehlung
Vertirosan B6 (Ö) Manteldrag., Zäpfchen Dimenhydrinat, Vitamin B_6 *Rezeptpflichtig*	Müdigkeit, Magen-Darm-Störungen, Kopfschmerzen, Mundtrockenheit, Alpträume, Schwierigkeiten beim Wasserlassen. Bei Kindern kann eine Überdosierung Erregungszustände und Krämpfe auslösen. Blutdruckabfall möglich	**Wenig zweckmäßig** Wenig sinnvolle Kombination von beruhigend wirkendem Antihistaminikum (Dimenhydrinat) mit Vitamin B_6. Dimenhydrinat ist in der Wirksamkeit deutlich schlechter als z. B. Cyclizin. Macht relativ stark schläfrig.
Vomacur (D) Filmtabl., Zäpfchen Dimenhydrinat	Müdigkeit, Magen-Darm-Störungen, Kopfschmerzen, Mundtrockenheit, Alpträume, Schwierigkeiten beim Wasserlassen. Bei Kindern kann eine Überdosierung Erregungszustände und Krämpfe auslösen. Blutdruckabfall möglich	**Wenig zweckmäßig** Dimenhydrinat ist in der Wirksamkeit deutlich schlechter als z. B. Cyclizin. Macht relativ stark schläfrig.
Vomex A (D) Zäpfchen, Fortezäpfchen für Kinder, Retardkapseln, Drag. N, Depotdrag., Sirup, Amp. Dimenhydrinat	Müdigkeit, Magen-Darm-Störungen, Kopfschmerzen, Mundtrockenheit, Alpträume, Schwierigkeiten beim Wasserlassen. Bei Kindern kann eine Überdosierung Erregungszustände und Krämpfe auslösen. Blutdruckabfall möglich	**Wenig zweckmäßig** Dimenhydrinat ist in der Wirksamkeit schlechter als z. B. Cyclizin. Macht relativ stark schläfrig.
Zofran (D/Ö) Filmtabl., Lösung, Amp. Ondansetron *Rezeptpflichtig*	Kopfschmerzen, Verstopfung, Herzrhythmusstörungen, Angina pectoris	**Therapeutisch zweckmäßig zur** Behandlung von Übelkeit und Erbrechen, besonders bei Auslösung durch Zytostatika.

13.5. Mittel gegen sonstige Magen-Darm-Beschwerden

Viele – nach einzelnen Studien bis zur Hälfte der Patienten –, die wegen Magen-Darm-Beschwerden einen Arzt aufsuchen, haben keine eindeutigen organischen Leiden. Falsche Ernährung und psychischer Stress begünstigen das Entstehen solcher Beschwerden. Medikamente helfen in solchen Fällen meist nicht. Eine sinnvolle Behandlung sollte sich auf eine Änderung der Ernährungsgewohnheiten, ausreichende Bewegung und eventuell Entspannungsübungen (z. B. autogenes Training) beschränken.

Gegen Völlegefühl, Blähungen, Verdauungsstörungen oder ganz einfach Appetitlosigkeit wird eine Fülle von Arzneimitteln angepriesen. Meist handelt es sich um problematische Kombinationsmittel aus verschiedensten Stoffen.

Mittel gegen Blähungen

Beschwerden wie Blähungen, Druck- oder Völlegefühl sind oft Zeichen eines vermehrten Gasgehalts im Magen-Darm-Trakt, können aber auch seelische Ursachen haben.
Die meisten dagegen angebotenen Mittel enthalten die Wirkstoffe Dimeticon oder Simeticon (z. B. *Enzym Lefax, Enzym Lefax Forte, Espumisan, Helopanflat, Lefax, Lefaxin, Meteozym, sab simplex*). Diese sollen die Oberflächenspannung herabsetzen und dadurch gasmindernd wirken. Die amerikanische Arzneimittelbehörde bezweifelt den Nutzen dieser Präparate. In klinischen Untersuchungen stellte sich heraus, dass Simethicon (enthalten z. B. in *Enzym Lefax, Helopanflat, Lefax, Lefaxin, Meteozym, sab simplex*) bei Kindern nicht besser wirkt als ein Placebo (= Scheinarzneimittel ohne Wirkstoff).
Andere Präparate enthalten verschiedene Geschmacks- und Geruchsstoffe, pflanzliche Inhaltsstoffe und ätherische Öle mit möglicherweise krampflösender Wirkung – so genannte Karminativa (z. B. *Carminativum-Hetterich N, Carvomin forte, Dreierlei Tropfen, Gastritol, Gastro vegetalin, Montana, Pankreaplex Neu, Pepsin-Wein Blücher Schering*).
Bei manchen dieser Mittel handelt es sich im Grunde genommen um Kräuterschnäpse.
Vorsicht: Säuglingen und Kleinkindern sollte man gegen Blähungen keine Tropfen geben, die Alkohol enthalten.
Die verschiedenen *Teemischungen* gegen Verdauungsbeschwerden enthalten meist Fenchel, Salbei, Schafgarbe, Melisse und andere Kräuter – es handelt sich dabei um traditionelle, sinnvolle Hausmittel gegen leichte Verdauungsbeschwerden.
Bei Flaschenkindern, die an Säuglingskoliken leiden, ist ein Verzicht auf Kuhmilch-Eiweiß meist wirksam. Da Proteine der Kuhmilch auch in die Muttermilch übergehen können, lohnt sich ein Verzicht auf Kuhmilch unter Umständen auch bei stillenden Müttern. Statt der potentiell allergisierenden Sojaprodukte sind hypoallergene Eiweißersatzstoffe vorzuziehen.

Mittel mit Verdauungsenzymen

Den von den Herstellern behaupteten Nutzen von Enzymprodukten bei Magen-Darm-Störungen beschreibt die Arzneimittelkommission der Deutschen Ärzteschaft so:
»Die Häufigkeit der Einnahme von Enzympräparaten steht im umgekehrten Verhältnis zur medizinischen Indikation. Sie werden bei Verdauungsbeschwerden gegeben, obwohl nur bei Enzymmangel der Einsatz gerechtfertigt ist.«
Sie seien nahezu ideale Placebos – wirken nicht, werden vom Körper nicht aufgenommen und haben keine Nebenwirkungen. Es gibt ein einziges sinnvolles Anwendungsgebiet für solche Mittel und auch nur für solche Produkte, die Enzyme der Bauchspeicheldrüse enthalten (z. B. *Kreon, Ozym, Pangrol, Pankreon, Panzytrat*): Beim Ausfall von mehr als achtzig Prozent der von der Bauchspeicheldrüse abgesonderten Verdauungssäfte (z. B. bei chronischer Bauchspeicheldrüsenentzündung). Diese Mittel sind ungeeignet zum Ausgleich für überreiche oder zu fette Mahlzeiten, weil sie notwendige Lipaseaktivität kaum steigern.
Wenn viele Konsumenten dennoch eine Wirkung verspüren, ist das auf den so genannten Placebo-Effekt zurückzuführen – aus vielen Untersuchungen weiß man, dass sich bei etwa jedem zweiten Patienten die Verdauungsbeschwerden durch die Einnahme eines beliebigen Mittels bessern, und zwar auch dann, wenn überhaupt kein Wirkstoff enthalten ist.

13.5. Mittel gegen sonstige Magen-Darm-Beschwerden

Präparat	Wichtigste Nebenwirkungen	Empfehlung
Carminativum-Hetterich N (D) Tropfen Alkoholischer Auszug aus Kamille, Pfefferminze, Kümmel, Fenchel, Pomeranzenschale	Lichtüberempfindlichkeit. Enthält Alkohol	**Wenig zweckmäßig bei** den vom Hersteller angegebenen Anwendungsgebieten (Blähungen, Verstopfung). Enthält Stoffe (ätherische Öle) mit stuhlerweichender Wirkung. Therapeutische Wirksamkeit zweifelhaft.

Präparat	Wichtigste Nebenwirkungen	Empfehlung
Carminativum-Pascoe (D) Tropfen Alkoholischer Auszug aus Pfefferminze, Kümmel	Keine wesentlichen zu erwarten. Enthält Alkohol	**Wenig zweckmäßig bei** den vom Hersteller angegebenen Anwendungsgebieten (Dyspeptische Beschwerden mit leichten Krämpfen, Blähungen, Völlegefühl). Enthält Stoffe (ätherische Öle) mit stuhlerweichender Wirkung. Therapeutische Wirksamkeit zweifelhaft.
Carvomin forte (D) Lösung Alkoholischer Auszug aus Angelikawurzeln, Benediktenkraut, Pfefferminze	Allergien, Lichtüberempfindlichkeit. Enthält Alkohol	**Wenig zweckmäßig bei** den vom Hersteller angegebenen Anwendungsgebieten (z. B. krampfartige Magen-Darm-Beschwerden, Übelkeit, Blähungen). Pflanzliches Mittel. Enthält Bitterstoffe und ätherische Öle mit stuhlerweichender Wirkung. Therapeutische Wirksamkeit zweifelhaft.
Carvomin Magentropfen mit Pomeranze (D) Lösung Alkoholischer Auszug aus Pomeranzenschalen	Lichtüberempfindlichkeit. Enthält Alkohol	**Wenig zweckmäßig bei** den vom Hersteller angegebenen Anwendungsgebieten (Völlegefühl, Blähungen). Enthält Stoffe (ätherische Öle) mit stuhlerweichender Wirkung. Therapeutische Wirksamkeit zweifelhaft.
Ceolat comp. (Ö) Kautabl. Dimeticon, Metoclopramid *Rezeptpflichtig*	Müdigkeit, Bewegungsstörungen (Dyskinesien), Hormonstörungen	**Abzuraten** bei dem vom Hersteller angegebenen Anwendungsgebiet (Meteorismus). Therapeutische Wirksamkeit zweifelhaft. Wenig sinnvolle Kombination von Entschäumungsmittel (Dimeticon) mit Mittel bei Erbrechen und Magenstörungen (Metoclopramid).
Digestif Rennie (Ö) Tabl. Pankreatin, Papayotin, Calciumcarbonat, Magnesiumcarbonat	Vorsicht bei Nierenschäden. Bei Überdosierung Durchfall möglich	**Wenig zweckmäßig bei** den vom Hersteller angegebenen Anwendungsgebieten (Verdauungsstörungen). Kombination von säurebindenden Mitteln mit Verdauungsenzymen.

Präparat	Wichtigste Nebenwirkungen	Empfehlung
Dreierlei-Tropfen (D) Tropfen Alkoholischer Auszug aus Baldrian, Minzöl	Müdigkeit. Tropfen enthalten Alkohol	**Wenig zweckmäßig bei** den vom Hersteller angegebenen Anwendungsgebieten (Völlegefühl, Blähungen). Enthält Stoffe (ätherische Öle) mit beruhigender Wirkung. Therapeutische Wirksamkeit zweifelhaft.
Enzym Lefax (D) Kautabl. Simethicon, Pankreatin	Allergien möglich	**Wenig zweckmäßig bei** den vom Hersteller angegebenen Anwendungsgebieten (Blähungen, Völlegefühl bei Enzymmangel). Wenig sinnvolle Kombination mit Entschäumungsmittel (Simeticon).
Enzym Lefax Forte (D) Kapseln Dimeticon, Pankreatin	Allergien möglich. Bei hohen Dosierungen Schleimhautreizungen möglich	**Therapeutisch zweckmäßig zur** ergänzenden Behandlung bei verminderter Funktion der Bauchspeicheldrüse (Substitution bei Pankreasinsuffizienz). Der therapeutische Nutzen von Dimeticon ist zweifelhaft.
Enzynorm forte (D/Ö) Drag. Proteinasen, Aminosäuren, Salzsäure	Magen-Darm-Störungen	**Wenig zweckmäßig** Enthält unter anderem eiweißspaltendes Verdauungsenzym (Pepsin), dessen Wirkung für eine normale Verdauung nicht notwendig ist.
Espumisan/ Emulsion/ Perlen (D) Emulsion, Kaps. Dimeticon	Keine wesentlichen zu erwarten	**Wenig zweckmäßig bei** den vom Hersteller angegebenen Anwendungsgebieten (Blähungen). Vertretbar zur Verminderung störender Darmgase bei Röntgenuntersuchungen. Therapeutischer Nutzen von Dimeticon ist zweifelhaft.
Gastritol Dr. Klein (D) Tropfen Alkoholischer Auszug aus Pflanzen u. a. Johanniskraut, Kamille, Süßholz	Lichtüberempfindlichkeit. Problematische Wechselwirkungen mit bestimmten Arzneimitteln wie z. B. Calciumantagonisten. Enthält Alkohol	**Abzuraten** Therapeutische Wirksamkeit zweifelhaft bei den vom Hersteller angegebenen Anwendungsgebieten (Gastritis, Ulcus, Blähungen).

Präparat	Wichtigste Nebenwirkungen	Empfehlung
Gastrovegetalin (D) Kaps., Lösung Melissenblätter-trockenextrakt	Keine wesentlichen zu erwarten	**Naturheilmittel** Pflanzliches Mittel. Therapeutische Wirksamkeit zweifelhaft.
Helo-acid (Ö) Drag. Zitronensäure, Weinsäure, Milchsäure, Pepsin	Keine wesentlichen zu erwarten	**Wenig zweckmäßig** Enthält unter anderem eiweißspaltendes Verdauungsenzym (Pepsin), dessen Wirkung für eine normale Verdauung nicht notwendig ist.
Helopanflat (Ö) Drag. Pankreatin (Protease, Amylase, Lipase), Simethicon	Allergien möglich	**Wenig zweckmäßig bei** den vom Hersteller angegebenen Anwendungsgebieten (Blähungen). Wirksamkeit zweifelhaft. Wenig sinnvolle Kombination mit Entschäumungsmittel (Simeticon).
Helopanzym (Ö) Drag. Pankreatin (Protease, Amylase, Lipase), Pepsin	Allergien möglich	**Wenig zweckmäßig bei** den vom Hersteller angegebenen Anwendungsgebieten (Fermentmangel im Magen und Darm). Zur ergänzenden Behandlung bei verminderter Funktion der Bauchspeicheldrüse (Substitution bei exkretorischer Pankreasinsuffizienz) nicht geeignet. Pepsin ist überflüssig, kann die zugeführten Pankreasenzyme schädigen.
Heumann Magentee Solu-Vetan novo (D) Tee, tassenfertig Trockenextrakt aus Süßholzwurzel und Pfefferminzblättern, Pfefferminzöl	Störungen des Salz- und Wasserhaushaltes. Vorsicht bei Nierenschäden. Nicht in der Schwangerschaft anwenden	**Wenig zweckmäßig bei** den vom Hersteller angegebenen Anwendungsgebieten wie z. B. Magen-Darm-Geschwüren.
H+S Fencheltee (D) **H+S Melissentee** (D) **H+S Pfefferminztee** (D) **H+S Salbeitee** (D) **H+S Schafgarbentee** (D)	Keine wesentlichen zu erwarten	**Naturheilmittel** Vertretbar bei leichten Magen-Darm-Beschwerden.
H+S Magen- und Darmtee mild (D) Tee Kamille, Schafgarbe, Fenchel, Kümmel, Anis	Keine wesentlichen zu erwarten	**Naturheilmittel** Vertretbar bei leichten Magen-Darm-Beschwerden.

Präparat	Wichtigste Nebenwirkungen	Empfehlung
Iberogast (D) Tinktur Verschiedene alkoholische Pflanzenauszüge z. B. aus Angelikawurzel, Kümmel, Kamille, Melisse, Pfefferminz, Schöllkraut, Süßholzwurzel	Keine wesentlichen zu erwarten. Enthält Alkohol	**Naturheilmittel** Pflanzliches Mittel. Therapeutische Wirksamkeit bei den vom Hersteller angegebenen Anwendungsgebieten (z. B. Gastritis, Magen-Darm-Krämpfe, Geschwüre) zweifelhaft.
Kreon/ Kapseln/ für Kinder (D/Ö) Kaps., Granulat, Micropellets Pankreatin (Lipase, Protease, Amylase) *Rezeptpflichtig (Ö)*	Allergien möglich. Bei hohen Dosierungen Schleimhautreizungen möglich	**Therapeutisch zweckmäßig zur** ergänzenden Behandlung bei verminderter Funktion der Bauchspeicheldrüse (Substitution bei Pankreasinsuffizienz).
Lefax Kautabletten/ S Kautabletten/ Liquid/ Tropfen (D) Kautabl., Suspension Simethicon	Keine wesentlichen zu erwarten	**Wenig zweckmäßig bei** den vom Hersteller angegebenen Anwendungsgebieten (Blähungen). Vertretbar zur Verminderung störender Darmgase bei Röntgenuntersuchungen. Therapeutischer Nutzen von Simethicon ist zweifelhaft.
Lefaxin (Ö) Kautabl., Tropfen Simethicon, Glukose, Saccharose	Keine wesentlichen zu erwarten	**Wenig zweckmäßig** Vertretbar zur Verminderung störender Darmgase bei Röntgenuntersuchungen. Therapeutischer Nutzen von Simethicon ist zweifelhaft.
Luvos Heilerde (D) Kapseln, Pulver Löß	Verminderung der Aufnahme anderer Arzneimittel	**Wenig zweckmäßig bei** den vom Hersteller angegebenen Anwendungsgebieten (Magen-Darm-Katarrh) Enthält adsorbierende Inhaltsstoffe.
Meteozym (D) Tabl. Pankreatin, Simethicon	Allergien möglich. Bei hohen Dosierungen Schleimhautreizungen möglich	**Therapeutisch zweckmäßig zur** ergänzenden Behandlung bei verminderter Funktion der Bauchspeicheldrüse (Substitution bei Pankreasinsuffizienz.). Der therapeutische Nutzen des Entschäumungsmittels Simethicon ist zweifelhaft.

Präparat	Wichtigste Nebenwirkungen	Empfehlung
Montana (Ö) Tropfen Alkoholischer Auszug aus z. B. Zimt, Kümmel, Pfefferminze, Hopfen, Pomeranzenschale	Lichtüberempfindlichkeit. Tropfen enthalten Alkohol	**Wenig zweckmäßig bei** Magen-Darm-Erkrankungen.
Mosegor (D) Drag., Sirup Pizotifen *Rezeptpflichtig*	Müdigkeit, Depressionen, Unruhe, Verwirrtheit, Schlafstörungen. Sirup enthält Alkohol	**Abzuraten** wegen schwerer Nebenwirkungen. Antihistaminikum mit antiserotoninerger Wirkung, auch als Migränemittel angewendet.
Ozym (D) Kaps. Pankreatin (Lipase, Amylase, Protease)	Allergien. Bei hohen Dosierungen Schleimhautreizungen möglich	**Therapeutisch zweckmäßig zur** ergänzenden Behandlung bei verminderter Funktion der Bauchspeicheldrüse (Substitution bei Pankreasinsuffizienz).
Pangrol (D) Kaps., Filmtabl. Pankreatin (Lipase, Amylase, Protease)	Allergien. Bei hohen Dosierungen Schleimhautreizungen möglich	**Therapeutisch zweckmäßig zur** ergänzenden Behandlung bei verminderter Funktion der Bauchspeicheldrüse (Substitution bei Pankreasinsuffizienz).
Pankreaplex Neu (D) Lösung, Drag. Verschiedene alkoholische Pflanzenauszüge bzw. Extrakte, z. B. Mariendistelfrüchte, Syzygiumrinde, Sarsaparillawurzel	Keine wesentlichen zu erwarten. Lösung enthält Alkohol	**Wenig zweckmäßig** Pflanzliches Mittel. Therapeutische Wirksamkeit bei den vom Hersteller angegebenen Anwendungsgebieten (z. B. funktionelle Magen-Darm-Störungen) zweifelhaft.
Pankreon (D/Ö) Filmtabl., Forte Filmtabl., Granulat Pankreatin (Lipase, Protease, Amylase)	Allergien möglich. Bei hohen Dosierungen Schleimhautreizungen möglich	**Therapeutisch zweckmäßig zur** ergänzenden Behandlung bei verminderter Funktion der Bauchspeicheldrüse (Substitution bei Pankreasinsuffizienz).
Panzytrat/ ok (D) Kaps., Mikrotabl. Pankreatin (Lipase, Protease, Amylase)	Bei hohen Dosierungen Schleimhautreizungen möglich	**Therapeutisch zweckmäßig zur** ergänzenden Behandlung bei verminderter Funktion der Bauchspeicheldrüse (Substitution bei Pankreasinsuffizienz).

Präparat	Wichtigste Nebenwirkungen	Empfehlung
Paspertase (Ö) Drag., Manteldrag. Pankreatin (Lipase Amylase, Protease), Saccharase, Metoclopramid *Rezeptpflichtig*	Bewegungsstörungen (Dyskinesien), Hormonstörungen, Müdigkeit	**Abzuraten** Nicht sinnvolle Kombination von Verdauungsenzymen mit Mittel gegen Erbrechen bzw. Störungen der Magenmotorik (Metoclopramid).
Pepsin-Wein Blücher Schering (D) Süß-Wein Alkohol, Pepsin	Bei Überdosierung Wirkung des Alkohols	**Wenig zweckmäßig** Enthält unter anderem eiweißspaltendes Verdauungsenzym (Pepsin), dessen Wirkung für eine normale Verdauung nicht notwendig ist.
Pro-Symbioflor (D/Ö) Tropfen Steriles Autolysat von Bakterien (Enterococcus faecalis, Escherichia coli)	Magen-Darm-Störungen	**Wenig zweckmäßig bei** den vom Hersteller angegebenen Anwendungsgebieten wie z. B. Regulierung körpereigener Abwehrkräfte und gastrointestinale Störungen. Wegen geringer Schädlichkeit vertretbar.
Retterspitz Innerlich (D) Flüssigkeit Pomeranzenöl, Zitronenöl, Arnika, Kaliumsulfat, Aluminiumhydroxyd	Lichtüberempfindlichkeit. Allergien. Vorsicht bei Nierenschäden	**Wenig zweckmäßig** Enthält ätherische Öle und Magensäure neutralisierendes Aluminiumhydroxyd.
sab simplex (D/Ö) Tropfen, Suspension, Kautabl. Simethicon	Keine wesentlichen bekannt	**Wenig zweckmäßig bei** den vom Hersteller angegebenen Anwendungsgebieten (Blähungen). Vertretbar zur Verminderung störender Darmgase bei Röntgenuntersuchungen. Therapeutischer Nutzen von Simethicon ist zweifelhaft.
Salbeitee-Auslese Bombastus (D) Tee Salbeiblätter	Keine wesentlichen zu erwarten	**Naturheilmittel** Vertretbar bei leichten Magen-Darm-Beschwerden.

Präparat	Wichtigste Nebenwirkungen	Empfehlung
Sidroga Fencheltee (D/Ö) **Sidroga Kinder-Fencheltee** (D) **Sidroga Melissentee** (D/Ö) **Sidroga Pfefferminztee** (D/Ö) **Sidroga Salbeitee** (D/Ö) **Sidroga Schafgarbentee** (D/Ö)	Keine wesentlichen zu erwarten	**Naturheilmittel** Vertretbar bei leichten Magen-Darm-Beschwerden.
Sidroga Magen-Darm-Tee (D) Teebeutel Kamille, Pfefferminze, Schafgarbe, Melisse, Malve	Keine wesentlichen zu erwarten	**Naturheilmittel** Vertretbar bei leichten Magen-Darm-Beschwerden.
Sidroga Magentee Neu (D) Teebeutel Kamille, Schafgarbe, Melisse, Krauseminze, Tausendguldenkraut	Keine wesentlichen zu erwarten	**Naturheilmittel** Vertretbar bei leichten Magen-Darm-Beschwerden.
Ubretid (D/Ö) Tabl., Distigminbromid *Rezeptpflichtig*	Asthmaanfälle, Schweißausbruch, Übelkeit, Erbrechen, Verlangsamung des Pulses	**Therapeutisch zweckmäßig bei** den vom Hersteller angegebenen Anwendungsgebieten (z. B. Darmlähmung).

13.6. Lebermittel, Gallenmittel

Die Leber hat als größte Drüse des Körpers mehrere Funktionen:

- *Für die Verdauung:* Sie produziert die Gallenflüssigkeit, die wiederum für die Fettverdauung notwendig ist; die grünliche Flüssigkeit fließt durch den Gallengang, wird in der Gallenblase konzentriert und bei Bedarf in den Darm abgegeben.
- *Für den Blutkreislauf:* Rote und weiße Blutkörperchen werden hier (in der Zeit vor der Geburt) gebildet; alte werden zerstört; Eisen wird gespeichert etc.
- *Für den Stoffwechsel:* Hier wird körpereigenes Eiweiß aufgebaut und Zucker gespeichert. Die Leber ist außerdem das wichtigste Entgiftungsorgan des Körpers.

Aufgrund der zahlreichen Funktionen der Leber können auch ihre Erkrankungen verschiedene Ursachen haben. Besonders häufig sind Vergiftungen der Leber – vor allem durch Alkohol und durch Medikamente.
Unter anderem können folgende Medikamente leberschädigende Wirkungen haben:
Schmerzmittel (*Paracetamol*), Rheuma-Mittel, die z. B. Phenylbutazon enthalten, Antibiotika (*Tetrazykline, Isoniazid*), Neuroleptika (Phenothiazine), Mittel gegen Bluthochdruck (*Beta-Blocker*), Antibaby-Pillen etc.

Erkrankungen der Leber und der Gallenwege

– *Gelbsucht* (Ikterus)
Die hell- bis dunkelgelbe Färbung der Haut ist keine selbständige Krankheit, sondern zeigt an, dass ein Abbauprodukt des Blutfarbstoffes (Bilirubin) in der Haut abgelagert ist, weil die Leber Bilirubin nur unzureichend ausscheidet.
– *Entzündung der Leber* (Hepatitis; siehe auch Kapitel 10.4.: Impfstoffe und Mittel zur Stärkung der Immunabwehr)
Sie kann durch Viren, Bakterien, Parasiten und auch Medikamente ausgelöst werden. Oft ist die Ursache unbekannt.
– *Leberschrumpfung* (Zirrhose)
Hier kommt es zu einer narbigen Veränderung des Gewebes der Leber. Im Laufe der Zeit – oft sind es Jahre – verhärtet die Leber und wird kleiner. Die Leberschrumpfung ist bei Alkoholikern sechs- bis achtmal so häufig wie bei der Durchschnittsbevölkerung.
– *Fettleber*
Die Ursachen für den erhöhten Fettgehalt der Leber können Alkoholismus, Zuckerkrankheit, Sauerstoffmangel, Medikamente und andere Gifte sein.
– *Gallenblase und Gallenwege*
Gallensteine in der Gallenblase und die Entzündung der Gallenwege und -blase kommen am häufigsten vor.

Eine Vielzahl von Medikamenten kann Leberschäden hervorrufen. Dazu gehören Antibiotika (z. B. *Tetracycline*), Antidepressiva, Rheuma-Mittel, Mittel gegen Herzrhythmusstörungen und andere Herz-Kreislauf-Schäden (*Kalzium, Diuretika*) und Beruhigungsmittel (z. B. *Chloralhydrat*) sowie Schmerzmittel (z. B. *Paracetamol*).

Behandlung von Gallensteinen

Gallenwegsentzündungen sind meist verbunden mit Gallensteinen. Als zweckmäßigste Behandlungsmethoden gelten chirurgische und endoskopische Verfahren. Bestimmte Gallensteine können durch eine so genannte Stoßwellentherapie (Lithotripsie) zerkleinert werden. Dazu ist keine Operation notwendig. Die zerkleinerten Gallensteinteile werden mit der Gallenflüssigkeit über den Darm ausgeschieden.
Gegen Gallensteine gibt es auch Medikamente, die Steine auflösen können (z. B. *Ursofalk*). Damit kann man sich unter Umständen eine Operation ersparen. Die Behandlung dauert allerdings ein bis zwei Jahre und die Erfolgsrate beträgt nur 30 bis 75 Prozent. Die Verwendung dieser Mittel ist nur bei kleinen und kalkfreien Steinen (bis zu 1 cm Durchmesser) und bei Patienten ohne schwere Beschwerden sinnvoll. Nach Ende der Behandlung bilden sich innerhalb von fünf Jahren bei jedem zweiten Patienten erneut Gallensteine.
Patienten mit Leberschäden und Störungen der abführenden Gallenwege dürfen solche Mittel nicht verwenden.
Als *Nebenwirkung* kann bei *Ursofalk* manchmal Durchfall auftreten.

Behandlung von Lebererkrankungen

Die wichtigste Maßnahme bei allen Lebererkrankungen besteht darin, starke körperliche Anstrengungen zu vermeiden und die Leber nicht weiter durch Gifte wie Alkohol und einseitige Ernährung zu belasten. Übergewichtige sollten abnehmen. Da auch Arzneimittel die Leber belasten, sollte man keine Medikamente nehmen, deren Nutzen nicht bewiesen ist.
Für die meisten Lebererkrankungen gibt es keine wirksame medikamentöse Therapie. Ausnahmen sind lediglich Immunsuppressiva bei bestimmten Formen der aggressiven Hepatitis (siehe Kapitel 7. 1.) und Interferone (z. B. *Intron A*) bei chronischer, virusbedingter Hepatitis.
Die häufigsten, dosisabhängigen Nebenwirkungen bei *Intron A* sind grippeähnliche Beschwerden und Gelenkschmerzen. Selten sind Blutveränderungen, Störungen des Sehens und der Bewegungsabläufe, Verwirrtheit, Depression, Schlaflosigkeit, Potenzstörungen.

»Leberschutzpräparate« (siehe Tabelle 13.6.1.)

Gängige »Leberschutzpräparate« enthalten Pflanzenextrakte, Phospholipide, Fettsäuren und Vitamine. Ihre Wirksamkeit gilt als nicht be-

wiesen. Die Gefahr solcher Mittel liegt darin, dass sie zu dem Irrglauben verleiten, die notwendige *Alkoholabstinenz* nicht einhalten zu müssen.
Die Fachpublikation »Arzneimittel-Kursbuch« weist mit Nachdruck darauf hin, dass bei Lebererkrankungen jede zusätzliche Belastung der Leber – auch durch Medikamente mit unbewiesener Wirksamkeit – unbedingt vermieden werden sollte.
Langsam scheinen solche Warnungen zu wirken, denn in den letzten Jahren ist die Zahl der verbrauchten Packungen an »Leberschutzmitteln« in Deutschland beträchtlich gesunken: Von 4,3 Millionen Packungen im Jahr 1991 auf rund 2 Millionen im Jahr 1997 und auf 1,7 Millionen im Jahr 2000.

Leber-Gallen-Mittel (siehe Tabelle 13.6.2.)
Die mehr als 100 angebotenen Leber-Gallen-Mittel enthalten meistens Pflanzen oder Pflanzenextrakte, die den Gallenfluss steigern sollen. Diese Wirkung lässt sich jedoch bereits durch Nahrungszufuhr erreichen. Laut Fachpublikation »Arzneimittel-Kursbuch« gilt die Verwendung von Gallenfluss-steigernden Mitteln inwischen als überholt, weil Störungen, die auf einer Hemmung des Gallenflusses beruhen, keinen Krankheitswert haben.
Leber-Gallen-Mittel können eingeteilt werden in:
– *Tees*. Tees bewirken eine vermehrte Ausscheidung von Flüssigkeit. Bei keinem der angebotenen Tees gibt es jedoch einen seriösen Nachweis, dass sich dadurch die Gallensäurekonzentration erhöht. Bei akuten entzündlichen Erkrankungen der Gallenwege sollten Tees nicht verwendet werden.
– *Rein pflanzliche Produkte (Apozema Mariendistel mit Artischocke, Aristochol N, Cholagogum F Nattermann, Cholagogum N Nattermann, Choleodoron, Divalol W, Florabio naturreiner Heilpflanzensaft Artischocke, Galle Dragees mit Artischocke, Gallesyn neu, Hekbilin, Hepar SL forte, Heparstad, Oddibil, Rowachol, spasmo gallo sanol, Valverde Artischocke)*
Ihre Inhaltsstoffe sind meist weder genau chemisch definiert noch ausreichend standardisiert. Um überhaupt eine entsprechende Wirkung auf den Gallenfluss zu erreichen, müsste beispielsweise bei *Hepaticum Medice* 40- bis 100fach höher dosiert werden als vom Hersteller angegeben, und *Cholagogum N Tropfen* müssten flaschenweise getrunken werden.

Schöllkraut (enthalten z. B. in *Cholagogum F Nattermann, Cholagogum N Nattermann, Choleodoron, H+S Galle- und Lebertee*) soll leberschädigende Nebenwirkungen wie Hepatitis und akute Gelbsucht auslösen können! Unsere Bewertung: Wenig zweckmäßig für Tees und abzuraten für Kapseln und Tropfen.

– *Chemische Mittel (Cholspasmin, Galle Donau, Spagall, Unichol)*
Der Wirkstoff Hymecromon (in *Cholspasmin, Unichol*) regt die Gallensäure-Absonderung an. Der therapeutische Nutzen dieses Effekts ist umstritten.
Fragwürdig ist auch der therapeutische Nutzen der Präparate *Galle Donau* und *Spagall*.
– *Tierische Gallensäureextrakte* (Cholecysmon)
Die Beliebtheit dieses Mittels beruht vermutlich darauf, dass der Inhaltsstoff auch abführend wirkt. Der therapeutische Nutzen von zusätzlich zugeführter Gallensäure ist fragwürdig.

13.6.1. »Leberschutzmittel«

Präparat	Wichtigste Nebenwirkungen	Empfehlung
Apihepar (Ö) Kaps., lösliches Granulat Silymarin *Rezeptpflichtig*	Durchfall und verstärkte Harnausscheidung möglich	**Wenig zweckmäßig** Therapeutische Wirksamkeit als Leberschutzmittel zweifelhaft. Aber: Bei Behandlung der Vergiftung durch Knollenblätterpilze wahrscheinlich wirksam.
Biogelat-Leberschutzkapseln (Ö) Kaps. Mariendistelextrakt (standardisiert auf Silymarin)	Durchfall und verstärkte Harnausscheidung möglich	**Wenig zweckmäßig** Therapeutische Wirksamkeit als Leberschutzmittel zweifelhaft. Aber: Bei Behandlung der Vergiftung durch Knollenblätterpilze wahrscheinlich wirksam.
Essentiale N (D) Fortekaps. Essentielle Phospholipide	Keine wesentlichen bekannt	**Abzuraten** Zweifelhafte therapeutische Wirksamkeit als Leberschutzmittel.
Hepabesch S (D) Kaps. Silymarin *Rezeptpflichtig*	Durchfall und verstärkte Harnausscheidung möglich	**Wenig zweckmäßig** Therapeutische Wirksamkeit als Leberschutzmittel zweifelhaft. Aber: Bei Behandlung der Vergiftung durch Knollenblätterpilze wahrscheinlich wirksam.

Präparat	Wichtigste Nebenwirkungen	Empfehlung
Hepa-loges N (D) Drag. **Hepa-Merz** (D) Sil-Kaps. Mariendistelextrakt (standardisiert auf Silymarin)	Durchfall und verstärkte Harnausscheidung möglich	**Wenig zweckmäßig** Therapeutische Wirksamkeit als Leberschutzmittel zweifelhaft. Aber: Bei Behandlung der Vergiftung durch Knollenblätterpilze wahrscheinlich wirksam.
Legalon (D/Ö) Kaps., nur D: Suspension Silymarin standardisiert auf Silibinin, in Mariendistelfrüchteextrakt *Rezeptpflichtig (Ö)*	Durchfall und verstärkte Harnausscheidung möglich	**Wenig zweckmäßig** Therapeutische Wirksamkeit als Leberschutzmittel zweifelhaft. Aber: Bei Behandlung der Vergiftung durch Knollenblätterpilze wahrscheinlich wirksam.
Phönix Phönohepan (D) Tropfen homöopathische Verdünnungen, Alkohol	Kombination unterschiedlicher homöopathischer Tinkturen. Keine wesentlichen zu erwarten. Enthält Alkohol	**Homöopathisches Mittel** Unübersichtliche Kombination unterschiedlicher homöopathischer Tinkturen. Eine eventuelle Wirkung ist nur individuell feststellbar.
Silymarin von ct (D) Filmtabl. Mariendistelextrakt (standardisiert auf Silibinin)	Durchfall und verstärkte Harnausscheidung möglich	**Wenig zweckmäßig** Therapeutische Wirksamkeit als Leberschutzmittel zweifelhaft. Aber: Bei Behandlung der Vergiftung durch Knollenblätterpilze wahrscheinlich wirksam.

13.6.2. Leber-Gallen-Mittel

Präparat	Wichtigste Nebenwirkungen	Empfehlung
Apozema Mariendistel mit Artischocke (Ö) Drag., forte-Drag. Extrakte aus Mariendistel und Artischocke	Allergische Reaktionen und schwach abführende Wirkungen können vorkommen	**Wenig zweckmäßig** in dieser Kombination. Artischockenextrakt kann zwar möglicherweise den Gallenfluss anregen, die Wirksamkeit von Mariendistelextrakt als Leberschutzmittel ist aber zweifelhaft.
Cholagogum F Nattermann (D) Kaps. Extrakte aus Schöllkraut und Kurkuma	Einzelne Fälle von Leberschädigung sind bekannt geworden	**Abzuraten** Zweifelhafter therapeutischer Nutzen.

Präparat	Wichtigste Nebenwirkungen	Empfehlung
Cholagogum N Nattermann (D) Tropfen Extrakte aus Schöllkraut, Kurkuma, Pfefferminzöl	Einzelne Fälle von Leberschädigung sind bekannt geworden. Enthält Alkohol	**Abzuraten** Zweifelhafter therapeutischer Nutzen.
Cholecysmon (D) Drag. Gallensäurenextrakt vom Rind	In höheren Dosierungen Durchfälle und Magen-Darm-Beschwerden	**Wenig zweckmäßig** Der therapeutische Nutzen von zusätzlich zugeführten Gallensäuren ist zweifelhaft.
Choleodoron (Ö) Tropfen Extrakte aus Schöllkraut und Kurkuma *Rezeptpflichtig*	Einzelne Fälle von Leberschädigung sind bekannt geworden. Enthält Alkohol	**Abzuraten** Zweifelhafter therapeutischer Nutzen.
Cholspasmin (D) Fortetabl., Amp. Hymecromon	Magen-Darm-Störungen	**Möglicherweise zweckmäßig** Regt die Gallensäure-Absonderung an.
Cynarix N (D/Ö) Drag., Saft, Liquidum Artischockenextrakt	Allergische Reaktionen und Magen-Darm-Reizungen sind möglich. Saft enthält Alkohol	**Möglicherweise zweckmäßig** Artischockenextrakt wirkt anregend auf den Gallenfluss.
Divalol W (D) Tropfen Kurkumaextrakt, Pfefferminzöl	Keine wesentlichen bekannt	**Wenig zweckmäßig** Zweifelhafter therapeutischer Nutzen aber wahrscheinlich harmlos.
Florabio naturreiner Heilpflanzensaft Artischocke (D) Saft Presssaft aus Artischocke	Allergische Reaktionen möglich	**Naturheilmittel** Zur Unterstützung bei Verdauungsbeschwerden mit anregender Wirkung auf den Gallenfluss.
Galle Donau (Ö) Drag. p-Tolylmethylcarbinol Nikotinsäureester, Alpha-Naphthylessigsäure	Hautrötungen (»Blutwallungen«)	**Wenig zweckmäßig** Zweifelhafte therapeutische Wirksamkeit der Kombination.
Galle Dragee mit Artischocke (D/Ö) Drag. Artischockenextrakt	Allergische Reaktionen und Magen-Darm-Reizungen sind möglich	**Möglicherweise zweckmäßig** Artischockenextrakt wirkt anregend auf den Gallenfluss.

Präparat	Wichtigste Nebenwirkungen	Empfehlung
Hepar SL forte (D) Kaps. **Heparstad** (D) Artischockenkapseln, Hartkapseln Artischocken-blätterextrakt	Allergien sind möglich. Nicht einnehmen bei einem Verschluss der Gallenwege	**Möglicherweise zweckmäßig als** Mittel zur Steigerung des Gallenflusses, um Verdauungsbeschwerden zu lindern.
H&S Galle- und Lebertee (D) Filterbeutel Pfefferminze, Schöllkraut, javanische Gelbwurz, Kümmel	Einzelne Fälle von Leberschädigung sind bekannt geworden	**Wenig zweckmäßig** Teemischungen aus Pflanzen, die bei Erkrankungen der Gallenwege und der Leber angewendet werden.
Kneipp Galle- und Leber-Tee (Ö) Teemischung Pfefferminzblätter, Kurkumawurzel, Löwenzahnkraut und -wurzel	Keine wesentlichen bekannt	**Naturheilmittel** Teemischungen aus Pflanzen, die bei Erkrankungen der Gallenwege und der Leber angewendet werden.
Rowachol (D/Ö) Tropfen, Kaps., nur D: Digestiv-Kaudrag. Menthol, Menthon, Alpha-Pinen, Beta-Pinen, Borneol, Camphen, Cineol, Olivenöl	Sehr hohe Dosierungen verursachen Schwindelgefühle, Brechreiz, Durchfall, Störungen der Blase, Niere und Harnleiter, geringe Dosen können eine Entzündung der Harnwege verstärken	**Abzuraten** Wenig sinnvolle Kombination von ätherischen Ölen. Alpha- und Beta-Pinen sollten innerlich nicht mehr angewendet werden.
Sidroga Leber-Galle-Tee Neu (D) Filterbeutel Löwenzahn, Pfefferminze, Artischockenextrakt, Schafgarbenkraut	Keine wesentlichen bekannt	**Naturheilmittel** Teemischungen aus Pflanzen, die bei Erkrankungen der Gallenwege und der Leber angewendet werden.
Spagall (Ö) Kaps. p-Tolylmethylcarbinol-Nikotinsäureester, Alpha-Naphthylessigsäure, Caroverin *Rezeptpflichtig*	Blutunterdruck, Kopfschmerz, Hitzegefühl, Beinödeme. Caroverin: auch Magen-Darm-Störungen	**Abzuraten** Zweifelhafte therapeutische Wirksamkeit dieser Kombination.
spasmo gallo sanol (D) mint-Drag. Pfefferminzöl	Keine wesentlichen bekannt	**Wenig zweckmäßig** Zweifelhafter therapeutischer Nutzen, aber wahrscheinlich harmlos.

Präparat	Wichtigste Nebenwirkungen	Empfehlung
Unichol (Ö) Drag. Hymecromon *Rezeptpflichtig*	Magen-Darm-Störungen	**Möglicherweise zweckmäßig** Regt die Gallensäure-Absonderung an.
Ursofalk (D/Ö) Kaps. nur D: Suspension Ursodeoxycholsäure *Rezeptpflichtig*	Manchmal Durchfall	**Therapeutisch zweckmäßig nur zur** Auflösung von Cholesterin-Gallensteinen, die nicht größer als zwei cm im Durchmesser sind. Einnahmedauer ca. ein Jahr.
Valverde Artischocke (D/Ö) Drag. Extrakt aus Artischockenblättern	Allergien sind möglich. Nicht einnehmen bei einem Verschluss der Gallenwege	**Möglicherweise zweckmäßig als** Mittel zur Steigerung des Gallenflusses, um Verdauungsbeschwerden zu lindern.

13.7. Schlankheitsmittel

»Auf leckere Sahnetorten und gutes Essen müssen Sie nicht verzichten«, »Schnell schlank ohne Diät«, »Natürlich schlank ohne Hunger« – mit solchen Werbesprüchen versuchen Pharmafirmen, ihre Schlankheitsmittel an den Mann bzw. an die Frau zu bringen. Jedes Jahr werden neue »Wundermittel« zum Abnehmen angepriesen. Und jedes Jahr folgt kurz darauf die Ernüchterung: Es gibt keine Wundermittel zum Abnehmen! In den vergangenen Jahren mussten zahlreiche Medikamente wegen ihrer Nebenwirkungen wieder vom Markt gezogen werden.

Immerhin scheint die Aufklärungsarbeit über den fragwürdigen Nutzen und die eindeutigen Gefahren von Appetitzüglern in den letzten Jahren Wirkung zu zeigen: 1991 wurden noch 5,5 Millionen Packungen verkauft, im Jahr 2000 nur noch 2,6 Millionen.

Das bedeutet allerdings nicht, dass inzwischen weniger schlank machende oder angeblich schlank machende Mittel geschluckt werden: Viele Übergewichtige wenden statt gefährlicher Appetitzügler andere Methoden an, die riskant sind:

– *Harntreibende Mittel* wie *Biofax* oder *Bio Redon S*. Nach dem Motto: »Weniger Wasser, weniger wiegen«. Diese Werbung ist irreführend, weil Übergewicht immer durch zu viel Fett und nicht durch zu viel Wasser bedingt ist; außer man leidet wirklich unter Ödemen (siehe Kapitel 12.2.). In die Kategorie harntreibende Mittel fallen auch die zahlreichen »Blutreinigungstees«, »Frühjahrskuren« oder »Schlankheitstees«, mit denen Blut und Darm »gereinigt« und überflüssige Pfunde abgebaut werden sollen. – Die regelmäßige Verwendung solcher Mittel kann gesundheitsgefährdend sein.

- *Abführmittel:* Meist werden dafür Präparate mit pflanzlichen Inhaltsstoffen wie Aloe und Sennes verwendet (siehe dazu auch Kapitel 13.2.). Die Wirkung ist ähnlich wie bei den harntreibenden Mitteln: Wasserverlust anstatt Fettverlust. Die regelmäßige Verwendung von Abführmitteln kann gesundheitsgefährdend sein.
- *Schilddrüsenmittel:* Die auffallend hohen Verkaufszahlen des Schilddrüsenmedikaments *L-Thyroxin Henning* (6,8 Millionen Packungen im Jahr 2000 in Deutschland) legen den Verdacht nahe, dass dieses Mittel auch missbräuchlich als Abmagerungsmittel verwendet wird. Jod-haltige Mittel (z. B. Blasentang in *Fucus 2000*) werden ebenfalls missbräuchlich zur Abmagerung verwendet.
  Die Gefahr bei diesen Schilddrüsenmitteln besteht darin, dass sie Überfunktionen der Schilddrüse verursachen können (siehe Kapitel 17).
- *Enzyme:* Es gibt viele Präparate, die Extrakte aus Früchten wie Ananas, Mango, Papaya oder die darin enthaltenen eiweißspaltenden Enzyme Papain und Bromelain enthalten. Diese Enzyme können die Eiweißverdauung im Magen bestenfalls unterstützen – vorausgesetzt, sie werden nicht bereits im Magen zerstört. Dadurch werden dem Körper Nährstoffe jedoch schneller zugeführt – eine Wirkung, die einer Diät entgegensteht. Die gesundheitlichen Risiken bei der Verwendung von Enzym-haltigen Mitteln ist jedoch gering.

Die Legende vom Idealgewicht

Längst sind sich Fachleute nicht mehr sicher, ob das einst gepriesene »Idealgewicht« wirklich so erstrebenswert und gesundheitlich notwendig ist. Nach einer genauen Überprüfung der Studien über Vorteile des Idealgewichts – vor allem in den USA – wurde für einige Personengruppen mit leichtem Übergewicht sogar eine Verlängerung der Lebenserwartung festgestellt.

Erst bei einem Übergewicht von mehr als 25 Prozent erhöht sich das Risiko, an Zuckerkrankheit, Herz-Kreislauf-Erkrankungen, Erhöhung des Blutfettgehalts, Gelenkserkrankungen, Gicht, Gallensteinen etc. zu erkranken.

Um festzustellen, ob man übergewichtig ist, muss man den so genannten Body-Mass-Index (B.M.I.) bestimmen:
Dabei wird das Gewicht in Kilogramm dividiert durch die Körpergröße in Meter zum Quadrat.
Ein Beispiel: Ein Mann ist 75 kg schwer und 1,70 m groß. Dann gilt die Formel: 75 dividiert durch 1,70 x 1,70 ist gleich 25,95.
- Ein B.M.I. von 20 bis 25 gilt als Normalgewicht.
- Ein B.M.I. von 25 bis 29,9 gilt als leichtes Übergewicht.
- Ein B.M.I. von 30 bsi 39,9 gilt als mittleres Übergewicht.
- Ein B.M.I. von über 40 gilt als extremes Übergewicht.

Der Mann in unserem Beispiel hat also ein leichtes Übergewicht. Laut Statistik sind in Deutschland etwa 40 Prozent aller Menschen übergewichtig, etwa 1 Prozent sind extrem übergewichtig.

Möglichkeiten der Gewichtsverminderung

Entscheidend für den Wert einer Methode ist der Langzeiterfolg. Deshalb sind Werbeaussagen wie »Zwölf Pfund in einem Monat« völlig irreführend.
Folgende »Abspeck«-Maßnahmen bringen *überhaupt keinen* oder *keinen dauerhaften Erfolg*:
- Appetithemmer
- Sport ohne Diät
- Formuladiäten
- einseitige Modediäten wie etwa Dr. Atkins
- Cremes
- Geistheiler
- Psychoakustik
- Schlankheitsmittel zum Kleben, Riechen oder Hören (z. B. *AcuOne, Atlantis, Dion, Duo-Beauty-Gel, Vital-Schlank-Chip*)
- Bio-Schlank-Chips
- Gewürze und Gewürzpulver (z. B. *Gracia Kautabletten*)
- konjugierte Linolsäure (CLA, z. B. *Beauty Caps*)
- Lapacho-Tee

Bei den meisten angebotenen Methoden der Gewichtsreduktion wird das Ausgangsgewicht im Lauf eines Jahres wieder erreicht. Erfolg versprechend ist lediglich eine Ernährungsumstellung auf eine vernünftige kalorienreduzierte Mischkost, zum Beispiel nach Weight-Watchers-Programmen, zusammen mit sportlicher Betätigung. Damit verliert man im Durchschnitt dauerhaft 15 Kilogramm Gewicht in 32 Wochen.

Es ist wichtig, sich vor jeder Art der Gewichtsverminderung untersuchen zu lassen: Herz und Kreislauf, Leber- und Nierenfunktion sollten überprüft werden. Auch ist zu bedenken, dass jede Form von verminderter Nahrungsaufnahme – das betrifft fast alle Diäten – auch die Zufuhr von Vitaminen und Spurenelementen verringert. Ein Ausgleich mit vitaminreichen Nahrungsmitteln und/oder die gezielte Behandlung mit einzelnen Vitaminen kann oft notwendig sein.
Viele »Wunderdiäten« (Punkte-Diät, Atkins-Diät etc.) beruhen weniger auf verminderter als auf einseitiger Nahrungsaufnahme (kohlenhydratfrei, eiweißreich etc.). Eine dauerhafte Gewichtsreduktion lässt sich damit schwerlich erreichen. Auch die einseitige Bevorzugung fettreicher tierischer Nahrungsmittel ist nicht risikolos: Es besteht die Gefahr der unzureichenden Versorgung mit anderen lebensnotwendigen Nährstoffen und einer hohen Zufuhr von Cholesterin – was ein zusätzliches Risiko bei Herz-Kreislauf-Erkrankungen bedeutet.
Totales Fasten (Nulldiät) sollte nur im Krankenhaus durchgeführt werden.
Hinweis: In Deutschland bieten alle Verbraucherzentralen gegen einen Unkostenbeitrag von einer Mark das Faltblatt »Betrug bei Diätprodukten« an.

Selbsthilfegruppen und Verhaltenstherapie am erfolgreichsten
Selbsthilfegruppen und Verhaltenstherapie zeigen langfristig die besten Resultate. In einem Vergleich dreier Gruppen, wo eine nur Verhaltenstherapie, die zweite nur Medikamente und die dritte eine kombinierte Pharmako-Verhaltenstherapie betrieb, schnitt die Verhaltenstherapie-Gruppe am besten ab. Nach einem Jahr hatten Personen dieser Gruppe nur etwa zehn Prozent des verlorenen Gewichts wieder zugenommen. Die anderen beiden Gruppen jedoch 60–70 Prozent, obwohl sie zu Beginn die größeren Erfolge hatten.

Welche Diät?

Das aus dem Griechischen stammende Wort »diaita« (Diät) bezieht sich nicht nur auf die Ernährung, sondern umfasst die gesamte Lebenseinstellung, sowohl physisch als auch psychisch. In diesem Sinn sollte eine Diät zum Abnehmen nicht nur eine Änderung der Ernährungsgewohnheiten, sondern auch eine vernünftige körperliche Aktivität und das Vermeiden schädlicher Verhaltensweisen (kein exzessiver Alkoholkonsum, Aufgeben oder Einschränken von Rauchen) umfassen.

Empfehlenswerte Schlankheitskonzepte bzw. -bücher:

- Herbert Jost: Wege zum Wunschgewicht, Rowohlt-Taschenbuch. Optimales, leicht verständliches Kombinations-Konzept von Ernährung, Körpertraining und Verhaltensänderung.
- Fit for Fun. Das große Buch der Diäten, Südwest-Verlag München. Umfassende, gut verständliche und fachlich korrekte Behandlung der Themen Fettsucht und Figur. Luxuriös bebildert.
- Helga Haseltine/Marlies Klosterfelde-Wentzel: Die neue Brigitte-Diät, Mosaik-Verlag München. Dies ist ein Klassiker: Ein reines Diät-Buch, ideal zum Abspecken.

Fertigdiäten (Formuladiäten)

Formuladitäten wie *BioNorm*, *DEM*, *Modifast* oder *Slim Fast* sind Verkaufsschlager. Das Rezept klingt verlockend: Man rührt Pulver in Milch oder Wasser, und schon hat man eine Mahlzeit, die einerseits alle notwendigen Nährstoffe enthält, andererseits schlank macht.
Wer nur diese Pulvernahrung isst und keine zusätzlichen Mahlzeiten zu sich nimmt, macht damit eine radikale Abmagerungskur durch. Sowohl aus psychologischen als auch aus medizinischen Gründen ist dies jedoch abzulehnen, weil dies zum berüchtigten Jo-Jo-Effekt führen kann:
Wenn der Körper sehr schnell an Gewicht verliert, stellt er sich auf eine vermeintliche Hungersnot ein und senkt den so genannten Grundumsatz um bis zu 50 Prozent. Das heißt: Er verwertet die eingenommene Ernährung einfach besser und kommt auch mit weniger Kalorien gut zurecht. Wenn anschließend dann wieder normal gegessen wird, läuft dieser Mechanismus noch eine Zeit lang ungebremst weiter. Die Folge davon ist, dass man vermehrt zunimmt. Dies führt dann oft zu dem Teufelskreis einer erneuten Kur mit Formuladiäten und endet im Extremfall mit Mager- oder Brechsucht.
Jedenfalls bleiben aus Erfahrung 97 Prozent aller eigenständig durchgeführten Diätversuche auf Dauer erfolglos.
Selbst dann, wenn man Formuladiät immer wieder nur kurzzeitig – ein bis drei Tage – verwendet und zwischendurch normal isst, verliert man möglicherweise keine Fettpolster. Denn bei einer Ernährung mit niedriger Kalorienzahl wie bei Fertigdiäten oder Fasten kann es zu einer erhöhten Verbrennung von Stärke und Eiweiß kommen. Dies führt am Beginn zu einer erhöhten Wasserausscheidung und zu Muskelabbau – aber nicht zu Fettabbau. Vor allem bei Normal- und leicht Über-

gewichtigen kann der Eiweißverlust auch die Funktion von Herz und Leber beeinträchtigen.

Unsere Empfehlung: Formuladiäten können bei extrem Übergewichtigen (B.M.I deutlich über 30) sinnvoll sein – nach vorheriger ärztlicher Untersuchung und unter ständiger Betreuung als Auftakt für eine langfristige Ernährungsumstellung. Der langfristige Nutzen bei leicht Übergewichtigen ist sehr fraglich und außerdem mit gesundheitlichen Risiken verbunden.
Die »Stiftung Warentest« warnt vor der Verwendung von Formuladiäten, die im Direktvertrieb, von Tür zu Tür angeboten werden, weil hier oft unhaltbare Werbeversprechungen abgegeben werden.

Medikamente zur Gewichtsverminderung

Amphetamine, Amphetamin-ähnliche oder von dieser Gruppe abgeleitete Verbindungen – aus denen die meisten Appetitzügler bestehen – wurden schon in den dreißiger Jahren entdeckt, damals jedoch gegen Müdigkeit verordnet. Während des Zweiten Weltkriegs wurden riesige Mengen davon an Soldaten verteilt. Erst später erkannte man, dass diese Mittel einen vermarktbaren Nebeneffekt haben – sie reduzieren das Hungergefühl.
Diese Nebenwirkung ist freilich nicht die einzige: Die Wirkstoffe Amfepramon (enthalten z. B. in *Regenon* und *Tenuate*) und D-Norpseudoephedrin (enthalten z. B. in *Antiadipositum X-112 S*) können folgende Beschwerden verursachen: Herzklopfen, Herzrhythmusstörungen, Erregungszustände; bei langfristiger Einnahme Psychosen und möglicherweise tödlichen Lungenhochdruck. Man kann von diesen Mitteln abhängig werden und nach Beendigung der Einnahme schwere Entzugserscheinungen bekommen.
Der Wirkstoff Phenylpropanolamin (enthalten z. B. in *Recatol mono*) hat ähnliche Nebenwirkungen, seit kurzem besteht sogar der Verdacht, dass es im Zusammenhang mit diesem Wirkstoff zu Schlaganfällen kommen kann.
Ausnahmsweise sind sich sämtliche Wissenschaftler und Lehrbücher bei der Bewertung von Appetitzüglern einig: Sie reduzieren zwar kurzzeitig das Gewicht, nach Beendigung der Therapie wird das Ausgangsgewicht fast immer wieder erreicht. Deshalb warnte das ehemalige Bundesgesundheitsamt auch vor irreführenden Versprechungen in den Medien wie »Sie werden nicht mehr rückfällig«. Aus diesen

Gründen und wegen der großen Gesundheitsrisiken dieser Mittel wird von der Einnahme *abgeraten*.

Fettfresser

»Haben Sie sich schon einmal überlegt, warum Meerestiere nie dick werden?« Mit dieser Frage wirbt eine Pharma-Firma für den neuesten Schrei unter den Schlankheitsmitteln. Es handelt sich um so genannte »Fettfresser« oder »Fettblocker«. Die Antwort: »Weil in ihren Körpern jener Stoff eingelagert ist, der jetzt als Diät-Kapsel in die Apotheken kommt.«

Dieser Stoff ist ein Abkömmling des Chitins aus dem Panzer von Meereskrebsen, der auch als Bindemittel für Kosmetika dient. Er soll das Fett in der Nahrung binden, selbst aber unverdaulich sein und mit Stuhl wieder ausgeschieden werden. Eine überzeugend klingende Sache, nur leider gibt es keine nachvollziehbaren, seriösen Belege dafür. Der Nachweis beschränkt sich auf dubiose Berichte von Frauen, deren Namen zwar bekannt gegeben werden, von denen man aber nicht überprüfen kann, ob sie wirklich existieren.

Die Fachzeitschrift »arznei-telegramm« berichtet, dass auf entsprechende Nachfragen keiner der Anbieter bereit war, schriftliche Auskünfte über entsprechende Studien zu geben.

Aus Tierversuchen weiß man, dass Fettblocker Glucose-, Cholesterin-, Triglyzerid-, Vitamin E- und Mineralstoffwerte absenken. Wegen des unbelegten Nutzens und der möglichen Risiken für Vitaminhaushalt und Knochenstoffwechsel ist von einer Verwendung von »Fettblockern« abzuraten. Sie sind übrigens nur als »Nahrungsergänzung« deklariert und nicht als Arzneimittel zugelassen.

Homöopathische Schlankheitsmittel

Neuerdings werden auch homöopathische Arzneimittel gegen »Fettleibigkeit« beworben, und zwar mit großem Erfolg (z. B. *boxogetten H, Cefamadar*). Bei diesen Mitteln sind zwar keine Nebenwirkungen zu erwarten, wer jedoch glaubt, allein damit Gewicht verlieren zu können, glaubt an Wunder. Wer abnehmen will, muss seine Ernährung langfristig umstellen – an diesem Grundsatz führt leider kein Weg vorbei.

Ballaststoffe (Schlankheitsmittel mit Quelleffekt)

Solche Präparate (z. B. *bioNorm, fdH, Guar Max, Jogur, Matricur, Recatol Algin, Sanhelios Topinambur*) quellen im Magen auf und

füllen ihn. Dadurch wird das Hungergefühl kurzfristig etwas eingedämmt. Ohne Umstellung der Essgewohnheiten wird man davon jedoch nicht schlank werden.
Quellmittel können auch gefährlich sein: Wenn Sie vor und während der Einnahme nicht genügend trinken, besteht die Gefahr, dass Ihnen das Mittel im Hals stecken bleibt oder den Darm verschließt. In diesem Fall besteht Lebensgefahr!

Neueste Schlankmacherpillen

Im Sommer 1998 wurden in vielen Zeitschriften zwei neue »Wundermittel« zur Abmagerung gefeiert – noch bevor diese überhaupt erhältlich waren:

– Der Wirkstoff Sibutramin (*Reductil*) soll über das Gehirn die Lust aufs Essen zügeln und gleichzeitig den Kalorienumsatz steigern. *Reductil* ist chemisch verwandt mit dem Antidepressivum *Prozac* (siehe Kapitel 2.4). Wegen der gravierenden Nebenwirkungen – Erhöhung des Blutdrucks und der Herzfrequenz, Kopfschmerzen, Mundtrockenheit, Verstopfung, Schlafstörungen, Übelkeit, Menstruationsstörungen – raten wir von der Verwendung ab. Nach Absetzen von *Reductil* steigt das Gewicht bei den meisten Menschen schnell wieder an (Jo-Jo-Effekt).
– Der Wirkstoff Orlistat (*Xenical*) soll das fettabbauende Enzym Lipase blockieren und dafür sorgen, dass etwa 30 Prozent des Fettes unverdaut wieder ausgeschieden wird. Wer zuviel Fett isst, muss damit rechnen, dass das wortwörtlich »in die Hose« geht. *Nebenwirkungen:* Stuhldrang, flüssige Stühle, Blähungen, ungewollter Stuhlgang, Kopfschmerzen. Wenn überhaupt, sollte *Xenical* nur bei einem B.M.I. von über 30 verwendet werden. Nach dem Absetzen von Xenical steigt das Gewicht bei den meisten Menschen schnell wieder an (Jo-Jo-Effekt).

Vorsicht: Bei allen als »Wundermittel« angekündigten Medikamenten ist mit Nebenwirkungen zu rechnen. Lassen Sie die Finger davon, solange nicht ausreichende Untersuchungsergebnisse und Erfahrungsberichte vorliegen. Spielen Sie nicht Versuchskaninchen!

13.7. Schlankheitsmittel

Präparat	Wichtigste Nebenwirkungen	Empfehlung
Antiadipositum X-112 S (D) Drag., Tropfen D-Norpseudoephedrin (auch als Cathin bekannt) *Rezeptpflichtig*	Kurzfristig: Herzklopfen, Herzstolpern, Erregung, Abhängigkeit und Sucht. Langfristig: Psychosen, selten Lungenhochdruck (kann tödlich sein)	**Abzuraten** Zweifelhafter therapeutischer Nutzen. Hohes Risiko an Nebenwirkungen.
Cefamadar (D) Tabl., Flüssigkeit Madar in homöopathischer Verdünnung (D4)	Enthält Alkohol	**Homöopathisches Mittel** Eine Wirksamkeit als Mittel gegen »Fettleibigkeit« ist zweifelhaft, kann aber nur individuell festgestellt werden.
Cellobexon (Ö) Tabl. Methylcellulose, Vitamin B_1, C	Blähungen, Völlegefühl. Die Einnahme derartiger Quellmittel hat mit viel Flüssigkeit zu geschehen	**Abzuraten** Unsinnige Kombination, in welcher ein Grundstoff von Tapetenkleister (Methylcellulose) mit Vitaminen versetzt wurde. Der Magen kann hierdurch allenfalls kurzfristig getäuscht werden.
Dr. Kousa Weizenkleie **Dr. Kousa Kleietten** (Ö) Tabl. Zellulose, Mineralstoffe, Kohlehydrate	Wenn beachtet wird, dass diese Mittel mit viel Flüssigkeit eingenommen werden, damit kein zäher Gelpfropf im Darm entsteht, sind nennenswerte unerwünschte Wirkungen nicht bekannt	**Zweckmäßig wie** z. B. Vollkornbrot, Mischbrot, frisches Gemüse, faserreiche Kost etc., jedoch sehr viel teurer. Muss mit viel Flüssigkeit eingenommen werden.
Gracia Novo Schlankheitstropfen (D) Tropfen Homöopathische Verdünnungen	Keine wesentlichen bekannt	**Abzuraten** Homöopathisches Mittel mit zweifelhafter Wirksamkeit.
Recatol Algin (D) Kautabl. Alginsäure, Carmellose	Wenn beachtet wird, dass die Kautabletten mit viel Wasser eingenommen werden müssen, sind keine wesentlichen Nebenwirkungen zu erwarten	**Wenig zweckmäßig** Zweifelhafter therapeutischer Nutzen. Quell- und Füllmittel in Kombination mit Kohlehydraten.

Präparat	Wichtigste Nebenwirkungen	Empfehlung
Recatol mono (D) Retardkaps. Phenylpropanolamin *Rezeptpflichtig*	Herzklopfen, Herzstolpern, Erregung, Bluthochdruck. Risiko der Gewöhnung und Abhängigkeit. Vor kurzem wurde der Verdacht geäußert, dass dieses Medikament lebensgefährliche Nebenwirkungen bis hin zum Schlaganfall auslösen kann	**Abzuraten** Zweifelhafter therapeutischer Nutzen. Hohes Risiko an Nebenwirkungen.
Reductil (D) Kaps. Sibutramin *Rezeptpflichtig*	Erhöhung des Blutdrucks und der Herzfrequenz, Mundtrockenheit, Verstopfung, Schlafstörungen, Übelkeit, Menstruationsstörungen	**Abzuraten** Zweifelhafter therapeutischer Nutzen. Hohes Risiko an Nebenwirkungen.
Regenon (D/Ö) nur D: Retardkaps., nur Ö: Retardtabl. Amfepramon *Rezeptpflichtig*	Kurzfristig: Herzklopfen, Herzstolpern, Erregung, Abhängigkeit und Sucht. Langfristig: Psychosen, selten Lungenhochdruck (kann tödlich sein)	**Abzuraten** Zweifelhafter therapeutischer Nutzen. Hohes Risiko an Nebenwirkungen.
Tenuate (D) Retardtabl. Amfepramon *Rezeptpflichtig*	Kurzfristig: Herzklopfen, Herzstolpern, Erregung, Abhängigkeit und Sucht. Langfristig: Psychosen, selten Lungenhochdruck (kann tödlich sein)	**Abzuraten** Zweifelhafter therapeutischer Nutzen. Hohes Risiko an Nebenwirkungen.
Xenical (D/Ö) Kaps. Orlistat *Rezeptpflichtig*	Flüssige Stühle, Stuhldrang, ungewollter Stuhlabgang, Blähungen, Kopfschmerzen	**Wenig zweckmäßig** Zweifelhaftes Therapieprinzip: Übergewichtige mit einem B.M.I. über 30 sollen durch ungewollten Stuhlabgang bei fettreicher Nahrung dazu gebracht werden, den Fettanteil zu verringern. Zweifelhafter Langzeitnutzen.

13.8. Mittel gegen Hämorrhoiden

An der Übergangszone vom Mastdarm zum After gibt es einen Bereich, der sehr stark von Blutgefäßen durchzogen ist. Bei übermäßiger Vergrößerung dieser Gefäße kann es zu inneren oder äußeren Hämorrhoiden kommen. Als Beschwerden können Juckreiz, Brennen, dumpfes Druckgefühl, Blutungen, Ekzeme, lokale Geschwüre und schleimige Sekretion auftreten.

Ursachen dieses Leidens können sein:
- Chronische Verstopfung und harter Stuhl.
- Abführmittel. Diese beugen Hämorrhoiden nicht vor – im Gegenteil: Sie erzwingen die Entleerung des Darms gegen den noch verschlossenen Anus.
- Mangel an Bewegung, Übergewicht.

Schmerzhafte Blutergüsse durch geplatzte Blutgefäße in der Aftergegend (perianale Hämatome) werden oft mit Hämorrhoiden verwechselt. Sie entstehen hauptsächlich bei Menschen mit sitzender Arbeit (z. B. Fernfahrer) und können durch einen kleinen chirurgischen Eingriff beseitigt werden.
Falls der Arzt innere Hämorrhoiden vermutet, können diese nur mit einem speziellen Untersuchungsgerät (Blond-Proctoskop) nachgewiesen werden. Abtasten alleine genügt nicht. Wenn die üblichen Beschwerden wie Juckreiz, Schmerzen beim Stuhlgang und Säubern des Afters von Blutungen begleitet werden, ist wegen der Möglichkeit einer Krebserkrankung eine solche Untersuchung zur Abklärung der Blutungsursache notwendig.

Behandlung

Hygienische Maßnahmen (z. B. Waschen nach dem Stuhlgang) und Stuhlregulierung (Umstellung auf ballaststoffreiche Kost; siehe Verstopfung und deren Behandlung, Kapitel 13.2.) sind die wichtigsten Maßnahmen bei Hämorrhoiden.
Einfache Salben ohne Wirkstoffe und Zusätze (z. B. *Asche Basissalbe, Diprosone Basissalbe, Hexal Basissalbe, Jellin Basissalbe*) lindern meist wirkungsvoll die Beschwerden.
Falls echte Hämorrhoiden höheren Grades vorliegen (man unterscheidet Schweregrade 1 bis 3), ist die einzig sinnvolle Therapie die Verödung der Venen durch Injektionen. Jede Art von Medikamenten kann in diesem Fall höchstens die Beschwerden lindern, eine Heilung ist damit nicht zu erreichen.

Medikamente

Spezielle Medikamente gegen Hämorrhoidenbeschwerden enthalten meist lokal schmerzlindernde, desinfizierende oder entzündungshemmende Wirkstoffe, einzeln oder in Kombination.
Falls bei unkomplizierten, leichten Beschwerden wirkstofffreie Salben nicht helfen, können Medikamente mit lokal schmerzlindernder

Wirkung zweckmäßig sein. Zu bevorzugen sind solche mit nur einem Wirkstoff, z. B. *Dolo Posterine N, Haenal, Lido-Posterine*.
Bei oberflächlich blutenden Hämorrhoiden ist *Faktu* ein zweckmäßiges Mittel.
Von Kombinationsmitteln, die Glukokortikoide und andere Wirkstoffe enthalten (z. B. *Delta-Hädensa, Posterisan forte, Procto Jellin, Procto Kaban, Scheriproct*), raten wir wegen der möglichen Nebenwirkungen – Hautschäden, verzögerte Wundheilung, verminderte Infektionsabwehr – ab.

13.8. Mittel gegen Hämorrhoiden

Präparat	Wichtigste Nebenwirkungen	Empfehlung
Anusol (D) Zäpfchen, Salbe Wismutverbindungen, Zinkoxid, Perubalsam	Allergische Erscheinungen (insbesondere Hautreizungen)	**Abzuraten** wegen allergischer Begleiterscheinungen von Perubalsam. Wirksamkeit zweifelhaft.
Delta-Hädensa (Ö) Salbe, Zäpfchen Prednisolon, Monochlorcarvacrol, Ammoniumsulfobituminosum, Menthol, in Zäpfchen zusätzlich: Kamille, Pflanzenöle *Rezeptpflichtig*	Hautschäden, verzögerte Wundheilung, verminderte Infektionsabwehr	**Abzuraten** Nicht sinnvolle Kombination eines Glukokortikoids (Prednisolon) mit anderen Wirkstoffen.
DoloPosterine N (D) Zäpfchen, Salbe, Kombipackung Cinchocain *Rezeptpflichtig*	Allergische Erscheinungen, Hautreizungen	**Therapeutisch zweckmäßig zur** kurzfristigen Linderung von schmerzhaften Beschwerden.
Eulatin N (D) Zäpfchen Wismutgallat, Lidocain	Allergische Reaktionen auf der Schleimhaut sind möglich	**Möglicherweise zweckmäßig zur** kurzfristigen Linderung von schmerzhaften Beschwerden.
Eulatin NN (D) Salbe Hamamelisextrakt, Wismutgallat, Benzocain	Allergische Reaktionen auf der Schleimhaut sind möglich	**Abzuraten** Benzocain kann stark allergisierend wirken, daher ist ein solches lokal betäubendes Mittel nicht zu empfehlen.

Präparat	Wichtigste Nebenwirkungen	Empfehlung
Faktu (D) Salbe, Zäpfchen, Kombipackung Polycresulen, Cinchocain *Rezeptpflichtig*	Selten allergische Erscheinungen, schleimhautreizend	**Nur zweckmäßig bei** oberflächlich blutenden Hämorrhoiden. Zur kurzfristigen Linderung von schmerzhaften Beschwerden vertretbar.
Faktu akut (D) Salbe, Zäpfchen Lidocain, Titandioxid, Bufexamac, Wismutgallat	Allergische Erscheinungen	**Wenig zweckmäßig** Zur kurzfristigen Linderung von schmerzhaften Beschwerden vertretbar. Kombination von Entzündungshemmer (Bufexamac) mit örtlich wirkendem Betäubungsmittel.
Hädensa (Ö) Salbe, Zäpfchen Menthol, Monochlorcarvacrol, Ammon. sulfobitum., in Zäpfchen zusätzlich: Kamillenöl, Schieferöl	Starke Schleimhautreizungen möglich	**Abzuraten** wegen der möglichen Nebenwirkungen von Menthol.
Hämo-ratiopharm N (D) **Hämoagil plus** (D) Creme, Zäpfchen Bufexamac, Lidocain, Wismutgallat, Titandioxid	Allergische Erscheinungen	**Wenig zweckmäßig** Zur kurzfristigen Linderung von schmerzhaften Beschwerden vertretbar. Kombination von Entzündungshemmer (Bufexamac) mit örtlich wirkendem Betäubungsmittel.
Haemo-Exhirud (D) Salbe Blutegelwirkstoff-Lösung (Hirudin), Allantoin, Polidocanol	Keine wesentlichen bekannt	**Wenig zweckmäßig** Zur kurzfristigen Linderung von schmerzhaften Beschwerden vertretbar.
Haenal (D) Salbe Quinisocain	Allergische Erscheinungen und Reizungen an der Darmschleimhaut	**Therapeutisch zweckmäßig zur** kurzfristigen Linderung von schmerzhaften Beschwerden.
Hametum (D/Ö) Salbe Destillat aus Hamamelis	Keine wesentlichen bekannt	**Wenig zweckmäßig** Zur kurzfristigen Linderung von schmerzhaften Beschwerden vertretbar.

Präparat	Wichtigste Nebenwirkungen	Empfehlung
Lido-Posterine (D) Salbe, Zäpfchen Lidocain	Allergische Erscheinungen und Reizungen auf der Darmschleimhaut möglich	**Therapeutisch zweckmäßig zur** kurzfristigen Linderung von schmerzhaften Beschwerden.
Mastu S (D) Salbe, forte-Zäpfchen Bufexamac, Lidocain, Wismutgallat, Titanoxid	Allergische Erscheinungen	**Wenig zweckmäßig** Zur kurzfristigen Linderung von schmerzhaften Beschwerden vertretbar. Kombination von Entzündungshemmer (Bufexamac) mit örtlich wirkendem Betäubungsmittel.
Posterisan (D) Salbe, Zäpfchen, Kombipackung Stoffwechselprodukte von Escherichia coli, Phenol	Allergien. Schleimhautreizungen möglich	**Wenig zweckmäßig** Zweifelhafte therapeutische Wirksamkeit.
Posterisan forte (D) Fortesalbe, Fortezäpfchen, Forte-Kombipackung Hydrokortison, Stoffwechselprodukte von Escherichia coli, Phenol *Rezeptpflichtig*	Eventuell Hautschäden, allergische Reizungen	**Abzuraten** Nicht sinnvolle Kombination von Kortison mit zweifelhaft wirksamer Bakterien-Suspension. Phenol als Konservierungsmittel gilt als überholt.
Procto Jellin (D) Salbe, Zäpfchen, Kombipackung Fluocinolon, Lidocain *Rezeptpflichtig*	Hautschäden, verzögerte Wundheilung, verminderte Infektionsabwehr	**Abzuraten** Nicht sinnvolle Kombination eines stark wirkenden Glukokortikoids (Fluocinolonacetonid) mit örtlich wirkendem Betäubungsmittel (Lidocain).
Procto Kaban (D) Salbe, Zäpfchen, Kombipackung Clocortolon, Cinchocain *Rezeptpflichtig*	Hautschäden, verzögerte Wundheilung, verminderte Infektionsabwehr	**Abzuraten** Nicht sinnvolle Kombination von stark wirkendem Glukokortikoid (Clocortolon) mit örtlich wirkendem Betäubungsmittel (Cinchocain).
Rectosellan (D) Salbe Polidocanol, Zinkoxid	Allergische Reaktionen und Reizungen der Darmschleimhaut sind möglich	**Therapeutisch zweckmäßig zur** kurzfristigen Linderung von schmerzhaften Beschwerden.

Präparat	Wichtigste Nebenwirkungen	Empfehlung
Rectosellan (D) Zäpfchen Benzocain, Zinkoxid	Allergische Reaktionen und Reizungen der Darmschleimhaut sind möglich	**Abzuraten** Benzocain gehört zu den stark allergisierenden Stoffen und sollte möglichst vermieden werden.
Scheriproct (D/Ö) Salbe, Zäpfchen, nur D: Kombipackung Prednisolon, Cinchocain, *Rezeptpflichtig*	Hautschäden, verzögerte Wundheilung, verminderte Infektionsabwehr	**Abzuraten** Nicht sinnvolle Kombination eines Glukokortikoids (Prednisolon) und örtlich wirkendem Betäubungsmittel (Cinchocain).
Sperti Präparation H (D/Ö) Salbe, Zäpfchen, nur D: Kombipackung Äthanol, Bierhefe-Dickextrakt, Haifischleberöl, Chlorhexidin	Allergische Erscheinungen	**Wenig zweckmäßig** Zur kurzfristigen Linderung von schmerzhaften Beschwerden vertretbar.

13.9. Wurmmittel

Die Häufigkeit der Infektionen mit Spulwürmern wird auf 30 Prozent, die mit Hakenwürmern auf 25 Prozent der Weltbevölkerung geschätzt. Verbesserte Lebensbedingungen und Hygiene in den Industriestaaten haben die Situation verbessert – einen absoluten Schutz gegen solche Infektionen gibt es jedoch nicht. Immer wieder kommt es auch vor, dass Touristen bei ihrer Rückkehr aus südlichen Ländern mit Würmern infiziert sind.
Oft merken Betroffene lange nichts vom Befall mit Würmern, da vor allem bei den Würmern, die bei uns verbreitet sind, meist nur unspezifische Beschwerden wie Bauchschmerzen, Jucken am After und Blutarmut auftreten. Wer längere Zeit ohne andere Erklärung an derartigen Beschwerden leidet, sollte einen Arzt aufsuchen und eine Stuhluntersuchung durchführen lassen. Die häufigsten Wurmarten sind:

- Fadenwürmer (Spul-*, Maden-*, Peitschen-*, Hakenwurm, Filarien)
- Bandwürmer* (Rinder-*, Schweine-*, Hundebandwurm*)
- Saugwürmer (z. B. Bilharzien)

Die mit * gekennzeichneten kommen auch in Mitteleuropa vor.

Behandlung

Die Beseitigung der Infektionsquelle – des Wurmes – mit Medikamenten ist der wichtigste Bestandteil der Therapie.

Der Wirkstoff Mebendazol (enthalten in *Pantelmin, Vermox*) kann gegen fast alle Wurmarten verwendet werden. Gegen Bandwürmer benötigt man allerdings sehr hohe Dosierungen.

13.9. Wurmmittel

Präparat	Wichtigste Nebenwirkungen	Empfehlung
Combantrin (Ö) Suspension, Kautabletten Pyrantel *Rezeptpflichtig*	Magen-Darm-Störungen	**Therapeutisch zweckmäßig** gegen Spul- und Madenwürmer.
Helmex (D) Kautabletten, Suspension Pyrantel *Rezeptpflichtig*	Magen-Darm-Störungen	**Therapeutisch zweckmäßig** gegen Spul- und Madenwürmer.
Molevac (D/Ö) Drag., Suspension Pyrvinium *Rezeptpflichtig (Ö)*	Magen-Darm-Störungen, Stuhl wird rot gefärbt	**Therapeutisch zweckmäßig** gegen Madenwürmer.
Pantelmin (Ö) Tabl. Mebendazol *Rezeptpflichtig*	Magen-Darm-Störungen. Wegen möglicher Auslösung von Missbildungen nicht in der Schwangerschaft geben	**Therapeutisch zweckmäßig** gegen Spul-, Maden- und Peitschenwürmer.
Pyrcon (D/Ö) Suspension Pyrvinium *Rezeptpflichtig (Ö)*	Magen-Darm-Störungen, Stuhl wird rot gefärbt	**Therapeutisch zweckmäßig** gegen Madenwürmer.
Vermox (D) Tabl., Fortetabl. Mebendazol *Rezeptpflichtig*	Magen-Darm-Störungen. Wegen möglicher Auslösung von Missbildungen nicht in der Schwangerschaft geben	**Therapeutisch zweckmäßig** gegen Spul-, Maden- und Peitschenwürmer.
Yomesan (D) Tabl. Niclosamid	Magenschmerzen, Übelkeit	**Therapeutisch zweckmäßig** gegen Bandwürmer.

14. Kapitel: **Mangelerscheinungen**

»Vita« ist ein lateinisches Wort und heisst »Leben«. »Vitamine« sind lebensnotwendige Stoffe für den Körper, genauso wie Mineralien und Spurenelemente. Bei normaler, im europäischen Raum üblicher Ernährung sind sie in ausreichender Menge in den Nahrungsmitteln enthalten. Dennoch zählen Arzneimittel, die diese Stoffe enthalten, zu den profitabelsten »Rennern« im Pharmageschäft. Die ständigen Werbekampagnen der Vitamin-Hersteller haben ihre Wirkung nicht verfehlt. Inzwischen glauben viele Menschen, dass ohne zusätzliche Einnahme von Vitaminpräparaten ihre Gesundheit gefährdet ist. In Mitteleuropa ernährt sich ein Großteil der Bevölkerung jedoch so, dass Vitaminmangel und damit eine Gesundheitsgefährdung nur bei bestimmten Risikogruppen auftritt und sehr selten ist.
Wir haben die Statistiken des deutschen Gesundheitsministeriums über die mittleren täglichen Vitaminmengen, die jeder Bundesbürger durchschnittlich zu sich nimmt, mit den von unabhängigen Wissenschaftlern empfohlenen Tagesdosen verglichen. Demnach konsumieren die Bundesbürger sogar eher zu viel als zu wenig Vitamine. In diesen Berechnungen sind Zubereitungsverluste, die etwa beim Kochen der Nahrungsmittel entstehen können, in der Höhe von 20 bis 25 Prozent bereits berücksichtigt.
Der englische Professor Peter Parish hat festgestellt, dass »es keinen Nachweis dafür gibt, dass ein geringer Vitaminmangel zur Schwächung des Körpers führt oder die Gefahr, eine Erkältung oder eine Infektion zu bekommen, erhöht«. »Die Botschaft der Pharmaindustrie«, so Parish weiter, »dass, wenn 100 Vitamineinheiten gut sind, 1.000 Einheiten sogar noch viel besser sein müssen«, ist falsch.
Die übliche Werbung von Vitamin- und Mineralstoff-Herstellern zielt meistens gar nicht auf Risikogruppen, sondern auf die mit Vitaminen und Mineralstoffen ohnedies gut versorgte Mittelschicht. In immer wiederkehrenden Kampagnen wird suggeriert, dass das zusätzliche Schlucken solcher Präparate in jedem Fall gut ist, nach dem Motto: Je mehr Vitamine und Mineralstoffe, umso mehr Gesundheit; und das angeblich ohne jedes Risiko von Nebenwirkungen.
Dabei können Überdosierungen von einigen Vitaminen zu Gesundheitsschäden führen. Das gilt vor allem für die Vitamine A und D. Näheres dazu wird in den Kapiteln 14.2. bis 14.5. besprochen. Und die

Einnahme von Beta-Karotin-Präparaten kann bei bestimmten Risikogruppen sogar zu einer erhöhten Sterblichkeit führen.
In Zusammenarbeit mit Medien werden richtige Modetrends erzeugt: In einem Jahr liegt der Schwerpunkt bei Vitamin C, im nächsten vielleicht bei Vitamin E und Magnesium, und ein Jahr später ist es wieder Beta-Carotin, dem eine umfassende gesunderhaltende Wirkung zugeschrieben wird.
Der Großteil der Vitamin- und Mineralstoff-Präparate wird inzwischen nicht mehr in Apotheken verkauft, sondern in Drogeriemärkten. Mehr und mehr industriell hergestellte Nahrungsmittel werden außerdem mit synthetischen Vitaminen angereichert.

Tagesbedarf an Vitaminen

Über den täglichen Vitaminbedarf gibt die folgende Tabelle Aufschluss.

Empfohlene Tageszufuhr an Vitaminen (in mg):

Vitamin	Säuglinge und Kleinkinder	Kinder	Erwachsene		Schwangere, stillende Mütter
			Männer	Frauen	
A	0,4–0,42	0,4–0,7	1,0	0,8	1,02–1,2
D	0,01*	0,01	0,05–0,10	0,05–0,10	0,01–0,0125
E	3–4	5–7	10–15	10–15	10–15
B_1	0,3–0,5	0,7–1,2	1,2–1,5	1,0–1,1	1,4–1,6
B_2	0,4–0,6	0,8–1,4	1,3–1,7	1,2–1,3	1,5–1,8
B_6	0,3–0,6	0,9–1,6	1,8–2,2	1,8–2,0	2,3–2,6
Nikotinsäure	6–8	9–16	16–18	13–15	15–20
Folsäure	0,03–0,045	0,1–0,3	0,4	0,4	0,5–0,8
B_{12}	0,0005–0,0015	0,002–0,003	0,006	0,006	0,006
C	35	45	75	75	100–125

*: Bei diesen Angaben wird davon ausgegangen, dass der Säugling vorbeugend Vitamin D erhält.

Vitamine in Lebensmitteln

Vitamine sind in fast allen Nahrungsmitteln enthalten. Dabei ist aber zu berücksichtigen, dass bei der Massenproduktion von Lebensmitteln wichtige Nährstoffe häufig fehlen oder bei der Verarbeitung verloren gehen. Der Qualitätsunterschied von »biologischen« und »nichtbiologischen« Nahrungsmitteln kann beträchtlich sein. Da die Menge der enthaltenen Vitamine stark schwankt, kann eine verlässliche Übersichtstabelle nicht erstellt werden. *Wer aber ausreichend und ausgewogen isst, braucht sich um seinen Vitaminhaushalt keine Sorgen zu machen – egal wie alt er ist* (siehe dazu Kapitel 15: Alter).

Die Ausnahme: Risikogruppen

Ein Vitaminbedarf, der die Einnahme von Medikamenten rechtfertigt, besteht nur bei einigen Risikogruppen. Das sind vor allem *Alkoholiker* und *Personen, die schon länger erkrankt* sind und deren Nahrungsaufnahme durch den Darm gestört ist.
Bei schwangeren und stillenden Frauen ist ebenfalls ein erhöhter Vitaminbedarf zu erwarten. Die routinemäßige Einnahme von Vitaminpräparaten ist bei gesunden, ausreichend ernährten Frauen während der Schwangerschaft aber nicht erforderlich. Bei *Säuglingen und Kleinkindern* kann die Einnahme von Vitamin D zur Rachitis-Vorbeugung wegen des erhöhten Bedarfs zweckmäßig sein.
Soweit Vitaminmangelzustände im *Zusammenhang mit der Einnahme anderer Medikamente* bekannt geworden sind, handelt es sich dabei in den meisten Fällen um Patienten, deren »Vitamin-Gleichgewicht« bereits gestört ist und die Arzneimittel über eine lang andauernde Zeit eingenommen haben.

14.1. Multivitaminpräparate

Das beste »Multivitaminpräparat« ist eine ausgewogene Ernährung. Wenn es aber zu einer Unterversorgung an Vitaminen kommt, ist keine breit gestreute Vitaminzufuhr angebracht, sondern nur eine gezielte Verordnung der fehlenden Stoffe. Das hat vor allem medizinische Gründe: Bei einigen Vitaminen können Überdosierungen zu Gesundheitsschäden führen – z. B. trägt zu viel Vitamin D zur Ablagerung von Kalk in der Niere und in den Gefäßen bei. Die Anzeichen eines unterschwelligen Vitaminmangels – vor allem Störungen im Eisenstoffwechsel verbunden mit Blutarmut, psychischen Verstimmungen, Konzentrationsschwäche und Wachstumsstörungen – können trügerisch sein. Die Firma Hoffmann-La Roche verteilt Werbeschriften, in denen zugegeben wird, dass die Anzeichen »eines so genannten subklinischen oder unterschwelligen Vitaminmangels keineswegs typisch für den Mangel an einem bestimmten Vitamin noch für einen Vitaminmangel überhaupt (sind), das heisst, derartige Symptome können durchaus durch völlig andere Erkrankungen verursacht werden«. Wenn also in Wirklichkeit kein Vitaminmangel, sondern eine andere Erkrankung die Ursache der Beschwerden ist, kann die ungezielte Einnahme von Vitaminpräparaten dazu führen, dass die tatsächliche Grundkrankheit kaum oder erst zu spät erkannt wird.

Ein Beispiel: Vitamin B_{12} vermag schon in geringen Mengen das Blutbild so zu verändern, dass eine bestimmte Form von Blutarmut (perniziöse Anämie) oft kaum mehr zu entdecken ist. Für eine Heilung der Krankheit (insbesondere einer Verhinderung des Auftretens von Schäden im Nervensystem) ist die durch den Mund (oral) zugeführte Menge von Vitamin B_{12} aber meist unzureichend. Seriöse Mediziner und Ernährungswissenschaftler halten das Vitamin B_{12} deshalb für einen »unerwünschten Bestandteil in Multivitaminpräparaten«: »Der gesunde Mensch braucht es nicht, und der Perniziosa-Kranke versäumt die wichtige Behandlung.« Trotzdem ist B_{12} in fast allen Multivitaminpräparaten enthalten.

Auch die ungezielte Aufnahme von Folsäure ist problematisch, weil dieses Vitamin die Anzeichen bei der Blutarmut der perniziösen Anämie verschleiern kann, so dass es wegen mangelnder Behandlung zu Schädigungen im Rückenmark kommen kann.

Dazu kommt, dass viele Wirkungen, die die Hersteller ihren Vitaminpräparaten zuschreiben, wissenschaftlich nicht ausreichend belegt sind. So rät etwa der Konzern Merck, sein Multivitaminpräparat *Multibionta forte* schon bei »Nervosität, Gereiztheit und Tagesmüdigkeit« einzunehmen.

Die Fachzeitschrift »tägliche Praxis« bezeichnet solche Beipacktexte und Werbekampagnen als »Unfug«, und der »Arzneimittelbrief« fragt: »Welcher gewissenhafte Arzt wird Präparate einer Firma verordnen wollen, die den traurigen Mut hat, solche Werbung zu treiben?«

Tatsache ist: Bei Menschen ohne Vitaminmangel hat die Zufuhr von Vitaminen keine stärkende Wirkung. Vitamine verbessern auch nicht die Schulleistung von Kindern und führen bei Sportlern mit normaler Ernährung nicht zu einer Leistungssteigerung.

In der Schwangerschaft und in der Stillzeit kann es aber sinnvoll sein, Multivitaminpräparate einzunehmen. *Natabec* und *Pregnavit* sind speziell für diesen Anwendungsbereich geeignet. Die Pharmakologen-Vereinigung der USA (USP) warnt jedoch: Während der Schwangerschaft sollten von Vitamin A nicht mehr als ca. 5.000 IE (Internationale Einheiten) pro Tag und von Vitamin D nicht mehr als 500 IE pro Tag eingenommen werden (siehe dazu auch Kapitel 14.2.: Vitamin-A- und -D-Präparate und Kombinationen). Die Hersteller mancher Multivitaminpräparate empfehlen jedoch oft höhere Dosierungen.

Soweit diese Medikamente speziell als Mittel »gegen Altersbeschwerden« angepriesen werden, findet sich ihre Bewertung im Kapitel 15: Alter.

Einigen Multivitaminpräparaten werden auch so genannte Spurenelemente (z. B. Kupfer, Molybdän) beigemengt (siehe dazu Kapitel 14.6.: Mineralstoffpräparate).

Insgesamt gilt, was die Zeitschrift »tägliche Praxis« so formuliert: *»Ein Vitaminmangel ist heutzutage und hierzulande sehr selten.«*

Schon vor Jahren warnte das ehemalige deutsche Bundesgesundheitsamt vor einem Vitaminmissbrauch und stellte fest: Die Einnahme von Vitaminpräparaten zusätzlich zu einer ausgewogenen Ernährung ist in der Regel überflüssig und kann unter Umständen sogar schaden.

Auch so genannte »Nahrungsergänzungsmittel«, die seit einigen Jahren stark beworben werden, sind nach Ansicht des Bundesinstituts für gesundheitlichen Verbraucherschutz bei ausgewogener Ernährung »völlig überflüssig«.

Heute weiß man, dass für die Wirksamkeit von Vitaminen auch die in natürlichen Lebensmitteln enthaltenen Farb-, Aroma- und Geschmacksstoffe eine wichtige Rolle spielen. Vitamine in Pillenform oder in Nahrungsergänzungsmitteln können deshalb oft nur einen Bruchteil ihrer biologischen Wirksamkeit entfalten und sind Vitaminen in natürlichen Lebensmitteln unterlegen.

Namenswirrwarr

Bei den meisten Vitaminen ist zwar die Kennzeichnung mit Buchstaben gebräuchlich (z. B. Vitamine A, C), viele Pharmafirmen verwenden in den Packungsbeilagen aber nur die Substanznamen. Wir haben deshalb eine Übersichtstabelle über die verschiedenen Bezeichnungen zusammengestellt, die zur leichteren Identifizierung der Inhaltsstoffe eines Medikaments beitragen kann.

Soweit die Kennzeichnung mit Buchstaben auch in der wissenschaftlichen Literatur unüblich ist, wird sie nur in Klammern wiedergegeben.

Vitamin A_1	– Retinol
Provitamin A	– Beta-Karotin
Vitamin B_1	– Thiamin, Aneurin
Vitamin B_2	– Riboflavin
(Vitamin B_3)	– Pantothensäure
Vitamin B_6	– Pyridoxin
(Vitamin B_9)	– Folsäure
Vitamin B_{12}	– Cyanocobalamin, Hydroxycobalamin

Vitamin B_{15}	– Pangaminsäure
Vitamin B_{17}	– Amygdalin
Vitamin C	– Ascorbinsäure
Vitamin D_2	– Ergocalciferol
Vitamin D_3	– Cholecalciferol
Vitamin E	– Tocopherolacetat
(Vitamin F)	– wie Vitamin B_1
(Vitamin G)	– wie Vitamin B_2 oder B_6
Vitamin H	– Biotin
Vitamin H_1	– Para-Aminobenzoesäure (PARA)
Vitamin K	– Phytomenadion
Vitamin K_2	– Menachinon
Vitamin K_3	– Menadion
(Vitamin P)	– Hesperidin, Rutin, Rutosid, Troxerutin
(Vitamin PP)	– Nikotinsäure, Nikotinamid

14.1. Multivitaminpräparate

Präparat	Wichtigste Nebenwirkungen	Empfehlung
Berocca plus »Roche« (Ö) Brausetabl., Filmtabl. Vitamin B_1, B_2, B_6, B_{12}, C, Nikotinamid, Pantothenat, Biotin, Kalziumsalze, Magnesium	Bei normaler Dosierung keine	**Wenig zweckmäßig** Von ungezielter Verwendung ist abzuraten. Bei einem Vitaminmangel, der aber sehr selten auftritt, ist die gezielte Einnahme eines einzelnen Vitamins oder einer bestimmten Vitamingruppe vorzuziehen. Dieses Präparat enthält Inhaltsstoffe mit zweifelhaftem therapeutischen Nutzen (Pantothenat, Biotin). Die Beimengung von Vitamin B_{12} ist nicht zweckmäßig.
BVK Roche plus C (D) Kaps. Vitamin B_1, B_2, B_6, C, Nikotinamid, Dexpanthenol, Biotin, Folsäure	Bei normaler Dosierung keine	**Wenig zweckmäßig** Von ungezielter Verwendung ist abzuraten. Bei einem Vitaminmangel, der aber sehr selten auftritt, ist die gezielte Einnahme eines einzelnen Vitamins oder einer bestimmten Vitamingruppe vorzuziehen. Dieses Präparat enthält Inhaltsstoffe mit zweifelhaftem therapeutischen Nutzen (Biotin, Pantothenat).

Präparat	Wichtigste Nebenwirkungen	Empfehlung
Cobidec N (D) Brausetabl. Vitamin A, B_1, B_2, B_6, B_{12}, C, E, Nikotinamid, Kalziumsalze, Eisen-II-Sulfat, Mangansulfat, Natriummolybdat, Magnesiumsalz	Bei normaler Dosierung keine	**Wenig zweckmäßig** Von ungezielter Verwendung ist abzuraten. Bei einem Vitaminmangel, der aber sehr selten auftritt, ist die gezielte Einnahme eines einzelnen Vitamins oder einer bestimmten Vitamingruppe vorzuziehen. Verwendung während der Schwangerschaft vertretbar (nicht mehr als 1 Tabl. pro Tag). Dieses Präparat enthält einen Inhaltsstoff mit zweifelhaftem therapeutischen Nutzen (Vitamin E). Die Beimengung von Vitamin B_{12} ist nicht zweckmäßig.
Cobidec N (D) Kaps. Vitamin A, B_1, B_2, B_6, B_{12}, C, E, Nikotinamid, Eisen-II-Sulfat, Mangan-II-Sulfat, Kupfer-II-Sulfat, Natriummolybdat, Magnesiumoxid	Bei normaler Dosierung keine	**Wenig zweckmäßig** Von ungezielter Verwendung ist abzuraten. Bei einem Vitaminmangel, der aber sehr selten auftritt, ist die gezielte Einnahme eines einzelnen Vitamins oder einer bestimmten Vitamingruppe vorzuziehen. Verwendung während der Schwangerschaft vertretbar (nicht mehr als 1 Kaps. pro Tag). Dieses Präparat enthält einen Inhaltsstoff mit zweifelhaftem therapeutischen Nutzen (Vitamin E).
Dreisavit N (D/Ö) Filmtabl. Vitamin B_1, B_2, B_6, C, Nikotinamid, Pantothenat, Folsäure, Biotin	Bei normaler Dosierung keine	**Wenig zweckmäßig** Von ungezielter Verwendung ist abzuraten. Bei einem Vitaminmangel, der aber sehr selten auftritt, ist die gezielte Einnahme eines einzelnen Vitamins oder einer bestimmten Vitamingruppe vorzuziehen. Dieses Präparat enthält Inhaltsstoffe mit zweifelhaftem therapeutischen Nutzen (Pantothenat, Biotin).

Präparat	Wichtigste Nebenwirkungen	Empfehlung
Eunova (D) Fortekaps., Drag. Vitamin A, B_1, B_2, B_6, B_{12}, C, D_3, E, Nikotinamid, Biotin, Rutosid, Pantothenat, Eisen-, Mangan-II-Sulfat, Kupfer-II-Sulfat, Zinkoxid, Natriummolybdat, Kalium-, Magnesium-, Kalziumsalze	Bei Dauerverwendung Überdosierungserscheinungen durch Vitamin A möglich (z. B. Erbrechen, Leberschäden, in der Schwangerschaft Gefahr von Missbildungen des Kindes)	**Wenig zweckmäßig** Von ungezielter Verwendung ist abzuraten. Bei einem Vitaminmangel, der aber sehr selten auftritt, ist die gezielte Einnahme eines einzelnen Vitamins oder einer bestimmten Vitamingruppe vorzuziehen. Der Vitamin-A-Gehalt dieses Medikaments ist für die Verwendung bei Schwangeren zu hoch. Dieses Präparat enthält Inhaltsstoffe mit zweifelhaftem therapeutischen Nutzen (Vitamin E, Rutosid, Pantothenat). Die Beimengung von Vitamin B_{12} ist nicht zweckmäßig.
Merz Spezial Dragees (Ö) Drag. Carotin, Vitamin A, B_1, B_2, B_6, B_{12}, C, D_3, E, Orotsäure, Eisensalze, Pantothenat, Hefeextrakt, Nikotinsäure, Biotin, Hesperidin, Methionin, Kola-Extrakt	Bei normaler Dosierung keine	**Wenig zweckmäßig** Von ungezielter Verwendung ist abzuraten. Bei einem Vitaminmangel, der aber sehr selten auftritt, ist die gezielte Einnahme eines einzelnen Vitamins oder einer bestimmten Vitamingruppe vorzuziehen. Verwendung in der Schwangerschaft ist vertretbar (nicht mehr als 3 Drag. pro Tag). Dieses Präparat enthält Inhaltsstoffe mit zweifelhaftem therapeutischen Nutzen (Vitamin E, Pantothenat, Orotsäure, Biotin, Hesperidin). Die Beimengung von Vitamin B_{12} ist nicht zweckmäßig.
Merz Spezial Dragees N (D) Drag. Carotin, Vitamin A, B_1, B_2, B_6, B_{12}, C, E, Eisen-II-Fumarat, Pantothenat, Nikotinsäure, Folsäure, Biotin, Methionin	Bei normaler Dosierung keine	**Wenig zweckmäßig** Von ungezielter Verwendung ist abzuraten. Bei einem Vitaminmangel, der aber sehr selten auftritt, ist die gezielte Einnahme eines einzelnen Vitamins oder einer bestimmten Vitamingruppe vorzuziehen. Verwendung in der Schwangerschaft ist vertretbar (nicht mehr als 3 Drag. pro Tag). Dieses Präparat enthält Inhaltsstoffe mit zweifelhaftem therapeutischen Nutzen (Vitamin E, Pantothenat, Biotin). Die Beimengung von Vitamin B_{12} ist nicht zweckmäßig.

Präparat	Wichtigste Nebenwirkungen	Empfehlung
Multibionta (Ö) Brausetabl. Vitamin A, B_1, B_2, B_6, B_{12}, C, E, Nikotinamid, Biotin, Dexpanthenol Brausetabl.: Pantothenat statt Dexpanthenol	Bei normaler Dosierung keine	**Wenig zweckmäßig** Von ungezielter Verwendung ist abzuraten. Bei einem Vitaminmangel, der aber sehr selten auftritt, ist die gezielte Einnahme eines einzelnen Vitamins oder einer bestimmten Vitamingruppe vorzuziehen. Verwendung während der Schwangerschaft ist vertretbar (nicht mehr als zwei Kapseln pro Tag). Dieses Präparat enthält Inhaltsstoffe mit zweifelhaftem therapeutischen Nutzen (Dexpanhenol, Vitamin E, Biotin). Die Beimengung von Vitamin B_{12} ist nicht zweckmäßig.
Multibionta (Ö) Kaps. Vitamin A, B_1, B_2, B_6, B_{12}, C, D_3, E, Nikotinamid, Panthenol, Biotin, Folsäure	Bei normaler Dosierung keine	**Wenig zweckmäßig** Von ungezielter Verwendung ist abzuraten. Bei einem Vitaminmangel, der aber sehr selten auftritt, ist die gezielte Einnahme eines einzelnen Vitamins oder einer bestimmten Vitamingruppe vorzuziehen. Verwendung während der Schwangerschaft vertretbar (nicht mehr als 2 Kaps. pro Tag). Dieses Präparat enthält Inhaltsstoffe mit zweifelhaftem therapeutischen Nutzen (Biotin, Dexpanthenol, Vitamin E). Die Beimengung von Vitamin B_{12} ist nicht zweckmäßig.
Multibionta (Ö) Juniorbrausetabl. Vitamin A, B_1, B_2, B_6, C, D_2, E, Nikotinsäure, Pantothenat, Calciumcarbonat	Bei normaler Dosierung keine	**Wenig zweckmäßig** Von ungezielter Verwendung ist abzuraten. Bei einem Vitaminmangel, der aber sehr selten auftritt, ist die gezielte Einnahme eines einzelnen Vitamins oder einer bestimmten Vitamingruppe vorzuziehen. Verwendung in der Schwangerschaft ist vertretbar (nicht mehr als 3 Brausetabl. pro Tag). Dieses Präparat enthält Inhaltsstoffe mit zweifelhaftem therapeutischen Nutzen (Dexpantothenat, Vitamin E).

Präparat	Wichtigste Nebenwirkungen	Empfehlung
Multibionta (D/Ö) Tropfen Vitamin A, B_1, B_2, B_6, C, D_3, E, Nikotinamid, Panthenol Ö: ohne Vitamin E	Bei Dauerverwendung Überdosierungserscheinungen durch Vitamin D möglich (Kalkablagerung in allen Organen, während der Schwangerschaft Gefahr von Missbildungen des Kindes)	**Wenig zweckmäßig** Von ungezielter Verwendung ist abzuraten. Bei einem Vitaminmangel, der aber sehr selten auftritt, ist die gezielte Einnahme eines einzelnen Vitamins oder einer bestimmten Vitamingruppe vorzuziehen. Der Vitamin-D-Gehalt dieses Medikaments ist für die Verwendung bei Schwangeren zu hoch. Dieses Präparat enthält Inhaltsstoffe mit zweifelhaftem therapeutischen Nutzen (Dexpanthenol, Vitamin E).
Multibionta forte N (D) Kaps. Vitamin B_1, B_2, B_6, B_{12}, C, E, Nikotinamid, Dexpanthenol, Biotin	Bei normaler Dosierung keine	**Wenig zweckmäßig** Von ungezielter Verwendung ist abzuraten. Bei einem Vitaminmangel, der aber sehr selten auftritt, ist die gezielte Einnahme eines einzelnen Vitamins oder einer bestimmten Vitamingruppe vorzuziehen. Verwendung während der Schwangerschaft ist vertretbar. Dieses Präparat enthält Inhaltsstoffe mit zweifelhaftem therapeutischen Nutzen (Biotin, Vitamin E, Dexpanthenol). Die Beimengung von Vitamin B_{12} ist nicht zweckmäßig.
Multibionta N (D) Kaps. Vitamin A, B_1, B_2, B_6, C, D_3, E, Nikotinamid, Dexpanthenol	Bei normaler Dosierung keine	**Wenig zweckmäßig** Von ungezielter Verwendung ist abzuraten. Bei einem Vitaminmangel, der aber sehr selten auftritt, ist die gezielte Einnahme eines einzelnen Vitamins oder einer bestimmten Vitamingruppe vorzuziehen. Verwendung während der Schwangerschaft ist vertretbar (nicht mehr als 1 Kaps. pro Tag). Dieses Präparat enthält Inhaltsstoffe mit zweifelhaftem therapeutischen Nutzen (Vitamin E, Dexpanthenol).
Multibionta N zur Infusion (D) Infusionslösung Vitamin A, B_1, B_2, B_6, C, E, Panthenol, Nikotinamid	Bei Injektion: sehr selten Auftreten von lebensgefährlichen Schockformen, Herzrhythmusstörungen	**Abzuraten** Es gibt keinen Grund, dieses Vitamin-Kombinationsprodukt intravenös zu spritzen!

Präparat	Wichtigste Nebenwirkungen	Empfehlung
Multibionta plus Mineral (D) Dragees Vitamin A, B_1, B_2, B_6, B_{12}, C, D_3, E, Folsäure, Nikotinamid, Calciumpantothenat, Eisen-II-Fumarat, Eisenpulver, Kupfer-II-Oxid, Mangan-II-Sulfat, Zinkoxid	Bei normaler Dosierung keine	**Wenig zweckmäßig** Von ungezielter Verwendung ist abzuraten. Bei einem Vitaminmangel, der aber sehr selten auftritt, ist die gezielte Einnahme eines einzelnen Vitamins oder einer bestimmten Vitamingruppe vorzuziehen. Verwendung während der Schwangerschaft vertretbar (nicht mehr als 1 Kaps. pro Tag). Dieses Präparat enthält Inhaltsstoffe mit zweifelhaftem therapeutischen Nutzen (Pantothenat, Vitamin E). Die Beimengung von Vitamin B_{12} ist nicht zweckmäßig.
Multibionta plus Mineralien und Spurenelemente (Ö) Kaps. Vitamin A, B_1, B_2, B_6, B_{12}, C, E, Folsäure, Nikotinamid, Biotin, Dexpanthenol, Eisen-II-Sulfat, Mangan-II-Sulfat, Kupfer-II-Sulfat, Magnesiumoxid, Zinkoxid	Bei normaler Dosierung keine	**Wenig zweckmäßig** Von ungezielter Verwendung ist abzuraten. Bei einem Vitaminmangel, der aber selten auftritt, ist die gezielte Einnahme eines einzelnen Vitamins oder einer bestimmten Vitamingruppe vorzuziehen. Einnahme während der Schwangerschaft ist vertretbar (nicht mehr als 2 Kaps. pro Tag). Dieses Präparat enthält Inhaltsstoffe mit zweifelhaftem therapeutischen Nutzen (Vitamin E, Biotin, Panthenol). Die Beimengung von Vitamin B_{12} ist nicht zweckmäßig.
Multi-Sanostol (D) Saft, Zuckerfrei-Saft Vitamin A, B_1, B_2, B_6, C, D_3, E, Nikotinamid, Panthenol, Kalziumsalze	Bei normaler Dosierung keine	**Wenig zweckmäßig** Von ungezielter Verwendung ist abzuraten. Bei einem Vitaminmangel, der aber sehr selten auftritt, ist die gezielte Einnahme eines einzelnen Vitamins oder einer bestimmten Vitamingruppe vorzuziehen. Verwendung während der Schwangerschaft vertretbar (nicht mehr als 20 ml pro Tag). Dieses Präparat enthält Inhaltsstoffe mit zweifelhaftem therapeutischen Nutzen (Panthenol, Vitamin E).

Präparat	Wichtigste Nebenwirkungen	Empfehlung
Multi-Sanosvit mit Eisen (D) Saft Vitamin A, B_1, B_2, B_6, C, D_3, E, Nikotinamid, Panthenol, Eisen (II)gluconat, Kalziumsalze	Bei normaler Dosierung keine	**Wenig zweckmäßig** Von ungezielter Verwendung ist abzuraten. Bei einem Vitaminmangel, der aber sehr selten auftritt, ist die gezielte Einnahme eines einzelnen Vitamins oder einer bestimmten Vitamingruppe vorzuziehen. Verwendung während der Schwangerschaft ist vertretbar (nicht mehr als 20 ml pro Tag). Dieses Präparat enthält Inhaltsstoffe mit zweifelhaftem therapeutischen Nutzen (Vitamin E, Panthenol).
Multivitol (D) Filmtabl. Vitamin A, B_1, B_2, B_6, B_{12}, C, D_2, E, Folsäure, Nikotinamid, Biotin, Pantothenat, Kalzium, Phosphat, Magnesiumoxid, Eisen-II-Fumarat, Kalium, Kupfer-II-Oxid, Zinksulfat, Kaliumjodid	Bei normaler Dosierung keine	**Wenig zweckmäßig** Von ungezielter Verwendung ist abzuraten. Bei einem Vitaminmangel, der aber sehr selten auftritt, ist die gezielte Einnahme eines einzelnen Vitamins oder einer bestimmten Vitamingruppe vorzuziehen. Verwendung während der Schwangerschaft ist vertretbar (nicht mehr als 1 Filmtabl. pro Tag). Dieses Präparat enthält Inhaltsstoffe mit zweifelhaftem therapeutischen Nutzen (Vitamin E, Biotin, Pantothenat). Die Beimengung von Vitamin B_{12} ist nicht zweckmäßig.
Natabec (D/Ö) Kaps. Vitamin A, B_1, B_2, B_6, B_{12}, C, D_2, Folsäure, Nikotinamid, Kalziumsalze, Eisensalze	Bei normaler Dosierung keine	**Wenig zweckmäßig** Von ungezielter Verwendung ist abzuraten. Bei einem Vitaminmangel, der aber sehr selten auftritt, ist die gezielte Einnahme eines einzelnen Vitamins oder einer bestimmten Vitamingruppe vorzuziehen. Verwendung während der Schwangerschaft ist vertretbar (nicht mehr als 1 Kaps. pro Tag). Die Beimengung von Vitamin B_{12} ist nicht zweckmäßig.

Präparat	Wichtigste Nebenwirkungen	Empfehlung
Natabec F (D) Kaps. Vitamin A, B_1, B_2, B_6, B_{12}, C, D_2, Nikotinamid, Folsäure, Kalziumsalze, Eisensalze, Natriumfluorid	Bei Überdosierung Schädigung der Zähne durch Fluorid	**Wenig zweckmäßig** Von ungezielter Verwendung ist abzuraten. Bei einem Vitaminmangel, der aber sehr selten auftritt, ist die gezielte Einnahme eines einzelnen Vitamins oder einer bestimmten Vitamingruppe vorzuziehen. Verwendung während der Schwangerschaft ist vertretbar (nicht mehr als 1 Kaps. pro Tag). Die Beimengung von Vitamin B_{12} ist nicht zweckmäßig. Eine gezielte Vorbeugung von Karies durch Fluor-Tabletten ist vorzuziehen.
Pantovit Vital (Ö) Kaps. **Pantovit Vitamin** (Ö) Elixier Vitamin A, B_1, B_2, B_6, B_{12}, C, D_3, Nikotinamid, Pantothenat, Eisen, Magnesiumsalz, Elixier enthält statt Eisen und Magnesiumsalz zusätzl. Rutin, Biotin, p-Aminobenzoesäure, Cholinchlorid, Inosit	Bei normaler Dosierung keine	**Wenig zweckmäßig** Von ungezielter Verwendung ist abzuraten. Bei einem Vitaminmangel, der aber sehr selten auftritt, ist die gezielte Einnahme eines einzelnen Vitamins oder einer bestimmten Vitamingruppe vorzuziehen. Verwendung während der Schwangerschaft ist vertretbar (nicht mehr als 1 Kaps. bzw. 5 ml pro Tag). Dieses Präparat enthält Inhaltsstoffe mit zweifelhaftem therapeutischen Nutzen (Pantothenat bzw. Rutin, Biotin, p-Aminobenzoesäure, Cholinchlorid). Die Beimengung von Vitamin B_{12} ist nicht zweckmäßig.
Pantovit Vitamin (Ö) Drag. Vitamin A, B_1, B_2, B_6, B_{12}, C, D_3, E, Rutin, Nikotinamid, Pantothenat	Bei normaler Dosierung keine	**Wenig zweckmäßig** Von ungezielter Verwendung ist abzuraten. Bei einem Vitaminmangel, der aber sehr selten auftritt, ist die gezielte Einnahme eines einzelnen Vitamins oder einer bestimmten Vitamingruppe vorzuziehen. Verwendung während der Schwangerschaft ist vertretbar (nicht mehr als 1 Kapsel pro Tag). Dieses Präparat enthält Inhaltsstoffe mit zweifelhaftem therapeutischen Nutzen (Pantothenat, Rutin, Vitamin E). Die Beimengung von Vitamin B_{12} ist nicht zweckmäßig.

Präparat	Wichtigste Nebenwirkungen	Empfehlung
Pregnavit ratiopharm (Ö) Kaps. Vitamin A, B_1, B_2, B_6, B_{12}, C, D, E, Folsäure, Nikotinamid, Pantothenat, Eisensalz, Kalziumsalz	Bei normaler Dosierung keine	**Wenig zweckmäßig** Von ungezielter Verwendung ist abzuraten. Bei einem Vitaminmangel, der aber sehr selten auftritt, ist die gezielte Einnahme eines einzelnen Vitamins oder einer bestimmten Vitamingruppe vorzuziehen. In der Schwangerschaft sollte die Dosis von zwei Kapseln pro Tag nicht überschritten werden. Dieses Präparat enthält Inhaltsstoffe mit zweifelhaftem therapeutischen Nutzen (Vitamin E, Pantothenat). Die Beimengung von Vitamin B_{12} ist nicht zweckmäßig.
Pregnavit F (D) Kaps., Brausetabl. Vitamin A, B_1, B_6, C, D_2, E, Folsäure, Nikotinamid, Pantothenat Kaps: Vitamin D_3 statt D_2	Bei normaler Dosierung keine	**Wenig zweckmäßig** Von ungezielter Verwendung ist abzuraten. Bei einem Vitaminmangel, der aber sehr selten auftritt, ist die gezielte Einnahme eines einzelnen Vitamins oder einer bestimmten Vitamingruppe vorzuziehen. In der Schwangerschaft sollte die Dosis von zwei Kapseln bzw. Tabletten pro Tag nicht überschritten werden. Dieses Präparat enthält Inhaltsstoffe mit zweifelhaftem therapeutischen Nutzen (Vitamin E, Pantothenat).
Rivitin BC (Ö) Amp. Vitamin B_1, B_2, B_6, C, Nikotinamid, Pantothenat, Cystein, Benzoesäure *Rezeptpflichtig*	Bei Injektion sehr selten Auftreten von lebensgefährlichen Schockformen, Herzrhythmusstörungen	**Abzuraten** Es gibt keinen Grund, dieses Vitamin-Kombinationspräparat intravenös oder intramuskulär zu spritzen. Dieses Präparat enthält einen Inhaltsstoff mit zweifelhaftem therapeutischen Nutzen (Pantothenat).

Präparat	Wichtigste Nebenwirkungen	Empfehlung
Sanostol (Ö) Zuckerfrei-Saft, Sirup Vitamin A, B_1, B_2, B_6, B_{12}, C, D_3, E, Nikotinamid, Panthenol	Bei normaler Dosierung keine	**Wenig zweckmäßig** Von ungezielter Verwendung ist abzuraten. Bei einem Vitaminmangel, der aber sehr selten auftritt, ist die gezielte Einnahme eines einzelnen Vitamins oder einer bestimmten Vitamingruppe vorzuziehen. In der Schwangerschaft sollte die Dosis von 1 Teelöffel pro Tag nicht überschritten werden. Dieses Präparat enthält Inhaltsstoffe mit zweifelhaftem therapeutischen Nutzen (Panthenol, Vitamin E). Die Beimengung von Vitamin B_{12} ist nicht zweckmäßig.
Summavit (D) Filmtabl., Tropfen Vitamin A, B_1, B_2, B_6, B_{12}, C, D_2, E, Nicotinamid, Dexpanthenol Tropfen ohne Vitamin B_{12}	Bei normaler Dosierung keine	**Wenig zweckmäßig** Von ungezielter Verwendung ist abzuraten. Bei einem Vitaminmangel, der aber sehr selten auftritt, ist die gezielte Einnahme eines einzelnen Vitamins oder einer bestimmten Vitamingruppe vorzuziehen. Dieses Präparat enthält Inhaltsstoffe mit zweifelhaftem therapeutischen Nutzen (z. B. Dexpanthenol, Vitamin E). Die Beimengung von Vitamin B_{12} ist nicht zweckmäßig.
Supradyn A-Z Aktiv »Roche« (Ö) Brausetabl., Filmtabl. Vitamin A, B_1, B_2, B_6, B_{12}, C, D_3, E, Pantothenat, Nikotinamid, Kalzium-, Eisen-, Magnesium-, Mangansalze, Biotin, Folsäure, Phosphor, Zink, Kupfer	Bei normaler Dosierung keine	**Wenig zweckmäßig** Von ungezielter Verwendung ist abzuraten. Bei einem Vitaminmangel, der aber sehr selten auftritt, ist die gezielte Einnahme eines Vitamins oder einer Vitamingruppe vorzuziehen. Verwendung während der Schwangerschaft ist vertretbar (1 Tablette pro Tag). Dieses Präparat enthält Inhaltsstoffe mit zweifelhaftem therapeutischen Nutzen (Panthenol, Vitamin E, Biotin). Die Beimengung von Vitamin B_{12} ist nicht zweckmäßig.

Präparat	Wichtigste Nebenwirkungen	Empfehlung
Supradyn »Roche« (Ö) Kindersaft Vitamin A, B_1, B_2, B_6, C, D_3, E, Nikotinamid, Biotin, Dexpanthenol	Bei normaler Dosierung keine	**Wenig zweckmäßig** Von ungezielter Verwendung ist abzuraten. Bei einem Vitaminmangel, der aber sehr selten auftritt, ist die gezielte Einnahme eines Vitamins oder einer Vitamingruppe vorzuziehen. Dieses Präparat enthält Inhaltsstoffe von zweifelhaftem therapeutischen Nutzen (Vitamin E, Biotin, Panthenol).
Supradyn neu (D) B-Brausetabl., K-Kaps. Vitamin A, B_1, B_2, B_6, B_{12}, C, E, Panthenol, Nikotinamid, Biotin, Kalzium-, Magnesium-, Eisensalze	Bei normaler Dosierung keine	**Wenig zweckmäßig** Von ungezielter Verwendung ist abzuraten. Bei einem Vitaminmangel, der aber sehr selten auftritt, ist die gezielte Einnahme eines Vitamins oder einer Vitamingruppe vorzuziehen. Verwendung während der Schwangerschaft vertretbar (nicht mehr als 1 Tabl. bzw. 1 Kaps. pro Tag). Dieses Präparat enthält Inhaltsstoffe mit zweifelhaftem therapeutischen Nutzen (Panthenol, Vitamin E, Biotin). Die Beimengung von Vitamin B_{12} ist nicht zweckmäßig.
9-Vitaminekomplex-ratiopharm (D) Kaps. Vitamin A, B_1, B_2, B_6, B_{12}, C, E, Nikotinamid, Dexpanthenol	Bei Dauerverwendung Überdosierungserscheinungen durch Vitamin A möglich (z. B. Erbrechen, Leberschäden, in der Schwangerschaft Gefahr von Missbildungen des Kindes)	**Wenig zweckmäßig** Von ungezielter Verwendung ist abzuraten. Bei einem Vitaminmangel, der aber sehr selten auftritt, ist die gezielte Einnahme eines einzelnen Vitamins oder einer bestimmten Vitamingruppe vorzuziehen. Der Vitamin-A-Gehalt dieses Präparats ist für die Verwendung während der Schwangerschaft zu hoch. Dieses Präparat enthält Inhaltsstoffe von zweifelhaftem therapeutischen Nutzen (Vitamin E, Panthenol). Die Beimengung von Vitamin B_{12} ist nicht zweckmäßig.

14.2. Vitamin-A- und -D-Präparate und Kombinationen

Vitamin A_1 (Retinol) und Provitamin A (Beta-Karotin)

Vitamin A_1 stärkt die Fähigkeit des Auges, in der Dämmerung zu sehen. Außerdem spielt es beim Wachstum vor und nach der Geburt und bei der Fortpflanzung eine Rolle. Vitamin A_1 (Retinol) ist in der Leber, im Reis, in Eiern, Fisch und Milchprodukten enthalten, es kann jedoch auch im Darm aus Provitamin A (Beta-Karotin) produziert werden. Provitamin A findet sich in Möhren, Blattgemüse, Tomaten, Kohl, einigen Obstsorten wie Mandarinen, in Butter und Eiern. Im Körper wird ein Vitamin-A-Vorrat angelegt.

Bei einem Vitamin-A-Mangel kann es zu Nachtblindheit, Augenentzündungen, Wachstums- und Entwicklungsstörungen, Nierensteinen, Erkrankungen der Atemwege, Störungen der Samenbildung und des Knochenstoffwechsels und zu Geschmacks- und Geruchsstörungen kommen. Vitamin-A-Mangel tritt beispielsweise auf, wenn die Fettaufnahme durch Erkrankungen des Darms gestört ist oder schwangere bzw. stillende Frauen zu wenig Nahrungsmittel zu sich nehmen, die Vitamin A enthalten.

Zu große Mengen an Vitamin A (Überdosierung) können Erbrechen, Appetitlosigkeit, Hautabschuppungen, Lebervergrößerungen und Schwellungen von Lymphdrüsen und Gelenken verursachen.

Bei empfindlichen Menschen können Überdosierungserscheinungen nach lang dauernder Verwendung schon bei Dosierungen von 10.000 IE (internationale Einheiten) pro Tag auftreten, sonst aber erst ab 100.000 IE pro Tag. *Oleovit* Kapseln enthalten die hohe Dosis von 50.000 IE, *Arcavit-A* Kaudragees 30.000 IE und *Avitol* Dragees 25.000. Diese Präparate sind daher nur zur kurzzeitigen Verwendung bei einem eindeutig festgestellten Vitaminmangel geeignet.

Zu viel Vitamin A in der Schwangerschaft kann schädlich für das Kind sein (Missbildungen: z. B. im Bereich der Niere, vermindertes Wachstum). Schwangere sollten daher nicht mehr als ca. 5.000 IE (das entspricht ca. 1.000 Mikrogramm Retinol) pro Tag zu sich nehmen. Sie sollten auch auf den Verzehr von Leber verzichten, da eine Mahlzeit bis zu 100.000 IE enthalten kann. Eine zu große Vitamin-A-Menge in der Stillzeit wirkt möglicherweise giftig (toxisch) auf das Kind.

Die Arzneimittelkommission der Deutschen Ärzteschaft warnt wegen der möglichen Überdosierungserscheinungen vor allem Eltern, sich durch Werbesprüche wie » … damit das Kind gesund bleibt und gut

wächst« nicht verleiten zu lassen, den Kindern unkritisch Vitamin-A-haltige Präparate zu verabreichen.
Auch bei den Erwachsenen wird Vitamin A, wie die meisten Vitamine, von den Pharmafirmen als Wundermittel beworben und von vielen Ärzten für und gegen unzählige Beschwerden eingesetzt.
Dagegen hat die Pharmakologen-Vereinigung der USA, die »United States Pharmacopeial Convention« (USPC), eine Liste von Erkrankungen zusammengestellt, bei denen der Nutzen einer Behandlung mit Vitamin A – trotz gegenteiliger Behauptungen der Pharmafirmen – *nicht bewiesen* ist: Dazu zählen Augenprobleme, trockene oder fettige Haut, Nierensteine, Schilddrüsenüberfunktion, Blutarmut (Anämie), Sonnenbrand, Lungenkrankheiten, Taubheit, Knochen- und Gelenkentzündung (Osteoarthritis), entzündliche Darmkrankheiten und Abnutzungserscheinungen des Nervensystems.
In einer großen amerikanischen Studie an 22.000 US-Ärzten, die über zwölf Jahre mit Vitamin A behandelt wurden, hat sich gezeigt, dass dadurch die Zahl der Krebserkrankungen oder Herz-Kreislauf-Leiden nicht gesenkt wurde.
Nach dem derzeitigen Kenntnisstand *erhöht* (!) sich bei Rauchern durch die Einnahme von Vitamin A oder Beta-Karotin das Risiko, an Lungenkrebs zu erkranken und zu sterben.
Deshalb lautet unsere Empfehlung: Raucher sollten keine Vitamin-A- oder Beta-Karotin-Präparate einnehmen!
Über die Anwendung von Vitamin-A-Säure-Präparaten bei Hauterkrankungen (Akne, Schuppenflechte) siehe Kapitel 8: Haut.

Vitamin D (D_2-Ergocalciferol, D_3-Cholecalciferol)

Vitamin D spielt eine wichtige Rolle im Kalk- und Phosphathaushalt des Körpers und ist vor allem für die Bildung und Stabilität des Skeletts wichtig. Im Sommer wird durch Sonnenbestrahlung genügend Vitamin D aus Vorstufen in der Haut gebildet und ein Vorrat aufgebaut. Nach sonnenarmen Sommern ist der Vorrat für Kleinkinder, schwangere und stillende Frauen und alte Menschen zu klein. Vor allem Säuglinge und Kleinkinder müssen genügend Vitamin D zu sich nehmen. Vitamin D und seine Vorstufen kommen vor allem in Lebertran und Hefe sowie in Milchprodukten und Eiern vor. Der Margarine wird es manchmal zugesetzt.
Ein Mangel an Vitamin D führt zum klassischen Krankheitsbild der Rachitis: zuerst Appetitlosigkeit und Reizbarkeit, dann mangelnde Ver-

knöcherung des Skeletts, Knochenverkrümmungen, Auftreibungen an den Gelenken, Schäden an den Zähnen.
Bei zu viel Vitamin D kann es zu gefährlichen Symptomen kommen: Erbrechen, Appetitmangel, Magen- und Darmstörungen, Kalkablagerungen in den Gefäßen und in der Niere.
Die Pharmakologen-Vereinigung der USA (USPC) warnt: Auch bei einer Behandlung mit Vitamin-D-Präparaten sollte wegen der Vergiftungsgefahr nie mehr als die empfohlene Tagesmenge eingenommen werden. Bei Überdosierung in der Schwangerschaft können Missbildungen wie Herzfehler und Störungen der Nebenschilddrüse beim Kind auftreten. Schwangere sollten daher von Vitamin D_3 nicht mehr als 500 IE (Internationale Einheiten) pro Tag zu sich nehmen. Auch in der Stillzeit ist Vorsicht geboten: Wenn die Mutter zu viel Vitamin D einnimmt, bekommt auch der Säugling über die Milch zu viel Vitamin D – und als Folge einen erhöhten Blut-Kalziumspiegel.
Der Nutzen einer Vitamin-D-Behandlung bei Tuberkulose (Lupus vulgaris), rheumatischen Gelenkentzündungen und Schuppenflechte sowie zur Vorbeugung von Kurzsichtigkeit oder Nervosität ist – trotz gegenteiliger Behauptungen von Pharmafirmen – *nicht bewiesen*.

14.2. Vitamin-A- und -D-Präparate und Kombinationen

Präparat	Wichtigste Nebenwirkungen	Empfehlung
A-E-Mulsin (D) N-Emulsion, Forte-Emulsion, Fortissimum-Emulsion **A-E-Mulsin** (Ö) Tropfen Vitamin A, E *Rezeptpflichtig* (Ö)	Bei längerer Verwendung Gefahr von Überdosierung: Erbrechen, Appetitlosigkeit, Hautschuppung, Lebervergrößerung, Gelenk- und Lymphdrüsenschwellungen, bei Schwangeren Missbildungen beim Embryo	**Abzuraten** Therapeutische Wirksamkeit bei »Geriatrie, männlicher Sterilität, Arteriosklerose« etc. (vom Hersteller angegebene Anwendungsgebiete) zweifelhaft. Nur vertretbar zur kurz dauernden Anwendung bei Vitamin-A-Mangel, der aber sehr selten auftritt.
Arcavit A/E (Ö) Kaudrag. Vitamin A, E *Rezeptpflichtig*	Bei längerer Verwendung Gefahr von Überdosierung: Erbrechen, Appetitlosigkeit, Hautschuppung, Lebervergrößerung, Gelenk- und Lymphdrüsenschwellungen, bei Schwangeren Missbildungen beim Embryo	**Abzuraten** Therapeutische Wirksamkeit bei »höherem Alter« etc. (vom Hersteller angegebene Anwendungsgebiete) zweifelhaft. Nur vertretbar zur kurz dauernden Anwendung bei Vitamin-A-Mangel, der aber sehr selten auftritt.

Präparat	Wichtigste Nebenwirkungen	Empfehlung
Avitol (Ö) Drag. Vitamin A *Rezeptpflichtig*	Bei längerer Verwendung Gefahr von Überdosierung: Erbrechen, Appetitlosigkeit, Hautschuppung, Lebervergrößerung, Gelenk- und Lymphdrüsenschwellungen, bei Schwangeren Missbildungen beim Embryo	**Therapeutisch zweckmäßig nur** zur kurz dauernden Behandlung von Vitamin-A-Mangel, der aber sehr selten auftritt. Bei längerer Verwendung Gefahr von Überdosierung.
Bondiol (D) Kaps. Alfacalcidol *Rezeptpflichtig*	Bei Überdosierung von Vitamin D: Appetitmangel, Erbrechen, Magen-Darm-Störungen, Kalkablagerungen in den Gefäßen und in der Niere. Überdosierung in der Schwangerschaft kann zu Missbildungen beim Embryo führen	**Therapeutisch zweckmäßig zur** Vorbeugung und Behandlung von Rachitis und Osteoporose. Vorsicht: Nicht mehrere Medikamente, die Vitamin D enthalten, gleichzeitig einnehmen. Dosierungsvorschriften besonders genau beachten.
D-Fluoretten (D) Tabl. Vitamin D_3, Fluorid	Bei Überdosierung von Vitamin D: Appetitmangel, Erbrechen, Magen-Darm-Störungen, Kalkablagerung in den Gefäßen und in der Niere. Bei Überdosierung von Fluor: Schädigung der Zähne	**Abzuraten** Mittel zur Kariesvorbeugung (Fluoride) sollten nur bei nachgewiesenem Fluormangel und nicht in fixer Kombination mit Mitteln zur Rachitisvorbeugung (Vitamin D) verwendet werden. Keinesfalls mehrere Präparate gleichzeitig einnehmen, die Vitamin D oder Fluor enthalten.
Doss (D) Kaps. Alfacalcidol *Rezeptpflichtig*	Bei Überdosierung von Vitamin D: Appetitmangel, Erbrechen, Magen-Darm-Störungen, Kalkablagerungen in den Gefäßen und in der Niere. Überdosierung in der Schwangerschaft kann zu Missbildungen beim Embryo führen	**Therapeutisch zweckmäßig zur** Vorbeugung und Behandlung von Rachitis und Osteoporose. Vorsicht: Nicht mehrere Medikamente, die Vitamin D enthalten, gleichzeitig einnehmen. Dosierungsvorschriften besonders genau beachten.
Fluor-Vigantoletten (D) Tabl. Vitamin D_3, Fluorid	Bei Überdosierung von Vitamin D: Appetitmangel, Erbrechen, Magen-Darm-Störungen, Kalkablagerung in den Gefäßen und in der Niere. Bei Überdosierung von Fluor: Schädigung der Zähne	**Abzuraten** Mittel zur Kariesvorbeugung (Fluoride) sollten nur bei nachgewiesenem Fluormangel und nicht in fixer Kombination mit Mitteln zur Rachitisvorbeugung (Vitamin D) verwendet werden. Keinesfalls mehrere Präparate gleichzeitig einnehmen, die Vitamin D oder Fluor enthalten.

Präparat	Wichtigste Nebenwirkungen	Empfehlung
Laevovit D_3 (Ö) Tabl. Vitamin D_3 *Rezeptpflichtig*	Bei Überdosierung von Vitamin D: Appetitmangel, Erbrechen, Magen-Darm-Störungen, Kalkablagerung in den Gefäßen und in der Niere. Überdosierung in der Schwangerschaft kann zu Missbildungen beim Embryo führen	**Therapeutisch zweckmäßig nur zur** Vorbeugung und Behandlung von Rachitis. Vorsicht: Nicht mehrere Medikamente, die Vitamin D enthalten, gleichzeitig einnehmen. Dosierungsvorschriften besonders genau beachten.
Lebertrankapseln Pohl (D) Kaps. Lebertran	Bei normaler Dosierung keine	**Wenig zweckmäßig** Zweifelhafte therapeutische Wirksamkeit bei den vom Hersteller angegebenen Anwendungsbereichen (z. B. zur Vorbeugung von Infektionskrankheiten, Arteriosklerose). Enthält fettlösliche Vitamine. Die Anwendung von Vitaminen ist nur bei Vitaminmangel sinnvoll. Zur Rachitisprophylaxe sollten Mittel mit bekannter Vitamin-D-Menge verwendet werden.
Oleovit A (Ö) Kaps., Tropfen Vitamin A *Rezeptpflichtig*	Bei längerer Verwendung Gefahr von Überdosierung: Erbrechen, Appetitlosigkeit, Hautschuppung, Lebervergrößerung, Gelenk- und Lymphdrüsenschwellungen, bei Schwangeren Missbildungen beim Embryo	**Therapeutisch zweckmäßig nur zur** kurz dauernden Behandlung von Vitamin-A-Mangel, der aber sehr selten auftritt. Bei längerer Verwendung Gefahr von Überdosierung.
Oleovit A + D (Ö) Kaps., Tropfen Vitamin A, D_3 *Rezeptpflichtig*	Bei Überschreiten der Dosis (1 Kapsel) Gefahr der Überdosierung von Vitamin A: Erbrechen, Appetitlosigkeit, Hautschuppung, Lebervergrößerung, Gelenk- und Lymphdrüsenschwellungen. In der Schwangerschaft kann Überdosierung von Vitamin A und D zu Missbildungen führen. Bei Überdosierung von Vitamin D zusätzlich: Magen-Darm-Störungen, Kalkablagerungen in den Gefäßen und in der Niere	**Therapeutisch zweckmäßig nur zur** Vorbeugung und Behandlung von Rachitis. Die Kombination mit Vitamin A ist bei Kleinkindern vertretbar, falls Hinweise auf einen Vitaminmangel vorliegen. Höchstens eine Kapsel pro Tag einnehmen.

Präparat	Wichtigste Nebenwirkungen	Empfehlung
Oleovit D_3 (Ö) Tropfen Vitamin D_3 *Rezeptpflichtig*	Bei Überdosierung von Vitamin D: Appetitmangel, Erbrechen, Magen-Darm-Störungen, Kalkablagerungen in den Gefäßen und in der Niere. Überdosierung in der Schwangerschaft kann zu Missbildungen beim Embryo führen	**Therapeutisch zweckmäßig nur zur** Vorbeugung und Behandlung von Rachitis. Vorsicht: Nicht mehrere Medikamente, die Vitamin D enthalten, gleichzeitig einnehmen. Dosierungsvorschriften besonders genau beachten.
Ospur D_3 (D) Tabl. Colecalciferol (Vitamin D_3) *Rezeptpflichtig*	Bei Überdosierung von Vitamin D: Appetitmangel, Erbrechen, Magen-Darm-Störungen, Kalkablagerungen in den Gefäßen und in der Niere. Überdosierung in der Schwangerschaft kann zu Missbildungen beim Embryo führen	**Therapeutisch zweckmäßig zur** Vorbeugung und Behandlung von Rachitis und Osteoporose. Vorsicht: Nicht mehrere Medikamente, die Vitamin D enthalten, gleichzeitig einnehmen. Dosierungsvorschriften besonders genau beachten.
Rocaltrol (D/Ö) Kaps. Calcitriol *Rezeptpflichtig*	Bei Überdosierung von Vitamin D: Appetitmangel, Erbrechen, Magen-Darm-Störungen, Kalkablagerungen in den Gefäßen und in der Niere. Überdosierung in der Schwangerschaft kann zu Missbildungen beim Embryo führen	**Therapeutisch zweckmäßig zur** Vorbeugung und Behandlung von Rachitis und Osteoporose. Vorsicht: Nicht mehrere Medikamente, die Vitamin D enthalten, gleichzeitig einnehmen. Dosierungsvorschriften besonders genau beachten.
Rovigon G (D) Kaudrag. Vitamin A, E	Bei längerer Verwendung Gefahr von Überdosierung durch Vitamin A: Erbrechen, Appetitlosigkeit, Hautschuppung, Lebervergrößerung, Gelenk- und Lymphdrüsenschwellungen	**Abzuraten** bei den vom Hersteller angegebenen Anwendungsgebieten (z. B. arteriosklerotisch bedingte Durchblutungsstörungen). Zweifelhafte therapeutische Wirksamkeit.
Vigantoletten (D/Ö) Tabl. Colecalciferol (Vitamin D_3) *Rezeptpflichtig (Ö)*	Bei Überdosierung von Vitamin D: Appetitmangel, Erbrechen, Magen-Darm-Störungen, Kalkablagerung in den Gefäßen und in der Niere. Überdosierung in der Schwangerschaft kann zu Missbildungen beim Embryo führen	**Therapeutisch zweckmäßig nur zur** Vorbeugung und Behandlung von Rachitis und Osteoporose. Vorsicht: Nicht mehrere Medikamente, die Vitamin D enthalten, gleichzeitig einnehmen. Dosierungsvorschriften besonders genau beachten.

Präparat	Wichtigste Nebenwirkungen	Empfehlung
Vitadral-Tropfen (D) Tropfen Vitamin A *Rezeptpflichtig*	Bei längerer Verwendung Gefahr von Überdosierung: Erbrechen, Appetitlosigkeit, Hautschuppung, Lebervergrößerung, Gelenks- und Lymphdrüsenschwellungen, bei Schwangeren Missbildungen beim Embryo möglich	**Therapeutisch zweckmäßig nur zur** kurz dauernden Behandlung von Vitamin-A-Mangel, der aber sehr selten auftritt. Bei längerer Verwendung Gefahr von Überdosierung.
Zymafluor D (D) Tabl. Vitamin D_3, Fluorid	Bei Überdosierung von Vitamin D: Appetitmangel, Erbrechen, Magen-Darm-Störungen, Kalkablagerung in den Gefäßen und in der Niere. Bei Überdosierung von Fluor: Schädigung der Zähne	**Abzuraten** Mittel zur Kariesvorbeugung (Fluoride) sollten nur bei nachgewiesenem Fluormangel und nicht in fixer Kombination mit Mitteln zur Rachitisvorbeugung (Vitamin D) verwendet werden. Keinesfalls mehrere Präparate gleichzeitig einnehmen, die Vitamin D oder Fluor enthalten.

14.3. Vitamin-B-Präparate

Vitamin B_1 (Thiamin, Aneurin)

ist für den Stoffwechsel von Zucker und anderen Kohlehydraten wichtig. Es ist vor allem in der Schale von Reiskörnern, Brot, frischen Erbsen, Bohnen und Fleisch enthalten. Da sich der Körper keinen Vitamin-B_1-Vorrat anlegt, ist die tägliche Aufnahme dieses Vitamins mit der Nahrung notwendig. Überschüssiges Vitamin B_1 wird mit dem Harn ausgeschieden.

Ein Vitamin-B_1-Mangel kann vor allem bei Alkoholikern auftreten. Es kann dabei zu Muskelschwäche, niedrigem Blutdruck, Herzversagen, niedriger Körpertemperatur, Ödemen (z. B. »geschwollene Beine«), Appetitlosigkeit und zu einem seltsamen Gefühl in Armen und Beinen kommen (»als ob einem Ameisen über die Haut laufen würden«). Schwerer Vitamin-B_1-Mangel führt zur gefürchteten Beri-Beri-Krankheit, die vor allem in ostasiatischen Ländern auftritt, wo geschälter Reis das fast ausschließliche Volksnahrungsmittel ist.

Bei der Injektion von Vitamin-B_1-Präparaten kann es zu einem allergischen Schock mit Schweißausbruch, Blutdruckabfall und Atmungsstörungen kommen. Dieser Schock kann auch zum Tod führen.
Der Nutzen einer Behandlung mit Vitamin-B_1-Präparaten bei bestimmten Hautentzündungen (Dermatitis), bei lang dauerndem (chronischen) Durchfall, Multipler Sklerose, bei bestimmten Nervenentzündungen (Neuritis), bei Dickdarmentzündungen mit Geschwüren, zur Appetitanregung oder als Mittel zur Insektenvertreibung ist – trotz gegenteiliger Behauptungen der Pharmafirmen – *nicht bewiesen*.

Vitamin B_2 (Riboflavin)

spielt im Stoffwechsel eine wichtige Rolle und ist erforderlich für die Sehfähigkeit. Auch von diesem Vitamin kann der Körper keinen Vorrat aufbauen, so dass eine regelmäßige Aufnahme mit der Nahrung notwendig ist.
Vitamin B_2 kommt in Hefe, Fleisch, Fisch, Milch, Eiern und Leber vor. Kinder, die sehr wenig oder keine Milch trinken, haben manchmal einen Vitamin-B_2-Mangel, der aber bei ausgewogener Ernährung selten ist. Bei Vitamin-B_2-Mangel können Entzündungen der Mundecken, Halsschmerzen und Hautabschuppungen auftreten.
Zu große Mengen Vitamin B_2 (Überdosierung) können den Harn gelb verfärben. Der Nutzen einer Behandlung mit Vitamin-B_2-Präparaten bei Akne, Fußbrennen, Migräne und Muskelkrämpfen ist – trotz gegenteiliger Behauptungen von Pharmafirmen – nicht bewiesen.

Pantothensäure

spielt im Stoffwechsel eine wichtige Rolle. Soweit bekannt, kommen in Mitteleuropa Mangelerkrankungen nicht vor, weil Pantothensäure praktisch in allen Nahrungsmitteln enthalten ist. Pantothensäure-Präparate sind darum nicht notwendig. Pantothensäure-Präparate werden trotzdem von Pharmafirmen als Mittel zur Behandlung verschiedenster Beschwerden (z. B. zur Verhinderung der Graufärbung der Haare, zur Verhinderung von Gelenkentzündungen (Arthritis), zur Verhinderung von Geburtsschäden, von Atemwegserkrankungen und zur örtlichen Behandlung von Juckreiz) angeboten. Zu Unrecht, wie unter anderem die Pharmakologen-Vereinigung der USA feststellt.

Nikotinsäure, Nikotinamid

spielt ebenfalls im Stoffwechsel eine wichtige Rolle. Die Nikotinsäure und ein Stoff, aus dem sie auch gemacht werden kann (die Aminosäure Tryptophan), sind in ausreichender Menge in der Nahrung enthalten (hauptsächlich in Rindfleisch, Milch und Eiern, auch in Leber, Fisch, Getreide, Bohnen, Erbsen, Gemüse). Mangelerscheinungen können bei Störungen der Nahrungsaufnahme im Darm und bei Alkoholikern, denen es zumeist auch an anderen Vitaminen mangelt, auftreten.

Bei einem Mangel an Nikotinsäure wird die Haut rauh, es kommt zu Schleimhautenzündungen und Störungen im Nervensystem (Pellagra). Wenn zu große Nikotinsäuremengen aufgenommen werden, erweitern sich die Blutgefäße (Erröten), und der Blutzuckerspiegel steigt.

Vitamin P (Rutosid)

Bei Rutosid ist nicht nachgewiesen, dass seine Einnahme irgendeinen Nutzen hat. Trotzdem wird es einer Vielzahl von Präparaten beigemischt.

Vitamin B_6 (Pyridoxin)

spielt bei vielen Stoffwechselvorgängen eine wichtige Rolle. Einen Vitamin-B_6-Vorrat kann der Körper nicht aufbauen, weshalb eine regelmäßige Aufnahme über die Nahrung notwendig ist. Vitamin B_6 ist reichlich in Kartoffeln, Linsen, Nüssen, Avocados, Getreide (Vollkornbrot), Fleisch und Bananen enthalten. Der Vitamin-B_6-Bedarf erhöht sich durch die Einnahme von Empfängnisverhütungsmitteln, ist aber bei normaler Ernährung gedeckt. Bei der Behandlung von Tuberkulose mit Isoniazid (z. B. *Neoteben, Isoprodian*) nimmt der Bedarf zu, und eine zusätzliche Vitamineinnahme ist zweckmäßig.

Unter Vitamin-B_6-Mangel leiden oft Alkoholiker. Auch wer nur Dosengemüse isst, kann an Mangelerscheinungen erkranken (Hautabschuppung um Nase, Mund und Augen, Nervenentzündungen und Müdigkeit).

Bei Einnahme von »Megadosen« – das ist die tausendfache oder noch größere als die empfohlene Menge – kann es zu Nervenerkrankungen und Vergiftungen kommen.

Der Nutzen einer Behandlung mit Vitamin-B_6-Präparaten ist bei Akne und anderen Hautkrankheiten, bei Nervenleiden, Alkoholvergiftung,

Asthma, Hämorrhoiden, Nierensteinen, Migräne, Strahlenschäden, Spannungszuständen vor der Menstruation und zur Anregung der Milchabsonderung bei stillenden Müttern bzw. zur Appetitanregung – trotz gegenteiliger Behauptungen der Pharmafirmen – *nicht bewiesen.*

Folsäure

ist für ein normales Zellenwachstum und eine normale Zellteilung erforderlich. Der Körper legt von diesem Vitamin einen Vorrat an.
Folsäure ist reichlich in Leber und in frischem Gemüse enthalten, wobei langes Kochen einen großen Teil der Folsäure zerstören kann. Zu einem Folsäuremangel kommt es bei normaler Ernährung selten. Jedoch können Alkoholiker, Personen mit Darmerkrankungen, schwangere und stillende Frauen sowie Epileptiker, die mit Phenytoin (z. B. in *Epanutin*, *Phenhydan*, *Zentropil*) behandelt werden, unter einer durch Folsäuremangel bedingten Blutarmut leiden. Auch orale Empfängnisverhütungsmittel (die »Pille«) erhöhen den Folsäurebedarf. Der normale Tagesbedarf an Folsäure beträgt 0,4 mg, der durch eine abwechslungsreiche Mischkost üblicherweise gedeckt wird.
Durch zusätzliche Einnahme von täglich 0,4 mg Folsäure einen Monat vor der Empfängnis bis zum dritten Schwangerschaftsmonat kann das Risiko von Neuralrohrdefekten (Fehlbildung des Nervensystems) bei Neugeborenen (1 : 1.000) um 50 bis 70 Prozent gesenkt werden. Relativ viel Folsäure ist enthalten in Vollkornbrot, Sojabohnen, Spinat, Tomaten, Fenchel, Grünkohl, Spargel und Schweineleber.
Frauen, die schon einmal mit einem Kind mit Neuralrohrdefekten schwanger waren, haben ein erhöhtes Risiko und sollten einen Monat vor der Empfängnis bis zum dritten Schwangerschaftsmonat täglich 4 mg Folsäure einnehmen. Dies senkt das Risiko erneuter Neuralrohrdefekte laut Statistik um 70 Prozent.
Bei Blutarmut darf Folsäure nur verwendet werden, wenn der Patient keine perniziöse Anämie hat, die nur durch Vitamin B_{12} (siehe unten) geheilt werden kann. Folsäure bessert bei dieser Erkrankung zwar die Blutarmut, verhindert aber nicht Nervenschäden. Eine ungezielte, lang dauernde Verwendung von Folsäure (auch in Form von Multivitaminpräparaten) ist daher – wenn keine klare Notwendigkeit vorliegt – unzweckmäßig und kann unter Umständen gefährlich sein. Auch nach Ansicht der Arzneimittelkommission der Deutschen Ärzteschaft sollte Folsäure nur bei Folsäuremangel eingenommen werden.

Vitamin B_{12} (Cyanocobalamin, Hydroxycobalamin)
spielt eine wichtige Rolle bei der Bildung der roten Blutkörperchen. Von diesem Vitamin legt der Körper einen großen Vorrat an, der oftmals für viele Jahre ausreicht.
Vitamin B_{12}, das täglich nur in minimalen Mengen benötigt wird, findet sich reichlich in Milch, Leber und Fleisch.
Bei strengen Vegetariern kann es im Laufe der Zeit zu einem Vitamin-B_{12}-Mangel kommen, wenn sie keine Milch trinken und keine Eier essen. Wenn sich schwangere Frauen streng vegetarisch ernähren, kann der Vitamin-B_{12}-Mangel beim Kind zu Fehlbildungen des Gehirns führen. Auch bei Säuglingen von stillenden Müttern, die sich streng vegetarisch ernähren, können Mangelerscheinungen auftreten.
Ein Vitamin-B_{12}-Mangel kann außerdem die Folge einer Erkrankung des Magen-Darm-Kanals oder einer Magenoperation sein.
Manche Menschen sind nicht in der Lage, den Stoff zu produzieren (»intrinsic factor«), der für die Aufnahme von Vitamin B_{12} aus der Nahrung erforderlich ist.
In all diesen Fällen sind Vitamin-B_{12}-Injektionen vertretbar bzw. notwendig. Als Vitamin-B_{12}-Mangelerscheinungen können eine bestimmte Form von Blutarmut (perniziöse Anämie) und Nervenschäden auftreten. Vorsicht ist bei der Einnahme von Multivitaminpräparaten geboten, die Vitamin B_{12} enthalten. Die darin übliche Menge dieses Vitamins verdeckt eine bestimmte Form der Blutarmut, die perniziöse Anämie, ist aber zu gering, um sie zu behandeln und Nervenschäden zu verhindern. Dasselbe gilt bei der Folsäure. In sehr seltenen Fällen kann es bei der Injektion von Vitamin-B_{12}-Präparaten zu Hautausschlägen, Juckreiz, Fieber und Schock kommen. Manche Hersteller empfehlen Vitamin-B_{12}-Präparate zur Behandlung von Krankheiten, ohne dass es einen Beleg für die Wirksamkeit dafür gibt: Zum Beispiel bei Hepatitis (virale Leberentzündung), Altwerden (siehe Kapitel 15: Alter), Allergien, Sehschwäche, Wachstumsverzögerungen, Appetitmangel, Müdigkeit, Geistesstörungen, Multipler Sklerose und Unfruchtbarkeit.

Vitamin B_{15} (Pangaminsäure)

Der Pangaminsäure werden die unterschiedlichsten positiven Eigenschaften zugeschrieben. Es ist jedoch nicht erwiesen, dass Pangaminsäure wirklich ein Vitamin ist. Die angesehene Zeitschrift der amerikanischen Ärztevereinigung, »JAMA«, überschrieb einen Leitartikel: »Vitamin B_{15} – was auch immer es ist, es hilft nicht« und sprach den Verdacht aus, dass dieses so genannte Vitamin Krebs auslösen kann.

Amygdalin

Schon seit einem halben Jahrhundert macht das Gerücht die Runde, dass Amygdalin gegen Krebs wirksam sein soll.
Amygdalin wurde unter dem Namen *Laetrile*, B_{17} und als Aprikosenkerne verkauft. Kontrollierte Studien brachten keinen Nachweis für die Heilwirkung bei Krebs. *Laetrile* ist laut US-Gesundheitsbehörde (FDA) gefährlich, weil es tödliche Vergiftungen verursachen kann.

14.3. Vitamin-B-Präparate

Präparat	Wichtigste Nebenwirkungen	Empfehlung
B_{12} Steigerwald (D) Amp. Vitamin B_{12}	In sehr seltenen Fällen allergische Erscheinungen (Juckreiz, Ausschläge, Schockformen)	**Therapeutisch zweckmäßig nur** bei Vitamin-B_{12}-Mangel, insbesondere bei bestimmter Form von Blutarmut (perniziöse Anämie). In anderen vom Hersteller angegebenen Anwendungsbereichen (Leberparenchymschäden) ist der therapeutische Nutzen zweifelhaft.
Beneuran comp. (Ö) Tabl. Vitamin B_1, B_6, B_{12}, Folsäure *Rezeptpflichtig*	Bei lang dauernder Anwendung Nervenerkrankungen (sensorische Neuropathie)	**Therapeutisch zweckmäßig nur** bei Vitamin-B-Mangel, der bei Alkoholikern öfters, sonst aber sehr selten auftritt. In anderen vom Hersteller angegebenen Anwendungsbereichen ist der therapeutische Nutzen zweifelhaft.
Cytobion (D) Drag., Ampullen Vitamin B_{12}	In sehr seltenen Fällen allergische Erscheinungen (Juckreiz, Ausschläge, Schockformen)	**Therapeutisch zweckmäßig nur** bei Vitamin-B_{12}-Mangel, insbesondere bei bestimmter Form von Blutarmut (perniziöse Anämie).

Präparat	Wichtigste Nebenwirkungen	Empfehlung
Hepavit (Ö) Amp. Vitamin B_{12}, Benzylalkohol *Rezeptpflichtig*	In sehr seltenen Fällen allergische Erscheinungen (Juckreiz, Ausschläge, Schockformen)	**Therapeutisch zweckmäßig nur** bei Vitamin-B_{12}-Mangel, insbesondere bei bestimmter Form von Blutarmut (perniziöse Anämie). In anderen vom Hersteller angegebenen Anwendungsbereichen ist der therapeutische Nutzen zweifelhaft.
Levurinetten (Ö) Tabl. Medizinische Trockenhefe, Vitamin B_1, B_2, Nikotinamid	Keine wesentlichen bekannt	**Wenig zweckmäßig** Der Gehalt an Vitamin B ist zu niedrig, um eine sinnvolle Behandlung durchzuführen.
Levurinetten N (D) Tabl. Trockenhefe	Keine wesentlichen bekannt	**Wenig zweckmäßig** In den vom Hersteller angegebenen Anwendungsbereichen (z. B. Appetitlosigkeit, Akne) ist der therapeutische Nutzen zweifelhaft.
Medivitan N (D) Doppelamp., Fertigspritzen Vitamin B_6, B_{12}, Folsäure, Lidocain	Bei lang dauernder Anwendung Nervenerkrankungen (sensorische Neuropathie). Durch Lidocain Störungen der Herzfunktion, Schwindel, Zittern und ebenfalls allergische Reaktionen möglich	**Therapeutisch zweckmäßig nur** bei Vitamin-B-Mangel, der bei Alkoholikern öfters, sonst aber selten auftritt. In anderen vom Hersteller angegebenen Anwendungsbereichen ist der therapeutische Nutzen zweifelhaft.
Medivitan N Neuro (D) Filmtabl. Vitamin B_1, B_6	Bei lang dauernder Anwendung Nervenerkrankungen (sensorische Neuropathie)	**Therapeutisch zweckmäßig nur** bei Vitamin-B-Mangel, der bei Alkoholikern öfters, sonst aber sehr selten auftritt.
Milgamma (D) Drag., NA-Kaps. Vitamin B_1, B_6	Bei lang dauernder Anwendung Nervenerkrankungen (sensorische Neuropathie)	**Therapeutisch zweckmäßig nur** bei Vitamin-B-Mangel, der bei Alkoholikern öfters, sonst aber sehr selten auftritt.
Milgamma N (D) Ampullen Vitamin B_1, B_6, B_{12}, Benzylalkohol, Lidocain	Bei lang dauernder Anwendung Nervenerkrankungen (sensorische Neuropathie). Bei Injektion sehr seltene, dann aber lebensgefährliche Schockformen	**Therapeutisch zweckmäßig nur** bei Vitamin-B-Mangel, der bei Alkoholikern öfters, sonst aber sehr selten auftritt. In anderen vom Hersteller angegebenen Anwendungsbereichen ist der therapeutische Nutzen zweifelhaft. Von einer intravenösen Injektion ist abzuraten.

Präparat	Wichtigste Nebenwirkungen	Empfehlung
Multivit B (Ö) Amp., Forte-Amp., Forte Injektionslösung, Durchstichflasche Vitamin B_1, B_2, B_6, Nikotinamid, Pantothensäure *Rezeptpflichtig*	Bei Injektion des Medikaments: sehr seltene, dann aber lebensgefährliche Schockformen. Bei lang dauernder Anwendung Nervenerkrankungen (sensorische Neuropathie)	**Therapeutisch zweckmäßig nur** bei Vitamin-B-Mangel, der bei Alkoholikern öfters, sonst aber sehr selten auftritt. In anderen vom Hersteller angegebenen Anwendungsbereichen ist der therapeutische Nutzen zweifelhaft. Enthält Inhaltsstoff (Pantothensäure) mit zweifelhaftem therapeutischen Nutzen. Von einer intravenösen Injektion ist abzuraten.
Multivit B (Ö) Fortedrag., Fortissimum-Drag. Vitamin B_1, B_2, B_6, Nikotinamid, Pantothensäure Fortissimum-Drag. zusätzlich: Vitamin B_{12}	Bei lang dauernder Anwendung Nervenerkrankungen (sensorische Neuropathie)	**Therapeutisch zweckmäßig nur** bei Vitamin-B-Mangel, der bei Alkoholikern öfters, sonst aber sehr selten auftritt. In anderen vom Hersteller angegebenen Anwendungsbereichen ist der Therapienutzen zweifelhaft. Enthält Inhaltsstoff (Pantothensäure) mit zweifelhaftem therapeutischen Nutzen.
Neuro Stada/ -uno (D) Tabl., Filmtabl. Vitamin B_1, B_6	Bei lang dauernder Anwendung Nervenerkrankungen (sensorische Neuropathie)	**Therapeutisch zweckmäßig nur** bei Vitamin-B-Mangel, der bei Alkoholikern öfters, sonst aber sehr selten auftritt.
Neuro-B forte/ -Neu (D) Dragees, Injektionslösung. Vitamin B_1, B_6	Bei lang dauernder Anwendung Nervenerkrankungen (sensorische Neuropathie)	**Therapeutisch zweckmäßig nur** bei Vitamin-B-Mangel, der bei Alkoholikern öfters, sonst aber sehr selten auftritt.
Neurobion (D/Ö) N Drag. (nur D), N Forte-Drag., Amp. Vitamin B_1, B_6 Amp. zusätzl.: B_{12}, Benzylalkohol *in Ö: Rezeptpflichtig*	Bei Injektion des Medikaments: sehr seltene, dann aber lebensgefährliche Schockformen. Bei lang dauernder Anwendung Nervenerkrankungen (sensorische Neuropathie)	**Therapeutisch zweckmäßig nur** bei Vitamin-B-Mangel, der bei Alkoholikern öfters, sonst aber sehr selten auftritt. In anderen vom Hersteller angegebenen Anwendungsbereichen ist der therapeutische Nutzen zweifelhaft. Von einer intravenösen Injektion ist abzuraten.
Neuro-Lichtenstein (D) Ampullen Vitamin B_1, B_6, B_{12}, Benzylalkohol	Bei lang dauernder Anwendung Nervenerkrankungen (sensorische Neuropathie). Bei Injektion des Medikaments sind sehr seltene, dann aber lebensgefährliche Schockformen möglich	**Therapeutisch zweckmäßig nur** bei Vitamin-B-Mangel, der bei Alkoholikern öfters, sonst aber sehr selten auftritt. Von einer intravenösen Injektion ist abzuraten.

Präparat	Wichtigste Nebenwirkungen	Empfehlung
Neuro-Lichtenstein N (D) Dragees Vitamin B_1, B_6	Bei lang dauernder Anwendung Nervenerkrankungen (sensorische Neuropathie)	**Therapeutisch zweckmäßig nur** bei Vitamin-B-Mangel, der bei Alkoholikern öfters, sonst aber sehr selten auftritt.
Neuro-ratiopharm N (D) Amp. Vitamin B_1, B_6 Lidocain	Bei Injektion des Medikaments: sehr seltene, dann aber lebensgefährliche Schockformen. Durch Lidocain Störung der Herzfunktion, Schwindel, Zittern und allergische Reaktionen möglich	**Therapeutisch zweckmäßig nur** bei Vitamin-B-Mangel, der bei Alkoholikern öfters, sonst aber sehr selten auftritt. In anderen vom Hersteller angegebenen Anwendungsbereichen ist der therapeutische Nutzen zweifelhaft. Von einer intravenösen Injektion ist abzuraten.
Neuro-ratiopharm (D) Filmtabl. Vitamin B_1, B_6, B_{12}	Bei lang dauernder Anwendung Nervenerkrankungen (sensorische Neuropathie)	**Therapeutisch zweckmäßig nur** bei Vitamin-B-Mangel, der bei Alkoholikern öfters, sonst aber sehr selten auftritt.
Neurotrat forte (D) Amp., S-Forte Filmtabl. Vitamin B_1, B_6 Amp. zusätzlich: B_{12}	Bei lang dauernder Anwendung Nervenerkrankungen (sensorische Neuropathie). Bei Injektion des Medikaments sehr seltene, dann aber lebensgefährliche Schockformen	**Therapeutisch zweckmäßig nur** bei Vitamin-B-Mangel, der bei Alkoholikern öfters, sonst aber sehr selten auftritt. In anderen vom Hersteller angegebenen Anwendungsbereichen ist der therapeutische Nutzen zweifelhaft. Von einer intravenösen Injektion ist abzuraten.
Polybion N (D) Tropfen, Amp., Drag., forte-Drag. Vitamin B_1, B_2, B_6, Pantothenol, Biotin, Nikotinamid, Forte-Dragees zusätzlich: B_{12}	Bei Injektion des Medikaments: sehr seltene, dann aber lebensgefährliche Schockformen. Bei lang dauernder Anwendung Nervenerkrankungen (sensorische Neuropathie)	**Therapeutisch zweckmäßig nur** bei Vitamin-B-Mangel, der bei Alkoholikern öfters, sonst aber sehr selten auftritt. In anderen vom Hersteller angegebenen Anwendungsbereichen (Leberparenchymschäden) ist der therapeutische Nutzen zweifelhaft. Enthält Inhaltsstoffe (Pantothenol, Biotin) mit zweifelhaftem therapeutischen Nutzen. Von einer intravenösen Injektion ist abzuraten.

Präparat	Wichtigste Nebenwirkungen	Empfehlung
Pronerv (Ö) Kaps., Ampullen Vitamin B_1, B_6, B_{12} *Rezeptpflichtig*	Bei lang dauernder Anwendung Nervenerkrankungen (sensorische Neuropathie). Bei Injektion des Medikaments sehr seltene, dann aber lebensgefährliche Schockformen	**Therapeutisch zweckmäßig nur** bei Vitamin-B-Mangel, der bei Alkoholikern öfters, sonst aber sehr selten auftritt. In anderen vom Hersteller angegebenen Anwendungsbereichen ist der therapeutische Nutzen zweifelhaft. Von einer intravenösen Injektion ist abzuraten.
Spondylonal (D) Kaps. Vitamin B_1, B_6, B_{12}, E	Bei lang dauernder Anwendung Nervenerkrankungen (sensorische Neuropathie)	**Abzuraten** Nicht sinnvolle Kombination. Therapeutischer Nutzen von Vitamin E ist zweifelhaft.
Vitamin B-Komplex-forte-ratiopharm (D) Drag. Vitamin B_1, B_2, B_6, B_{12}, Biotin, Nikotinamid, Calcium pantothenat	Bei lang dauernder Anwendung Nervenerkrankungen (sensorische Neuropathie)	**Therapeutisch zweckmäßig nur** bei Vitamin-B-Mangel, der bei Alkoholikern öfters, sonst aber sehr selten auftritt. In anderen vom Hersteller angegebenen Anwendungsbereichen ist der therapeutische Nutzen zweifelhaft. Enthält Inhaltsstoffe (Pantothensäure, Biotin) mit zweifelhaftem therapeutischen Nutzen.
Vitamin B-Komplex FT Jenapharm (D) Tabl. Vitamin B_1, B_2, B_6, Nikotinamid, Panthotensäure	Bei lang dauernder Anwendung Nervenerkrankungen (sensorische Neuropathie)	**Therapeutisch zweckmäßig nur** bei Vitamin-B-Mangel, der bei Alkoholikern öfters, sonst aber sehr selten auftritt. In anderen vom Hersteller angegebenen Anwendungsbereichen ist der therapeutische Nutzen zweifelhaft. Enthält Inhaltsstoff (Pantothensäure) mit zweifelhaftem therapeutischen Nutzen.
Vitamin B-Komplex-Lichtenstein N (D) Drag., forte-Drag. Vitamin B_1, B_2, B_6, Nikotinamid, Kalziumpantothenat, Folsäure	Bei lang dauernder Anwendung Nervenerkrankungen (sensorische Neuropathie)	**Therapeutisch zweckmäßig nur** bei Vitamin-B-Mangel, der bei Alkoholikern öfters, sonst aber sehr selten auftritt. In anderen vom Hersteller angegebenen Anwendungsbereichen ist der therapeutische Nutzen zweifelhaft. Enthält Inhaltsstoff (Pantothenat) mit zweifelhaftem therapeutischen Nutzen.

Präparat	Wichtigste Nebenwirkungen	Empfehlung
Vitamin B_{12}-Jenapharm (D) Ampullen **Vitamin B_{12} Lichtenstein** (D) Ampullen Vitamin B_{12}	In sehr seltenen Fällen allergische Erscheinungen (Juckreiz, Ausschläge, Schockformen)	**Therapeutisch zweckmäßig nur** bei Vitamin-B_{12}-Mangel, insbesondere bei bestimmter Form von Blutarmut (perniziöse Anämie).
Vitamin B_{12}-Lannacher (Ö) Ampullen Vitamin B_{12} *Rezeptpflichtig*	In sehr seltenen Fällen allergische Erscheinungen (Juckreiz, Ausschläge, Schockformen)	**Therapeutisch zweckmäßig nur** bei Vitamin-B_{12}-Mangel, insbesondere bei bestimmter Form von Blutarmut (perniziöse Anämie). In anderen, vom Hersteller angegebenen Anwendungsbereichen ist der therapeutische Nutzen zweifelhaft.
Vitamin B_{12}-ratiopharm (D) Ampullen, Filmtabl.	In sehr seltenen Fällen allergische Erscheinungen (Juckreiz, Ausschläge, Schockformen)	**Therapeutisch zweckmäßig nur** bei Vitamin-B_{12}-Mangel, insbesondere bei bestimmter Form von Blutarmut (perniziöse Anämie).

14.4. Vitamin-C-Präparate (Ascorbinsäure)

Vitamin C spielt eine bedeutsame Rolle bei vielen Stoffwechselreaktionen und ist wichtig für die Bildung des Bindegewebes, des Knorpels, der Knochen und der Zähne.
Vitamin-C-Mangel kann unter anderem folgende Probleme verursachen: Blutarmut, schlechte Wundheilung, Blutungen, Zahnfleischwucherungen, schlechte Bindegewebebildung und schließlich Skorbut. Der Körper legt keinen Vitamin-C-Vorrat an. Deswegen ist eine regelmäßige Zufuhr von Vitamin C erforderlich.
Vitamin C kommt in ausreichenden Mengen in frischem Obst (Orangen, Äpfel, Zitronen) und Gemüse (Tomaten, Paprika, Kohl, Kartoffeln) vor. Bei langem Erwärmen des Essens wird Vitamin C zerstört. Fertignahrung enthält wenig Vitamin C, doch *schon eine Orange (Apfelsine) pro Tag deckt den täglichen Vitamin-C-Bedarf.* Im Allgemeinen wird durch das Essen genügend Vitamin C aufgenommen. Während der Schwangerschaft, beim Stillen, aber auch bei längeren Krankheiten kann der Bedarf an Vitamin C erhöht sein. Die Vitaminzufuhr bei einer normalen Ernährung reicht normalerweise auch für die-

sen Bedarf. Das Essen von mehr Vitamin-C-haltigem Obst ist aber in solchen Fällen sicherlich sinnvoll.
Vitamin C wird, wie die meisten Vitamine, von den Pharmafirmen als Wundermittel beworben. Es soll für und gegen unzählige Beschwerden wirksam sein.
Es *hat aber keinen Sinn, mehr als den Tagesbedarf an Vitamin C (40–150 Milligramm) zu sich zu nehmen.* Es gibt keinen seriösen Beweis dafür, dass größere Mengen von Vitamin C die Gefahr einer Erkältung oder Grippe verringern oder den Ablauf beeinflussen. Trotzdem greifen viele Menschen bei den ersten Anzeichen von Schnupfen oder Erkältung zu Vitamin-C-Präparaten. Es ist auch nicht nachgewiesen, dass Vitamin C bei einer Blasenentzündung hilft.
Die Pharmakologen-Vereinigung der USA hat eine Liste von Erkrankungen zusammengestellt, bei denen der Nutzen einer Behandlung mit Vitamin-C-Präparaten – trotz gegenteiliger Behauptungen der Pharmafirmen – *nicht bewiesen* ist: Dazu zählen neben der bereits erwähnten *Vorbeugung von Erkältungen* die Behandlung von Zahnfleischentzündungen, Zahnkaries, Blutarmut, Akne, Unfruchtbarkeit, Altern, Arterienverkalkung, Magengeschwüren, Tuberkulose, Ruhr, Kollagenstörungen, Knochenbrüchen, Hautgeschwüren, Heufieber, Medikamentenvergiftung sowie die Vorbeugung von Krebs und Gefäßthrombosen.
Für Mittel, die hohe Mengen an Vitamin C enthalten, gibt es daher keine überzeugende Existenzberechtigung. *Ein Großteil der aufgenommenen Vitaminmenge wird umgehend im Harn wieder ausgeschieden.* Zudem kann die Einnahme von zu viel Vitamin C Tests zur Erkennung der Zuckerkrankheit verfälschen und so unter Umständen zu Fehldiagnosen führen.
Bei Menschen, die unter Stoffwechselstörungen leiden, kann ein Überschuss an Vitamin C zu Durchfall, Erbrechen, Hautausschlägen, Nierensteinen und verstärktem Wasserlassen führen.
Nach längerer Einnahme hoher Dosen kann es nach plötzlichem Absetzen zu Skorbut-ähnlichen Erscheinungen (z. B. Zahnfleischschwellungen, Blutungen) kommen. Solche Symptome können auch bei Neugeborenen auftreten, deren Mütter in der Schwangerschaft länger große Mengen Vitamin C eingenommen haben.

14.4. Vitamin-C-Präparate (Ascorbinsäure)

Präparat	Wichtigste Nebenwirkungen	Empfehlung
Additiva Vitamin C (D) Brausetabl. Vitamin C	Bei starker Überdosierung Durchfälle und Gefahr von Nierensteinen	**Therapeutisch zweckmäßig nur** bei Vitamin-C-Mangel, der aber sehr selten auftritt. Therapeutische Wirksamkeit bei Erkältungs- und Infektionskrankheiten zweifelhaft.
Ascorbinsäure Imo (D) Pulver Vitamin C	Bei starker Überdosierung Durchfälle und Gefahr von Nierensteinen	**Therapeutisch zweckmäßig nur** bei Vitamin-C-Mangel, der aber sehr selten auftritt. Therapeutische Wirksamkeit bei Erkältungs- und Infektionskrankheiten zweifelhaft.
Ascorvit (D) Drag., Ampullen Vitamin C	Bei starker Überdosierung Durchfälle und Gefahr von Nierensteinen	**Therapeutisch zweckmäßig nur** bei Vitamin-C-Mangel, der aber sehr selten auftritt. Therapeutische Wirksamkeit bei Erkältungs- und Infektionskrankheiten zweifelhaft. Injektion nur zweckmäßig im Ausnahmefall, wenn durch Ernährung oder Einnahme von Vitamin-C-Präparaten ein Mangel nicht behoben werden kann.
Balance Vitamin C (D) Brausetabl. Vitamin C	Bei starker Überdosierung Durchfälle und Gefahr von Nierensteinen	**Therapeutisch zweckmäßig nur** bei Vitamin-C-Mangel, der aber sehr selten auftritt. Therapeutische Wirksamkeit bei Erkältungs- und Infektionskrankheiten zweifelhaft.
Caelo Vitamin C (D) Pulver Vitamin C	Bei starker Überdosierung Durchfälle und Gefahr von Nierensteinen	**Therapeutisch zweckmäßig nur** bei Vitamin-C-Mangel, der aber sehr selten auftritt. Therapeutische Wirksamkeit bei Erkältungs- und Infektionskrankheiten zweifelhaft.

Präparat	Wichtigste Nebenwirkungen	Empfehlung
Cebion (D/Ö) Brausetabl., nur D: Tabl., nur Ö: Granulat Vitamin C	Bei starker Überdosierung Durchfälle und Gefahr von Nierensteinen	**Therapeutisch zweckmäßig nur** bei Vitamin-C-Mangel, der aber sehr selten auftritt. Therapeutische Wirksamkeit bei Erkältungs- und Infektionskrankheiten zweifelhaft. Von längerer Einnahme von Cebion-Brausetabl., z. B. 1000 mg, ist abzuraten, da eine einzige Tablette (Einzeldosis) mindestens 7-mal mehr als den erforderlichen Tagesbedarf enthält.
Cebion N forte (D) Amp. Vitamin C	Bei starker Überdosierung Durchfälle und Gefahr von Nierensteinen	**Nur zweckmäßig in** Ausnahmefällen, wenn durch Ernährung oder Vitamin-C-Tabletten ein Mangel nicht behoben werden kann.
Ce-Limo (Ö) **Ce-Limo Orange** (Ö) Brausetabl. Vitamin C	Bei starker Überdosierung Durchfälle und Gefahr von Nierensteinen	**Therapeutisch zweckmäßig nur** bei Vitamin-C-Mangel, der aber sehr selten auftritt. Therapeutische Wirksamkeit bei Erkältungs- und Infektionskrankheiten zweifelhaft. Von längerer Einnahme ist abzuraten, da eine einzige Tablette (Einzeldosis) mindestens 7-mal mehr als den erforderlichen Tagesbedarf enthält.
Cetebe (D) Kaps. Vitamin C	Bei starker Überdosierung Durchfälle und Gefahr von Nierensteinen	**Therapeutisch zweckmäßig nur** bei Vitamin-C-Mangel, der aber sehr selten auftritt. Therapeutische Wirksamkeit bei Erkältungs- und Infektionskrankheiten zweifelhaft. Von längerer Einnahme ist abzuraten, da eine einzige Tablette (Einzeldosis) mindestens 3-mal mehr als den erforderlichen Tagesbedarf enthält.
Cevitol (Ö) Amp., Durchstichflasche Vitamin C *Rezeptpflichtig*	Bei starker Überdosierung Durchfälle und Gefahr von Nierensteinen	**Nur zweckmäßig in** Ausnahmefällen, wenn durch Ernährung oder Vitamin-C-Tabletten ein Mangel nicht behoben werden kann.

Präparat	Wichtigste Nebenwirkungen	Empfehlung
Cevitol (Ö) Kautabl. Vitamin C, Süßstoff	Bei starker Überdosierung Durchfälle und Gefahr von Nierensteinen	**Therapeutisch zweckmäßig nur** bei Vitamin-C-Mangel, der aber sehr selten auftritt. Therapeutische Wirksamkeit bei Erkältungs- und Infektionskrankheiten zweifelhaft. Von längerer Einnahme ist abzuraten, da eine einzige Tablette (Einzeldosis) mindestens 3-mal mehr als den erforderlichen Tagesbedarf enthält.
C-Vit (Ö) Brausetabl., Fortissimum-Tabl. Vitamin C	Bei starker Überdosierung Durchfälle und Gefahr von Nierensteinen	**Therapeutisch zweckmäßig nur** bei Vitamin-C-Mangel, der aber sehr selten auftritt. Therapeutische Wirksamkeit bei Erkältungs- und Infektionskrankheiten zweifelhaft. Von längerer Einnahme ist abzuraten, da eine einzige Tablette (Einzeldosis) mindestens 7-mal mehr als den erforderlichen Tagesbedarf enthält.
Hermes Cevitt (D) Brausetabl. Vitamin C	Bei starker Überdosierung Durchfälle und Gefahr von Nierensteinen	**Therapeutisch zweckmäßig nur** bei Vitamin-C-Mangel, der aber sehr selten auftritt. Therapeutische Wirksamkeit bei Erkältungs- und Infektionskrankheiten zweifelhaft. Von längerer Einnahme ist abzuraten, da eine einzige Tablette (Einzeldosis) mindestens 7-mal mehr als den erforderlichen Tagesbedarf enthält.
Iroviton-Irocovit-C (Ö) Drag., Granulat, Brausetabl. Vitamin C	Bei starker Überdosierung Durchfälle und Gefahr von Nierensteinen	**Therapeutisch zweckmäßig nur** bei Vitamin-C-Mangel, der aber sehr selten auftritt. Therapeutische Wirksamkeit bei Erkältungs- und Infektionskrankheiten zweifelhaft. Von längerer Einnahme von Iroviton-Irocovit-C-Granulat und Brausetabl. ist abzuraten, da eine Einzeldosis mindestens 7-mal mehr als den erforderlichen Tagesbedarf enthält.

Präparat	Wichtigste Nebenwirkungen	Empfehlung
Redoxon »Roche« (Ö) Brausetabl. Vitamin C	Bei starker Überdosierung Durchfälle und Gefahr von Nierensteinen	**Therapeutisch zweckmäßig nur** bei Vitamin-C-Mangel, der aber sehr selten auftritt. Therapeutische Wirksamkeit bei Erkältungs- und Infektionskrankheiten zweifelhaft. Von längerer Einnahme ist abzuraten, da eine einzige Tablette 7-mal mehr als den erforderlichen Tagesbedarf enthält.
Soma Vitamin C (D) Brausetabl., Pulver Vitamin C	Bei starker Überdosierung Durchfälle und Gefahr von Nierensteinen	**Therapeutisch zweckmäßig nur** bei Vitamin-C-Mangel, der aber sehr selten auftritt.
Vitamin C-Injektopas (D) Injektionslösung Vitamin C	Bei starker Überdosierung Durchfälle und Gefahr von Nierensteinen	**Nur zweckmäßig** in Ausnahmefällen, wenn durch Ernährung oder Einnahme von Vitamin-C-Präparaten ein Mangel nicht behoben werden kann. Therapeutische Wirksamkeit bei Erkältungs- und Infektionskrankheiten zweifelhaft.
Xitix (D) Brausetabl., Lutschtabl. Vitamin C	Bei starker Überdosierung Durchfälle und Gefahr von Nierensteinen	**Therapeutisch zweckmäßig nur** bei Vitamin-C-Mangel, der aber sehr selten auftritt. Therapeutische Wirksamkeit bei Erkältungs- und Infektionskrankheiten zweifelhaft. Von längerer Einnahme ist abzuraten, da eine einzige Tablette (Einzeldosis) 2–3-mal mehr als den erforderlichen Tagesbedarf enthält.

14.5. Vitamin-E-Präparate und andere

Vitamin E (Tocopherol)

gilt als wichtiges Antioxydans (verhindert die Anlagerung von Sauerstoff) und festigt die Zellwände der roten Blutkörperchen bzw. dürfte bei der Blutbildung eine Rolle spielen.
Es kommt in vielen Nahrungsmitteln in ausreichenden Mengen vor – hauptsächlich in grünem Gemüse, Eiern, Margarine aus Pflanzenölen und in Weizenkeimlingen.

Jahrelang liefen in fast allen Illustrierten aufwendige Werbekampagnen für Medikamente, die – oft als einzigen Inhaltsstoff – Vitamin E enthalten (siehe Tabelle). Raffiniert formuliert, wurde dabei immer Vitamin E mit »Leistungssteigerung« in Verbindung gebracht. Vor allem sportlich aktive Leute und ältere Menschen (Werbespruch: »Das Aktiv-Vitamin für die 2. Lebenshälfte«) wurden gezielt angesprochen.
Was dem Verbraucher weisgemacht wird, glauben Pharmafirmen nicht einmal selbst. Die Firma Hoffmann-La Roche – weltweit führend in der Vitamin-Herstellung – teilte vor Jahren schon auf internen Kongressen mit, dass »der so oft zitierte leistungssteigernde Effekt von Vitamin E *nicht bestätigt* werden kann«. Und weiter: Wissenschaftliche »Versuche in dieser Richtung fehlen, ebenso Doppelblindstudien«. Doppelblindstudien wären Untersuchungen, die seriöse Auskünfte über die Wirksamkeit eines Arzneimittels geben könnten.
Auch die Pharmakologen-Vereinigung der USA (USP) hat sich eingehend mit den Vitamin-E-Präparaten beschäftigt. Ergebnis: Eine endlos lange Liste von Erkrankungen, bei denen der Nutzen einer Behandlung mit Vitamin-E-Präparaten – trotz gegenteiliger Behauptungen von Pharmafirmen – *nicht bewiesen* ist.
Die Verwendung von Vitamin E ist bei weitem nicht so ungefährlich, wie es die Hersteller glauben machen wollen: Wissenschaftlich seriöse Untersuchungen in den USA haben gezeigt, dass schon bei der Einnahme von 400 bis 800 Internationalen Einheiten (IE) von Vitamin E pro Tag schwerwiegende Nebenwirkungen wie Entzündungen der Venenwände (Thrombophlebitis) auftreten können.
Es gibt in der Fachliteratur außerdem Berichte über Leberschädigungen durch hoch dosierte Gabe von Vitamin E bei Patienten auf Intensivstationen.

Vitamin E und Krebsprävention:

Aufgrund epidemiologischer Studien wurde immer wieder behauptet, dass Vitamin E das Auftreten von Krebs verhindere. Überzeugende neue Studien, urteilte das angesehene Fachblatt »New England Journal of Medicine«, konnten diese Vermutung aber nicht bestätigen. So wurde in einer Studie an 89.000 Frauen das Brustkrebsrisiko durch Vitamin-E-Einnahme nicht verringert. Bei 29.000 Rauchern verhinderte die Vitamineinnahme das Auftreten von Lungenkrebs nicht, die Gesamtsterberate in der Vitamin-E-Gruppe war sogar um zwei Prozent höher.

Es gibt derzeit nur drei vertretbare Anwendungsgebiete von Vitamin E:
1. Bei Frühgeburten kann durch den Einsatz von Vitamin E möglicherweise das Auftreten von Blutungen und Augenschäden verhindert werden.
2. Bei einer seltenen Form einer Stoffwechselstörung (Abetalipoproteinämie) kann die Verwendung von Vitamin E Symptome an der Haut und am Auge positiv beeinflussen.
3. Nach einer operativen Entfernung des Darms.

Vitamin H (Biotin)

Biotin spielt beim Stoffwechsel eine wichtige Rolle. Ein Biotinmangel ist praktisch unmöglich, da dieses Vitamin in sehr vielen pflanzlichen und tierischen Nahrungsmitteln enthalten ist. Unsere Darmbakterien produzieren genug Biotin für den ganzen Organismus. Es gibt aber andererseits keinen Hinweis darauf, dass eine Überdosierung schädlich ist.

»Vitamin H_1« (Para-Aminobenzoesäure)

ist in einer Reihe von Vitaminpräparaten enthalten. Es erfüllt aber im Körper keine sinnvolle Funktion und kann deshalb nicht als »Vitamin« bezeichnet werden. Einige Mittel enthalten Procain (z. B. *Gero-H3-Aslan, K. H. 3*), einen Stoff, der vom Körper in Vitamin H_1 umgewandelt wird. Der Nutzen dieser Mittel wird im Kapitel 15: Alter besprochen.

Vitamin K (Phytomenadion = K_1, Menadion = K_3)

ist wichtig für die Produktion jener Stoffe, die die Blutgerinnung beeinflussen. Der Bedarf des Körpers an diesem Vitamin ist nicht genau bekannt, dürfte aber sehr gering sein. Ein Mangel kommt unter normalen Umständen nicht vor. Ziemlich viel Vitamin K_1 befindet sich in frischem Gemüse, Obst und Eigelb. Im Darm wird Vitamin K_2 von den Darmbakterien hergestellt. Bei Erwachsenen kommt es daher nur bei Darmerkrankungen oder Leberschäden zu einem Vitamin-K-Mangel. Die Einnahme von Vitamin K ist auch am Ende der Schwangerschaft und beim Kind nach der Geburt vertretbar, um einen Mangel beim Neugeborenen und damit Blutungen zu verhindern.

Stärkungsmittel

In vielen Stärkungsmitteln sind auch Vitamine enthalten. Weil sie aber bevorzugt von älteren Menschen verwendet und häufig als Mittel »gegen Altersbeschwerden« angepriesen werden, findet sich die Empfehlung zu den einzelnen Medikamenten im Kapitel 15: Alter. Was dort über den Nutzen der Medikamente ausgesagt wird, gilt sinngemäß für alle Altersgruppen.

14.5. Vitamin-E-Präparate und andere

Präparat	Wichtigste Nebenwirkungen	Empfehlung
Bepanthen Roche (D) Lutschtabl., Injektionslösung Dexpanthenol	Bei Injektion des Medikaments sehr seltene, dann aber lebensgefährliche Schockformen	**Abzuraten** Zweifelhafte therapeutische Wirksamkeit bei den vom Hersteller angegebenen Anwendungsbereichen (Darmlähmung, Darmverschluss, Verstopfung).
Bio-H-Tin (D/Ö) Tabl. **Biotin Hermes** (D) Tabl. **Biotin-ratiopharm** (D) **Deacura** (D) Tabl. Biotin	Keine zu erwarten	**Abzuraten** Zweifelhafte therapeutische Wirksamkeit. Bei normaler Ernährung treten keine Vitamin-E-Mangelzustände auf.
Ephynal (D/Ö) Kaudrag., nur Ö: Kaps., Brausetabl. Vitamin E	Bei hoher Dosierung (bereits bei 400 bis 800 Internationalen Einheiten [IE] pro Tag) Entzündungen der Venenwände (Thrombophlebitis)	**Wenig zweckmäßig** Zweifelhafte therapeutische Wirksamkeit. Bei den vom Hersteller in D angegebenen Anwendungsbereichen (z. B. bei Weichteilrheumatismus, Fruchtbarkeitsstörungen) abzuraten. Bei Frühgeburten und bei Abetalipoproteinämie (seltene Stoffwechselstörung) vertretbar.
Eusovit (D) Kaps. Vitamin E	Bei hoher Dosierung (bereits bei 400 bis 800 Internationalen Einheiten [IE] pro Tag) Entzündungen der Venenwände (Thrombophlebitis)	**Wenig zweckmäßig** Zweifelhafte therapeutische Wirksamkeit. Bei den vom Hersteller angegebenen Anwendungsbereichen (z. B. Arteriosklerose, Erkrankungen des Stütz- und Muskelgewebes, Fruchtbarkeitsstörungen) abzuraten. Bei Frühgeburten und bei Abetalipoproteinämie (seltene Stoffwechselstörung) vertretbar.

Präparat	Wichtigste Nebenwirkungen	Empfehlung
E-Vitamin-ratiopharm (D) Kaps. Vitamin E	Bei hoher Dosierung (bereits bei 400 bis 800 Internationalen Einheiten [IE] pro Tag) Entzündungen der Venenwände (Thrombophlebitis)	**Wenig zweckmäßig** Zweifelhafte therapeutische Wirksamkeit. Bei Frühgeburten und bei Abetalipoproteinämie (seltene Stoffwechselstörung) vertretbar.
Folsan (D/Ö) Tabl., Ampullen Folsäure Ampullen zusätzlich: Benzylalkohol *in Ö: Rezeptpflichtig*	Sehr selten allergische Reaktionen (Ausschlag, Juckreiz)	**Therapeutisch zweckmäßig nur** bei festgestelltem Folsäuremangel und zur Verhütung von Neuralrohrdefekten (Fehlbildungen des Rückenmarks) in der Schwangerschaft. Die perniziöse Anämie (bestimmte Form von Blutarmut) muss zusätzlich auch noch mit Vitamin B_{12} behandelt werden, da sonst zwar das Blutbild diagnostisch gebessert sein kann, die Krankheit jedoch weiter fortschreitet.
Gabunat forte (D) Tabl. Biotin	Keine zu erwarten	**Abzuraten** Therapeutische Wirksamkeit zweifelhaft. Bei normaler Ernährung treten keine Vitamin-E-Mangelzustände auf.
Malton E (D) Kaps. Vitamin E	Bei hoher Dosierung (bereits bei 400 bis 800 Internationalen Einheiten [IE] pro Tag) Entzündungen der Venenwände (Thrombophlebitis)	**Wenig zweckmäßig** Zweifelhafte therapeutische Wirksamkeit. Bei Frühgeburten und bei Abetalipoproteinämie (seltene Stoffwechselstörung) vertretbar.
Optovit (D) Kaps., Fortekaps., Fortissimum-Kaps. Vitamin E	Bei hoher Dosierung (bereits bei 400 bis 800 Internationalen Einheiten [IE] pro Tag) Entzündungen der Venenwände (Thrombophlebitis)	**Wenig zweckmäßig** Zweifelhafte therapeutische Wirksamkeit. Bei Frühgeburten und bei Abetalipoproteinämie (seltene Stoffwechselstörung) vertretbar.
Panthenol Jenapharm (D) Tabl., Injektionslösung Dexpanthenol	Keine wesentlichen bekannt	**Abzuraten** Zweifelhafte therapeutische Wirksamkeit bei den vom Hersteller angegebenen Anwendungsbereichen (Atemwegsentzündungen, Gefühlsstörungen).

Präparat	Wichtigste Nebenwirkungen	Empfehlung
Spondyvit (D) Kaps. Vitamin E	Bei hoher Dosierung (bereits bei 400 bis 800 Internationalen Einheiten [IE] pro Tag) Entzündungen der Venenwände (Thrombophlebitis)	**Wenig zweckmäßig** Zweifelhafte therapeutische Wirksamkeit bei den vom Hersteller angegebenen Anwendungsbereichen (Stabilisierung von Zellmembranen, Schutz vor Phagozytose) fraglich. Bei Frühgeburten und bei Abetalipoproteinämie (seltene Stoffwechselstörung) vertretbar.
Togasan Vitamin E forte (D) Kaps. Vitamin E	Bei hoher Dosierung (bereits bei 400 bis 800 Internationalen Einheiten [IE] pro Tag) Entzündungen der Venenwände (Thrombophlebitis)	**Wenig zweckmäßig** Zweifelhafte therapeutische Wirksamkeit. Bei Frühgeburten und Abetalipoproteinämie (seltene Stoffwechselstörung) vertretbar.
Vit. E Stada (D) Kaps. Vitamin E	Bei hoher Dosierung (bereits bei 400 bis 800 Internationalen Einheiten [IE] pro Tag) Entzündungen der Venenwände (Thrombophlebitis)	**Wenig zweckmäßig** Zweifelhafte therapeutische Wirksamkeit. Bei Frühgeburten und Abetalipoproteinämie (seltene Stoffwechselstörung) vertretbar.
Vitagutt Vitamin E 1000 (D) Kaps. Vitamin E	Bei hoher Dosierung (bereits bei 400 bis 800 Internationalen Einheiten [IE] pro Tag) Entzündungen der Venenwände (Thrombophlebitis)	**Wenig zweckmäßig** Zweifelhafte therapeutische Wirksamkeit. Bei Frühgeburten und Abetalipoproteinämie (seltene Stoffwechselstörung) vertretbar.

14.6. Mineralstoffpräparate

Kalk (Kalzium)

spielt eine wichtige Rolle im Körper. Kalzium ist unter anderem für den Knochenaufbau, die Herz-, Nerven- und Muskeltätigkeit, die Blutgerinnung und den Transport von Stoffen in und aus den Körperzellen von Bedeutung. Der tägliche Kalziumbedarf wird je nach Alter auf 0,4 bis 1,5 Gramm geschätzt. Besonders viel (1,5 Gramm) benötigen Jugendliche, Schwangere, stillende Mütter und Frauen in den Wechseljahren sowie Menschen über 65 Jahren.

Kalzium ist vor allem in der Milch (pro Liter 1,1 bis 1,3 Gramm), in Milchprodukten und in manchem Gemüse enthalten.

Zu einem Kalziummangel kann es durch schwere Nierenstörungen oder durch mangelnde Aufnahme von Kalzium bei Darmkrankheiten, Alkoholismus bzw. bei Änderungen des Vitamin-D-Stoffwechsels (z. B. durch gewisse Medikamente) kommen. Im Fall eines starken Kalziummangels können sogar Krampfzustände und epilepsieartige Anfälle (Tetanie) auftreten, die mit einer sofortigen Kalziumgluconat-Injektion behandelt werden sollten.
Ein Kalziummangel entsteht jedoch vor allem, wenn über die Nahrung zu wenig Kalzium oder Vitamin D aufgenommen wird. Ist Letzteres der Fall, so kommt es bei Säuglingen und Kleinkindern zur Rachitis (»Englische Krankheit«), für die eine verzögerte Zahnbildung, weiche Knochen, Verformung des Brustkorbs, ein großer Kopf, Auftreibungen auf den Rippen, verdickte Knochenenden und ein vorspringendes Brustbein typisch sind.
Um einen Kalziummangel zu beheben oder eine kalziumarme Diät auszugleichen, ist die Einnahme von »Kalk«-Tabletten sinnvoll. Ein etwaiger Vitamin-D-Mangel ist durch die Einnahme einer *geringen* Menge von Vitamin D behebbar. In der Fachzeitschrift »tägliche Praxis« beklagen sich allerdings Ärzte darüber, in welchen Mengen vor allem Frauen mit funktionellen (psychisch bedingten) Beschwerden Kalziumpräparate konsumieren.
Kalziummangel in der Nahrung kann auch zu einem Schwund von Knochenmasse – zur so genannten »Osteoporose« – beitragen.

Magnesium

Die Einnahme von Magnesiumpräparaten ist nur bei entsprechendem Mangelzustand zweckmäßig. Ein Magnesiummangel kann bei Alkoholikern auftreten und die Folge einseitiger Ernährung sein. In schweren Fällen kann es zu Zittern und Krämpfen kommen. Ein Magnesiumüberschuss (z. B. bei Magnesiumeinnahme durch Nierenkranke) kann bis zu Lähmung und Bewusstlosigkeit führen.
In den letzten Jahren ist die Verschreibung von Magnesium zur Mode geworden – Magnesium soll angeblich gegen Arteriosklerose, psychosomatische Beschwerden, vegetative Dystonie, Stress, Durchblutungsstörungen, Lärmempfindlichkeit, Alkoholmissbrauch, zur Thromboseprophylaxe und viele andere Beschwerden helfen. Dafür gibt es jedoch keine seriösen Belege.
Sinnvoll ist Magnesium jedoch bei bestimmten Herzrhythmusstörungen, bei bestimmten Krampfzuständen in der Schwangerschaft, bei vorzeitigen Wehen und möglicherweise zur Akutbehandlung eines

Herzinfarktes. Dabei muss jedoch Magnesium in großen Mengen gespritzt werden.
Zur blutdrucksenkenden Behandlung eignen sich Magnesiumtabletten nicht. Es gibt auch keinen sicheren Beleg für die Wirksamkeit gegen Muskelkrämpfe (chronisches Tetanie-Syndrom). Ebenso fehlen ausreichend Nachweise für den Nutzen bei Zuckerkrankheit und zur Vorbeugung bestimmter Nierensteine.

Kalium

Kaliumpräparate (z. B. *Kalinor*, *Kalioral*) sind sinnvoll bei Kaliummangel. Dieser kann als Folge der Einnahme bestimmter harntreibender Mittel (siehe Kapitel 12.2.: Harntreibende Mittel [Diuretika]) und bei lang andauerndem Gebrauch von Abführmitteln (siehe dazu auch Kapitel 13.2.: Abführmittel) entstehen. Es treten dann Störungen der Herzfunktion (z. B. zusätzliche Herzschläge) auf. Wenn Diuretika nicht abgesetzt werden oder ein Kaliummangel auf andere Ursachen zurückzuführen ist, kann die Einnahme von Kaliumpräparaten zweckmäßig sein.
Die Fachzeitschrift »American Journal of Medicine« warnt in einem Leitartikel jedoch eindringlich vor der »Kalium-Besessenheit«, die sich im Zusammenhang mit der Einnahme von harntreibenden Mitteln ausgebreitet habe (Genaueres dazu siehe Kapitel 12.2.: Harntreibende Mittel [Diuretika]).

Spurenelemente (Zink, Kupfer, Kobalt, Molybdän, Selen)

Spurenelemente wie Zink, Kupfer, Kobalt, Molybdän und Selen sind in ausreichender Menge in der Nahrung von Mitteleuropäern enthalten, und Mangelerscheinungen treten nur bei seltenen Erkrankungen auf. So heisst es z. B. in einem amerikanischen Standardwerk über Kupfer: Es gibt keinen Beweis, dass Kupfer zusätzlich zu einer normalen Nahrung gegeben werden sollte, weder vorbeugend noch therapeutisch.
Folgen und Behandlung eines Eisenmangels werden im Kapitel 14.7.: Mittel gegen Blutarmut besprochen.

14.6. Mineralstoffpräparate

Präparat	Wichtigste Nebenwirkungen	Empfehlung
anabol-loges (D) Kaps. Vitamin E, Magnesiumsalz, Kalium, Polykieselsäure (Terra Siliciae), Johanniskrautextrakt	Bei normaler Dosierung keine	**Abzuraten** Wenig zweckmäßige Mischung von Vitamin E, Salzen und Pflanzenextrakten. Der vom Hersteller angegebene Nutzen bei »Osteoporose, Durchblutungsstörung und Leistungsabfall« etc. ist zweifelhaft.
Basica (D) Granulat Magnesium, Calcium, Kalium, Natrium, Eisenlaktat, Strontium, Mangan, Kupfer, Vanadium, Aluminium, Kobalt, Nickel, Rubidium, Chrom, Titan, Tellur, Wismut, Zinn, Wolfram, Molybdän, Lactose	Bei Langzeitverwendung können negative Effekte nicht ausgeschlossen werden	**Abzuraten** Komplexe Mischung von Salzen, Metallen und Spurenelementen. Kein therapeutischer Nutzen nachgewiesen.
Bioelectra Calcium (D/Ö) Brausetabl. Kalziumcarbonat	Bei normaler Dosierung keine	**Nur zweckmäßig bei** Kalziummangel, der aber selten auftritt.
Bioelectra Magnesium forte (D) Brausetabl., Magnesiumoxid	Bei Überdosierung: Muskelschwäche, Lähmungen und Herzfunktionsstörungen	**Nur zweckmäßig bei** Magnesiummangel, der bei Alkoholikern und einseitiger Ernährung, ansonsten aber selten auftritt.
Bioelectra Zink (D) Brausetabl. Zinksulfat	Kopfschmerzen, Übelkeit, metallischer Geschmack	**Nur zweckmäßig bei** Zinkmangel, der aber bei normaler Ernährung kaum auftritt.
Biomagnesin (D) Lutschtabletten Magnesiumsalze, Zitronensäure	Besonders bei Nierenkranken ist Muskelschwäche möglich, die bis zu Lähmungen führen kann	**Nur zweckmäßig bei** Magnesiummangel, der bei Alkoholikern und einseitiger Ernährung, ansonsten aber selten auftritt.
Calcilac KT (D) Kautabl. Kalziumsalze, Vitamin D_3	Bei Überdosierung Appetitmangel, Erbrechen, Magen-Darm-Störungen, Kalkablagerung in den Gefäßen und in der Niere	**Nur zweckmäßig zur** Vorbeugung und Behandlung von Rachitis und bei Osteoporose. Vorsicht: nicht mehrere Medikamente, die Vitamin D enthalten, gleichzeitig einnehmen.

Präparat	Wichtigste Nebenwirkungen	Empfehlung
Calcilin (Ö) **Amp. Calcimagon** (D) Kautabl. Kalziumsalz *Rezeptpflichtig*	Bei Injektion in eine Vene (intravenös): Kreislaufkollaps möglich. Bei Überdosierung: Herzfunktionsstörungen	**Nur zweckmäßig bei** akutem Kalziummangel (z. B. Tetanie). Therapeutischer Nutzen bei entzündlichen und allergischen Prozessen ist zweifelhaft. Zur Osteoporosebehandlung sind Medikamente vorzuziehen, die auch Vit. D enthalten (z. B. *Calcilac KT*).
Calcipot C (Ö) Tabl. Vitamin C, Rutin, Kalziumsalze	Bei normaler Dosierung keine	**Abzuraten** Wenig sinnvolle Kombination von Kalziumsalzen mit Vitamin C und Rutin, dessen therapeutischer Nutzen zweifelhaft ist.
Calcipot D_3 (D/Ö) Tabl. Kalziumsalze, Vitamin D_3	Bei Überdosierung Appetitmangel, Erbrechen, Magen-Darm-Störungen, Kalkablagerung in den Gefäßen und in der Niere	**Nur zweckmäßig zur** Vorbeugung und Behandlung von Rachitis und bei Osteoporose. Vorsicht: nicht gleichzeitig mehrere Medikamente einnehmen, die Vitamin D enthalten.
Calcimed D_3 Hermes (D) Brausetabl., Kautabl. **Calcium D_3 Stada** (D) Kautabl. **Calcium-D-Sandoz** (D) Brausetabl. Kalziumsalze, Vitamin D_3	Bei Überdosierung Appetitmangel, Erbrechen, Magen-Darm-Störungen, Kalkablagerung in den Gefäßen und in der Niere	**Nur zweckmäßig zur** Vorbeugung und Behandlung von Rachitis und bei Osteoporose.
Calcium-Sandoz (D/Ö) Amp. Kalziumsalze *Rezeptpflichtig (Ö)*	Bei Injektion in eine Vene (intravenös): Kreislaufkollaps möglich. Bei Überdosierung Herzfunktionsstörungen	**Nur zweckmäßig bei** akutem Kalziummangel (z. B. Tetanie). Der vom Hersteller angegebene therapeutische Nutzen bei entzündlichen und allergischen Prozessen ist zweifelhaft.
Calcium dura (D) Brausetabl., Filmtabl. **Calcium Hexal** (D) Brausetabl. **Calcium-Sandoz** (D/Ö) Forte-Brausetabl., Fortissimum-Brausetabl., **Calcium Verla** (D) Brausetabl., Filmtabl. Kalziumsalze	Bei normaler Dosierung keine	**Nur zweckmäßig bei** Kalziummangel, der aber selten auftritt. Zur Osteoporosebehandlung sind Medikamente vorzuziehen, die auch Vit. D enthalten (z. B. *Calcilac KT*).

Präparat	Wichtigste Nebenwirkungen	Empfehlung
Cal C Vita (D/Ö) Brausetabl., Kalziumsalze, Vitamin B_6, C, D_2 Zitronensäure	Bei normaler Dosierung keine	**Abzuraten** Wenig sinnvolle Kombination von einigen Vitaminen mit Kalzium. Bei einem Vitaminmangel, der aber sehr selten auftritt, ist die gezielte Einnahme von Kalzium oder einzelnen Vitaminen bzw. einer bestimmten Vitamingruppe vorzuziehen.
Cefasel (D) Tabl. Natriumselenit *Rezeptpflichtig (bei höherem Wirkstoffgehalt)*	Bei normaler Dosierung keine	**Nur zweckmäßig bei** Selenmangel, der aber bei normaler Ernährung kaum auftritt.
Ce-Limo Calcium (Ö) Brausetabl. Vitamin C, Kalzium	Bei starker Überdosierung Durchfälle und Gefahr von Nierensteinen	**Abzuraten** Wenig sinnvolle Kombination von Kalziumsalzen mit Vitamin C. Manche vom Hersteller angegebene Nutzen, etwa bei »Frühjahrsmüdigkeit«, sind zweifelhaft.
Curazink (D) Kapseln Zinkhistidinat	Kopfschmerzen, Übelkeit, metallischer Geschmack	**Nur zweckmäßig bei** Zinkmangel, der aber bei normaler Ernährung kaum auftritt.
Frubiase Calcium forte (D) Trinkamp. Kalziumsalze, Vitamin D_2 *Rezeptpflichtig*	Bei Überdosierung Appetitmangel, Erbrechen, Magen-Darm-Störungen, Kalkablagerung in den Gefäßen und in der Niere	**Nur zweckmäßig zur** Vorbeugung und Behandlung von Rachitis und bei Osteoporose. Vorsicht: nicht gleichzeitig mehrere Medikamente einnehmen, die Vitamin D enthalten.
Frubiase Calcium T (D) Trinkamp. Kalziumsalze	Bei normaler Dosierung keine	**Nur zweckmäßig bei** Kalziummangel, der aber selten auftritt. Zur Osteoporosebehandlung sind Medikamente vorzuziehen, die auch Vit. D enthalten (z. B. *Calcilac KT*).
Ideos (D/Ö) Kautabl. Kalziumsalz, Vitamin D_3 *Rezeptpflichtig (Ö)*	Bei Überdosierung Appetitmangel, Erbrechen, Magen-Darm-Störungen, Kalkablagerung in den Gefäßen und in der Niere	**Nur zweckmäßig zur** Vorbeugung und Behandlung von Rachitis und bei Osteoporose. Vorsicht: nicht gleichzeitig mehrere Medikamente einnehmen, die Vitamin D enthalten.

Präparat	Wichtigste Nebenwirkungen	Empfehlung
Kalinor (D) Brausetabl. Kaliumsalze	Erbrechen, Durchfälle. Bei Überdosierung: Schwäche, Herzfunktionsstörungen	**Nur zweckmäßig bei** Kaliummangel, der durch gewisse Medikamente, z. B. harntreibende Mittel, ausgelöst werden kann (siehe Kapitel 12.2.: Harntreibende Mittel).
Kalinor retard P (D) Retardkaps. Kaliumsalze in Retardform	Gefahr von Magengeschwüren, Darmdurchbrüchen	**Abzuraten** Kaliumsalze in Retard-Form können schwere Nebenwirkungen auslösen.
Kalioral (Ö) Pulver Kaliumsalze, Zitronensäure *Rezeptpflichtig*	Erbrechen, Durchfälle. Bei Überdosierung: Schwäche, Herzfunktionsstörungen	**Nur zweckmäßig bei** Kaliummangel, der durch gewisse Medikamente, z. B. harntreibende Mittel, ausgelöst werden kann (siehe Kapitel 12.2.: Harntreibende Mittel).
Kalitrans (D) Brausetabl. Kaliumsalze, Zitronensäure	Erbrechen, Durchfälle. Bei Überdosierung: Schwäche, Herzfunktionsstörungen	**Nur zweckmäßig bei** Kaliummangel, der durch gewisse Medikamente, z. B. harntreibende Mittel, ausgelöst werden kann (siehe Kapitel 12.2.: Harntreibende Mittel).
Kalium-Duriles (D) Retardtabl. Kaliumchlorid	Gefahr von Magengeschwüren, Darmdurchbrüchen	**Abzuraten** Kaliumsalze in Retardform können schwere Nebenwirkungen auslösen.
KCL-retard Zyma (D/Ö) Drag. Kaliumsalze in Retardform *Rezeptpflichtig (Ö)*	Gefahr von Magengeschwüren und Darmdurchbrüchen	**Abzuraten** Kaliumsalze in Retardform können schwere Nebenwirkungen auslösen.
Lösnesium (D) Brausegranulat. Magnesiumsalze	Bei Überdosierung: Muskelschwäche, Lähmungen und Herzfunktionsstörungen	**Nur zweckmäßig bei** Magnesiummangel, der bei Alkoholikern und einseitiger Ernährung, ansonsten aber selten auftritt.

Präparat	Wichtigste Nebenwirkungen	Empfehlung
Macalvit (D/Ö) Brausetabl. Vitamin C, Kalziumsalze	Bei starker Überdosierung Durchfälle und Gefahr von Nierensteinen	**Abzuraten** Wenig sinnvolle Kombination von Kalziumsalzen mit Vitamin C. Der vom Hersteller angegebene therapeutische Nutzen bei »Erkältungskrankheiten« ist zweifelhaft.
Magnerot (D) Classic-Tabl., N-Magnesium-Tabl. Magnesiumsalze	Bei Überdosierung: Muskelschwäche, Lähmungen und Herzfunktionsstörungen	**Nur zweckmäßig bei** Magnesiummangel, der bei Alkoholikern und einseitiger Ernährung, ansonsten aber selten auftritt.
Magnesium-Diasporal (D/Ö) Granulat, Lutschtabl., Amp., Forte-Injektionslösung Magnesiumsalz *Rezeptpflichtig (Ö)*	Besonders bei Nierenkranken ist Muskelschwäche möglich, die bis zu Lähmungen führen kann	**Nur zweckmäßig bei** Magnesiummangel, der bei Alkoholikern und einseitiger Ernährung, ansonsten aber selten auftritt. In vielen vom Hersteller angegebenen Anwendungsgebieten (z. B. in D: Thromboseprophylaxe, Migräne) ist der therapeutische Nutzen zweifelhaft.
Magnesium+E-ratiopharm (D) Kapseln Magnesiumoxid, Vitamin E	Besonders bei Nierenkranken ist Muskelschwäche möglich, die bis zu Lähmungen führen kann	**Abzuraten** Nicht sinnvolle Kombination von Magnesium mit Vitamin E. Bei dem vom Hersteller angegebenen Anwendungsgebiet Leistungssteigerung ist die Wirkung nicht belegt.
Magnesium gluconicum-LH (Ö) Tabl. **Magnesium Jenapharm** (D) Tabl. **Magnesium-Optopan** (D) Kapseln Magnesiumsalze	Bei Überdosierung: Muskelschwäche, Lähmungen und Herzfunktionsstörungen	**Nur zweckmäßig bei** Magnesiummangel, der bei Alkoholikern und einseitiger Ernährung, ansonsten aber selten auftritt. Von der Verwendung bei »vegetativer Dystonie« ist abzuraten.
Magnesium Sandoz (D) Brausetabl. Magnesiumaspartat	Bei Überdosierung: Muskelschwäche, Lähmungen und Herzfunktionsstörungen	**Nur zweckmäßig bei** Magnesiummangel, der bei Alkoholikern und einseitiger Ernährung, ansonsten aber selten auftritt.

Präparat	Wichtigste Nebenwirkungen	Empfehlung
Magnesium Tonil mit Vitamin E (D/Ö) Kapseln Magnesiumoxid, Vitamin E	Besonders bei Nierenkranken ist Muskelschwäche möglich, die bis zu Lähmungen führen kann	**Abzuraten** Nicht sinnvolle Kombination von Magnesium mit Vitamin E. Bei dem vom Hersteller angegebenen Anwendungsgebiet Leistungssteigerung ist die Wirkung nicht belegt.
Magnesium Verla (D) N-Drag., N-Konzentrat, Amp., Brausetabl., Filmtabl., Granulat Magnesiumsalze	Besonders bei Nierenkranken ist Muskelschwäche möglich, die bis zu Lähmungen führen kann	**Nur zweckmäßig bei** Magnesiummangel, der bei Alkoholikern und einseitiger Ernährung, ansonsten aber selten auftritt. In vielen vom Hersteller angegebenen Anwendungsgebieten (z. B. in D: Myokardnekrose = Herzmuskelschädigung, Leberzirrhose) ist der therapeutische Nutzen zweifelhaft.
Magnesium von ct (D) Filmtabl. Magnesiumhydrogenaspartat	Bei Überdosierung: Muskelschwäche, Lähmungen und Herzfunktionsstörungen	**Nur zweckmäßig bei** Magnesiummangel, der bei Alkoholikern und einseitiger Ernährung, ansonsten aber selten auftritt.
Magnetrans forte (D) Kaps. Magnesiumoxyd	Besonders bei Nierenkranken ist Muskelschwäche möglich, die bis zu Lähmungen führen kann	**Nur zweckmäßig bei** Magnesiummangel, der bei Alkoholikern und einseitiger Ernährung, ansonsten aber selten auftritt.
Mg 5 (D) Trinkgranulat, Kautabl., Sulfat-Amp., Sulfat-Amp. zur Infusion **Mg 5 Longoral** (D/Ö) Granulat, Kautabl. **Mg nor** (D) Kautabl. Magnesiumsalz *Rezeptpflichtig (Ö)*	Besonders bei Nierenkranken ist Muskelschwäche möglich, die bis zu Lähmungen führen kann	**Nur zweckmäßig bei** Magnesiummangel, der bei Alkoholikern und einseitiger Ernährung, ansonsten aber selten auftritt.
Natriumfluorid Baer (D/Ö) Filmtabl. Natriumfluorid *Rezeptpflichtig*	Bei längerer Verwendung häufig Glieder- und Gelenkschmerzen	**Wenig zweckmäßig** Der Nutzen der Einnahme zur Vorbeugung und Behandlung der Osteoporose (Schwund des festen Knochengewebes) ist umstritten.

Präparat	Wichtigste Nebenwirkungen	Empfehlung
Neukönigsförder Mineraltabletten (D) Kalium, Kalzium, Magnesium, Phosphat, Eisen, Zink, Mangan, Kobalt, Kupfer	Bei Langzeitverwendung sind negative Effekte nicht auszuschließen	**Abzuraten** Komplexe Miaschung von Salzen, Metallen und Spurenelementen. Es gibt keinen Beleg für einen therapeutischen Nutzen.
Ossin (D) Retarddrag. Natriumfluorid *Rezeptpflichtig*	Bei längerer Verwendung häufig Glieder- und Gelenkschmerzen	**Abzuraten** Der Nutzen der Einnahme zur Vorbeugung und Behandlung der Osteoporose (Schwund des festen Knochengewebes) ist umstritten. Bessere Medikamente verfügbar.
Ossiplex retard (D/Ö) Retarddrag. Natriumfluorid, Vitamin C *Rezeptpflichtig*	Bei längerer Verwendung häufig Glieder- und Gelenkschmerzen	**Abzuraten** Nicht sinnvolle Kombination von Fluoriden mit Vitamin C. Vitamin C ist nur bei Vitamin-C-Mangel, der aber sehr selten auftritt, zweckmäßig. Der Nutzen der Einnahme zur Vorbeugung und Behandlung der Osteoporose (Schwund des festen Knochengewebes) ist umstritten. Bessere Medikamente verfügbar.
Ossofortin (D) Kautabl., Forte-Kautabl., Forte-, Fortissimo-Brausetabletten Kalziumsalze, Vitamin D_3	Bei Überdosierung Appetitmangel, Erbrechen, Magen-Darm-Störungen, Kalkablagerung in den Gefäßen und in der Niere	**Nur zweckmäßig zur** Vorbeugung und Behandlung von Rachitis und bei Osteoporose. Vorsicht: nicht mehrere Medikamente, die Vitamin D enthalten, gleichzeitig einnehmen.
Phosetamin (D) Filmt. Organische Kalium-, Magnesium- und Kalziumphosphate	Bei Überdosierung: Muskelschwäche, Lähmungen und Herzfunktionsstörungen	**Abzuraten** Nicht sinnvolle Kombination von Kalzium, Kalium und Magnesiumsalzen. Bei den vom Hersteller angegebenen Anwendungsgebieten vegetative Dystonie, psychosomatisches Syndrom ist die Wirkung nicht belegt.
Osspulvit S (D) Drag., Forte-Kapseln Kalziumsalz, Vitamin D_3	Bei Überdosierung von Vitamin D: Appetitmangel, Erbrechen, Magen-Darm-Störungen, Kalkablagerungen in den Gefäßen und in der Niere	**Nur zweckmäßig zur** Vorbeugung und Behandlung von Rachitis und bei Osteoporose. Vorsicht: nicht mehrere Medikamente, die Vitamin D enthalten, gleichzeitig einnehmen.

Präparat	Wichtigste Nebenwirkungen	Empfehlung
Rekawan (D) Granulat Kaliumsalz	Erbrechen, Durchfälle. Bei Überdosierung: Schwäche, Herzfunktionsstörungen	**Nur zweckmäßig bei** Kaliummangel, der durch gewisse Medikamente, z. B. harntreibende Mittel, ausgelöst werden kann (siehe Kapitel 12.2.: Harntreibende Mittel).
Rekawan (D/Ö) Kaps., Tabl., Retardkaps. Kaliumsalz *Rezeptpflichtig (Ö)*	Erbrechen, Durchfälle. Bei Überdosierung: Schwäche, Herzfunktionsstörungen. Bei Retardkaps.: Gefahr von Magengeschwüren und Darmdurchbrüchen	**Abzuraten** Kaliumsalz in Tablettenform (insbesondere als Retardkapseln) kann schwere Nebenwirkungen auslösen.
Sandocal-D AZU (D) Brausegranulat, Forte-Brausegranulat Kalziumsalz, Vitamin D_3 *Rezeptpflichtig*	Bei Überdosierung Appetitmangel, Erbrechen, Magen-Darm-Störungen, Kalkablagerung in den Gefäßen und in der Niere	**Nur zweckmäßig zur** Vorbeugung und Behandlung von Rachitis und bei Osteoporose. Vorsicht: nicht mehrere Medikamente, die Vitamin D enthalten, gleichzeitig einnehmen.
Selenase (D/Ö) **Selenase T** (D) Trinklösung Selen *D: Rezeptpflichtig (bei höherem Wirkstoffgehalt)* *Ö: Rezeptpflichtig*	Bei normaler Dosierung keine	**Nur zweckmäßig bei** Selenmangel, der aber bei normaler Ernährung kaum auftritt.
Tridin (D) Kautabl. Kalziumsalze, Natriumfluorophosphat *Rezeptpflichtig*	Bei längerer Verwendung häufig Glieder- und Gelenkschmerzen	**Abzuraten** Der Nutzen der Einnahme zur Vorbeugung und Behandlung der Osteoporose (Schwund des festen Knochengewebes) ist umstritten. Es gibt inzwischen bessere Medikamente.
Unizink (D) Filmtabl., Injektionslösung **Zink-Sandoz** (D) Brausetabletten **Zinkit** (D) Brausetabletten, Dragees Zinksalz *Rezeptpflichtig (Injektionslösung sowie einige Packungsgrößen von Zinkit)*	Kopfschmerzen, Übelkeit, metallischer Geschmack	**Nur zweckmäßig bei** Zinkmangel, der aber bei normaler Ernährung kaum auftritt. Die Wirkung bei Prostatitis, Prostatavergrößerung und Leberzirrhose ist nicht belegt.

Präparat	Wichtigste Nebenwirkungen	Empfehlung
Zinkorot (D) Tabletten **Zinkorotat/ POS** (D/Ö) Tabletten Zinksalz, Orotsäure	Kopfschmerzen, Übelkeit, metallischer Geschmack	**Abzuraten** Nicht sinnvolle Kombination von Orotsäure und Zinksalzen. Die Wirkung bei Wundheilungsstörungen und Potenzstörungen ist zweifelhaft.
Zentramin Bastian N (D) Tabl., Amp. Magnesium-, Kalzium-, Kaliumsalze	Bei Überdosierung Muskelschwäche, Lähmungen, Herzfunktionsstörungen	**Abzuraten** Wenig sinnvolle Kombination von Magnesium-, Kalzium- und Kaliumsalzen. Der vom Hersteller angegebene therapeutische Nutzen bei »psychosomatischen Beschwerden« ist zweifelhaft.

14.7. Mittel gegen Osteoporose (Knochenschwund)

Osteoporose ist eine altersabhängige Verminderung der Knochendichte und Stabilität. Sie betrifft Frauen und Männer und ist von vererbbaren Anlagen mitbestimmt. Ihre direkte Ursache ist unbekannt. Geschlechtshormone und Calciumstoffwechsel sind wahrscheinlich beteiligt. Geschlechtshormone schützen vor Knochenabbau. Deshalb können Frauen nach dem Wechsel innerhalb weniger Jahre so viel Knochenmasse verlieren, dass sie akut durch Knochenbrüche am Schenkelhals oder an der Wirbelsäule gefährdet sind. Außerdem kommt es bei Osteoporose häufig zu erheblichen Knochenschmerzen. Etwa jede dritte Frau über 60 Jahre ist betroffen. Wahrscheinlich begünstigt der rasche Abfall der weiblichen Sexualhormone die Entwicklung des Knochenschwunds.

Auch Männer sind osteoporosegefährdet, wenn der Sexualhormonspiegel sinkt. Dies wird besonders deutlich, wenn die Wirkung ihrer Geschlechtshormone z. B. durch Medikamente gegen Prostatakrebs ausgeschaltet wird. Solche »sekundäre Osteoporose« tritt auch nach Behandlung mit kortisonähnlichen Medikamenten (Glukokortikoiden), bei krankhaften Störungen des Calciumsstoffwechsels, bei Schilddrüsenüberfunktion und nach Entfernung der Eierstöcke auch bei jungen Frauen auf.

Vorbeugen kann man einer Osteoporose durch ausreichend Bewegung (regelmäßige Gymnastik oder sportliche Betätigung) und eine kalziumreiche Ernährung (z. B. 100 Gramm Hartkäse oder ein Liter

Milch täglich decken den Bedarf). Auch die Einwirkung von Sonnenlicht ist wichtig, weil dadurch die Wirkung von Vitamin D auf den Knochenstoffwechsel erst möglich wird.
Notwendiger Bestandteil jeder Osteoporose-Therapie ist die ausreichende Zufuhr von Kalzium und Vitamin D. Falls dies nicht durch die Ernährung geschieht, müssen zusätzlich Kalzium- bzw. Vitamin-D-Präparate eingenommen werden (siehe dazu Kapitel 14.6.). Mit Kalzium allein kann jedoch bei bereits bestehender Osteoporose keine Zunahme der Knochenmasse erreicht werden. Kombinationspräparate mit Calcium und Vitamin D sind *Ossofortin* und *Osspulvit*.
Osteoporose-gefährdete Frauen werden sehr oft mit weiblichen Sexualhormonen (Östrogenen) behandelt (siehe auch Kapitel 18.3.). Frauen, deren Gebärmutter entfernt wurde, können ein Medikament einnehmen, das nur Östrogene enthält (z. B. *Climarest, Presomen* usw.). Die anderen Frauen sollten zusätzlich ein Gestagen einnehmen, um das Risiko, an Gebärmutterkrebs zu erkranken, zu verringern (z. B. *Kliogest, Presomen comp.* usw. siehe Kapitel 18.3. und Tabelle 18.3.). Der Nutzen der vorbeugenden Hormontherapie ist heftig umstritten. Die Hormoneinnahme erhöht das Risiko von schweren Blutgerinnungsstörungen (Thrombosen und Embolien). Dies ist besonders bei Raucherinnen sehr gefährlich. Wahrscheinlich haben Östrogene entgegen immer wieder vorgebrachten Behauptungen keine vorbeugende Wirkung gegen Herz/Kreislauferkrankungen. Sicher ist, dass einmal abgebauter Knochen durch Hormone nicht wieder aufgebaut wird. Bestenfalls kann die Osteoporoseentwicklung verzögert werden. Ob dies aber z. B. die Knochenbruchgefahr vermindert, ist immer noch ungeklärt. Die Osteoporosegefahr ist offensichtlich von Erbfaktoren bestimmt. Nur wenn eine familiäre Belastung bekannt ist, sollte eine vorbeugende Therapie mit Hormonen in Erwägung gezogen werden.
Der Wirkstoff Calcitonin (z. B. in *Calcihexal, Calcitonin Novartis, Calcitonin-ratiopharm, Karil*) eignet sich möglicherweise für Frauen, die keine Östrogene einnehmen wollen oder können. Die Wirksamkeit dieser Mittel zum Knochenaufbau und zur Verhinderung von Knochenbrüchen ist jedoch unzureichend und zeitlich begrenzt: Weniger als 50 Prozent aller Patientinnen profitieren nach sechs Monaten von der Behandlung. Calcitonin lindert nicht nur bei Osteoporose den Knochenschmerz, sondern auch bei Knochenmetastasen bösartiger Tumoren.
Fluoride (z. B. Natriumfluorid in *Ossin*) bewirken ebenfalls eine Knochenneubildung und werden bei geringer bis mäßiger Osteoporose ver-

wendet. Fluoride können bei zu hohen Dosierungen den gegenteiligen Effekt haben und zu einem gehäuften Auftreten von Knochenbrüchen führen. Bei jeder dritten Patientin treten als Nebenwirkung nach einem halben bis einem Jahr rheumatische Beschwerden auf. Außerdem wirken Fluoride bei etwa einem Drittel aller Patientinnen überhaupt nicht. Die Behandlung mit Fluoriden ist deshalb umstritten.
Seit kurzem gibt es zwei neue Wirkstoffe, die ebenfalls ein Knochenwachstum bewirken: Etidronat (enthalten z. B. in *Didronel*) und Alendronat (enthalten z. B. in *Fosamax*). Beide sind mit einer natürlich im Körper vorkommenden Substanz verwandt, die den Knochenstoffwechsel beeinflusst. Sowohl Alendronat als auch Etidronat werden in den Knochen eingelagert und bewirken eine Stabilisierung und Zunahme der Knochensubstanz. Es dauert mehrere Wochen, bis diese Medikamente wirken. Nach etwa 3 Monaten kann eine Erhöhung der Knochendichte festgestellt werden.
Eine kombinierte Behandlung mit Hormonen kann sinnvoll sein.

14.7. Mittel gegen Osteoporose (Knochenschwund)

Präparat	Wichtigste Nebenwirkungen	Empfehlung
Calcihexal (D) Amp. **Calcitonin-ratiopharm** (D) Amp. Calcitonin Novartis (Ö) Amp., Nasenspray Calcitonin *Rezeptpflichtig*	Übelkeit, Erbrechen, Schwindel, Gesichtsrötung. Schwere Schockreaktionen insbesondere bei wiederholter Anwendung möglich	**Therapeutisch zweckmäßig bei** schweren Knochenschmerzen, z. B. bei Osteoporose, Paget-Krankheit und Knochenmetastasen. Der nur kurzfristig anhaltende schmerzhemmende Effekt muss sorgfältig gegen die möglichen schweren Nebenwirkungen abgewogen werden.
Didronel (D/Ö) Tabl. Etidronsäure *Rezeptpflichtig*	Häufig Übelkeit und Erbrechen, allergische Hauterscheinungen, Störungen der Nierenfunktion. Selten lebensbedrohliche Nebenwirkungen wie z. B. Blutschäden und Allergien	**Möglicherweise zweckmäßig zur** Behandlung der Osteoporose bei stark gefährdeten Patienten und bei M. Paget. Der therapeutische Nutzen muss sorgfältig gegen die möglichen schweren Nebenwirkungen abgewogen werden.

Präparat	Wichtigste Nebenwirkungen	Empfehlung
Fosamax (D/Ö) Tabl. Alendronat *Rezeptpflichtig*	Häufig Übelkeit und Erbrechen, allergische Hauterscheinungen, Störungen der Nierenfunktion. Selten lebensbedrohliche Nebenwirkungen wie z. B. Blutschäden und Allergien	**Möglicherweise zweckmäßig zur** Behandlung der Osteoporose bei stark gefährdeten Patienten. Der therapeutische Nutzen muss sorgfältig gegen die möglichen schweren Nebenwirkungen abgewogen werden.
Karil (D) Amp., Nasenspray Calcitonin *Rezeptpflichtig*	Übelkeit, Erbrechen, Schwindel, Gesichtsrötung. Schwere Schockreaktionen insbesondere bei wiederholter Anwendung möglich	**Therapeutisch zweckmäßig bei** schweren Knochenschmerzen, z. B. bei Osteoporose, Paget-Krankheit und Knochenmetastasen. Der nur kurzfristig anhaltende schmerzhemmende Effekt muss sorgfältig gegen die möglichen schweren Nebenwirkungen abgewogen werden.
Ossin (D) Retarddrag. Natriumfluorid *Rezeptpflichtig*	Bei längerer Verwendung häufig Glieder- und Gelenkschmerzen	**Wenig zweckmäßig** Der Nutzen der Einnahme zur Vorbeugung und Behandlung der Osteoporose (Schwund des festen Knochengewebes) ist umstritten.
Ossofortin/ forte/ fortissimo (D) Brausetabl., Kautabl. Vitamin D_3, Kalziumcarbonat	Magen-Darm-Störungen. Bei längerer Anwendung Nierensteinbildung möglich. Bei Überdosierung von Vitamin D: Appetitmangel, Erbrechen, Magen-Darm-Störungen, Kalkablagerungen in den Gefäßen und in der Niere	**Therapeutisch zweckmäßig zur** Vorbeugung und Behandlung der Osteoporose (Schwund des festen Knochengewebes). Vorsicht: Nicht mehrere Medikamente, die Vitamin D enthalten, gleichzeitig einnehmen. Dosierungsvorschriften besonders genau beachten.
Osspulvit S (D) Drag. Kalziumphosphat, Vitamin D_3	Bei Überdosierung von Vitamin D: Appetitmangel, Erbrechen, Magen-Darm-Störungen, Kalkablagerungen in den Gefäßen und in der Niere	**Therapeutisch zweckmäßig zur** Vorbeugung und Behandlung von Osteoporose und Rachitis. Vorsicht: Nicht mehrere Medikamente, die Vitamin D enthalten, gleichzeitig einnehmen. Dosierungsvorschriften besonders genau beachten.
Tridin (D) Kautabl. Kalziumsalze, Natriumfluorophosphat *Rezeptpflichtig*	Bei längerer Verwendung häufig Glieder- und Gelenkschmerzen	**Wenig zweckmäßig** Der Nutzen der Einnahme zur Vorbeugung und Behandlung der Osteoporose ist umstritten.

14.8. Mittel gegen Blutarmut

Blutarmut ist in den meisten Fällen durch Eisenmangel, seltener durch Folsäure- oder Vitamin-B_{12}-Mangel verursacht. In den Industrieländern leiden etwa drei Prozent der Kinder und zehn Prozent der Frauen unter Eisenmangel.
Eisen ist eine lebensnotwendige Substanz. Im Körper eines erwachsenen Mannes befindet sich etwa 50 mg Eisen pro Kilogramm Körpergewicht, im Körper von Frauen etwa 35 mg. 60 bis 70 Prozent des im Körper enthaltenen Eisens ist im roten Blutfarbstoff gebunden. Der Rest wird hauptsächlich in den Muskeln, der Leber, Milz und im Knochenmark gespeichert. Normalerweise wird der Eisenbedarf des Menschen aus der Nahrung gedeckt. Eisen aus tierischer Nahrung wird vom Körper 10- bis 20-mal besser aufgenommen als Eisen aus pflanzlicher Nahrung. Gute »Eisenlieferanten« sind Fleisch, Fisch und Leber. Viele Erwachsene haben heute noch einen Abscheu vor Spinatgemüse, weil sie – wegen des angeblich hohen Eisengehaltes – als Kinder dazu gezwungen wurden, Spinat zu essen. Sinnloserweise, denn Spinat enthält wenig Eisen. Außerdem kann der Eisengehalt im Spinat wegen seiner besonderen chemischen Form vom Körper kaum verwertet werden.
Die Auswirkungen von Eisenmangel sind: Rückgang der Leistungsfähigkeit, innere Unruhe, blasse Gesichts- und Schleimhautfarbe, Kopfschmerzen, Zungenbrennen, Haarausfall.
Zu viel Eisen im Blut kann ebenfalls schwerwiegende Auswirkungen auf die Gesundheit haben. Vergiftungen mit Eisentabletten sind vor allem bei Kleinkindern beobachtet worden. Die Einnahme von mehr als zwei Gramm Eisen kann tödlich sein.

Ursache von Eisenmangel

Die häufigste Ursache von Eisenmangel ist schwerer Blutverlust aufgrund von Blutungen im Magen-Darm-Kanal, zu starker Regelblutung, Bandwürmern etc.
Blutverlust kann auch durch verschiedene Medikamente verursacht werden, z. B.:
– Salicylate (alle ASS-haltigen Schmerz- und Grippemittel, siehe Kapitel 1.1. und 4.1.),
– Rheumamittel mit Wirkstoffen wie Indometacin, Phenylbutazon und Oxyphenbutazon (siehe Kapitel 3.1.),

- Steroide (z. B. Sexualhormone – siehe Kapitel 18.3.: Mittel gegen Beschwerden in den Wechseljahren; Glukokortikoide – siehe Kapitel 7.1),
- verschiedene Krebsmittel.

Eisenmangel, der durch schlechte Ernährung oder mangelnde Aufnahme von Eisen im Körper verursacht wird, entwickelt sich nur langsam und ist oft erst nach Jahren erkennbar.

Muss jeder Eisenmangel behandelt werden?

Der Körper verfügt über einen besonderen Mechanismus, um Eisenverlust oder erhöhten Eisenbedarf auszugleichen. Bei einem normalen Eisenspiegel im Blut nimmt der Körper etwa 10 Prozent des in der Nahrung enthaltenen Eisens auf. Bei Eisenmangel wird etwa doppelt so viel aufgenommen. Manche Mediziner geben noch wesentlich höhere Zahlen an: 40 bis 80 Prozent. Der gesunde Körper stellt damit selbst das Gleichgewicht wieder her. Nicht jeder Eisenmangel ist deshalb behandlungsbedürftig. »Blässe, Schwäche und andere subjektive Symptome« – heisst es in einem Ratschlag der Arzneimittelkommission der Deutschen Ärzteschaft – »sind keine Indikation für Vitamin- oder Eisentherapie.« Aber nach größeren Blutverlusten oder bei älteren Menschen, die ihre Essgewohnheiten nur schwer umstellen und die häufiger an Eisenmangel leiden, kann eine vorübergehende Einnahme von Eisenpräparaten sinnvoll sein.

Behandlung

Die Therapie hat zwei Ziele:

1. Beseitigung der Ursache des Eisenmangels (z. B. Beseitigung der Blutung)
2. Wiederauffüllung des Eisenbestandes in Blut- und Körpergewebe.

Bei Einnahme von Eisentabletten dauert es etwa zwei Monate, bis die Blutwerte wieder normalisiert sind. Die Wiederauffüllung der Eisenspeicher im Gewebe dauert mindestens sechs Monate.

Welches Medikament?

Am besten geeignet sind Präparate mit »zweiwertigen« Eisensalzen, die durch den Mund (oral) eingenommen werden (Kapseln, Dragees). Präparate mit »dreiwertigen« Eisensalzen sind »bei der oralen Eisentherapie praktisch wirkungslos«. Sie werden deshalb in fast allen Ländern nicht mehr hergestellt und propagiert. Deutschland bildet eine

unrühmliche Ausnahme, obwohl seit den dreißiger Jahren bekannt ist, dass oral eingenommene Eisen-III-Präparate ungeeignet sind. Dafür können diese Produkte die Behandlungsdauer gegenüber Eisen-II-Präparaten verzehn- und die Kosten gar verzwanzigfachen (!). »Eine sinnvolle Behandlung ist damit nicht möglich«, heißt es in der Fachpublikation »Arzneimittel-Kursbuch«.
Eine Veröffentlichung der Arzneimittelkommission der Deutschen Ärzteschaft weist darauf hin, dass *Kombinationen von Eisen mit Vitaminen* und anderen Metallen »überflüssig und meist teurer« sind als die einfachen Präparate.
Kombinationspräparate von Eisen und Folsäure können unter Umständen problematisch sein, weil bei einer bestimmten Form von Blutarmut – bei der so genannten »perniziösen Anämie« – diese zwar gebessert wird, nicht jedoch die Nervenschäden verhindert werden. Die »perniziöse Anämie« kann nur durch Vitamin B_{12} geheilt werden. Und bei dem sehr selten auftretenden Folsäuremangel sollte man gezielt Folsäurepräparate (siehe Kapitel 14.3.: Vitamin-B-Präparate) einnehmen. Das häufig verwendete Kombinationspräparat *Plastulen N* enthält relativ viel Eisen, bezogen auf die Folsäure. Deshalb ist die Verträglichkeit dieses Mittels zur Vorbeugung von Anämie in der Schwangerschaft nicht besonders gut.
Vielfach wird behauptet, die Beimengung von *Vitamin C* zu Eisenpräparaten verbessere die Aufnahmefähigkeit im Körper. Die Fachzeitschrift »arznei-telegramm« weist darauf hin, dass die Bioverfügbarkeit – das ist das Ausmaß, in dem ein Stoff vom Körper aufgenommen und verfügbar gemacht wird – von Eisen durch Vitamin C nicht gesteigert werden kann.
Im Gegensatz zu Werbebehauptungen von Pharmafirmen verbessern auch andere Zusätze wie *Bernsteinsäure, Fructose, Serin, Histidin, Fumarsäure, Milchsäure, Vitamine, Spurenelemente* und *Asparaginsäure* die Aufnahme von Eisen im Körper nicht, schreibt die Arzneimittelkommission der deutschen Ärzteschaft.

Nebenwirkungen

Angaben über die Häufigkeit von Nebenwirkungen schwanken in der Literatur zwischen 4 Prozent und 50 Prozent.
Alle Eisenpräparate können Magen-Darm-Störungen verursachen: Übelkeit, Erbrechen, Darmkrämpfe, Durchfall, Verstopfung. Schwarzer Stuhl ist normal. Bei der gleichzeitigen Einnahme von Eisen mit Mahlzeiten wird 2–8-mal weniger Eisen vom Körper aufgenommen als

bei nüchternem Magen. Eisenpräparate sollten deshalb vor den Mahlzeiten eingenommen werden. Wenn Nebenwirkungen auftreten, sollte die Therapie nicht abgebrochen, sondern die notwendige Tagesdosis von etwa 100–200 mg Eisen auf möglichst viele kleine Einzeldosen verteilt werden.
Die Injektion von Eisen sollte wegen der Gefahr schwerer Nebenwirkungen (Schock mit tödlichem Ausgang) nur in begründeten Ausnahmefällen durchgeführt werden.
Vorsicht: *Bei länger dauernder Einnahme von Eisen in hoher Dosierung kann es zu einer gefährlichen Anreicherung in Leber, Niere, Herz und anderen Organen kommen (so genannte »Überladungs-Hämosiderose«)*. Deshalb sollte die Notwendigkeit der Weiterbehandlung regelmäßig überprüft werden.
Vorsicht: *Eisenpräparate in Form von Sirup oder Tropfen (z. B. Ferro Sanol, Ferrum Hausmann) können die Zähne auf Dauer schwärzen.*

Wechselwirkungen mit anderen Medikamenten

Eisen, das zusammen mit Medikamenten zur Neutralisierung der Magensäure eingenommen wird (siehe Kapitel 13.1.: Mittel gegen Magen-Darm-Geschwüre, Gastritis und Sodbrennen), bleibt wirkungslos. Wenn Eisen zusammen mit dem Antibiotikum Tetrazyklin (siehe Kapitel 10.1.5.: Tetrazykline) eingenommen wird, verringert sich die Wirksamkeit beider Medikamente. Eisenpräparate können den Stuhl schwarz färben und bei Stuhluntersuchungen auf Blut fälschlicherweise zu einem positiven Ergebnis führen.

Eisenbehandlung in der Schwangerschaft

Schwangere Frauen haben – besonders im letzten Drittel vor der Geburt – meist einen niedrigen Eisenspiegel im Blut. Die meisten Mediziner empfehlen deshalb die routinemäßige Einnahme von Eisentabletten während dieser Zeit. Der Nutzen dieser Maßnahme ist jetzt durch verschiedene Untersuchungen in Zweifel gezogen worden. Aus der Abnahme der Konzentration des roten Blutfarbstoffes (Hämoglobin), der roten Blutkörperchen (Erythrozyten) und des Hämatokrits (Verhältnis zwischen festem und flüssigem Bestandteil des Blutes) kann nicht ohne weiteres auf einen Eisenmangel geschlossen werden.
Die beiden Wissenschaftlerinnen Elina Hemminki und Barbara Starfield überprüften alle seriösen Studien über den Nutzen der Eisentherapie in der Schwangerschaft. Ergebnis: Keine einzige Studie erbrach-

te den Nachweis irgendeiner Verbesserung der Gesundheit – weder für die Mütter noch für die Babys. Nach Ansicht eines anerkannten deutschsprachigen Lehrbuches kann der Eisenbedarf während einer Schwangerschaft »normalerweise unschwer aus den Körperdepots und der Nahrung gedeckt werden«.
Die Fachzeitschrift »British Medical Journal« empfiehlt deshalb, nicht automatisch allen Schwangeren Eisenmedikamente zu verschreiben, sondern nur jenen, bei denen eine spezielle Gefahr der Eisenmangelanämie besteht. Das ist nur bei etwa sieben Prozent aller Schwangeren der Fall.

14.8. Mittel gegen Blutarmut

Präparat	Wichtigste Nebenwirkungen	Empfehlung
Biolectra Eisen (D) Brausetabl. Eisen II, Vitamin B_{12}, Vitamin C, Folsäure	Übelkeit, Durchfall, Verstopfung, Schwarzfärbung des Stuhls und der Zähne, Appetitverlust	**Abzuraten** Nicht sinnvolle Kombination von Eisen mit Folsäure und Vitamin B_{12}. Ob Vitamin C die Aufnahme von Eisen im Körper verbessert, ist zweifelhaft.
Eisendragees-ratiopharm (D) Drag. Eisen II	Übelkeit, Durchfall, Verstopfung, Schwarzfärbung des Stuhls, Schwarzfärbung der Zähne, Appetitverlust	**Therapeutisch zweckmäßig, wenn** Eisenmangel nachgewiesen ist.
Eryfer (D) Kaps. Eisen II, als Hilfsstoff: Vitamin C	Übelkeit, Durchfall, Verstopfung, Schwarzfärbung des Stuhls, Schwarzfärbung der Zähne, Appetitverlust	**Therapeutisch zweckmäßig, wenn** Eisenmangel nachgewiesen ist. Ob Vitamin C die Aufnahme von Eisen im Körper verbessert, ist zweifelhaft.
Erypo (D/Ö) Injektionslösung Erythropoietin *Rezeptpflichtig*	Am häufigsten dosisabhängiger Blutdruckanstieg bis zur Blutdruckkrise. Grippeähnliche Symptome wie Kopfschmerzen, Gelenkschmerzen, Benommenheit, Müdigkeit, vor allem zu Beginn der Behandlung	**Therapeutisch zweckmäßig nur** bei Patienten mit schwerer Blutarmut, die durch Nierenversagen verursacht wurde (z. B. Dialysepatienten). Auch sinnvoll bei Krebspatienten mit Blutarmut, z. B. nach Behandlung mit platinhaltigen Chemotherapeutika.
Ferretab (Ö) Kaps. Eisen II, Vitamin C *Rezeptpflichtig*	Übelkeit, Durchfall, Verstopfung, Schwarzfärbung des Stuhls, Schwarzfärbung der Zähne, Appetitverlust	**Therapeutisch zweckmäßig,** wenn Eisenmangel nachgewiesen ist. Ob Vitamin C die Aufnahme von Eisen im Körper verbessert, ist zweifelhaft.

Präparat	Wichtigste Nebenwirkungen	Empfehlung
Ferretab comp. (Ö) Kaps. Eisen II, Folsäure *Rezeptpflichtig*	Übelkeit, Durchfall, Verstopfung, Schwarzfärbung des Stuhls, Schwarzfärbung der Zähne, Appetitverlust	**Therapeutisch zweckmäßig nur** bei gleichzeitig bestehendem Eisen- und Folsäuremangel.
Ferrlecit (D) Injektionslösung Eisen III, Benzylalkohol *Rezeptpflichtig*	Häufig: Venenentzündung, Fieber, Gelenk- und Muskelschmerzen. Gelegentlich: Lymphknotenschwellung, Übelkeit, Erbrechen, Blutdruckabfall. Selten: Herzrhythmusstörungen, Krämpfe, Möglichkeit lebensbedrohlicher Schockformen	**Nur zweckmäßig in** seltenen begründeten Ausnahmefällen. Die Injektion ist sehr riskant.
Ferrlecit 2 (D) Drag. Eisen II, Bernsteinsäure	Übelkeit, Durchfall, Schwarzfärbung des Stuhls, Schwarzfärbung der Zähne, Appetitverlust	**Therapeutisch zweckmäßig, wenn** Eisenmangel nachgewiesen ist. Ob Bernsteinsäure die Aufnahme von Eisen im Körper verbessert, ist zweifelhaft.
Ferro-Gradumet (Ö) Filmtabl. Eisen II *Rezeptpflichtig*	Übelkeit, Durchfall, Verstopfung, Schwarzfärbung des Stuhls, Schwarzfärbung der Zähne, Appetitverlust	**Abzuraten** Eisenpräparate mit verzögerter Freisetzung des Eisens können gefährlicher sein als einfache Eisenpräparate.
Ferro Sanol (D) Drag., Tropfen Eisen II	Übelkeit, Durchfall, Verstopfung, Schwarzfärbung des Stuhls, Schwarzfärbung der Zähne, Appetitverlust	**Therapeutisch zweckmäßig, wenn** Eisenmangel nachgewiesen ist.
Ferro Sanol comp. (D) Kaps. Eisen II, Vitamin B_{12}, Folsäure	Übelkeit, Durchfall, Verstopfung, Schwarzfärbung des Stuhls, Schwarzfärbung der Zähne, Appetitverlust	**Abzuraten** Nicht sinnvolle Kombination von Eisen, Folsäure und anderen Vitaminen.
Ferro Sanol Duodenal (D) Kaps. Eisen II	Übelkeit, Durchfall, Verstopfung, Schwarzfärbung des Stuhls, Schwarzfärbung der Zähne, Appetitverlust	**Therapeutisch zweckmäßig, wenn** Eisenmangel nachgewiesen ist.
Ferrum Hausmann (D) Retardkaps. Eisen II	Übelkeit, Durchfall, Verstopfung, Schwarzfärbung des Stuhls, Schwarzfärbung der Zähne, Appetitverlust	**Therapeutisch zweckmäßig, wenn** Eisenmangel nachgewiesen ist.

Präparat	Wichtigste Nebenwirkungen	Empfehlung
Ferrum Hausmann (D/Ö) nur D: Lösung, Sirup nur Ö: Tropfen Eisen-III-Dextrin *Rezeptpflichtig (Ö)*	Übelkeit, Durchfall, Verstopfung, Schwarzfärbung des Stuhls, Schwarzfärbung der Zähne, Appetitverlust	**Abzuraten** Eisen-III-Präparate werden vom Körper nur sehr schlecht aufgenommen. Injektion nur in begründeten Ausnahmefällen. Die Injektion ist sehr riskant.
Floradix Kräuterblut-S (D) Saft Eisen-II-Salze, Pflanzenextrakte, Vitamin B_1, B_2, B_6, B_{12} u. a.	Übelkeit, Durchfall, Verstopfung, Schwarzfärbung des Stuhls, Schwarzfärbung der Zähne, in Einzelfällen allergische Reaktionen der Haut und der Atemwege	**Abzuraten** Nicht sinnvolle Kombination von Eisen-II-Salzen mit Vitaminen, Pflanzenextrakten u. a.
Folsan (D/Ö) Tabl. nur Ö: Ampullen Folsäure *in Ö: Rezeptpflichtig*	Sehr selten allergische Reaktionen (Ausschlag, Juckreiz)	**Therapeutisch zweckmäßig nur** bei festgestelltem Folsäuremangel und zur Einnahme in der Schwangerschaft, um schweren Fehlbildungen (Neuralrohrdefekten) des Kindes vorzubeugen. Die perniziöse Anämie (bestimmte Form der Blutarmut) muss zusätzlich mit Vitamin B_{12} behandelt werden, da sonst zwar das Blutbild gebessert sein kann, die Krankheit aber weiter fortschreitet.
Hämatopan F (D) Drag. Eisen II, Folsäure, Hilfsstoff: Vitamin C	Übelkeit, Durchfall, Verstopfung, Schwarzfärbung des Stuhls, Schwarzfärbung der Zähne, Appetitverlust	**Therapeutisch zweckmäßig nur** bei gleichzeitig bestehendem Eisen- und Folsäuremangel.
Haemoprotect (D) Kaps. Eisen II	Übelkeit, Durchfall, Verstopfung, Schwarzfärbung des Stuhls, Schwarzfärbung der Zähne, Appetitverlust	**Therapeutisch zweckmäßig, wenn** Eisenmangel nachgewiesen ist.
Hepavit (Ö) Amp. Cyanocobalamin (Vitamin B_{12}), Benzylalkohol *Rezeptpflichtig*	Sehr selten allergische Reaktionen (Juckreiz, Ausschläge, Schockformen)	**Therapeutisch zweckmäßig nur** bei gesichertem Vitamin-B_{12}-Mangel, insbesondere bei perniziöser Anämie (bestimmte Form der Blutarmut).

Präparat	Wichtigste Nebenwirkungen	Empfehlung
Lafol (D) Kaps. Folsäure	Sehr selten allergische Reaktionen (Ausschlag, Juckreiz)	**Therapeutisch zweckmäßig nur** bei festgestelltem Folsäuremangel und zur Einnahme in der Schwangerschaft, um schweren Fehlbildungen (Neuralrohrdefekten) des Kindes vorzubeugen. Die perniziöse Anämie (bestimmte Form der Blutarmut) muss zusätzlich mit Vitamin B_{12} behandelt werden, da sonst zwar das Blutbild gebessert sein kann, die Krankheit aber weiter fortschreitet.
Lösferron (D/Ö) Brausetabl., nur Ö: forte-Brausetabl. Eisen II, Vitamin C *Rezeptpflichtig (Ö)*	Übelkeit, Durchfall, Verstopfung, Schwarzfärbung des Stuhls, Schwarzfärbung der Zähne, Appetitverlust	**Therapeutisch zweckmäßig, wenn** Eisenmangel nachgewiesen ist. Ob Vitamin C die Aufnahme im Körper verbessert, ist zweifelhaft.
Neo Recormon (D/Ö) Injektionslösung Erythropoietin *Rezeptpflichtig*	Am häufigsten dosisabhängiger Blutdruckanstieg bis zur Blutdruckkrise. Grippeähnliche Symptome wie Kopfschmerzen, Gelenkschmerzen, Benommenheit, Müdigkeit, vor allem zu Beginn der Behandlung	**Therapeutisch zweckmäßig nur** bei Patienten mit schwerer Blutarmut, die durch Nierenversagen verursacht wurde (z. B. Dialysepatienten). Auch sinnvoll bei Krebspatienten mit Blutarmut, z. B. nach Behandlung mit platinhaltigen Chemotherapeutika.
Plastulen N (D) Kaps. Eisen II, Folsäure	Übelkeit, Durchfall, Verstopfung, Schwarzfärbung des Stuhls, Schwarzfärbung der Zähne, Appetitverlust	**Therapeutisch zweckmäßig nur** bei gleichzeitig bestehendem Eisen- und Folsäuremangel.
Tardyferon-Fol (D/Ö) Drag. (D), Depot-Drag. (Ö) Eisen II, Folsäure *Rezeptpflichtig (Ö)*	Übelkeit, Durchfall, Verstopfung, Schwarzfärbung des Stuhls, Schwarzfärbung der Zähne, Appetitverlust	**Therapeutisch zweckmäßig nur** bei gleichzeitig bestehendem Eisen- und Folsäuremangel.
Vitaferro (D) Kaps. Eisen II	Übelkeit, Durchfall, Verstopfung, Schwarzfärbung des Stuhls, Schwarzfärbung der Zähne, Appetitverlust	**Therapeutisch zweckmäßig, wenn** Eisenmangel nachgewiesen ist.

Präparat	Wichtigste Nebenwirkungen	Empfehlung
Vitamin B_{12}-Jenapharm (D) Amp. **Vitamin B_{12}-ratiopharm** (D) Filmtabl., Amp. **Vitamin B_{12}-Lannacher** (Ö) Amp. Cyanocobalamin (Vitamin B_{12}) *Rezeptpflichtig (Ö)*	Sehr selten allergische Reaktionen (Juckreiz, Ausschläge, Schockformen)	**Therapeutisch zweckmäßig nur** bei gesichertem Vitamin-B_{12}-Mangel, insbesondere bei perniziöser Anämie (bestimmte Form der Blutarmut).

15. Kapitel: **Alter**

In manchen entlegenen Kulturen wird Alter noch mit Weisheit gleichgesetzt. In entwickelten Industriestaaten wie Deutschland und Österreich hat Altwerden und Altsein oft einen negativen Beigeschmack – alte Menschen gelten als Last für Verwandte, für Renten- und Pensionsversicherungen und für das medizinische Versorgungssystem.
Der Anteil der älteren Menschen an der Gesamtbevölkerung nimmt in Deutschland und Österreich ständig zu. Waren 1970 noch 13,2 Prozent der Deutschen über 65 Jahre alt und 1999 16 Prozent, so werden es im Jahr 2010 20 Prozent und 2030 bereits knapp 30 Prozent sein.
Das »Altwerden« ist im Arbeitsleben eindeutig festgelegt: Zwischen 60 und 65 Jahren erreicht man »die Altersgrenze«, geht in Rente oder Pension. In der Medizin gibt es jedoch keine allgemein anerkannte und brauchbare Definition des biologischen Alterns. Auch die Ursachen des Altwerdens sind nicht geklärt. Man geht davon aus, dass die Gewebezellen schließlich absterben. Umstritten ist freilich, ob die Alterungsphase der Zellen durch Erbfaktoren vorbestimmt ist oder erst durch »Fehler« im Organismus eingeleitet wird, die durch äußere oder innere Einflüsse hervorgerufen werden können. Organe wie das Gehirn, die Nieren oder das Herz altern möglicherweise sehr viel schneller als solche Gewebe, bei denen zerstörte Zellen bis ins hohe Alter ergänzt und wiederhergestellt werden (z. B. Knochenmark und Darm). Die Todesursache eines Menschen ist immer eine Veränderung des Organismus – hauptsächlich Herz- und Arterienverkalkungen, die Schlaganfälle und Herzinfarkte auslösen können. Krankheiten wie Krebs verhindern auch, dass der Mensch so alt wird, wie er nach Ansicht vieler Wissenschaftler werden könnte: 120 Jahre.

Der Traum von Unsterblichkeit

Den Wunsch der Menschen, das Alter aufhalten zu können oder alt zu werden ohne zu altern, macht sich die pharmazeutische Industrie zunutze.
K.H.3, der Umsatzrenner der Kölner Firma Schwarzhaupt, wird unter anderem mit dem Foto eines rüstigen 70-jährigen Seglers beworben, an den sich eine Blondine schmiegt. Das Mittel soll angeblich ein Heilmittel »gegen das Altern« sein. Andere Firmen werben vielleicht nicht so dreist, unterschwellig vermitteln sie aber dasselbe. Laut Firmenangabe soll etwa *Gero-H3-Aslan* bei »vorzeitigem Altern« angewendet

werden und *Klosterfrau aktiv Kapseln* sollen bei »nachlassender geistiger und körperlicher Spannkraft« wirken.
Dass nur noch wenige alte Menschen solcher Blabla-Werbung auf den Leim gehen, zeigt sich an Verkaufszahlen. Im Jahr 1983 waren in Apotheken noch 15 Millionen Packungen an Stärkungsmitteln und Mitteln gegen Altersbeschwerden verkauft worden, im Jahr 2000 waren es nur noch 7 Millionen. Und das trotz der stark gestiegenen Zahl an alten Menschen.

15.1. Mittel gegen das Altern

In der »Roten Liste«, einem Medikamentenverzeichnis von Pharmaherstellern in Deutschland, sind unter dem Stichwort »Geriatrika« (so nennt die Fachwelt Arzneimittel »gegen Altersbeschwerden«) nur 16 Präparate angeführt. Ebenfalls dazuzählen muss man aber noch die meisten Stärkungsmittel (so genannte Tonika wie etwa *Aktivanad*), so genannte Antidementiva (z. B. Präparate, die Ginkgo enthalten) und viele Vitaminpräparate, die angeblich besonders im Alter auftretende Mangelerscheinungen beheben sollen.
Hinzu kommen zahlreiche Mittel, die von Firmen angepriesen werden, aber nicht in der »Roten Liste« enthalten sind.
So beliebt die vielen »Wundermittel« gegen das Älterwerden sind, so vernichtend ist das Urteil der seriösen Medizin. In den für Vertragsärzte und Krankenkassen verbindlichen »Arzneimittel-Richtlinien« wird die Ablehnung der Kassen, für diese Präparate zu zahlen, damit begründet, dass sie »entweder keine Arzneimittel« oder »für die Erzielung des Heilerfolges nicht notwendig oder unwirtschaftlich sind«.
Den Behauptungen der Hersteller, dass durch Medikamente der Prozess des Altwerdens verlangsamt oder bereits bestehende Veränderungen sogar zurückgebildet werden könnten, halten Fachleute entgegen, dass es bislang keine seriösen Beweise dafür gibt.
In weit verbreiteten Lehrbüchern wird eine deutliche Sprache verwendet, wie sie sonst in der wissenschaftlichen Literatur kaum zu finden ist. Im Standardwerk der deutschen Professoren Fülgraff und Palm (»Pharmakotherapie«) heißt es: »Die suggestiven und naiven Angaben zur Indikation (Anwendungsgebiet – d. A.) werden unterstützt durch phantasievolle Präparatenamen und ungemein hohe Preise; beides suggeriert eine Wirksamkeit, die in keinem Fall erwiesen und höchstwahrscheinlich nicht vorhanden ist.« Unmissverständ-

lich urteilt auch die Arzneimittelkommission der Deutschen Ärzteschaft: »Geriatrika, d. h. Medikamente, die den Alterungsvorgang bremsen können, gibt es nicht.« Einen bestimmten Nutzen können sie dennoch haben. Wer an die Heilwirkung der Geriatrika glaubt, fühlt sich nach der Einnahme unter Umständen tatsächlich besser als vorher. Die Wirkung beruht dann aber auf einem Placebo-Effekt, der auch mit Pillen ohne Inhaltsstoff erreicht werden kann.

Das Wundermittel Procain

Gerigoa, *Gero-Aslan-H3, K. H. 3* und *Vita-Gerin-Geistlich* enthalten Procain oder ein Spaltprodukt von Procain. Als Mittel zur örtlichen Betäubung altbekannt, wurde Procain vor 30 Jahren von der rumänischen Ärztin Ana Aslan erstmals als Geriatrikum eingesetzt. Es soll angeblich Gelenkentzündungen, Verkalkungen, Angina pectoris und anderen Herzkrankheiten vorbeugen, Taubheit, Impotenz und Depressionen bessern und den Haarwuchs fördern, das Ergrauen der Haare rückgängig machen und die Haut glätten und straffen. Ein amerikanisches Forscherteam hat diese »Untersuchungen« bereits im Jahr 1977 unter die Lupe genommen. 285 Publikationen und Bücher, die sich mit der Procain-Behandlung bei über 100.000 Patienten in einem Zeitraum von 25 Jahren befassten, wurden geprüft. Das Team kam zu dem Schluss, dass es »abgesehen von einem möglichen antidepressiven Effekt keine überzeugenden Beweise gibt, dass Procain irgendeinen Wert in der Behandlung von Erkrankungen alter Patienten hat«. In einer neueren Arbeit wird auch der mögliche antidepressive Effekt verneint. Im weit verbreiteten Lehrbuch »Allgemeine und spezielle Pharmakologie und Toxikologie« belegte der Berliner Professor Helmut Coper zudem, dass Procain »in der als Geriatrikum empfohlenen oralen (durch den Mund) Dosis nie eine wirksame Konzentration im Organismus erreichen kann«. Wirkungen, wenn auch unerwünschter Art, sind jedoch schon beobachtet worden, wenn Procain gespritzt wird. Neben dem zu erwartenden örtlichen Taubheitsgefühl können in seltenen Fällen Überempfindlichkeitsreaktionen, verbunden mit Gefäßerweiterungen, Blutdruckabfall, Krämpfen und Atembeschwerden ausgelöst werden.

Die Legende vom Vitaminmangel im Alter

Die Annahme, dass das Altern auf einen Vitaminmangel zurückzuführen ist und dementsprechend mit Vitaminen »behandelt« werden könne, ist falsch. *Einen alterstypischen Vitaminmangel gibt es nicht.*

»Bei alten Menschen, die selbständig im eigenen Haushalt leben«, erklärt der Berliner Altersforscher Helmut Coper, »ist ein verminderter Vitamingehalt im Blut nicht nachzuweisen. Lediglich bei Bewohnern von Alten- und Pflegeheimen lassen sich gelegentlich bei Fehlernährungen oder Malabsorption (schlechte Aufnahme von Nahrungsbestandteilen) … geringere Vitamin-Konzentrationen feststellen.« Fachleute raten daher: »Vernünftiger als eine unkritische Gabe von Vitaminen wäre es, die Fehl- oder Mangelernährung zu beseitigen.« Medikamente, die viele Vitamine enthalten, werden trotzdem gerne von den Herstellern als »Basisgeriatrika« bezeichnet (vor allem: *Geriatric Pharmaton, Gerigoa, Revivona, Vita-Gerin-Geistlich*). »Nach den derzeitigen Kenntnissen«, so Professor Coper, müsse die Verabreichung dieser Präparate »als Placebotherapie«, also als Behandlung mit einem Scheinarzneimittel angesehen werden. Und: »Zur Versorgung des alten Menschen mit Spurenelementen gilt prinzipiell das Gleiche.«
Bestimmte Vitaminmangelerscheinungen können im Alter jedoch gehäuft auftreten – z. B. Vitamin-D- und Folsäure-Mangel. Die Einnahme von entsprechenden Medikamenten ist jedoch nur dann notwendig und sinnvoll, wenn vom Arzt tatsächlich ein Mangel festgestellt wird. Das routinemäßige Schlucken von Vitaminpräparaten im Alter ist unnötig, denn bei normaler Ernährung tritt Vitaminmangel hierzulande kaum auf.

Stärkungsmittel – Allheilmittel gegen das Altern?

Viele allgemeine Stärkungsmittel, oft auch »Tonika« genannt, werden ebenfalls gegen klassische Altersbeschwerden angepriesen. Dementsprechend werden sie hauptsächlich von älteren Menschen eingenommen.
Keiner der in den Tonika enthaltenen Inhaltsstoffe vermag jedoch den Alterungsprozess zu beeinflussen. Auch andere Wirkungen, die die Hersteller den Tonika zuschreiben – etwa eine allgemeine Kräftigung bei Erschöpfungszuständen und in der Rekonvaleszenz –, beruhen vielfach auf Suggestion. Ganz abgesehen davon, dass es bei Erschöpfungszuständen nicht zweckmäßig ist, Schläfrigkeit und Müdigkeit durch anregende Mittel zu beseitigen, weil dann normale Erholungsvorgänge beeinträchtigt werden. Die »stärkende« Wirkung dieser Mittel ist oft nicht erwiesen oder äußerst gering, weil wirksame Inhaltsstoffe fast nur in minimalen Mengen enthalten sind.

Der ehemalige Direktor des »Bureau of Drugs« der amerikanischen Zulassungsbehörde FDA (Food and Drug Administration), J. R. Crout, meint: »Es gibt eine Unzahl an irrational, ohne Rücksicht auf therapeutische Prinzipien zusammengesetzten, lediglich kommerziellen Gesichtspunkten gehorchenden, bestenfalls betrügerischen, schlechtestenfalls gefährlichen Kombinationsmitteln oder bizarren Tonika.« Wenn Stärkungsmittel tatsächlich »beleben«, ist diese Wirkung auf banale Inhaltsstoffe zurückzuführen: z. B. auf Coffein, das unter anderem in *Aktivanad-N* und *Leaton* enthalten ist.

Ginseng

Einer der beliebtesten Inhaltsstoffe in den Tonika ist die angebliche »Wunderwurzel« Ginseng (etwa in *Geriatric Pharmaton*). Die angesehene Fachzeitschrift »The Medical Letter« kommt zu dem Schluss, dass »es keinen überzeugenden Nachweis gibt, dass Ginseng irgendeinen positiven Effekt hervorruft«. Wohl aber sind eine Reihe von unerwünschten Wirkungen bekannt geworden: Bluthochdruck, Hautausschläge, Nervosität, Ödeme (Flüssigkeitsansammlungen) und Durchfall. Die Einnahme sehr großer Mengen an Ginseng kann Depressionen verursachen.

Alkohol

Viele Tonika beziehen ihre »anregende« Wirkung auch aus dem Inhaltsstoff Alkohol (in *Aktivanad N, Biovital flüssig, Buerlecithin flüssig, Klosterfrau Melissengeist, Leaton Vitamin Tonikum*). Wegen des hohen Alkoholgehalts (79 Volumenprozent!) wird das »Naturheilmittel« *Klosterfrau Melissengeist* in der »Roten Liste«, dem offiziellen Medikamentenverzeichnis der Pharmaindustrie in Deutschland, unter »Hypnotika/Sedativa« eingereiht – also bei den Schlaf- und Beruhigungsmitteln. In der Fachzeitschrift »tägliche Praxis« wird *Klosterfrau Melissengeist* als ein »Medikament« beschrieben, das von heimlichen Alkoholikern gerne verwendet wird und »durch das man in einen chronischen Alkoholismus abgleiten kann«. Berichtet wird auch von Alkoholschädigungen am Embryo, die dadurch entstanden sind, dass Frauen während der Schwangerschaft dieses Mittel gutgläubig wegen »nervöser Beschwerden« zu sich genommen hatten. Die Berliner Fachzeitschrift »arznei-telegramm« bezeichnet *Klosterfrau Melissengeist* als »Deutschlands teuersten Kräuterschnaps«.

Lecithin

Ein weiterer, häufig in Stärkungsmitteln verwendeter Inhaltsstoff ist Lecithin (z. B. in *Buerlecithin, Geriatric Pharmaton, Vita Buerlecithin*). Ein therapeutischer Nutzen von Lecithin ist bislang jedoch nie überzeugend nachgewiesen worden.

Andere Inhaltsstoffe

Eine Beimengung von Eisen III (z. B. in *Biovital flüssig*) ist nach Ansicht zahlreicher Fachleute wertlos und abzulehnen. Siehe dazu Kapitel 14.7.: Mittel gegen Blutarmut.

Tonika, die Vitamine und Mineralien enthalten (z. B. *Biovital N, Geriatric Pharmaton, Gerigoa*), sind ebenfalls nicht sinnvoll. Wenn ein entsprechender Mangel besteht, so muss er gezielt behandelt werden (siehe dazu Kapitel 14.: Mangelerscheinungen).

Für Propolis, Pollen, Weißdornextrakt, Herzgespannkraut, Hagebuttenextrakt, Leberextrakt, Johanniskraut und andere Inhaltsstoffe, die als »Hausmittel« gegen das Altern gelten, gibt es bis jetzt keinen seriösen Beleg für eine Wirksamkeit gegen allgemeine Altersbeschwerden.

Verbot der Frischzellen-Therapie

Zehntausende von Deutschen hatten sich im Verlauf der letzten 30 Jahre von geschäftstüchtigen Ärzten und Privatklinikbesitzern einreden lassen, durch Injektion von Frisch- oder Trockenzellen könne der Prozess des Alterns aufgehalten oder verlangsamt werden – ein über die Suggestivwirkung hinausgehender Nutzen konnte jedoch nie nachgewiesen werden. 1996 wurde diese lebensgefährliche Behandlungsmethode endlich verboten.

Sexualhormone im Alter

Die Theorie, dass Altern eine Folge der Keimdrüsenrückbildung sei und deshalb durch die Zufuhr von Hormonen wie etwa Melatonin oder DHEA aufgehalten werden könne, ist zwar längst widerlegt, taucht jedoch immer wieder in unterschiedlichen Varianten in den Medien auf. Seriöse Beweise dafür fehlen jedoch. Erfahrungen über die Langzeitverträglichkeit fehlen.

Beide Hormone erhielten von den Arzneimittel-Behörden in Österreich und Deutschland wegen den Nebenwirkungsrisiken keine Zulassung. Manche Hersteller versuchen deshalb, diese Einschränkungen über Direktvertrieb oder über das Internet zu umgehen.

Weil eine chemische Vorstufe des DHEA in der Yamswurzel enthalten ist, wird ein entsprechender Extrakt über Bio-Versandhäuser nicht als Arzneimittel, sondern als Nahrungsmittel vertrieben.
Über die Verwendung von Sexualhormonen (Östrogenen) zur Verhütung bzw. Behandlung von Knochengewebemangel (Osteoporose) siehe Kapitel 14.6.: Mineralstoffpräparate. Auf die Bedeutung des Einsatzes von männlichen bzw. weiblichen Sexualhormonen zur Steigerung der sexuellen Leistungsfähigkeit und in den Wechseljahren wird in anderen Buchkapiteln eingegangen (siehe Kapitel 18: Sexualorgane und -hormone).

Mittel gegen »Verkalkung« (Demenz, Arteriosklerose)

Mit dem Alter nehmen Anzeichen und Leiden zu, die auf eine verminderte Leistungsfähigkeit des Gehirns schließen lassen. Dazu gehören schnelle geistige Erschöpfbarkeit, Schwindel und Gangunsicherheit, Gedächtnisstörungen, Störungen des Schlaf-Wach-Rhythmus, Verwirrtheit und depressive Reaktionen. Mediziner bezeichnen dies als Demenz, Laien sprechen von »Verkalkung«. Etwa jeder vierte 80-Jährige ist davon betroffen.
Die Ursache dieses Prozesses ist medizinisch noch ungeklärt. Im Gegensatz zum weit verbreiteten Glauben, diese Störungen seien einfach altersbedingt, bestehen offenbar zwischen dem feststellbaren Absterben von Zellen und dem Alter eines Menschen genauso wenig Zusammenhänge wie zwischen dem Ausmaß des Absterbens der Zellen und dem Leistungsabfall.
Soziale Zusammenhänge spielen jedoch sicher eine wichtige Rolle. Der New Yorker Professor Louis Lasagna schreibt in einem Vorwort zu einem Buch über die mögliche medikamentöse Behandlung dieser Störungen: »Ich habe das beunruhigende Gefühl, dass viele der alten Leute weder senil noch verblödet sind, sondern zu einem Großteil einfach alt und verlassen von der Familie, von Freunden und der Gesellschaft ... Mit Medikamenten erreicht man oft nicht viel, während durch menschliche Kontakte tatsächlich geholfen werden kann. Liebe, Zuneigung und Pflege erreichen wahrscheinlich mehr, als wir denken.«
Was landläufig als »Verkalkung« bezeichnet wird, ist nur in 15 Prozent der Fälle tatsächlich auf eine Verkalkung im Gehirn zurückzuführen. Bei 70 Prozent der Fälle ist eine besondere Degenerationskrankheit mit Großhirnschwund die Ursache. Für die restlichen 15 Prozent sind andere Nervenerkrankungen und Alkoholmissbrauch verantwortlich.

Eine Unmenge von Arzneimitteln, die zur Linderung altersbedingter Beschwerden angeboten werden, sollen die Hirndurchblutung bzw. den Stoffwechsel im Gehirn verbessern. Dabei handelt es sich vor allem um gefäßerweiternde und den Blutstrom regulierende Mittel (siehe Kapitel 12.4.: Durchblutungsfördernde Mittel) und die Psyche anregende Medikamente mit dem Wirkstoff Piracetam (siehe Kapitel 2.3. Sonstige Psychopharmaka).

Ihr Wert als »Geriatrika« ist sehr umstritten: Der Abbau von Hirnleistungen kann nicht mit einer verminderten Durchblutung des Gehirns erklärt werden, da es keine altersbedingte Abnahme der Hirndurchblutung gibt. Darum kann eine verminderte Durchblutung nur die Folge von krankhaften Veränderungen der Hirngefäße oder des Herz-Kreislauf-Systems sein. Die Steigerung der Durchblutung kann dann nur durch die Behandlung der Grundkrankheit behandelt werden, eine Anwendung von Mitteln zur Steigerung der Hirndurchblutung ist wertlos. »Arzneisubstanzen, die eine signifikante und lang anhaltende Verbesserung der Durchblutung in mangeldurchbluteten Gehirnabschnitten zu erzielen vermögen, stehen nicht zur Verfügung«, urteilt die Berliner Fachzeitschrift »arznei-telegramm«.

In einem Leitartikel (»Kann die Hirndurchblutung medikamentös verbessert werden?«) kommt die »Schweizerische Medizinische Wochenschrift« zu dem Schluss: »Die meisten so genannten gefäßerweiternden Substanzen haben sich am Hirnkreislauf als unwirksam oder sogar als durchblutungssenkende Pharmaka erwiesen.« Auf die Gefahr, dass diese Mittel bei Kranken mit Mangeldurchblutung im Gehirn sogar eine weitere *Verschlechterung* der Gehirndurchblutung zur Folge haben können, weisen mehrere Fachleute hin. Die gefäßerweiternden Mittel wirken dann nicht an den verkalkten, sondern an den ohnehin intakten Gefäßen und lassen damit noch mehr Blut durch die gesunden Adern fließen.

Alzheimer-Mittel

Etwa 500.000 Deutsche leiden unter Alzheimer-Demenz – der rätselhaften Krankheit des Vergessens. Das Risiko steigt mit zunehmendem Alter. Das Endstadium bedeutet geistiger Verfall und vollkommene Hilflosigkeit. Jeder achte 80-Jährige soll davon betroffen sein. Meist verordnen die Ärzte so genannte Nootropika (z. B. *Nootrop, Nootropil, Normabrain, Piracetam-ratiopharm, Piracetam* von ct; siehe auch Kapitel 2.3. Sonstige Psychopharmaka). Dadurch können in

manchen Fällen einzelne Beschwerden gelindert werden, aber eine wirksame Behandlung existiert bis jetzt leider nicht.
Neuerdings werden zur Behandlung auch so genannte Antidementiva verwendet – z. B. *Cognex*. Diese Mittel bessern möglicherweise die Lebensqualität oder die Fähigkeit, mit dem Alltag zurechtzukommen. Zahlreiche, teilweise schwerwiegende Nebenwirkungen – Kopfschmerzen, Übelkeit, Erbrechen, Hautausschläge, Leberveränderungen – sprechen aber gegen eine routinemäßige Verschreibung. Unsere Empfehlung lautet daher: Möglicherweise zweckmäßig.

Knoblauch gegen das Altern?

Knoblauch (lateinischer Fachname: Allium sativum) ist ein althergebrachtes Hausmittel gegen eine Reihe von Krankheiten. Wer reichlich Knoblauch isst, soll, so heißt es, besonders lange leben.
Positive Effekte von Knoblauch konnten bisher jedoch nur in Studien belegt werden, die nicht den üblichen wissenschaftlichen Kriterien entsprechen und schwere methodische Mängel haben. Die untersuchten Patienten nahmen meist frischen Knoblauch oder große Mengen öliger Extrakte zu sich. Wegen des verpönten Knoblauchgeruchs bevorzugen die Verbraucher in der Praxis aber geruchlose Kapseln oder Dragees. Die enthalten jedoch viel weniger Knoblauch, als in den Studien eingesetzt wurde, die zu positiven Ergebnissen führten.
In einer neuen Studie, an der 50 Patienten teilnahmen, führte das Schlucken von Knoblauchpulver nicht zu der erhofften Senkung von hohen Cholesterin- und Blutdruckwerten (siehe auch Kapitel 12.7).
Wir empfehlen: Falls Sie auf Knoblauch gegen das Altern schwören, sollten Sie frische Knoblauchzehen verwenden – es ist ein gutes, vor allem in der südländischen Küche häufig verwendetes Gewürz. Zwei bis vier kleine Knoblauchzehen pro Tag sind ausreichend. Knoblauch schadet nicht, auch wenn er in größeren Mengen verzehrt wird.

Potenzmittel

Yohimbin, ein Extrakt aus der Rinde des westafrikanischen Yohimbe-Baumes, gilt als potenzstärkendes Mittel (enthalten z. B. in *Yohimbin Spiegel*). In Afrika wird diese Droge traditionell als Halluzinogen geraucht. In einigen kontrollierten Untersuchungen hat sich herausgestellt, dass die Wirkung dieses Mittels sehr unsicher ist.
Nebenwirkungen: Yohimbin kann den Puls beschleunigen, den Blutdruck sowohl senken als auch steigern, Schwindel, Übelkeit, Kopf-

schmerzen, Schüttelfrost, Händezittern und Muskelkrämpfe verursachen.
Zu anderen Potenzmitteln (z. B. *Viagra*) siehe Kapitel 18.8.: Männliche Sexualhormone und Potenzmittel.

Mittel gegen Haarausfall

Als Mittel gegen Haarausfall werden vor allem die Wirkstoffe Minoxidil (enthalten z. B. in *Regaine*), *Finasterin* (Propecia) und ein Extrakt aus Hirsefrüchten (z. B. *Priorin*) angepriesen. Zu Nutzen und Risiken dieser Mittel siehe das Stichwort »Haarausfall« im Kapitel 8.2.

15.1. Stärkungsmittel und Mittel gegen Altersbeschwerden

Präparat	Wichtigste Nebenwirkungen	Empfehlung
Aagard Propolis (D) Kaps. Propolis (Kittharz im Bienenstock)	Allergien gegen Propolis, möglicherweise bei Pollenallergikern	**Abzuraten** Soll die allgemeinen Abwehrkräfte stärken. Wirksamkeit zweifelhaft.
Aktivanad N (D) **Aktivanad-flüssig** (Ö) Saft, Lösung Leberextrakt (Rinderleber), Hefeextrakt, Hagebuttenextrakt, Coffein, Benzoesäure, Alkohol	Schlafstörungen. Vorsicht: Enthält Alkohol	**Abzuraten** Nicht sinnvolles Kombinationspräparat. Die therapeutische Wirksamkeit von vitaminhaltigen Leberextrakten ist zweifelhaft. Coffein soll nicht anregend wirken.
Aktivanad N (D) Drag. Vitamin B_1, B_2, C, Nicotinamid, Coffein	Schlafstörungen	**Abzuraten** Nicht sinnvolles Kombinationspräparat von anregend wirkendem Coffein mit Vitaminen. Bei einem Vitaminmangel, der aber sehr selten auftritt, ist die gezielte Einnahme eines einzelnen Vitamins oder einer bestimmten Vitamingruppe vorzuziehen. Der Coffeinzusatz soll laut Hersteller gegen niedrigen Blutdruck wirken.

Präparat	Wichtigste Nebenwirkungen	Empfehlung
Alsiroyal Gelee Royale und Vit. E (D) Kaps. Gelee Royale, Vitamin E, Ginseng radix	In hohen Dosierungen Nervosität, Hautausschläge, auch Durchfall	**Abzuraten** Nicht sinnvolles Kombinationspräparat von Gelee Royal (= aminosäurehaltiger Futtersaft der Bienenkönigin) mit Vitamin E und Ginsengextrakt. Zweifelhafte Wirksamkeit als allgemeines Stärkungsmittel.
Biovital forte alkoholfrei N (D) Flüssigkeit Weißdornextrakt, Vitamin B_1, B_2, B_6, C, Eisen II, Nicotinamid, Coffein	Übelkeit, Durchfall, Verstopfung, Schwarzfärbung von Stuhl und Zähnen, Schlafstörungen	**Abzuraten** Nicht sinnvolles Kombinationspräparat von anregend wirkendem Coffein und Vitaminen, gemischt mit einem Pflanzenextrakt und Eisen. Zur Behebung von Vitamin- und Eisenmangelzuständen ist die gezielte Einnahme des entsprechenden Vitamins oder eines Eisenpräparats vorzuziehen.
Biovital (D) Drag. Eisen-II-Salze, Vitamin A, B_1, B_2, B_6, B_{12}, C, Nicotinamid, Folsäure, Extrakte aus Weißdorn und Herzgespannkraut	Übelkeit, Durchfall, Verstopfung, Schwarzfärbung des Stuhls, Schwarzfärbung der Zähne	**Abzuraten** Nicht sinnvolle Kombination von Eisensalzen (auch III-wertigem Eisen!) mit Folsäure und anderen Vitaminen. Die therapeutische Wirksamkeit dieser »Schrotschuss-Vitaminbehandlung« ist zweifelhaft. Folsäure erschwert das Erkennen einer bestimmten Form von Blutarmut (perniziöse Anämie). Die Beimengung von Eisen III ist therapeutisch wertlos und abzulehnen.
Biovital (D) Flüssigkeit Eisen-III-Salz, Vitamin B_1, B_2, B_6, B_{12}, C, Nicotinamid, Extrakte aus Weißdorn und Herzgespannkraut	Übelkeit, Durchfall, Verstopfung, Schwarzfärbung des Stuhls, Schwarzfärbung der Zähne. Vorsicht: enthält Alkohol	**Abzuraten** Nicht sinnvolle Kombination von vielen Vitaminen (»Schrotschusstherapie«) mit pflanzlichen Extrakten und einem therapeutisch unzweckmäßigen Eisen-III-Salz.

Präparat	Wichtigste Nebenwirkungen	Empfehlung
Buerlecithin (D) Granulat Sojalecithin	Keine wesentlichen bekannt	**Wenig zweckmäßig** Die therapeutische Wirksamkeit ist bei den vom Hersteller angegebenen Anwendungsgebieten (z. B. Nachlassen der körperlichen und geistigen Spannkraft, Gedächtnisschwäche) zweifelhaft, möglicherweise nützlich zur Unterstützung einer Verbesserung der Konzentration.
Buerlecithin (D) **Buerlecithin-flüssig** (Ö) Tonikum, Suspension Ö: Reinlecithin, Zucker, Alkohol, Kaliumsorbat D: Sojalecithin, Alkohol	Vorsicht: enthält Alkohol	**Wenig zweckmäßig** Die therapeutische Wirksamkeit ist bei den vom Hersteller angegebenen Anwendungsgebieten (z. B. Leistungsabfall, Stress) zweifelhaft, möglicherweise nützlich zur Unterstützung einer Verbesserung der Konzentration.
Doppelherz-Energie-Tonikum N (D) Flüssigkeit Vitamin B_2, B_6, B_{12}, Nicotinamid, Honig, Invertzucker, Tinktur aus Baldrianwurzel, Hopfenzapfen, Weißdornbeeren	In sehr hohen Dosierungen Blutdruckabfall und Herzrhythmusstörungen. Vorsicht: Enthält Alkohol	**Abzuraten** Nicht sinnvolles Kombinationspräparat von beruhigenden und herzstärkenden Pflanzentinkturen mit Vitaminen. Zweifelhafter Nutzen. Bei einem Vitaminmangel, der aber sehr selten auftritt, ist die gezielte Einnahme einzelner Vitamine vorzuziehen.
Doppelherz-Kraft-Tonikum (Ö) Tonikum Extrakte aus Hopfenzapfen, Weißdornblüten, Melissenblättern, Invertzucker, Honig, Süßwein (Alkohol)	In sehr hohen Dosierungen Blutdruckabfall und Herzrhythmusstörungen. Vorsicht: Enthält Alkohol	**Wenig zweckmäßig** Kombination von herzstärkenden mit beruhigend wirkenden pflanzlichen Extrakten. Der Nutzen bei Rekonvaleszenz oder bei leichten Herz/Kreislaufbeschwerden ist zweifelhaft.

Präparat	Wichtigste Nebenwirkungen	Empfehlung
Geriatric Pharmaton (D) Dragees, Tonikum Extrakte aus Ginseng, Weißdorn und Johanniskraut, Vitamin, B_2, B_6, Nikotinamid; Dragees zusätzlich Vitamin B_1, E, Calciumpanthotenat Tonikum zusätzlich Dexpanthenol	Allergische Hautreizungen bei starker Sonneneinstrahlung, Blutdruckanstieg, Nervosität, Durchfall. Achtung: Tonikum enthält Alkohol	**Abzuraten** Nicht sinnvolles Kombinationspräparat aus herzstärkenden, antidepressiven und leistungsfördernden Pflanzenextrakten mit Vitaminen. Bei einem Vitaminmangel, der aber sehr selten auftritt, ist die gezielte Einnahme eines einzelnen Vitamins oder einer bestimmten Vitamingruppe vorzuziehen.
Geriatric Pharmaton (Ö) Kaps. Ginsengextrakt, Vitamin A, B_1, B_2, B_6, B_{12}, C, D_3, E, Nikotinamid, Biotin, Folsäure, Rutin, Eisen-II, Kalzium, Selen, Kupfer, Mangan, Zink, Lecithin, Magnesium	Kopfschmerzen, Schlaflosigkeit	**Abzuraten** als Mittel gegen Altersbeschwerden. Bei einem Vitaminmangel, der aber sehr selten auftritt, ist die gezielte Einnahme eines einzelnen Vitamins oder einer bestimmten Vitamingruppe vorzuziehen. Dieses Präparat enthält Inhaltsstoffe mit zweifelhafter therapeutischer Wirksamkeit (Ginsengextrakt, Rutosid).
Gerigoa (D) Depot Drag. Procain, Buphenin, Hämatoporphyrin, Orotsäure, Nicotinamid, Folsäure, Kalzium, Vitamine A, B_1, B_2, B_6, B_{12}, D_3, E	Selten allergische Reaktionen, Steigerung der Herzfrequenz, Unruhe	**Abzuraten** Therapeutische Wirksamkeit von Procain bei Altersbeschwerden zweifelhaft. In jahrelangen klinisch-kontrollierten Studien keine Wirksamkeit feststellbar. Bei einem Vitaminmangel, der aber sehr selten auftritt, ist die gezielte Einnahme eines einzelnen Vitamins oder einer bestimmten Vitamingruppe vorzuziehen.
Gero-H3-Aslan (D) Drag., Amp. Procain, Benzoesäure, Kaliumdisulfit, Natriummonohydrogenphosphat	Selten allergische Reaktionen, bei Ampullen: örtliches Taubheitsgefühl	**Abzuraten** Therapeutische Wirksamkeit von Procain gegen Altersbeschwerden zweifelhaft. In jahrelangen klinisch-kontrollierten Studien keine Wirksamkeit feststellbar.
Geroaslan-H3 (Ö) Drag. Procain, Benzoesäure, Kaliumbisulfit	Selten allergische Reaktionen	**Abzuraten** Wirksamkeit gegen Altersbeschwerden zweifelhaft. In jahrelangen klinisch-kontrollierten Studien keine Wirksamkeit feststellbar.

Präparat	Wichtigste Nebenwirkungen	Empfehlung
Ginsana (D/Ö) Kaps., Tonikum Ginsengextrakt Tonikum enthält Alkohol	Bluthochdruck, Hautausschläge, Nervosität, Ödeme (Flüssigkeitsansammlungen) möglich. In sehr hoher Dosierung depressive Zustände möglich. Achtung: Tonikum enthält Alkohol	**Wenig zweckmäßig** Therapeutischer Nutzen als Stärkungsmittel nicht ausreichend nachgewiesen. Nur in Tierversuchen wurde eine leistungssteigernde Wirkung beobachtet.
Glutamin Verla (D) Dragees, Granulat Glutaminsäure	Magen-Darm-Störungen sind möglich	**Wenig zweckmäßig** Eine leistungssteigernde Wirkung mit diesem als »Gehirnnahrung« bezeichneten Inhaltsstoff ist nicht ausreichend nachgewiesen. Deshalb ist auch die Einnahme von Glutaminsäure bei Schulkindern überflüssig.
K. H. 3 (D) **K. H. 3 Geriatricum** (Ö) Kaps. Procain, Hämatoporphyrin; D zusätzlich: basisches Magnesiumcarbonat, Kaliumchlorid, Magnesiumhydrogenphosphat, Natriummonohydrogenphosphat	Laut einer Studie von Prof. M. Hall hat K. H. 3 ein »Übermaß an Nebenwirkungen«, z. B. Migräne. In seltenen Fällen schwere, unter Umständen lebensbedrohliche Störungen des Immunsystems (Lupus erythematodes) möglich. Außerdem: Unruhe	**Abzuraten** Therapeutische Wirksamkeit in zahlreichen vom Hersteller angegebenen Anwendungsgebieten (etwa »Schwerhörigkeit, Kreislaufschwäche, verminderte Gefäßelastizität, zerebrale Mangeldurchblutung«, in Österreich sogar ganz allgemein »Geriatrie«) ist bislang wissenschaftlich nicht zweifelsfrei und ausreichend abgesichert worden. Laut einer Studie von Prof. Hall hatte K. H. 3 bei der überwiegenden Zahl der untersuchten Alterungserscheinungen keine positive Wirkung. Lediglich drei Merkmale zeigten eine Verbesserung.
Klosterfrau aktiv (D) Kaps. Knoblauch-Ölmazerat, Johanniskraut- und Weizenkeimölmazerat, Vitamine A, E	Knoblauch kann in höheren Dosierungen gewebsirritierend wirken	**Wenig zweckmäßig zur** Behandlung von Vitamin-Mangelerscheinungen. Die therapeutische Wirksamkeit von Knoblauch-Ölmazerat bleibt zweifelhaft.
Klosterfrau Melissengeist (D/Ö) Destillat chemisch undefinierte Pflanzenextrakte, Alkohol	Vorsicht: enthält sehr viel Alkohol, Gefahr der Abhängigkeit	**Abzuraten** Therapeutische Wirksamkeit zweifelhaft. Pflanzenextrakte weder standardisiert noch chemisch definiert. Alkohol ist kein therapeutisch sinnvolles Arzneimittel.

Präparat	Wichtigste Nebenwirkungen	Empfehlung
Leaton Vitamin-Tonikum (Ö) Saft für Erwachsene Vitamin A, B_1, B_2, B_6, B_{12}, C, D_2, E, Panthenol, Nikotinamid, Coffein, Alkohol	Möglicherweise Schlafstörungen durch Coffein. Vorsicht: enthält Alkohol	**Abzuraten** Multivitaminpräparat. Bei Vitaminmangel, der aber nur selten auftritt, ist die gezielte Einnahme eines einzelnen Vitamins oder einer bestimmten Vitamingruppe vorzuziehen. Dieses Präparat enthält Inhaltsstoffe mit zweifelhaftem therapeutischen Nutzen (Vitamin E, Panthenol).
Nootrop (D) **Nootropil** (Ö) Granulat, Filmtabl., Lösung, Infusionslösung Piracetam *Rezeptpflichtig*	Ängstlichkeit, Schlaflosigkeit, Nervosität, verstärktes Schwitzen, verstärkte Depression, Magenschmerzen, Übelkeit	**Möglicherweise zweckmäßig zur** Behandlung von Hirnleistungsstörungen im Alter.
Normabrain (D) Filmtabl., Kaps., Lösung, Granulat, Infusionslösung Piracetam *Rezeptpflichtig*	Ängstlichkeit, Schlaflosigkeit, Nervosität, verstärktes Schwitzen, verstärkte Depression, Magenschmerzen, Übelkeit	**Möglicherweise zweckmäßig zur** Behandlung von Hirnleistungsstörungen im Alter.
Pharmaton Vitalkapseln (D) Kaps. Ginsengextrakt, Deanolhydrogentartrat, Vitamin A, B_1, B_2, B_6, B_{12}, C, D_2, Calciumpanthotenat, Nikotinamid, Biotin, Folsäure, Rutosid, Eisen-II, Kalzium, Kupfer, Mangan, Zink, Magnesium, Phosphor, Jod, Fluor, Cholin, Linolsäure, Linolensäure	Kopfschmerzen, Schlaflosigkeit	**Abzuraten** als Mittel gegen Altersbeschwerden. Bei einem Vitaminmangel, der aber sehr selten auftritt, ist die gezielte Einnahme eines einzelnen Vitamins oder einer bestimmten Vitamingruppe vorzuziehen. Dieses Präparat enthält Inhaltsstoffe mit zweifelhafter therapeutischer Wirksamkeit (Ginsengextrakt, Rutosid).
Piracebral (D) Filmtabl., Lösung Piracetam *Rezeptpflichtig*	Ängstlichkeit, Schlaflosigkeit, Nervosität, verstärktes Schwitzen, verstärkte Depression, Magenschmerzen, Übelkeit	**Möglicherweise zweckmäßig zur** Behandlung von Hirnleistungsstörungen im Alter.

Präparat	Wichtigste Nebenwirkungen	Empfehlung
Piracetam neuraxpharm (D) Filmtabl., Lösung, Infusionslösung **Piracetam-ratiopharm** (D) Kaps., Filmtabl., Lösung, Injektionslösung Piracetam *Rezeptpflichtig*	Ängstlichkeit, Schlaflosigkeit, Nervosität, verstärktes Schwitzen, verstärkte Depression, Magenschmerzen, Übelkeit	**Möglicherweise zweckmäßig zur** Behandlung von Hirnleistungsstörungen im Alter.
Priorin (D/Ö) Kaps. Hirseextrakt, Calciumpantothenat, L-Cystein	Keine wesentlichen zu erwarten	**Wenig zweckmäßig** Wirksamkeit bei den vom Hersteller angegebenen Anwendungsgebieten wie z. B. Haarausfall zweifelhaft. Vertretbar wegen geringer Schädlichkeit.
Revivona (Ö) Kaps. Vitamine A, B_1, B_2, B_6, B_{12}, C, D_2, E, Biotin, Dexpanthenol, Folsäure, Nicotinamid	Keine wesentlichen bekannt	**Wenig zweckmäßig als** Mittel gegen Altersbeschwerden. Bei einem Vitaminmangel, der aber sehr selten ist, ist die gezielte Einnahme eines einzelnen Vitamins oder einer bestimmten Vitamingruppe vorzuziehen. Dieses Präparat enthält Inhaltsstoffe mit zweifelhafter therapeutischer Wirksamkeit (Vitamin E, Dexpanthenol, Biotin).
Sangenor (Ö) Trinkamp. Mono-Arginin-Aspartat	Keine wesentlichen bekannt, allergische Reaktionen auf die Konservierungsmittel (Parabene) möglich	**Abzuraten** Für die vom Hersteller angegebenen Anwendungsbereiche wie Erschöpfung, Ermüdbarkeit und Nachlassen der Konzentrationsfähigkeit im Alter ist eine Wirksamkeit nicht belegt. In Deutschland vom ehemaligen Bundesgesundheitsamt negativ bewertet.
Vita Buerlecithin (D) Tonikum Sojalecithin, Vitamin B_2, B_6, B_{12}, Nicotinamid, Natriumpantothenat	Vorsicht: enthält Alkohol	**Wenig zweckmäßig zur** Behandlung von Vitaminmangelzuständen. Für Lecithin gibt es zumindest Hinweise auf eine Verbesserung der Konzentrations- und Merkfähigkeit. Für die vom Hersteller angegebenen Anwendungsbereiche (Leistungsabfall, Stress, Vorbeugung gegen Gefäßverkalkung, Nervosität u. a.) ist die Wirksamkeit nicht belegt.

Präparat	Wichtigste Nebenwirkungen	Empfehlung
Vita Buerlecithin (D) Drag. Sojalecithin, Vitamin B_1, B_2, B_6, E, Pantothenat	Keine wesentlichen bekannt	**Wenig zweckmäßig zur** Behandlung von Vitaminmangelzuständen. Für Lecithin gibt es zumindest Hinweise auf eine Verbesserung der Konzentrations- und Merkfähigkeit. Für die vom Hersteller angegebenen Anwendungsbereiche (Leistungsabfall, Stress, Vorbeugung gegen Gefäßverkalkung, Nervosität u. a.) ist die Wirksamkeit nicht belegt.
Vita-Gerin-Geistlich (D/Ö) Kaps. Dimethylamino-äthanolorotat (= Deanol-Orotat), Magnesiumorotat, Vitamine A, B_1, B_2, B_6, C, Nikotinamid, Vitamin E, Eisen II, Cholin, Calciumhydrogenphosphat, in Ö zusätzlich: Vit. B_{12}, Panthenol, Calcium-Magnesium- Inosithexaphosphat, Kupfer, Adenosin *Rezeptpflichtig* (Ö)	Kopfschmerzen, Schlaflosigkeit	**Abzuraten** als Mittel gegen Altersbeschwerden. Bei einem Vitaminmangel, der auch im Alter sehr selten auftritt, ist die gezielte Einnahme eines einzelnen Vitamins oder einer bestimmten Vitamingruppe vorzuziehen. Die therapeutische Wirksamkeit mancher Inhaltsstoffe (z. B. Magnesiumorotrat, Vitamin E, Panthenol) ist zweifelhaft. Dimethylaminoäthanol ist ein Spaltprodukt des Procain – siehe dazu z. B. das Medikament *K. H. 3*.
Vitasprint B_{12} (D) Amp., Trinkfläschchen, Kaps. L-Glutamin, DL-O-Phosphoserin, Vitamin B_{12}	Keine wesentlichen bekannt	**Abzuraten** Die Verwendung von Vitamin B_{12} ist nur bei einer bestimmten Form von Blutarmut (perniziöse Anämie) zweckmäßig. Hierfür erscheint dieses völlig überdosierte Kombinationspräparat aber ungeeignet.
Voltax (D) Tonikum Phospholipide, »Potenzholz«, Adenosin, Nikotinamid, Vitamine B_1, B_2, E	Keine wesentlichen bekannt	**Wenig zweckmäßig** Zweifelhafte therapeutische Wirksamkeit, insbesondere des Hauptstoffes (Phospholipide aus der Gruppe der Lecithine).
Voltax (D) Kaps. Phospholipide, »Potenzholz«, Adenosin, Nikotinamid, Vitamine B_1, E	Keine wesentlichen bekannt	**Wenig zweckmäßig** Zweifelhafte therapeutische Wirksamkeit, insbesondere des Hauptstoffes (Phospholipide aus der Gruppe der Lecithine). Wenig sinnvolle Kombination u. a. mit Vitaminen.

Präparat	Wichtigste Nebenwirkungen	Empfehlung
Yohimbin Spiegel (D) Tabl. Yohimbin *Rezeptpflichtig*	Zittern, Erregungszustände, Angstzustände; nicht einnehmen bei Nieren- und Lebererkrankungen	**Wenig zweckmäßig** Umstrittene therapeutische Wirksamkeit bei Impotenz, potenzsteigernde Wirkungen kommen individuell bei hohen Dosierungen vor. Nur unter ärztlicher Kontrolle anwenden.

15.2. Medikamente im Alter

Altern ist keine Krankheit. Wohl aber bringt es oft Krankheiten mit sich. Und die müssen gezielt behandelt werden, oft auch mit Medikamenten. Häufig zeigt es sich dann, dass eine konsequente Behandlung der tatsächlichen Krankheit die allgemeinen und diffusen »Altersbeschwerden« zum Verschwinden bringt.

Der Reflex, halt etwas zu verschreiben, wenn ein älterer Patient über Beschwerden klagt, ist leider weit verbreitet. Doch gerade in der Geriatrie (Medizin im Alter) ist es wichtig, durch eine sorgfältige Untersuchung das Grundübel der Beschwerden ausfindig zu machen und gezielt zu behandeln.

Eine Ultraschall-Untersuchung des Herzens in einer Spezialambulanz kann etwa darüber entscheiden, ob der Patient wirklich ein herzstärkendes Medikament braucht. Dadurch kann verhindert werden, dass einem alten Menschen ein wichtiges Medikament vorenthalten wird oder dass er unnötigerweise ein Medikament mit Neben- und Wechselwirkungen einnehmen muss.

So sind beispielsweise Schlaflosigkeit und nächtliche Unruhe, aber auch Gedächtnisstörungen und Verwirrtheit nicht selten auf Hirndurchblutungsstörungen zurückzuführen, die durch eine verminderte Leistung des Herzmuskels verursacht werden. Wird die Pumpleistung durch eine regelmäßige und genau dosierte Einnahme von Herzmitteln gesteigert, kann es wieder zu einer völlig normalen Hirndurchblutung kommen. Schlafmittel würden in diesem Fall nur eine kurzfristige Linderung mit sich bringen. Längst ist bekannt, dass es auch Medikamente gibt, die, wenn man sie weglässt, die Hirntätigkeit steigern: z. B. Beruhigungsmittel und Psychopharmaka, die vor allem alten Menschen viel zu häufig verordnet werden. Zudem kann die Verwendung von Medikamenten dazu führen, dass z. B. durch Schmerz-

mittel die Grundkrankheiten bloß verdeckt und dann nicht mehr rechtzeitig behandelt werden können.
Und oft sind es nicht Medikamente, welche die Beschwerden tatsächlich beheben: Soziale Kontakte oder Tanzen übertreffen jedes *Nootropikum* (angeblich gehirnleistungssteigerndes Medikament). 1 1/2 Liter Flüssigkeit pro Tag sind oft besser als jedes durchblutungsfördernde Mittel.

Mit besonderer Vorsicht

Da im Alter naturgemäß mehr chronische Erkrankungen (z. B. Herzleiden) auftreten, ist für viele ältere Menschen die dauerhafte Einnahme von Medikamenten notwendig.
Der Berliner Pharmakologe Helmut Kewitz hat über die Arzneimittelbehandlung bei älteren Menschen folgenden Ratschlag gegeben: »Die erste Aufgabe bei Arzneiverordnungen in der Geriatrie lautet, das Entbehrliche wegzulassen und die Verschreibung auf das unbedingt Notwendige zu beschränken. Entbehrlich sind vor allem die Arzneimittel, deren therapeutische Wirksamkeit nicht nachgewiesen ist, insbesondere dann, wenn mit ihrer Anwendung ein Risiko verbunden ist.«

Pillenflut im Alter

Leider sieht die Wirklichkeit anders aus. Mehr als die Hälfte der über 65-Jährigen nimmt in Deutschland regelmäßig vier bis sechs verschiedene Medikamente ein: hauptsächlich Mittel gegen Durchblutungsstörungen, Mittel gegen Angina pectoris, blutgerinnungshemmende Mittel, Rheumamittel und Mittel gegen Zuckerkrankheit. Dazu kommen die zahlreichen, nicht verschreibungspflichtigen Präparate, wie z. B. Abführmittel, Schmerzmittel und Vitamine.
Vor allem den Ärzten und den Krankenkassen müsste zu denken geben, dass in Großbritannien die älteren Menschen vergleichsweise viel weniger Medikamente zu sich nehmen.

Nebenwirkungen

Ältere Menschen nehmen nicht nur viel mehr Medikamente zu sich, sie leiden auch viel mehr darunter. Die Arzneimittelkommission der Deutschen Ärzteschaft hat festgestellt, dass bei *alten Menschen Nebenwirkungen siebenmal häufiger auftreten als bei jungen*.

Wenn die Leistung der Nieren im Alter zurückgeht, was häufig der Fall ist, bleiben Arzneistoffe, die durch die Nieren ausgeschieden werden (wie Digoxin, Aminoglykosid-Antibiotika, Sulfonamide, Kalium), unter Umständen doppelt so lange im Körper. Hauptursache für die häufiger auftretenden Nebenwirkungen bei älteren Menschen sind jedoch nicht solche organischen Gründe, sondern:

1. Die oft ungenauen oder unzureichenden Diagnosen durch die Ärzte.
2. Die unkritische Einschätzung der Notwendigkeit einer Behandlung mit Medikamenten.
3. Die exzessiven Verschreibungen, die mit einer Tendenz verbunden sind, immer wiederholt zu werden, anstatt dass der Patient neuerlich untersucht wird.

Paradoxe Erscheinungen

Obwohl die Wirkung der Arzneimittel grundsätzlich vom Lebensalter unabhängig ist, also qualitativ gleich bleibt, kann es bei älteren Menschen häufig zu paradoxen Reaktionen kommen: Beruhigungsmittel und Tranquilizer können statt Beruhigung Verwirrungszustände, Unruhe, Ängstlichkeit und Depressionen auslösen, Schlafmittel können eine starke Erregung hervorrufen. Das hat mit der unterschiedlichen Medikamenten-Empfindlichkeit älterer Menschen zu tun. In einigen Fällen ist sie vermindert, häufig jedoch deutlich erhöht.

Wechselwirkungen

Durch die gleichzeitige Verwendung mehrerer Präparate kann es zu bedrohlichen Arzneimittel-Wechselwirkungen kommen. »Die dabei auftretenden Nebenwirkungen«, stellt das englische »Royal College of Physicians« fest, »können zu einer reduzierten Bereitschaft, Medikamente einzunehmen, führen. Das wiederum kann verschiedene Folgen haben und den Arzt bei der Behandlung verwirren.«
Wechselwirkungen können besonders im Zusammenhang mit folgenden Medikamenten-Gruppen auftreten: blutgerinnungshemmende Mittel, Mittel gegen Depressionen, Krampfmittel, blutdrucksenkende Mittel, Tabletten gegen Zuckerkrankheit, Herzglykoside, Krebsmittel.

16. Kapitel: **Zuckerkrankheit**

Von Zuckerkrankheit (Diabetes mellitus) spricht man, wenn das Hormon Insulin fehlt oder unvollkommen wirkt und dadurch der Blutzuckerspiegel erhöht ist. Zuckerkrankheit ist heute doppelt so häufig wie noch vor 25 Jahren: Etwa vier Millionen Deutsche sind davon betroffen. Das Risiko, an Diabetes zu erkranken, erhöht sich mit dem Alter: Von den 70-Jährigen ist mindestens jeder zehnte zuckerkrank.

Es gibt zwei verschiedene Formen von Zuckerkrankheit

Die Jugendzuckerkrankheit (Diabetes-Typ 1)

Sie tritt vorwiegend vor dem 30. Lebensjahr auf. Beim Diabetes Typ 1 sind die insulinbildenden Teile der Bauchspeicheldrüse zerstört. Die Folge ist ein fast totaler Insulinmangel. Als Ursachen dafür wird ein Autoimmunprozess aufgrund des Zusammentreffens von erblicher Veranlagung und Umweltfaktoren (möglicherweise eine Virusinfektion) angenommen.

Die Alterszuckerkrankheit (Diabetes-Typ 2)

kann in fast jedem Lebensalter auftreten, die meisten Erkrankungen beginnen jedoch nach dem 40. Lebensjahr. Bei dieser weit häufigeren Art des Diabetes spielt die Vererbung eine noch wichtigere Rolle. Bei bestimmten Menschen ist die Kapazität der Bauchspeicheldrüse eingeschränkt – was noch nicht bedeutet, dass sie von vornherein zu wenig Insulin produziert. Das passiert erst, wenn weitere Einflüsse dazukommen – Alter, bestimmte Formen von Stress, Bewegungsmangel und vor allem Übergewicht. Übergewicht ist die häufigste Ursache von Diabetes Typ 2. Rund 80 Prozent dieser Kranken sind übergewichtig. Die Insulinproduktion der Bauchspeicheldrüse – die bei Normalgewicht vielleicht noch genügt hätte – kann den gesteigerten Bedarf nicht mehr decken. Im Unterschied zum Diabetes Typ 1 wird jedoch zumindest am Anfang noch ziemlich viel Insulin produziert.

Was passiert bei Insulinmangel?

Normalerweise beträgt der Blutzuckerwert am Morgen vor dem Essen (nüchtern) nicht über 110 und steigt auch nach einer Mahlzeit nicht auf über 160 mg/dl an.

Das Insulin – ein Hormon, das in der Bauchspeicheldrüse gebildet wird – ist notwendig für die Einschleusung des Zuckers in Körperzellen. Insulin bildet sich nach Bedarf und hält den Zuckerspiegel im Blut konstant. Wenn diese Regulierung nicht funktioniert, steigt der Zucker im Blut über die kritische Höhe an. Von Zuckerkrankheit spricht man bei Nüchternwerten über 120 mg/dl und bei Werten zwei Stunden nach dem Essen von über 200 mg/dl. Die Zuckerkrankheit spürt man nur bei akutem Beginn und hohen Blutzuckerwerten von> 200 mg/dl. Sie äußert sich dann in starkem Durst, häufigem Wasserlassen, trockener Haut und Schleimhaut. Die Auswirkungen können beträchtlich sein:

- Ab einer gewissen Schwelle von etwa 160–200 mg/dl können die Nieren den Harn nicht mehr zuckerfrei halten – Zucker wird im Harn ausgeschieden. Mit dem Zucker werden dann große Mengen Wasser ausgeschieden. Der un- oder schlechtbehandelte Diabetiker muss oft auf die Toilette und hat großen Durst.
- Oft kommt es durch rasche Blutzuckeranstiege zu vorübergehenden Sehstörungen.
- Fett- und Eiweißspeicher in den Muskeln werden abgebaut – man fühlt sich müde, abgespannt, kann auch an Gewicht verlieren.
- Die Abwehrkraft des Körpers wird geschwächt, Erkältungen, Hautinfektionen, Pilzbefall der Schleimhäute werden häufiger.
- Bei vermehrtem Fettabbau entstehen auch Aceton und Acetessigsäure. Das kann zu einer Übersäuerung des Blutes führen, die lebensgefährlich wird, wenn nicht rechtzeitig Insulin zugeführt wird. Das diabetische Koma (ein Stadium, in dem aus Müdigkeit Bewusstlosigkeit wird) kann tödlich enden.
- Schon eine geringe Erhöhung des Blutzuckers über einen längeren Zeitraum kann Nerven und Blutgefäße schädigen und zu folgenden Krankheitsbildern führen:

Veränderungen der Netzhaut der Augen, Herzinfarkt, Schlaganfall, Nierenschäden, Brand an Zehen und Füßen. Auch Verdauungsstörungen, gestörte Tätigkeit der Schweißdrüsen und Sexualstörungen sind möglich. Die Störung der sensiblen Nerven kann zu Kribbeln, Taubheitsgefühlen, aber auch zu Schmerzen vor allem in den Beinen führen.

Behandlung

Zuckerkrankheit ist bis jetzt nicht heilbar. Es ist jedoch oft möglich, die Einstellung des Stoffwechsels so zu beeinflussen, dass die Behinderungen des Tagesablaufes auf ein erträgliches Maß reduziert werden. Auch die Lebenserwartung muss bei guter Einstellung nicht ge-

ringer sein als bei Nichtdiabetikern. Die Behandlung des Jugenddiabetes (Typ 1) beruht auf der täglich mehrfachen subkutanen Injektion von Insulin.
Bei Altersdiabetikern (Typ 2) ist sich die Fachwelt einig, dass die primäre Behandlung dieser Erkrankung darin besteht, eine Diät einzuhalten – vor allem zur Normalisierung des Gewichts – und die körperliche Aktivität zu steigern. Mit diesen nichtmedikamentösen Maßnahmen allein kann bei sehr vielen Altersdiabetikern in den ersten Jahren der Erkrankung ein fast normaler Blutzuckerwert erreicht werden. Später wird häufig eine zusätzliche Behandlung mit Insulin oder Tabletten erforderlich.

Diät

Wenn der Körper mit dem zugeführten Zucker nicht mehr richtig umgehen kann, muss die Zuckerzufuhr reguliert werden.
Dabei geht es nicht nur um den offensichtlichen Zucker. Darüber hinaus werden auch alle Kohlenhydrate im Körper in Zucker umgewandelt, und auf diese bezieht sich die Berechnung der Diabetes-Diäten. Es geht darum, die zugeführte Menge zu kontrollieren und zu dosieren. Sie muss den Möglichkeiten des Zuckerabbaus im Blut – sei es durch doch noch vorhandenes eigenes Insulin, sei es durch die Dosierung der Injektionen – angepasst sein, so dass der Blutzuckerspiegel die Obergrenzen möglichst nie überschreitet.
Dabei kommt es darauf an, ob Zuckerkranke übergewichtig sind oder nicht. Wer zu viel wiegt, muss schlicht und einfach eine Abmagerungsdiät einhalten. Es kommt oft vor, dass nach einer Gewichtsabnahme der Blutzuckerspiegel wieder normal ist. Die Bauchspeicheldrüse hat nur das Zuviel an Nahrung und den Mehrbedarf durch Übergewicht nicht verkraftet.
Normalgewichtige kontrollieren ihre Kohlenhydratzufuhr mit Hilfe von so genannten Austauschtabellen, die sie bei ihrem Arzt, in Krankenhäusern, Ambulanzen oder auch im Buchhandel besorgen können. Sie helfen, die Kohlenhydrate als Teil der Mahlzeiten abzuschätzen. Nach einigen Wochen strikter Einhaltung der Diät sollten die Stoffwechseluntersuchungen wiederholt werden. Dazu gehört neben den Blutzuckerwerten besonders der HbA1c-Wert, ein Laborwert, der die Schwankungen des Blutzuckers über die letzten zwei bis drei Monate mit einbezieht und als eine Zahl ausdrückt.
Wenn sich der Stoffwechsel noch immer nicht normalisiert hat, mag jetzt die Entscheidung für ein Medikament fallen.

Entweder wird Insulin gespritzt, also dem Körper von außen zugeführt. Wichtig sind dabei genaue Kontrollen und eine gute Einschulung. Die Spritztechnik ist leicht zu erlernen. Mehrere Insulingaben am Tag sind einer einmaligen Gabe vorzuziehen.

Achtung: Wer Insulin spritzt, muss auch den Blut- und Harnzucker selbst kontrollieren lernen. Es gibt dazu Streifentests, das zu Hause ohne weiteres möglich machen.
Oder es werden Tabletten eingenommen. Tabletten können dem Körper kein Insulin zuführen. Sie sollen die Bauchspeicheldrüse anregen, mehr Insulin zu produzieren (Sulfonylharnstoffe). Oder sie sollen die Insulinempfindlichkeit des Körpers steigern (z. B. Metformin). Andere Tabletten sollen über eine Hemmung der Kohlenhydratverdauung wirken (Acarbose). Die Wirksamkeit und Sicherheit dieser Tabletten ist in Langzeitstudien nur für den Sulfonylharnstoff Glibenclamid und – bei Übergewichtigen – als Monotherapie auch für das Metformin bewiesen. Für Patienten, die zusätzlich eine koronare Herzkrankheit haben, und für alle anderen Diabetes-Tabletten gilt dies nicht.
Achtung: Auch wenn Sie Tabletten gegen die Zuckerkrankheit einnehmen, müssen Sie in ärztlicher Kontrolle bleiben und Ihren Stoffwechsel regelmäßig selbst kontrollieren (z. B. mit Urinzuckerstreifentests).

Aktive Mitarbeit des Diabetikers notwendig

Aufhören zu rauchen und bei Übergewicht abnehmen sind zwei der wichtigsten Maßnahmen für Menschen, die an Diabetes leiden.
Ziel jeder Diabetes-Behandlung ist das Erreichen von Blutzuckerwerten unter 160–180 mg/dl. Dieses Ziel ist allerdings ohne die aktive Mitarbeit des Betroffenen selbst nicht zu erreichen, da der Blutzucker vielen unterschiedlichen Einflüssen unterliegt: Kohlehydrataufnahme, Stress, Krankheit, körperliche Aktivität und der Genuss von Alkohol sind die wichtigsten. Damit der Blutzucker wirklich im gewünschten Bereich bleibt, muss der Diabetiker wissen, wie er diese Einflüsse mit seiner Behandlung abstimmen kann.

Diabetikerschulung

Zur Behandlung von Diabetes gehört unbedingt eine Schulung, bei der Zuckerkranke lernen, ihre Ernährung mit der Behandlung abzustimmen, den Zuckergehalt von Harn oder Blut selbst zu kontrollieren, mit blutzuckersenkenden Tabletten richtig umzugehen, wenn notwendig

Insulin zu spritzen und Diabetes-bedingte Beschwerden und Folgeschäden (Erblinden, Nierenversagen, Neuropathie) zu vermeiden.
Derartige Schulungen sind unverzichtbarer Teil jeglicher Therapie, sowohl im Krankenhaus wie auch in der Arztpraxis. Die entsprechenden Kosten werden von den Krankenkassen übernommen.
Mittlerweile werden in Deutschland und in Österreich Therapie- und Schulungsprogramme für alle Formen des Diabetes flächendeckend in Krankenhäusern, Ambulanzen, Tageskliniken und Arztpraxen angeboten.

Diabetische Neuropathie

Die diabetische Nervenschädigung macht sich zunächst in Taubheits- und Kribbelgefühlen in den Füßen bemerkbar. Später kommt es zum Verlust der Sensibilität und der Schmerzempfindung.
Spätstadien der diabetischen Neuropathie sind oft sehr schmerzhaft. Durch eine verbesserte Blutzuckereinstellung können sie sich möglicherweise sogar zurückbilden. Durch eine Behandlung können jedoch meistens nur Beschwerden gemildert werden, zum Beispiel durch Carbamazepin (enthalten z. B. in *Tegretal*). Der häufig verwendete Wirkstoff Liponsäure (enthalten z. B. in *Liponsäure-ratiopharm, Neurium, Thioctacid*) scheint keinen über die Placebowirkung (= Arzneimittel ohne Wirkstoff) hinausgehenden Nutzen zu haben. Egal, welche Therapie angewendet wird – seien es Einreibungen oder Akupunktur oder Infusionen oder irgendwelche Pillen –, bei mehr als der Hälfte aller Patienten mit diabetischer Neuropathie bessern sich die Beschwerden. Es handelt sich in diesem Fall um eine klassische Placebowirkung.
Wichtig bei diabetischer Neuropathie ist eine sorgfältige Fußpflege, das Tragen druckentlastender Schutzschuhe und eventuelle Wundbehandlung.
Das Endstadium der diabetischen Neuropathie kann zu Fuß- und Beinamputationen führen.

16.1. Tabletten gegen Zuckerkrankheit und deren Folgeerscheinungen

Blutzuckersenkende Tabletten können nur wirken, wenn die Bauchspeicheldrüse noch imstande ist, Insulin zu produzieren. »Diätsünden« können durch die Tabletten nicht ausgeglichen werden.

Tabletten gegen Zuckerkrankheit sind laut amerikanischer Ärztevereinigung nur bei einer Minderheit von Altersdiabetikern sinnvoll. Und zwar dann, wenn

- bei Übergewichtigen durch eine Diät mindestens 3 bis 5 Kilogramm abgenommen oder das Normalgewicht erreicht wurde,
- eine adäquate Diät zur Einstellung des Blutzuckerspiegels nicht ausreicht und noch eine Restmenge Insulin produziert wird,
- alte Menschen nicht in der Lage sind, sich selbst Insulin-Injektionen geben zu können.

Bei vollständigem Insulinmangel muss ohnehin Insulin gespritzt werden. Die Gruppe, bei der die Diät nicht mehr reicht und Insulin noch nicht nötig ist, macht höchstens ein Drittel der Altersdiabetiker aus. In Deutschland ist es jedoch so, dass die überwiegende Anzahl der Altersdiabetiker mit derartigen Tabletten »versorgt« wird.
Industrieinterne Statistiken zeigen, dass die Deutschen im Durchschnitt fünfmal häufiger Tabletten gegen Zuckerkrankheit verordnet bekommen als die Briten und etwa doppelt so häufig wie die Schweizer. Das kann nur bedeuten, dass Tabletten gegen die Zuckerkrankheit in Österreich und in Deutschland »in der überwiegenden Mehrzahl der Fälle unsachgemäß eingesetzt werden«.
Es gibt zwei Gruppen von Tabletten:

1. Sulfonylharnstoffe

Enthalten in *Amaryl, Azuglucon, Diamicron, Duraglucon N, Euglucon 5, Euglucon N, Gliben von ct, Glibenclamid AL, Glibenclamid Heumann, Glibenclamid-ratiopharm, Glibenhexal, Glucovital, Maninil, Semi Euglucon N.*
Diese Substanzen regen die körpereigene Insulinproduktion an, wirken also nur dann, wenn die Bauchspeicheldrüse noch Insulin produziert. Allerdings nicht immer: Bei jedem fünften Patienten wirken sie von Anfang an überhaupt nicht, bei mindestens jedem zweiten setzt die Wirkung später aus.
Darin unterscheiden sich die einzelnen Produkte kaum. Es ist deshalb sinnlos, bei fehlender Wirkung ein anderes Medikament auszuprobieren. Unterschiede liegen im unterschiedlich schnellen Wirkungseintritt. Es gibt schnell wirkende, langsam wirkende und verzögert wirkende Mittel, wobei es im Prinzip keine Rolle spielt, wofür man sich entscheidet. Wichtig ist in jedem Fall die Beachtung des richtigen Abstands zwischen Einnahme der Tabletten und Nahrungsaufnahme.

Tabletten mit schneller Wirkstofffreisetzung können unmittelbar vor dem Frühstück eingenommen werden, während Tabletten mit verzögerter Freisetzung 20 bis 30 Minuten vor dem Frühstück eingenommen werden müssen.

Komplikationen

Am gravierendsten ist die Unterzuckerungsreaktion (Hypoglykämie, Symptome siehe Kapitel 16.2.: Insuline). Sie kann verursacht werden durch ein Zuviel an Tabletten, durch die gleichzeitige Einnahme anderer Medikamente (z. B. Sulfonamide, Butazolidin u. ä.), mangelnde Zufuhr von Kohlehydraten, außergewöhnliche körperliche Aktivität oder Genuß von »harten« Getränken.

Zur Vorbeugung solcher Zwischenfälle wird daher empfohlen:

- Behandlungsbeginn mit niedrigen Dosierungen, da Unterzuckerungsreaktionen vor allem zu Beginn der Therapie vorkommen,
- bei Nüchternwerten unter 120 mg/dl soll unter ärztlicher Aufsicht versucht werden, die Tabletten abzusetzen,
- bei eingeschränkter Nierenfunktion soll die Dosis reduziert werden.

Allergische Reaktionen können sich durch Übelkeit, Erbrechen, Störung des Blutbildes, der Schilddrüsenfunktion, der Leber und durch Metallgeschmack im Mund äußern. Vorsicht bei Alkohol! Während der Schwangerschaft dürfen Sulfonylharnstoffe nicht verwendet werden.
Achtung: Der Diabetes-Fachmann Professor Michael Berger aus Düsseldorf warnt davor, Sulfonylharnstoff-Mittel an Patienten zu verschreiben, die an einer koronaren Herzkrankheit leiden. Dies betrifft in Deutschland etwa jeden zweiten Diabetiker! Verschiedene Untersuchungen haben darauf hingewiesen, dass die Sterblichkeit von Patienten, die solche Tabletten einnehmen, gegenüber Patienten, die Insulin verwenden, erhöht ist. Offenbar wirken sich Sulfonylharnstoffe bei koronarer Herzkrankheit negativ auf den Herzmuskel aus.

2. Metformin

Enthalten in *Diabesin, Diabetase, Diabetex, Glucophage, Mediabet, Meglucon, Mescorit, Metformin Basics, Metformin-ratiopharm, Metformin Stada, Siofor.*
Der Wirkstoff Metformin steigert nicht die Insulinproduktion der Bauchspeicheldrüse, sondern verzögert die Glukoseresorption und erhöht die Insulinempfindlichkeit. Metformin soll laut Arzneimittelkommission der Deutschen Ärzteschaft unter »strenger Beachtung

der Kontraindikationen und unter fortlaufender Überwachung« verwendet werden. Schon Übelkeit, Erbrechen und Durchfall können erste Anzeichen einer zwar seltenen, aber lebensbedrohlichen Nebenwirkung sein – der Milchsäureüberladung des Blutes.
Unter Monotherapie mit Metformin können bei übergewichtigen Typ 2 Diabetikern günstige Ergebnisse erzielt werden. Die Kombination von Metformin mit Sulfonylharnstoffen hat in einer neuen, großen Studie zu einer erhöhten Sterblichkeit geführt.

Achtung: Viele Patienten, die dringend Insulin brauchen würden, erhalten von manchen Ärzten nur Metformin verschrieben. Dies kann schwerwiegende gesundheitliche Folgen haben.

3. Acarbose (Glucobay) und Miglitol (Diastabol)

Glucobay, ein in Deutschland auffallend häufig verschriebenes Mittel (1,3 Millionen Packungen im Jahr 2000), hat laut Fachzeitschrift »arznei-telegramm« nicht einmal als Begleittherapie eine Berechtigung. Das Verspeisen eines Müslis hat dieselbe Wirkung – eine Verlangsamung der Zuckerabgabe aus dem Darm ins Blut. Der Nutzen ist zweifelhaft und außerdem treten als Nebenwirkung sehr häufig – bei bis zur Hälfte aller Patienten – Magen-Darm-Störungen auf. Unsere eindeutige Empfehlung: Abzuraten.

Diastabol hat eine ähnliche Wirkung wie Glucobay. Die Fachpublikation »Arzneimittel-Kursbuch« schreibt: Mäßiger Nutzen, fehlende Langzeiterfahrung. Wir bewerten Diastabol deshalb genauso wie Glucobay.

4. Rosiglitazon (z. B. Avandia) und Pioglitazon (z. B. Actos)

Der Hersteller preist es als »sehr gut verträglich« an. Die Fachpublikation »Arzneimittel-Kursbuch« kommt zum gegenteiligen Urteil: »Ein bedenkliches Arzneimittel«. Als Nebenwirkungen können auftreten: Lebensbedrohliche Herzschwäche, Ödeme (Wasseransammlungen im Gewebe), Gewichtszunahme, mögliche Leber- und Augenschäden. Außerdem fehlen Langzeiterfahrungen mit diesem Mittel. Unsere Bewertung: wenig zweckmäßig.
Pioglitazon (*Actos*) halten wir ebenfalls für ein bedenkliches Arzneimittel. Bewertung: Wenig zweckmäßig.

5. Netaniglid (z. B. Starlix) und Repaniglid (z. B. Novoform)

Diese neuen Mittel steigern die Insulinausscheidung aus der Bauchspeicheldrüse. Sie dürfen von Patienten mit koronarer Herzkrankheit nicht verwendet werden. Es gibt bis jetzt keine Langzeituntersuchungen in Bezug auf Wirksamkeit und Sicherheit. Unsere Bewertung: Abzuraten.

16.1. Tabletten gegen Zuckerkrankheit

Präparat	Wichtigste Nebenwirkungen	Empfehlung
Amaryl (D/Ö) Tabl. Glimepirid *Rezeptpflichtig*	Akut: Unterzuckerung (kann auch durch gleichzeitige Einnahme anderer Medikamente ausgelöst werden). Bei Patienten mit Typ-2-Diabetes, die an einer Durchblutungsstörung am Herzen (Angina pectoris) leiden, sollten Mittel mit Sulfonylharnstoffen nicht mehr eingesetzt werden. Bei Auftreten eines Herzinfarkts sollte eine Umstellung auf Insulin erfolgen	**Möglicherweis zweckmäßig,** Typ-2-Diabetikern (Altersdiabetes) durch Bewegung, Gewichtsreduktion und konsequente Diät keine ausreichende Wirkung auf den Blutzuckerspiegel erreicht wird und noch eine Restinsulinproduktion vorhanden ist. Für Glimepirid existieren keine Langzeitstudien in Bezug auf Wirksamkeit und Sicherheit.
Avandia (D) Filmtabl. Rosiglitazon *Rezeptpflichtig*	Leberschädigungen möglich. Gewichtszunahme, Herzschwäche, Anstieg des Gesamtcholesterins. Blutarmut möglich	**Abzuraten** Der Nutzen dieses Mittels, das zusätzlich zu Sulfonylharnstoffen (z. B. Glibenclamid) oder Metformin verwendet wird, ist zweifelhaft. Ungünstiges Nutzen-Risiko-Verhältnis.
Azuglucon (D) Tabl. Glibenclamid *Rezeptpflichtig*	Akut: Unterzuckerung (kann auch durch gleichzeitige Einnahme anderer Medikamente ausgelöst werden). Bei Patienten mit Typ-2-Diabetes, die an einer Durchblutungsstörung am Herzen (Angina pectoris) leiden, sollten Mittel mit Sulfonylharnstoffen nicht mehr eingesetzt werden. Bei Auftreten eines Herzinfarkts sollte eine Umstellung auf Insulin erfolgen	**Nur zweckmäßig, wenn bei** Typ-2-Diabetikern (Altersdiabetes) durch Bewegung, Gewichtsreduktion und konsequente Diät keine ausreichende Wirkung auf den Blutzuckerspiegel erreicht wird und noch eine Restinsulinproduktion vorhanden ist.

Präparat	Wichtigste Nebenwirkungen	Empfehlung
Diabesin (D) **Diabetase** (D) Filmtabl. Metformin *Rezeptpflichtig*	Akut: Übelkeit, Magenschmerzen, Erbrechen, kann zu Milchsäure-Überzuckerung des Blutes führen, die tödlich enden kann	**Nur zweckmäßig bei** Typ-2b-Diabetikern (Diabetiker mit erheblichem Übergewicht), bei denen Diät alleine nicht ausreicht, bei denen aber noch körpereigenes Insulin produziert wird. Nur unter ständiger Kontrolle der Nierenfunktion und nicht bei Patienten über 65 Jahren anwenden. Patienten, die Insulin brauchen würden, erhalten oft nur Metformin-Präparate verschrieben.
Diabetex (Ö) Filmtabl. Metformin *Rezeptpflichtig*	Akut: Übelkeit, Magenschmerzen, Erbrechen, kann zu Milchsäure-Überzuckerung des Blutes führen, die tödlich enden kann	**Nur zweckmäßig bei** Typ-2b-Diabetikern (Diabetikerinnen und Diabetiker mit erheblichem Übergewicht), bei denen Diät alleine nicht ausreicht, bei denen aber noch körpereigenes Insulin produziert wird. Nur unter ständiger Kontrolle der Nierenfunktion und nicht bei Patienten über 65 Jahren anwenden. Patienten, die Insulin brauchen würden, erhalten oft nur Metformin-Präparate verschrieben.
Diamicron (Ö) Tabl. Gliclazid *Rezeptpflichtig*	Akut: Unterzuckerung (kann auch durch gleichzeitige Einnahme anderer Medikamente ausgelöst werden). Bei Patienten mit Typ-2-Diabetes, die an einer Durchblutungsstörung am Herzen (Angina pectoris) leiden, sollten Mittel mit Sulfonylharnstoffen nicht mehr eingesetzt werden. Bei Auftreten eines Herzinfarkts sollte eine Umstellung auf Insulin erfolgen	**Möglicherweise zweckmäßig bei** Typ-2-Diabetikern (Altersdiabetes), wenn durch Bewegung, Gewichtsreduktion und konsequente Diät keine ausreichende Wirkung auf den Blutzuckerspiegel erreicht wird und noch eine Restinsulinproduktion vorhanden ist. Für Gliclazid existieren keine Langzeitstudien in bezug auf Wirksamkeit und Sicherheit.
Diastabol (D/Ö) Tabl. Miglitol *Rezeptpflichtig*	Häufig Blähungen, Darmgeräusche, Durchfall, Gewichtsabnahme, auch Magen-Darm-Schmerzen	**Abzuraten** Wenig sinnvolles Therapieprinzip. Durch das Mittel wird eine der Sprue (eine Stoffwechselerkrankung) vergleichbare verminderte Verdauung bewirkt, negative Langzeitfolgen sind daher möglich.

Präparat	Wichtigste Nebenwirkungen	Empfehlung
Duraglucon N (D) Tabl., Tabl. Mite Glibenclamid *Rezeptpflichtig*	Akut: Unterzuckerung (kann auch durch gleichzeitige Einnahme anderer Medikamente ausgelöst werden). Bei Patienten mit Typ-2-Diabetes, die an einer Durchblutungsstörung am Herzen (Angina pectoris) leiden, sollten Mittel mit Sulfonylharnstoffen nicht mehr eingesetzt werden. Bei Auftreten eines Herzinfarkts sollte eine Umstellung auf Insulin erfolgen	**Nur zweckmäßig, wenn bei** Typ-2-Diabetikern (Altersdiabetes) durch Bewegung, Gewichtsreduktion und konsequente Diät keine ausreichende Wirkung auf den Blutzuckerspiegel erreicht wird und noch eine Restinsulinproduktion vorhanden ist.
Euglucon N (D) N-Tabl. Glibenclamid *Rezeptpflichtig*	Akut: Unterzuckerung (kann auch durch gleichzeitige Einnahme anderer Medikamente ausgelöst werden). Bei Patienten mit Typ-2-Diabetes, die an einer Durchblutungsstörung am Herzen (Angina pectoris) leiden, sollten Mittel mit Sulfonylharnstoffen nicht mehr eingesetzt werden. Bei Auftreten eines Herzinfarkts sollte eine Umstellung auf Insulin erfolgen	**Nur zweckmäßig, wenn bei** Typ-2-Diabetikern (Altersdiabetes) durch Bewegung, Gewichtsreduktion und konsequente Diät keine ausreichende Wirkung auf den Blutzuckerspiegel erreicht wird und noch eine Restinsulinproduktion vorhanden ist.
Euglucon 5 (Ö) Tabl. Glibenclamid *Rezeptpflichtig*	Akut: Unterzuckerung (kann auch durch gleichzeitige Einnahme anderer Medikamente ausgelöst werden). Bei Patienten mit Typ-2-Diabetes, die an einer Durchblutungsstörung am Herzen (Angina pectoris) leiden, sollten Mittel mit Sulfonylharnstoffen nicht mehr eingesetzt werden. Bei Auftreten eines Herzinfarkts sollte eine Umstellung auf Insulin erfolgen	**Nur zweckmäßig, wenn bei** Typ-2-Diabetikern (Altersdiabetes) durch Bewegung, Gewichtsreduktion und konsequente Diät keine ausreichende Wirkung auf den Blutzuckerspiegel erreicht wird und noch eine Restinsulinproduktion vorhanden ist.

Präparat	Wichtigste Nebenwirkungen	Empfehlung
Gliben CT (D) Tabl. **Glibenclamid AL** (D) Tabl. **Glibenclamid Heumann** (D) Tabl. **Glibenclamid-ratiopharm** (D) Tabl. **Glibenhexal** (D) Tabl. Glibenclamid *Rezeptpflichtig*	Akut: Unterzuckerung (kann auch durch gleichzeitige Einnahme anderer Medikamente ausgelöst werden). Bei Patienten mit Typ-2-Diabetes, die an einer Durchblutungsstörung am Herzen (Angina pectoris) leiden, sollten Mittel mit Sulfonylharnstoffen nicht mehr eingesetzt werden. Bei Auftreten eines Herzinfarkts sollte eine Umstellung auf Insulin erfolgen	**Nur zweckmäßig, wenn bei** Typ-2-Diabetikern (Altersdiabetes) durch Bewegung, Gewichtsreduktion und konsequente Diät keine ausreichende Wirkung auf den Blutzuckerspiegel erreicht wird und noch eine Restinsulinproduktion vorhanden ist.
Glucobay (D/Ö) Tabl. Acarbose *Rezeptpflichtig*	Häufig Blähungen, Darmgeräusche, Durchfall, Gewichtsabnahme, auch Magen-Darm-Schmerzen	**Abzuraten** Wenig sinnvolles Therapieprinzip. Durch das Mittel wird eine der Sprue (eine Stoffwechselerkrankung) vergleichbare verminderte Verdauung bewirkt, negative Langzeitfolgen sind daher möglich.
Glucobene (Ö) Tabl. Glibenclamid *Rezeptpflichtig*	Akut: Unterzuckerung (kann auch durch gleichzeitige Einnahme anderer Medikamente ausgelöst werden). Bei Patienten mit Typ-2-Diabetes, die an einer Durchblutungsstörung am Herzen (Angina pectoris) leiden, sollten Mittel mit Sulfonylharnstoffen nicht mehr eingesetzt werden. Bei Auftreten eines Herzinfarkts sollte eine Umstellung auf Insulin erfolgen	**Nur zweckmäßig, wenn bei** Typ-2-Diabetikern (Altersdiabetes) durch Bewegung, Gewichtsreduktion und konsequente Diät keine ausreichende Wirkung auf den Blutzuckerspiegel erreicht wird und noch eine Restinsulinproduktion vorhanden ist.
Glucophage (D/Ö) Filmtabl. Metformin *Rezeptpflichtig*	Akut: Übelkeit, Magenschmerzen, Erbrechen, kann zu Milchsäure-Überzuckerung des Blutes führen, die tödlich enden kann	**Nur zweckmäßig bei** Typ-2b-Diabetikern (Diabetikerinnen und Diabetiker mit erheblichem Übergewicht), bei denen Diät alleine nicht ausreicht, bei denen aber noch körpereigenes Insulin produziert wird. Nur unter ständiger Kontrolle der Nierenfunktion und nicht bei Patienten über 65 Jahren anwenden. Patienten, die Insulin brauchen würden, erhalten oft nur Metformin-Präparate verschrieben.

Präparat	Wichtigste Nebenwirkungen	Empfehlung
Glucovital (D) Tabl. Glibenclamid *Rezeptpflichtig*	Akut: Unterzuckerung (kann auch durch gleichzeitige Einnahme anderer Medikamente ausgelöst werden). Bei Patienten mit Typ-2-Diabetes, die an einer Durchblutungsstörung am Herzen (Angina pectoris) leiden, sollten Mittel mit Sulfonylharnstoffen nicht mehr eingesetzt werden. Bei Auftreten eines Herzinfarkts sollte eine Umstellung auf Insulin erfolgen	**Nur zweckmäßig, wenn bei** Typ-2-Diabetikern (Altersdiabetes) durch Bewegung, Gewichtsreduktion und konsequente Diät keine ausreichende Wirkung auf den Blutzuckerspiegel erreicht wird und noch eine Restinsulinproduktion vorhanden ist.
Liponsäure-ratiopharm (D) Filmtabl., Infusionslösung Alpha-Liponsäure	Allergische Reaktionen. Nach zu schneller Injektion Atembeschwerden. In Einzelfällen wurde über Krämpfe, Doppeltsehen, Blutungsneigung und Schockreaktionen berichtet. Es kann zu einem Absinken des Blutzuckerspiegels kommen	**Abzuraten** Zweifelhafte therapeutische Wirksamkeit bei diabetischen Neuropathien.
Maninil (D) Tabl. Glibenclamid *Rezeptpflichtig*	Akut: Unterzuckerung (kann auch durch gleichzeitige Einnahme anderer Medikamente ausgelöst werden). Bei Patienten mit Typ-2-Diabetes, die an einer Durchblutungsstörung am Herzen (Angina pectoris) leiden, sollten Mittel mit Sulfonylharnstoffen nicht mehr eingesetzt werden. Bei Auftreten eines Herzinfarkts sollte eine Umstellung auf Insulin erfolgen	**Nur zweckmäßig, wenn bei** Typ-2-Diabetikern (Altersdiabetes) durch Bewegung, Gewichtsreduktion und konsequente Diät keine ausreichende Wirkung auf den Blutzuckerspiegel erreicht wird und noch eine Restinsulinproduktion vorhanden ist.
Mediabet (D) Filmtabl. Metformin *Rezeptpflichtig*	Akut: Übelkeit, Magenschmerzen, Erbrechen, kann zu Milchsäure-Überzuckerung des Blutes führen, die tödlich enden kann	**Nur zweckmäßig bei** Typ-2b-Diabetikern (Diabetikerinnen und Diabetiker mit erheblichem Übergewicht), bei denen Diät alleine nicht ausreicht, bei denen aber noch körpereigenes Insulin produziert wird. Nur unter ständiger Kontrolle der Nierenfunktion und nicht bei Patienten über 65 Jahren anwenden. Patienten, die Insulin brauchen würden, erhalten oft nur Metformin-Präparate verschrieben.

Präparat	Wichtigste Nebenwirkungen	Empfehlung
Meglucon (D) Filmtabl. Metformin *Rezeptpflichtig*	Akut: Übelkeit, Magenschmerzen, Erbrechen, kann zu Milchsäure-Überzuckerung des Blutes führen, die tödlich enden kann	**Nur zweckmäßig bei** Typ-2b-Diabetikern (Diabetikerinnen und Diabetiker mit erheblichem Übergewicht), bei denen Diät alleine nicht ausreicht, bei denen aber noch körpereigenes Insulin produziert wird. Nur unter ständiger Kontrolle der Nierenfunktion und nicht bei Patienten über 65 Jahren anwenden. Patienten, die Insulin brauchen würden, erhalten oft nur Metformin-Präparate verschrieben.
Mescorit (D) Filmtabl. Metformin *Rezeptpflichtig*	Akut: Übelkeit, Magenschmerzen, Erbrechen, kann zu Milchsäure-Überzuckerung des Blutes führen, die tödlich enden kann	**Nur zweckmäßig bei** Typ-2b-Diabetikern (Diabetikerinnen und Diabetiker mit erheblichem Übergewicht), bei denen Diät alleine nicht ausreicht, bei denen aber noch körpereigenes Insulin produziert wird. Nur unter ständiger Kontrolle der Nierenfunktion und nicht bei Patienten über 65 Jahren anwenden. Patienten, die Insulin brauchen würden, erhalten oft nur Metformin-Präparate verschrieben.
Metformin Basics (D) **Metformin-ratiopharm** (D) **Metformin Stada** (D) Filmtabl. Metformin *Rezeptpflichtig*	Akut: Übelkeit, Magenschmerzen, Erbrechen, kann zu Milchsäure-Überzuckerung des Blutes führen, die tödlich enden kann	**Nur zweckmäßig bei** Typ-2b-Diabetikern (Diabetikerinnen und Diabetiker mit erheblichem Übergewicht), bei denen Diät alleine nicht ausreicht, bei denen aber noch körpereigenes Insulin produziert wird. Nur unter ständiger Kontrolle der Nierenfunktion und nicht bei Patienten über 65 Jahren anwenden. Patienten, die Insulin brauchen würden, erhalten oft nur Metformin-Präparate verschrieben.
Neurium (D) Filmtabl., Injektionslösung Alpha-Liponsäure	Allergische Reaktionen. Nach zu schneller Injektion Atembeschwerden. In Einzelfällen wurde über Krämpfe, Doppeltsehen, Blutungsneigung und Schockreaktionen berichtet. Es kann zu einem Absinken des Blutzuckerspiegels kommen	**Abzuraten** Zweifelhafte therapeutische Wirksamkeit bei diabetischen Neuropathien.

Präparat	Wichtigste Nebenwirkungen	Empfehlung
Semi Euglucon N (D/Ö) Tabl. Glibenclamid *Rezeptpflichtig*	Akut: Unterzuckerung (kann auch durch gleichzeitige Einnahme anderer Medikamente ausgelöst werden). Bei Patienten mit Typ-2-Diabetes, die an einer Durchblutungsstörung am Herzen (Angina pectoris) leiden, sollten Mittel mit Sulfonylharnstoffen nicht mehr eingesetzt werden. Bei Auftreten eines Herzinfarkts sollte eine Umstellung auf Insulin erfolgen	**Nur zweckmäßig, wenn bei** Typ-2-Diabetikern (Altersdiabetes) durch Bewegung, Gewichtsreduktion und konsequente Diät keine ausreichende Wirkung auf den Blutzuckerspiegel erreicht wird und noch eine Restinsulinproduktion vorhanden ist.
Siofor (D) Filmtabl. Metformin *Rezeptpflichtig*	Akut: Übelkeit, Magenschmerzen, Erbrechen, kann zu Milchsäure-Überzuckerung des Blutes führen, die tödlich enden kann	**Nur zweckmäßig bei** Typ-2b-Diabetikern (Diabetikerinnen und Diabetiker mit erheblichem Übergewicht), bei denen Diät alleine nicht ausreicht, bei denen aber noch körpereigenes Insulin produziert wird. Nur unter ständiger Kontrolle der Nierenfunktion und nicht bei Patienten über 65 Jahren anwenden. Patienten, die Insulin brauchen würden, erhalten oft nur Metformin-Präparate verschrieben.
Thioctacid (D/Ö) Filmtabl., Injektionslösung **Tioctan** (Ö) Injektionslösung Alpha-Liponsäure *Rezeptpflichtig in Ö*	Allergische Reaktionen. Nach zu schneller Injektion Atembeschwerden. In Einzelfällen wurde über Krämpfe, Doppeltsehen, Blutungsneigung und Schockreaktionen berichtet. Es kann zu einem Absinken des Blutzuckerspiegels kommen	**Abzuraten** Zweifelhafte therapeutische Wirksamkeit bei diabetischen Neuropathien.

16.2. Insuline

Insuline sind bei allen Jugenddiabetikern (Typ 1) lebensnotwendig, bei Altersdiabetikern (Typ 2) jedoch erst dann, wenn konsequente Ernährungsumstellung (und eventuell Tabletten) nicht ausreicht, um den Blutzuckerspiegel befriedigend einzustellen. Etwa ein Drittel aller Diabetiker müssen Insuline spritzen.

Auch hier ist die genaue Abstimmung von körperlicher Aktivität und Nahrungsaufnahme mit der Dosierung des Medikaments Voraussetzung für den Erfolg.

Welches Insulin?

Prinzipiell kann man mit den meisten Präparaten gut eingestellt sein, ein oftmaliger Wechsel ist meist nicht sinnvoll. Bei einer Neueinstellung sind jedoch folgende Kriterien zu beachten:

- Humaninsulin und hochgereinigtes Schweine-Insulin wirken ähnlich gut. In Bezug auf Qualität sind heutzutage alle Humaninsuline vergleich- und austauschbar. Humaninsulin ist für kurzfristige Behandlungen während der Schwangerschaft oder bei Insulin-Allergien vorzuziehen. Es besteht für gut eingestellte Benützer von Schweine-Insulinen kein Grund, auf die neuen, gentechnisch hergestellten Humaninsuline umzusteigen.
  Weil die Firmen verschiedene Konservierungsmittel verwenden, sollten grundsätzlich nur Insuline der gleichen Firma gemischt werden.
- Typ-1-Diabetiker benötigen nur ein Normalinsulin und ein Verzögerungsinsulin, aus denen sie selbst die nötigen Mischungen herstellen können – unter Berechnung des Kalorien- und Insulinbedarfs und unter Berücksichtigung von Blutzucker, Tageszeit und körperlicher Belastung.
  Die intensivierte Insulinbehandlung mit Blutzuckerselbstkontrolle hat gegenüber der konventionellen Behandlung den Vorteil, dass sich dadurch das Risiko von Diabetes-Spätschäden auf ein Drittel oder Viertel absenken lässt. Ein Verzögerungsinsulin ist z. B. *Insulin Protaphan HM*, ein Normalinsulin ist z. B. *Insulin Actrapid HM*.
- Typ-2-Diabetiker benötigen normalerweise morgens und abends eine Kombination von ca. einem Drittel Normalinsulin und zwei Dritteln Verzögerungsinsulin. Abends genügt oft ein Verzögerungsinsulin allein. Mischinsuline sind z. B. *Insulin Actraphane HM, Komb-H-Insulin Hoechst*.
- Normalinsuline und NPH-Verzögerungsinsuline sind stabil mischbar.
- Kunstinsuline (z. B. Insulin Lispro, enthalten in *Humalog*; Insulin Aspart, enthalten in *Novo rapid*) sollen gegenüber den herkömmlichen Insulin-Präparaten den Vorteil haben, dass sie rascher in den Körper aufgenommen werden und deshalb kein zeitlicher Ab-

stand zwischen Spritzen und Essen eingehalten werden muss. Bisherige Untersuchungsergebnisse lassen jedoch keinen klinisch relevanten Vorteil gegenüber den herkömmlichen Humaninsulinen erkennen, schreibt die Fachzeitschrift »arznei-telegramm« und kritisiert, dass sich einige Vorstandsmitglieder der Deutschen Diabetes Gesellschaft als Werbetrommler für den Humalog-Hersteller einspannen lassen.
- Gegen das neue Verzögerungskunstinsulin Insulin Glargine (enthalten z. B. in *Lantus*) äußern Fachleute erhebliche Sicherheitsbedenken. Es gibt bis jetzt keinen Nachweis, dass es den herkömmlichen NPH-Verzögerungsinsulinen überlegen ist.

Eine gründliche Patienten/innen-Schulung zur Einstellung des Blutzuckers ist wichtiger als eine raschere Insulin-Aufnahme in den Körper.

Unterzuckerungsreaktionen

Bei außergewöhnlicher körperlicher Aktivität, mangelnder Einnahme von Kohlenhydraten, zu hohen Dosen von Insulin oder auch von Tabletten kann es zu Unterzuckerungsreaktionen kommen. Symptome dafür sind: Heißhunger, Schwitzen, Zittern, Sehstörungen, Herzklopfen, Verwirrtheit bis zu krampfartigen Muskelzuckungen und Bewusstlosigkeit. Alkohol kann das Auftreten solcher Reaktionen begünstigen.
Bei leichten Unterzuckerungen können Traubenzucker, Milch, Obstsäfte oder Obst helfen. Bei Unterzuckerungsreaktionen mit Bewusstlosigkeit gilt: Eingeschulte Angehörige können ein blutzuckersteigerndes Medikament (Glukagon) injizieren. Ein Arzt sollte verständigt werden.

Injektionshilfen (Pens)

Die meisten Diabetikerinnen und Diabetiker verwenden heutzutage Injektionshilfen (Pens). Fachleute bemängeln, dass es bei diesen Injektionshilfen noch keine Norm gibt, sondern jeder Hersteller eigene Geräte anbietet, die sich technisch und in der Handhabung unterscheiden.

Insulinpumpen

Eine Insulinpumpe ist kleiner als eine Zigarettenschachtel und wird außen am Körper getragen. Von dort wird das Insulin über einen dünnen Schlauch zur Nadel geleitet, die im Fettgewebe des Bauches

steckt. Die Pumpe gibt selbständig in kurzen Abständen jene Insulinmenge ab, die der Körper braucht.
Die Fachpublikation »Arzneimittel-Kursbuch« stuft die subkutane Insulinpumpen-Therapie mit Normalinsulin als sicherste und wirkungsvollste Methode der intensiven Insulinbehandlung ein. Der Vorteil besteht vor allem in einer stabileren Stoffwechseleinstellung und einer größeren Flexibilität der Ernährung und des Tagesablaufs.

Andere Medikamente beeinflussen den Blutzucker
Der Blutzucker kann ansteigen durch: Glukokortikoide, die »Pille«, manche entzündungshemmende Mittel, Medikamente mit Schilddrüsenhormonen und zuckerhaltige Medikamente (z. B. Hustensaft).
Der Blutzucker kann absinken durch: Medikamente zur Senkung der Blutgerinnung, bestimmte blutdrucksenkende Mittel und Salicylate wie z. B. *Aspirin.*

Diabetikerinnen sollten sich schon vor einer geplanten Schwangerschaft genau beraten lassen.

16.2. Insuline

Präparat	Wichtigste Nebenwirkungen	Empfehlung
Berlinsulin H (D) Injektionssuspension 10/90, 20/80, 30/70, 40/60, 50/50 Humaninsulin Konservierungsmittel: m-Cresol, Phenol, Protamin *Rezeptpflichtig*	Unterzuckerung (Insulinschock) bei Überdosierung	**Therapeutisch zweckmäßig** »Normalinsulin«, empfehlenswert für insulinpflichtige Diabetikerinnen und Diabetiker.
H-Tronin (D) Infusionslösung Humaninsulin, Konservierungsmittel: Phenol, Zinkchlorid *Rezeptpflichtig*	Unterzuckerung (Insulinschock) bei Überdosierung	**Therapeutisch zweckmäßig** »Normalinsulin«, empfehlenswert für insulinpflichtige Diabetikerinnen und Diabetiker. Nur für Insulinpumpen.
Humalog (D/Ö) Injektionslösung Lisproinsulin Konservierungsmittel: m-Cresol *Rezeptpflichtig*	Unterzuckerung (Insulinschock) bei Überdosierung	**Möglicherweise zweckmäßig** Gentechnologisch hergestelltes Insulin-Analog (Normalinsulin). Nutzen und Risiken sind derzeit noch nicht abschließend zu beurteilen.

Präparat	Wichtigste Nebenwirkungen	Empfehlung
Humalog Mix 25 (D/Ö) Injektionssuspension Lisproinsulin Konservierungsmittel: m-Cresol, Phenol, Protaminsulfat *Rezeptpflichtig*	Unterzuckerung (Insulinschock) bei Überdosierung	**Möglicherweise zweckmäßig** Gentechnologisch hergestelltes Insulin-Analog (Normalinsulin). Nutzen und Risiken sind derzeit noch nicht abschließend zu beurteilen.
Huminsulin Basal (D) Injektionssuspension Konservierungsmittel: m-Cresol, Phenol, Protaminsulfat *Rezeptpflichtig*	Unterzuckerung (Insulinschock) bei Überdosierung	**Therapeutisch zweckmäßig** »Verzögerungsinsulin«, empfehlenswert für insulinpflichtige Diabetikerinnen und Diabetiker.
Huminsulin »Lilly« Basal (Ö) Injektionssuspension Humaninsulin, Konservierungsmittel: m-Cresol, Protamin *Rezeptpflichtig*	Unterzuckerung (Insulinschock) bei Überdosierung	**Therapeutisch zweckmäßig** »Verzögerungsinsulin«, empfehlenswert für insulinpflichtige Diabetikerinnen und Diabetiker.
Huminsulin »Lilly« Normal (Ö) Injektionslösung Humaninsulin, Konservierungsmittel: m-Cresol *Rezeptpflichtig*	Unterzuckerung (Insulinschock) bei Überdosierung	**Therapeutisch zweckmäßig** »Normalinsulin«, empfehlenswert für insulinpflichtige Diabetikerinnen und Diabetiker.
Huminsulin »Lilly« Profil (Ö) I-, II-, III-, IV-Injektionssuspension Humaninsulin, Konservierungsmittel: m-Cresol, Phenol, Protamin *Rezeptpflichtig*	Unterzuckerung (Insulinschock) bei Überdosierung	**Therapeutisch zweckmäßig** »Mischinsulin«, empfehlenswert für insulinpflichtige Diabetikerinnen und Diabetiker.
Huminsulin Normal (D) Injektionslösung Humaninsulin, Konservierungsmittel: m-Cresol *Rezeptpflichtig*	Unterzuckerung (Insulinschock) bei Überdosierung	**Therapeutisch zweckmäßig** »Normalinsulin«, empfehlenswert für insulinpflichtige Diabetikerinnen und Diabetiker.

Präparat	Wichtigste Nebenwirkungen	Empfehlung
Huminsulin Profil II, III (D) Suspension Humaninsulin, Hilfsstoffe und Konservierungsmittel: m-Cresol, Phenol, Protaminsulfat *Rezeptpflichtig*	Unterzuckerung (Insulinschock) bei Überdosierung	**Therapeutisch zweckmäßig** »Mischinsulin«, empfehlenswert für insulinpflichtige Diabetikerinnen und Diabetiker.
Insulin Actraphane HM (D) 10/90, 20/80, 30/70, 40/60, 50/50-Injektionssuspension Humaninsulin, Konservierungsmittel: Protaminsulfat, Zinkchlorid, m-Cresol, Phenol *Rezeptpflichtig*	Unterzuckerung (Insulinschock) bei Überdosierung	**Therapeutisch zweckmäßig** »Mischinsulin«, empfehlenswert für insulinpflichtige Diabetikerinnen und Diabetiker.
Insulin Actrapid HM (D) Injektionslösung Humaninsulin, Konservierungsmittel: m-Cresol, Zinkchlorid *Rezeptpflichtig*	Unterzuckerung (Insulinschock) bei Überdosierung	**Therapeutisch zweckmäßig** »Normalinsulin«, empfehlenswert für insulinpflichtige Diabetikerinnen und Diabetiker.
Insulin »Novo Nordisk« Actrapid HM (Ö) Injektionslösung Humaninsulin, Konservierungsmittel: m-Cresol *Rezeptpflichtig*	Unterzuckerung (Insulinschock) bei Überdosierung	**Therapeutisch zweckmäßig** »Normalinsulin«, empfehlenswert für insulinpflichtige Diabetikerinnen und Diabetiker.
Insulin »Novo Nordisk« Insulatard HM (Ö) Injektionssuspension Humaninsulin, Konservierungsmittel: m-Cresol, Phenol, Protamin *Rezeptpflichtig*	Unterzuckerung (Insulinschock) bei Überdosierung	**Therapeutisch zweckmäßig** »Verzögerungsinsulin«, empfehlenswert für insulinpflichtige Diabetikerinnen und Diabetiker.

Präparat	Wichtigste Nebenwirkungen	Empfehlung
Insulin »Novo Nordisk« Mixtard HM (Ö) 10/90, 20/80, 30/70, 40/60, 50/50-Injektionssuspension Humaninsulin, Konservierungsmittel: m-Cresol, Phenol, Protamin *Rezeptpflichtig*	Unterzuckerung (Insulinschock) bei Überdosierung	**Therapeutisch zweckmäßig** »Mischinsulin«, empfehlenswert für insulinpflichtige Diabetikerinnen und Diabetiker.
Insulin Protaphan HM (D) Injektionssuspension Humaninsulin, Konservierungsmittel: Protaminsulfat, m-Cresol, Phenol, Zinkchlorid *Rezeptpflichtig*	Unterzuckerung (Insulinschock) bei Überdosierung	**Therapeutisch zweckmäßig** »Verzögerungsinsulin«, empfehlenswert für insulinpflichtige Diabetikerinnen und Diabetiker.
Insuman Basal (D) **Insuman »Hoechst« Basal** (Ö) Injektionslösung Humaninsulin, Konservierungsmittel: m-Cresol, Protamin, Zinkchlorid in D zus. Phenol *Rezeptpflichtig*	Unterzuckerung (Insulinschock) bei Überdosierung	**Therapeutisch zweckmäßig** »Verzögerungsinsulin«, empfehlenswert für insulinpflichtige Diabetikerinnen und Diabetiker.
Insuman Comb (D) **Insuman »Hoechst« Comb** (Ö) Typ 15-, 25-, 50-Injektionslösung Humaninsulin Konservierungsmittel: m-Cresol, Protamin, Zinkchlorid in D zus.: Phenol *Rezeptpflichtig*	Unterzuckerung (Insulinschock) bei Überdosierung	**Therapeutisch zweckmäßig** »Mischinsulin«, empfehlenswert für insulinpflichtige Diabetikerinnen und Diabetiker.
Insuman »Hoechst« Infusat (Ö) Infusionslösung Humaninsulin Konservierungsmittel: Phenol *Rezeptpflichtig*	Unterzuckerung (Insulinschock) bei Überdosierung	**Therapeutisch zweckmäßig** »Normalinsulin«, empfehlenswert für insulinpflichtige Diabetikerinnen und Diabetiker.

Präparat	Wichtigste Nebenwirkungen	Empfehlung
Insuman »Hoechst« Rapid (Ö) **Insuman Rapid** (D) Injektionslösung Humaninsulin, Konservierungsmittel: m-Cresol *Rezeptpflichtig*	Unterzuckerung (Insulinschock) bei Überdosierung	**Therapeutisch zweckmäßig** »Normalinsulin«, empfehlenswert für insulinpflichtige Diabetikerinnen und Diabetiker.
Komb-H-Insulin Hoechst (D) Injektionslösung, auch für Opti-Pen Humaninsulin, Protaminsulfat *Rezeptpflichtig*	Unterzuckerung (Insulinschock) bei Überdosierung	**Therapeutisch zweckmäßig** »Mischinsulin«, empfehlenswert für insulinpflichtige Diabetikerinnen und Diabetiker.
Novo Rapid (D/Ö) Injektionslösung Insulinaspart Konservierungsmittel: m-Cresol, Zinkchlorid, Phenol *Rezeptpflichtig*	Unterzuckerung (Insulinschock) bei Überdosierung	**Möglicherweise zweckmäßig** Gentechnologisch hergestelltes Insulin-Analog (Normalinsulin). Nutzen und Risiken sind derzeit noch nicht abschließend zu beurteilen.

17. Kapitel: **Schilddrüse**

Die Schilddrüse reguliert die Stoffwechselvorgänge des Körpers, indem ihre Hormone die Oxidationsprozesse (= Sauerstoffaufnahme) der Zellen im ganzen Körper beeinflussen. Ein großer Teil des Enzym- und Hormonhaushaltes und der Eiweiß-, Fett- und Kohlehydratstoffwechsel werden von den Schilddrüsenhormonen geregelt und im Gleichgewicht gehalten. Sie sind auch für Knochenwachstum und Reifevorgänge unentbehrlich.
Für die Bildung von Schilddrüsenhormonen ist Jod notwendig. Um die Jahrhundertwende waren Störungen der Schilddrüse mit ihren Folgen (Kropf, Kretinismus bei Kindern) in den Gebirgsländern weit verbreitet. Auch heutzutage sind Schilddrüsenkrankheiten relativ häufig. Deutschland gilt als Jodmangelgebiet. Messungen haben ergeben, dass die Deutschen durch die Ernährung nur etwa 30 bis 50 Prozent der empfohlenen Tagesmenge an Jod zu sich nehmen. Die Folge davon ist, dass sehr viele Menschen einen Kropf haben – man schätzt, dass mehr als zehn Millionen Deutsche behandlungsbedürftig sind. Die hauptsächlich durch Jodmangel verursachten Krankheiten konnten in Ländern wie Österreich und der Schweiz durch die Beimengung von Jod in Nahrungsmitteln (Speisesalz) deutlich eingedämmt werden.
Zu viel Jod kann der Schilddrüse ebenfalls schaden und zu einer Überproduktion von Hormonen führen. Es gilt auch als gesichert, dass psychische Spannungen zur Schilddrüsenstörung führen können.
Es gibt drei Krankheitsformen:
- Kropf ohne Störung der Funktion der Schilddrüse
- Schilddrüsenunterfunktion
- Schilddrüsenüberfunktion

Achtung: Schilddrüsenhormone werden manchmal zur Behandlung von Übergewicht missbraucht. Diese »Schlankheitstherapie« ist sehr riskant. Es können schwere, unter Umständen lebensbedrohliche Störeffekte auftreten, vor allem dann, wenn gleichzeitig Appetithemmer eingenommen werden.

Einfacher Kropf (Struma)

Der Kropf ohne Funktionsstörung der Schilddrüse ist die häufigste Form der Schilddrüsenerkrankungen. Als Ursache gelten Jodmangel oder die Störung der Hormonbildung. Das Erkrankungsrisiko steigt,

wenn das Trinkwasser sehr viel Nitrat enthält, bei Rauchern und bei Menschen, die viel Blumenkohl oder Rettich essen.
Ein Kropf kann auch das Ergebnis der Behandlung mit Medikamenten sein. Chemotherapeutika (Sulfonamide), Tabletten gegen Zuckerkrankheit und bestimmte schmerz- und entzündungshemmende Mittel (z. B. Metamizol, Propyphenazon, Phenazon) können die Bindung von Jodid hemmen.
Die vorbeugende Einnahme von Jod (z. B. als jodiertes Salz oder Jodtabletten) ist in Gegenden mit ausgeprägtem Jodmangel unbedingt erforderlich. Dadurch könnten viele Kropfoperationen in Deutschland unterbleiben.

Behandlung

In den letzten Jahren hat sich die Therapie des Kropfes gewandelt. Heutzutage erfolgt die Behandlung üblicherweise mit Jod (z. B. *Jodetten, Jodid, Jodid-ratiopharm*). Wird Jod nicht regelmäßig eingenommen oder sogar abgesetzt, vergrößert sich der Kropf rasch wieder.
Nur bei ganz bestimmten Formen des Kropfes – bei so genannten Knotenstrumen oder älteren derben Strumen – ist eine Behandlung mit L-Thyroxin (= Levothyroxin, enthalten z. B. in *Berlthyrox, Eferox, Euthyrox, L Thyroxin Henning*) sinnvoll.
Medikamente, die den Wirkstoff L-T3 (Liothyronin) enthalten (z. B. *Combithyrex, Novothyral, Prothyrid, Thyreotom*), gelten als überholt, weil es zu überhöhten Hormonkonzentrationen im Blut und damit zu schweren Nebenwirkungen kommen kann.
Kombinationen von Jod und L-Thyroxin (z. B. *Jodthyrox, Thyreocomb N, Thyronajod Henning*) können bei manchen Erkrankungen sinnvoll sein.
Die Einnahme von Schilddrüsenhormonen erhöht – vor allem bei zu hohen Dosierungen – das Risiko von Herzkrankheiten.

Schilddrüsenunterfunktion

Sie kann in jedem Alter auftreten. Wenn die Funktion schon nach der Geburt gestört ist, kommt es zum Kretinismus (Wachstumsstörungen, Intelligenzmangel).
Bei Erwachsenen tritt meist ein Kropf auf. Sprödes Haar, spröde Haut, verdickte Fingernägel und langsame Sprechweise, Herzrhythmusstörungen, Müdigkeit sind weitere Erscheinungen bei einer solchen Störung.

Häufig ist die Schilddrüsenunterfunktion das Ergebnis der Behandlung einer Überfunktion mit Medikamenten oder die Folge einer abgelaufenen Entzündung (Thyreoiditis). Auch viele andere Arzneimittel, vor allem bestimmte Antidepressiva (Lithiumsalze), können zu Funktionsstörungen führen.
Die vorsichtige Behandlung mit Schilddrüsenhormonen (*Berlthyrox, Eferox, Euthyrox, L Thyroxin Henning*) ist bei einer Unterfunktion erfolgreich.

Schilddrüsenüberfunktion (z. B. die Basedow'sche Krankheit)
Laut einer amerikanischen Statistik leiden 20 von 100.000 Einwohnern an der Basedow'schen Krankheit. Magerkeit, Nervosität, erhöhte Herzfrequenz und Verdauungsstörungen sind die häufigsten Symptome der Überfunktion der Schilddrüse. Oft fallen das Hervortreten der Augen, weite Pupillen, weit offene Lider auf. Auch bei dieser Störung schwillt die Schilddrüse an – gefährlich ist dabei hauptsächlich die Belastung von Herz und Kreislauf.
Die Ursachen sind vielfältig und nicht genau erforscht. Zu einem kleineren Teil werden jodhaltige Medikamente dafür verantwortlich gemacht. Die hohe Rückfallquote der einmal Erkrankten wird in einer Studie auf besonders jodhaltige Nahrungsmittel zurückgeführt. Patienten mit Schilddrüsenüberfunktion dürfen vor allem kein jodiertes Speisesalz verwenden. In Ländern, in denen kaum nicht-jodiertes Salz angeboten wird, muss daher auf Titro-Salz (aus der Apotheke) oder auf pflanzliche »Salzmischungen« (aus Reformhäusern) ausgewichen werden.

Behandlung

Zur Hemmung der Hormonproduktion der Schilddrüse gibt es drei Möglichkeiten: Medikamente, Strahlentherapie und Operationen.
1. Die schnellste Möglichkeit, um das Übermaß an Schilddrüsenhormonen loszuwerden, ist eine Operation. Wegen der möglichen, schwerwiegenden Nachwirkungen sollte man sich vom behandelnden Arzt genau aufklären lassen und Nutzen und Risiken sorgfältig abwägen.
2. Mit einer Strahlenbehandlung – dabei wird ein radioaktives, jodhaltiges Medikament geschluckt und in der Schilddrüse gespeichert – kann etwa die Hälfte aller Schilddrüsenüberfunktionen gestoppt werden. Diese Behandlung ist weniger riskant als eine Operation und erfolgreicher als eine Behandlung mit Schilddrüsenmedikamenten. Bis

jetzt gibt es keine Hinweise darauf, dass durch eine solche Behandlung das Krebsrisiko erhöht wird.

3. Mit Medikamenten wird die Schilddrüse daran gehindert, übermäßig viele Hormone zu produzieren. Als zweckmäßigstes Mittel gilt Thiamazol (enthalten z. B. in *Favistan, Methizol 5, Thiamazol Henning*). Die Wirkung ist erst nach zwei bis drei Wochen merkbar. Nach rund eineinhalb Jahren zeigt sich bei etwa 30 bis 50 Prozent aller Patienten eine Rückbildung der Überfunktion. Als *Nebenwirkungen* können häufig immunallergische Erkrankungen wie Fieber, grippeähnliche Beschwerden und Blutbildungsstörungen auftreten. Deshalb ist eine regelmäßige Kontrolle des Blutbildes notwendig.

Carbimazol (enthalten z. B. in *Carbimazol Henning*) ist eine chemische Vorstufe von Thiamazol und wird im Körper vollständig zu Thiamazol umgewandelt. Es hat also dieselben Wirkungen und Nebenwirkungen.

Jod (*Jodid*, Jodid-ratiopharm) wirkt nur vorübergehend auf die Schilddrüse, bei längerer Einnahme muss sogar mit einer Verschlimmerung der Krankheit gerechnet werden. Deshalb wird Jod nur als zweckmäßig zur Vorbereitung einer Schilddrüsenoperation angesehen.

17.1. Mittel zur Beeinflussung der Schilddrüsenfunktion

Präparat	Wichtigste Nebenwirkungen	Empfehlung
Berlthyrox (D) Tabl. Levothyroxin *Rezeptpflichtig*	Bei Überdosierung Herzschmerzen, Herzklopfen, Steigerung der Herzfrequenz, Zittern, Unruhe, Schlafstörungen, Psychosen, Durchfall, Gewichtsverlust, Menstruationsstörungen. Bei Patienten mit Durchblutungsstörungen am Herzen: Auslösung von Angina pectoris und Herzinfarkt	**Therapeutisch zweckmäßig zum** Ersatz von Schilddrüsenhormon, z. B. nach Schilddrüsenoperation oder anderen Gewebezerstörungen.
Carbimazol Henning (D) Tabl., Filmtabl. Carbimazol *Rezeptpflichtig*	Vor allem in den ersten zwei Monaten: Hautausschlag, Kopfschmerzen, Schwindel, Magen-Darm-Störungen. Bei etwa einem Prozent der Patienten Blutschäden. Auch Knochenmarkschäden und Haarausfall möglich. Nach dem Absetzen: Verstärkte Schilddrüsenüberfunktion möglich	**Therapeutisch zweckmäßig bei** Schilddrüsenüberfunktion. Hemmt die Bildung von Schilddrüsenhormonen.

Präparat	Wichtigste Nebenwirkungen	Empfehlung
Combithyrex (Ö) Fortetabl., Mitetabl. Levothyroxin, Liothyronin *Rezeptpflichtig*	Bei Überdosierung Herzschmerzen, Herzklopfen, Steigerung der Herzfrequenz, Zittern, Unruhe, Schlafstörungen, Psychosen, Durchfall, Gewichtsverlust, Menstruationsstörungen. Bei Patienten mit Durchblutungsstörungen am Herzen: Auslösung von Angina pectoris und Herzinfarkt	**Wenig zweckmäßig** Die Kombination hat keine Vorteile im Vergleich zu den Einzelsubstanzen, jedoch den Nachteil, dass zu hohe Konzentrationen des Schilddrüsenhormons Liothyronin im Blut auftreten können und damit Nebenwirkungen häufiger sind.
Eferox (D) Tabl. Levothyroxin *Rezeptpflichtig*	Bei Überdosierung Herzschmerzen, Herzklopfen, Steigerung der Herzfrequenz, Zittern, Unruhe, Schlafstörungen, Psychosen, Durchfall, Gewichtsverlust, Menstruationsstörungen. Bei Patienten mit Durchblutungsstörungen am Herzen: Auslösung von Angina pectoris und Herzinfarkt	**Therapeutisch zweckmäßig zum** Ersatz von Schilddrüsenhormon, z. B. nach Schilddrüsenoperation oder anderen Gewebezerstörungen.
Euthyrox (D/Ö) Tabl. Levothyroxin *Rezeptpflichtig*	Bei Überdosierung Herzschmerzen, Herzklopfen, Steigerung der Herzfrequenz, Zittern, Unruhe, Schlafstörungen, Psychosen, Durchfall, Gewichtsverlust, Menstruationsstörungen. Bei Patienten mit Durchblutungsstörungen am Herzen: Auslösung von Angina pectoris und Herzinfarkt	**Therapeutisch zweckmäßig zum** Ersatz von Schilddrüsenhormon, z. B. nach Schilddrüsenoperation oder anderen Gewebezerstörungen.
Favistanx (D/Ö) Injektionslösung, Tabl. Thiamazol *Rezeptpflichtig*	Vor allem in den ersten zwei Monaten: Hautausschlag, Kopfschmerzen, Schwindel, Magen-Darm-Störungen. Bei etwa einem Prozent der Patienten Blutschäden. Auch Knochenmarkschäden und Haarausfall möglich. Nach dem Absetzen: verstärkte Schilddrüsenüberfunktion möglich	**Therapeutisch zweckmäßig bei** Schilddrüsenüberfunktion. Hemmt die Bildung von Schilddrüsenhormonen.
Jodetten (D) Tabl., Depot Tabletten Kaliumjodid	Bei Überdosierung muss mit einer Überfunktion der Schilddrüse gerechnet werden	**Therapeutisch zweckmäßig zur** Vorbeugung und Behandlung von Schilddrüsenvergrößerung bei Jodmangel. Bei Jodfehlverwertung nicht wirksam.

Präparat	Wichtigste Nebenwirkungen	Empfehlung
Jodid (D) **Jodid-ratiopharm** (D) Tabl. Kaliumjodid	Bei Überdosierung muss mit einer Überfunktion der Schilddrüse gerechnet werden	**Therapeutisch zweckmäßig zur** Vorbeugung und Behandlung von Schilddrüsenvergrößerung bei Jodmangel. Bei Jodfehlverwertung nicht wirksam.
Jodthyrox (D/Ö) Tabl. Levothyroxin, Kaliumjodid *Rezeptpflichtig*	Bei Überdosierung Herzschmerzen, Herzklopfen, Steigerung der Herzfrequenz, Zittern, Unruhe, Schlafstörungen, Psychosen, Durchfall, Gewichtsverlust, Menstruationsstörungen. Bei Patienten mit Durchblutungsstörungen am Herzen: Auslösung von Angina pectoris und Herzinfarkt	**Wenig zweckmäßig** Die Kombination ist nicht notwendig. Levothyroxin ist u. a. zum Ersatz von Schilddrüsenhormon nach Schilddrüsenoperation sinnvoll, Jod alleine (100–300 Mikrogramm pro Tag) ist ausreichend zur Behandlung von Schilddrüsenvergrößerung (euthyreote Struma). Allenfalls zweckmäßig zur Vorbeugung einer Schilddrüsenvergrößerung, wenn nach einer Übergangstherapie von 1–2 Jahren nur noch Jodid gegeben wird.
L Thyroxin Henning (D/ Ö) Tabl., nur D: Depottabl., Testtabl. Levothyroxin *Rezeptpflichtig*	Bei Überdosierung Herzschmerzen, Herzklopfen, Steigerung der Herzfrequenz, Zittern, Unruhe, Schlafstörungen, Psychosen, Durchfall, Gewichtsverlust, Menstruationsstörungen. Bei Patienten mit Durchblutungsstörungen am Herzen: Auslösung von Angina pectoris und Herzinfarkt	**Therapeutisch zweckmäßig zur** Behandlung von Kropf und Schilddrüsenunterfunktion.
Methizol 5 (D) Tabl. Thiamazol *Rezeptpflichtig*	Vor allem in den ersten zwei Monaten: Hautausschlag, Kopfschmerzen, Schwindel, Magen-Darm-Störungen. Bei etwa einem Prozent der Patienten Blutschäden. Auch Knochenmarkschäden und Haarausfall möglich. Nach dem Absetzen: verstärkte Schilddrüsenüberfunktion möglich	**Therapeutisch zweckmäßig bei** Schilddrüsenüberfunktion. Hemmt die Bildung von Schilddrüsenhormonen.

Präparat	Wichtigste Nebenwirkungen	Empfehlung
Novothyral (D/Ö) Tabl., Levothyroxin, Liothyronin *Rezeptpflichtig*	Bei Überdosierung Herzschmerzen, Herzklopfen, Steigerung der Herzfrequenz, Zittern, Unruhe, Schlafstörungen, Psychosen, Durchfall, Gewichtsverlust, Menstruationsstörungen. Bei Patienten mit Durchblutungsstörungen am Herzen: Auslösung von Angina pectoris und Herzinfarkt	**Wenig zweckmäßig** Die Kombination hat keine Vorteile im Vergleich zu den Einzelsubstanzen, jedoch den Nachteil, dass zu hohe Konzentrationen von L-T3 im Blut auftreten können und damit Nebenwirkungen häufiger sind.
Prothyrid (D/Ö) Tabl., Levothyroxin, Liothyronin *Rezeptpflichtig*	Bei Überdosierung Herzschmerzen, Herzklopfen, Steigerung der Herzfrequenz, Zittern, Unruhe, Schlafstörungen, Psychosen, Durchfall, Gewichtsverlust, Menstruationsstörungen. Bei Patienten mit Durchblutungsstörungen am Herzen: Auslösung von Angina pectoris und Herzinfarkt	**Wenig zweckmäßig** Die Kombination hat keine Vorteile im Vergleich zu den Einzelsubstanzen, jedoch den Nachteil, dass zu hohe Konzentrationen von L-T3 im Blut auftreten können und damit Nebenwirkungen häufiger sind.
Thiamazol Henning (D) Filmtabl., Injektionslösung Thiamazol *Rezeptpflichtig*	Vor allem in den ersten zwei Monaten: Hautausschlag, Kopfschmerzen, Schwindel, Magen-Darm-Störungen. Bei etwa einem Prozent der Patienten Blutschäden. Auch Knochenmarkschäden und Haarausfall möglich. Nach dem Absetzen: verstärkte Schilddrüsenüberfunktion möglich	**Therapeutisch zweckmäßig bei** Schilddrüsenüberfunktion. Hemmt die Bildung von Schilddrüsenhormonen.
Thyreocomb N (D) Tabl., Levothyroxin, Kaliumjodid *Rezeptpflichtig*	Bei Überdosierung Herzschmerzen, Herzklopfen, Steigerung der Herzfrequenz, Zittern, Unruhe, Schlafstörungen, Psychosen, Durchfall, Gewichtsverlust, Menstruationsstörungen. Bei Patienten mit Durchblutungsstörungen am Herzen: Auslösung von Angina pectoris und Herzinfarkt	**Wenig zweckmäßig** Die Kombination ist nicht notwendig. Levothyroxin ist u. a. zum Ersatz von Schilddrüsenhormon nach Schilddrüsenoperation sinnvoll, Jod alleine (100–300 Mikrogramm pro Tag) ist ausreichend zur Behandlung von Schilddrüsenvergrößerung (euthyreote Struma). Allenfalls zweckmäßig zur Vorbeugung einer Schilddrüsenvergrößerung, wenn nach einer Übergangstherapie von 1–2 Jahren nur noch Jodid gegeben wird.

Präparat	Wichtigste Nebenwirkungen	Empfehlung
Thyreotom (D) Tabl., Fortetabl. Levothyroxin, Liothyronin *Rezeptpflichtig*	Bei Überdosierung Herzschmerzen, Herzklopfen, Steigerung der Herzfrequenz, Zittern, Unruhe, Schlafstörungen, Psychosen, Durchfall, Gewichtsverlust, Menstruationsstörungen. Bei Patienten mit Durchblutungsstörungen am Herzen: Auslösung von Angina pectoris und Herzinfarkt	**Wenig zweckmäßig** Die Kombination hat keine Vorteile im Vergleich zu den Einzelsubstanzen, jedoch den Nachteil, dass zu hohe Konzentrationen des Schilddrüsenhormons Liothyronin im Blut auftreten können und damit Nebenwirkungen häufiger sind.
Thyrex (Ö) Tabl. Levothyroxin *Rezeptpflichtig*	Bei Überdosierung Herzschmerzen, Herzklopfen, Steigerung der Herzfrequenz, Zittern, Unruhe, Schlafstörungen, Psychosen, Durchfall, Gewichtsverlust, Menstruationsstörungen. Bei Patienten mit Durchblutungsstörungen am Herzen: Auslösung von Angina pectoris und Herzinfarkt	**Therapeutisch zweckmäßig zum** Ersatz von Schilddrüsenhormon, z. B. nach Schilddrüsenoperation oder anderen Gewebezerstörungen.
Thyronajod Henning (D) Tabl. Levothyroxin, Kaliumjodid *Rezeptpflichtig*	Bei Überdosierung Herzschmerzen, Herzklopfen, Steigerung der Herzfrequenz, Zittern, Unruhe, Schlafstörungen, Psychosen, Durchfall, Gewichtsverlust, Menstruationsstörungen. Bei Patienten mit Durchblutungsstörungen am Herzen: Auslösung von Angina pectoris und Herzinfarkt	**Wenig zweckmäßig** Die Kombination ist nicht notwendig. Levothyroxin ist u. a. zum Ersatz von Schilddrüsenhormon nach Schilddrüsenoperation sinnvoll, Jod alleine (100–300 Mikrogramm pro Tag) ist ausreichend zur Behandlung von Schilddrüsenvergrößerung (euthyreote Struma). Allenfalls zweckmäßig zur Vorbeugung einer Schilddrüsenvergrößerung, wenn nach einer Übergangstherapie von 1–2 Jahren nur noch Jodid gegeben wird.

18. Kapitel: **Sexualorgane und -hormone**

18.1. Empfängnisverhütungsmittel

Grundsätzlich gilt: *Das optimale Empfängnisverhütungsmittel gibt es nicht*. Deshalb müssen sich die Partner unter Abwägung der empfängnisverhütenden Sicherheit, der gesundheitlichen Risiken und der individuell unterschiedlich stark empfundenen Nachteile für das für sie günstigste Mittel entscheiden.
Das einzige Empfängnisverhütungsmittel, das gleichzeitig auch einen sehr guten Schutz gegen sexuell übertragbare Krankheiten bietet, ist das Kondom. Es verhindert nicht nur eine Ansteckung durch HIV, sondern schützt auch vor Chlamydien, die zu den am häufigsten sexuell übertragenen Bakterien gehören und bei Frauen und Männer zur Unfruchtbarkeit führen können.

Die Sicherheit

Der Erfolg aller Verhütungsmethoden ist in jedem Fall von der genauen Einhaltung der Regeln jeder Methode durch die Partner abhängig.
Doch auch bei genauester Beachtung aller Anwendungsvorschriften unterscheiden sich die einzelnen Verhütungsmethoden in ihrem Sicherheitsgrad.
Als allgemeines Maß für den Sicherheitsgrad gilt der so genannte Pearl-Index (P. I.), der die Zahl der ungewollten Schwangerschaften pro »100 Frauenjahre« angibt. Es handelt sich dabei um eine statistische Berechnung, wie oft es im Verlauf von 1.200 Menstruationszyklen trotz genauer Anwendung einer bestimmten Verhütungsmethode zu einer ungewollten Schwangerschaft kommt.
Zuverlässigkeit von empfängnisverhütenden Methoden, bei korrekter Anwendung:

Sterilisation der Frau	0,04
Sterilisation des Mannes	0,15
Pille	0,2–0,3
Minipille	1,0
IUP (Kupferspirale)	1–2
Kondom	2 *
Diaphragma in Komb. mit spermientötender Substanz	2 *
spermientötende Substanz (Nonoxinol)	6–10 *

»einfaches« Diaphragma	4–7
Minicomputer »Persona«	6
Temperaturmethode	9
Schleimstrukturmessung	1–20
Coitus interruptus («Rückzieher«)	15–35

* Bei diesen Methoden passieren häufig Fehler in der Anwendung. Deshalb liegt die reale Versagerquote (und damit das Risiko) oft sehr viel höher.

Coitus interruptus («Aufpassen«, »Rückzieher«)

Bei dieser Methode muss der Mann seinen Penis so rechtzeitig aus der Scheide ziehen, dass der Samenerguss außerhalb erfolgt. Dies ist eine sehr unsichere Methode der Verhütung und kann psychisch sehr belastend sein, weil man eben ständig »aufpassen« muss und nicht entspannt ist.

Temperaturmessung und Schleimstrukturmethode

Mittels Kombination dieser beiden Methoden läßt sich ein Pearl-Index von 3 erreichen. Durch Messen und Aufzeichnen der Körpertemperatur über mehrere Zyklen kann man den Zeitpunkt des Eisprungs ungefähr ermitteln. Die Temperatur wird immer in der Früh vor dem Aufstehen zur selben Zeit gemessen und in ein Kurvenblatt eingetragen. Dazu ist ein regelmäßiger Schlafrhythmus und Genauigkeit beim Messen notwendig – in Mund, Scheide oder Enddarm. Schon kleine »Störfaktoren« wie nächtliches Aufstehen, weniger als sechs Stunden Schlaf, leichtes Fieber oder die Einnahme bestimmter Medikamente (z. B. Schmerzmittel, Rheumamittel) können die Temperaturkurve verfälschen und so Missdeutungen zulassen.
Zur leichteren Handhabung und genaueren Übersicht sind inzwischen auch computergestützte Temperaturmessungs-Geräte erhältlich.
Die Schleimstrukturmethode ist eine Form der Selbstuntersuchung. An der Beschaffenheit (insbesondere der Spinnbarkeit) des Vaginalschleims lassen sich fruchtbare Tage erkennen.

Diaphragma (Scheidenpessar)

Das Diaphragma besteht aus einer gewölbten Gummischeibe, in deren Rand ein elastischer Ring eingelassen ist. Vor dem Geschlechtsverkehr wird es eingeführt und frühestens sechs, längstens zwölf Stunden später wieder entfernt. Es schließt die Scheide vor der Gebärmutter ab und verhindert weitgehend das Aufsteigen der Spermien.

Relativ sicher ist das Diaphragma nur, wenn es zusammen mit einer spermienabtötenden Creme verwendet wird. Bei wiederholtem Verkehr muss die Creme erneut eingeführt werden.
Das Diaphragma ist für jene Frauen günstig, die sowohl die Pille als auch die Kupferspirale nicht vertragen.
Wichtig: *Das Diaphragma muss die passende Größe haben.* Darum ist eine Anpassung durch erfahrene Gynäkologen/innen oder in einer Pro-Familia-Beratungsstelle notwendig. Bei manchen Frauen kann das Diaphragma die Anfälligkeit für Blasenkatarrh erhöhen.

Spermienabtötende Substanz (Vaginalzäpfchen, -tabletten, -salben, -cremes)

Ein spermienabtötendes Mittel ist der Wirkstoff Nonoxinol-9 (z. B. *Contraceptivum E, Patentex oval N, Patentex Gel*), der vor dem Geschlechtsverkehr in die Scheide eingeführt werden muss. Die volle Wirkung tritt etwa 15 Minuten später ein und hält ungefähr eine Stunde an.
Nonoxinol-9 bietet einen guten Schutz, wenn es – besonders in Kombination mit Diaphragma oder Präservativ – korrekt verwendet wird. Allerdings kann das Latex duch Nonoxinol porös werden.
Als Nebenwirkung können lokale Reizungen auftreten, die sich als unangenehmes Brennen und Wärmegefühl bemerkbar machen. Bei häufiger Verwendung kann die Vaginalflora geschädigt werden. Manche Frauen reagieren auch mit Allergien.

Präservative (Kondome, »Pariser«)

Präservative sind bislang das einzige Verhütungsmittel (mit Ausnahme der Sterilisierung), bei dem der Mann einen Großteil der Verantwortung übernehmen kann. Seit der Zunahme der Aids-Erkrankungen ist weltweit auch wieder bewusst geworden, dass Präservative außerdem einen optimalen Schutz gegen die Übertragung von Infektionen durch HIV, Chlamydien, Gonokokken, Trichomonaden, Pilze, Herpes, Hepatitis B und andere Erreger bieten.
Für Männer und Frauen mit einer Latex-Allergie sind Kondome nicht geeignet.
Vorsicht: Die gleichzeitige Verwendung fetthaltiger Gleitmittel und von Nonoxinol mindert den Schutzeffekt.

Die Spirale (Intrauterin-Pessar, IUP)

In Deutschland wird diese Art der Empfängnisverhütung von etwa einer Million Frauen angewendet. Die Spirale wird vom Frauenarzt während der Menstruation in die Gebärmutter eingesetzt. Zunächst muss halbjährlich, später seltener kontrolliert werden, ob die Spirale noch richtig sitzt.

Mit der Spirale wird die Ei-Einnistung verhindert, der genaue Wirkungsmechanismus ist jedoch nicht bekannt. Wahrscheinlich verhindert die Spirale die Einnistung durch Auslösen einer unspezifischen Infektion als Folge des Fremdkörperreizes. Dieser Reiz hemmt zudem die Beweglichkeit der Eileiter, weshalb die befruchtete Eizelle bei der Wanderung durch die Eileiter gehindert wird. Die Kupferionen hemmen die Beweglichkeit der Spermien und schädigen die Befruchtungsfähigkeit.

Bei etwa 10 Prozent der Frauen muss die Spirale wegen zu starker Blutungen oder zu starker Schmerzen wieder entfernt werden, meistens innerhalb der ersten drei Monate und während der Menstruation. Manche Frauen haben kurz nach dem Einsetzen der Spirale krampfartige Schmerzen ähnlich wie bei einer Menstruation. Diese Beschwerden vergehen meist nach einigen Stunden.

Nebenwirkungen der Spirale sind bei manchen Frauen schmerzhafte, verstärkte oder verlängerte Menstruationen und Zwischenblutungen. Gefährliche Nebenwirkungen sind Entzündungen im Gebärmutter- bzw. Eileiterbereich, denn sie können zum Verschluss der Eileiter führen.

Eine spätere Schwangerschaft ist dann nur noch schwer oder nicht mehr möglich. Aus diesem Grund gilt die Verwendung der Spirale für Frauen, die später unbedingt Kinder haben möchten, als problematisch.

Durch die Spirale soll es auch 5- bis 10-mal häufiger zu Eileiterschwangerschaften kommen als bei Frauen, die sie nicht verwenden.

Es wird empfohlen, die Spirale *mindestens* fünf Jahre lang ohne Wechsel zu tragen. Ein vorzeitiger Wechsel ist nur bei einem Verdacht auf Verlagerung (Verschwinden des Fadens, die falsche Lage ist im Ultraschall eindeutig sichtbar) oder bei schweren Blutungsstörungen und Schmerzen gerechtfertigt.

Jedes Wechseln führt immer wieder zu erhöhter Unsicherheit und Entzündungsgefahr. Ärzte, die ein häufiges Wechseln propagieren, missachten ihre Sorgfaltspflicht gegenüber der Frau.

Nach Abwägung aller Vor- und Nachteile dieser Verhütungsmethode kommt die Berliner Fachzeitschrift »arznei-telegramm« zu dem Schluss: »Die Spirale bleibt eine nützliche und wirksame Methode der Empfängnisverhütung für Frauen mit abgeschlossener Familienplanung, vor allem wenn keine Kinder mehr gewünscht werden und eine Sterilisation nicht geplant ist. Besonders Frauen über 30 Jahren ist die Spirale zu empfehlen, denn dann steigen sowohl die mit dem Gebrauch von hormonalen Verhütungsmitteln verbundenen Risiken als auch die empfängnisverhütende Zuverlässigkeit der Spirale.«
Achtung: Die Spirale darf nicht eingesetzt werden bei Frauen, die an akuten Infektionen der Geschlechtsorgane leiden!

Spiralen als Empfängnisverhütung danach
Wird eine Spirale innerhalb von fünf Tagen nach dem letzten Geschlechtsverkehr eingesetzt, so wird dadurch das Einnisten eines eventuell befruchteten Eies verhindert. Diese Methode ist zuverlässiger wirksam als die »Pille danach«.

Die »Pille«
Siehe dazu das Kapitel 18.1.2.

Sterilisation
Die operative Unfruchtbarmachung gehört zu den sichersten Verhütungsmethoden. Sie kann sowohl beim Mann als auch bei der Frau nur mit hohem Aufwand und nicht immer rückgängig gemacht werden. Deshalb ist eine sorgfältige Beratung und gut überlegte Entscheidung notwendig. Viele Kliniken führen eine Sterilisation bei einer Frau mit Kindern nicht vor dem 30. Lebensjahr und bei einer Frau ohne Kinder nicht vor dem 35. Lebensjahr durch. Aus medizinischen oder besonderen persönlichen Gründen können Sterilisationen jedoch auch bei jüngeren Frauen vorgenommen werden.
Eine Sterilisation hat keine negativen Auswirkungen auf das sexuelle Verlangen oder die sexuelle Erlebnisfähigkeit.
Beim Mann ist die Sterilisation mit weniger operativen Risiken verbunden als bei der Frau.

18.1.1. Empfängnisverhütungsmittel zur örtlichen Anwendung

Präparat	Wichtigste Nebenwirkungen	Empfehlung
A-Gen 53 (D/Ö) Vaginalzäpfchen D: Cellulose-tri-schwefelsäureester, Nonoxinol Ö: Polysaccharid-polyschwefelsäureester	Örtliche Reizungen (Wärmegefühl, Brennen). Selten Allergien	**Zweckmäßig** Ausreichend sicher nur, wenn gleichzeitig mechanische Verhütungsmethoden (z. B. Diaphragma, Präservativ) angewendet werden.
Contraceptivum E (D) Vaginalzäpfchen Nonoxinol, Milchsäure	Örtliche Reizungen (Wärmegefühl, Brennen). Selten Allergien	**Zweckmäßig** Ausreichend sicher nur, wenn gleichzeitig mechanische Verhütungsmethoden (z. B. Diaphragma, Präservativ) angewendet werden.
Patentex-gel (D) Vaginalgel Nonoxinol	Örtliche Reizungen (Wärmegefühl, Brennen). Selten Allergien	**Zweckmäßig nur zur** gleichzeitigen Anwendung mit dem mechanischen Verhütungsmittel Diaphragma.
Patentex oval N (D) **Patentex oval** (Ö) Schaum-ovolum Nonoxinol	Örtliche Reizungen (Wärmegefühl, Brennen). Selten Allergien	**Zweckmäßig** Ausreichend sicher nur, wenn gleichzeitig mechanische Verhütungsmethoden (z. B. Diaphragma, Präservativ) angewendet werden.

18.1.2. Die »Pille« (Empfängnisverhütung durch Hormone)

Mit der »Pille« (bzw. ihren verschiedenen Formen) werden dem Körper zusätzlich künstliche Sexualhormone (Gestagene bzw. Östrogene) zugeführt. Dadurch wird ein Eisprung verhindert. Die Schleimhaut des Gebärmutterhalses und der Gebärmutter wird zudem so verändert, dass die Spermien nicht in die Gebärmutter wandern können bzw. die Ei-Einnistung erschwert ist.

Kombinations-, Sequential- und Phasenpräparate (Stufenpräparate)

unterscheiden sich voneinander in der Zusammensetzung und in der Höhe der darin enthaltenen Hormondosen. Bei einigen dieser Präparate scheint es häufiger zu ungewollten Schwangerschaften zu kommen.

In *Kombinationspräparaten* wird eine stets gleich bleibende Kombination von Östrogen- und Gestagen-Bestandteilen 21 Tage lang verwendet. Sie gelten als die zuverlässigsten Präparate.
In *Sequentialpräparaten* ist zunächst nur Östrogen und dann zusätzlich Gestagen enthalten. Damit diese »Pillen« sicher sind, müssen sie relativ hohe Östrogen-Dosen enthalten.
Phasenpräparate (Zwei- oder Dreiphasenpräparate) enthalten eine Kombination von Östrogenen und Gestagenen. Deren Dosierung ändert sich aber während des Zyklus.
Bei Phasenpräparaten ist es wichtig, dass die *Reihenfolge der Einnahme genau eingehalten* wird.
In der angesehenen Fachpublikation »Arzneimittel-Kursbuch« wird betont, dass die »Pille« – von besonderen Ausnahmen abgesehen – nicht mehr als 30 bis 35 Mikrogramm Östrogen enthalten sollte. Höher dosierte Präparate sollten speziellen Situationen vorbehalten sein. *Grundsätzlich gilt, dass zuerst niedrig dosierte Stufen- oder Kombinationspräparate versucht werden sollten.*
Wenn es notwendig ist – z. B. bei anhaltenden Zwischenblutungen –, kann zu »Pillen« gewechselt werden, die eine etwas höhere Dosis der gleichen Wirkstoffgruppe enthalten. In jedem Fall sollte nur die geringste Hormonmenge eingenommen werden, die zur Empfängnisverhütung notwendig ist. Erst nach einer drei Zyklen dauernden Anpassungsphase sollte, falls dies notwendig ist, über die Verwendung eines stärkeren Präparats entschieden werden, denn Zwischenblutungen sind am Anfang der Pilleneinnahme besonders bei niedrig dosierten Präparaten häufig.
Neuere »Mikropillen«, die Desogestrel (z. B. *Biviol, Cerazette, Lovelle, Marvelon, Mercilon, Oviol*) oder Gestoden (z. B. *Femovan, Meliane, Minulet, Triodena*) enthalten, haben gegenüber den älteren Präparaten ein erhöhtes Risiko von Venenthrombosen und Lungenembolien.
Die Verwendung von »Pillen« mit einem gegen männliche Geschlechtshormone gerichteten Anteil (z. B. *Diane*) ist nur dann gerechtfertigt, wenn so genannte »Androgenisierungserscheinungen« behandelt werden müssen – etwa bei schwerer Akne oder männlichem Haarwuchs (siehe dazu Kapitel 8: Haut).
Die gleichzeitige Einnahme der »Pille« und anderer Medikamente kann die empfängnisverhütende Sicherheit verhindern. Besonders beeinträchtigend können Medikamente wirken, die Phenobarbital enthalten (bestimmte Schlafmittel, siehe Kapitel 1.3., 2.1., 2.2.), aber

auch manche Rheumamittel (z. B. Phenylbutazon, siehe Kapitel 3.1.), Antibiotika (z. B. Rifampicin, siehe Kapitel 10.1) und Mittel gegen Epilepsie (z. B. Epanutin, Epilan, Zentropil).
Früher wurde empfohlen, die »Pille« nach ein bis zwei Jahren kurzzeitig abzusetzen, auch wenn sie gut vertragen wurde. Eine solche »Pillenpause« ist nach heutigem Wissensstand aber nicht notwendig.

Minipille

Diese »Pille« (z. B. *Cerazette*) enthält sehr geringe Gestagen-Hormonmengen. Die Minipille muss jeden Tag – auch während der Menstruation – eingenommen werden. Sie hemmt den Eisprung nicht, sondern verdichtet den Schleim des Gebärmutterhalses derart, dass die Samenfäden nicht mehr hindurchtreten können. Sie ist weniger sicher, es kommt leicht zu länger dauernden Schmierblutungen, aber auch zu Gewichtszunahme durch Wassereinlagerungen im Gewebe.

Die Dreimonatsspritze (z. B. Depot-Clinovir, Noristerat)

Hierbei handelt es sich um eine Injektion, die etwa vierteljährlich wiederholt werden muss. Sie enthält große Mengen eines Langzeit-Gestagens. Eine Empfängnis wird dadurch zuverlässig verhütet. Fast immer treten als unerwünschte Wirkung unregelmäßige Blutungen oder Dauerblutungen auf. Der Menstruationsrhythmus ist völlig aufgehoben. Nach dem Absetzen kann eine längere Periode der Unfruchtbarkeit eintreten.
Als *Nebenwirkungen* treten häufig Gewichtszunahme, Verminderung des sexuellen Begehrens, Kopfschmerzen, Schwindel, Übelkeit und Stimmungsveränderungen auf.
Die Dreimonatsspritze sollte nur bei Frauen angewendet werden, die eine Schwangerschaftsverhütung benötigen, aber weder in der Lage sind, die »Pille« regelmäßig und zuverlässig einzunehmen, noch ein anderes Verhütungsmittel vertragen.

Die »Pille danach«

Sie bewirkt ein vorzeitiges Ausstoßen der Gebärmutterschleimhaut und verhindert so die Einnistung. Dabei handelt es sich um den einmaligen beziehungsweise kurzzeitigen Einsatz relativ hoch dosierter Hormonpräparate.
1985 brachte die Pharmafirma Schering ein Präparat auf den Markt, das ausschließlich als »Pille danach« angeboten wird – *Tetragynon*.

Innerhalb von 48 Stunden nach einem ungeschützten Geschlechtsverkehr müssen zwei Tabletten *Tetragynon* geschluckt werden, gefolgt von weiteren zwei Tabletten 12 Stunden später. Dadurch kann eine Schwangerschaft in etwa 97 bis 98 Prozent aller Fälle verhütet werden. In manchen Veröffentlichungen werden jedoch auch niedrigere Prozentzahlen angegeben.
Nebenwirkungen: Häufig Übelkeit und Erbrechen, außerdem Brustspannungen, Kopfschmerzen und irreguläre Blutungen. Bei Versagen der Methode ist eine Schädigung des Embryos nicht ausgeschlossen, jedoch unwahrscheinlich. Eine mehrmalige Anwendung innerhalb eines kürzeren Zeitraumes kann wegen der hohen Hormondosen nicht empfohlen werden.
Das Einsetzen einer Kupferspirale innerhalb von fünf Tagen nach dem Geschlechtsverkehr verhütet eine Schwangerschaft zuverlässiger als die »Pille danach«.

»Abtreibungspille« (Mifeproston / RU486, enthalten in Mifegyne)

Mifegyne kann bis zum 49. Tag nach der letzten Regelblutung angewendet werden.
In Deutschland müssen sich Frauen vor einer Anwendung bei einer zugelassenen Beratungsstellen beraten lassen, in Österreich besteht keine Verpflichtung dazu.
In Deutschland wird Mifegyne vom Hersteller nur direkt an Krankenhäuser und Arztpraxen geliefert, die berechtigt sind, Schwangerschaftsabbrüche durchzuführen.
Für einen Abbruch mit Hilfe von Mifegyne sind drei Arzttermine notwenig. Zunächst wird *Mifegyne* eingenommen. Zwei Tage später unter ärztlicher Kontrolle ein Prostaglandin-Präparat. Dadurch kommt es in den meisten Fällen innerhalb von vier Stunden zur Fehlgeburt. Zur Kontrolle des vollständigen Aborts ist etwa 10 bis 14 Tage später ein dritter Arztbesuch vorgesehen.
In etwa drei Prozent aller Fälle ist eine nachträgliche Ausschabung (Kurettage) notwendig.
Nebenwirkungen: Bis zu zehn Tage anhaltende Blutungen, schmerzhafte Gebärmutterkontraktionen, Übelkeit, Erbrechen, Durchfall, Schwindel und Müdigkeit.
Frauen über 35, starke Raucherinnen und Frauen mit erhöhtem Risiko von Herz-Kreislauf-Erkrankungen dürfen *Mifegyne* nicht anwenden. Für diese Frauen ist die Absaugemethode günstiger.

Die Risiken der »Pille«

Die »Pille« wird in Deutschland zunehmend häufiger verwendet: 1991 wurden 20 Millionen Packungen gekauft, 1997 25 Millionen und im Jahr 2000 27 Millionen. Etwa jede vierte Frau im gebärfähigen Alter verwendet die »Pille« als Verhütungsmittel. Die möglichen Nebenwirkungen sollten deshalb besonders ernst genommen werden. Auch wenn manche Nebenwirkungen selten auftreten, sind davon aufgrund der häufigen Einnahme der »Pille« eine große Anzahl von Frauen betroffen. Frauen, welche die »Pille« einnehmen, erkranken häufiger an Herz- und Gefäßerkrankungen (Bluthochdruck) und zeigen Neigung zu Blutgerinnseln, Herzinfarkt und Schlaganfall.
Das »Pillen-Risiko« wird noch vervielfacht, wenn gleichzeitig andere Risikofaktoren vorliegen – z. B. wenn Frauen rauchen, übergewichtig oder über 35 Jahre alt sind. Weitere schwerwiegende unerwünschte Wirkungen können Leberschädigungen sein. Besonders gefährdet sind Frauen, die schon einmal eine Schwangerschaftsgelbsucht hatten. Außerdem können Migräne, Übelkeit, Nervosität, Müdigkeit, Akne, Haarausfall, Niedergeschlagenheit, depressive Verstimmungen, Brustschmerzen, Gewichtszunahme, Verminderung der Lust und Zwischenblutungen auftreten. Zudem leiden Frauen, welche die Pille einnehmen, häufiger an Pilzerkrankungen der Scheide.
Durch die Pille scheint sich das Risiko zu vermindern, an Gebärmutter- oder Eierstockkrebs zu erkranken. Das Risiko, an einem Gebärmutterhalskrebs zu erkranken, gilt jedoch als erhöht. In verschiedenen, sich widersprechenden Studien wird auch ein erhöhtes, bisher jedoch nicht bewiesenes Brustkrebsrisiko diskutiert. Bei Einnahme der Minipille kann es zu Zysten an den Eierstöcken kommen, die sich jedoch nach einem Absetzen des Präparats wieder zurückbilden.

Auf keinen Fall sollte die »Pille« genommen werden:

- in der Schwangerschaft
- bei Gefäßerkrankungen (Thrombosen, Embolien)
- nach Herzinfarkt
- nach Schlaganfall
- bei Bluthochdruck
- bei schwerer Zuckerkrankheit
- von starken Raucherinnen (mehr als zehn Zigaretten pro Tag) über 35 Jahren
- bei bestimmten Krebserkrankungen

- bei bestimmten Lebererkrankungen (z. B. nach Schwangerschaftsgelbsucht)
- von Frauen über 45 Jahren

Nur mit Vorbehalten und unter besonders sorgfältiger Kontrolle sollte die »Pille« genommen werden:

- von Frauen über 35 Jahren
- von Raucherinnen
- bei ausgeprägten Krampfadern
- bei Epilepsie
- bei leichten Formen der Zuckerkrankheit
- von sehr jungen Mädchen, deren Wachstum noch nicht abgeschlossen ist
- bei Migräne

Sofort abgesetzt werden muss die »Pille«,

- wenn Blutgerinnsel auftreten
- wenn der Blutdruck stark ansteigt
- wenn Sehstörungen auftreten
- bei Schwangerschaft
- vier Wochen vor Operationen
- bei Gelbsucht
- bei schweren Durchblutungsstörungen (z. B. Angina pectoris, Herzinfarkt)
- bei schweren Migräneanfällen

Auch nach dem Absetzen kann es noch zu einigen Problemen kommen: So kann es bei manchen Frauen längere Zeit dauern, bis der normale Rhythmus der Regel wieder einsetzt. Eine bereits 1986 in Großbritannien veröffentlichte Studie an 17.000 Frauen ergab überdies, dass 18 Prozent der Frauen zwischen 25 und 34 Jahren damit rechnen müssen, nach dem Absetzen der »Pille« vier Jahre lang unfruchtbar zu bleiben – gegenüber 11 Prozent jener Frauen, die andere Mittel zur Empfängnisverhütung angewendet haben.
Grundsätzlich sollten bei jeder Frau, welche die »Pille« nimmt, regelmäßig Kontrolluntersuchungen der Leber- und Nierenfunktion, des Blutdrucks, des Blutzuckers und gynäkologische Vorsorge-Untersuchungen (mit Zellabstrichen) durchgeführt werden.

18.1.2. Die »Pille« (Empfängnisverhütung durch Hormone)

Präparat	Wichtigste Nebenwirkungen	Empfehlung
Belara (D) Filmtabl. Ethinylestradiol, Chlormadinonacetat *Rezeptpflichtig*	Erhöhtes Thromboserisiko (Blutgerinnsel), Leberschäden, Bluthochdruck, Depressionen, Übelkeit, Kopfschmerzen	**Abzuraten** zur Empfängnisverhütung. Anwendung vertretbar, wenn zur Therapie (z. B. bei schwerer Akne) eine antiandrogene (gegen die Wirkung des männlichen Geschlechtshormons gerichtete) Wirkung erforderlich ist. Einphasen(Kombinations-)präparat.
Biviol (D) Filmtabl. Desogestrel, Ethinylestradiol *Rezeptpflichtig*	Erhöhtes Thromboserisiko (Blutgerinnsel), Leberschäden, Bluthochdruck, Depressionen, Übelkeit, Kopfschmerzen	**Abzuraten** wegen erhöhtem Thromboserisiko. Präparat der »Dritten Generation« mit problematischem Gestagen (Desogestrel). Zweiphasenpräparat.
Cerazette (D) Filmtabl. Desogestrel *Rezeptpflichtig*	Erhöhtes Thromboserisiko (Blutgerinnsel), Leberschäden, Bluthochdruck, Depressionen, verminderte Libido, Übelkeit, Kopfschmerzen, Akne, Haarausfall	**Abzuraten** Minipille (Einstoffpräparat) mit problematischem Gestagen (Desogestrel).
Cilest (D) **Cileste** (Ö) Tabl. Norgestimat, Ethinylestradiol *Rezeptpflichtig*	Thromboserisiko (Blutgerinnsel), Leberschäden, Bluthochdruck, Depressionen, Übelkeit, Kopfschmerzen	**Zweckmäßig** Kombinationspräparat mit relativ niedrigem Östrogenanteil. Enthält weniger erprobtes Gestagen (Norgestimat).
Conceplan M (D) Tabl. Norethisteron, Ethinylestradiol *Rezeptpflichtig*	Thromboserisiko (Blutgerinnsel), Leberschäden, Bluthochdruck, Depressionen, Übelkeit, Kopfschmerzen	**Zweckmäßig** Kombinationspräparat mit relativ niedrigem Östrogenanteil.
Depot-Clinovir (D) Fertigspritze Medroxyprogesteronacetat *Rezeptpflichtig*	Thromboserisiko (Blutgerinnsel), Leberschäden, Bluthochdruck, Depressionen, verminderte Libido, Übelkeit, Kopfschmerzen, Akne, Haarausfall. Schmerzen an der Injektionsstelle	**Nur zweckmäßig zur** längerfristigen Verhütung (3 Monate), wenn Präparate zum Einnehmen nicht angewendet werden können.

Präparat	Wichtigste Nebenwirkungen	Empfehlung
Diane mite (Ö) Drag. Cyproteronacetat, Ethinylestradiol *Rezeptpflichtig*	Stark erhöhtes Thromboserisiko (Blutgerinnsel), schwere Leberschäden, Bluthochdruck, Müdigkeit, Depressionen, Übelkeit, Kopfschmerzen	**Abzuraten** zur Empfängnisverhütung. Anwendung vertretbar, wenn zur Therapie (z. B. bei schwerer Akne) eine antiandrogene (gegen die Wirkung des männlichen Geschlechtshormons gerichtete) Wirkung erforderlich ist. Kombinationspräparat.
Eve 20 (D) Norethisteron, Ethinylestradiol *Rezeptpflichtig*	Thromboserisiko (Blutgerinnsel), Leberschäden, Bluthochdruck, Depressionen, Übelkeit, Kopfschmerzen	**Zweckmäßig** Kombinationspräparat mit niedrigem Östrogenanteil.
Femigoa (D) Drag. Levonorgestrel, Ethinylestradiol *Rezeptpflichtig*	Thromboserisiko (Blutgerinnsel), Leberschäden, Bluthochdruck, Depressionen, Übelkeit, Kopfschmerzen	**Zweckmäßig** Kombinationspräparat mit relativ niedrigem Östrogenanteil.
Femovan (D) Drag. Gestoden, Ethinylestradiol *Rezeptpflichtig*	Erhöhtes Thromboserisiko (Blutgerinnsel), Leberschäden, Bluthochdruck, Depressionen, Übelkeit, Kopfschmerzen	**Abzuraten** wegen erhöhtem Thromboserisiko. Präparat der »Dritten Generation« mit problematischem Gestagen (Gestoden). Kombinationspräparat mit relativ niedrigem Östrogenanteil.
Femranette mikro (D) Drag. Levonorgestrel, Ethinylestradiol *Rezeptpflichtig*	Thromboserisiko (Blutgerinnsel), Leberschäden, Bluthochdruck, Depressionen, Übelkeit, Kopfschmerzen	**Zweckmäßig** Kombinationspräparat mit relativ niedrigem Östrogenanteil.
Gravistat (D) Drag. Levonorgestrel, Ethinylestradiol *Rezeptpflichtig*	Erhöhtes Thromboserisiko (Blutgerinnsel), Leberschäden, Bluthochdruck, Depressionen, Übelkeit, Kopfschmerzen	**Nur zweckmäßig, wenn** aus therapeutischen Gründen ein relativ hoher Östrogenanteil erforderlich ist. Kombinationspräparat.
Leios (D) Drag. Levonorgestrel, Ethinylestradiol *Rezeptpflichtig*	Thromboserisiko (Blutgerinnsel), Leberschäden, Bluthochdruck, Depressionen, Übelkeit, Kopfschmerzen	**Zweckmäßig** Kombinationspräparat mit niedrigem Östrogenanteil.

Präparat	Wichtigste Nebenwirkungen	Empfehlung
Lovelle (D) Tabl. Desogestrel, Ethinylestradiol *Rezeptpflichtig*	Erhöhtes Thromboserisiko (Blutgerinnsel), Leberschäden, Bluthochdruck, Depressionen, Übelkeit, Kopfschmerzen	**Abzuraten** wegen erhöhtem Thromboserisiko. Präparat der »Dritten Generation« mit problematischem Gestagen (Desogestrel). Kombinationspräparat mit niedrigem Östrogenanteil.
Lyn-ratiopharm (D) Kaps. Lynestrenol, Ethinylestradiol *Rezeptpflichtig*	Erhöhtes Thromboserisiko (Blutgerinnsel), Leberschäden, Bluthochdruck, Depressionen, Übelkeit, Kopfschmerzen	**Nur zweckmäßig, wenn** aus therapeutischen Gründen ein höherer Östrogenanteil notwendig ist. Kombinationspräparat.
Marvelon (D/Ö) Filmtabl. Desogestrel, Ethinylestradiol *Rezeptpflichtig*	Erhöhtes Thromboserisiko (Blutgerinnsel), Leberschäden, Bluthochdruck, Depressionen, Übelkeit, Kopfschmerzen	**Abzuraten** wegen erhöhtem Thromboserisiko. Präparat der »Dritten Generation« mit problematischem Gestagen (Desogestrel). Kombinationspräparat mit relativ niedrigem Östrogenanteil.
Meliane (Ö) Drag. Gestoden, Ethinylestradiol *Rezeptpflichtig*	Erhöhtes Thromboserisiko (Blutgerinnsel), Leberschäden, Bluthochdruck, Depressionen, Übelkeit, Kopfschmerzen	**Abzuraten** wegen erhöhtem Thromboserisiko. Präparat der »Dritten Generation« mit problematischem Gestagen (Gestoden). Kombinationspräparat mit niedrigem Östrogenanteil.
Mercilon (Ö) Filmtabl. Desogestrel, Ethinylestradiol *Rezeptpflichtig*	Erhöhtes Thromboserisiko (Blutgerinnsel), Leberschäden, Bluthochdruck, Depressionen, Übelkeit, Kopfschmerzen	**Abzuraten** wegen erhöhtem Thromboserisiko. Präparat der »Dritten Generation« mit problematischem Gestagen (Desogestrel). Kombinationspräparat mit niedrigem Östrogenanteil.
Microgynon (D/Ö) Drag. Levonorgestrel, Ethinylestradiol *Rezeptpflichtig*	Thromboserisiko (Blutgerinnsel), Leberschäden, Bluthochdruck, Depressionen, Übelkeit, Kopfschmerzen	**Zweckmäßig** Kombinationspräparat mit relativ niedrigem Östrogenanteil.
Minisiston (D) Drag. Levonorgestrel, Ethinylestradiol *Rezeptpflichtig*	Thromboserisiko (Blutgerinnsel), Leberschäden, Bluthochdruck, Depressionen, Übelkeit, Kopfschmerzen	**Zweckmäßig** Kombinationspräparat mit relativ niedrigem Östrogenanteil.

Präparat	Wichtigste Nebenwirkungen	Empfehlung
Minulet (D/Ö) Drag. Gestoden, Ethinylestradiol *Rezeptpflichtig*	Erhöhtes Thromboserisiko (Blutgerinnsel), Leberschäden, Bluthochdruck, Depressionen, Übelkeit, Kopfschmerzen	**Abzuraten** wegen erhöhtem Thromboserisiko. Präparat der »Dritten Generation« mit problematischem Gestagen (Gestoden). Kombinationspräparat mit relativ niedrigem Östrogenanteil.
Miranova (D) Drag. Levonorgestrel, Ethinylestradiol *Rezeptpflichtig*	Thromboserisiko (Blutgerinnsel), Leberschäden, Bluthochdruck, Depressionen, Übelkeit, Kopfschmerzen	**Zweckmäßig** Kombinationspräparat mit relativ niedrigem Östrogenanteil.
Mono Step (D) Drag. Levonorgestrel, Ethinylestradiol *Rezeptpflichtig*	Thromboserisiko (Blutgerinnsel), Leberschäden, Bluthochdruck, Depressionen, Übelkeit, Kopfschmerzen	**Zweckmäßig** Kombinationspräparat mit relativ niedrigem Östrogenanteil.
Neo-Eunomin (D) Filmtabl. Ethinylestradiol, Chlormadinonacetat *Rezeptpflichtig*	Erhöhtes Thromboserisiko (Blutgerinnsel), Leberschäden, Bluthochdruck, Depressionen, Übelkeit, Kopfschmerzen	**Abzuraten** zur Empfängnisverhütung. Anwendung vertretbar, wenn zur Therapie (z. B. bei schwerer Akne) eine antiandrogene (gegen die Wirkung des männlichen Geschlechtshormons gerichtete) Wirkung erforderlich ist. Zweiphasenpräparat.
Nora-ratiopharm (D) Norethisteron Ethinylestradiol *Rezeptpflichtig*	Thromboserisiko (Blutgerinnsel), Leberschäden, Bluthochdruck, Depressionen, Übelkeit, Kopfschmerzen	**Zweckmäßig** Kombinationspräparat mit relativ niedrigem Östrogenanteil.
Nova Step (D) Drag. Levonorgestrel, Ethinylestradiol *Rezeptpflichtig*	Thromboserisiko (Blutgerinnsel), Leberschäden, Bluthochdruck, Depressionen, Übelkeit, Kopfschmerzen	**Zweckmäßig** Dreiphasenpräparat mit relativ niedrigem Östrogen- und Gestagenanteil. Die Sicherheit der Wirkung ist nur bei sorgfältiger Beachtung der Einnahmevorschriften gewährleistet.
Oviol (D) Tabl. Desogestrel, Ethinylestradiol *Rezeptpflichtig*	Erhöhtes Thromboserisiko (Blutgerinnsel), Leberschäden, Bluthochdruck, Depressionen, Übelkeit, Kopfschmerzen	**Abzuraten** wegen erhöhtem Thromboserisiko. Präparat der »Dritten Generation« mit problematischem Gestagen (Desogestrel). Zweiphasenpräparat mit relativ hohem Östrogenanteil.

Präparat	Wichtigste Nebenwirkungen	Empfehlung
Ovosiston (D) Drag. Mestranol, Chlormadinonacetat *Rezeptpflichtig*	Erhöhtes Thromboserisiko (Blutgerinnsel), Leberschäden, Bluthochdruck, Depressionen, Übelkeit, Kopfschmerzen	**Abzuraten** zur Empfängnisverhütung. Anwendung vertretbar, wenn zur Therapie (z. B. bei schwerer Akne) eine antiandrogene (gegen die Wirkung des männlichen Geschlechtshormons gerichtete) Wirkung erforderlich ist. Kombinationspräparat.
Pramino (D) Tabl. Norgestimat, Ethinylestradiol *Rezeptpflichtig*	Thromboserisiko (Blutgerinnsel), Leberschäden, Bluthochdruck, Depressionen, Übelkeit, Kopfschmerzen	**Zweckmäßig** Dreiphasenpräparat mit relativ niedrigem Östrogen- und Gestagenanteil. Die Sicherheit der Wirkung ist nur bei sorgfältiger Beachtung der Einnahmevorschriften gewährleistet. Weniger erprobtes Gestagen (Norgestimat).
Synphasec (D) Tabl. Norethisteron, Ethinylestradiol *Rezeptpflichtig*	Thromboserisiko (Blutgerinnsel), Leberschäden, Bluthochdruck, Depressionen, Übelkeit, Kopfschmerzen	**Zweckmäßig** Dreiphasenpräparat mit relativ niedrigem Östrogen- und Gestagenanteil. Die Sicherheit der Wirkung ist nur bei sorgfältiger Beachtung der Einnahmevorschriften gewährleistet.
Tetragynon (D/Ö) Drag. Levonorgestrel, Ethinylestradiol *Rezeptpflichtig*	Übelkeit, Kopfschmerzen, Spannungsgefühl in den Brüsten, Depressionen	**Möglicherweise zweckmäßig** zur Schwangerschaftsverhütung nach ungeschütztem Geschlechtsverkehr (Pille danach). Unzuverlässige Wirkung.
Triette (D) Drag. Levonorgestrel, Ethinylestradiol *Rezeptpflichtig*	Thromboserisiko (Blutgerinnsel), Leberschäden, Bluthochdruck, Depressionen, Übelkeit, Kopfschmerzen	**Zweckmäßig** Dreiphasenpräparat mit relativ niedrigem Östrogen- und Gestagenanteil. Die Sicherheit der Wirkung ist nur bei sorgfältiger Beachtung der Einnahmevorschriften gewährleistet.
Trigoa (D) Drag. Levonorgestrel, Ethinylestradiol *Rezeptpflichtig*	Thromboserisiko (Blutgerinnsel), Leberschäden, Bluthochdruck, Depressionen, Übelkeit, Kopfschmerzen	**Zweckmäßig** Dreiphasenpräparat mit relativ niedrigem Östrogen- und Gestagenanteil. Die Sicherheit der Wirkung ist nur bei sorgfältiger Beachtung der Einnahmevorschriften gewährleistet.

Präparat	Wichtigste Nebenwirkungen	Empfehlung
Trigynon (Ö) Drag. Levonorgestrel, Ethinylestradiol *Rezeptpflichtig*	Thromboserisiko (Blutgerinnsel), Leberschäden, Bluthochdruck, Depressionen, Übelkeit, Kopfschmerzen	**Zweckmäßig** Dreiphasenpräparat mit relativ niedrigem Östrogen- und Gestagenanteil. Die Sicherheit der Wirkung ist nur bei sorgfältiger Beachtung der Einnahmevorschriften gewährleistet.
Trinordiol (D/Ö) Drag. Levonorgestrel, Ethinylestradiol *Rezeptpflichtig*	Thromboserisiko (Blutgerinnsel), Leberschäden, Bluthochdruck, Depressionen, Übelkeit, Kopfschmerzen	**Zweckmäßig** Dreiphasenpräparat mit relativ niedrigem Östrogen- und Gestagenanteil. Die Sicherheit der Wirkung ist nur bei sorgfältiger Beachtung der Einnahmevorschriften gewährleistet.
Triodena (Ö) Drag. Gestoden, Ethinylestradiol *Rezeptpflichtig*	Erhöhtes Thromboserisiko (Blutgerinnsel), Leberschäden, Bluthochdruck, Depressionen, Übelkeit, Kopfschmerzen	**Abzuraten** wegen erhöhtem Thromboserisiko. Präparat der »Dritten Generation« mit problematischem Gestagen (Desogestrel). Dreiphasenpräparat mit relativ niedrigem Östrogen- und Gestagenanteil. Die Sicherheit der Wirkung ist nur bei sorgfältiger Beachtung der Einnahmevorschriften gewährleistet.
Triquilar (D) Drag. Levonorgestrel, Ethinylestradiol *Rezeptpflichtig*	Thromboserisiko (Blutgerinnsel), Leberschäden, Bluthochdruck, Depressionen, Übelkeit, Kopfschmerzen	**Zweckmäßig** Dreiphasenpräparat mit relativ niedrigem Östrogen- und Gestagenanteil. Die Sicherheit der Wirkung ist nur bei sorgfältiger Beachtung der Einnahmevorschriften gewährleistet.
Trisiston (D) Drag. Levonorgestrel, Ethinylestradiol *Rezeptpflichtig*	Thromboserisiko (Blutgerinnsel), Leberschäden, Bluthochdruck, Depressionen, Übelkeit, Kopfschmerzen	**Zweckmäßig** Dreiphasenpräparat mit relativ niedrigem Östrogen- und Gestagenanteil. Die Sicherheit der Wirkung ist nur bei sorgfältiger Beachtung der Einnahmevorschriften gewährleistet.
TriStep (D) Drag. Levonorgestrel, Ethinylestradiol *Rezeptpflichtig*	Thromboserisiko (Blutgerinnsel), Leberschäden, Bluthochdruck, Depressionen, Übelkeit, Kopfschmerzen	**Zweckmäßig** Dreiphasenpräparat mit relativ niedrigem Östrogen- und Gestagenanteil. Die Sicherheit der Wirkung ist nur bei sorgfältiger Beachtung der Einnahmevorschriften gewährleistet.

Präparat	Wichtigste Nebenwirkungen	Empfehlung
Valette (D) Drag. Dienogest, Ethinylestradiol *Rezeptpflichtig*	Thromboserisiko (Blutgerinnsel), Leberschäden, Bluthochdruck, Depressionen, Übelkeit, Kopfschmerzen	**Möglicherweise zweckmäßig zur** Empfängnisverhütung. Anwendung vertretbar, wenn zur Therapie (z. B. bei Akne) eine schwache antiandrogene (gegen die Wirkung des männlichen Geschlechtshormons gerichtete) Wirkung erforderlich ist. Kombinationspräparat. Noch relativ wenig erprobt.

18.2. Mittel gegen Zyklusstörungen und -beschwerden

Schmerzhafte Regelblutung (Dysmenorrhoe) ist die häufigste Beschwerde, wegen der Frauen einen Gynäkologen aufsuchen.
Ein gestörter Zyklus kann sich außerdem bemerkbar machen durch das Fehlen oder seltene Auftreten der Regelblutung sowie durch sehr starke oder sehr lange Blutungen.
Alle diese Störungen können psychische, organische oder hormonelle Ursachen haben.

Erschwerte und schmerzhafte Monatsblutungen (Dysmenorrhoe)

Für viele, besonders junge Frauen ist eine Regelblutung mit mehr oder weniger starken Schmerzen verbunden. Wenn bewährte Hausmittel wie Tees, Bauchmassage und Wärmflasche keine Linderung bringen, können schmerzstillende Mittel sinnvoll sein (siehe dazu Kapitel 1.1.: Schmerz- und fiebersenkende Mittel). Als wirksam und zweckmäßig gelten Ibuprofen (enthalten z. B. in *Dismenol N*) und Naproxen (enthalten z. B. in *Dysmenalgit*).
Acetylsalicylsäure (enthalten z. B. in *Aspirin*) scheint bei Dysmenorrhoe kaum zu wirken.
Vor einer Behandlung mit Medikamenten müssen organische und seelische Ursachen der schmerzhaften Monatsblutung ausgeschlossen werden. Schmerzmittel sind insbesondere sinnvoll, wenn die schmerzhaften Monatsblutungen von Jugend an bestehen. Schmerzen, die erst später erstmals auftreten, sind oft organisch bedingt.
Die Verordnung der »Pille« kann ebenfalls sinnvoll sein und dazu führen, dass die Regelblutung weniger beschwerlich verläuft.

Magnesium wird von den Herstellern gegen alles und jedes empfohlen, obwohl es für die meisten Anwendungsgebiete keine seriösen Belege dafür gibt (siehe Kapitel 14.6). Bei Dysmenorrhoe gibt es jedoch eine Untersuchung, die den Nutzen belegt.
Für den Nutzen des nordamerikanischen Hahnenfußgewächses Cimicifuga (enthalten z. B. in *Cimisan*) gegen Regelschmerzen gibt es keine entsprechenden Belege. Wegen kaum zu erwartender Nebenwirkungen und der bekannt guten Wirksamkeit von Placebos (= Arzneimittel ohne Wirkstoff) bei Dysmenorrhoe ist gegen eine Verwendung bei leichten Formen von Regelschmerzen jedoch nichts einzuwenden – mit einer wichtigen Einschränkung:
Frauen mit hormonabhängigen Tumoren sollten jedoch keine derartigen Mittel einnehmen, weil sie östrogenartige Wirkungen haben.
Achtung: Abzuraten ist von der Verwendung von Präparaten, die Mönchspfeffer enthalten (z. B. *Agnolyt*, *Agnucaston*, *Agnumens*, *Mastodynon*), weil sie schwere Hauterscheinungen verursachen können und der Verdacht besteht, dass sie Missbildungen verursachen.

Fehlende oder seltene Regelblutung

kann ihre Ursache in einem Mangel der Steuerungshormone haben. Die Gründe sind sehr häufig seelischer Natur – eine psychotherapeutische Abklärung wäre deshalb vor einer Behandlung sinnvoll. Häufig wird zur Einnahme einer Pille geraten. Dies ist eine vordergründige Behandlung, da nicht die Ursache, sondern nur das Symptom behandelt wird.
Andererseits wird nicht selten eine Behandlung mit Hormonkombinationen (ähnlich der »Pille«) versucht. Diese Therapie beruht auf der umstrittenen Annahme, dass durch plötzliches Absetzen der Hormonpräparate die Steuerungshormone wieder produziert werden, und sollte nur dann angewendet werden, wenn eindeutig nachgewiesen ist, dass der Körper von sich aus zu wenig Sexualhormone produziert, oder bei sehr jungen Frauen mit Hormonschwäche.
Eine fehlende Regelblutung kann ihre Ursache auch in einer Störung der Hormonproduktion der Eierstöcke haben. Eine solche Störung ist nicht heilbar. Bei Frauen unter 45 Jahren kann eine »Hormonergänzungsbehandlung« sinnvoll sein. Vor Beginn einer Hormonbehandlung sollte man zweimal einen Schwangerschaftstest im Abstand von acht Tagen durchführen.

Sehr starke oder sehr lange Blutungen oder Zwischenblutungen
Sie sollten auf keinen Fall sofort mit Hormonen behandelt werden. Sie sind meist organisch verursacht, z. B. durch Unverträglichkeiten beim Tragen einer Spirale, duch Entzündungen im Gebärmutterbereich, durch gutartige Muskelknoten oder Gewächse, durch blutgerinnungshemmende Medikamente und anderes. Deshalb sollte auf alle Fälle zunächst die Ursache abgeklärt werden.

Prämenstruelles Syndrom (PMS)
Etwa jede vierte Frau leidet an unterschiedlichsten Beschwerden vor dem Auftreten der Regelblutung – Kreuzschmerzen, Migräne, Brustspannen, geschwollene Beine, Stimmungsschwankungen. Man nennt dies prämenstruelles Syndrom (PMS). Bei etwa fünf Prozent der Frauen sind diese Beschwerden so ausgeprägt, dass sie behandlungsbedürftig sind.
Als Ursache der zahlreichen, sehr unterschiedlichen Beschwerden vermuten psychosomatisch orientierte Ärzte seelische Ursachen. Wahrscheinlich spielen auch Blutspiegelschwankungen der Hormone eine Rolle.
In zahlreichen Untersuchungen haben sich Placebos (= Arzneimittel ohne Wirkstoffe) als beste Medikamente für die Behandlung herausgestellt. Sie sind bei mindestens jeder zweiten Frau gut wirksam. Ein zusätzlicher Vorteil: Es sind kaum Nebenwirkungen zu erwarten.
Für homöopathische Mittel, von denen manche Kritiker behaupten, dass sie nichts anderes sind als Placebos, gilt in Bezug auf Wirksamkeit und Nebenwirkungen dasselbe.
Für alle anderen Mittel, die ebenfalls zur Behandlung des prämenstruellen Syndroms angewendet werden – Hormone, Diuretika, Vitamin B_6, Psychopharmaka und andere –, gibt es keinen Wirksamkeitsnachweis. Sinnvoll ist die Auseinandersetzung mit der eigenen Weiblichkeit.

18.2. Mittel gegen Zyklusstörungen und -beschwerden

Präparat	Wichtigste Nebenwirkungen	Empfehlung
Agnolyt (D) Tropfen, Kaps. Extrakt aus Keuschlammfrüchten (Fruct. Agni casti bzw. Mönchspfeffer)	Selten Hautjucken und Exanthem. Kann möglicherweise Missbildungen auslösen. Tropfen enthalten Alkohol	**Abzuraten** bei den vom Hersteller angegebenen Anwendungsgebieten (z. B. prämenstruelles Syndrom, Zyklusstörungen). Pflanzliches Mittel.

Präparat	Wichtigste Nebenwirkungen	Empfehlung
Agnucaston (D) Filmtabl., Lösung Extrakt aus Keuschlammfrüchten (Fruct. Agni casti bzw. Mönchspfeffer)	Selten Hautjucken und Exanthem. Kann möglicherweise Missbildungen auslösen. Lösung enthält Alkohol	**Abzuraten** bei den vom Hersteller angegebenen Anwendungsgebieten (z. B. prämenstruelles Syndrom, Zyklusstörungen). Pflanzliches Mittel.
Agnumens (Ö) Tropfen Extrakt aus Keuschlammfrüchten (Fruct. Agni casti bzw. Mönchspfeffer) *Rezeptpflichtig*	Selten Hautjucken und Exanthem. Kann möglicherweise Missbildungen auslösen. Tropfen enthalten Alkohol	**Abzuraten** bei den vom Hersteller angegebenen Anwendungsgebieten (z. B. prämenstruelles Syndrom, Zyklusstörungen). Pflanzliches Mittel.
Chlormadinon Jenapharm (D) Tabl. Chlormadinon *Rezeptpflichtig*	Wassereinlagerung im Gewebe (Ödeme), Übelkeit, Erbrechen, Kopfschmerzen, Depressionen, erhöhtes Thromboserisiko	**Therapeutisch zweckmäßig bei** Zuständen, die eine Anwendung von gestagenen Hormonen erfordern (z. B. bestimmte Zyklusstörungen).
Clinofem (D) Tabl. Medroxyprogesteron *Rezeptpflichtig*	Wassereinlagerung im Gewebe (Ödeme), Übelkeit, Erbrechen, Kopfschmerzen, Depressionen, erhöhtes Thromboserisiko, vermännlichende Wirkung möglich	**Therapeutisch zweckmäßig bei** Zuständen, die eine Anwendung von gestagenen Hormonen erfordern (z. B. bestimmte Zyklusstörungen).
Colpron (Ö) Tabl. Medrogeston *Rezeptpflichtig*	Wassereinlagerung im Gewebe (Ödeme), Übelkeit, Erbrechen, Kopfschmerzen, Depressionen, erhöhtes Thromboserisiko, vermännlichende Wirkung möglich	**Therapeutisch zweckmäßig bei** Zuständen, die eine Anwendung von gestagenen Hormonen erfordern (z. B. bestimmte Zyklusstörungen).
Dismenol N (D/Ö) Filmtabl. Ibuprofen	Kopfschmerzen, Magen-Darm-Störungen, zentralnervöse Störungen wie z. B. Schwindel	**Therapeutisch zweckmäßig bei** schmerzhaften Menstruationsbeschwerden.
Duphaston (D/Ö) Tabl. Dydrogesteron *Rezeptpflichtig*	Wassereinlagerung im Gewebe (Ödeme), Übelkeit, Erbrechen, Kopfschmerzen, Depressionen, erhöhtes Thromboserisiko	**Therapeutisch zweckmäßig bei** Zuständen, die eine Anwendung von gestagenen Hormonen erfordern (z. B. bestimmte Zyklusstörungen).
Dysmenalgit (D) Tabl. Naproxen *Rezeptpflichtig*	Kopfschmerzen, Magen-Darm-Störungen, zentralnervöse Störungen wie z. B. Schwindel	**Therapeutisch zweckmäßig bei** schmerzhaften Menstruationsbeschwerden.

Präparat	Wichtigste Nebenwirkungen	Empfehlung
Gestakadin (D) Tabl. Norethisteron *Rezeptpflichtig*	Wassereinlagerung im Gewebe (Ödeme), Übelkeit, Erbrechen, Depressionen, Kopfschmerzen, erhöhtes Thromboserisiko, vermännlichende Wirkung möglich	**Therapeutisch zweckmäßig bei** Zuständen, die eine Anwendung von gestagenen Hormonen erfordern (z. B. bestimmte Zyklusstörungen).
Mastodynon (D) Tropfen Urtinktur aus Keuschlammfrüchten (Fruct. Agni casti bzw. Mönchspfeffer), homöopathische Verdünnungen aus Caulophyllum thalictroides, Cyclamen, Ignatia, Iris, Lilium tigrinum	Selten Hautjucken und Exanthem. Kann möglicherweise Missbildungen auslösen. Enthält Alkohol	**Abzuraten** Homöopathisches Mittel. Therapeutische Wirksamkeit zweifelhaft bei den vom Hersteller angegebenen Anwendungsgebieten (z. B. Zyklusstörungen).
Norethisteron Jenapharm (D) Tabl. Norethisteron *Rezeptpflichtig*	Wassereinlagerung im Gewebe (Ödeme), Übelkeit, Erbrechen, Depressionen, Kopfschmerzen, erhöhtes Thromboserisiko	**Therapeutisch zweckmäßig bei** Zuständen, die eine Anwendung von gestagenen Hormonen erfordern (z. B. bestimmte Zyklusstörungen).
Orgametril (D/Ö) Tabl. Lynestrenol *Rezeptpflichtig*	Wassereinlagerung im Gewebe (Ödeme), Übelkeit, Erbrechen, Depressionen, Kopfschmerzen, erhöhtes Thromboserisiko, vermännlichende Wirkung möglich	**Therapeutisch zweckmäßig bei** Zuständen, die eine Anwendung von gestagenen Hormonen erfordern (z. B. bestimmte Zyklusstörungen).
Primolut Nor (D/Ö) Tabl. Norethisteron *Rezeptpflichtig*	Wassereinlagerung im Gewebe (Ödeme), Übelkeit, Erbrechen, Depressionen, Kopfschmerzen, erhöhtes Thromboserisiko, vermännlichende Wirkung möglich	**Therapeutisch zweckmäßig bei** Zuständen, die eine Anwendung von gestagenen Hormonen erfordern (z. B. bestimmte Zyklusstörungen).
Primosiston (D/Ö) Tabl. Norethisteron, Ethinylestradiol *Rezeptpflichtig*	Thromboserisiko (Blutgerinnsel), Leberschäden, Bluthochdruck, Depressionen	**Therapeutisch zweckmäßig bei** bestimmten Zyklusstörungen und zur Menstruationsverlegung. Kombination von Gestagen und niedrig dosiertem Östrogen. Nicht zur Empfängnisverhütung geeignet.
Prodafem (Ö) Tabl. Medroxyprogesteron *Rezeptpflichtig*	Wassereinlagerung im Gewebe (Ödeme), Übelkeit, Erbrechen, Kopfschmerzen, Depressionen, erhöhtes Thromboserisiko, vermännlichende Wirkung möglich	**Therapeutisch zweckmäßig bei** Zuständen, die eine Anwendung von gestagenen Hormonen erfordern (z. B. bestimmte Zyklusstörungen).

Präparat	Wichtigste Nebenwirkungen	Empfehlung
Progestogel (D) Gel Progesteron *Rezeptpflichtig*	Hautreizungen möglich	**Wenig zweckmäßig bei** dem vom Hersteller angegebenen Anwendungsgebiet Mastodynie (zyklusbedingte schmerzende Brustschwellung). Gel kühlt.
Sovel (D) Filmtabl. Norethisteron *Rezeptpflichtig*	Wassereinlagerung im Gewebe (Ödeme), Übelkeit, Erbrechen, Depressionen, Kopfschmerzen, erhöhtes Thromboserisiko, vermännlichende Wirkung möglich	**Therapeutisch zweckmäßig bei** Zuständen, die eine Anwendung von gestagenen Hormonen erfordern (z. B. bestimmte Zyklusstörungen).
Utrogest (D) **Utrogestan** (Ö) Tabl. Progesteron *Rezeptpflichtig*	Wassereinlagerung im Gewebe (Ödeme), Übelkeit, Erbrechen, Kopfschmerzen, Depressionen, erhöhtes Thromboserisiko, vermännlichende Wirkung möglich	**Therapeutisch zweckmäßig bei** Zuständen, die eine Anwendung von gestagenen Hormonen erfordern (z. B. bestimmte Zyklusstörungen).

18.3. Mittel gegen Beschwerden in den Wechseljahren (Klimakterium)

Im vierten und fünften Lebensjahrzehnt beginnt der menschliche Körper, weniger Sexualhormone zu produzieren. Diese Hormonverminderung ist eine natürliche Entwicklung und führt nicht zwangsläufig zu Störungen des Wohlbefindens. Auch sind Wechseljahre-Beschwerden bei Frauen nicht allein hormonbedingt. Viele der Beschwerden können auch seelische Ursachen haben. In einer Gesellschaft, die in vielen Bereichen »älter werden« mit »weniger wert sein« gleichsetzt, ist es nur zu verständlich, dass in den Wechseljahren psychische Probleme auftreten können.

Hormon-Substitution

Frauen leben im Durchschnitt sechs bis acht Jahre länger als Männer, und zwar auch dann, wenn sie durch Haushaltsführung und berufliche Tätigkeit mehrfach belastet sind. Manche Wissenschaftler erklären dies mit dem weiblichen Geschlechtshormon Östrogen: Es beschleunigt die Zellteilung und sorgt dafür, dass die Blutgefäße elastisch bleiben und nicht so bald »verkalken«. Das bedeutet weniger Herzinfarkte und weniger Schlaganfälle. Östrogen soll außerdem osteoporotische

Prozesse aufhalten und damit das Risiko von Knochenbrüchen verringern.
Wenn Frauen in die Wechseljahre kommen, verringert der Körper jedoch die Östrogenproduktion. Eine Folge davon sind die so genannten Wechseljahres-Beschwerden: Hitzewallungen, Unruhezustände und eine Reihe von anderen Unannehmlichkeiten; aber auch ein gewisses Risiko für Knochenschwund (Osteoporose).
Es liegt daher nahe, durch Einnahme von Östrogenen diese Beschwerden zu verringern oder sogar gänzlich zum Verschwinden zu bringen. Unseriöse Therapeuten behaupten, mit Hilfe von Östrogentherapien den Alterungsprozess aufzuschieben, Orangenhaut zum Verschwinden zu bringen und Haarausfall zu stoppen. Bis zu einem gewissen Grad verlangsamen Östrogene tatsächlich Alterungsprozesse: Haut und Schleimhäute bleiben geschmeidiger, die Knochen stabiler und die Blutgefäße »verkalken« weniger. Aber leider gilt auch hier der pharmakologische Grundsatz: Ein Medikament, das wirksam ist, hat auch Nebenwirkungen. Die von Östrogenen bewirkte beschleunigte Zellteilung kann dazu führen, dass sich auch Krebszellen beschleunigt vermehren. Östrogentherapien bringen deshalb ein erhöhtes Risiko mit sich, an Krebs zu erkranken. Frauen im gebärfähigen Alter, die Östrogene zum Beispiel in Form der »Pille« zu sich nehmen, sind davon kaum betroffen. Das Risiko erhöht sich jedoch bei Frauen in den Wechseljahren und danach und zeigt sich als gehäuftes Auftreten von Brust- und Gebärmutterschleimhaut-Krebs. Deshalb dürfen Hormone nur nach genauer Abwägung von Vor- und Nachteilen verordnet werden.

Vor Beginn einer Hormontherapie sollte Folgendes beachtet werden:
- Aus verschiedenen Untersuchungen gilt es als gesichert, dass regelmäßige körperliche Betätigung in Form von Gymnastik oder Sport Herz-Kreislauf-Krankheiten und Knochenschwund (Osteoporose) genauso wirksam verhindern kann wie eine Hormontherapie.
- Hormone sind wirksam bei der Behandlung von Störungen durch Hormonmangel und zur Verlangsamung der Osteoporose.
- Eine neue, Anfang 2001 veröffentlichte Studie (HERS) weist nach, dass durch die Einnahme von Hormonen nach den Wechseljahren das Risiko von Herz-Kreislauf-Erkrankungen nicht sinkt. In der ersten Einnahmezeit steigt das Risiko sogar. Dieselbe Studie widerlegt auch die Behauptung, dass Hormone nach den Wechseljahren vor Schlaganfällen schützen.

- Präparate, die nur Östrogene enthalten (z. B. *Climarest, Cutanum, Dermestril, Estraderm TTS, Estradiol Jenapharm, Estramon, Estrifam, Estrifem, Fem 7, Fem Seven, Gynokadin, Menorest, Oestrofeminal, Ovestin, Premarin, Presomen, Progynova*), bringen ein deutlich erhöhtes Risiko mit sich, Gebärmutter-Schleimhautkrebs zu verursachen. Deshalb dürfen reine Östrogenpräparate nur an Frauen verschrieben werden, deren Gebärmutter entfernt ist. Mit zunehmender Dauer der Behandlung steigt das Risiko, an Brustkrebs zu erkranken. Die Empfehlungen, wie lange eine solche Behandlung deshalb dauern darf, variieren. Die meisten Experten empfehlen, reine Östrogenpräparate nicht länger als fünf Jahre einzunehmen.
- Kombinationspräparate aus Östrogen plus Gestagen (z. B. *Activelle, Cyclacur, Cyclo-Menorette, Cyclo Östrogynal, Cyclo Progynova, Estracomb TTS, Klimonorm, Kliogest, Mericomb, Merigest, Oestrofeminal, Östronara, Presomen comp., Sisare*) verringern das Risiko, an Gebärmutterschleimhautkrebs zu erkranken. Allerdings scheint in diesem Fall das Risiko, an Brustkrebs zu erkranken, geringfügig größer zu werden. Es steigt mit der Dauer der Einnahme der Medikamente an, besonders nach fünf oder mehr Anwendungsjahren. Diese Art der Hormontherapie sollte deshalb nicht länger als fünf Jahre angewendet werden.

Pflanzliche Mittel

Vorsicht: *Frauen mit hormonabhängigen Tumoren sollten keine Mittel einnehmen, die den Traubensilberkerzenextrakt Cimicifuga enthalten (z. B. Cefakliman mono, Cimisan, Klimadynon, Remifemin-plus) – diese Präparate haben östrogenartige Wirkungen.*

Homöopathische Mittel

Für die häufig verwendeten homöopathischen Mittel gegen Klimakteriumsbeschwerden Feminon N (siehe Tabelle 18.2.) oder *Klimaktoplant* H gibt es keine überzeugenden Belege für einen therapeutischen Nutzen.

Osteoporose (Knochenschwund)

Geschlechtshormone schützen vor Osteoporose. Der Knochenabbau nimmt deshalb bei Frauen nach dem Wechsel zu und bei entsprechen-

der Veranlagung können innerhalb weniger Jahre die Knochen brüchig werden und erheblich schmerzen.
Frauen werden sehr oft vorbeugend gegen Osteoprose mit weiblichen Geschlechtshormonen (Östrogenen) behandelt (siehe auch Kapitel 14.7.). Frauen, deren Gebärmutter entfernt wurde, können ein Medikament einnehmen, das nur Östrogene enthält (z. B. *Climarest, Presomen* usw.). Alle anderen Frauen sollten zusätzlich ein Gestagen einnehmen, weil sich damit das Risiko, an Gebärmutterkrebs zu erkranken, verringert (z. B. *Kliogest, Presomen comp.* usw. siehe Kapitel 18.3. und Tabelle 18.3.).
Der Nutzen der vorbeugenden Hormontherapie ist heftig umstritten. Die Hormongaben erhöhen das Risiko von schweren Blutgerinnungsstörungen (Thrombosen und Embolien). Dies ist besonders bei Raucherinnen sehr gefährlich. Wahrscheinlich haben Östrogene entgegen immer wieder vorgebrachten Behauptungen keine vorbeugende Wirkung gegen Herz-Kreislauf-Erkrankungen. Sicher ist, dass einmal abgebauter Knochen durch Hormone nicht wieder aufgebaut wird. Bestenfalls kann die Osteoporoseentwicklung verzögert werden. Ob dies aber z. B. die Knochbruchgefahr vermindert, ist immer noch ungeklärt. Die Osteoporosegefahr ist offensichtlich genetisch determiniert. Nur wenn eine familiäre Belastung bekannt ist, sollte eine vorbeugende Therapie mit Hormonen in Erwägung gezogen werden. Zu einer Therapie der Osteoporose stehen auch andere Medikamente zur Verfügung (siehe Kapitel 14.7.) .

18.3. Mittel gegen Beschwerden in den Wechseljahren (Klimakterium)

Präparat	Wichtigste Nebenwirkungen	Empfehlung
Activelle (D/Ö) Filmtabletten Estradiol, Norethisteron *Rezeptpflichtig*	Übelkeit, Schmerzen und Spannungen der Brüste, Völlegefühl im Becken, erhöhtes Thromboserisiko, Leberschäden. Bei Überdosierung: Blutungen durch Vermehrung der Zellen der Gebärmutterschleimhaut, Schmerzen in den Beinen (Präparat absetzen!), Gallenblasenerkrankungen	**Nur zweckmäßig zur** zeitlich begrenzten Hormonergänzung (Substitution) während der Wechseljahre. Kombinationspräparat. Nicht zur Empfängnisverhütung geeignet.

Präparat	Wichtigste Nebenwirkungen	Empfehlung
Cefakliman mono (D) Kaps., Lösung Extrakt aus Cimicifugawurzeln (Traubensilberkerze)	Magen-Darm-Beschwerden. Tropfen enthalten Alkohol	**Wenig zweckmäßig bei** den vom Hersteller angegebenen Anwendungsgebieten (z. B. klimakterische Beschwerden). Pflanzliches Mittel mit östrogenartiger Wirkung.
Cimisan (D) Filmtabl. Extrakt aus Cimicifugawurzeln (Traubensilberkerze)	Magen-Darm-Beschwerden	**Wenig zweckmäßig bei** den vom Hersteller angegebenen Anwendungsgebieten (z. B. klimakterische Beschwerden). Pflanzliches Mittel mit östrogenartiger Wirkung.
Climarest (D) Drag. Konjugierte Östrogene *Rezeptpflichtig*	Übelkeit, Schmerzen und Spannungen der Brüste, Völlegefühl im Becken, erhöhtes Thromboserisiko, Leberschäden. Bei Überdosierung: Blutungen durch Vermehrung der Zellen der Gebärmutterschleimhaut, Schmerzen in den Beinen (Präparat absetzen!), Gallenblasenerkrankungen	**Nur zweckmäßig zur** zeitlich begrenzten Hormonergänzung (Substitution) mit Östrogen während der Wechseljahre.
Climen (D/Ö) Drag. Estradiol, Cyproteron *Rezeptpflichtig*	Übelkeit, Schmerzen und Spannungen der Brüste, Völlegefühl im Becken, stark erhöhtes Thromboserisiko, Leberschäden. Bei Überdosierung: Blutungen durch Vermehrung der Zellen der Gebärmutterschleimhaut, Schmerzen in den Beinen (Präparat absetzen!), Gallenblasenerkrankungen	**Wenig zweckmäßig zur** Hormonergänzung (Substitution) während der Wechseljahre. Erhöhtes Nebenwirkungsrisiko durch Gestagen mit antiandrogener Wirkung (Cyproteron). Zweiphasenpräparat. Nicht zur Empfängnisverhütung geeignet.
Climopax (D) Drag. Konjugierte Östrogene, Medroxyprogesteron *Rezeptpflichtig*	Übelkeit, Schmerzen und Spannungen der Brüste, Völlegefühl im Becken, erhöhtes Thromboserisiko, Leberschäden. Bei Überdosierung: Blutungen durch Vermehrung der Zellen der Gebärmutterschleimhaut, Schmerzen in den Beinen (Präparat absetzen!), Gallenblasenerkrankungen	**Nur zweckmäßig zur** zeitlich begrenzten Hormonergänzung (Substitution) während der Wechseljahre. Nicht zur Empfängnisverhütung geeignet.

Präparat	Wichtigste Nebenwirkungen	Empfehlung
Cutanum (D) Matrixpflaster Estradiol *Rezeptpflichtig*	Häufig Pflasterallergie, Übelkeit, Schmerzen und Spannungen der Brüste, Völlegefühl im Becken, erhöhtes Thromboserisiko, Leberschäden. Bei Überdosierung: Blutungen durch Vermehrung der Zellen der Gebärmutterschleimhaut, Schmerzen in den Beinen (Präparat absetzen!), Gallenblasenerkrankungen	**Nur zweckmäßig zur** zeitlich begrenzten Hormonergänzung (Substitution) während der Wechseljahre. Die orale Einnahme des Wirkstoffes ist besser erprobt.
Cyclacur (Ö) Drag. Estradiol, Norgestrel *Rezeptpflichtig*	Übelkeit, Schmerzen und Spannungen der Brüste, Völlegefühl im Becken, erhöhtes Thromboserisiko, Leberschäden. Bei Überdosierung: Blutungen durch Vermehrung der Zellen der Gebärmutterschleimhaut, Schmerzen in den Beinen (Präparat absetzen!), Gallenblasenerkrankungen	**Nur zweckmäßig zur** zeitlich begrenzten Hormonergänzung (Substitution) während der Wechseljahre. Zweiphasenpräparat. Nicht zur Empfängnisverhütung geeignet.
Cyclo-Menorette (D) Drag. Estradiol, Estriol, Levonorgestrel *Rezeptpflichtig*	Übelkeit, Schmerzen und Spannungen der Brüste, Völlegefühl im Becken, erhöhtes Thromboserisiko, Leberschäden. Bei Überdosierung: Blutungen durch Vermehrung der Zellen der Gebärmutterschleimhaut, Schmerzen in den Beinen (Präparat absetzen!), Gallenblasenerkrankungen	**Nur zweckmäßig zur** zeitlich begrenzten Hormonergänzung (Substitution) während der Wechseljahre. Zweiphasenpräparat. Nicht zur Empfängnisverhütung geeignet.
Cyclo Östrogynal (D) Drag. Estradiol, Estriol, Levonorgestrel *Rezeptpflichtig*	Übelkeit, Schmerzen und Spannungen der Brüste, Völlegefühl im Becken, erhöhtes Thromboserisiko, Leberschäden. Bei Überdosierung: Blutungen durch Vermehrung der Zellen der Gebärmutterschleimhaut, Schmerzen in den Beinen (Präparat absetzen!), Gallenblasenerkrankungen	**Nur zweckmäßig zur** zeitlich begrenzten Hormonergänzung (Substitution) während der Wechseljahre. Kombinationspräparat. Nicht zur Empfängnisverhütung geeignet.

Präparat	Wichtigste Nebenwirkungen	Empfehlung
Cyclo Progynova (D) Drag. Estradiol, Norgestrel *Rezeptpflichtig*	Übelkeit, Schmerzen und Spannungen der Brüste, Völlegefühl im Becken, erhöhtes Thromboserisiko, Leberschäden. Bei Überdosierung: Blutungen durch Vermehrung der Zellen der Gebärmutterschleimhaut, Schmerzen in den Beinen (Präparat absetzen!), Gallenblasenerkrankungen	**Nur zweckmäßig zur** zeitlich begrenzten Hormonergänzung (Substitution) während der Wechseljahre. Zweiphasenpräparat. Nicht zur Empfängnisverhütung geeignet.
Dermestril (D) Transdermales Pflaster Estradiol *Rezeptpflichtig*	Häufig Pflasterallergie, Übelkeit, Schmerzen und Spannungen der Brüste, Völlegefühl im Becken, erhöhtes Thromboserisiko, Leberschäden. Bei Überdosierung: Blutungen durch Vermehrung der Zellen der Gebärmutterschleimhaut, Schmerzen in den Beinen (Präparat absetzen!), Gallenblasenerkrankungen	**Nur zweckmäßig zur** zeitlich begrenzten Hormonergänzung (Substitution) mit Östrogen während der Wechseljahre. Die orale Einnahme des Wirkstoffes ist besser erprobt.
Estracomb TTS (D) Membranpflaster Estradiol, Norethisteron *Rezeptpflichtig*	Häufig Pflasterallergie, Übelkeit, Schmerzen und Spannungen der Brüste, Völlegefühl im Becken, erhöhtes Thromboserisiko, Leberschäden. Bei Überdosierung: Blutungen durch Vermehrung der Zellen der Gebärmutterschleimhaut, Schmerzen in den Beinen (Präparat absetzen!), Gallenblasenerkrankungen	**Nur zweckmäßig zur** zeitlich begrenzten Hormonergänzung (Substitution) während der Wechseljahre. Die orale Einnahme des Wirkstoffes ist besser erprobt.
Estraderm TTS (D) Membranpflaster Estradiol *Rezeptpflichtig*	Häufig Pflasterallergie, Übelkeit, Schmerzen und Spannungen der Brüste, Völlegefühl im Becken, erhöhtes Thromboserisiko, Leberschäden. Bei Überdosierung: Blutungen durch Vermehrung der Zellen der Gebärmutterschleimhaut, Schmerzen in den Beinen (Präparat absetzen!), Gallenblasenerkrankungen	**Nur zweckmäßig zur** zeitlich begrenzten Hormonergänzung (Substitution) mit Östrogen während der Wechseljahre. Die orale Einnahme des Wirkstoffes ist besser erprobt.

Präparat	Wichtigste Nebenwirkungen	Empfehlung
Estradiol Jenapharm (D) Tabl. Estradiol *Rezeptpflichtig*	Übelkeit, Schmerzen und Spannungen der Brüste, Völlegefühl im Becken, erhöhtes Thromboserisiko, Leberschäden. Bei Überdosierung: Blutungen durch Vermehrung der Zellen der Gebärmutterschleimhaut, Schmerzen in den Beinen (Präparat absetzen!), Gallenblasenerkrankungen	**Nur zweckmäßig zur** zeitlich begrenzten Hormonergänzung (Substitution) mit Östrogen.
Estragest TTS (D) Membranpflaster Estradiol, Norethisteron *Rezeptpflichtig*	Häufig Pflasterallergie, Übelkeit, Schmerzen und Spannungen der Brüste, Völlegefühl im Becken, erhöhtes Thromboserisiko, Leberschäden. Bei Überdosierung: Blutungen durch Vermehrung der Zellen der Gebärmutterschleimhaut, Schmerzen in den Beinen (Präparat absetzen!), Gallenblasenerkrankungen	**Nur zweckmäßig zur** zeitlich begrenzten Hormonergänzung (Substitution) während der Wechseljahre. Die orale Einnahme des Wirkstoffes ist besser erprobt.
Estramon TTS (D/Ö) Membranpflaster Estradiol *Rezeptpflichtig*	Häufig Pflasterallergie, Übelkeit, Schmerzen und Spannungen der Brüste, Völlegefühl im Becken, erhöhtes Thromboserisiko, Leberschäden. Bei Überdosierung: Blutungen durch Vermehrung der Zellen der Gebärmutterschleimhaut, Schmerzen in den Beinen (Präparat absetzen!), Gallenblasenerkrankungen	**Nur zweckmäßig zur** zeitlich begrenzten Hormonergänzung (Substitution) mit Östrogenen während der Wechseljahre. Die orale Einnahme des Wirkstoffes ist besser erprobt.
Estrifam (D) Filmtabl. Estradiol *Rezeptpflichtig*	Übelkeit, Schmerzen und Spannungen der Brüste, Völlegefühl im Becken, erhöhtes Thromboserisiko, Leberschäden. Bei Überdosierung: Blutungen durch Vermehrung der Zellen der Gebärmutterschleimhaut, Schmerzen in den Beinen (Präparat absetzen!), Gallenblasenerkrankungen	**Nur zweckmäßig zur** zeitlich begrenzten Hormonergänzung (Substitution) mit Östrogen.

Präparat	Wichtigste Nebenwirkungen	Empfehlung
Estrofem (Ö) Filmtabl. Estradiol *Rezeptpflichtig*	Übelkeit, Schmerzen und Spannungen der Brüste, Völlegefühl im Becken, erhöhtes Thromboserisiko, Leberschäden. Bei Überdosierung: Blutungen durch Vermehrung der Zellen der Gebärmutterschleimhaut, Schmerzen in den Beinen (Präparat absetzen!), Gallenblasenerkrankungen	**Nur zweckmäßig zur** zeitlich begrenzten Hormonergänzung (Substitution) mit Östrogen.
Fem 7 (D) **FemSeven** (Ö) Membranpflaster Estradiol *Rezeptpflichtig*	Häufig Pflasterallergie, Übelkeit, Schmerzen und Spannungen der Brüste, Völlegefühl im Becken, erhöhtes Thromboserisiko, Leberschäden. Bei Überdosierung: Blutungen durch Vermehrung der Zellen der Gebärmutterschleimhaut, Schmerzen in den Beinen (Präparat absetzen!), Gallenblasenerkrankungen	**Nur zweckmäßig zur** zeitlich begrenzten Hormonergänzung (Substitution) mit Östrogenen während der Wechseljahre. Die orale Einnahme des Wirkstoffes ist besser erprobt.
Gynodian depot (D/Ö) Injektionslösung Estradiolvalerat, Prasteronenantat *Rezeptpflichtig*	Erhöhtes Thromboserisiko (Blutgerinnsel), Leberschäden, Bluthochdruck, Depressionen, Schmerzen an der Injektionsstelle	**Abzuraten** Gestagen-Östrogen-Kombinationspräparat mit Langzeitwirkung. Beim Auftreten von gefährlichen Nebenwirkungen (z. B. Thrombose) wirkt der schädigende Inhaltsstoff trotz Abbruch der Behandlung weiter (Depoteffekt).
Gynokadin (D) Tabl. Estradiol *Rezeptpflichtig*	Übelkeit, Schmerzen und Spannungen der Brüste, Völlegefühl im Becken, erhöhtes Thromboserisiko, Leberschäden. Bei Überdosierung: Blutungen durch Vermehrung der Zellen der Gebärmutterschleimhaut, Schmerzen in den Beinen (Präparat absetzen!), Gallenblasenerkrankungen	**Nur zweckmäßig zur** zeitlich begrenzten Hormonergänzung (Substitution) mit Östrogen.
Klimadynon (D) Filmtabl., Tropfen Extrakt aus Cimicifugawurzeln (Traubensilberkerze)	Magen-Darm-Beschwerden. Tropfen enthalten Alkohol	**Wenig zweckmäßig bei** den vom Hersteller angegebenen Anwendungsgebieten (z. B. klimakterische Beschwerden). Pflanzliches Mittel mit östrogenartiger Wirkung.

Präparat	Wichtigste Nebenwirkungen	Empfehlung
Klimaktoplant H (D) Tabl. Homöopathische Verdünnung von Cimicifuga, Sepia, Ignatia, Sanguinaria	Keine wesentlichen zu erwarten	**Homöopathisches Mittel** Therapeutische Wirkung bei den vom Hersteller angegebenen Anwendungsgebieten (z. B. klimakterische Beschwerden) zweifelhaft.
Klimonorm (D) Drag. Estradiol, Levonorgestrel *Rezeptpflichtig*	Übelkeit, Schmerzen und Spannungen der Brüste, Völlegefühl im Becken, erhöhtes Thromboserisiko, Leberschäden. Bei Überdosierung: Blutungen durch Vermehrung der Zellen der Gebärmutterschleimhaut, Schmerzen in den Beinen (Präparat absetzen!), Gallenblasenerkrankungen	**Nur zweckmäßig zur** zeitlich begrenzten Hormonergänzung (Substitution) während der Wechseljahre. Zweiphasenpräparat.
Kliogest (D/Ö) Tabl. Estradiol, Norethisteron *Rezeptpflichtig*	Übelkeit, Schmerzen und Spannungen der Brüste, Völlegefühl im Becken, erhöhtes Thromboserisiko, Leberschäden. Bei Überdosierung: Blutungen durch Vermehrung der Zellen der Gebärmutterschleimhaut, Schmerzen in den Beinen (Präparat absetzen!), Gallenblasenerkrankungen	**Nur zweckmäßig zur** zeitlich begrenzten Hormonergänzung (Substitution) während der Wechseljahre. Kombinationspräparat. Nicht zur Empfängnisverhütung geeignet.
Liviella (D) Tabl. Tibolon *Rezeptpflichtig*	Übelkeit, Schmerzen und Spannungen der Brüste, Kopfschmerzen, Depressionen, Gewichtszunahme, erhöhtes Thromboserisiko, Leberschäden, Gebärmutterblutungen, Schmerzen in den Beinen (Präparat absetzen!). Häufig Hautausschlag. Zahlreiche Wechselwirkungen mit anderen Medikamenten	**Abzuraten zur** zeitlich begrenzten Hormonbehandlung während der Wechseljahre. Unzuverlässige Wirkung. Neues Mittel. Langzeitverträglichkeit noch unzureichend erprobt.

Präparat	Wichtigste Nebenwirkungen	Empfehlung
Menorest (D/Ö) Transdermales Pflaster Estradiol *Rezeptpflichtig*	Häufig Pflasterallergie, Übelkeit, Schmerzen und Spannungen der Brüste, Völlegefühl im Becken, erhöhtes Thromboserisiko, Leberschäden. Bei Überdosierung: Blutungen durch Vermehrung der Zellen der Gebärmutterschleimhaut, Schmerzen in den Beinen (Präparat absetzen!), Gallenblasenerkrankungen	**Nur zweckmäßig zur** zeitlich begrenzten Hormonergänzung (Substitution) mit Östrogenen während der Wechseljahre. Die orale Einnahme des Wirkstoffes ist besser erprobt.
Mericomb (D/Ö) Filmtabl. Estradiol, Norethisteron *Rezeptpflichtig*	Übelkeit, Schmerzen und Spannungen der Brüste, Völlegefühl im Becken, erhöhtes Thromboserisiko, Leberschäden. Bei Überdosierung: Blutungen durch Vermehrung der Zellen der Gebärmutterschleimhaut, Schmerzen in den Beinen (Präparat absetzen!), Gallenblasenerkrankungen	**Nur zweckmäßig zur** zeitlich begrenzten Hormonergänzung (Substitution) während der Wechseljahre. Zweiphasenpräparat. Nicht zur Empfängnisverhütung geeignet.
Merigest (D/Ö) Filmtabl. Estradiol, Norethisteron *Rezeptpflichtig*	Übelkeit, Schmerzen und Spannungen der Brüste, Völlegefühl im Becken, erhöhtes Thromboserisiko, Leberschäden. Bei Überdosierung: Blutungen durch Vermehrung der Zellen der Gebärmutterschleimhaut, Schmerzen in den Beinen (Präparat absetzen!), Gallenblasenerkrankungen	**Nur zweckmäßig zur** zeitlich begrenzten Hormonergänzung (Substitution) während der Wechseljahre. Zweiphasenpräparat. Nicht zur Empfängnisverhütung geeignet.
Oestrofeminal (D/Ö) Kaps. Konjugierte, wasserlösliche, natürliche Östrogene *Rezeptpflichtig*	Übelkeit, Schmerzen und Spannungen der Brüste, Völlegefühl im Becken, erhöhtes Thromboserisiko, Leberschäden. Bei Überdosierung: Blutungen durch Vermehrung der Zellen der Gebärmutterschleimhaut, Schmerzen in den Beinen (Präparat absetzen!), Gallenblasenerkrankungen	**Nur zweckmäßig zur** zeitlich begrenzten Hormonergänzung (Substitution) mit Östrogenwährend der Wechseljahre.

Präparat	Wichtigste Nebenwirkungen	Empfehlung
Östronara (D/Ö) Drag. Estradiol, Levonorgestrel *Rezeptpflichtig*	Übelkeit, Schmerzen und Spannungen der Brüste, Völlegefühl im Becken, erhöhtes Thromboserisiko, Leberschäden. Bei Überdosierung: Blutungen durch Vermehrung der Zellen der Gebärmutterschleimhaut, Schmerzen in den Beinen (Präparat absetzen!), Gallenblasenerkrankungen	**Nur zweckmäßig zur** zeitlich begrenzten Hormonergänzung (Substitution) während der Wechseljahre. Zweiphasenpräparat. Nicht zur Empfängnisverhütung geeignet.
Ovestin (D/Ö) Tabl. Estriol *Rezeptpflichtig*	Übelkeit, Schmerzen und Spannungen der Brüste, Völlegefühl im Becken, erhöhtes Thromboserisiko, Leberschäden. Bei Überdosierung: Blutungen durch Vermehrung der Zellen der Gebärmutterschleimhaut, Schmerzen in den Beinen (Präparat absetzen!), Gallenblasenerkrankungen	**Nur zweckmäßig zur** zeitlich begrenzten Hormonergänzung (Substitution) mit Östrogen.
Presomen (D) Drag. Natürliche konjugierte Östrogene *Rezeptpflichtig*	Übelkeit, Schmerzen und Spannungen der Brüste, Völlegefühl im Becken, erhöhtes Thromboserisiko, Leberschäden. Bei Überdosierung: Blutungen durch Vermehrung der Zellen der Gebärmutterschleimhaut, Schmerzen in den Beinen (Präparat absetzen!), Gallenblasenerkrankungen	**Nur zweckmäßig zur** zeitlich begrenzten Hormonergänzung (Substitution) mit Östrogen während der Wechseljahre.
Presomen comp. (D) Drag. Konjugierte Östrogene, Medrogeston *Rezeptpflichtig*	Übelkeit, Schmerzen und Spannungen der Brüste, Völlegefühl im Becken, erhöhtes Thromboserisiko, Leberschäden. Bei Überdosierung: Blutungen durch Vermehrung der Zellen der Gebärmutterschleimhaut, Schmerzen in den Beinen (Präparat absetzen!), Gallenblasenerkrankungen	**Nur zweckmäßig zur** zeitlich begrenzten Hormonergänzung (Substitution) während der Wechseljahre. Zweiphasenpräparat. Nicht zur Empfängnisverhütung geeignet.

Präparat	Wichtigste Nebenwirkungen	Empfehlung
Progynova/ mite (D/Ö) Drag., Tropfen (D) Estradiol *Rezeptpflichtig*	Übelkeit, Schmerzen und Spannungen der Brüste, Völlegefühl im Becken, erhöhtes Thromboserisiko, Leberschäden. Bei Überdosierung: Blutungen durch Vermehrung der Zellen der Gebärmutterschleimhaut, Schmerzen in den Beinen (Präparat absetzen!), Gallenblasenerkrankungen. Tropfen enthalten Alkohol	**Nur zweckmäßig zur** zeitlich begrenzten Hormonergänzung (Substitution) mit Östrogen.
Remifemin (D) Tabl., Lösung Extrakt aus Cimicifugawurzeln (Traubensilberkerze)	Magen-Darm-Beschwerden	**Wenig zweckmäßig bei** den vom Hersteller angegebenen Anwendungsgebieten (z. B. klimakterische Beschwerden). Pflanzliches Mittel mit östrogenartiger Wirkung.
Remifemin Plus (D) Drag. Extrakt aus Cimicifugawurzeln (Traubensilberkerze), Hypericin (Johanniskraut)	Magen-Darm-Beschwerden. Problematische Wechselwirkungen mit anderen Arzneimitteln (z. B. Calciumantagonisten). Lichtüberempfindlichkeit	**Wenig zweckmäßig** Wenig sinnvolle Kombination von pflanzlichen Mitteln mit östrogenartiger (Traubensilberkerze) und beruhigender (Johanniskraut) Wirkung. Therapeutische Wirksamkeit bei klimakterischen Beschwerden zweifelhaft.
Sisare (D) Tabl. Estradiol, Medroxyprogesteron *Rezeptpflichtig*	Übelkeit, Schmerzen und Spannungen der Brüste, Völlegefühl im Becken, erhöhtes Thromboserisiko, Leberschäden. Bei Überdosierung: Blutungen durch Vermehrung der Zellen der Gebärmutterschleimhaut, Schmerzen in den Beinen (Präparat absetzen!), Gallenblasenerkrankungen. Tropfen enthalten Alkohol	**Nur zweckmäßig zur** zeitlich begrenzten Hormonergänzung (Substitution) während der Wechseljahre. Zweiphasenpräparat. Nicht zur Empfängnisverhütung geeignet.
Trisequens (D/Ö) Filmtabl., Forte-Filmtabl. Estradiol, Norethisteron *Rezeptpflichtig*	Übelkeit, Schmerzen und Spannungen der Brüste, Völlegefühl im Becken, erhöhtes Thromboserisiko, Leberschäden. Bei Überdosierung: Blutungen durch Vermehrung der Zellen der Gebärmutterschleimhaut, Schmerzen in den Beinen (Präparat absetzen!), Gallenblasenerkrankungen	**Nur zweckmäßig zur** zeitlich begrenzten Hormonergänzung (Substitution) während der Wechseljahre. Dreiphasenpräparat. Nicht zur Empfängnisverhütung geeignet.

18.4. Mittel gegen Unfruchtbarkeit

Etwa jedes siebte Paar hat Probleme mit der Fruchtbarkeit. Im Durchschnitt sind Männer und Frauen im selben Ausmaß daran beteiligt. Von Unfruchtbarkeit spricht man erst dann, wenn trotz regelmäßigem, ungeschützten Geschlechtsverkehr nach einem Jahr keine Schwangerschaft eintritt. Die Ursachen können bei einem der Partner allein oder bei beiden gemeinsam liegen. Seelische Ursachen, wie z. B. Stress oder unbewusste Konflikte, sind häufig. Ohne jede psychotherapeutische oder medizinische Behandlung wird etwa jede dritte Frau eines bis dahin unfruchtbaren Paares innerhalb eines Zeitraumes von sieben Jahren letztlich doch schwanger. Psychotherapie scheint in manchen Fällen erfolgreich zu sein. Bevor bei einer Frau gravierende medizinische Maßnahmen (etwa Hormontherapie oder eine Operation) veranlasst werden, sollten auf jeden Fall die männlichen Samenzellen untersucht werden.

Mittel gegen weibliche Unfruchtbarkeit

Eine Behandlung sollte immer erst nach einer genauen Untersuchung durch einen speziell geschulten Frauenarzt erfolgen. Ein Psychotherapeut sollte unbedingt an der Beratung beteiligt sein. Der ungezielte oder unbegründete Einsatz von Medikamenten kann nicht nur schädlich sein, sondern täuscht auch angeblich »hohe« Erfolgsquoten vor. Die ersten Schritte auf der Suche nach den Gründen für die Unfruchtbarkeit sollten bei der Frau die genaue Beobachtung des Menstruationszyklus mit Messung der Basaltemperatur (siehe dazu Kapitel 18.1.) und die Untersuchung des Gebärmutterhalsschleims sein. Erst dann sollten die Eileiter und die Gebärmutterschleimhaut untersucht werden, denn diese Untersuchungen sind aufwendig, belastend und können in seltenen Fällen irreparable Schäden hinterlassen.
Die häufigste Ursache für Unfruchtbarkeit bei Frauen sind Infektionen mit Chlamydien. Dieses Bakterium wird durch Geschlechtsverkehr übertragen. Es verursacht meist keinerlei Beschwerden, kann jedoch bei beiden Geschlechtern zur Unfruchtbarkeit führen. Den einzigen Schutz dagegen bietet die konsequente Verwendung von Kondomen oder die rechtzeitige Behandlung mit einem Antibiotikum (siehe Kapitel 18.7.: Mittel gegen Entzündungen und Infektionen der Sexualorgane).

Bei etwa jeder siebten unfruchtbaren Frau ist die Ursache für ihre Unfruchtbarkeit das *Ausbleiben des Eisprungs*. Man kann in diesem Fall versuchen, durch bestimmte »Steuerungshormone« oder Medikamente (z. B. *Clomifen*) einen Eisprung auszulösen. 35 Prozent der Frauen werden danach schwanger. Eine solche Behandlung muss sorgfältig durchgeführt und überwacht werden. Etwa jede sechste erfolgreich behandelte Frau verliert das Kind in den ersten Monaten. Häufig kommt es zu Mehrlingsschwangerschaften. Bei etwa 10 bis 15 Prozent der Frauen vergrößern sich die Eierstöcke durch Zysten. Deshalb sind regelmäßige Ultraschallkontrollen notwendig. Es besteht außerdem der Verdacht, dass Clomifen Missbildungen des Embryos (besonders am Rückenmark) hervorrufen kann.
Ein anderer Grund für Unfruchtbarkeit kann ein Mangel an Gelbkörperhormon (Progesteron) sein. Durch ein Gelbkörperhormon-Präparat läßt sich das fehlende Hormon »ersetzen«.
Ist der Gebärmutterhalsschleim für Spermien undurchlässig, kann man versuchen, mit einer künstlichen Befruchtung (Insemination) die Schranke zu umgehen oder mit Östrogenen den Schleim durchlässig zu machen.
Manchmal ist eine Unfruchtbarkeit durch Ablagerung von Gebärmutterschleimhautgewebe im Eileiter (Endometriose) verursacht. Dann ist unter Umständen die Behandlung mit einem Medikament (Danazol, enthalten z. B. in *Winobanin*) möglich. Dieses drosselt die Steuerungshormone und bringt die Schleimhaut zum Einschrumpfen. Eine solche Behandlung ist langwierig und kann beträchtliche Nebenwirkungen hervorrufen (z. B. Wechseljahres-Beschwerden).
Bei einigen Frauen kommt es wegen erhöhter Blutspiegel männlicher Hormone zur Unfruchtbarkeit. Meist ist auch der Zyklus gestört, und Akne und verstärkter Haarwuchs treten auf. Mittel, die die männlichen Hormone blockieren (Antiandrogene), sind hilfreich (z. B. Androcur, enthalten z. B. in *Diane 35*). Wenn sie abgesetzt werden, kann sich danach die Fruchtbarkeit normalisieren.

Mittel gegen männliche Unfruchtbarkeit

Die Ursachen für männliche Unfruchtbarkeit können sehr verschieden sein: Krampfadern am Hoden drosseln durch Überwärmung die Spermienproduktion. Stress, Rauchen und unbewusste seelische Konflikte reduzieren diese ebenfalls. Sexuell übertragbare Infektionen, vor allem von Prostata und Nebenhoden, können die Samenleiter verkleben. Hormon- und Chromosomenstörungen sind selten. Unfrucht-

barkeit zeigt sich unter anderem in einer Störung der Samenzahl, der Samenflüssigkeit oder der Samenbeweglichkeit.
Die erfolgreiche Behandlung von Unfruchtbarkeit ist meist nur dann möglich, wenn die genaue Ursache herausgefunden werden kann. Dafür ist zunächst einmal – nach einer mindestens fünftägigen Karenz – die Untersuchung des Ejakulats notwendig. Nach WHO-Klassifikation gilt ein Anteil von bis zu 70 Prozent auffälligen Spermien noch als normal.
Bei etwa jedem zweiten unfruchtbaren Mann kann keine bestimmte Ursache gefunden werden. Bei bestehender Nebenhodenentzündung wird meist eine Zeit lang mit einem Antibiotikum behandelt.
Die Zahl und die Beweglichkeit der Spermien soll durch eine drei- bis sechswöchige Einnahme von Diclofenac (enthalten z. B. in *Voltaren*) oder Acetylsalicylsäure (enthalten z. B. in *Aspirin*) erhöht werden.
Bei Gonadotropinmangel helfen Mittel, die Choriongonadotropin enthalten (z. B. *Chorapol, Pregnesin, Pregnyl*).
Prinzipiell sollte die Behandlung der Unfruchtbarkeit – der männlichen ebenso wie der weiblichen – *nur von erfahrenen Fachärzten/innen* durchgeführt werden.

18.4. Mittel gegen Unfruchtbarkeit

Präparat	Wichtigste Nebenwirkungen	Empfehlung
Choragon (D) Amp. Choriongonadotropin (hCG) *Rezeptpflichtig*	Kopfschmerzen, Müdigkeit, Wassereinlagerung, erhebliche Vergrößerung der Eierstöcke. Die Wahrscheinlichkeit einer Mehrlingsschwangerschaft wird wesentlich erhöht	**Zweckmäßig zur** Auslösung eines Eisprungs.
Clomhexal (D) **Clomid** (Ö) **Clomifen-ratiopharm** (D) **Clomiphen-Arcana** (Ö) Tabl. Clomifen *Rezeptpflichtig*	Sehstörungen, Übelkeit, Hitzewallungen, erhebliche Vergrößerung der Eierstöcke. Die Wahrscheinlichkeit einer Mehrlingsschwangerschaft wird wesentlich erhöht	**Zweckmäßig zur** Auslösung des Eisprungs.

Präparat	Wichtigste Nebenwirkungen	Empfehlung
Fertinorm HP (D/Ö) Amp. Urofollitropin (FSH) *Rezeptpflichtig*	Bei Frauen: Kopfschmerzen, Müdigkeit, Wassereinlagerung, erhebliche Vergrößerung der Eierstöcke. Die Wahrscheinlichkeit einer Mehrlingsschwangerschaft ist wesentlich erhöht. Schwerste Gerinnungsstörungen (Thromboembolien) sind möglich. Bei Männern: Vergrößerung der Brustdrüse, Akne	**Nur zweckmäßig zur** Anregung der Ausbildung von Eizellen bei Versagen von Clomiphen. Wird auch zur Gewinnung von Eizellen zur künstlichen Befruchtung eingesetzt (»Superovulation«). **Wenig zweckmäßig bei** Infertilität des Mannes (Gabe nur zusammen mit einer Choriongonadotropin(hCG)-Behandlung).
Gonal F (D/Ö) Amp. Follitropin alfa (r-hFSH) *Rezeptpflichtig*	Bei Frauen: Kopfschmerzen, Müdigkeit, Wassereinlagerung, erhebliche Vergrößerung der Eierstöcke. Die Wahrscheinlichkeit einer Mehrlingsschwangerschaft ist wesentlich erhöht. Schwerste Gerinnungsstörungen (Thromboembolien) sind möglich. Bei Männern: Vergrößerung der Brustdrüse, Akne	**Nur zweckmäßig zur** Anregung der Ausbildung von Eizellen bei Versagen von Clomiphen. Wird auch zur Gewinnung von Eizellen zur künstlichen Befruchtung eingesetzt (»Superovulation«). **Wenig zweckmäßig bei** Infertilität des Mannes (Gabe nur zusammen mit einer Choriongonadotropin(hCG)-Behandlung).
Menogon (D) Trockensubstanz Lösungsmittel Menotropin *Rezeptpflichtig*	Kopfschmerzen, Müdigkeit, Wassereinlagerung, erhebliche Vergrößerung der Eierstöcke. Schwerste Gerinnungsstörungen (Thromboembolien) sind möglich. Die Wahrscheinlichkeit einer Mehrlingsschwangerschaft wird wesentlich erhöht. Bei Männern: Vergrößerung der Brustdrüse, Akne	**Zweckmäßig zur** Auslösung eines Eisprungs in Kombination mit Choriongonadotropin (hCG). **Wenig zweckmäßig bei** Infertilität des Mannes (Kombination mit Choriongonadotropin (hCG) notwendig).
Pregnesin (D) Amp. Choriongonadotropin (hCG) *Rezeptpflichtig*	Kopfschmerzen, Müdigkeit, Wassereinlagerung, erhebliche Vergrößerung der Eierstöcke. Die Wahrscheinlichkeit einer Mehrlingsschwangerschaft wird wesentlich erhöht	**Zweckmäßig zur** Auslösung eines Eisprungs.
Pregnyl (Ö) Amp. Choriongonadotropin *Rezeptpflichtig*	Kopfschmerzen, Müdigkeit, Wassereinlagerung, erhebliche Vergrößerung der Eierstöcke. Die Wahrscheinlichkeit einer Mehrlingsschwangerschaft wird wesentlich erhöht	**Zweckmäßig zur** Auslösung eines Eisprungs.

Präparat	Wichtigste Nebenwirkungen	Empfehlung
Puregon (D/Ö) Amp. Follitropin beta *Rezeptpflichtig*	Bei Frauen: Kopfschmerzen, Müdigkeit, Wassereinlagerung, erhebliche Vergrößerung der Eierstöcke. Die Wahrscheinlichkeit einer Mehrlingsschwangerschaft ist wesentlich erhöht. Schwerste Gerinnungsstörungen (Thromboembolien) sind möglich. Bei Männern: Vergrößerung der Brustdrüse, Akne	**Nur zweckmäßig zur** Anregung der Ausbildung von Eizellen bei Versagen von Clomiphen. Wird auch zur Gewinnung von Eizellen zur künstlichen Befruchtung eingesetzt (»Superovulation«). **Wenig zweckmäßig bei** Infertilität des Mannes (Gabe nur zusammen mit einer Choriongonadotropin(hCG)-Behandlung).

18.5. Mittel gegen drohende Frühgeburt (Wehenhemmer)

Wenn die Gefahr besteht, ein Kind vor der 26. Schwangerschaftwoche durch eine Fehlgeburt zu verlieren (Abort), ist Bettruhe die wichtigste Maßnahme – in 80 Prozent aller Fälle erfolgreich. Die zusätzliche Verwendung von Hormonen wie etwa dem Wirkstoff Progesteron ist sehr umstritten.

Mittel gegen drohende Frühgeburt (Wehenhemmer)

Wehenhemmer werden in den letzten Jahren immer häufiger eingesetzt, um eine drohende Frühgeburt so lange hinauszuzögern, bis wenigstens die Lungen des Ungeborenen gereift sind. Dies ist ab der 36. Schwangerschaftswoche der Fall. Die wichtigste Maßnahme bei drohender Frühgeburt ist ebenso wie bei drohender Fehlgeburt Bettruhe und Entspannung. In Deutschland wird vorwiegend das Medikament Fenoterol (enthalten z. B. in *Partusisten*) verwendet, in Österreich Hexoprenalin (*Gynipral*) – oft sogar wochen- und monatelang. In anderen Ländern ist man von dieser Art der Behandlung längst abgekommen – da werden solche Wehenhemmer höchstens in Ausnahmefällen und nur kurzfristig angewendet (einige Stunden oder Tage). Wenn man mit dieser Therapie aufhört, werden sofort Wehen ausgelöst.

Diese Behandlung ist nicht ungefährlich für die Mutter: Sowohl Fenoterol (*Partusisten*) als auch Hexoprenalin (*Gynipral*) können als Nebenwirkung Unruhe, Zittern, Herzklopfen, dramatische Angstzu-

stände, Übelkeit, Kopfschmerzen, Schwindel und in seltenen Fällen sogar Lungenödeme mit tödlichem Ausgang verursachen.
Beim Kind kann die Verwendung von Wehenhemmern Entwicklungsstörungen verursachen, die oft erst nach Jahren ausgeglichen werden. Umstritten ist insbesondere die Verwendung dieser Mittel in Tablettenform. Die Wirkung ist aufgrund wechselnder Aufnahme in den Körper unterschiedlich stark und deshalb unsicher. Wenn wenig aufgenommen wird, hat *Partusisten* keine Wirkung auf die Gebärmutter. Ist die Wirkung zu stark, kann es zu Nebenwirkungen wie Unruhe, Herzklopfen, Schwitzen, Übelkeit und Blutdruckabfall kommen.
Es gibt inzwischen eine bewährte medikamentöse Alternative zur Verwendung von Wehenhemmern: So genannte *Surfactant-Mittel*, die bei Frühgeborenen angewendet werden und die Lungenreifung beschleunigen.

18.5. Mittel gegen drohende Frühgeburt (Wehenhemmer)

Präparat	Wichtigste Nebenwirkungen	Empfehlung
Gynipral (Ö) Amp. Hexoprenalin *Rezeptpflichtig*	Unruhe, Zittern, Herzklopfen, Angstzustände, Übelkeit, Kopfschmerzen, Schwindel, Lungenödem (Flüssigkeitsansammlung in der Lunge) möglich	**Wenig zweckmäßig zur** kurzzeitigen Ruhigstellung der Gebärmutter wegen unzuverlässiger Wirkung und erheblichem Risiko für Mutter und Kind.
Gynipral (Ö) Tabl. Hexoprenalin *Rezeptpflichtig*	Unruhe, Zittern, Herzklopfen, Angstzustände, Übelkeit, Kopfschmerzen, Schwindel, Lungenödem (Flüssigkeitsansammlung in der Lunge) möglich	**Abzuraten** Vertretbar nur zur Vermeidung von Entzugserscheinungen nach vorangegangener Infusionsbehandlung mit Gyniparal Amp.
Partusisten (D) Amp. Fenoterol *Rezeptpflichtig*	Unruhe, Zittern, Herzklopfen, Angstzustände, Übelkeit, Kopfschmerzen, Schwindel, Lungenödem (Flüssigkeitsansammlung in der Lunge) möglich	**Zweckmäßig nur zur** kurzfristigen Ruhigstellung der Gebärmutter in Notfallsituationen.
Partusisten (D) Tabl. Fenoterol *Rezeptpflichtig*	Unruhe, Zittern, Herzklopfen, Angstzustände, Übelkeit, Kopfschmerzen, Schwindel, Lungenödem (Flüssigkeitsansammlung in der Lunge) möglich	**Abzuraten** Vertretbar nur zur Vermeidung von Entzugserscheinungen nach vorangegangener Infusionsbehandlung mit Partusisten Amp.

18.6. Mittel vor und nach der Entbindung

In diesem Kapitel werden wehenfördernde Mittel, Medikamente zur Geburtsschmerzerleichterung sowie Medikamente zur Bekämpfung von übermäßigem Blutverlust nach der Entbindung und zum Abstillen besprochen.

Wehenfördernde Mittel

Gegenwärtig wird zur medikamentösen Wehenförderung während der Entbindung hauptsächlich Oxytocin (z. B. in *Syntocinon*) eingesetzt. Es handelt sich dabei um ein Hormon, das bei einer spontanen Geburt vom Körper selbst produziert wird. Durch den Einsatz dieses Mittels können bei einem Geburtsstillstand oftmals Kaiserschnitte oder andere Eingriffe vermieden werden. Die richtige Dosierung ist von entscheidender Bedeutung. Wenn die Mutter nur geringfügig zu viel *Syntocinon* erhält, kann das Kind durch zu starke Wehen einen Sauerstoffmangel erleiden. Darum muss die Herzaktion des Ungeborenen vom Arzt fortlaufend genau kontrolliert werden. Lehrbücher enthalten eine weitere eindringliche Warnung: *Wenn die Geburt bereits begonnen hat, soll Syntocinon nicht mehr zur Beschleunigung einer normal verlaufenden Geburt eingesetzt werden.*
Die Wehentätigkeit kann am Geburtstermin auch angeregt werden durch Reiben oder Saugen der Brustwarzen.
Seit kurzem stehen wehenauslösende Prostaglandine auch in Form von Vaginaltabletten bzw. -gel zur Verfügung (z. B. *Prostin E2*). Der Nachteil solcher Mittel: Sie können nicht so genau dosiert werden und können deshalb vor allem im Anfangsstadium manchmal zu heftigen und unregelmäßigen, aber nicht ausreichend langen Wehen führen.
Bei der Übertragung von mehr als zehn Tagen über den errechneten Termin hingegen können wehenfördernde Mittel zum »Anstoßen« der Wehen hilfreich sein. Eine zweite Form der Anwendung ist zur Einleitung eines Schwangerschaftsabbruches in Kombination mit RU 489 oder jenseits der 12. Schwangerschaftswoche.

Entbindungsschmerzen

Zur Linderung von Entbindungsschmerzen kann der Schwangeren ein örtliches Betäubungsmittel in die Rückenmarksflüssigkeit gespritzt werden, um dort die Schmerzleitungsbahnen zu blockieren. Die Medizin bezeichnet dies als Periduralanästhesie.

Wenn diese sehr wirksame Methode zu hoch dosiert wird, kann es unter Umständen zu einer Wehenhemmung kommen. Dann wiederum sind wehenfördernde Mittel notwendig und der Stress für Mutter und Kind kann sich erhöhen.
Zur Linderung von Geburtsschmerzen werden bisweilen starke Schmerzmittel (siehe Kapitel 1.2.) verwendet. Wegen der möglichen schweren Nebenwirkungen dieser morphinähnlich wirkenden Mittel (z. B. Unterdrückung der Atmung beim Neugeborenen) sollten sie jedoch nur in begründeten Ausnahmefällen eingesetzt werden.
Vor allem von der Verwendung von morphinähnlich wirkenden Mitteln mit langer Wirkungsdauer (etwa Methadon, z. B. in *Heptadon*) ist unbedingt abzuraten und in der Geburtshilfe auch unüblich.

Nachgeburt

Nach einer Geburt oder einem späten Schwangerschaftsabbruch müssen sich die gedehnten Muskeln der Gebärmutter wieder zusammenziehen und den Mutterkuchen ausstoßen. Dieser Vorgang wird nach der Geburt durch das Saugen des Kindes an der Mutterbrust unterstützt. Nach komplizierten Geburten unter Vollnarkose müssen fast immer Medikamente eingesetzt werden. Zweckmäßig sind vor allem die Wirkstoffe Oxytocin (enthalten z. B. in *Oxytocin Hexal, Syntocinon*) und Methylergometrin (enthalten z. B. in *Methergin*). *Oxytocin Hexal* und *Syntocinon* haben den Vorteil, dass sie während der Stillzeit die Milchbildung anregen, während *Methergin* die Milchbildung einschränkt und Nebenwirkungen beim Säugling (z. B. Durchfall, Erbrechen) verursachen kann, weil es über die Muttermilch ausgeschieden wird. *Methergin* hat dafür den Vorteil, dass die Wirkung schneller eintritt und länger hält als bei *Oxytocin Hexal* oder *Syntocinon*. *Methergin* kann unmittelbar nach der Geburt bevorzugt verwendet werden. Als Unterstützung zur Rückbildung der Gebärmutter während der Stillzeit ist *Methergin* aber ungeeignet.

Milchbildungsfördernde Mittel

Die wichtigste Maßnahme zur Milchbildung ist das häufige Anlegen und Saugen des Babys an der Brust. Ein weit verbreitetes Hausmittel ist das Trinken von Milchbildungstee, der meist Kümmel, Fenchel und Anis enthält. Dazu kommen noch – je nach Vorliebe und ideologischer Ausrichtung der zahlreichen Stillratgeber – unzählige weitere pflanz-

liche Inhaltsstoffe, die angeblich ebenfalls milchbildend wirken: Basilikum, Majoran, Dille, Melisse, Kreuzblume, Eisenkraut, Zinnkraut, Isländisch Moos und viele andere.
Inzwischen gibt es auch industriell hergestellte Fertigmischungen wie den *Milchbildungstee* von Weleda, der Anis, Brennnessel, Fenchel und Kümmel enthält. Überzeugende Belege für einen Nutzen gibt es zwar nicht, aber wegen der kaum zu erwartenden Nebenwirkungen ist gegen den Gebrauch nichts einzuwenden.

Mittel zum Abstillen

Als Mittel zum Abstillen wird häufig *Bromocriptin* eingesetzt (als *Bromocriptin-ratiopharm, Bromocriptin von ct, Kirim* oder *Pravidel* in Deutschland, als *Parlodel* in Österreich im Handel). Dieser Wirkstoff hemmt die Ausschüttung des Milchbildungshormons Prolaktin. Nach Absetzen dieses Präparats kommt es jedoch häufig neuerlich zu Milchbildung. Außerdem können in seltenen Fällen schwerwiegende Nebenwirkungen auftreten: Krampfanfälle, Psychosen, Herzinfarkt. In den USA wurden mehrere Todesfälle bekannt, und Bromocriptin darf nicht mehr zum Abstillen verwendet werden.
Die Beraterkommission der US-amerikanischen Zulassungsbehörde FDA kam zu dem Schluss, dass zum Abstillen das Hochbinden der Brust vollkommen ausreicht, sowie – falls bei Spannen der Brüste nötig – die Einnahme eines einfachen Schmerzmittels (siehe Kapitel 1.1). Innerhalb einer Woche hört dann bei 90 Prozent der Frauen die Milchbildung auf. Allerdings darf das Baby dann überhaupt nicht mehr angelegt werden. Die Fachpublikation »Arzneimittel-Kursbuch« kommentiert: »Das Handeln der US-amerikanischen Behörde sollte für das deutsche Bundesgesundheitsamt Anlass sein, wegen fehlenden Nutzens und offensichtlicher Risiken auch in Deutschland die Zulassungen bei den entsprechenden Arzneimitteln zu widerrufen.«

18.6. Mittel vor und nach der Entbindung

Präparat	Wichtigste Nebenwirkungen	Empfehlung
Bromocriptin von ct (D) **Bromocriptin-ratiopharm** (D) Tabl. Bromocriptin *Rezeptpflichtig*	Kopfschmerzen, Schwindel, Übelkeit, Erbrechen, Unruhe, Blutdrucksenkung, Herzrhythmusstörungen (Synkopen), schwere Durchblutungsstörungen, Schlaganfall. Psychosen können ausgelöst werden	**Abzuraten** zum Abstillen wegen der Nebenwirkungen. Zweckmäßig zur Behandlung von Krankheiten mit Hyperprolaktinämie (z. B. bestimmte Zyklusstörungen) und M. Parkinson.
Dostinex (D) Tabl. Cabergolin *Rezeptpflichtig*	Kopfschmerzen, Schwindel, Übelkeit, Erbrechen, Unruhe, Blutdrucksenkung, Herzrhythmusstörungen (Synkopen), schwere Durchblutungsstörungen. Psychosen können ausgelöst werden	**Abzuraten** zum Abstillen wegen der Nebenwirkungen. Zweckmäßig zur Behandlung von Krankheiten mit Hyperprolaktinämie (z. B. bestimmte Zyklusstörungen) und M. Parkinson.
Kirim (D) Tabl. Bromocriptin *Rezeptpflichtig*	Übelkeit, Erbrechen, Bewegungsstörungen, Unruhe, Blutdrucksenkung, Herzrhythmusstörungen (Synkopen), schwere Durchblutungsstörungen, Schlaganfall. Psychosen können ausgelöst werden	**Abzuraten** zum Abstillen wegen der Nebenwirkungen. Zweckmäßig zur Behandlung von Krankheiten mit Hyperprolaktinämie (z. B. bestimmte Zyklusstörungen) und M. Parkinson.
Liserdol (D) Tabl. Metergolin *Rezeptpflichtig*	Übelkeit, Erbrechen, Bewegungsstörungen, Unruhe, Blutdrucksenkung, Herzrhythmusstörungen (Synkopen), schwere Durchblutungsstörungen. Psychosen können ausgelöst werden	**Abzuraten** zum Abstillen wegen der Nebenwirkungen. Zweckmäßig zur Behandlung von Krankheiten mit Hyperprolaktinämie (z. B. bestimmte Zyklusstörungen).
Methergin (D/Ö) Amp., Drag., Tropflösung Methylergometrin *Rezeptpflichtig*	Übelkeit, Erbrechen, Hemmung der Milchbildung (Laktation)	**Therapeutisch zweckmäßig zur** Blutstillung und Verkleinerung (Kontraktion) der Gebärmutter nach der Geburt.
Milchbildungstee Weleda (D) Tee Anis, Brennnessel, Fenchel, Kümmel	Keine wesentlichen zu erwarten	**Naturheilmittel** Wirksamkeit bei verminderter Milchbildung zweifelhaft. Anwendung vertretbar (vermehrte Flüssigkeitszufuhr sinnvoll).

Präparat	Wichtigste Nebenwirkungen	Empfehlung
Milchbildungsöl Weleda (D) Öl Extrakte: Arnika, Birkenblätter, Ringelblumen Öle: Kümmel, Lavendel, Rosmarin	Allergische Hautreaktionen	**Naturheilmittel** Wirksamkeit bei verminderter Milchbildung zweifelhaft.
Oxytocin Hexal (D) Injektionslösung Oxytocin *Rezeptpflichtig*	Kopfschmerzen, Übelkeit, Blutdruckabfall	**Therapeutisch zweckmäßig zur** Geburtseinleitung, zur nachgeburtlichen Uteruskontraktion und Verbesserung der Milchabgabe.
Parlodel (Ö) Tabl. Bromocriptin *Rezeptpflichtig*	Kopfschmerzen, Schwindel, Übelkeit, Erbrechen, Unruhe, Blutdrucksenkung, Herzrhythmusstörungen (Synkopen), schwere Durchblutungsstörungen, Schlaganfall. Psychosen können ausgelöst werden	**Abzuraten** zum Abstillen wegen der Nebenwirkungen. Zweckmäßig zur Behandlung von Krankheiten mit Hyperprolaktinämie (z. B. bestimmte Zyklusstörungen) und M. Parkinson.
Pravidel (D) Tabl. Bromocriptin *Rezeptpflichtig*	Kopfschmerzen, Schwindel, Übelkeit, Erbrechen, Bewegungsstörungen, Unruhe, Blutdrucksenkung, Herzrhythmusstörungen (Synkopen), schwere Durchblutungsstörungen, Schlaganfall. Psychosen können ausgelöst werden	**Abzuraten** zum Abstillen wegen der Nebenwirkungen. Zweckmäßig zur Behandlung von Krankheiten mit Hyperprolaktinämie (z. B. bestimmte Zyklusstörungen) und M. Parkinson.
Prostin E2 (Ö) Vaginaltabl. Dinoproston *Rezeptpflichtig*	Fieber, Kopfschmerzen, Übelkeit, Erbrechen, verstärkte Wehen	**Möglicherweise zweckmäßig zur** Geburtseinleitung.
Syntocinon (D/Ö) Injektionslösung Oxytocin *Rezeptpflichtig*	Kopfschmerzen, Übelkeit, Blutdruckabfall	**Therapeutisch zweckmäßig zur** Geburtseinleitung und zur nachgeburtlichen Uteruskontraktion.
Syntocinon (D/Ö) Spray Oxytocin *Rezeptpflichtig*	Kopfschmerzen, Übelkeit	**Therapeutisch zweckmäßig zur** Verbesserung der Milchabgabe.

18.7. Mittel gegen Entzündungen und Infektionen der Sexualorgane

Die häufigsten sexuell übertragenen Krankheiten in Industrieländern wie Deutschland und Österreich sind Infektionen durch Chlamydien- und Gardnerella-vaginalis-Bakterien, durch Herpes-Viren, durch das Humanpapillom Virus (verursacht Warzen), durch Hefepilze und durch Trichomonaden. Die Zahl der Syphilis- und Tripper-Erkrankungen geht hingegen seit den achtziger Jahren ständig zurück. HIV und Hepatitis B und C können ebenfalls sexuell übertragen werden.
Einige dieser Krankheiten sind, wenn sie unbehandelt bleiben – z. B. Syphilis (Lues), Tripper (Gonorrhoe), Hepatitis und Chlamydien-Infektionen –, mit chronischen Folgen verbunden.
Die meisten der oben aufgezählten sexuell übertragenen Infektionen können bei beiden Geschlechtern Entzündungserscheinungen wie Brennen, Jucken und Ausfluss verursachen. Wer an solchen Beschwerden leidet, sollte unbedingt einen Arzt aufsuchen, um die genaue Ursache abklären zu lassen. Problematisch an vielen sexuell übertragenen Krankheiten ist, dass sie oft keine oder kaum auffallende, sich nur langsam entwickelnde Beschwerden verursachen.
Achtung: Auch dann, wenn nach einer Infektion keinerlei Beschwerden auftreten, kann man andere Personen damit anstecken. Dies betrifft vor allem Herpes-Infektionen, aber auch solche mit Chlamydien, HIV, HPV (Warzen), Syphilis, Tripper, Trichomonaden.

Ausfluss bei der Frau

Von Ausfluss spricht man, wenn die Absonderungen der Scheide vermehrt und/oder verändert auftreten. Nicht jeder Ausfluss muss behandelt werden.

Ausfluss kann verursacht sein durch:

- Infektionen und Entzündungen mit unterschiedlichen Krankheitserregern wie Pilzen oder Bakterien
- Schleimhautveränderungen (z. B. Ektopie oder Krebs am Muttermund)
- Veränderungen im Hormonhaushalt (z. B. durch die »Pille«, durch eine Schwangerschaft, durch Eintreten der Wechseljahre)
- psychische Belastungen
- falsch verstandene Hygiene (z. B. Scheidenspülungen)

– Irritationen der Scheidenflora durch Sex mit einem neuen Partner. Möglicherweise sind Immunfaktoren für diese Art von Ausfluss verantwortlich.

Da man allein aufgrund der Beschaffenheit des Ausflusses (Farbe, Konsistenz, Geruch, Menge) nicht selbst feststellen kann, was den Ausfluss verursacht hat, sollte man sich in jedem Fall von einer Ärztin oder einem Arzt untersuchen lassen. Erst wenn die Ursache des Ausflusses bekannt ist, kann wirksam behandelt werden.
In der Schwangerschaft erhöht bakteriell verursachter Ausfluss das Risiko einer Frühgeburt.
Bei hormonell bedingtem Ausfluss und bei bestimmten entzündlichen Veränderungen der Scheidenhaut sind hormonhaltige Cremes und Ovula zweckmäßig (z. B. *Gynoflor, Linoladiol Estradiol, Linoladiol N, Oekolp, Oestro-Gynaedon, Ortho-Gynest, Ovestin*).

Ausfluss beim Mann

Ausfluss aus dem Penis ist immer ein Anzeichen einer Erkrankung und sollte auf jeden Fall vom Arzt untersucht und entsprechend behandelt werden. Die Ursache ist meist eine Infektion mit Gonokokken (Tripper), Chlamydien oder Trichomonaden.

Bakterielle Infektionen

Bakterielle Infektionen sind meist durch Chlamydien oder durch den Krankheitserreger Gardnerella vaginalis verursacht.
Chlamydien-Infektionen verlaufen bei Frauen ohne besondere Beschwerden und schleichend. Sie bleiben deshalb häufig unentdeckt. Für die Diagnoseerstellung ist ein Abstrich notwendig.
Bei Männern verursacht die Infektion häufig Harnröhrenentzündungen mit schmerzhaftem Wasserlassen, Ausfluss und akuten Nebenhodenentzündungen.
Frauen werden bei ungeschütztem Geschlechtsverkehr leichter angesteckt als Männer. Die Folgeschäden einer unentdeckten Infektion sind gravierend – etwa zehn Prozent aller Infizierten wird unfruchtbar. Eine mit Chlamydien akut infizierte Frau kann außerdem bei der Geburt ihr Baby anstecken.
Die wirksamste Behandlung von Chlamydien-Infektionen geschieht durch das Einnehmen des Antibiotikums Doxycyclin (enthalten z. B. in *Vibramycin*; siehe Kapitel 10.1.5) oder Erythromycin (enthalten z. B. in *Erythrocin*; siehe Kapitel 10.1.6.). Erythromycin ist auch für

Schwangere und Stillende geeignet. Die Medikamente müssen mindestens sieben bis zehn Tage lang geschluckt werden, bei chronischen Infektionen drei Wochen.
Seit kurzem gibt es eine einfache Art der Behandlung mit dem Makrolid-Antibiotikum Azithromycin (enthalten z. B. in *Zithromax*; siehe Kapitel 10.1.6). Es muss nur ein einziges Mal eingenommen werden und wirkt genauso gut wie die oben erwähnten Antibiotika.
Gardnerella-vaginalis-Infektionen verursachen bei der Frau dünngrauen bis cremig-weißen Ausfluss, meist mit fischähnlichem Geruch. Am wirksamsten hilft das Antibiotikum Metronidazol (enthalten z. B. in *Arilin, Clont, Trichex, Vagimid*). Metronidazol wird auch zur Behandlung von Trichomonaden verwendet. Der Nachteil dieses Wirkstoffes, wenn er geschluckt wird: Häufig auftretende Nebenwirkungen wie Magen-Darm-Störungen.
Besser verträglich und ebenfalls wirksam ist die Verwendung von Metronidazol in Form von Vaginalzäpfchen, -tabletten oder -kapseln (z. B. *Arilin, Clont, Trichex, Vagimid*) oder von Clindamycin (z. B. *Clindahexal*, siehe Kapitel 10.1.6.).
Antibiotikabehandlungen schädigen die Milchsäurebakterien der Scheide und damit die natürliche Abwehr. Pilzinfektionen sind oft die Folge. Zur Vorbeugung werden oft Milchsäurezäpfchen (z. B. *Döderlein Med, Vagiflor, Vagisan*) oder das Einführen von Joghurt in die Scheide empfohlen. Der Nutzen dieser Maßnahme ist umstritten. In einem gesunden Scheidenmilieu erfolgt die Besiedelung der Scheidenschleimhaut mit Milchsäurebakterien von selbst. Und unter ungeeigneten Bedingungen ist auch eine künstliche Besiedelung nicht möglich.

Pilzinfektionen

Auch bei gesunden Frauen befinden sich Pilze in der Scheide – allerdings in so geringer Zahl, dass dadurch kein Ausfluss oder andere Beschwerden entstehen. Pilzinfektionen sind meist durch Hefepilze vom Typ Candida verursacht und treten meist bei Frauen im gebärfähigen Alter auf, selten jedoch vor erstmaligem Auftreten der Regel. Dies ist ein deutlicher Hinweis auf die Hormonabhängigkeit der Abwehrkraft der Scheide. Schwangerschaft, Behandlung mit Breitspektrumantibiotika, Verwendung einer hochdosierten »Pille«, Diabetes oder eine HIV-Infektion begünstigen das Auftreten einer Pilzinfektion ebenso wie Scheidenspülungen. Auch psychische Dauerbelastung kann zur Infektionsneigung beitragen.

Anzeichen einer Pilzinfektion kann Juckreiz an Schamlippen, Scheidenöffnung und Scheide sein, in etwa zwei Drittel aller Fälle begleitet von cremig-weißem Ausfluss. Die Diagnose kann meist durch mikroskopische Untersuchung des Scheidensekrets gestellt werden.
Pilzinfektionen werden meist örtlich mit einer Salbe, Creme oder mit Vaginaltabletten behandelt (z. B. *Antifungol, Biofanal, Clotrimazol AL, Fenizolan, Fungizid-ratiopharm, Gyno-Canesten, Gyno-Pevaryl, Gyno Travogen, Kade-Fungin, Mykofungin, Mykohaug*).
Bei häufig wiederauftretenden Infektionen kommt die Einnahme von Tabletten in Frage (z. B. *Fungata*). Die verschiedenen Produkte unterscheiden sich kaum in ihrer Wirksamkeit. Eine Heilung wird in etwa 85 bis 90 Prozent aller Fälle erreicht. Unterschiede bestehen jedoch bei der notwendigen Dauer der Anwendung. Bei mäßigen Krankheitszeichen und bei erstmaligem oder seltenem Pilzbefall genügt fast immer eine Einmaldosis, ansonsten dauert die Therapie drei bis sieben Tage.
Pilzinfektionen des Mannes werden ebenfalls mit Cremes, Salben oder Tabletten behandelt (siehe auch Kapitel 8.6.: Pilzmittel). Zur Vermeidung von Rückfällen (Rezidiv) wird eine Paarbehandlung generell empfohlen, unabhängig davon, ob eine Pilzinfektion beim Mann Beschwerden hervorgerufen hat oder nicht.

Trichomonaden

Trichomonaden-Infektionen werden fast ausschließlich beim Geschlechtsverkehr übertragen. In Ausnahmefällen kann die Übertragung auch durch nasse Handtücher oder Badewasser in Thermalbädern (z. B. Whirlpools) erfolgen. Männer bemerken eine Trichomonaden-Infektion oft gar nicht, sie verläuft häufig »symptomlos«. Bei Frauen kommt es vielfach zu einem gelblichen, übel riechenden Ausfluss.
Die Behandlung erfolgt mit ein bis zwei Tabletten Metronidazol, z. B. *Arilin, Clont, Trichex, Vagimid*. Medikamente mit dem Wirkstoff Tinidazol (z. B. *Simplotan*) sollten nur verwendet werden, wenn Trichomonaden auf eine Behandlung mit Metronidazol nicht ansprechen. Eine nur ein oder zwei Tage dauernde »Stoßbehandlung« scheint gegenüber der herkömmlichen, sechs Tage lang dauernden Einnahme der Tabletten genauso wirksam zu sein. Partnerbehandlung ist unumgänglich.
Wichtig: *Auch wenn einer der Partner völlig beschwerdefrei ist, sollten beide unbedingt gleichzeitig die Medikamente einnehmen. Sonst besteht die Gefahr einer neuerlichen Infektion.*

Der Wirkstoff Nifuratel hat bei lokaler Anwendung (z. B. in *Inimur*) eine unsichere Wirkung. Andere Mittel sind deshalb vorzuziehen.
Der Wirkstoff Metronidazol darf im ersten Drittel der Schwangerschaft wegen der Gefahr von Missbildungen beim Embryo nicht verwendet werden. Vertretbar ist lediglich die Verwendung von Vaginalzäpfchen mit dem Wirkstoff Clotrimazol (z. B. in *Antifungol, Canifug*). Damit wird in den meisten Fällen zwar keine Heilung erreicht, aber eine Linderung der Beschwerden.

Tripper

Tripper macht sich bei Frauen meist, aber nicht immer, nach zwei bis vier Tagen durch eitrigen Ausfluss bemerkbar. Bei Männern treten etwa drei Tage nach der Infektion brennende Schmerzen beim Wasserlassen und dann eitriger Ausfluss aus dem Penis auf. Ursache ist das Bakterium Neisseria gonorrhoeae, das durch Geschlechtsverkehr übertragen wird. Bei oralem Sex verursachen die Bakterien Rachenentzündungen.
Chronische Gonorrhoe kann sowohl beim Mann als auch bei der Frau zu Unfruchtbarkeit führen.
Zur Behandlung von Tripper muss normalerweise Penicillin geschluckt werden (siehe Kapitel 10.1.1.).

Syphilis

Syphilis war bis Anfang des 20. Jahrhunderts die klassische Geschlechtskrankheit, die den ganzen Körper befallen kann. Seit es wirksame Behandlungsmöglichkeiten gibt, hat diese Infektionskrankheit an Bedeutung verloren.
Syphilis verläuft in mehreren Phasen, in denen jeweils typische Beschwerden auftreten. Zwei bis vier Wochen nach der Infektion erscheint direkt an der Infektionsstelle ein schmerzloses, derbes, braunrotes Geschwür, das oft unbemerkt bleibt und nach etwa sechs Wochen wieder verschwindet.
Bleibt Syphilis unbehandelt, können die Spätfolgen zum Tod führen. Die Behandlung erfolgt durch Antibiotika wie Penicillin oder Tetrazyklin oder Erythromycin.

Herpes genitalis

Diese Krankheit wird verursacht durch Herpes-simplex-Viren vom Typ I oder II. Nach der Erstinfektion ruhen sie im Körper und werden

erneut aktiv, wenn die Immunabwehr gestört oder geschwächt ist, z. B. durch Fieber, Verletzungen, Krankheiten, Operationen, Sonnenbestrahlung, Menstruation oder Nebenwirkung von Medikamenten. Bei den meisten Menschen werden die überall vorkommenden Viren vom körpereigenen Immunsystem jedoch so wirksam in Schach gehalten, dass es nie zu Anzeichen einer Erkrankung kommt.
Typische Krankheits-Anzeichen sind Rötungen und schmerzhaft juckende Schwellungen im Genital- und Afterbereich, verbunden mit Bläschenbildung. Häufig sind die Lymphknoten angeschwollen. Man fühlt sich ganz allgemein krank und hat eventuell Fieber.
Achtung: Man kann auch dann von Herpes angesteckt worden sein, wenn keine akuten Krankheitsanzeichen vorhanden sind!
Behandelt wird im Frühstadium, mit Aciclovir-Creme (enthalten z. B. in *Zovirax*). Der therapeutische Nutzen einer Behandlung im späteren Stadium ist umstritten. Siehe auch Kapitel 8.5.: Mittel zur Wundbehandlung und gegen Hautinfektionen. Es entwickeln sich häufig Resistenzen – das Mittel wird dann unwirksam.

Humanpapillomvirus (HPV, Feigwarzen)

Die Infektion bei Männern und Frauen verursacht kleine, weiche, rosafarbene Warzen im Genital- und Analbereich, die manchmal jucken. In der Schwangerschaft oder bei chronischem Ausfluss können sie sich rascher verbreiten.
Eine Untergruppe der HPV-Viren kann die Entstehung von Gebärmutterhals-Krebs begünstigen.
Feigwarzen können durch Betupfen mit Podophyllin oder Podophyllotoxin (z. B. *Condylox*) zum Verschwinden gebracht werden. Hiermit sollten nur kleinere Hautbereiche behandelt werden.
Die Warzen können außerdem durch flüssigen Stickstoff oder Laserstrahlen zerstört oder chirurgisch entfernt werden.
Sexualpartner sollten ebenfalls auf Feigwarzen untersucht und nach drei Monaten kontrolliert werden.

HIV (AIDS)

Siehe dazu Kapitel 10.3.: Virusmittel.

Hepatitis B und Hepatitis C

Siehe dazu Kapitel 10.4.: Impfstoffe und Mittel zur Stärkung der Immunabwehr sowie 13.6.: Lebermittel, Gallenmittel.

18.7. Mittel gegen Entzündungen und Infektionen der Sexualorgane

Präparat	Wichtigste Nebenwirkungen	Empfehlung
Antifungol (D) Vaginaltabl., Vaginalcreme, Kombipackung Clotrimazol *Rezeptpflichtig*	Gelegentlich örtliche Überempfindlichkeitsreaktionen oder Brennen	**Therapeutisch zweckmäßig bei** Pilzinfektionen der Scheide.
Arilin/ rapid Vaginalzäpfchen/ Vaginalzäpfchen (D) Filmtabl., Vaginalzäpfchen, Kombipackung Metronidazol *Rezeptpflichtig*	Magen-Darm-Störungen, bei höheren Dosierungen Bewegungsstörungen. Vorsicht: Während der Behandlung keinen Alkohol einnehmen, da es zu Unverträglichkeitserscheinungen (Kopfschmerzen, Hitzegefühl) kommen kann	**Therapeutisch zweckmäßig bei** Infektionen mit Metronidazolempfindlichen Erregern (z. B. Trichomonaden).
Betaisodona (D/Ö) Lösung, Vaginalgel, Vaginalzäpfchen Polyvidon-Jod *Rezeptpflichtig (Ö)*	Schleimhautreizungen, allergische Erscheinungen. Bei Aufnahme von Jod in den Körper Schilddrüsenstörungen möglich	**Abzuraten** Bei spezifischen Infektionen (z. B. mit Trichomonaden, Soor) ist eine gezielte Therapie mit anderen Mitteln vorzuziehen.
Biofanal (D) Vaginaltabl., Kombipackung Nystatin	Selten Überempfindlichkeitsreaktionen (Allergien)	**Therapeutisch zweckmäßig nur bei** Soor (Infektion mit dem Pilz Candida albicans).
Canesten (Ö) Vaginaltabl., Clotrimazol *Rezeptpflichtig*	Gelegentlich örtliche Überempfindlichkeitsreaktionen oder Brennen	**Therapeutisch zweckmäßig bei** Pilzinfektionen der Scheide.
Canifug (D) Vaginalzäpfchen, Vaginalcreme, Kombipackung Clotrimazol *Rezeptpflichtig*	Gelegentlich örtliche Überempfindlichkeitsreaktionen oder Brennen	**Therapeutisch zweckmäßig bei** Pilzinfektionen der Scheide.
Clont (D) Filmtabl., Vaginaltabl. Metronidazol *Rezeptpflichtig*	Magen-Darm-Störungen, bei höheren Dosierungen Bewegungsstörungen. Vorsicht: Während der Behandlung keinen Alkohol einnehmen, da es zu Unverträglichkeitserscheinungen (Kopfschmerzen, Hitzegefühl) kommen kann	**Therapeutisch zweckmäßig bei** Infektionen mit Metronidazolempfindlichen Erregern (z. B. Trichomonaden).

Präparat	Wichtigste Nebenwirkungen	Empfehlung
Clotrimazol AL (D) Vaginaltabl., Vaginalcreme, Kombipackung Clotrimazol *Rezeptpflichtig*	Gelegentlich örtliche Überempfindlichkeitsreaktionen oder Brennen	**Therapeutisch zweckmäßig bei** Pilzinfektionen der Scheide.
Döderlein Med (D/Ö) Vaginalkapseln Gefriergetrocknete Kulturen von Milchsäurebakterien (Lactobacillus gasseri)	Keine wesentlichen zu erwarten	**Möglicherweise zweckmäßig bei** unspezifischen Reizzuständen.
Estriol (D) Ovulua, Salbe Estriol *Rezeptpflichtig*	Allergische Hautreaktionen. Allgemeinwirkungen weiblicher Sexualhormone (z. B. Übelkeit, Schmerzen und Spannungen der Brüste)	**Therapeutisch zweckmäßig bei** Hormonmangelstörungen. Enthält örtlich wirksames Sexualhormon (Estriol). Nicht zweckmäßig bei bakteriell bedingtem Ausfluss.
Estriol-Ovulum Jenapharm (D) Vaginal-Ovulua Estriol *Rezeptpflichtig*	Allergische Hautreaktionen. Allgemeinwirkungen weiblicher Sexualhormone (z. B. Übelkeit, Schmerzen und Spannungen der Brüste)	**Therapeutisch zweckmäßig bei** Hormonmangelstörungen. Enthält örtlich wirksames Sexualhormon (Estriol). Nicht zweckmäßig bei bakteriell bedingtem Ausfluss.
Estriolsalbe (D) Salbe Estriol *Rezeptpflichtig*	Allergische Hautreaktionen. Allgemeinwirkungen weiblicher Sexualhormone (z. B. Übelkeit, Schmerzen und Spannungen der Brüste)	**Therapeutisch zweckmäßig bei** Hormonmangelstörungen. Enthält örtlich wirksames Sexualhormon (Estriol). Nicht zweckmäßig bei bakteriell bedingtem Ausfluss.
Fenizolan (D) Vaginalovula Fenticonazol *Rezeptpflichtig*	Gelegentlich örtliche Überempfindlichkeitsreaktionen oder Brennen	**Therapeutisch zweckmäßig bei** Pilzinfektionen der Scheide. Noch relativ wenig erprobt.
Fluomycin N (D) Vaginaltabl. Dequaliniumchlorid *Rezeptpflichtig*	Schleimhautreizungen	**Wenig zweckmäßig** Bei spezifischen Infektionen (z. B. mit Trichomonaden, Soor) ist eine gezielte Therapie mit anderen Mitteln vorzuziehen.Vertretbar nur bei nicht-entzündlichem Ausfluss.

Präparat	Wichtigste Nebenwirkungen	Empfehlung
Fungizid-ratiopharm (D) Vaginaltabl., Vaginalcreme, Kombipackung Clotrimazol *Rezeptpflichtig*	Gelegentlich örtliche Überempfindlichkeitsreaktionen oder Brennen	**Therapeutisch zweckmäßig bei** Pilzinfektionen der Scheide.
Gyno-Canesten (D) Vaginaltabl., Vaginalcreme, Kombipackung Clotrimazol *Rezeptpflichtig*	Gelegentlich örtliche Überempfindlichkeitsreaktionen oder Brennen	**Therapeutisch zweckmäßig bei** Pilzinfektionen der Scheide.
Gynoflor (D/Ö) Vaginaltabl. Estriol, Milchsäurebakterien *Rezeptpflichtig*	Allergische Hautreaktionen. Allgemeinwirkungen weiblicher Sexualhormone (z. B. Übelkeit, Schmerzen und Spannungen der Brüste)	**Therapeutisch zweckmäßig bei** Hormonmangelstörungen. Enthält örtlich wirksames Sexualhormon (Estriol).
Gyno-Pevaryl (D/Ö) Creme, Ovula, Kombipackung Econazol *Rezeptpflichtig*	Selten Überempfindlichkeitsreaktionen, Brennen	**Therapeutisch zweckmäßig bei** Pilzinfektionen der Scheide.
Gyno Travogen (Ö) Ovula Isoconazol *Rezeptpflichtig*	Selten Überempfindlichkeitsreaktionen, Brennen	**Therapeutisch zweckmäßig bei** Pilzinfektionen der Scheide.
Inimur (D) Salbe, Vaginalstäbchen, Kombipackung Nifuratel *Rezeptpflichtig*	Allergische Erscheinungen. Hautreizungen bei örtlicher Anwendung. Bei gleichzeitiger Einnahme von Alkohol Unverträglichkeit, Magen-Darm-Störungen	**Wenig zweckmäßig zur** lokalen Behandlung bei Infektionen mit Trichomonaden. Mittel wie z. B. Clont (mit Wirkstoff Metronidazol) sind vorzuziehen.
Kade-Fungin (D) Vaginaltabl., Vaginalcreme, Kombipackung Clotrimazol *Rezeptpflichtig*	Gelegentlich örtliche Überempfindlichkeitsreaktionen oder Brennen	**Therapeutisch zweckmäßig bei** Pilzinfektionen der Scheide.

Präparat	Wichtigste Nebenwirkungen	Empfehlung
Linoladiol-H N (D) Creme Estradiol, Prednisolon *Rezeptpflichtig*	Allergische Hautreaktionen. Allgemeinwirkungen weiblicher Sexualhormone (z. B. Übelkeit, Schmerzen und Spannungen der Brüste)	**Therapeutisch zweckmäßig bei** entzündlichen Veränderungen infolge von Hormonmangelstörungen. Nur zur kurzfristigen Anwendung. Enthält örtlich wirksames Sexualhormon (Estriol) und kortisonähnlich wirkenden Inhaltsstoff (Prednisolon). Nicht zweckmäßig bei Akne und Unterschenkelgeschwüren (vom Hersteller angegebene Anwendungsgebiete) und bei bakteriell bedingtem Ausfluss.
Linoladiol N (D) Creme **Linoladiol Estradiol -Emulsion** (Ö) Öl-in-Wasser-Emulsion Estradiol *Rezeptpflichtig*	Allergische Hautreaktionen. Allgemeinwirkungen weiblicher Sexualhormone (z. B. Übelkeit, Schmerzen und Spannungen der Brüste)	**Therapeutisch zweckmäßig bei** Hormonmangelstörungen. Enthält örtlich wirksames Sexualhormon (Estriol). Nicht zweckmäßig bei bakteriell bedingtem Ausfluss.
Moronal (D) Genitalcreme Nystatin	Selten allergische Erscheinungen (z. B. Juckreiz, Brennen)	**Therapeutisch zweckmäßig nur** bei Soor (Infektion mit dem Pilz Candida albicans).
Mykofungin (D) Vaginaltabl., Vaginalcreme, Kombipackung Clotrimazol *Rezeptpflichtig*	Gelegentlich örtliche Überempfindlichkeitsreaktionen oder Brennen	**Therapeutisch zweckmäßig bei** Pilzinfektionen der Scheide.
Mykohaug (D) Vaginaltabl., Vaginalcreme Clotrimazol *Rezeptpflichtig*	Gelegentlich örtliche Überempfindlichkeitsreaktionen oder Brennen	**Therapeutisch zweckmäßig bei** Pilzinfektionen der Scheide.
Nifuran (D) Ovula Furazolidon *Rezeptpflichtig*	Allergische Erscheinungen. Hautreizungen bei örtlicher Anwendung	**Wenig zweckmäßig zur** lokalen Behandlung bei Infektionen z. B.mit Trichomonaden. Mittel wie z. B. Clont (mit Wirkstoff Metronidazol) sind vorzuziehen.

Präparat	Wichtigste Nebenwirkungen	Empfehlung
Oekolp/ Forte (D) Vaginalzäpfchen, Ovula, Vaginalcreme, Kombipackung Estriol *Rezeptpflichtig*	Allgemeinwirkungen weiblicher Sexualhormone (z. B. Übelkeit, Schmerzen und Spannungen der Brüste)	**Therapeutisch zweckmäßig bei** Hormonmangelstörungen. Enthält örtlich wirksames Sexualhormon (Estriol). Nicht zweckmäßig bei bakteriell bedingtem Ausfluss.
Oestro-Gynaedron M (D) Vaginalcreme Estriol *Rezeptpflichtig*	Allgemeinwirkungen weiblicher Sexualhormone (z. B. Übelkeit, Schmerzen und Spannungen der Brüste)	**Therapeutisch zweckmäßig bei** Hormonmangelstörungen. Enthält örtlich wirksames Sexualhormon (Estriol). Nicht zweckmäßig bei bakteriell bedingtem Ausfluss.
Ortho-Gynest (D/Ö) Vaginalcreme, Ovula Estriol *Rezeptpflichtig*	Allgemeinwirkungen weiblicher Sexualhormone (z. B. Übelkeit, Schmerzen und Spannungen der Brüste)	**Therapeutisch zweckmäßig bei** Hormonmangelstörungen. Enthält örtlich wirksames Sexualhormon (Estriol). Nicht zweckmäßig bei bakteriell bedingtem Ausfluss.
Ovestin/ Ovula/ Creme (D/Ö) Creme, Ovula Estriol *Rezeptpflichtig*	Allgemeinwirkungen weiblicher Sexualhormone (z. B. Übelkeit, Schmerzen und Spannungen der Brüste)	**Therapeutisch zweckmäßig bei** Hormonmangelstörungen. Enthält örtlich wirksames Sexualhormon (Estriol). Nicht zweckmäßig bei bakteriell bedingtem Ausfluss.
Simplotan (D) Filmtabl. Tinidazol *Rezeptpflichtig*	Magen-Darm-Störungen, bei höheren Dosierungen Bewegungsstörungen. Vorsicht: Während der Behandlung keinen Alkohol einnehmen, da es zu Unverträglichkeitserscheinungen (Kopfschmerzen, Hitzegefühl) kommen kann	**Therapeutisch zweckmäßig bei** Infektionen mit Trichomonaden.
Tantum Rosa (Ö) Lösung Benzalkonium, Benzydamin *Rezeptpflichtig*	Schleimhautreizungen, Allergien	**Wenig zweckmäßig** Bei spezifischen Infektionen (z. B. mit Trichomonaden, Soor) ist eine gezielte Therapie mit anderen Mitteln vorzuziehen.
Trichex (Ö) Filmtabl., Vaginalkaps. Metronidazol *Rezeptpflichtig*	Magen-Darm-Störungen, bei höheren Dosierungen Bewegungsstörungen. Vorsicht: Während der Behandlung keinen Alkohol einnehmen, da es zu Unverträglichkeitserscheinungen (Kopfschmerzen, Hitzegefühl) kommen kann	**Therapeutisch zweckmäßig bei** Infektionen mit Metronidazolempfindlichen Erregern (z. B. Trichomonaden).

Präparat	Wichtigste Nebenwirkungen	Empfehlung
Vagi-C (D) Vaginaltabl. Ascorbinsäure	Keine wesentlichen zu erwarten	**Möglicherweise zweckmäßig bei** unspezifischen Reizzuständen. Enthält Vitamin C.
Vagiflor (D) Vaginalzäpfchen Gefriergetrocknete Kulturen von Milchsäurebakterien (Lactobacillus acidophilus)	Keine wesentlichen zu erwarten	**Möglicherweise zweckmäßig bei** unspezifischen Reizzuständen.
Vagi-Hex (D) Vaginaltabl. Hexetidin	Schleimhautreizungen (Brennen, Juckreiz), allergische Reaktionen	**Wenig zweckmäßig** Enthält mildes Desinfektionsmittel (Hexetidin). Vertretbar nur bei nicht-entzündlichem Ausfluss. Bei spezifischen Infektionen (z. B. mit Trichomonaden, Soor) ist eine gezielte Therapie mit anderen Mitteln vorzuziehen.
Vagimid (D) Tabl. Metronidazol *Rezeptpflichtig*	Magen-Darm-Störungen, bei höheren Dosierungen Bewegungsstörungen. Vorsicht: Während der Behandlung keinen Alkohol einnehmen, da es zu Unverträglichkeitserscheinungen (Kopfschmerzen, Hitzegefühl) kommen kann	**Therapeutisch zweckmäßig bei** Infektionen mit Metronidazolempfindlichen Erregern (z. B. Trichomonaden).
Vagisan (D) Vaginalzäpfchen Milchsäure	Keine wesentlichen zu erwarten	**Möglicherweise zweckmäßig bei** unspezifischen Reizzuständen.

18.8. Männliche Sexualhormone und Potenzmittel

18.8.1. Androgene (z. B. Testosteron)

Testosteron ist ein männliches Sexualhormon, das sowohl der männliche als auch der weibliche Körper herstellt. Es ist für die männlichen Geschlechtsmerkmale verantwortlich und führt bei Frauen, wenn es künstlich in hinreichenden Mengen zugeführt wird, zu einer »Vermännlichung« (tiefe Stimme, Klitoriswachstum, verstärkter Haar-

wuchs und Akne). Diese Störungen sind unter Umständen nicht rückgängig zu machen.
Eine Behandlung mit männlichen Sexualhormonen ist dann sinnvoll, wenn ein nachgewiesener Mangel an diesen Hormonen besteht. Ein Mangel kann Störungen wie eine Unterfunktion der Keimdrüsen, ein Ausbleiben der männlichen Geschlechtsmerkmale und der Pubertät verursachen. Ob zusätzlich eingenommene Sexualhormone die Libido erhöhen, ist mehr als fraglich.
Eine Behandlung der Impotenz mit Sexualhormonen ist in fast allen Fällen sinnlos, weil Impotenz nur selten auf einen Hormonmangel zurückzuführen ist.
Impotenz ist häufig durch psychische Probleme verursacht, hat jedoch auch etwas mit Alterungsprozessen zu tun. Weitere Ursachen können sein: Unterfunktion der Schilddrüse, Zuckerkrankheit, Nebenwirkung von Medikamenten. Als »Hauptschuldige« gelten Diuretika (vor allem der Wirkstoff Furosemid, siehe Kapitel 12.2.), Beta-Blocker (siehe Kapitel 12.1.), aber auch Mittel gegen Magengeschwüre (z. B. *Cimetag, Neutromed*), gegen Psychosen (z. B. *Atosil, Dapotum, Melleril, Haldol, Buronil*; siehe Kapitel 2.5.), gegen Depressionen (z. B. *Anafranil, Limbitrol, Saroten, Seroxat, Tofranil*; siehe Kapitel 2.4.) und gegen Krebs können die Potenz beeinträchtigen.
In der Frauenheilkunde werden männliche Sexualhormone (oft in Kombination mit weiblichen Sexualhormonen) bei bestimmten Krebserkrankungen sehr selten eingesetzt. Nebenwirkungen der verschiedenen Präparate treten häufig auf und sind teilweise schwerwiegend. Einige neuere Untersuchungen berichten von Leberkrebserkrankungen bei länger dauernder Anwendung von gewissen Androgenen. Männliche Hormone bei Zyklusstörungen oder in den Wechseljahren anzuwenden, ist nicht sinnvoll.

18.8.1. Androgene

Präparat	Wichtigste Nebenwirkungen	Empfehlung
Andriol (D/Ö) Kaps. Testosteronundecanoat *Rezeptpflichtig*	Häufig psychische Störungen wie z. B. Depressionen. Gelegentlich Wasseransammlung im Gewebe. Leberschäden möglich. Beschleunigtes Prostatawachstum. Hemmung der Spermienbildung	**Wenig zweckmäßig** Vertretbar nur bei nachgewiesenem Mangel an männlichem Sexualhormon, aber nicht bei Fruchtbarkeits- und Potenzstörungen. Unsichere Wirkung.

Präparat	Wichtigste Nebenwirkungen	Empfehlung
Testosteron-Depot Jenapharm (D) **Testoviron-Depot** (D/Ö) Amp. Testosteronenantat, Testosteronpropionat (nur in Testoviron Depot 50/100) *Rezeptpflichtig*	Häufig psychische Störungen wie z. B. Depressionen. Leberschäden möglich. Gelegentlich Wasseransammlung im Gewebe. Beim Mann: Hemmung der Spermienbildung. Vergrößerung der Brustdrüse. Bei der Frau: Akne, Stimmvertiefung, verstärkter Haarwuchs (unter Umständen bleibend). Schmerzen und Infektionen an der Injektionsstelle	**Therapeutisch zweckmäßig beim** Mann nur bei Mangel an männlichem Sexualhormon, aber nicht bei Fruchtbarkeits- und Potenzstörungen. Bei der Frau nur bei bestimmten Krebsformen.

18.8.2. Anabolika (Mittel mit aufbauender Stoffwechselbilanz)

Anabolika sind Hormonpräparate, deren Wirksubstanzen den männlichen Hormonen ähnlich sind. Ihre Verwendung gilt als überholt, weil es keinen gesicherten Nachweis über einen Nutzen gibt, auch nicht bei Osteoporose, Knochenmarksschäden, Krebs und anderen von den Herstellern angegebenen Anwendungsgebieten. Ende 1997 wurde das Anabolikum Nandrolon (*Deca-Durabolin*) von der französischen Arzneimittelbehörde wegen des ungünstigen Nutzen-Risiko-Verhältnisses verboten. Unsere Bewertung dieser Mittel hat sich deshalb verändert. *Von einer Verwendung ist nun ausnahmslos abzuraten. Weil sie generell nur noch selten verwendet werden, drucken wir keine Tabelle mehr ab.*

Viele junge Männer und Frauen verwenden Anabolika in der Hoffnung, ihre sportlichen Leistungen zu erhöhen. Vor allem bei Kraftsportarten (Gewichtheben, Schwimmen, Leichtathlethik usw.), aber auch im Bereich des Bodybuildings werden Anabolika eingenommen. Anabolika bewirken zwar eine Vergrößerung der Muskeln, eine Stärkung ist jedoch nicht bewiesen.

Anabolika haben zahlreiche, zum Teil schwerwiegende Nebenwirkungen. Von Bedeutung ist vor allem die mögliche, nicht mehr korrigierbare Schädigung der Fruchtbarkeit und der Stimme bei Frauen. Außerdem gelten sie als Krebs erregend und schwer leberschädigend. Hoch dosierter Missbrauch im Sport verursacht bei etwa jedem vierten Anwender schwere psychische Störungen wie paranoide Wahnvorstellungen und Depressionen.

18.8.3. Potenzmittel

Viagra

Die Medienhysterie hat dazu geführt, dass *Viagra* inzwischen den Status einer Lifestyle-Droge erlangt hat.

Ausgelöst wurde der Trubel im Mai 1998 durch die Veröffentlichung der bisher größten Untersuchung über den Nutzen dieses Medikaments in der angesehenen Fachzeitschrift »New England Journal of Medicine«. In der Einleitung des Berichts heißt es: »Die anhaltende Unfähigkeit, eine Erektion zu erreichen oder aufrechtzuerhalten, dürfte 30 Millionen Männer in den USA betreffen. Die Störung ist altersabhängig und betrifft 39 Prozent der 40-Jährigen und 67 Prozent der 70-Jährigen.«

Die Untersuchung umfasste mehrere Gruppen, Zeiträume und Dosierungen. Das Alter der Patienten betrug zwischen 57 und 60 Jahren. Alle Männer befanden sich in einer stabilen Partnerschaft, manche von ihnen litten nur an leichten Erektionsstörungen. Diabetiker mit einer schlechten Einstellung und Männer mit Alkohol- oder Drogenmissbrauch wurden nicht in die Untersuchung aufgenommen. Zur Kontrolle der Wirksamkeit umfasste die Untersuchung auch Männer, die ein Medikament erhielten, von dem sie glaubten, dass es sich um Viagra handelt. In Wirklichkeit handelte es sich um ein Arzneimittel ohne Wirkstoff (= Placebo).

Ergebnisse:
- Placebos wirkten in 22 Prozent aller Versuche – also bei jedem fünften Versuch. Mit anderen Worten: Placebos haben bei Potenzstörungen eine beträchtliche Wirkung.
- *Viagra* war in 69 Prozent aller Versuche erfolgreich – also bei zwei von drei Versuchen. Mit anderen Worten: Im Durchschnitt versagte das Mittel bei jedem dritten Versuch.

Fachleute weisen darauf hin, dass unter normalen Bedingungen – wenn *Viagra* also nicht in einer klinischen Untersuchung angewendet wird, bei der bestimmte Patientengruppen ausgeschlossen werden – mit einer Erfolgsrate von wahrscheinlich 30 bis 40 Prozent zu rechnen ist. Das klingt immer noch bemerkenswert.

Viagra bewirkt ohne sexuelle Anregung keine Erektion! Es regt auch nicht den sexuellen Appetit an, ist also kein Aphrodisiakum. Die Wirkung von Viagra tritt etwa eine Stunde nach Einnahme auf.

Nebenwirkungen

Viagra kann lebensbedrohlichen Blutdruckabfall mit Todesfolge verursachen, wenn gleichzeitig Medikamente mit Nitraten oder Molsidomin (z. B. *Nitrolingual*, *Corvarton* u. a., siehe Kapitel 12.3.) zur Behandlung von Angina pectoris eingenommen werden. Mehrere hundert Todesfälle sind dokumentiert. Die Fachzeitschrift »arznei-telegramm« rechnet aufgrund der bekannt gewordenen Fälle mit einem Toten pro 200 bis 1.000 Verordnungen – ein sehr hohes Nebenwirkungsrisiko.

Relativ häufig treten nach der Einnahme von *Viagra* Kopfschmerzen, Hitzewallungen, Verdauungsstörungen, schnupfenartige Beschwerden und Sehstörungen auf. Die Beeinträchtigung des Sehvermögens kann beträchtlich sein: Etwa jeder zweite Verwender von *Viagra*, der mehr als 100 mg des Inhaltsstoffes einnimmt, muss mit Schleiersehen und stundenlang anhaltenden Farbwahrnehmungsstörungen rechnen. In Tierversuchen wurde als Nebenwirkung auch Erblinden festgestellt. Eine unangenehme Nebenwirkung sind die manchmal auftretenden, schmerzhaften Dauererektionen über mehrere Stunden.

So wie bei jedem neuen Medikament kann man davon ausgehen, dass bei *Viagra* in der nächsten Zeit noch weitere, möglicherweise gravierende Nebenwirkungen entdeckt werden.

Hände weg von Viagra, wenn

man an schweren Herz- oder Leberproblemen leidet. Ebenfalls nicht verwenden sollte man das Mittel, wenn man vor kurzem einen Schlaganfall oder Herzinfarkt erlitten hat oder in besonderem Maß an niedrigem Blutdruck leidet. Ohne ärztliche Rücksprache kann die Einnahme lebensgefährlich sein.

Alprostadil (Caverject)

Diesen Wirkstoff spritzt man sich etwa 15–30 Minuten vor dem Geschlechtsverkehr selbst in die Penis-Schwellkörper. Das bewirkt eine etwa einstündige Erektion – unabhängig davon, ob man sexuell erregt ist oder nicht. Die genaue Handhabung des Mittels muss man in der Arztpraxis lernen. Als Nebenwirkung treten relativ häufig leichte Schmerzen im Penis auf. Gelegentlich kann es zu einer mehrere Stunden andauernden Erektion kommen. Wenn dies länger als vier Stunden dauert, benötigt man ärztliche Hilfe.

Eine etwas weniger unangenehme Anwendungsform ist das Einbringen des Wirkstoffs Alprostadil in Form von kleinen Kügelchen drei Zentimter tief in die Harnröhre mit Hilfe eines speziellen Geräts. Diese Anwendungsform ist in Deutschland allerdings nicht zugelassen (aber zum Beispiel in den USA unter dem Namen *Alibra*; oder als Gel zum Einschmieren des Penis unter dem Namen *Alprox-TD*). Ein Nachteil dieser Methode ist, dass sie nicht ganz so sicher wirkt wie eine Injektion.

Apomorphin-Hydrochlorid (Uprima)

Dieses Potenzmittel soll noch im Laufe des Jahres 2001 erhältlich sein. Die europäische Zulassungsbehörde EMEA in London hat bereits grünes Licht für die Vermarktung erteilt. In den USA hat der Hersteller Anfang 2000 den Zulassungsantrag einstweilen wieder zurückgezogen, weil die Verbraucherorganisation Public Citizen das Risiko des Medikaments als größer einstuft als den Nutzen. *Uprima* ist ein Medikament, das man unter der Zunge zerschmelzen lässt. Von dort wird er ins Blut aufgenommen und wirkt nach 20 Minuten anregend auf das Lustzentrum im Gehirn.
Eine kontrollierte Studie an 569 Männern hat folgende Ergebnisse erbracht:
Die Einnahme des Medikaments führt bei etwa jedem zweiten Mann mit leichter oder mittelschwerer Erektionsstörung zum Erfolg. Im Vergleich dazu sind allerdings auch Placebos (Scheinarzneimittel ohne Wirkstoff) bei jedem dritten Mann erfolgreich.
Nebenwirkungen: Bei niedriger Dosierung leiden etwa 30 Prozent der Männer an Übelkeit, bei höherer Dosierung 49 Prozent. Bis zu zehn Prozent der Männer verwenden das Mittel wegen der Nebenwirkungen nicht mehr. Häufig fällt der Blutdruck ab und es kann Schwindel, Schwitzen oder Müdigkeit auftreten. Durch Alkoholgenuss erhöht sich das Risiko von Nebenwirkungen.
Bis jetzt gibt es keinen Wirksamkeitsvergleich mit Sildanefil (*Viagra*).

Yohimbin

Der Extrakt aus der Rinde des westafrikanischen Yohimbe-Baumes gilt als Aphrodisiakum, also als sexuell anregendes Mittel. Mehrere Arzneimittel (z. B. *Yohimbin »Spiegel«*) enthalten das aus dem Yohimbe-Baum isolierte Alkaloid Yohimbin. In vier kontrollierten Studien wurde für diesen Inhaltsstoff eine sexuell anregende Wirkung nachgewiesen, die beträchtlich höher lag als die von Placebos. Die neueste Studie kommt jedoch zu dem Ergebnis, dass sich kein Unterschied gegenüber Placebos nachweisen lässt. Die amerikanische Urologengesellschaft spricht sich daher gegen den Gebrauch solcher Mittel aus.

Als *Nebenwirkung* kann *Yohimbin* zentrale Erregung, Reizbarkeit, Muskelzittern und eine Herzfrequenzsteigerung verursachen. Außerdem kann die Wasserausscheidung durch die Nieren gehemmt werden. In seltenen Fällen können Übelkeit, Schwindel, Kopfschmerzen und Muskelkrämpfe auftreten.
Yohimbin wurde noch im Jahr 1991 im Arzneimittelverzeichnis der Deutschen Pharmaindustrie als blutdrucksenkendes Mittel geführt.

18.8.3. Potenzmittel

Präparat	Wichtigste Nebenwirkungen	Empfehlung
Caverject (D/Ö) Trockensubstanz zur Injektion Alprostadil *Rezeptpflichtig*	Leichte Schmerzen im Penis. Gelegentlich über mehrere Stunden andauernde Erektion	**Möglicherweise zweckmäßig** bei Erektionsstörungen. Den Wirkstoff spritzt man sich selbst in die Penisschwellkörper. Das bewirkt eine etwa einstündige Erektion.
Uprima (D/Ö) Sublingualtabletten Apomorphin *Rezeptpflichtig*	Übelkeit (bei 2–4 mg bei jedem dritten Patienten, bei 6 mg bei jedem zweiten Patienten), Erbrechen, Schwindel, Schwitzen, Müdigkeit, Kopfschmerzen. Mundschleimhautschädigung durch die Sublingualtablette möglich	**Wenig zweckmäßig** Die Nutzen-Risiko-Abwägung dieses Potenzmittels fällt nach unserer Meinung negativ aus. Relativ häufig Nebenwirkungen. Das Mittel wirkt zwar erektionsfördernd, die Dosierung muss jedoch häufig gesteigert werden – das verstärkt jedoch die Nebenwirkungen.
Viagra (D/Ö) Filmtabl. Sildenafil *Rezeptpflichtig*	Häufig Kopfschmerzen, Gesichtsrötung, Magenbeschwerden, verändertes Sehvermögen. Schmerzhafte Dauererektionen über mehrere Stunden möglich. Wenn gleichzeitig Nitropräparate (siehe Kap. 12.3.) eingenommen werden, können lebensgefährliche Wechselwirkungen auftreten	**Möglicherweise zweckmäßig bei** bestimmten Erektionsproblemen im Zusammenhang mit anderen Erkrankungen (z. B. diabetisch bestimmte Durchblutungsstörungen, Querschnittslähmungen, Funktionsstörungen nach Prostataoperationen, die zuvor von einem Facharzt festgestellt wurden.
Yohimbin »Spiegel« (D) Tabl. Yohimbin *Rezeptpflichtig*	Zittern, Erregungs- oder Angstzustände. Die Einnahme von Yohimbin muss bei Leber- und Nierenerkrankungen vermieden werden	**Wenig zweckmäßig** Umstrittene therapeutische Wirksamkeit bei Impotenz, möglicherweise Wirkungen in höheren Dosierungen spürbar. Nur unter ärztlicher Kontrolle anwenden.

19. Kapitel **Krebs**

Trotz aller Forschungsanstrengungen, trotz aller Fortschritte in der Medizin: Krebs ist eine Krankheit, die Angst und Schrecken auslöst. In Deutschland erkranken daran jedes Jahr etwa 340.000 Menschen (in Österreich etwa 35.000). Die Männer sind in erster Linie von Lungenkrebs (29.000 Neuerkrankungen pro Jahr), Prostatakarzinom (28.000) und Darmkrebs (24.000) bedroht, die Frauen von Brustkrebs (46.000 Neuerkrankungen), Darmkrebs (28.000) und Tumoren der Geschlechtsorgane (26.000). Wie hoch das Krebsrisiko beispielsweise für Frauen ist, zeigt folgende Zahl: Jede zehnte Frau erkrankt im Laufe ihres Lebens an Brustkrebs.

Und nach wie vor bedeutet die Diagnose Krebs in der Mehrzahl aller Fälle, dass es keine Möglichkeit auf Heilung gibt. Die moderne Medizin kann aber das Lebensende hinauszögern, und sie kann Beschwerden wirkungsvoll erleichtern. Vielen Betroffenen gelingt es dadurch, jahrelang ein nahezu unbeschwertes Leben zu führen.

In Deutschland sterben jährlich rund 220.000 Menschen an Krebs (in Österreich etwa 19.000).

Der international angesehene Krebsspezialist Dieter Kurt Hossfeld, Leiter der Hämatologie und Onkologie am Universitätskrankenhaus in Hamburg, zog in einem Interview im »Spiegel« eine ernüchternde Bilanz über jahrzehntelange Forschungstätigkeit und Betreuung von Krebskranken:

»Der Krebs ist unbesiegbar. Der Krebs ist ein Phänomen des Lebens. Es ist kein Durchbruch gelungen bei den ganz großen Killern: Dem Lungenkarzimom, dem Brustkrebs, den Karzinomen des Magen-Darm-Kanals und der Prostata.«

Bei der Behandlung von Krebserkrankungen gibt es aber bedeutsame Teilerfolge. Zum Beispiel die Heilungsmöglichkeiten von Leukämie bei Kindern, von Hodenkrebs und Non-Hodgkin-Erkrankungen bei Erwachsenen. Auch die früh erkannten und operierten Fälle von Brustkrebs sind mehrheitlich heilbar.

Krebs kann alle Zonen und Organe des Körpers befallen, das Wort ist eine Sammelbezeichnung für eine Reihe von verschiedenen Arten bösartiger Zellenwucherungen. Dazu gehören unter anderem:

- *Karzinome* – bösartige Geschwülste der Haut, der Schleimhäute und des Drüsengewebes;

- *Sarkome* – bösartige Erkrankungen des Bindegewebes und der Knochen;
- *Leukämie* – der Blutkrebs; eine Krankheit, bei der die Produktion der weißen Blutkörperchen gestört ist;
- *bösartige Lymphome* – eine Erkrankung des Lymphsystems, hauptsächlich der Lymphdrüsen;
- *Myelome* – bösartige Wucherungen von Plasmazellen. Sie sind für die Produktion von Eiweißmolekülen verantwortlich, die der Abwehr dienen.

Jede Zelle des Körpers ist für bestimmte Aufgaben programmiert. Zur Krebszelle entwickelt sie sich, wenn ihre Steuerzentrale defekt wird. Jederzeit und lebenslang können sich Körperzellen krebsartig verändern. Normalerweise werden sie jedoch durch das Abwehrsystem rechtzeitig aufgespürt und vernichtet. »Übersieht« das Immunsystem eine Krebszelle, kann sie zu wuchern beginnen. Es kann Jahre, sogar Jahrzehnte dauern, bis ein Tumor entsteht. Ist diese Zellvermehrung bösartig, dringt sie in Nachbarzellen ein und zerstört sie. Auf dem Weg des Blutes und der Lymphe verbreiten sich Krebszellen und können in anderen Organen Metastasen bilden. Bei sieben Prozent der Tumoren findet man zwar Metastasen, nicht aber den Ursprungsherd.
Jedes Alter bringt verschiedene Krebsrisiken mit sich: Im frühen Kindesalter überwiegen Leukämie, Krebs des Zentralnervensystems und Lymphome, bei Kindern und Jugendlichen ist Knochenkrebs häufig, bei Männern zwischen 20 und 32 Hodenkrebs. Vor dem 30. Lebensjahr entstehen häufig Tumoren der blutbildenden und lymphatischen Organe, später Tumoren der Atmungsorgane, Magenkrebs und die der weiblichen Brustdrüsen und Geschlechtsorgane. Zwischen dem 60. und 80. Lebensjahr treten Karzinome der Prostata, des Magens und Dickdarms gehäuft auf.
Lungenkrebs ist die häufigste Krebstodesursache der Männer zwischen 35 und 40. Jedoch: Mit steigendem Zigarettenkonsum steigen auch Lungenkrebserkrankungen bei Frauen. Dass Magenkrebs zurückgeht, aber Dickdarmkrebs in Europa immer häufiger ist, wird den veränderten Essgewohnheiten zugeschrieben.

Krebsursachen

Unübersehbar ist die Zahl der Publikationen und widersprüchlichen Behauptungen auf dem Gebiet der Krebserkrankungen. Seit Jahren versucht man, die entscheidende Ursache für Krebserkrankungen zu finden. Doch bis jetzt sind letzte Zusammenhänge nicht geklärt. In jedem Fall müssen mehrere Faktoren zusammenkommen, damit aus einem Zellirrtum eine Krebsgeschwulst wird:

- körpereigene Faktoren: angeborene Disposition, z. B. Krankheiten mit Schäden der Erbinformation oder Störung körpereigener Enzyme; geschwächtes Abwehrsystem
- Infektionen durch Mikroorganismen wie Viren, Bakterien, Parasiten
- chronisch-entzündliche Krankheiten
- UV- und Röntgenstrahlen
- chemische Substanzen, die über die Ernährung oder durch Einatmen oder durch direkten Hautkontakt in den Körper gelangen. Bedeutsame Krebsursachen sind etwa das Rauchen oder gepökelte, geräucherte und gegrillte Nahrungsmittel
- Medikamente wie etwa Östrogen und andere
- mechanische Dauerreizung
- psychosozialer Stress. Die oftmals behauptete »Krebspersönlichkeit« gibt es jedoch nicht.

Bis jetzt sind mehr als 1000 verschiedene Substanzen bekannt, die Krebs fördern können, viele davon werden in der industriellen Produktion verwendet.

Krebsvorbeugung

Glaubte man einige Zeit lang, dass Chemikalien und Industriestoffe das »Startsignal« geben, so gilt heute mehr denn je, dass nur das Zusammenwirken mehrerer Bedingungen zum Ausbrechen einer Krebserkrankung führt. Warum der eine an Krebs erkrankt, der andere jedoch nicht, ist nach wie vor ungeklärt. Ein Mittel oder einen Schutz gegen alle Krebsarten kann es daher nicht geben.
Das größte aktuelle Krebsrisiko ist das Rauchen und Passivrauchen (siehe auch Kapitel 20.: Sucht). Regelmäßiger starker Alkoholkonsum verstärkt diese Gefahr noch. Würde ab sofort niemand mehr rauchen, würde sich in dreißig Jahren die Zahl der Krebstoten halbieren.
Zahllos sind inzwischen Veröffentlichungen zum Thema Krebsdiät – tatsächlich gibt es jedoch keine Diät, die nachweislich dem Krebs vorbeugt oder einen Tumor zum Verschwinden bringen kann. Als Gemüse, das *möglicherweise* der Entwicklung von Magen- und Darmkrebs, vielleicht auch von Lungenkrebs, entgegenwirkt, gelten Blumenkohl

(Karfiol), Broccoli, Rosenkohl (Kohlsprossen), Weißkohl (Kraut), Kohl und Chinakohl.
Langzeitstudien, die an einer großen Zahl von Patienten durchgeführt wurden, haben gezeigt, dass die zusätzliche Einnahme von Vitamin C oder Vitamin E keinerlei vorbeugende Wirkung auf die Entstehung von Krebs hat. Frauen mit einem Vitamin-A-Mangel haben ein geringfügig erhöhtes Risiko, dass sich Brustkrebs entwickelt. Nur bei diesen Frauen reduziert die Einnahme von Vitamin-A-Präparaten das erhöhte Risiko.
Vorsicht: Bei Rauchern erhöht (!) sich das Risiko, an Krebs zu erkranken, wenn sie Beta-Carotin-Präparate (Vitamin A) einnehmen. Daher ist von der Einnahme unbedingt abzuraten.
Weil ein Mangel an den Spurenelementen Magnesium, Eisen, Kupfer, Zink und Selen das Immunsystem schwächt, sollten sie ausreichend zur Verfügung stehen. Eine normale, abwechslungsreiche Ernährung stellt das Angebot üblicherweise sicher.

Früherkennung

Je früher Krebs erkannt wird, desto größer ist die Chance der Heilung. Die WHO ist zur Ansicht gekommen, dass flächendeckende, regelmäßige Untersuchungen bestimmter Bevölkerungsgruppen besonders wirkungsvoll sind bei Brustkrebs (regelmäßige Selbstuntersuchung und vor allem ab dem Alter von 50 Mammographie), Gebärmutterhalskrebs (einmal jährlich PAP-Abstrich), Tumoren der Mundhöhle (jährliche Kontrolle durch den Zahnarzt) und Melanom (= Hautkrebs; regelmäßige Selbstkontrolle und Kontrolle durch den Partner und Hautarzt). Kritiker weisen darauf hin, dass die Krebsvorsorge in Deutschland unzureichend sei. Den bisherigen Maßnahmen fehle der Wirksamkeitsnachweis. Als Beispiel wird die Sterblichkeit durch Brustkrebs und Prostatakarzinom angeführt:
Seit Einführung der Vorsorgeuntersuchungen in Deutschland sind beide nicht etwa gesunken, sondern gestiegen, und zwar um etwa 20 Prozent bei Brustkrebs und um etwa 17 Prozent beim Prostatakarzinom. Die Krankenkassen bieten zwar – nach dem Alter gestaffelt – kostenlose Untersuchungen zur Krebs-Früherkennung an. Doch nur ein kleiner Teil der Berechtigten nutzt dieses Angebot. Auch die einfache und risikolose Selbstuntersuchung der weiblichen Brust oder des Hodens ist nicht weit verbreitet: Zu groß ist die Angst vor einer Krebsdiagnose. Gerade diese Angst verhindert jedoch eine frühe Erkennung – und dies bietet die größte Überlebenschance.

Behandlung

Je kleiner ein Tumor bei seiner Entdeckung, desto größer die Aussicht auf Heilung. Hat der Tumor einen Durchmesser von etwa einem Zentimeter erreicht, so hat er wahrscheinlich bereits Metastasen gesetzt. Diese wachsen unterschiedlich rasch. Manche Tumoren und Metastasen beeinträchtigen über Jahre das Befinden kaum, andere vergrößern sich extrem schnell. *Prinzipiell gilt: Ein früh erkannter Krebs sollte – wenn er operiert werden kann – so rasch wie möglich entfernt werden. Je erfahrener der Chirurg ist, umso besser sind die Heilungschancen.* Bei manchen Tumoren wird vor der Operation eine Strahlenbehandlung beziehungsweise eine Chemotherapie durchgeführt. Häufig (besonders wenn schon Metastasen vorhanden sind und die Erkrankung den Organismus befallen hat) ist nach der Operation eine Chemotherapie notwendig. Einige wenige Tumoren, vor allem die der primären und sekundären Geschlechtsorgane, sind in ihrem Wachstum hormonabhängig und können mit Hormonmitteln wirksam behandelt werden.
Die Entscheidung über die Wahl der Therapie hängt von der Zelluntersuchung ab: Eine internationale Dokumentation macht Aussagen über die statistische Chance der jeweiligen Behandlung möglich. Der individuelle Krankheitsverlauf kann jedoch extrem davon abweichen. Manche Krebserkrankungen kommen spontan zum Stillstand, und in ganz seltenen Fällen bilden sich Tumore zurück, ohne dass dies auf eine Behandlung zurückgeführt werden kann. Eine sichere Prognose gibt es also nicht.
Je länger man nach der Behandlung krebsfrei bleibt, desto geringer wird die Gefahr eines Rückfalls. Krebskranke gelten als geheilt, wenn sie mehr als fünf Jahre ohne Rückfall leben. Chronische Krebsformen mit Metastasen verlaufen in langen Phasen ohne Beschwerden, abwechselnd mit Zeiten, in denen behandelt werden muss – nach dem Grundsatz: So wenig wie möglich, so viel wie unbedingt nötig. Bei rasch wachsenden Tumoren sind die Heilungschancen gering.

Für die Behandlung mit schulmedizinischen Methoden hat die Arzneimittelkommission der Deutschen Ärzteschaft folgende Prinzipien aufgestellt:

- Ist durch Operation oder Bestrahlung keine Heilung mehr möglich, sollten unnötige Belastungen oder Verstümmelungen unterbleiben.
- Jeder Arzt in der Praxis wie auch im Krankenhaus ist bei der Ermittlung und Durchführung eines Behandlungsplans auf die Ko-

operation mit Spezialärzten in einem in der Krebsbehandlung erfahrenen Krankenhaus angewiesen, nicht nur, um dem Patienten bessere Überlebenschancen zu bieten, sondern auch, um ihn vor unbegründeter, die Lebensqualität und Lebensdauer beeinträchtigender therapeutischer Aktivität zu schützen. Viele Studien belegen: Am erfolgreichsten ist die Behandlung in einem Tumorzentrum.
- Da im Krebsbereich nur wenige Therapieansätze eine ausreichende Sicherheit für eine Heilung versprechen, kommt gerade hier dem dokumentierten Therapie- oder Heilversuch eine wichtige Rolle zu.
- Eine Behandlung bei weitgehend beschwerdefreien Patienten ohne Heilungschancen »verbietet sich«.

Basis für jede erfolgreiche Krebsbehandlung muss die Aufklärung des Patienten über die Erkrankung und die geplante Behandlungsmethode sein. Gerade bei einer Erkrankung, bei deren Behandlung es um Leben oder Tod oder nur Lebensverlängerung geht, muss der Patient ausführlich aufgeklärt und in Entscheidungen einbezogen werden.

Medikamente (Zytostatika)

Ziel jeder Krebsbehandlung wäre es, nur die Krebszellen auszurotten. Davon sind alle vorhandenen Medikamente »weit entfernt«. Sie greifen alle Zellen an, die sich schnell teilen – also neben den Zellen der Krebswucherungen auch das blutbildende System, die Schleimhäute, die Keimzellen. Alle schädigen das Immunsystem, das Knochenmark, die Schleimhäute, den Magen-Darm-Trakt, einige die Haarwurzeln, Leber, Blase, Herz etc.
Zytostatika können nur bei einigen seltenen Krebsformen (z. B. bei manchen Blutkrebsarten, Lymphkrebs, Hodgkin-Erkrankungen, Leukämie, Sarkomen und Hodenkrebs etc.) zur Heilung führen. Bei fortgeschrittenen Organtumoren können sie das Leben meist nicht verlängern, aber erleichtern.

Nebenwirkungen der Chemotherapie

Viele Patienten fürchten sich vor den Nebenwirkungen einer Chemotherapie: Übelkeit, Brechreiz, Haarausfall, schmerzhafte Erkrankungen der Magen- und Darmschleimhaut.
Die meisten dieser oft gravierenden Beschwerden können dank neu entwickelter, wirksamer Medikamente auf ein erträgliches Maß verringert werden.
Trotzdem stellt sich in jedem einzelnen Fall immer die Frage nach dem Sinn der Therapie: Wie groß ist die Chance, damit das Leben zu verlängern? Wird die Lebensqualität durch die Nebenwirkungen unter Umständen so stark beeinträchtigt, dass der Nutzen der Behandlung fragwürdig wird?
Diese Fragen können nur von einem erfahrenen Arzt in einem ausführlichen, offenen Gespräch mit dem Patienten und dessen Angehörigen entschieden werden. Krebsmedikamente und Krebsbehandlung gehören in die Hände von Krebsspezialisten (Onkologen).
Die einzelnen Präparate haben zum Teil verschiedene Wirkungsschwerpunkte. Welches wann eingesetzt wird, muss von Fall zu Fall entschieden werden. Um verschiedene Angriffspunkte im Zellzyklus zu nutzen, werden verschiedene Zytostatika miteinander kombiniert nach Schemata, deren Wirksamkeit und Verträglichkeit auf klinischen Erfahrungen beruhen. Es ist daher sinnvoll, die Krebsbehandlung in einer onkologischen Abteilung einer Klinik durchführen zu lassen.
Der niedergelassene Arzt bzw. Hausarzt sollte diese Behandlung in Abstimmung mit der Klinik begleiten.

Psychotherapie, Entspannungsmethoden, Rehabilitation

In vielen Fällen hilft eine unterstützende psychotherapeutische Behandlung, die körperlichen Beschwerden (z. B. Erbrechen) und seelischen Belastungen (Angst und Depressionen) einer Krebsbehandlung zu lindern. Es ist weniger bedeutend, welcher Therapierichtung ein Betreuer angehört, als dass er den Krebskranken kontinuierlich in einer vertrauensvollen Beziehung begleitet. Diese Funktion kann auch der Hausarzt übernehmen, weil er in den meisten Fällen auch Sterbende bis zu ihrem Ende begleitet. Wichtig ist, dass Angehörige in die Information mit einbezogen werden. Auch Gespräche in Selbsthilfegruppen sind sinnvoll und können entlasten.
Mit Verhaltenstraining und Entspannungsmethoden können die Nebenwirkungen von Chemotherapie verringert werden.

Während es in Deutschland bereits mehr als 20 Rehabilitationszentren für Krebskranke gibt, die auf Krankenkassenkosten Nachsorgekuren anbieten, existiert in Österreich noch keine vergleichbare Einrichtung.

Schmerzbehandlung

Bei jedem zweiten Krebskranken treten früh Schmerzen auf, jeder dritte unheilbar Erkrankte muss schwere chronische Schmerzen ertragen. Die Weltgesundheitsorganisation hat einen Stufenplan für die Schmerzbehandlung bei Krebs erstellt:

- Am Anfang stehen einfache Schmerzmittel wie *ASS* (Acetylsalicylsäure) und *Paracetamol* (siehe Kapitel 1.1.) oder schmerzlindernde Mittel, wie sie gegen Rheuma eingesetzt werden, mit den Wirkstoffen *Diclofenac* und *Indometacin* (siehe Kapitel 3.1.)
- Helfen diese Mittel nicht mehr, werden zusätzlich *Opioide* (siehe Kapitel 1.2.) eingesetzt. Die schwächste Substanz dieser Gruppe ist *Codein*, die nächststärkere *Tramadol*. Beide Wirkstoffe können mit Antirheumatika erfolgreich kombiniert werden.
- Ist mit dieser Kombination keine Schmerzfreiheit mehr zu erreichen, muss auf stärkere Opiate übergegangen werden. Mittel der ersten Wahl ist das *Morphin*. Opiate können nicht nur als Injektionen und Infusionen verabreicht werden, sondern auch als Tropfen, Tabletten, Dragees und Zäpfchen. Das macht Krebskranke unabhängiger: Sie können sich selbst versorgen, wenn die Lebensumstände es erlauben.

Alle Schmerzmittel sollten so hoch dosiert werden, dass der Schmerz unterdrückt wird, und rechtzeitig gegeben werden, bevor er wieder auftritt. Leider verordnen Ärzte in Deutschland und in Österreich immer noch viel zu selten und zu wenig *Morphin*. Dies liegt einerseits am komplizierten System der Verschreibung von Betäubungs- bzw. Suchtmittelrezepten und andererseits an der weit verbreiteten Annahme, die Patienten könnten süchtig werden. Doch das hat sich für Krebspatienten mit chronischen Schmerzen als unbegründet erwiesen. Zudem ist dies bei einer so schwerwiegenden Erkrankung kein Grund, dem Patienten das wirksamste Mittel vorzuenthalten. In fast allen Fällen können Krebsschmerzen erfolgreich gelindert werden.

Alternative und ergänzende Krebsbehandlungen

Das Gefühl der Aussichtslosigkeit und die oft sterile Atmosphäre der Krebsstationen führt vier von fünf Krebskranken zu »alternativen« Therapeuten.

Viele Patienten lassen sich gleichzeitig sowohl konventionell als auch »alternativ« behandeln, ohne die Therapeuten davon zu unterrichten. Alternative Verfahren werden häufig als »begleitende Behandlung« angeboten, die das Immunsystem stärken, die Lebensqualität erhöhen und die Nebenwirkungen der Strahlen- und Chemotherapie lindern sollen. Ob sie das tatsächlich tun, ist in vielen Fällen umstritten. Gerade im Alternativbereich tummeln sich viele skrupellose Geschäftemacher, die die Verzweiflung von Patienten ausnützen und ihnen das Blaue vom Himmel herunter versprechen: »Sanfte Therapie ohne Risiko«, »ganzheitliche Sicht des Krankseins« und natürlich »ein Sieg über den Krebs«. Das alles gegen hohes Honorar.
Unkonventionelle Theorien erklären meist, Krebs habe psychische Ursachen und könne durch Lebensumstellung, durch Stärkung der Selbstheilungsprozesse und der »Immunabwehr« wirksam bekämpft werden. Diese Erklärungen sind zwar falsch, wirken jedoch auf viele Laien sehr überzeugend und kommen dem Wunsch entgegen, selbst aktiv etwas gegen den Krebs tun zu können. Leider gehen die Hoffnungen nur selten auf. Bis jetzt kann keine einzige der unkonventionellen Behandlungsmethoden Erfolgsraten wie etwa jene der konventionellen Behandlung bei Krebs im Kindesalter oder bei Hodenkrebs verbuchen.
Als notwendige Bedingung für jede Art von Therapie oder Medikament – egal ob konventionell oder alternativmedizinisch – muss gelten, dass der Nutzen nachgewiesen ist. Dieser Nachweis fehlt für die meisten »alternativen« Methoden und Krebsmittel, denn für ihre gesetzliche Zulassung gelten in Deutschland Ausnahmebedingungen: In den meisten Fällen liegen kaum Daten über Wirkprinzipien, Dosierungsgrundlagen, Verteilung im Körper, Entgiftung, Toxizität und Wechselwirkung mit anderen Arzneien vor. Das hat eine wissenschaftliche Überprüfung von 85 »alternativen Krebsmitteln« ergeben. Kein einziges konnte außerdem den unzweifelhaften Nachweis erbringen, das Tumorwachstum zu hemmen. Und keine einzige unkonventionelle Behandlungsmethode kann nachweislich das Leben verlängern.
In jedem Fall sollte man sich hüten vor Medikamenten, die als »Wundermittel« angepriesen werden. Solche Mittel hat es nie gegeben und wird es zumindest in absehbarer Zeit nicht geben.

Mistelpräparate

Mistelpräparate wurden von der anthroposophisch orientierten Medizin entwickelt. Zwei davon – *Iscador M* und *Iscador P* – führen die Liste der meistverwendeten Krebsmittel an. Trotz jahrzehntelanger Verwendung gibt es bis jetzt aber keinen Nachweis, dass ihre Verwendung bei Krebskranken lebensverlängernd wirkt oder die Neigung zur Bildung von Metastasen herabsetzt. Auch eine relativ neue deutsche Studie an über 10.000 Krebspatienten, die im Mai 2001 veröffentlicht wurde, bietet keinen Beleg dafür, dass Mistelextrakt besser wirkt als Placebo.

Weil die Gefahr besteht, dass durch die Anregung der Immunabwehr auch das Tumorwachstum angeregt wird, und wegen der möglichen *Nebenwirkungen* – entzündliche Reaktionen, Fieber, Schüttelfrost, Atemnot, lebensbedrohliche allergische Schockreaktionen – lehnen sowohl die American Cancer Society als auch die Schweizer Gesellschaft für Onkologie Mistelinjektionen ab.

Immunstärkende oder immunmodulierende Krebsmittel

Viele alternative Krebsmittel werden zur »Stärkung des Immunsystems« angeboten (siehe auch Kapitel 10.4.3.). Bei solchen Mitteln besteht die Gefahr, dass sie unter Umständen das Tumorwachstum anregen. Die Nebenwirkungen können beträchtlich sein.

Enzympräparate

In der Hitliste der meistverwendeten Krebsmittel findet sich auch das Enzympräparat *Wobe Mugos E*. Die Schweizer Gesellschaft für Onkologie rät von diesem Mittel ab, weil es keinen nachgewiesenen Nutzen hat. Aufgrund eines Gerichtsurteils sind die Krankenkassen in Deutschland nicht verpflichtet, die Kosten für *Wobe Mugos E Tabletten* zu übernehmen.

Auto-Vaccine

Umstritten sind auch Krebstherapien mit so genannten Auto-Vaccinen. Dies sind »Impfungen«, die aus dem Blut von Patienten hergestellt werden. Seriöse Belege für eine Wirksamkeit fehlen. Diese Art der Behandlung ist sehr teuer.

Biologische Krebsabwehr

Manche Verfahren »zur biologischen Krebsabwehr« sind in ihrer Wirksamkeit zwar umstritten – z. B. die Sauerstoff-Mehrschritt-Therapie nach Ardenne, Homöopathie, Neuraltherapie zur »Ausschaltung von Störfeldern«, verschiedene Diäten mit Spurenelementen und Vitaminen, Erdstrahlabschirmung u.a.m. –, ihre Anwendung ist aber nur mit

einem geringem Risiko verbunden, solange nicht die Anwendung einer nachweislich wirksamen Behandlung unterlassen wird.
Verfahren wie die Totalkrebskur nach Breuss, Fiebertherapie, Ozontherapie, HOT (Hämatogene Oxydationstherapie), Thymustherapie (THX), IAT (Immuno-Augmentative Therapie) sind jedoch gefährlich. Die Ozontherapie hat bereits einige Dutzend Todesopfer gefordert. Tumorzellschädigende Medikamente (Zytostatika) sollten nur von spezialisierten Ärzten angewendet werden. Sie sind deshalb in der folgenden Tabelle nicht angeführt.

19.1. Mittel zur Behandlung von Krebserkrankungen

Präparat	Wichtigste Nebenwirkungen	Empfehlung
Androcur (D/Ö) Tabl., Depot Injektionslösung Cyproteronacetat *Rezeptpflichtig*	Kopfschmerzen, Salz- und Wassereinlagerung, Übelkeit, Erbrechen, Thrombosen	**Therapeutisch zweckmäßig zur** Behandlung des Prostatakarzinoms. Hemmstoff der männlichen Sexualhormone (Antiandrogen).
Aredia (D/Ö) Trockensubstanz zur Infusion Pamidronat *Rezeptpflichtig*	Häufig grippeähnliche Symptome mit Fieber und Schüttelfrost. Übelkeit und Erbrechen, Appetitilosigkeit, Muskel- und Knochenschmerzen, Störungen der Nierenfunktion. Selten lebensbedrohliche Nebenwirkungen wie z. B. Blutschäden und Allergien mit Ödemen und Atemstörungen. Herzinsuffizienz	**Möglicherweise zweckmäßig zur** Behandlung von Knochenzerstörungen bei bösartigen Erkrankungen (z. B. Mammakarzinom). Der therapeutische Nutzen muss sorgfältig gegen die möglichen schweren Nebenwirkungen abgewogen werden.
Arimidex (D) Filmtabl. Anastrozol *Rezeptpflichtig*	Magen-Darm-Störungen, Kopfschmerzen, Gelenkschmerzen, Hautausschlag, Hitzewallungen, Leberschäden	**Therapeutisch zweckmäßig zur** Behandlung des Mammakarzinoms. Hemmstoff (Aromatasehemmstoff) der Bildung der weiblichen Sexualhormone (Östrogene).
Casodex (D/Ö) Filmtabl. Dicolutamid *Rezeptpflichtig*	Übelkeit, Erbrechen, Vergrößerung der Brustdrüse, Leberschäden, Blutschäden, Hitzewallungen, Libidoverlust, Impotenz	**Therapeutisch zweckmäßig zur** Behandlung des Prostatakarzinoms. Hemmstoff der männlichen Sexualhormone (Antiandrogen).

Präparat	Wichtigste Nebenwirkungen	Empfehlung
Enantone Monats-Depot/ -Gyn Monats-Depot (D/Ö) Retardmikrokaps. zur Injektion Leuprorelin *Rezeptpflichtig*	Beim Mann: Libidoverlust, Impotenz, Kreislaufstörungen, Schwellung der Brustdrüsen. Bei der Frau: Libidoverlust, Depressionen, Kopfschmerzen, Kreislaufstörungen, Hitzewallungen, Stopp der Regelblutung, Schmierblutungen	**Therapeutisch zweckmäßig zur** Behandlung von Krebserkrankungen (z. B. Prostatakarzinom, Mammakarzinom) und zur Behandlung von Endometriose. Mittel zur Hemmung der Sexualhormonbildung (LH-Releasinghormon Analogon).
Erypo (D/Ö) Injektionslösung Epoetin alfa *Rezeptpflichtig*	Grippeähnliche Symptome mit Fieber, Schüttelfrost, Müdigkeit, Muskelschmerzen. Blutdruckanstieg, auch sehr schwere lebensbedrohliche Formen (hypertensive Krisen) möglich, erhöhte Thrombosegefahr	**Therapeutisch zweckmäßig zur** Behandlung bestimmter sehr schwerer Blutmangelzustände (Anämien) z. B. bei Nierenerkrankungen und bei Tumorerkrankungen.
Flutamid-ratiopharm (D) **Flutamid Arcana** (D) Filmtabl. Flutamid *Rezeptpflichtig*	Übelkeit, Erbrechen, Vergrößerung der Brustdrüse, Leberschäden, Blutschäden, Ödeme, Libidoverlust, Impotenz	**Therapeutisch zweckmäßig zur** Behandlung des Prostatakarzinoms. Hemmstoff der männlichen Sexualhormone (Antiandrogen).
Helixor-A/ -M/ -P (D/Ö) Injektionslösung A: Tannenmistelextrakt M: Apfelbaummistelextrakt P: Kiefernmistelextrakt *Rezeptpflichtig (Ö)*	Fieber, Schmerzen an der Injektionsstelle, Aktivierung von Entzündungen (z. B. Tuberkolose), Lymphknotenschwellungen, allergische Reaktionen	**Wenig zweckmäßig** Pflanzliches Mittel. Vertretbar wegen relativ geringer Schädlichkeit, wenn die Behandlung mit therapeutisch zweckmäßigen und notwendigen anderen Mitteln nicht verzögert oder unterlassen wird.
Intron A (D/Ö) Injektionslösung Interferon alfa-2b *Rezeptpflichtig*	Fieber, Schüttelfrost, Müdigkeit, Muskelschmerzen. Magen-Darm-Störungen (z. B. Übelkeit, Erbrechen, Blutungen und Wiederauftreten von Geschwüren). Störungen der Hirnfunktion (z. B. Verwirrtheit, Depressionen, Schlafstörungen, Anfälle). Schilddrüsenfunktionsstörungen, Herz-Kreislauf-Störungen (z. B. Herzrhythmusstörungen)	**Therapeutisch zweckmäßig bei** bestimmten Krebserkrankungen in Kombination mit anderen Wirkstoffen in erprobten Therapieschemata. Therapeutisch zweckmäßig auch zur Behandlung der chronischen Leberentzündung (Hepatitis).

Präparat	Wichtigste Nebenwirkungen	Empfehlung
Iscador M/ -P/ -Q (D/Ö) Injektionslösung M: Apfelbaummistelextrakt P: Kiefernmistelextrakt (D) Q: Eichenmistelextrakt *Rezeptpflichtig (Ö)*	Fieber, Schmerzen an der Injektionsstelle, Aktivierung von Entzündungen (z. B. Tuberkulose), Lymphknotenschwellungen, allergische Reaktionen	**Wenig zweckmäßig** Pflanzliches Mittel. Vertretbar wegen relativ geringer Schädlichkeit, wenn die Behandlung mit therapeutisch zweckmäßigen und notwendigen anderen Mitteln nicht verzögert oder unterlassen wird.
Lektinol (D/Ö) Injektionslösung Mistelextrakt *Rezeptpflichtig (Ö)*	Fieber, Schmerzen an der Injektionsstelle, Aktivierung von Entzündungen (z. B. Tuberkulose), Lymphknotenschwellungen, allergische Reaktionen	**Wenig zweckmäßig** Pflanzliches Mittel. Vertretbar wegen relativ geringer Schädlichkeit, wenn die Behandlung mit therapeutisch zweckmäßigen und notwendigen anderen Mitteln nicht verzögert oder unterlassen wird.
Leucovorin (D/Ö) Tabl., Amp., Trockenstechamp. Folinsäure *Rezeptpflichtig*	Magen-Darm-Beschwerden. Selten allergische Reaktionen	**Therapeutisch zweckmäßig zur** Verminderung der Nebenwirkungen von Folsäure-Antagonisten (z. B. Methotrexat in der Krebsbehandlung).
Methotrexat Ebewe (Ö) **Methotrexat Lederle** (D/Ö) **Methotrexat medac** (D) **MTX-Hexal** (D) Infusions-, Injektionslösung Methotrexat *Rezeptpflichtig*	Übelkeit, Erbrechen, Haarausfall, Störung der Bildung der Blutzellen. Haut- und Schleimhaut-, Leber- und Nierenschäden	**Therapeutisch zweckmäßig** zur Behandlung von Krebserkrankungen in Kombination mit anderen Wirkstoffen in erprobten Therapieschemata (z. B. bei Leukämie). Antimetabolit. Therapeutisch zweckmäßig zur Immunsuppression und bei chronischer Polyarthritis.
Neupogen (D/Ö) Injektionslösung Filgrastim (r-met HUG-CSF) *Rezeptpflichtig*	Knochen und Muslekschmerzen, Gefäßschäden, allergische Reaktionen, Lungenschäden	**Möglicherweise zweckmäßig zur** Beschleunigung der Bildung neuer weißer Blutzellen (Granulocyten) z. B. bei Chemotherapie von Krebserkrankungen.
Novaldex (D/Ö) Tabl., Filmtabl. Tamoxifen *Rezeptpflichtig*	Übelkeit, Erbrechen, Störung der Bildung der Blutzellen, Wasserretention, vaginale Blutungen	**Therapeutisch zweckmäßig zur** Behandlung des Mammakarzinoms. Hemmstoff der weiblichen Sexualhormone (Antiöstrogen).

Präparat	Wichtigste Nebenwirkungen	Empfehlung
Profact/ nasal/ Depot (D) Spray, Injektionslöung, Implantate Buserelin *Rezeptpflichtig*	Libidoverlust, Impotenz, Hitzewallungen, Kreislaufstörungen, Schwellung der Brustdrüsen, Hautausschläge	**Therapeutisch zweckmäßig zur** Behandlung des Prostatakarzinoms. Mittel zur Hemmung der Sexualhormonbildung (LH-Releasing-Hormon Analogon).
Roferon A (D/Ö) Injektionslösung Interferon alfa-2a *Rezeptpflichtig*	Fieber, Schüttelfrost, Müdigkeit, Muskelschmerzen. Magen-Darm-Störungen (z. B. Übelkeit, Erbrechen, Blutungen und Wiederauftreten von Geschwüren). Störungen der Hirnfunktion (z. B. Verwirrtheit, Depressionen, Schlafstörungen, Anfälle). Schilddrüsenfunktionsstörungen, Herz-Kreislauf-Störungen (z. B. Herzrhythmusstörungen)	**Therapeutisch zweckmäßig bei** bestimmten Krebserkrankungen in Kombination mit anderen Wirkstoffen in erprobten Therapieschemata. Therapeutisch zweckmäßig zur Behandlung der chronischen Leberentzündung (Hepatitis).
Suprefact (Ö) Spray, Injektionslöung, Implantate Buserelin *Rezeptpflichtig*	Libidoverlust, Impotenz, Hitzewallungen, Kreislaufstörungen, Schwellung der Brustdrüsen, Hautausschläge	**Therapeutisch zweckmäßig zur** Behandlung des Prostatakarzinoms. Mittel zur Hemmung der Sexualhormonbildung (LH-Releasinghormon Analogon).
Tamoxifen »Ebewe« (Ö) Tabl. **Tamoxifen Hexal** (D) Filmtabl. **Tamoxifen-ratiopharm** (D) Tabl. Tamoxifen *Rezeptpflichtig*	Übelkeit, Erbrechen, Störung der Bildung der Blutzellen, Wasserretention, vaginale Blutungen	**Therapeutisch zweckmäßig zur** Behandlung des Mammakarzinoms. Hemmstoff der weiblichen Sexualhormone (Antiöstrogen).
Trenantone/ nasal/ Depot (D) Injektionslösung mit Retardmikrokaps. Leuprorelin *Rezeptpflichtig*	Libidoverlust, Impotenz, Hitzewallungen, Kreislaufstörungen, Schwellung der Brustdrüsen, Hautausschläge	**Therapeutisch zweckmäßig zur** Behandlung des Prostatakarzinoms. Mittel zur Hemmung der Sexualhormonbildung (LH-Releasinghormon Antagonist).

Präparat	Wichtigste Nebenwirkungen	Empfehlung
Wobe-Mugos-Dragees (Ö) Drag. Proteasen (Trypsin), Papain, Pisum sativum, Lens esculenta, Thymusextrakt vom Kalb *Rezeptpflichtig*	Selten allergische Reaktionen. Blutgerinnungsstörungen möglich	**Wenig zweckmäßig** Therapeutische Wirksamkeit bei Krebserkrankungen zweifelhaft. Vertretbar wegen relativ geringer Schädlichkeit, wenn die Behandlung mit therapeutisch zweckmäßigen und notwendigen anderen Mitteln nicht verzögert oder unterlassen wird.
Wobe Mugos E Tabl. (D) Tabl. Papain, Trypsin, Chymotrypsin	Selten allergische Reaktionen. Blutgerinnungsstörungen möglich	**Wenig zweckmäßig** Therapeutische Wirksamkeit bei Krebserkrankungen zweifelhaft. Vertretbar wegen relativ geringer Schädlichkeit, wenn die Behandlung mit therapeutisch zweckmäßigen und notwendigen anderen Mitteln nicht verzögert oder unterlassen wird.
Wobe Mugos E Amp. (D) Amp. Papain, Trypsin, Chymotrypsin, Lidocain *Rezeptpflichtig*	Herzrhythmusstörungen. Entzündungen im Injektionsbereich. Schwere akut lebensbedrohliche allergische Reaktionen möglich. Blutgerinnungsstörungen möglich	**Abzuraten** wegen schwerer Nebenwirkungen. Therapeutische Wirksamkeit bei Krebserkrankungen zweifelhaft.
Zoladex (D/Ö) Implantate Goserelin *Rezeptpflichtig*	Beim Mann: Libidoverlust, Impotenz, Kreislaufstörungen, Schwellung der Brustdrüsen. Bei der Frau: Libidoverlust, Depressionen, Kopfschmerzen, Kreislaufstörungen, Hitzewallungen, Stopp der Regelblutung, Schmierblutungen	**Therapeutisch zweckmäßig zur** Behandlung von Krebserkrankungen (z. B. Prostatakarzinom, Mammakarzinom in der Prämenopause). Mittel zur Hemmung der Sexualhormonbildung.

20. Kapitel: **Suchtmittel**

High-Sein, Geil-Sein, Erfolg-Haben. Suchtmittel sind ein wichtiger Teil unserer Kultur. Sie helfen, das Leben erträglicher oder vergnüglicher zu machen. Die meisten Menschen bewegen sich im Rahmen der Legalität und beschränken sich auf Alkohol oder Medikamente oder Nikotin. Eine beträchtliche Zahl von Konsumenten verwendet jedoch illegale Drogen wie Marihuana oder Haschisch oder Ecstasy oder auch Härteres wie Heroin oder Kokain.
Egal, ob es sich um legale oder illegale Drogen handelt: Alle sind auf die eine oder andere Weise verführerisch und verheißen Glücksgefühle. Fast alle bergen aber auch das Risiko in sich, die Gesundheit zu schädigen, die einen mehr, die anderen weniger. Manche legalen Drogen haben ein größeres soziales und gesundheitliches Gefährdungspotential als manche illegalen. Ob Energy-Drinks wie Red Bull (Reklamespruch: »Verleiht Flügel«) oder Flying Horse nicht ebenfalls Suchtqualitäten haben, ist bei manchen Fachleuten schon eine Streitfrage.
Auffallend ist die gegenseitige Verachtung der Süchtigen: Die Trinker spötteln über die Kiffer, die Kiffer machen Witze über die Alkis, und für Fixer gelten alle anderen sowieso als Spießer.
In diesem Kapitel soll es nicht um eine moralische Bewertung des Drogenkonsums gehen, sondern lediglich um präzise Informationen über Nutzen und Risiken. Die Abwägung, ob man Drogen nimmt und welche Drogen, trifft ohnedies jeder und jede für sich. Unbestritten ist natürlich, dass manche Menschen in Verhältnissen aufwachsen, wo sie kaum eine Wahl haben und schon von klein auf mit Suchtmitteln vertraut sind.
Im Folgenden werden nur die wichtigsten Suchtmittel beschrieben. Es gibt jedoch zahlreiche andere, vor allem im Bereich der so genannten Designerdrogen (z. B. PCP, Angel Dust, China White, MPPP u. a.).

Alkohol

Alkohol ist in unseren Breitengraden das am häufigsten verwendete Suchtmittel. Die Deutschen gelten in dieser Hinsicht als unangefochtene Weltmeister. Die Zahl der behandlungsbedürftigen Alkoholiker in Deutschland wird auf drei Millionen geschätzt (in Österreich auf 250.000), Männer sind sechs- bis siebenmal häufiger davon betroffen als Frauen. Das Nachrichtenmagazin »Der Spiegel« berichtet, dass im Durchschnitt jeden Tag 110 Deutsche an tödlicher Alkoholvergiftung sterben.

Nach einer österreichischen Untersuchung hatten zehn Prozent aller Elfjährigen schon einen Alkoholrausch und trinken regelmäßig Alkohol.

Wirkung

Alkoholgenuss ist allgemein akzeptiert, häufig sogar erwünscht. Der Genuss von Alkohol versetzt in einen Zustand entspannter Euphorie. Regelmäßiger, aber mäßiger Genuss von Alkohol – nicht mehr als täglich ein Bier oder ein Glas Wein oder ein harter Drink – ist gesund für das Herz und erhöht im Vergleich zu Abstinenzlern die Lebenserwartung. Dies fanden Mediziner der American Cancer Society, der WHO und der englischen Oxford University bei einer Langzeituntersuchung an 490.000 amerikanischen Testpersonen heraus.

Nebenwirkungen

Gleichgewichtsstörungen, Sprachstörungen, Konzentrationsstörungen, Aggressivität, zunehmende soziale Probleme, Persönlichkeitsveränderungen, Stimmungsschwankungen, Eifersucht, Halluzinationen, Depressionen.
Magen-Darm-Beschwerden, Schlafstörungen, Zittrigkeit, Reizbarkeit, Nervenstörungen, Schädigung der Gehirnfunktion, Potenzverlust, Hautveränderungen, epileptische Anfälle, Bauchspeicheldrüsen- und Leberschäden.
Die Suchtgefahr ist sehr hoch. Von Alkohol kann man sowohl körperlich als auch psychisch abhängig werden. Starker und chronischer Alkoholkonsum birgt eine hohe Gefahr sozialschädigenden Verhaltens in sich (aggressives Verhalten, »Alkohol am Steuer«).
Bei Absetzen nach Dauerkonsum schwere Entzugserscheinungen.
Bei Frauen führt Alkoholmissbrauch doppelt so schnell zu Folgeschäden wie bei Männern. Das hat biologische Ursachen.

Behandlung

Egal ob zur Entwöhnung Pillen, Psychotherapie oder zwangsweise Abstinenz angewendet werden – die Erfolge sind mager, die Rückfallquote liegt bei 80 Prozent.
Zur Unterstützung der Alkoholentwöhnung nach erfolgtem körperlichen Entzug wird in Deutschland meist Acamprosat (*Campral*), seltener Disulfiram (*Antabus*) verwendet, in Österreich Acamprosat (*Campral*), Naltron (*Revia*) oder Cyanamid (*Colme*). Diese Mittel sollten nur im Rahmen eines umfassenden Behandlungskonzepts verwendet werden, das soziale und psychotherapeutische Maßnahmen umfasst.

Der Nutzen von *Antabus* ist umstritten. In kontrollierten Untersuchungen scheint es nicht wirksamer zu sein als ein Placebo (= Scheinmedikament ohne Wirkstoff), kann jedoch außer Müdigkeit sowie unangenehmem Mund- und Körpergeruch auch gravierende Nebenwirkungen verursachen: Hepatitis, Sehnerventzündungen, periphere Neuropathie und anderes. Wer *Antabus* nimmt und Alkohol trinkt, muss mit lebensbedrohlichen Reaktionen rechnen.
Das erst seit kurzem erhältliche Mittel Acamprosat (*Campral*) soll das Verlangen nach Alkohol dämpfen. Bis jetzt existieren noch zu wenig Erfahrungen damit, um eindeutige Empfehlungen abzugeben. Einige Untersuchungen deuten darauf hin, dass es möglicherweise zweckmäßig ist. Als *Nebenwirkungen* können unter anderem Magen-Darm-Beschwerden, Übelkeit, Erbrechen, Impotenz, Missempfindungen, Hautausschläge und weitere Beschwerden auftreten.

Rauchen

Jeder weiß, dass Rauchen die Gesundheit schädigt. Dieses Wissen wirkt jedoch kaum abschreckend. Viele haben dabei ein schlechtes Gewissen. Aus Umfragen weiß man, dass etwa zwei Drittel aller Raucher aufhören wollen. Die Hälfte davon – also ein Drittel – hat das bereits einmal erfolglos versucht.
Zwölf Prozent aller Kinder und Jugendlichen sind bereits starke Raucher. Gewohnheitsmäßiges Rauchen entsteht durch regelmäßige Koppelung an bestimmte Situationen und durch die unmittelbar einsetzende Wirkung von Nikotin in Gehirn und Körper.

Wirkung

Rauchen ist ein Vergnügen. Rauchen ist kommunikativ. Rauchen entspannt und verschafft das Gefühl von Leistungssteigerung. Rauchen bringt dem Staat viel Geld in Form von Steuern. Rauchen verkürzt die Lebenserwartung und erspart damit der Rentenversicherung Geld.

Nebenwirkungen

Rauchen stumpft Geschmacks- und Geruchsnerven ab. Tabakrauch hinterläßt einen typischen, anhaltenden Geruch in Räumen und an der Kleidung. Rauch belästigt Nichtraucher. Rauchen verursacht chronische Bronchitis, Magengeschwüre, Lungenkrebs, aber auch verschiedene Herzkrankheiten. Je höher die Zahl der Zigaretten, umso größer ist das Gesundheitsrisiko. Passivrauchen hat in etwas geringerem Ausmaß dieselben Auswirkungen.

Behandlung

Manche Raucher schaffen es, aufzuhören, ohne irgendwelche Hilfsmittel oder Programme oder Tricks anzuwenden.

Wem dazu die Kraft fehlt, der sollte ein Entwöhnungsprogramm anwenden. Häufig verwendete Programme sind:

- *Der 5-Tage-Plan* des Deutschen Vereins für Gesundheitspflege (DVG) oder
- *Nichtrauchen in 10 Wochen* der Bundeszentrale für gesundheitliche Aufklärung in Köln.

Die Erfolgsquote solcher Kurse liegt bei etwa 30 Prozent.

Die Chancen, erfolgreich aufzuhören, steigen durch Verwendung von Hilfsmitteln wie Nikotinpflastern, -kaugummi und Ähnlichem.

Wichtig ist, dass man analysiert, in welchen Situationen man raucht. Dann kann man versuchen, diese Situationen zu vermeiden oder zu ändern.

Wer aufhört zu rauchen, verringert sofort sein Gesundheitsrisiko. Erfolgt der Verzicht vor dem 35. Lebensjahr, hat er nahezu dieselbe Lebenserwartung wie ein Nichtraucher.

Als *Raucher-Entwöhnungsmittel* werden hauptsächlich *Nicotinell Kaugummis* und *Pflaster* sowie *Nicorette Kaugummis* verwendet. Die alleinige Verwendung solcher Hilfsmittel – ohne begleitende, verhaltenstherapeutische Maßnahmen – bringt meist keinen Erfolg.

Nebenwirkungen und Gefahren: Neue Studien haben ergeben, dass bei der Verwendung von Nikotin-haltigen Entwöhnungsmitteln kaum Nebenwirkungen zu erwarten sind. Bei Schwangeren besteht ein theoretisches Risiko, dass das Ungeborene geschädigt werden könnte, es gibt jedoch keine Erfahrungen damit.

Achtung: Die Empfehlung für Raucher, regelmäßig Vitamin-A-Präparate zu schlucken, um damit die gesundheitsschädigende Wirkung des Rauchens abzumildern, ist eine Irreführung! Diese »Behandlung« hat die gegenteilige Wirkung. Raucher, die Beta-Carotin-Kapseln schlucken, verkürzen ihre Lebenserwartung.

Medikamente

Einer der Experten von »*Bittere Pillen*«, Professor Jörg Remien von der Universität München, stellte anhand von repräsentativen Daten des Bundesverbandes der Innungskrankenkassen fest, dass mindestens 1,4 Millionen Deutsche medikamentensüchtig sind. Besonders gefährdet sind die über 60-Jährigen: In diesem Alter ist jede 10. Frau und jeder 15. Mann medikamentensüchtig.

Am häufigsten ist Medikamentensucht durch Benzodiazepine verursacht, die in zahlreichen Schlaf- und Beruhigungsmitteln enthalten sind (siehe Kapitel 2.1. und 2.2.). Aber auch Abführmitttel, Schnupfenmittel, Appetitzügler und viele Schmerzmittel können süchtig machen. Es handelt sich dabei um um Kombinationspräparate, die unter anderem auch Coffein oder Codein enthalten: *Adolorin, Aspirin forte, Azur, Azur comp., Copyrkal N, Dolomo TN, Dolviran N, Doppel Spalt compact, Duan, Eudorlin, Gelonida, Gelonida NA, HA-Tabl N, Irocophen, Melabon, Melabon K, Migräne OPW, Migränin Klosterfrau, Nedolon P, Neuralgin, Neuranidal, Novo Petrin, Octadon P, Optalidon N, Paraceta Cod-ratiopharm, Paracetamol comp. Stada, Prontopyrin Plus, Quadronal Ass comp., Quadronal comp. gegen Kopfschmerzen, ratiopyrin, Ring N, Saridon, Spalt, Spalt plus Coffein, Talvosilen, Thomapyrin, Titralgan, Titretta, Togal Kopfschmerzbrause, Vivimed mit Coffein.*

Detaillierte Informationen über Ausmaß und Ursachen von Medikamentensucht finden sich in einem Beitrag des »Bittere Pillen«-Experten Dr. Gerd Glaeske im *Jahrbuch Sucht 99*, herausgegeben von der Deutschen Hauptstelle gegen die Suchtgefahren (Postfach 13 69, D-59003 Hamm).

Wirkung

Medikamentensucht ist sehr unauffällig und wird häufig erst dann als Problem gesehen, wenn jemand abrupt mit der Einnahme aufhört und massive Entzugserscheinungen auftreten.

Nebenwirkungen

Wer Medikamente vom Typ der Benzodiazepine verwendet (siehe Kapitel 2.1. und 2.2.), kann schon nach sechs Wochen abhängig sein. Beim Absetzen treten dann verstärkt genau jene Beschwerden auf, gegen die das Medikament ursprünglich eingenommen wurde – also Schlaflosigkeit oder Angstzustände.

Die logische Folge ist der neuerliche Griff zu diesem Medikament. Damit entsteht ein Teufelskreis, dem nur mit professioneller Hilfe zu entkommen ist.

Bei Dauereinnahme von Benzodiazepinen steigt die Unfallgefahr – sowohl im Straßenverkehr als auch zu Hause. Im schlimmsten Fall kann der ständige Gebrauch von Benzodiazepinen zu Verwahrlosung führen.

Bei Schmerzmitteln, die Codein oder Coffein enthalten, besteht die Gefahr, dass dies zu einem Dauergebrauch führt und die Schmerzen chronisch werden.
Lang dauernder Schmerzmittelgebrauch kann zu irreparablen Nierenschäden führen.
Der lang andauernde Gebrauch von Abführmitteln kann Nerven, Kreislauf und Nieren schwer schädigen und die Verdauung beeinträchtigen.
Dauergebrauch von Schnupfenmitteln kann die Nasenschleimhaut schädigen.

Behandlung

Süchtig machende Medikamente dürfen nur langsam und nur mit ärztlicher Betreuung abgesetzt werden. Unter Umständen ist sogar eine stationäre Behandlung mit psychotherapeutischer Begleitung notwendig.

Aufputschmittel (Amphetamine und Amphetaminabkömmlinge)

Diese Mittel (enthalten z. B. in *AN 1, Captagon, Ritalin, Tradon*) werden häufig missbräuchlich verwendet – zur Steigerung der Leistungsfähigkeit. In Drogenkreisen heißen solche Mittel »Speed«, »Anten«, »Pep Pills«, »Footballs«. Sie wirken ähnlich wie das Hormon Adrenalin, das vom Körper in Gefahrensituationen ausgeschüttet wird, um die Kraftreserven aufzustacheln. Während des Zweiten Weltkriegs enthielt die Fliegerschokolade Amphetamin, um den Bomberpiloten Mut zu machen.

Wirkung

Schlaf- und Appetitlosigkeit, übersteigerter Antrieb.

Nebenwirkungen

Eine typische Wirkung von Aufputschmitteln ist Rededrang und aggressives Verhalten. Häufige Nebenwirkungen sind Schwitzen, Konzentrationsmangel, Herzrhythmusstörungen und Angina-pectoris-Beschwerden. Manchmal treten auch Halluzinationen, Panikzustände, akute Herzinsuffizienz und schizophrene Psychosen auf. Bei ständigem Gebrauch von »Speed« verträgt der Körper die Nahrung immer schlechter und wird sehr anfällig für Infektionen aller Art.

Behandlung

Ein Entzug von Aufputschmittel sollte nur langsam und unter ärztlicher Begleitung durchgeführt werden, weil gravierende Nebenwirkungen auftreten können.

Kokain

Kokain wird aus den Blättern des Koka-Strauches gewonnen und war Ende des 19. Jahrhunderts als Mittel gegen Durchfall, Husten und Katarrh frei in Apotheken erhältlich. Heute gilt Kokain als Droge der »besseren Kreise« und trägt aufgrund seines Aussehens den Spitznamen »Schnee«. Es wird meist über die Nase eingesogen, seltener in Wasser aufgelöst und gespritzt.
Kokain verursacht zwar keine körperliche, aber eine psychische Abhängigkeit. Die angenehme Erinnerung an den letzten Genuss bewirkt eine Fortsetzung der Einnahme.
Kokain bewirkt eine Weitstellung der Pupillen.

Wirkung

Kokain verursacht für etwa 20 bis 60 Minuten Antriebssteigerung, Erregungszustand, Euphorie und Enthemmung. Hunger und Mangelgefühle verschwinden, es überwiegt ein Zustand von Glück.

Nebenwirkungen

Rededrang, Selbstüberschätzung, Kribbelgefühle mit starkem Juckreiz, Angstzustände, schwere Depressionen, Verfolgungswahn. Wer Kokain mit anderen zusammen unter unsterilen Bedingungen spritzt, läuft Gefahr, sich mit HIV oder Hepatitis zu infizieren.
Nach Abklingen der Wirkung häufig Katerstimmung. Dies führt meist dazu, dass Kokain-Abhängige ihre Tagesration steigern.
Als Folge der Appetithemmung können Unterernährung und Mangelkrankheiten auftreten. Kokain verursacht relativ häufig Herzinfarkte, die allerdings meist ohne schwere Komplikationen verlaufen.
Kokain-Abhängige neigen zu antisozialem Verhalten.
Beim Absetzen können Suizid und Aggressionsneigungen, Delirien und Psychosen auftreten.
Nach langem Missbrauch Schäden an der Nasenschleimhaut, völliger körperlicher Verfall, Leberschäden, Herzschwäche, Atemstörungen.

Behandlung

Nur unter ärztlicher Aufsicht.

Crack

Crack ist eine kristallisierte Form von Kokain + Backpulver und wird üblicherweise mit Wasserpfeifen geraucht. *Wirkungen* und *Nebenwirkungen* sind wie bei Kokain. Alles passiert jedoch viel schneller, und die Wirkungsdauer ist kürzer. Es ist ein Fünf-Minuten-Rausch mit dem Gefühl der totalen Omnipotenz und noch stärkerer Enthemmung als Kokain. Sehr viel schnellere Suchtentwicklung als bei Kokain.
Crack war bis vor kurzem eine häufig verwendete Droge in Amerika, die zu einem massiven Ansteigen von Gewaltdelikten und zum sozialen Niedergang vieler Wohnviertel führte.

Cannabis (Haschisch, Marihuana)

Der Gebrauch von Cannabis ist weit verbreitet, vor allem in Intellektuellenkreisen. Das Hanfkraut wird oft als »Einstiegsdroge« angeschuldigt – in Fachkreisen ist dies jedoch umstritten. Mehrere große Untersuchungen – unter anderem eine im Auftrag der französischen Regierung oder eine im Auftrag der WHO – kamen zu dem Schluss, dass Cannabis eine relativ harmlose Droge ist, weit weniger gefährlich als etwa Alkohol.
Haschisch ist die Bezeichnung für das Harz oder das Öl der Cannabis-Pflanze, Marihuana für Blüten, Blätter und Samen.
Spitznamen sind Shit, Kiff, Gras, Hasch, Lady Jane.
Cannabis wird meist geraucht, und zwar in Form von handgerollten, konisch geformten »Joints«. Es kann jedoch auch in Kuchen mitgebacken oder in Form von Tee getrunken werden.
Wer mehr als 0,5 bis 30 Gramm – je nach Bundesland ist die erlaubte Menge verschieden – Marihuana oder Haschisch besitzt, macht sich strafbar.

Wirkung

Übersteigerte Stimmung, auch halluzinogene Wirkung möglich. Cannabis macht nicht nur high, es wirkt auch gegen chronische Schmerzen, Übelkeit, Erbrechen, Schlaflosigkeit und Migräne. Es wird deshalb in manchen Ländern auch als begleitende Therapie bei Krebs- und AIDS-Patienten verwendet. In Österreich und Deutschland ist dies jedoch verboten. Seit kurzem ist jedoch der synthetisch hergestellte Cannabis-Wirkstoff – das Tetrahydrocannabiol (THC) – als Arzneimittel zugelassen. Es ist in Deutschland zwar nicht erhältlich, kann jedoch aus den USA importiert werden (Markenname *Marinol*).

Kontaktadresse:
Arbeitsgemeinschaft Cannabis als Medizin, Maybachstraße 14, 50670 Köln, Tel. 0221/912 30 33, Fax 0221/130 25 79

Nebenwirkungen
Cannabis verursacht häufig läppisches Verhalten und manchmal einen raschen Wechsel von Stimmungen. Während des Rausches treten Konzentrations- und Aufmerksamkeitsstörungen, gerötete Augen und weite Pupillen auf, sowie verlangsamter Gedankengang, herabgesetzte Kritikfähigkeit (erhöhte Unfallgefahr beim Autofahren). Cannabis-Rauchen erhöht das Lungenkrebsrisiko.

MDMA (Ecstasy, XTC, Fantasy, E)

Es handelt sich dabei um einen synthetisierten Wirkstoff der Muskatnuss, der Ende der siebziger Jahre in den USA als Hilfsmittel in psychotherapeutischen Gruppen verwendet und dann von der Jugendkultur als Partydroge entdeckt wurde. Die amerikanischen Behörden stellten es deshalb 1985 unter das Betäubungsmittelgesetz. Seit einigen Jahren werden diese illegalen Designerdrogen bei uns meist während Musikveranstaltungen verwendet (Clubbings, Ravings, Partys). Etwa 500.000 Deutsche, vorwiegend Jugendliche, verwenden diese Droge. Sie gilt als LSD der neunziger Jahre, mit Amphetamin-ähnlicher Wirkung und halluzinogenen Eigenschaften.
MDMA wird in Form von Tabletten oder Kapseln verkauft. Es verursacht weite Pupillen und starken Durst. Die geschäftstüchtigen Hersteller mischen den Drogen häufig aufputschende Mittel bei (»speed«; es handelt sich dabei meist um die Wirkstoffe Coffein oder Ephedrin) – dies kann gefährlich für die Gesundheit sein. Manche Dealer verkaufen auch *Pfeil-Zahnschmerz-Tabletten* (Inhaltsstoff Ibuprofen) als Ecstasy, wegen der äußeren Ähnlichkeit. Oft ist in den als Ecstasy verkauften Tabletten auch nur Traubenzucker enthalten.
MDMA führt nicht zu körperlicher Abhängigkeit. Psychisch labile Personen können jedoch psychisch abhängig werden.

Wirkung
Gesteigerter Antrieb, gesteigertes Kommunikationsbedürfnis und euphorische Stimmungslage, Schlaf- und Appetitlosigkeit. MDMA verursacht nicht selten ekstatische Glücks- und Liebesgefühle, hat aber keine aphrodisierende Wirkung.

In den USA wurden 1992 die psychischen Effekte von MDMA genauer untersucht. Versuchspersonen waren 20 Psychiater. Die meistgenannte positive Wirkung waren größere Offenheit sowie weniger Angst und Abwehr in zwischenmenschlichen Kontakten.

Nebenwirkungen

Redezwang, Selbstüberschätzung. Gefahr von Überhitzung und Herz-Kreislauf-Versagen, besonders bei Diabetikern. Bei Wochenend-Konsumenten ist die Gefahr von Persönlichkeitsveränderungen gering. Bei Überdosierung können schwere Verwirrtheitszustände, bei Vielschluckern Selbstmordabsichten, Gehirnschäden und Muskelkrämpfe auftreten. Zahlreiche Todesfälle sind bekannt. Bei häufigem Gebrauch lässt die erwünschte Wirkung nach, die Gefahren nehmen jedoch zu.

Heroin

Heroin ist ein Opiat. Der Grundstoff sind die Fruchtkapseln des Schlafmohns. Noch Anfang des 20. Jahrhunderts wurde Heroin vom Pharmakonzern Bayer als legales Hustenmittel verkauft – mit dem Hinweis, dass es nicht suchterregend sei.
Heroin gehört zu den »harten« Drogen. Es kann injiziert, geraucht oder geschnupft werden. Die Wirkung eines »Schusses« hält etwa vier Stunden an. Dann treten bei Süchtigen quälende körperliche Entzugserscheinungen mit Zittern, Schmerzen und Krämpfen auf. Süchtige brauchen am Tag bis zu 250 Mark für Drogen.
Heroinsüchtige sind meist durch die zahlreichen Einstichstellen an Armen und Beinen erkennbar. Wer unter Heroin »steht«, hat stark verengte Pupillen.

Wirkung

Euphorie, Aufhebung der Schmerzempfindung. Unmittelbar nach der Injektion kommt es zu einem »Flash« – einem Gefühl, das von Fixern als Orgasmus des gesamten Körpers und Geistes beschrieben wird.

Nebenwirkungen

Sehr schnelle psychische und körperliche Abhängigkeit. Gefahr von Hepatitis und HIV-Infektion, falls Spritzen von mehreren Personen verwendet werden. Bereits nach kurzer Zeit körperliche und soziale Verwahrlosung, als Folge davon Blutvergiftungen und Geschwüre. Beschaffungskriminalität ist häufig.
Bei Überdosierung Tod durch Atemlähmung und Kreislaufschock.

Behandlung

Der Großteil der Heroinsüchtigen ist nicht bereit zu einer drogenfreien Therapie. Häufig wird per Gerichtsurteil ein stationär kontrollierter Entzug angeordnet. Eine Entwöhnung dauert mehrere Monate. Hohe Rückfallquote von mindestens 70 Prozent.

Die Ersatzdroge Methadon – ein Opiat – verhilft manchen Süchtigen unter ärztlicher Aufsicht wieder zu einem halbwegs normalen Leben. Es unterdrückt mindestens 24 Stunden lang zuverlässig die Erscheinungen des Entzugs, bietet aber keinen Ersatz für das Glücksgefühl von Heroin. Viele Süchtige nehmen deshalb zusätzlich andere Drogen, meistens Kokain, aber auch Beruhigungs- oder Aufputschmittel. Ohne psychosoziale Unterstützung bleibt die Behandlung mit Methadon meist erfolglos.

In manchen Fällen wird auch Codein als Ersatz verwendet, weil es gesetzlich nicht so streng kontrolliert wird wie Methadon. Der Nachteil ist allerdings, dass es mehrmals täglich eingenommen werden muss.

LSD

Die Hippie-Droge mit stark halluzinogener Wirkung (»auf trip sein«) war in den 60er und siebziger Jahren weit verbreitet und ist in letzter Zeit wieder häufiger in Gebrauch. LSD ist eine verbotene Droge. Sie verursacht keine körperliche Abhängigkeit. Psychisch labile Personen können jedoch psychisch abhängig werden. Bei dafür empfänglichen Personen können Psychosen ausgelöst werden.

Wirkung

Man wird in eine Traumwelt versetzt. Alle Sinneseindrücke werden um ein Vielfaches gesteigert. Empfindungen von Ort und Zeit werden verzerrt. Man »hört« Farben und »sieht« Geräusche. Die Stimmung ist wechselhaft. Phasen von glückhaften Rauschzuständen können mit Horrorerlebnissen abwechseln.

Nebenwirkungen

Es besteht die Gefahr von »bad trips« mit psychotischen Zuständen und Gewaltausbrüchen.

Bei häufigem Gebrauch Desinteresse an der Umwelt mit Neigung zu asozialem Verhalten und Beschaffungskriminalität.

Noch Wochen und Monate nach der Einnahme von LSD sind so genannte »flashbacks« möglich – plötzliches Auftreten von Erlebnissen und Stimmungen wie im Rausch. Gefahr von Erbgutschädigung.

Behandlung

Zu Behandlung eines »bad trips« werden Beruhigungsmittel vom Typ der Benzodiazepine verwendet (siehe Kapitel 2.2.).
Die psychische Abhängigkeit kann mit Hilfe von Psychotherapie behandelt werden.

20.1. Mittel gegen Nikotin- und Alkoholabhängigkeit

Präparat	Wichtigste Nebenwirkungen	Empfehlung
Antabus Dispergetten (D) Tabl. Disulfiram *Rezeptpflichtig*	Unangenehmer Geschmack, Magen-Darm-Störungen, Körpergeruch, Kopfschmerz, Impotenz, manchmal allergische Hautreaktionen. Vorsicht: Bei vorgeschädigten Patienten kann Alkoholkonsum zu Atemdepressionen, Herz-Kreislauf-Kollaps, Herzarrhythmien, Krämpfen und in seltenen Fällen zu Herzversagen führen	**Wenig zweckmäßig** Vertretbar nur zur Behandlung von Alkoholismus, wenn der Patient auch psychotherapeutisch betreut wird.
Campral (D/Ö) Tabl. Acamprosat *Rezeptpflichtig*	Magen-Darm-Störungen, Hauterscheinungen. Verwirrtheit und Schlafstörungen möglich	**Möglicherweise zweckmäßig als** unterstützende Maßnahme zur Aufrechterhaltung der Abstinenz bei Alkoholabhängigkeit.
Narcati (D/Ö) Amp. Naloxon *Rezeptpflichtig*	Übelkeit, Erbrechen, schwere Entzugserscheinungen bei Opiatabhängigkeit	**Therapeutisch zweckmäßig als** Gegenmittel bei Atemlähmung durch morphinartig wirkende Stoffe.
Nicorette (D/Ö) Kaugummi Nikotin	Reizung von Schleimhäuten im Mund, Magen und Darm, Herzschmerzen, Kopfschmerzen	**Möglicherweise zweckmäßig als** unterstützende Maßnahme bei einer Entwöhnungsbehandlung von Rauchern.
Nicotinette (D) Pflaster Nikotin	Pflasterallergien, Reizung von Schleimhäuten im Mund, Magen und Darm, Herzschmerzen bis zum Herzinfarkt, Kopfschmerzen	**Zweckmäßig nur, wenn** bei der Entwöhnungsbehandlung von Rauchern das Rauchen wirklich eingestellt wird, sonst lebensbedrohliche Nebenwirkungen möglich.

Präparat	Wichtigste Nebenwirkungen	Empfehlung
Nicotinell TTS (D) Pflaster Nikotin	Pflasterallergien, Reizung von Schleimhäuten im Mund, Magen und Darm, Herzschmerzen bis zum Herzinfarkt, Kopfschmerzen	**Zweckmäßig nur, wenn** bei der Entwöhnungsbehandlung von Rauchern das Rauchen wirklich eingestellt wird, sonst lebensbedrohliche Nebenwirkungen möglich.
NiQuitin (D) Pflaster Nikotin	Pflasterallergien, Reizung von Schleimhäuten im Mund, Magen und Darm, Herzschmerzen bis zum Herzinfarkt, Kopfschmerzen	**Zweckmäßig nur, wenn** bei der Entwöhnungsbehandlung von Rauchern das Rauchen wirklich eingestellt wird, sonst lebensbedrohliche Nebenwirkungen möglich.
Zyban (D) Retardtabl. Bupropion *Rezeptpflichtig*	Häufig Fieber, trockener Mund, Magen-Darm-Störungen, Hautausschläge, Schwitzen, allergische Erscheinungen, bedrohliche Krampfanfälle. Gefährliche Wechselwirkungen mit anderen Medikamenten möglich.	**Abzuraten** Vertretbar nur, wenn alle anderen Entwöhnungsmethoden versagt haben und eine Zusatztherapie zur Motivationsverstärkung durchgeführt wird. Enthält ein amphetaminartiges Psychopharmakon (Antidepressivum). Die Verträglichkeit des Medikaments ist noch unzureichend erprobt.

21. Kapitel: Medikamente während der Schwangerschaft und Stillzeit

Im Laufe einer Schwangerschaft nimmt eine Frau durchschnittlich drei bis acht verschiedene Medikamente ein – teils ärztlich verordnet, teils als Selbstmedikation. Diese Menge unterscheidet sich nur wenig vom Arzneimittelverbrauch nichtschwangerer Frauen.
Die Hälfte aller Schwangeren nimmt im ersten, besonders risikoreichen Schwangerschaftsdrittel von sich aus Medikamente ein, die nicht verordnet wurden.
Früher glaubte man, dass sich der Embryo gut geschützt vor äußerlichen Einflüssen in der Gebärmutter entwickelt. Erst in den vierziger Jahren konnte aufgrund von Tierversuchen ein Zusammenhang zwischen Umwelteinflüssen und dem Auftreten von Missbildungen bei den Nachkommen hergestellt werden. Zu einer der größten Pharma-Katastrophen führte in den sechziger Jahren die Einführung des Beruhigungsmittels »Contergan«, das nach Einnahme von nur einer Tablette zwischem dem 21. und 40. Schwangerschaftstag die bekannten Gliedmaßenfehlbildungen bei den Nachkommen verursachte. Nicht nur Missbildungen, sondern auch spätere Krebserkrankungen der Kinder können Folge einer Schädigung des Embryos durch Arzneimittel sein: Zwischen 1960 und 1970 wurden in den USA und in Europa Tausende Schwangere wegen drohender Fehlgeburten mit dem künstlich hergestellten Sexualhormon Diethylstilbestrol behandelt. Jahre später wurde bei den heranwachsenden Töchtern dieser Frauen eine unerwartete Häufung von Scheidenkarzinomen beobachtet – einer Erkrankung, die sonst in dieser Altersgruppe so gut wie nie auftritt.
Die »Contergan«-Tragödie führte nicht zuletzt zur Anerkennung der Teratologie (Lehre von Missbildungen, die durch äußere Einfüsse hervorgerufen werden). Heute, 40 Jahre danach, lässt sich das Risiko arzneimittelbedingter Schädigungen besser eingrenzen und mit einer gewissen Wahrscheinlichkeit auch schon vor der Marktzulassung abschätzen: Es wurden seither keine Medikamente gefunden, die durch ihr Missbildungspotential derart überraschten wie »Contergan«. Die fruchtschädigende Wirkung der Retinoide (Vitamin-A-Abkömmlinge) war bereits vor ihrer Marktzulassung aus dem Tierversuch bekannt.

Die Gesamtrate der auftretenden Missbildungen bei Neugeborenen ist seit Jahrzehnten gleich geblieben, obwohl die Anzahl der im Handel befindlichen Medikamente sprunghaft angestiegen ist.
Aber: Weiterhin existieren für die meisten gebräuchlichen Arzneimittel nicht genügend Daten, um eine wirklich differenzierte Risikoabschätzung zu ermöglichen, da klinische Prüfungen an Schwangeren aus ethischen Gründen natürlich nicht durchgeführt werden können und somit nur Einzelfallberichte und klinische Erfahrungen herangezogen werden können. Ergebnisse aus Tierversuchen sind nicht ohne weiteres auf den Menschen übertragbar. Obwohl es bei den allermeisten Medikamenten keinen Hinweis gibt, dass sie das Ungeborene schädigen, bedeutet dies leider trotzdem keine hundertprozentige Sicherheit!

Wie schädigt ein Medikament?

Der Mutterkuchen (Plazenta), über den das ungeborene Kind mit mütterlichem Blut versorgt wird, übt zwar eine gewisse Filterfunktion aus, ist aber für die meisten Medikamente – abhängig von der Größe ihrer Moleküle – gut passierbar. Von der Mutter eingenommene Medikamente erreichen daher meistens auch das Kind – in seinem Blut können 20 bis 80 Prozent der mütterlichen Medikamentenkonzentrationen gemessen werden. Ebenso erfolgt ein Übertritt der im mütterlichen Kreislauf befindlichen Arzneimittel in die Muttermilch in verschieden großem Ausmaß.

Wann schädigt ein Medikament?

In den ersten zwei Wochen nach der Befruchtung gilt das »Alles-oder-Nichts-Gesetz«: Entweder können geschädigte Zellen ersetzt oder völlig repariert werden, oder der Schaden ist so groß, dass die befruchtete Eizelle mit der nächsten Regelblutung abgeht.
Im Laufe der folgenden »Embryonalperiode« (3. bis 8. Schwangerschaftswoche) und der »frühen Fetalperiode« (9. bis 12. Schwangerschaftswoche) werden die inneren Organe, Gliedmaßen und das Gesicht angelegt. In dieser Zeit, dem ersten Schwangerschaftsdrittel (-trimenon), ist der Embryo besonders empfindlich gegenüber schädigenden äußerlichen Einflüssen. In diesem Zeitraum werden die meisten Missbildungen ausgelöst. Missbildungen der Körpergestalt können praktisch nur in den ersten 12 bis 16 Wochen, schwere Gehirn-, Herz- und Skelettmissbildungen nur in den ersten 8 bis 10 Wochen entstehen. Da sich viele Frauen erst im zweiten Monat nach Aus-

bleiben der Regelblutung auf eine mögliche Schwangerschaft untersuchen lassen, besteht die Gefahr, dass auch in Unkenntnis Medikamente eingenommen werden, die den Embryo schädigen können.
Im zweiten und dritten Schwangerschaftsdrittel nimmt die Empfindlichkeit gegenüber Missbildungen ab. Die bereits angelegten Organe werden in ihren Funktionen weiter ausgebildet, verschiedene Gewebe differenziert. Bestimmte Medikamente können in dieser Phase den Verlauf von Schwangerschaft und Geburt ungünstig beeinflussen (z. B. Blutungsgefahr während der Geburt durch Acetylsalicylsäure), Störungen von Organfunktionen (z. B. Nierenversagen beim Neugeborenen durch ACE-Hemmer) oder des Wachstums, sowie Suchterkrankungen mit Entzugssymptomen beim Neugeborenen (z. B. Benzodiazepine, Opiate) verursachen.
Eine gewisse Rolle kann auch die zugeführte Menge des Arzneistoffs spielen: eine sehr niedrige Dosis eines bestimmten Medikaments kann ohne Folgen bleiben, während bei Überschreiten einer gewissen »Schwellendosis« desselben Medikaments beim Ungeborenen Missbildungen auftreten.

Beipackzettel – wenig hilfreich

Eine große Anzahl der Arzneimittel, die oft während der Schwangerschaft eingenommen werden, sind rezeptfrei erhältlich (Schmerzmittel, manche Schlaf- und Beruhigungsmittel, Abführmittel, Vitamine, Mittel gegen Übelkeit). Die Hinweise auf den Beipackzetteln bzw. Gebrauchsinformationen enthalten meist Floskeln wie: »in der Schwangerschaft nur bei strenger Indikationsstellung«, »bei Schwangeren nur nach sorgfältiger Nutzen-Risiko-Abwägung«, »während der Schwangerschaft, besonders in den ersten drei Monaten, sollen Arzneimittel sehr zurückhaltend angewendet werden«. Diese Aussagen geben keine Information über das Ausmaß der Gefährlichkeit. Sie sind weder für die schwangere Frau noch für ihren behandelnden Arzt hilfreich oder nützlich und schützen höchstens die Herstellerfirma vor eventuellen Rechtsansprüchen.

Medikamente in der Schwangerschaft?

Schwangere sollten vor einer Medikamenteneinnahme auf jeden Fall folgende Regeln beherzigen:

– Besonders während der Schwangerschaft ist jede nicht unbedingt nötige Arzneimitteleinnahme zu vermeiden. Mittel mit zweifelhaf-

tem therapeutischen Nutzen oder Mittel gegen relativ geringfügige Beschwerden, bei denen auch nichtmedikamentöse Behandlungsmethoden angewendet werden können, sind überflüssig. Grundsätzlich sollte jede Medikamenteneinnnahme oder -anwendung während der Schwangerschaft vorher mit dem behandelnden Arzt oder der behandelnden Ärztin besprochen werden.
- Nur Medikamente einnehmen, die schon seit langem auf dem Markt und bewährt sind und als unbedenklich in der Schwangerschaft gelten.
- Medikamente mit nur einem Wirkstoff wählen. Mischpräparate sind in ihrem Risiko schwerer einschätzbar.
- Die Dosis des Medikaments so niedrig wie möglich halten.
- So genannte »Naturheilmittel« – Tees und Mittel mit pflanzlichen oder homöopathischen Inhaltsstoffen – sind nicht automatisch ungefährlich und für Schwangere unbedenklich! Es fehlen meist gesicherte Daten über ihre Wirkung auf das Ungeborene, die therapeutische Wirksamkeit ist oft zweifelhaft und umstritten. Außerdem enthalten viele »Naturheilmittel« beträchtliche Mengen Alkohol als Lösungsmittel. Homöopathika werden immer häufiger in der Schwangerschaft und zur Geburt eingesetzt. Ihre Auswahl sollte nicht per »Mundpropaganda«, sondern nach individueller Verordnung durch eine ausgebildete Homöopathin oder einen ausgebildeten Homöopathen erfolgen.

Öfters tritt der Fall ein, dass eine Frau noch in Unkenntnis ihrer Frühschwangerschaft ein Medikament einnimmt und danach Sorgen oder Ängste vor einer möglichen Schädigung des Kindes auftauchen. Es ist sinnvoll, sich an den behandelnden Arzt oder die behandelnde Ärztin bzw. eine spezialisierte Beratungsstelle zu wenden.

In Deutschland:
Beratungsstelle für Embryonaltoxikologie
Pulsstr. 3-7, D-14059 Berlin; Tel: 030/306 86 734; Mo–Fr von 9–16 Uhr

In Österreich:
Reproduktionstoxikologische Ambulanz an der Abteilung für pränatale Diagnostik und Therapie der Universitätsfrauenklinik Wien
Währinger Gürtel 18-20, A-1090 Wien; Tel.: 01/40400-2996

Allein die versehentliche Einnahme eines »zu vermeidenden« oder »kontraindizierten« Medikaments rechtfertigt noch nicht den Abbruch einer gewünschten Schwangerschaft.

Eine Arzneimitteltherapie bei gravierenden Erkrankungen ist auch in der Schwangerschaft zwingend erforderlich, z. B. bei Zuckerkrankheit, Asthma, Bluthochdruck, Epilepsie, schweren Infektionen. Bei Frauen mit bekannten chronischen Erkrankungen wie Zuckerkrankheit sollte idealerweise bereits bei Planung einer Schwangerschaft die medikamentöse Therapie auf Medikamente, die sich für Schwangere am besten eignen, umgestellt werden (z. B. von Tabletten gegen Zuckerkrankheit auf Insulin). Auf keinen Fall darf eine für die Mutter unbedingt notwendige Behandlung wegen einer Schwangerschaft gänzlich abgesetzt werden, da auch unbehandelte krankhafte Zustände der Mutter beim Ungeborenen Schädigungen hervorrufen können: bei zu hohen und stark schwankenden Blutzuckerspiegeln steigt das Missbildungsrisiko, ebenso bei häufigen epileptischen Anfällen während der Schwangerschaft; häufige Asthmaanfälle gefährden die Sauerstoffversorgung und führen möglicherweise zu Hirnschäden beim Kind. Das Unterlassen einer Behandlung kann somit ein größeres Risiko bedeuten als die Behandlung mit Arzneimitteln.

Medikamente während der Stillzeit?

Stillen ist die beste Ernährung für den Säugling. Eine medikamentöse Therapie der Mutter sollte nicht unkritisch als Begründung für Nichtstillen oder Abstillen gelten, sofern unnötige Arzneimitteleinnahmen vermieden und in der Stillzeit erprobte Präparate verwendet werden. Die meisten Medikamente erreichen in der Muttermilch Konzentrationen, die ungefährlich für das Kind sind. Bei wiederholter oder regelmäßiger Einnahme können beim Säugling jedoch Beschwerden auftreten. In manchen Fällen kann eine Stillpause hilfreich sein (z. B. Medikamenteneinnahme unmittelbar nach der letzten abendlichen Stillmahlzeit), um so die höchsten Arzneimittelkonzentrationen zu umgehen. Nur wenn so eine Beeinflussung des Säuglings nicht vermieden und die Medikamenteneinnahme durch die Mutter absolut unumgänglich ist, ist die Ernährung des Säuglings mit zubereiteter Nahrung günstiger.

Tabelle 21.1 nach:

Arzneimittelkursbuch – transparenz-telegramm 1999/2000; Austria Codex 2000/2001; Rote Liste 2001; Spielmann/Steinhoff/Schaefer/Bunjes: Arzneiverordnung in Schwangerschaft und Stillzeit, Fischer, 5. Auflage 1998

Hinweise zur Benutzung der Tabelle 21.1:

Die Tabelle enthält dieselbe Kapiteleinteilung und -nummerierung wie der Hauptteil der »Bitteren Pillen« und dient der groben Orientierung bei der Auswahl eines Medikaments für ein bestimmtes Anwendungsgebiet. Sie ersetzt keinesfalls ein beratendes ärztliches Gespräch.

Für alle Präparate geben wir in der rechten Spalte eine »Empfehlung« für die Verwendung in Schwangerschaft und Stillzeit ab. Diese lautet im Prinzip entweder »Therapeutisch zweckmäßig« oder »Abzuraten«. Diese Empfehlung ist immer im Zusammenhang mit der Empfehlung im spezifischen Krankheitskapitel zu verstehen.

Die mittlere Spalte »Wirkstoff (Präparate)« enthält bei allen als »therapeutisch zweckmäßig« eingestuften Mitteln zusätzliche Informationen über die möglichen Risiken oder Einschränkungen, und zwar in Form von jeweils fünf + bzw. -.

Das erste + bzw. - steht für: erstes Drittel der Schwangerschaft.
Das zweite + bzw. - steht für: zweites Drittel der Schwangerschaft.
Das dritte + bzw. - steht für: drittes Drittel der Schwangerschaft.
Das vierte + bzw. - steht für die Geburtsphase.
Das fünfte + bzw. - steht für die Stillzeit.
+ bedeutet: Die Einnahme des Mittels ist in dieser Phase nach derzeitigem Wissensstand unbedenklich.
(+) bedeutet: In dieser Phase sind möglicherweise bestimmte Vorsichtsmaßregeln zu beachten.
- bedeutet: In dieser Phase sollte dieses Mittel nicht verwendet werden.

Ein Beispiel:

Kapitel	Wirkstoff/Präparat
1. Schmerzen **1.1. Schmerz- und fiebersenkende Mittel**	**Acetylsalicylsäure** + + - - +

+ + - - + bedeutet:

Die Einnahme von Acetylsalicylsäure ist in Einzeldosen als schmerz- und fiebersenkendes Mittel im ersten und zweiten Schwangerschaftsdrittel sowie in der Stillzeit unbedenklich, sollte jedoch im dritten Schwangerschaftsdrittel und in der Geburtsphase vermieden werden.

21.1. Arzneimittel während der Schwangerschaft und Stillzeit

Kapitel	Wirkstoff (Präparat)	Empfehlung
1. Schmerzen **1.1. Schmerz- und fiebersenkende Mittel**	**Paracetamol** (z. B. enthalten in Apacet, Ben-u-ron, Contac, Doloreduct, Mexalen, Momentum Analgeticum, Paracetamol AL, -Berlin-Chemie, von ct, -Genericon, -Heumann, -Hexal, -Lichtenstein, -ratiopharm, -Stada, -Dr. Schmidgall) + + + + +	Therapeutisch zweckmäßig als schmerz- und fiebersenkendes Mittel in Schwangerschaft und Stillzeit. Keine schädigenden Wirkungen auf das Ungeborene oder den Säugling bekannt, lange erprobtes Mittel.
	Acetylsalicylsäure (1000 bis 4000 mg/Tag) (z. B. enthalten in Acesal, Aspirin, Aspisol, Aspro, ASS von ct, -Hexal, -ratiopharm, -Stada, Delgesic, Thomapyrin akut, Togal ASS 400) + + - - +	**Nur zweckmäßig** in Einzeldosen als Schmerz- und fiebersenkendes Mittel im 1. und 2. Schwangerschaftsdrittel und in der Stillzeit, Paracetamol ist vorzuziehen. **Abzuraten** ist von der hoch dosierten Einnahme (1000 bis 4000 mg pro Tag) im letzten Schwangerschaftsdrittel, da es zu einem vorzeitigen Verschluß des Botallischen Gangs (Blutgefäß beim Ungeborenen), zu Hirnblutungen bei Frühgeborenen und erhöhter Blutungsneigung bei der Geburt führen kann.
	Metamizol (z. B. enthalten in Analgin, Berlosin, Inalgon neu, Novalgin, Novaminsulfon-ratiopharm) **Phenazon** (z. B. enthalten in Eu-Med, Migräne OPW, Migränin Klosterfrau, Spalt in Ö) *Propyphenazon* (z. B. enthalten in Adolorin, Copyrkal, Eudorlin, Eu-Med, Novo Petrin, Optalidon N, Saridon, Titretta)	**Abzuraten** ist von der Einnahme von Präparaten, die Metamizol, Phenazon oder Propyphenazon enthalten, weil die Gefahr schwerer Nebenwirkungen besteht (Blutbildschädigung, Schock). In Schwangerschaft und Stillzeit sollte erst recht auf deren Einnahme verzichtet werden. Eine schädigende Wirkung auf das Ungeborene ist nicht nachgewiesen, eine versehentliche oder trotz Schwangerschaft erfolgte Einnahme erfordert daher keine weiteren Maßnahmen.

Kapitel	Wirkstoff (Präparate	Empfehlung
1.2. Starke Schmerzmittel	**Pethidin** (z. B. enthalten in Alodan, Dolantin) - - - + -	**Nur zweckmäßig** in Einzeldosen während der Geburt und unter genauer Überwachung, da es zu Atmungsproblemen und Benommenheit beim Neugeborenen führen kann. **Abzuraten** bei Frühgeburten und als Dauertherapie.
1.3. Kopfschmerz- und Migränemittel	**Paracetamol** (z. B. enthalten in Apacet, Ben-u-ron, Contac, Doloreduct, Mexalen, Momentum Analgeticum, Paracetamol AL, -Berlin-Chemie, von ct, -Genericon, -Heumann, -Hexal, -Lichtenstein, -ratiopharm, -Stada, -Dr. Schmidgall) + + + + +	**Therapeutisch zweckmäßig** als schmerz- und fiebersenkendes Mittel in Schwangerschaft und Stillzeit. Keine schädigenden Wirkungen auf das Ungeborene oder den Säugling bekannt, lange erprobtes Mittel.
	Dihydroergotamin (DHE) nur zum Schlucken (z. B. enthalten in Dihydergot, Ergo Lonarid PD) - + + + +	**Therapeutisch zweckmäßig** Nur zum Schlucken (Tabl.; aber keine Injektionen) im 2. und 3. Schwangerschaftsdrittel, da vorzeitige Wehen oder Durchblutungsstörungen des Mutterkuchens ausgelöst werden könnten.
	Metoclopramid (z. B. enthalten in Migränerton, Paspertin) - + + + -	**Therapeutisch zweckmäßig** gegen Übelkeit und Erbrechen z. B. im Rahmen eines Migräneanfalls. Schädigende Wirkungen im 1. Drittel sind nicht bekannt, wegen mangelnder Erfahrungen ist von einer Einnahme aber abzuraten, ebenso in der Stillzeit.
	Metoprolol (z. B. enthalten in Beloc, Beloc Zok) + + + + +	**Möglicherweise zweckmäßig** zur Vorbeugung von Migräneanfällen. Lange erprobtes Mittel, keine fruchtschädigende Wirkung bekannt.

Kapitel	Wirkstoff (Präparate	Empfehlung
1.4. Krampflösende Mittel	**Butylscopolamin** (z. B. enthalten in BS-ratiopharm, Buscopan) - + + + -	**Wenig zweckmäßig** als Filmtabletten oder Zäpfchen, weil der Wirkstoff in diesen Darreichungsformen nur unzuverlässig in den Körper aufgenommen wird. Keine fruchtschädigende Wirkung bekannt, Injektion kann Auswirkungen auf den Puls des Ungeborenen haben, daher Tabletten und Zäpfchen bevorzugen.
1.5. Mittel zur örtlichen Betäubung (Nervenblockade, Infiltration)	**Procain** (z. B. enthalten in Novanaest purum, Procain Steigerwald) + + + + +	**Therapeutisch zweckmäßig** zur örtlichen Betäubung und Infiltration bei Rheuma- und Muskelschmerzen (z. B. Ischias), keine fruchtschädigende Wirkung bekannt.
	Bupivacain (z. B. enthalten in Carbostesin) + + + + +	**Therapeutisch zweckmäßig** zur örtlichen Betäubung, Infiltration bei Rheuma- und Muskelschmerzen (z. B. Ischias) und zur Periduralanästhesie (»Kreuzstich«) während der Geburt. Keine fruchtschädigende Wirkung bekannt.
2. Psyche, Nervensystem **2.1. Schlafmittel**	**Benzodiazepine:** *Brotizolam* (z. B. enthalten in Lendormin) *Lormetazepam* (z. B. enthalten in Noctamid) *Temazepam* (z. B. enthalten in Planum, Rmestan, temazep) (+) (+) (+) (+) -	**Möglicherweise zweckmäßig** als vereinzelte Einnahmen, wenn nichtmedikamentöse Behandlungen versagen. Dauertherapie kann Entzugssymptome beim Neugeborenen auslösen. Suchtgefahr für Mutter und Kind!
	Baldrianwurzelextrakt (z. B. enthalten in Baldrian Dispert, Valdispert) - + + + +	**Therapeutisch zweckmäßig** als leichtes Beruhigungs- und Einschlafmittel, keine fruchtschädigende Wirkung bekannt, es liegen nur langjährige Einzel-Erfahrungsberichte vor.
	Diphenhydramin (z. B. enthalten in Betadorm A, Dolestan, Halbmond, Sedopretten) + + + + -	**Therapeutisch zweckmäßig** bei Ein-und Durchschlafstörungen, keine fruchtschädigende Wirkung bekannt, geht in die Muttermilch über, daher höchstens Einzelgaben in der Stillzeit.

Kapitel	Wirkstoff (Präparate	Empfehlung
	Zolpidem (z. B. enthalten in Bikalm, Ivadal, Stilnox) **Zopiclon** (z. B. enthalten in Ximovan)	**Abzuraten,** da es sich um neu entwickelte Mittel handelt und noch zu wenige Erfahrungen über die Anwendung am Menschen in der Schwangerschaft und Stillzeit vorliegen.
2.2. Beruhigungsmittel (Tranquilizer)	**Benzodiazepine:** *Diazepam* (z. B. enthalten in Diazepam-ratiopharm, -Stada, Valium) *Bromazepam* (z. B. enthalten in Lexotanil) *Oxazepam* (z. B. enthalten in Praxiten) (+) (+) (+) (+) -	**Möglicherweise zweckmäßig** als vereinzelte Einnahmen, wenn nichtmedikamentöse Behandlungen versagen. Dauertherapie kann Entzugssymptome beim Neugeborenen auslösen. Suchtgefahr für Mutter und Kind!
	Baldrianwurzelextrakt (z. B. enthalten in Baldrian Dispert, Valdispert) - + + + +	**Therapeutisch zweckmäßig** als leichtes Beruhigungsmittel, keine fruchtschädigende Wirkung bekannt. Es liegen nur langjährige Einzel-Erfahrungsberichte vor.
	Kava-Kava (z. B. enthalten in Antares, Kavosporal)	**Abzuraten,** da Untersuchungen zur Anwendung in der Schwangerschaft und Stillzeit nicht vorliegen.
2.3. Sonstige Psychopharmaka	siehe Tabelle 2.3.	**Abzuraten** Für die Anwendung der Präparate in Kapitel 2.3. gibt es in der Schwangerschaft und Stillzeit im Allgemeinen keine Notwendigkeit.
2.4. Mittel gegen Depressionen	**Trizyklische Antidepressiva:** *Amitriptylin* (z. B. enthalten in Amineurin, Amitriptylin neuraxpharm, Equilibrin, Novoprotect, Saroten, Tryptizol) *Clomipramin* (z. B. enthalten in Anafranil) *Doxepin* (z. B. enthalten in Aponal, Doxepin dura, -ratiopharm, Sinquan, Sinequan) - + + - -	**Therapeutisch zweckmäßig** zur Behandlung von schweren Depressionen. Keine fruchtschädigenden Wirkungen nachgewiesen, jedoch kann Entzugssymptomatik beim Neugeborenen auftreten – deshalb 2–3 Wochen vor der Geburt ausschleichend absetzen. Der Arzneistoff geht in die Muttermilch über und kann Symptome beim Säugling hervorrufen.

Kapitel	Wirkstoff (Präparate	Empfehlung
	Serotonin-Wiederaufnahme-Hemmer (SSRI): *Fluoxetin* (z. B. enthalten in Fluctin, Fluctine) - + + - -	**Therapeutisch zweckmäßig** zur Behandlung von schweren Depressionen. Bei Fluoxetin wurden keine fruchtschädigenden Wirkungen beobachtet, bei Verabreichung bis zur Geburt kann Entzugssymptomatik beim Neugeborenen auftreten, daher 2 Wochen vorher ausschleichend absetzen.
	Lithiumsalze (z. B. enthalten in Hypnorex retard, Quilonum retard)	**Abzuraten,** weil ein erhöhtes Risiko für Herzfehler und Frühgeburten besteht. Es kann jedoch in manchen Fällen sinnvoll sein, die Lithiumgabe zur Vorbeugung manischer Schübe oder bei schwersten Depressionen trotzdem in der Schwangerschaft fortzusetzen. Dabei sollten möglichst niedrige Blutspiegel beibehalten und das Mittel vor der Geburt abgesetzt werden.
2.5. Mittel gegen Psychosen (Neuroleptika)	**Neuroleptika** (alle Präparate, die in Kapitel 2.5. bewertet sind)	**Abzuraten,** da die Wirkstoffe das Ungeborene erreichen und Bewegungsstörungen, Apathie oder Entzugserscheinungen nach der Geburt verursachen können. Ein Missbildungsrisiko ist nicht bewiesen. In manchen Fällen kann es trotzdem sinnvoll sein, Neuroleptika in der Schwangerschaft zu verwenden – zu bevorzugen sind lange bewährte Mittel (z. B. enthalten in Dapotum, Levopromazin neuraxpharm, Lyogen, Melleril, Neurocil, Psyquil).
2.6. Mittel gegen Epilepsie	**Benzodiazepine:** *Clonazepam* (z. B. enthalten in Rivotril) *Diazepam* (z. B. enthalten in Diazepam-ratiopharm, Valium) (+) + + (+) -	**Möglicherweise zweckmäßig** Es besteht generell ein erhöhtes Missbildungsrisiko bei Kindern epileptischer Mütter, das sowohl auf das Anfallsleiden als auch die Einnahme gängiger Medikamente gegen Epilepsie zurückzuführen ist. Das größte Risiko haben jedoch unbehandelte Epileptikerinnen mit häufigen Anfällen. Eine fruchtschädigende Wirkung von Benzodiazepinen konnte nicht

Kapitel	Wirkstoff (Präparate	Empfehlung
		bestätigt werden. Einnahme möglicherweise zweckmäßig. Dauertherapie kann Entzugserscheinungen beim Neugeborenen verursachen.
	Carbamazepin (z. B. enthalten in Carbabeta, Carbamezepin-neuraxpharm, Carbamazepin-ratiopharm, Finlepsin, Neurotop, Tegretal, Tegretol, Timonil) **Phenytoin** (z. B. enthalten in Epanutin, Phenhydan, Zentropil) **Primidon** (z. B. enthalten in Liskantin, Mylepsinum, Mysoline) **Valproinsäure** (z. B. enthalten in Convulex, Ergenyl, Orfiril)	**Möglicherweise zweckmäßig** Es besteht generell ein erhöhtes Missbildungsrisiko bei Kindern epileptischer Mütter, das sowohl auf das Anfallsleiden als auch die Medikamenteneinnahme zurückzuführen ist. Das größte Risiko haben Kinder unbehandelter Epileptikerinnen. Einnahme möglicherweise zweckmäßig bei schweren epileptischen Anfallsleiden in der Schwangerschaft. Einnahme von nur einem Medikament ist anzustreben.
2.7. Mittel gegen die Parkinson'sche Krankheit	siehe Tabelle 2.7.	**Abzuraten** Für die Anwendung der Präparate, die in Kapitel 2.7. bewertet sind, gibt es in der Schwangerschaft und Stillzeit im Allgemeinen keine Notwendigkeit, sie sind daher zu vermeiden.
2.8. Muskellockernde Mittel	siehe Tabelle 2.8.	**Abzuraten** Für die Anwendung der Präparate, die in Tabelle 2.8. bewertet sind, gibt es in der Schwangerschaft und Stillzeit im Allgemeinen keine Notwendigkeit, sie sind daher zu vermeiden.
3. Gelenke **3.1. Mittel gegen Rheuma und Arthrosen**	**Ibuprofen** (z. B. enthalten in Anco, Brufen, Dolgit, Dolo-Puren, ibu ABZ, Ibubeta, Ibu KADE, Ibu 1A PHarma, Ibuflam, Ibuhexal, Ibu-Phlogont, Ibuprof von ct, Ibuprofen Aliud, Ibuprofen Heumann, Ibuprofen Klinge, Ibu-ratiopharm, Ibuprofen Stada, Ibutad, Ibutop, Imbun, Urem) + + - - + **Indometacin** (z. B. enthalten in Amuno, Indocid, Indomet-ratiopharm) + + - - -	**Therapeutisch zweckmäßig** zur Behandlung von Schmerzen aufgrund entzündlicher oder rheumatischer Erkrankungen sowie eines (seltenen) akuten Gichtanfalls im 1. und 2. Schwangerschaftsdrittel. In der Stillzeit ist Ibuprofen am geeignetsten, es tritt in geringsten Mengen in die Muttermilch über, Nebenwirkungen beim Säugling wurden nicht beobachtet.

Kapitel	Wirkstoff (Präparate	Empfehlung
	Diclofenac (z. B. enthalten in Allvoran, Diclac, Diclo AbZ, Diclo Dispers, Diclo 1 AP, Diclofenac Heumann, Diclofenac-ratiopharm, Diclofenac Stada, Diclofenbeta, Diclo KD, Diclo von ct, Diclo-Puren, Diclophlogont, Duravolten, Effekton, Monoflam, Rewodina, Voltaren) + + - - -	**Abzuraten** im letzten Schwangerschaftsdrittel und während der Geburt, da es zu einem vorzeitigen Verschluss des Botallischen Gangs (Blutgefäß beim Ungeborenen), zu Wehenhemmung und erhöhter Blutungsneigung führen kann.
3.2. Gichtmittel	**Probenecid** (z. B. enthalten in Probenecid Weimar) + + + + +	**Therapeutisch zweckmäßig** zur Dauertherapie bei erhöhten Harnsäurespiegeln in der Schwangerschaft (selten) und Stillzeit, keine fruchtschädigende Wirkung bekannt.
	Ibuprofen (z. B. enthalten in Anco, Brufen, Dolgit, Dolo-Puren, ibu ABZ, Ibubeta, Ibu KADE, Ibu 1A PHarma, Ibuflam, Ibuhexal, Ibu-Phlogont, Ibuprof von ct, Ibuprofen Aliud, Ibuprofen Heumann, Ibuprofen Klinge, Ibu-ratiopharm, Ibuprofen Stada, Ibutad, Ibutop, Imbun, Urem) + + - - +	**Therapeutisch zweckmäßig** zur Behandlung von Schmerzen aufgrund entzündlicher oder rheumatischer Erkrankungen sowie eines (seltenen) akuten Gichtanfalls im 1. und 2. Schwangerschaftsdrittel. Ibuprofen tritt in geringsten Mengen in die Muttermilch über, Nebenwirkungen beim Säugling wurden nicht beobachtet. **Abzuraten** im letzten Schwangerschaftsdrittel und während der Geburt, da es zu einem vorzeitigen Verschluss des Botallischen Gangs (Blutgefäß beim Ungeborenen), zu Wehenhemmung und erhöhter Blutungsneigung führen kann.
3.3. Einreibemittel bei Muskel- und Gelenkschmerzen	**Nichtsteroidale Antirheumatika äußerlich** (NSAR äußerlich, z. B. enthalten in Arthrex Cellugel, Diclac, Diclobene, Diclofenac Heumann, Diclo Puren, Diclophlogont, Diclofenac-ratiopharm, Dolgit, Effekton, Elmetacin, Felden-top, Gabrilen, Ibutop, Indocid, Indo Top-ratiopharm, Profenid, Rheumon, Voltaren Emulgel, Voltaren Schmerzgel) + + (+) (+) +	**Möglicherweise zweckmäßig** als schmerz- und entzündungshemmende Mittel bei äußerlicher Anwendung. Langfristige und großflächige Anwendung insbesondere im letzten Drittel vermeiden, da sonst schädigende Wirkungen wie beim Schlucken dieser Wirkstoffe möglich (siehe Kapitel 3.1.).

Kapitel	Wirkstoff (Präparate	Empfehlung
	Salicylsäure äußerlich (z. B. enthalten in Dolo-Arthrosenex, Kytta, Lumbinon, Phardol mono, Phlogont Rheuma, Zuk Schmerz) + + (+) (+) (+)	**Nur zweckmäßig** zur Erzeugung eines Wärmegefühls auf der Haut. Langfristige und großflächige Anwendung in der Schwangerschaft, insbesondere im letzten Drittel und in der Stillzeit vermeiden, da Arzneistoff sonst schädigende Wirkungen wie bei oraler Einnahme haben kann (siehe Kapitel 1.1.).
	Kampfer äußerlich (z. B. enthalten in Camphoderm, Klosterfrau Franzbranntwein) + + + + +	**Wenig zweckmäßig** Erzeugt ein Wärmegefühl nach Einreiben in die Haut; schwach durchblutungsfördernd. Wirkstoff in Schwangerschaft und Stillzeit unbedenklich, keine fruchtschädigenden Wirkungen bekannt.
4. Grippe, Erkältung 4.1. Grippemittel	**Paracetamol** (z. B. enthalten in Apacet, Ben-u-ron, Contac, Doloreduct, Mexalen, Momentum Analgeticum, Paracetamol AL, -Berlin-Chemie, von ct, -Genericon, -Heumann, -Hexal, -Lichtenstein, -ratiopharm, -Stada, -Dr. Schmidgall) + + + + +	**Therapeutisch zweckmäßig** als schmerz- und fiebersenkendes Mittel in Schwangerschaft und Stillzeit. Keine schädigenden Wirkungen auf das Ungeborene oder den Säugling bekannt, lange erprobtes Mittel.
4.2. Hustenmittel	**Acetylcystein** (z. B. enthalten in ACC, Acemuc, Aeromuc, Azubronchin, Bromuc, Cimexyl, Fluimucil, Mucobene, NAC 1AP Pharma, NAC AbZ, NAC AL, NAC-ratiopharm, NAC Stada/-akut, NAC von ct, Pulmovent) **Ambroxol** (z. B. enthalten in Ambril, Ambrobeta, Ambrohexal, Ambrolös, Ambroxol AL, - von ct, -Heumann, -ratiopharm, Frenopect, Lindoxyl, Mucophlogat, Mucosolvan, Stas Hustenlöser) **Bromhexin** (z. B. enthalten in Bisolvon, Bromhexin BC) + + + + +	**Therapeutisch zweckmäßig** als schleimverflüssigende Mittel. Diese können in Schwangerschaft und Stillzeit ohne Einschränkungen verwendet werden, keine Hinweise auf fruchtschädigende Wirkungen.

Kapitel	Wirkstoff (Präparate	Empfehlung
	Codein bzw. **Dihydrocodein** (z. B. enthalten in Codeinum phosph., Codicompren retard, Codipront mono, Paracodin, Remedacen, Tryasol Codein) + + (+) (+) (+)	**Therapeutisch zweckmäßig nur** in Einzeldosen bei schwerem, unproduktiven Husten und bei Versagen anderer Therapien. Bei länger dauernder Anwendung Suchtgefahr für Mutter und Kind! Beim Neugeborenen Atmungsprobleme und Benommenheit möglich, bei regelmäßiger Einnahme auch Entzugserscheinungen.
	Efeublätterextrakt (z. B. enthalten in Hedelix, Prospan, Sinuc) **Thymianextrakt** (z. B. enthalten in Aspecton N, Bronchicum Hustenpastillen, Bronchicum Thymian, Bronchipret, Scottopect, Soledum-Hustensaft und -tropfen, Thymipin N, Tussamag N) + + + + +	**Therapeutisch zweckmäßig** als schleimverflüssigende Mittel. Diese können in Schwangerschaft und Stillzeit ohne Bedenken angewendet werden, keine schädigenden Auswirkungen bekannt.
4.3. Schnupfenmittel	**Kochsalzlösung** (z. B. enthalten in Emser-Nasensalbe und -Nasenspray, Rhinomer) + + + + +	**Therapeutisch zweckmäßig** gegen Austrocknung der Nasenschleimhaut bei erkältungsbedingtem Schnupfen. Einsatz in Schwangerschaft und Stillzeit völlig unbedenklich.
	Glukokortikoide als Nasensprays: *Beclomethason* (z. B. enthalten in Beclomet nasal) *Budesonid* (z. B. enthalten in Pulmicort, Rhinocortol) + + + + +	**Therapeutisch zweckmäßig nur** bei nachgewiesenem allergischen Schnupfen und wenn eine Behandlung mit glukokortikoidhaltigen Präparaten unumgänglich ist. Die lokale Anwendung als Nasenspray in der Stillperiode ist vertretbar.
	Cromoglicinsäure (z. B. enthalten in Cromohexal, Cromo-ratiopharm, Lomusol, Vividrin gegen Heuschnupfen) + + + + +	**Therapeutisch zweckmäßig** zur vorbeugenden Behandlung eines nachgewiesenen allergischen Schnupfens. Keine fruchtschädigende Wirkung bekannt. Anwendung während der Stillzeit ist unbedenklich.

Kapitel	Wirkstoff (Präparate	Empfehlung
4.4. Einreibe- und Inhalationsmittel	**Mit ätherischen Ölen** (Eukalyptus, Kampfer, Kiefernnadelöl, Menthol) **Zur äußerlichen Anwendung bzw. zur Inhalation** (z. B. Babix, Bronchoforton, Eucabal, PeCe, Piniment, Pinimenthol, Pulmotin, Sanopinwern, Scottopect, Stas, Transpulmin, Wick Vapo Rub)	**Abzuraten** Therapeutischer Nutzen äußerst zweifelhaft, allenfalls ist eine schleimlösende Wirkung in den Bronchien möglich, die jedoch mit zweckmäßigeren Mitteln (siehe Kapitel 4.2.) zu erzielen ist. Die Anwendung ist daher – insbesondere in Schwangerschaft und Stillzeit – nicht zweckmäßig. Eine versehentliche oder trotzdem erfolgte Anwendung ist jedoch unbedenklich.
4.5. Mittel gegen Halsschmerzen und Beschwerden in Mund und Rachen	**Desinfektionsmittel** (z. B. Chlorhexamed, Corsodyl, Dequonal, Dobendan, Dolo-Dobendan, Doreperol N, Dorithricin, Frubienzym, Frubilurgyl, Frubizin forte, Halset, Hexetidin-ratiopharm, Hexoral, Lemocin, Mundisal, Neo Angin, Tantum Verde, Tonsillol, Trachisan, Wick Sulagil)	**Abzuraten** Die meisten der in Kapitel 4.5. bewerteten Präparate für dieses Anwendungsgebiet, die verschiedene Desinfektionsmittel, zum Teil in Kombination mit Antibiotika enthalten, sind in ihrem therapeutischen Nutzen äußerst zweifelhaft und deren Anwendung – besonders in Schwangerschaft und Stillzeit – nicht zweckmäßig. Eine versehentliche oder trotzdem erfolgte Anwendung ist jedoch unbedenklich und erfordert keine weiteren Maßnahmen.
	Polyvidon-Jod (z. B. enthalten in Betaisodona Mund-Antiseptikum)	**Abzuraten** ist von der Anwendung zur lokalen Desinfektion von Haut und Schleimhäuten (z. B. regelmäßige Mundspülungen) in Schwangerschaft und Stillzeit, da das im Präparat enthaltene Jod auf das Kind übertreten kann und Funktionsstörungen der kindlichen Schilddrüse verursachen kann.

Kapitel	Wirkstoff (Präparate	Empfehlung
5.1. Bronchitis, Asthma	**Betasympathomimetika zur Inhalation:** *Fenoterol* (z. B. enthalten in Berotec) *Salbutamol* (z. B. enthalten in Apsomol, Asthma Spray von ct, Broncho-Spray, Loftan, Salbuhexal, Salbutamol-ratiopharm, Salbutamol Stada, Salbutamol Trom, Sultanol, Volmac) *Terbutalin* (z. B. enthalten in Aerodur, Bricanyl) + + (+) (+) +	**Therapeutisch zweckmäßig** zur Inhalation bei Asthma. Ältere und lange erprobten Präparate sind vorzuziehen. Im letzten Schwangerschaftsdrittel und während der Geburt ist die wehenhemmende Wirkung dieser Arzneimittel zu berücksichtigen. Bei Inhalation ist der Übergang des Mittels in die Muttermilch äußerst gering.
	Glukokortikoide zur Inhalation: AreroBec, Atemur, Becotide, Bronchocort, Budecort, Budenosid-ratiopharm, Budes, Inhacort, Junik, Pulmicort, Pulmilide, Sanasthmax, Ventolair + + + + +	**Therapeutisch zweckmäßig** zur Inhalation, in schweren Fällen auch als Medikament zum Schlucken (siehe Kapitel 7.) bei Asthma. Es konnte keine fruchtschädigende Wirkung nachgewiesen werden. Die Inhalation eines der Präparate in der Stillzeit ist vertretbar.
	Theophyllin (z. B. enthalten in Aerobin, Aerodyne, Afonilum, Bronchoretard, Euphyllin, Euphylong, Mundiphyllin, Pulmidur, Solosin, Theophyllin retard-ratiopharm, Theophyllin Stada, Theospirex, Unilair, Uniphyllin) + + + + (+)	**Therapeutisch zweckmäßig** zur oralen Einnahme bei Asthma, wenn andere bronchienerweiternde Mittel zur Inhalation nicht ausreichen oder zur Infusion beim akuten Asthmaanfall. Es wurden keine fruchtschädigenden Wirkungen nachgewiesen. Anwendung in der Stillzeit in mäßiger Dosierung vertretbar. Falls beim Säugling Unruhe oder Herzrasen auftreten, sollte abgestillt werden.
	Cromoglicinsäure (z. B. enthalten in Intal) + + + + +	**Therapeutisch zweckmäßig** zur vorbeugenden Anwendung bei Asthma. Es ist keine fruchtschädigende Wirkung bekannt. Die Substanz geht nur in geringsten Mengen in die Muttermilch über, so dass Stillen während des Anwendungszeitraums unbedenklich ist.

Kapitel	Wirkstoff (Präparate	Empfehlung
6. Allergien	**Antihistaminika**: *Clemastin* (z. B. enthalten in Tavegil, Tavegyl) *Dimetinden* (z. B. enthalten in Fenistil) *Pheniramin* (z. B. enthalten in Avil) + + + + (+)	**Möglicherweise zweckmäßig** zur Behandlung leichter bis mittelschwerer allergischer Erscheinungen (Juckreiz, Schleimhautschwellung, Heuschnupfen). Schwache und unzuverlässige Wirkung bei oraler Einnahme. Bei den angeführten, lange erprobten Präparaten ist keine fruchtschädigende Wirkung bekannt. Die Wirkstoffe gehen in die Muttermilch über, auf Symptome wie Unruhe oder Benommenheit beim Säugling sollte geachtet werden.
7. Entzündungen und Immunreaktionen	**Glukokortikoide zur oralen Einnahme oder Injektion:** *Prednisolon* (z. B. enthalten in Aprednislon, Decaprednil, Decortin H, Duraprednisolon, Predni-H, Prednisolon Jenapharm, -Nycomed, -ratiopharm, Prednisolut, Solu-Dacortin, Solu-Dacortin H) *Prednison* (z. B. enthalten in Decortin, Rectodelt) *Methylprednisolon* (z. B. enthalten in Solu-Medrol, Urbason) *Dexamethason* (z. B. enthalten in Dexa-Allvoran, Dexabene, Dexaflam, Dexahexal, Dexamethason Nycomed, Dexa-ratiopharm, Fortecortin) + + + + (+)	**Therapeutisch zweckmäßig** bei oraler Einnahme und Injektion nur bei schwerem Asthma und Autoimmunerkrankungen, wenn alle anderen Behandlungsansätze versagt haben. Keine fruchtschädigende Wirkung bei Anwendung in der Schwangerschaft nachgewiesen. Bei langfristiger hoch dosierter Behandlung Wachstumsverzögerung und Nebennierenrindenschwäche beim Fetus bzw. Neugeborenen möglich. **Therapeutisch zweckmäßig** zur Förderung der Lungenreifung beim Ungeborenen, wenn eine Frühgeburt droht. Das Stillen unter einer regelmäßigen Einnahme von Glukokortikoiden bis zu einer Tagesdosis von 80 mg ist vertretbar, ebenso unter gelegentlichen hohen Einzelgaben.
8. Haut und Haar **8.1. Mittel gegen entzündliche und/oder allergische Hauterkrankungen**	**Glukokortikoide zum Auftragen auf die Haut** (z. B. enthalten in Advantan, Alfason, Amciderm, Betagalen, Betnesol V, Betnovate, Celestan V, Cordes Beta, Dermatop, Dermoxin, Diproderm, Diprosone, Ebenol, Ecural, Hydrocortison Wolff, Hydrodexan, Hydrogalen, Jellin, Kaban, Kabanimat, Karison, Kortikoid-ratiopharm, Linola H-N, Prednisolon LAW, Soderm,	**Therapeutisch zweckmäßig** zur kurzfristigen Anwendung auf kleiner Behandlungsfläche auch in der Schwangerschaft und Stillzeit. Bei langfristiger und großflächiger Anwendung kann der Wirkstoff auf das Ungeborene bzw. den Säugling übergehen und dieselben Auswirkungen haben wie bei oraler Einnahme (siehe Kapitel 7.).

Kapitel	Wirkstoff (Präparate	Empfehlung
	Soventol Hydrocortison, Systral Hydrocort, Triam, Triamgalen, Ultralan, Volon) + + + + +	
	Bufexamac zum Auftragen auf die Haut (z. B. enthalten in Bufexamac-ratiopharm, Duradermal, Malipuran, Parfenac) + + + + +	**Möglicherweise zweckmäßig** bei leichten entzündlichen Hauterkrankungen. Wegen zu geringer klinischer Erfahrungen soll die Anwendung in Schwangerschaft und Stillzeit kurzfristig und kleinflächig bleiben, ein Übergang des Wirkstoffs auf das Kind ist bei äußerlicher Anwendung nicht zu erwarten.
	Antihistaminika zum Auftragen auf die Haut (z. B. enthalten in Azaran, Dermodrin, Fenistil, Histaxin, Pragman, Sovetol, Systral, Tavegil)	**Abzuraten** Zweifelhafter therapeutischer Nutzen. Die Anwendung ist daher – insbesondere in Schwangerschaft und Stillzeit – nicht zweckmäßig. Eine versehentliche oder trotzdem erfolgte Anwendung ist unbedenklich und erfordert keine weiteren Maßnahmen.
8.2. Mittel gegen Kopfschuppen **8.3. Mittel gegen Hühneraugen und Warzen**	**Salicylsäurelösungen zum Auftragen auf die Haut** (z. B. enthalten in Guttaplast, Lygal N) + + + + +	**Therapeutisch zweckmäßig** zum Ablösen von Schuppen und zum Erweichen von Hornmaterial (Warzen, Hühneraugen). Bei kleinflächiger äußerlicher Anwendung in Schwangerschaft und Stillzeit unbedenklich. Nicht im Brustbereich anwenden.
8.4. Aknemittel	**Benzoylperoxid zum Auftragen auf die Haut** (z. B. enthalten in Aknefug-oxid, Akneroxid, Benzaknen, Cordes BPO, Klinoxid, PanOxyl, Sanoxit, Scherogel) + + + + +	**Therapeutisch zweckmäßig** zur Behandlung von Akne, falls dies in der Schwangerschaft und Stillzeit überhaupt nötig ist. Bei äußerlicher Anwendung unbedenklich.
	Vitamin A hochdosiert (über 25.000 IE pro Tag) **und synthetische Abkömmlinge des Vitamin A** (Retinoide) (z. B. enthalten in Isotrex, Retin-A, Roaccutan)	**Abzuraten** Sowohl Einnahme als auch äußerliche Anwendung sind in der Schwangerschaft unbedingt zu vermeiden, da die Wirkstoffe ausgeprägte Missbildungen beim

Kapitel	Wirkstoff (Präparate	Empfehlung
		Ungeborenen verursachen. Von deren Anwendung wird sogar bei allen gebärfähigen Frauen abgeraten, da bis zu zwei Jahre nach Absetzen der Mittel Missbildungsgefahr weiterbesteht.
	Sexualhormone und deren Hemmstoffe (z. B. enthalten in Aknefug, Diane, Gestamestrol N)	**Abzuraten** Einnahme in der Schwangerschaft unbedingt vermeiden. Ein Missbildungspotential ist nicht bewiesen, es könnten jedoch unerwünschte Hormonwirkungen am Ungeborenen auftreten. Eine versehentliche oder trotzdem erfolgte Einnahme erfordert engmaschigere Ultraschallkontrollen.
8.5. Mittel zur Wundbehandlung und gegen Hautinfektionen	**Alkohol äußerlich** (z. B. enthalten in Alkohol 70 Prozent, Isopropylalkohol 70 Prozent) + + + + +	**Therapeutisch zweckmäßig** zur Desinfektion der Haut, in Schwangerschaft und Stillzeit bei äußerlicher Anwendung unbedenklich.
	Mittel gegen Herpes bzw. Fieberblasen: *Aciclovir zur äußerlichen Anwendung* (Salben, Cremes) (z. B. enthalten in Acerpes, Acic, Aciclostad, Aciclovir AL, Aciclovir Heumann, Aciclovir-ratiopharm, Zovirax) + + + + +	**Therapeutisch zweckmäßig** zur äußerlichen Behandlung von Herpesinfektionen der Haut bzw. Schleimhaut. Kurzfristige und kleinflächige Anwendung in Schwangerschaft und Stillzeit vertretbar, da nur geringste Mengen aufgenommen werden.
	Antibiotika zur äußerlichen Anwendung (Salben, Cremes, Gaze) (z. B. enthalten in Aureomycin, Baneocin, Flammazine, Fucidine, Ichthoseptal, Leukase, Nebacetin, Refobacin, Sofra-Tüll, Sulmycin, Tyrosur)	**Abzuraten** Zweifelhafter therapeutischer Nutzen. Ihre Anwendung ist daher – insbesondere in Schwangerschaft und Stillzeit – nicht zweckmäßig. Eine versehentliche oder trotzdem erfolgte Anwendung ist jedoch unbedenklich und erfordert keine weiteren Maßnahmen. Vertretbar ist lediglich die Verwendung von Fucidine und Tyrosur.

Kapitel	Wirkstoff (Präparate	Empfehlung
	Polyvidon-Jod zur äußerlichen Anwendung (Lösungen) (z. B. enthalten in Betaisodona, Braunovidon, Freka-cid, Polysept, PVP-Jod-ratiopharm, Traumasept)	**Abzuraten** von der längerfristigen oder großflächigen Anwendung in Schwangerschaft und Stillzeit, da das im Präparat enthaltene Jod auf das Ungeborene bzw. den Säugling übertreten kann und Funktionsstörungen der kindlichen Schilddrüse verursachen kann.
	Quecksilberverbindungen zur äußerlichen Anwendung (Lösung) (z. B. enthalten in Mercuchrom)	**Abzuraten** Quecksilber kann Vergiftungserscheinungen beim Ungeborenen verursachen und in die Muttermilch übertreten.
8.6. Pilzmittel zur äußerlichen Anwendung (Salben, Cremes)	**Nystatin** (z. B. enthalten in Biofanal, Candio-Hermal, Lederlind, Mykoderm, Mykostatin, Mykundex, Nystaderm, Nystatin Lederle) **Clotrimazol** (z. B. enthalten in Antifungol, Antifungol Heilpaste, Azutrimazol, Canesten, Canifug, Cloderm, Clotrimazol AL, von ct, Cutistad, Fungizid-ratiopharm, Gilt, Myko Cordes, Mykohaug C, Nystatin Stada) + + + + +	**Therapeutisch zweckmäßig** bei bestimmten, nachgewiesenen Pilzinfektionen. Die beiden lange erprobten Wirkstoffe gehen bei äußerlicher Anwendung praktisch nicht in den Blutkreislauf über, eine schädigende Wirkung auf das Ungeborene oder den Säugling ist bei Anwendung in Schwangerschaft und Stillzeit nicht bekannt.
	Pilzmittel zum Einnehmen (Tabletten) (z. B. Diflucan, Fungata, Lamisil, Sempera, Siros, Sporanox)	**Abzuraten** außer bei bedrohlichen Infektionen (nicht bei Nagelpilz!). In Tierversuchen wurden Missbildungen beobachtet, für die Anwendung am Menschen in der Schwangerschaft liegen nur wenige Erfahrungen vor.
8.7. Mittel gegen Krätzmilben und Läuse	siehe Tabelle 8.7.	**Abzuraten** ist von der Anwendung der in Kapitel 8.7. bewerteten Präparate in Schwangerschaft und Stillzeit aufgrund mangelnder Erfahrung. Kopflausbefall mit Essigwasser und mechanischer Entfernung (Auskämmen, Haarschnitt) behandeln.

Kapitel	Wirkstoff (Präparate	Empfehlung
8.8. Sonstige Hautmittel	**Insektenabschreckende Mittel mit Diethyltoluamid zum Auftragen auf die Haut** (z. B. enthalten in Autan)	**Abzuraten** ist von der ausgiebigen großflächigen Anwendung von insektenabschreckenden Mitteln auf der Haut, da ein Zusammenhang mit aufgetretenen Missbildungen nicht auszuschließen ist.
9. Augen, Ohren	siehe Tabellen 9.1. und 9.2.	**Therapeutisch zweckmäßig** sind Augen- oder Ohrenmitteln, die lange erprobte Antibiotika oder Glukokortikoide enthalten, sowie lange erprobte Mittel gegen den Grünen Star.
	Phenylephrin als Augentropfen (z. B. enthalten in Visadron) **Tetryzolin** (z. B. enthalten in Berberil N, Berberil EDO, Ophtalmin N, Ophtalmin sine, Yxin)	**Abzuraten** da diese Mittel in den Kreislauf übertreten und wegen ihrer gefäßverengenden Wirkung zu einer verminderten Blut- und Sauerstoffversorgung des Ungeborenen führen können.
10. Infektionen 10.1.1. und 10.1.2. Penicilline	(z. B. enthalten in Amoclav, Amoxi, Amoxi Tablinen, Amoxi von ct, -Wolff, Amoxibeta, Amoxicillin AL, -Heumann, -ratiopharm, Amoxihexal, Amoxillat, Amoxypen, Arcasin, Augmentan, Augmentin, Baycillin, Clamoxyl, Cliacil, Infectocillin, Infectomox, Isocillin, Megacillin, Ospen, Penhexal, Penicillat, Penicillin V AL, -Heumann, -ratiopharm, -Stada, -Wolff, Staphylex, Unacid PD) + + + + +	**Therapeutisch zweckmäßig** Penicilline können in der gesamten Schwangerschaft und Stillzeit bei entsprechender Notwendigkeit ohne Bedenken eingesetzt werden. Der Wirkstoff geht auf das Kind über, es wurden aber keine schädigenden Wirkungen beobachtet.
10.1.3. Cephalosporine	(z. B. enthalten in Cec, Ceclor, Cefaclor-ratiopharm, Duracef, Grüncef, Lorafem, Ospexin, Panoral, Podomexef, Spizef) + + + + +	**Therapeutisch zweckmäßig** Cephalosporine können in der gesamten Schwangerschaft und Stillzeit bei entsprechender Notwendigkeit ohne Bedenken eingesetzt werden. Der Wirkstoff geht auf das Ungeborene über, es wurden aber keine fruchtschädigenden Wirkungen beobachtet.

Kapitel	Wirkstoff (Präparate	Empfehlung
10.1.4. Trimethoprim-Sulfonamid-Kombinationen	(z. B. enthalten in Bactoreduct, Cotrim von ct, -Hexal, -ratiopharm, Cotrimhexal, Cotrimoxazol AL, Eusaprim, Kepinol, Lidaprim, Oecotrim, Supracombin, TMS) (+) (+) - - +	**Therapeutisch zweckmäßig, wenn** besser verträgliche und risikoärmere Antibiotika nicht eingesetzt werden können. Ein erhöhtes Fehlbildungsrisiko ist theoretisch möglich, jedoch bisher nicht nachgewiesen. Bei hoch dosierter Gabe zusätzliche Folsäure einnehmen. Nicht im letzten Schwangerschaftsdrittel anwenden wegen erhöhten Risikos einer verstärkten Neugeborenengelbsucht. Stillen während der Behandlung ist vertretbar.
10.1.5. Tetrazykline	(z. B. enthalten in Azudoxat, Doxy 1A Pharma, Doxy von ct, -M-ratiopharm, -Wolff, Doxycyclin AL, -Genericon, -Heumann, -ratiopharm, -Stada, Doxyhexal, Doxymono, Supracyclin)	**Abzuraten** Einnahme nach der 16. Schwangerschaftswoche und in der Stillzeit unbedingt vermeiden! Davor können sie bei unbedingter Behandlungsnotwendigkeit und mangelnden Alternativen verwendet werden. Erhöhtes Missbildungsrisiko (Zahndefekte, Knochenwachstumsstörungen).
10.1.6. Makrolide	**Erythromycin** (z. B. enthalten in Eryhexal, Erythrocin, Erythromycin-ratiopharm, -Wolff, Paediathrocin) + + + + + **Clindamycin** (z. B. enthalten in Clindahxal, Clin Sanoria) **Infectomycin** (z. B. enthalten in Monomycin) **Clarithromycin** (z. B. enthalten in Klacid) **Roxythromycin** (z. B. enthalten in Roxygrün, Rulid) **Azithromycin** (z. B. enthalten in Zithromax)	**Therapeutisch zweckmäßig,** wenn Penicilline nicht verwendet werden können (z. B. wegen Allergie) oder bei Toxoplasmose in der Schwangerschaft. Keine fruchtschädigenden Wirkungen nachgewiesen. Stillen ist vertretbar. **Abzuraten** Alle diese Mittel sollten in der Schwangerschaft und Stillzeit nicht verwendet werden – mit einer Ausnahme: Die Verwendung von Roxythromycin ist während der Stillzeit vertretbar.
10.1.7. Gyrasehemmer	(z. B. enthalten in Avalox, Barazon, Ciprobay, Ciproxin, Enoxor, Firin, Tarivid, Tavanic)	**Abzuraten,** da besser erprobte Mittel zur Verfügung stehen. Avalox, Enoxor, Firin und Tavanic können beim Kind Wachstumsstörungen verursachen.

Kapitel	Wirkstoff (Präparate	Empfehlung
10.1.8. Aminoglykoside und Metronidazol	**Aminoglykoside** (z. B. enthalten in Gernebcin, Refobacin, Tobrasix) **Metronidazol** (z. B. enthalten in Clont, Metronidazol Heumann)	**Abzuraten** von der Anwendung in Schwangerschaft und Stillzeit, da Gehörschäden bei den Kindern auftreten können. **Abzuraten** im ersten Drittel der Schwangerschaft. Vertretbar im zweiten und dritten Drittel, wenn es keine andere Behandlungsmöglichkeit gibt. Während der Stillzeit ist nur eine einmalige Dosis vertretbar – dann sollte aber das Stillen für 2–3 Tage unterbrochen werden.
10.2. Tuberkulosemittel	siehe Tabelle 10.2.	**Therapeutisch zweckmäßig nur** in seltenen Fällen. Verschreibung sollte ausschließlich von spezialisierten Fachabteilungen erfolgen.
10.3. Virusmittel	siehe Tabelle 10.3.	**Therapeutisch zweckmäßig nur** bei lebensbedrohlichen Zuständen (Blutvergiftung durch Viren, HIV-Infektion). Verschreibung sollte ausschließlich von spezialisierten Fachabteilungen erfolgen.
10.4.1. Impfstoffe **10.4.2. Immunglobuline**	siehe Tabellen 10.4.1. und 10.4.2.	**Routineimpfungen** sollten vor der Schwangerschaft durchgeführt werden. Bei keinem gängigen Impfstoff sind fruchtschädigende Eigenschaften bekannt. Dennoch sollten Impfungen, insbesondere im ersten Drittel, nur in dringenden Fällen (Tollwut, Tetanus) durchgeführt werden. **Abzuraten** ist von Rötelnimpfungen kurz vor und während der Schwangerschaft. Das Risiko eines Röteln-Missbildungssyndroms nach einer trotzdem erfolgten Impfung ist jedoch um ein Vielfaches geringer als durch eine Rötelnerkrankung der Mutter während der Schwangerschaft.

Kapitel	Wirkstoff (Präparate	Empfehlung
10.4.3. Sonstige Mittel zur Stärkung der Immunabwehr	siehe Tabelle 10.4.3.	**Abzuraten** Die meisten der in Kapitel 10.4.3. bewerteten Präparate sind in ihrem therapeutischen Nutzen zweifelhaft und es liegen keine ausreichenden Erfahrungen über die Anwendung in der Schwangerschaft und Stillzeit vor.
10.5. Malariamittel	**Chloroquin** (z. B. enthalten in Resochin) + + + + +	**Therapeutisch zweckmäßig** in allen Stadien der Schwangerschaft und Stillzeit. Keine fruchtschädigende Wirkung nachgewiesen.
	Proguanil (z. B. enthalten in Paludrine) + + + + +	**Therapeutisch zweckmäßig** insbesondere in Kombination mit Chloroquin in Regionen mit Erregern, die gegen Chloroquin alleine resistent sind. Kann in allen Stadien der Schwangerschaft und Stillzeit eingesetzt werden. Keine fruchtschädigende Wirkung bekannt.
11. Erkrankungen der Harnwege 11.1. Antibiotika und Chemotherapeutika gegen Harnwegsinfektionen	siehe Tabelle 11.1.	Alle therapeutisch zweckmäßigen Medikamente, die in Schwangerschaft und Stillzeit für diesen Anwendungsbereich in Frage kommen bzw. zu vermeiden sind, sind im Kapitel 10 enthalten und bewertet.
11.2. Sonstige Harnwegsmittel	**Bärentraubenblätter** (z. B. enthalten in Arctuvan, Cystinol, Cysto Fink)	**Abzuraten,** da unzureichende Erfahrungen vorliegen und der therapeutische Nutzen dieses Mittels äußerst zweifelhaft ist. Auch die meisten der sonstigen in Kapitel 11.2. bewerteten Präparate sind in ihrem therapeutischen Nutzen äußerst zweifelhaft.

Kapitel	Wirkstoff (Präparate	Empfehlung
12. Herz, Kreislauf 12.1. Mittel gegen Bluthochdruck	**Betablocker** (z. B. enthalten in Atehexal, Atenolol AL, Atenolol-Heumann, Atenolol-ratiopharm, Atenolol-Stada, Azumetop, Beloc, Bisobloc, Bisomerck, Bisoprolol Heumann, Bisoprolol von ct, Bisoprolol-ratiopharm, Bisoprolol Stada, Bisopuren, Blocotenol, Celipro Lichtenstein, Concor, Concor plus, Cordanum, Dilatrend, Dociton, Kerlone, Metobeta, Meprolol, Metohexal, Metoprolol AC, Metoprolol Heumann, Metoprolol-ratiopharm, Metoprolol-Stada, Metoprolol von ct, Meto-Tablinen, Nebilat, Obsidan, Propra-ratiopharm, Querto, Selectol, Tenormin) + + (+) (+) (+)	**Therapeutisch zweckmäßig** Keine fruchtschädigende Wirkung bekannt. Bei Einnahme eines Betablockers bis zur Geburt können beim Neugeborenen zu langsamer Puls, niedriger Blutdruck, niederer Blutzucker und Atmungsprobleme auftreten. Dasselbe gilt für gestillte Säuglinge.
	Dihydralazin (z. B. enthalten in Depressan, Nepresol) - + + + -	**Therapeutisch zweckmäßig** zur Behandlung von akuten Hochdruckkrisen im zweiten und dritten Drittel der Schwangerschaft. Im ersten Drittel und während der Stillzeit nicht verwenden.
	ACE-Hemmer (z. B. enthalten in ACE Hemmer-ratiopharm, Acenorm/ Cor, Adocor, Capozide, Captobeta / -comp, Capto AbZ, Capto comb, Captoflux, Capto von ct, Capto-dura, Captogamma, Captohexal / -comb, Capto-Isis / -plus, Captopril AL, Captropril HCT Stada, Captopril Heumann, Captopril Pfleger, Captopril Stada, Capto Puren, Debax, Lopirin, Tensiomin, Tensostad) und Enalapril (enthalten z. B. in CO-renitec, Corvo, Enadura, Enabeta, Enahexal, Enalapril AZU, Enalapril-ratiopharm, Enalapril Stada, Enalogamma, Pres, Pres Plus, Renacor, Renitec, Xanef)	**Abzuraten** in der gesamten Schwangerschaft. Eine fruchtschädigende Wirkung in der Frühschwangerschaft ist nicht bekannt. In der späteren Schwangerschaft kann es zu niedrigem Blutdruck und Nierenversagen beim Neugeborenen und Fruchtwassermangel kommen. Die Einnahme von lange bewährten ACE-Hemmern (= Wirkstoffe Captopril, Enalapril) während der Stillzeit ist unter genauer Beobachtung des Säuglings vertretbar.

Kapitel	Wirkstoff (Präparate	Empfehlung
	Kalziumantagonisten (z. B. enthalten in in Adalat, Antagonil, Aprical, Azupamil, Baymycard, Bayotensin, Baypress, Belnif, Corinfar, Corotrend, Diltahexal, Diltiazem-ratiopharm, Dilzem, Duranifin, Durasoptin, Falicard, Isoptin, Mobloc, Modip, Motens, Munobal, Nifeclair, Nife von ct, Nifedipat, Nifedipin AL, Nifedipin-Heumann, Nifedipin-ratiopharm, Nifedipin Stada, Nifehexal, Nifical, Nif-Ten 50, Nitregamma, Nitrendepat, Nitrendipin beta, Nitredipin Heumann, Nitrendipin-ratiopharm, Nitrendipin Stada, Nitrepress, Nitre Puren, Nivadil, Norvasc, Pidilat, Procorum, Vascal, Verabeta, Vera von ct, Verahexal, Veramex, Verapamil AL, Verapamil-ratiopharm, Verasal)	**Abzuraten** während der Schwangerschaft und Stillzeit. Nur in Ausnahmefällen bei schwerem Bluthochdruck im zweiten und dritten Drittel der Schwangerschaft vertretbar.
12.2. Harntreibende Mittel (Diuretika)	siehe Tabelle 12.2.	**Abzuraten** Solche Mittel sollten nur in Ausnahmefällen bei Herz- oder Nierenversagen angewendet werden. Eine versehentliche oder trotzdem erfolgte Einnahme ist relativ unbedenklich. Keine fruchtschädigende Wirkung bekannt.
12.3. Mittel gegen Angina pectoris	**Nitrate**: *Mononitrat, Dinitrat, Nitroglycerin, Glyceroltrinitrat* (z. B. enthalten in Cedocard, Coleb, Corangin, Dorangein, ISDN AL, von ct, -ratiopharm, -Stada, ISMN AL, -Genericon, -Hexal, -ratiopharm, -Stada, -von ct, Ismo, Isodinit, Isoket, IsoMack, Isomonat, Isomonit, Isostenase, Jenacard, Monobeta, Monoclair, Monoket, Monolong, MonoMack, Monostenase, Nitrangin, Nitroderm, Nitrolingual, Nitrosorbon, Sorbidilat, Vasorbate) + + + + -	**Therapeutisch zweckmäßig** zur Langzeitbehandlung oder für akuten Anfall. Eine schädigende Wirkung auf das Ungeborene ist bisher nicht beobachtet worden. Die vorliegenden Daten über das Stillen unter der Behandlung sind noch unzureichend.

Kapitel	Wirkstoff (Präparate	Empfehlung
12.4. Durchblutungsfördernde Mittel	**Pentoxifyllin** (z. B. enthalten in Pento-Puren, Pentoxifyllin-ratiopharm, Rentylin, Trental) **Naftidrofuryl** (z. B. enthalten in Dusodril, Naftilong, Nafti-ratiopharm) **Ginkgo biloba-Extrakte** (z. B. enthalten in Cefavora, Craton, Gingobeta, Gingopret, Ginkgo biloba comp.-Hevert, Ginkgo Duopharm, Gingium, Ginkobil N-ratiopharm, Ginkodilat, Ginkgo Stada, Kaveri, Rökan, Tebonin)	**Abzuraten** Diese Präparate sind in ihrem therapeutischen Nutzen äußerst zweifelhaft und eine Anwendung insbesondere in Schwangerschaft und Stillzeit nicht zweckmäßig. Eine versehentliche oder trotzdem erfolgte Einnahme ist jedoch unbedenklich.
12.5. Mittel gegen Herzschwäche	**Digitalisglykoside** (z. B. enthalten in Beta-Acetyldigoxin-ratiopharm, Digimerck, Digitoxin AWD, Digostada, Digotab, Dilanacin, Lanatilin, Lanitop, Novodigal, Stillacor) + + + + +	**Therapeutisch zweckmäßig** Häufigere Blutspiegelkontrollen sind wegen des veränderten Stoffwechsels in der Schwangerschaft anzuraten. Keine nachteiligen Wirkungen auf das Ungeborene bekannt, Stillen während der Behandlung ist vertretbar.
	ACE-Hemmer (z. B. enthalten in ACE Hemmer-ratiopharm, Acenorm/ Cor, Adocor, Capozide, Captobeta/ -comp, Capto AbZ, Capto comb, Captoflux, Capto von ct, Capto-dura, Captogamma, Captohexal/ -comb, Capto-Isis/ -plus, Captopril AL, Captopril HCT Stada, Captopril Heumann, Captopril Pfleger, Captopril Stada, Capto-Puren, Debax, Lopirin, Tensiomin, Tensostad) und Enalapril (enthalten z. B. in CO-renitec, Corvo, Enadura, Enabeta, Enahexal, Enalapril AZU, Enalapril-ratiopharm, Enalapril Stada, Enalogamma, Pres, Pres Plus, Renacor, Renitec, Xanef)	**Abzuraten** Eine fruchtschädigende Wirkung in der Frühschwangerschaft ist nicht bekannt. In der späteren Schwangerschaft kann es zu Blutniederdruck und Nierenversagen beim Neugeborenen und Fruchtwassermangel kommen. Die Einnahme von lange bewährten ACE-Hemmern (= Wirkstoffe Captopril, Enalapril) während der Stillzeit ist unter genauer Beobachtung des Säuglings vertretbar.

Kapitel	Wirkstoff (Präparate	Empfehlung
12.6. Mittel gegen Herzrhythmusstörungen	**Chinidin** (z. B. enthalten in Chinidin Duriles) + + + + +	**Therapeutisch zweckmäßig** Keine nachteiligen Wirkungen auf das Ungeborene bekannt, Stillen während der Behandlung vertretbar.
	Betablocker (z. B. enthalten in Atehexal, Atenolol AL, Atenolol-Heumann, Atenolol-ratiopharm, Atenolol-Stada, Azumetop, Beloc, Bisobloc, Bisomerck, Bisoprolol Heumann, Bisoprolol von ct, Bisoprolol-ratiopharm, Bisoprolol Stada, Bisopuren, Blocotenol, Celipro Lichtenstein, Concor, Concor plus, Cordanum, Dilatrend, Dociton, Kerlone, Metobeta, Meprolol, Metohexal, Metoprolol AC, Metoprolol Heumann, Metoprolol-ratiopharm, Metoprolol-Stada, Metoprolol von ct, Meto-Tablinen, Nebilat, Obsidan, Propra-ratiopharm, Querto, Selectol, Tenormin) + + (+) (+) (+)	**Therapeutisch zweckmäßig** Keine fruchtschädigende Wirkung bekannt. Bei Einnahme eines Betablockers bis zur Geburt können beim Neugeborenen zu langsamer Puls, niederer Blutdruck, niederer Blutzucker und Atmungsprobleme auftreten. Dasselbe gilt für gestillte Säuglinge.
	Digitalisglykoside (z. B. enthalten in Beta-Acetyldigoxin-ratiopharm, Digimerck, Digitoxin AWD, Digostada, Digotab, Dilanacin, Lanatilin, Lanitop, Novodigal, Stillacor) + + + + +	**Therapeutisch zweckmäßig** Häufigere Blutspiegelkontrollen sind wegen des veränderten Stoffwechsels in der Schwangerschaft anzuraten. Es sind keine nachteiligen Wirkungen auf das Ungeborene bekannt, Stillen während der Behandlung ist vertretbar.
	Propafenon (z. B. enthalten in Propafenon Heumann, -ratiopharm, Rytmogenat, Rytmonorm, Rytmonorma) + + + + -	**Therapeutisch zweckmäßig** Bisher sind keine nachteiligen Wirkungen auf das Ungeborene bekannt. Hinsichtlich Stillzeit liegen zu wenige Daten vor.
	Amiodaron (z. B. enthalten in Cordarex, Sedacoron)	**Abzuraten** in Schwangerschaft und Stillzeit, da beim Ungeborenen bzw. Säugling Herzrhythmusstörungen und Schilddrüsenfunktionsstörungen auftreten können.

Kapitel	Wirkstoff (Präparate	Empfehlung
12.7. Mittel gegen Fettstoffwechselstörungen	siehe Tabelle 12.7.1.	**Abzuraten** in Schwangerschaft und Stillzeit, da die Unbedenklichkeit dieser Mittel nicht erwiesen und der therapeutische Nutzen umstritten sind. Eine eventuelle lebensverlängernde Wirkung von Mitteln zur Senkung der Blutfette wird durch eine mehrmonatige Behandlungspause nicht beeinträchtigt.
12.8. Mittel gegen niedrigen Blutdruck	**Dihydroergotamin zur oralen Einnahme** (z. B. enthalten in DET MS, Dihydergot) - + + + + **Etilefrin zur oralen Einnahme** (z. B. enthalten in Effortil, Thomasin) - + + + -	**Möglicherweise zweckmäßig** zur kurzzeitigen Behandlung von Kreislaufstörungen wegen zu niedrigen Blutdrucks in der Schwangerschaft, wenn eine medikamentöse Behandlung nötig ist. Nur orale Einnahme (Tabletten, Tropfen) im 2. und 3. Schwangerschaftsdrittel. Dihydroergotamin ist in der Stillzeit vertretbar.
12.9. Mittel gegen Venenerkrankungen	siehe Tabelle 12.9.1.	**Abzuraten** Die meisten der in Kapitel 12.9. bewerteten Präparate sind in ihrem therapeutischen Nutzen äußerst zweifelhaft und deren Anwendung daher in Schwangerschaft und Stillzeit nicht zweckmäßig.
12.10. Mittel zur Beeinflussung der Blutgerinnung	**Heparin niedermolekular** (zur Injektion unter die Haut) (z. B. enthalten in Clexane, Clivarin, Fragmin, Fraxiparin, Lovenox, Mono-Embolex) + + + (+) +	**Therapeutisch zweckmäßig** zur Thrombosevorbeugung in der Schwangerschaft und Stillzeit. Heparin gelangt nicht durch den Mutterkuchen und auch nicht in die Muttermilch.
	Acetylsalicylsäure niedrig dosiert (50–150 mg/Tag) (z. B. enthalten in Aspirin, ASS light, ASS-Iris, ASS-ratiopharm, Godamed, Herz ASS, Miniasal, Thrombo-Ass) + + + + +	**Therapeutisch zweckmäßig** zur Thrombosevorbeugung. Die niedrig dosierte (»low dose«) Behandlung ist im Gegensatz zur Einnahme als Schmerzmittel in hoher Dosierung (siehe Kap 1.1.) in allen Stadien der Schwangerschaft und Stillzeit unbedenklich.

Kapitel	Wirkstoff (Präparate	Empfehlung
	Cumarine (z. B. enthalten in Falithrom, Marcoumar)	**Abzuraten** in der gesamten Schwangerschaft und Stillzeit. Schon bei Planung einer Schwangerschaft sollte auf Heparin oder niedrig dosierte Acetylsalicylsäure umgestellt werden, da Cumarine bei Einnahme nach der 6. Schwangerschaftswoche ausgeprägte Missbildungen beim Embryo verursachen können bzw. das Blutungsrisiko erhöhen.
	Phytomenadion (Vitamin K) (z. B. enthalten in Konakion) + + + + +	**Therapeutisch zweckmäßig** Auch Neugeborene erhalten routinemäßig Vitamin-K-Tropfen zur Behandlung der erhöhten Blutungsneigung in den ersten Lebenswochen.
13. Magen, Darm, Verdauung **13.1. Mittel gegen Magen-Darm-Geschwüre, Gastritis und Sodbrennen**	**Magaldrat** (z. B. enthalten in Magaldrat Heumann, -ratiopharm, Marax, Riopan) Sucralfat (z. B. enthalten in Ulcogant) + + + + +	**Therapeutisch zweckmäßig** in allen Stadien der Schwangerschaft und Stillzeit. Keine nachteilige Wirkung auf den Säugling bekannt. Magaldrat gelangt im Vergleich zu anderen säurebindenden Mitteln weniger, Sucralfat praktisch gar nicht in den Blutkreislauf.
	H2-Antagonisten: *Cimetidin* (z. B. enthalten in Cimetag, Neutromed) *Ranitidin* (z. B. enthalten in Rani AbZ, Ranibeta, Ranicux, Ranidura, Ranitic, Ranitidin 1 AP, Ranitidin Heumann, Ranitidin von ct, Ranitidin-ratiopharm, Ranitidin Stada, Sostril, Ulsal, Zantac, Zantic) (+) (+) (+) (+) - *Famotidin* (z. B. enthalten in Pepcid, Pepdul, Ulcusan) - - - - (+)	**Therapeutisch zweckmäßig** In der Schwangerschaft nur bei dringender Behandlungsnotwendigkeit verwenden. Keine fruchtschädigende Wirkung bekannt, Arzneistoff erreicht das Ungeborene. In der Stillzeit ist Famotidin zu bevorzugen, da es die geringsten Konzentrationen in der Muttermilch erreicht.
13.2. Abführmittel	**Quell- und Füllstoffe** (z. B. Leinsamen, Weizenkleie) + + + + +	**Therapeutisch zweckmäßig** in allen Stadien der Schwangerschaft und Stillzeit, keine nachteiligen Wirkungen auf das Ungeborene oder den Säugling bekannt.

Kapitel	Wirkstoff (Präparate	Empfehlung
	Lactulose (z. B. enthalten in Bifiteral, Lactocur, Lactuflor, Lactulose AL, Lactulose Neda, Lactulose-ratiopharm, Lactulose Saar, Lactulose Stada, Laevulac-Lactulose) + + + + +	**Therapeutisch zweckmäßig** in allen Stadien der Schwangerschaft und Stillzeit, keine nachteiligen Wirkungen auf das Ungeborene oder den Säugling bekannt.
	Bisacodyl (z. B. enthalten in Bekunis Bisacodyl, Dulcolax, Laxans-ratiopharm, Prepacol, Pyrilax, Tirgon N) + + + + +	**Therapeutisch zweckmäßig** zur kurzfristigen Anwendung in allen Stadien der Schwangerschaft und Stillzeit, wenn Füllstoffe und Lactulose nicht ausreichend wirksam sind. Keine nachteiligen Wirkungen auf das Ungeborene oder den Säugling bekannt.
	Pflanzliche Abführmittel wie Sennesblätter und -früchte, Faulbaumrinde, Aloe, Rizinusöl (z. B. enthalten in Abführdragees Waldheim, Abführtee Dr. Richter, Agiolax, Alasenn, Artin, Bad Heilbrunner Abführtee N, Bekunis, Chol-Kugeletten, Depuran, Eucarbon, H&S Sennesblättertee, Kräuterlax A, Laxalpin, Liquidepur N, Midro, Neda, Ramend, Regulax N, Sennesblättertee Bombastus, X-Prep)	**Abzuraten** ist von der Anwendung als Abführmittel in der Schwangerschaft, da Sennesblätter und -früchte, Faulbaumrinde und Aloe Darmreizstoffe enthalten und eine wehenauslösende Wirkung nicht ausgeschlossen werden kann. Die Anwendung von Rizinusöl in Einzelgaben zur »natürlichen« Geburtseinleitung bei Terminüberschreitung ist vertretbar.
	Paraffinöl (z. B. enthalten in Agarol N, Obstinol M)	**Abzuraten** wegen gefährlicher Nebenwirkungen (siehe Kapitel 13.2.). Das Mittel hemmt die Aufnahme fettlöslicher Vitamine in den Blutkreislauf und kann die Entwicklung des Ungeborenen beeinträchtigen.
13.3. Mittel gegen Durchfall	**Loperamid** (z. B. enthalten in Imodium, Lopedium, Loperamid von ct, -Heumann, -ratiopharm, -Stada, Loperhoe) (+) + + + +	**Therapeutisch zweckmäßig** Kann in Schwangerschaft und Stillzeit kurzfristig angewendet werden, wenn Diät und Flüssigkeitszufuhr nicht ausreichend sind.

Kapitel	Wirkstoff (Präparate	Empfehlung
	Elektrolyt-Fertigpräparate (z. B. Elotrans, Milupa, Normolyt, Oralpädon)	**Therapeutisch zweckmäßig** und unbedingt notwendig, um den Flüssigkeits- und Elektrolytverlust auszugleichen.
13.4. Mittel gegen Übelkeit, Schwindel, Erbrechen und Reisekrankheiten	**Dimenhydrinat** (z. B. enthalten in Reisegold Tabs, Superpep, Vertigo-Vomex, Vertirosan, Vomacur, Vomex A) + + - + -	**Weniger zweckmäßig als** Meclozin, Anwendung in den ersten beiden Schwangerschaftsdritteln akzeptabel, im letzten Drittel wegen möglicher Wehenauslösung vermeiden. Keine fruchtschädigende Wirkung bekannt. Hinsichtlich Stillzeit liegen zu wenige Daten vor.
	Metoclopramid (z. B. enthalten in Cerucal, Gastronerton, MCP AL, -beta, -Hexal, -Isis, -ratiopharm, - Stada, von ct, Paspertin) - + + + -	**Therapeutisch zweckmäßig** bei Übelkeit und Erbrechen in der Schwangerschaft und Stillzeit, falls Medikamente notwendig sind. Schädigende Wirkungen im 1. Drittel sind nicht bekannt, wegen mangelnder Erfahrungen ist von einer Einnahme aber abzuraten, ebenso in der Stillzeit.
13.5. Mittel gegen sonstige Magen-Darm-Beschwerden	**Dimeticon und Simeticon** (z. B. enthalten in Espumisan, Lefax, Lefaxin, SAB simplex) + + + + +	**Möglicherweise zweckmäßig** Mittel gelangt praktisch nicht in den Blutkreislauf. Einsatz in Schwangerschaft und Stillzeit unbedenklich. Therapeutischer Nutzen des Mittels zweifelhaft.
	Kümmel, Pfefferminz, Anis, Fenchel (z. B. enthalten in H&S Fenchelmischung-Tee, -Magen-Darm-Tee mild, -Pfefferminztee, Sidroga-Pfefferminztee) + + + + +	**Therapeutisch zweckmäßig,** wenn subjektiv Linderung bei Blähungen verspürt wird. In allen Stadien der Schwangerschaft und Stillzeit unbedenklich.
13.6. Lebermittel, Gallenmittel	siehe Tabellen 13.6.1. und 13.6.2.	**Abzuraten** Die meisten Präparate in Kapitel 13.6. sind in ihrem therapeutischen Nutzen äußerst zweifelhaft, deren Anwendung daher nicht zweckmäßig und insbesondere in Schwangerschaft und Stillzeit zu vermeiden.

Kapitel	Wirkstoff (Präparate	Empfehlung
13.7. Schlankheitsmittel	siehe Tabelle 13.7.	**Abzuraten** Einnahme in der Schwangerschaft und Stillzeit unbedingt vermeiden, ebenso wie andere Maßnahmen zur Gewichtsreduktion (Diäten). Schädigende Wirkungen auf das Ungeborene oder den Säugling sind möglich.
13.8. Mittel gegen Hämorrhoiden	**Kombinationspräparate zur äußerlichen Anwendung** (Salben, Zäpfchen) **mit örtlichen Betäubungsmitteln, Glukokortikoiden und/ oder Desinfektionsmitteln:** (z. B. Dolo Posterine N, Lido-Posterine, Procto Jellin, Procto Kaban, Scheriproct, Ultraproct) + + + + +	**Möglicherweise zweckmäßig** Zum Teil zweifelhafte therapeutische Wirksamkeit – nichtmedikamentösen Therapien sollte zunächst der Vorzug gegeben werden. Bei Anwendung in Schwangerschaft und Stillzeit sind keine nachteiligen Wirkungen auf das Ungeborene oder den Säugling zu erwarten.
13.9. Wurmmittel	**Mebendazol** (z. B. enthalten in Pantelmin, Vermox) (+) + + + +	**Therapeutisch zweckmäßig** Verwendung bei behandlungsbedürftigen Wurmerkrankungen in Schwangerschaft und Stillzeit vertretbar.
14. Mangelerscheinungen **14.1. Multivitamin-präparate**	siehe Tabelle 14.1.	Eine unkritische und »vorbeugende« Einnahme von Multivitaminpräparaten durch gesunde Schwangere ist von zweifelhaftem therapeutischen Nutzen, da im Allgemeinen die Vitaminzufuhr durch die Nahrung ausreicht. Bei einem (seltenen) Vitaminmangel ist die gezielte Einnahme des betreffenden Vitamins sinnvoller. Präparate, die mehr als 5000 IE Vitamin A pro Tagesdosis oder mehr als 500 IE Vitamin D pro Tagesdosis enthalten, sind in der Schwangerschaft unbedingt zu vermeiden, da hohe Dosen dieser Vitamine Schädigungen bzw. Missbildungen des Ungeborenen verursachen können.

Kapitel	Wirkstoff (Präparate	Empfehlung
14.2. Vitamin-A-Präparate	(z. B. A-E-Mulsin, Arcavit A/E, Avitol, Oleovit A, Rovigon, Vitadral)	**Abzuraten** ist von der Einnahme von mehr als 5.000 IE Vitamin A pro Tag, da Vitamin A in hohen Dosen (über 25.000 IE pro Tag) Missbildungen beim Ungeborenen verursacht. Im Allgemeinen ist die Vitaminversorgung der Schwangeren durch die Nahrung gewährleistet.
	Vitamin-D-Präparate (z. B. Bondiol, D-Fluoretten, Doss, Fluor-Vigantoletten, Laevovit D3, Oleovit D3, Ospur D3, Rocaltrol, Vigantoletten)	**Abzuraten** ist von der Einnahme von mehr als 500 IE Vitamin D pro Tag, da Schädigungen des Ungeborenen durch zu hohen Kalziumspiegel die Folge sein können. Im Allgemeinen ist die Vitaminversorgung der Schwangeren durch die Nahrung gewährleistet.
14.3. Vitamin-B-Präparate **14.4. Vitamin-C-Präparate** **14.5. Vitamin-E-Präparate**	siehe Tabelle 14.3. bis 14.5.	**Abzuraten** Die Einnahme dieser Vitaminpräparate ist in der Schwangerschaft bei ausgewogener Ernährung im Allgemeinen überflüssig.
14.6. Mineralstoffe	**Kalzium** (z. B. enthalten in Biolectra Calcium, Calcimagon, Calcimed D3 Hermes, Calcipot, Calcium dura, -Hexal, - Sandoz, -Verla, Frubiase Calcium T, Maxi-Kalz) + + + + +	**Therapeutisch zweckmäßig** bei Kalziummangel oder erhöhtem Kalziumbedarf. In der Schwangerschaft wird die zusätzliche Einnahme von 500 mg Kalzium pro Tag empfohlen (entspricht ca. 1 Liter Milch).
14.7 Mittel gegen Blutarmut	**Eisen (II) zur oralen Einnahme** (z. B. enthalten in Eisendrag. -ratiopharm, Eryfer, Ferretab, Ferrlecit 2, Ferro Sanol, Lösferron, Vitaferro) + + + + +	**Therapeutisch zweckmäßig,** wenn ein Eisenmangel nachgewiesen wurde. Auch in der Schwangerschaft soll Eisen nicht »vorbeugend«, sondern erst ab einem Hämoglobin-Wert unter 10 Prozent eingenommen werden.
	Folsäure (z. B. enthalten in Folsan, Lafol) + + + + +	**Therapeutisch zweckmäßig** bei nachgewiesenem Folsäuremangel, sowie bei Planung einer Schwangerschaft und in der Frühschwangerschaft zur Verhütung von Neuralrohrdefekten.

Kapitel	Wirkstoff (Präparate	Empfehlung
15. Mittel gegen das Altern	siehe Tabelle 15.1.	**Abzuraten** Für die Anwendung gibt es in der Schwangerschaft und Stillzeit keine Notwendigkeit – sie sind daher zu vermeiden.
16. Zuckerkrankheit 16.1. Tabletten gegen Zuckerkrankheit	(alle in 16.1. bewerteten Präparate)	**Abzuraten** in der Schwangerschaft und Stillzeit. Lediglich Insulin ist für diesen Anwendungsbereich zweckmäßig. Eine fruchtschädigende Wirkung dieser Arzneistoffe ist nicht nachgewiesen, jedoch können häufige Blutzuckerschwankungen, wie sie unter Tabletteneinnahme häufiger vorkommen als unter Insulin, das Ungeborene schädigen.
16.2. Insuline	(alle in Kapitel 16.2. bewerteten Insuline) + + + + +	**Therapeutisch zweckmäßig,** egal ob die Zuckerkrankheit schon vor der Schwangerschaft bestand oder erst währenddessen neu auftrat. Keine nachteiligen Wirkungen von Insulin auf das Ungeborene oder den Säugling bekannt.
17. Schilddrüse	**Jod** (z. B. enthalten in Jodetten, Jodid-ratiopharm, Jodid-Tabl.) + + + + +	**Therapeutisch zweckmäßig,** wenn der in der Schwangerschaft erhöhte Jodbedarf (0,3 mg pro Tag) nicht mit der Nahrung (Jodsalz, Seefisch) abgedeckt werden kann.
	L-Thyroxin (z. B. enthalten in Berlthyrox, Eferox, Euthyrox, L-Thyroxin Henning, Thyrex) + + + + +	**Therapeutisch zweckmäßig** zur Behandlung einer Schilddrüsenunterfunktion. Keine nachteiligen Wirkungen auf das Ungeborene oder den Säugling bekannt.
	Thyreostatika: *Carbimazol* (z. B. enthalten in Carbimazol Henning) + + + + - *Thiamazol* (z. B. enthalten in Favistan, Methizol, Thiamazol Henning) + + + + -	**Therapeutisch zweckmäßig** bei Schilddrüsenüberfunktion. Weiterbehandlung in der Schwangerschaft mit der niedrigstmöglichen Dosis sinnvoll, da unbehandelte Überfunktion schädigende Wirkungen auf das Ungeborene

Kapitel	Wirkstoff (Präparate	Empfehlung
	Propylthiourazil (z. B. enthalten in Propycil, Thyreostat II) + + + + +	haben kann. Keine fruchtschädigende Wirkung der Arzneistoffe nachgewiesen. In der Stillzeit ist Propylthiourazil zu bevorzugen.
18. Sexualorgane und -hormone 18.1.1. Empfängnisverhütungsmittel zur örtlichen Anwendung	**Nonoxinol 9** (z. B. enthalten in A-Gen 53, Contraceptivum E, Ortho-Gel, Patentex Gel, Patentex oval)	Bei einer Schwangerschaft, die trotz Anwendung eines Nonoxinolhaltigen Empfängnisverhütungsmittels eingetreten ist, sind durch das Mittel keine schädigenden Wirkungen auf das Ungeborene zu erwarten.
18.1.2. »Die Pille«	siehe Tabelle 18.1.2.	**Abzuraten** Wer eine Schwangerschaft plant, sollte mindestens drei Monate vorher keine »Pille« mehr verwenden. In der Stillzeit sollte man als Verhütungsmittel nicht die »Pille« verwenden, weil die Inhaltsstoffe in die Muttermilch übertreten können. Eine versehentliche Einnahme in der Frühschwangerschaft gilt als unbedenklich.
18.2. Mittel gegen Zyklusstörungen	siehe Tabelle 18.2.	Für hormonhaltige Mittel gegen Zyklusstörungen gelten dieselben Vorsichtsmaßnahmen wie bei der »Pille«.
18.3. Mittel gegen Wechseljahresbeschwerden	siehe Tabelle 18.3.	Es gibt während der Schwangerschaft kein Anwendungsgebiet für Präparate, die weibliche Geschlechtshormone (Östrogene und Gestagene) enthalten. Deren Einnahme ist zu vermeiden. Ebenso ist von der Einnahme in der Stillzeit abzuraten.
18.7. Mittel gegen Entzündungen und Infektionen der Sexualorgane	**Pilzmittel zur äußerlichen Anwendung als Scheidenzäpfchen und Creme/Salbe:** *Nystatin* (z. B. enthalten in Biofanal) *Clotrimazol* (z. B. enthalten in Antifungol, Canesten, Canifug, Clotrimazol AL, Fungizid-ratiopharm, Gyno-Canesten, Kade-Fungin, Mykohaug) + + + + +	**Therapeutisch zweckmäßig** Die beiden lange erprobten Wirkstoffe gehen bei äußerlicher Anwendung praktisch nicht in den Blutkreislauf über. Eine schädigende Wirkung auf das Ungeborene oder den Säugling wurde bei Anwendung in Schwangerschaft und Stillzeit nicht beobachtet.

Kapitel	Wirkstoff (Präparate	Empfehlung
	Metronidazol zum Schlucken (z. B. enthalten in Clont, Trichex, Vagimid) - (+) (+) (+) - *Estriol* (z. B. enthalten in Estriol, Gynoflor, Oekolp forte, Ortho Gynest, Ovestin) und *Estradiol* (z. B. enthalten in Linoladiol Estradiol, -N)	**Therapeutisch zweckmäßig nur** bei unbedingter Behandlungsnotwendigkeit im 2. und 3. Drittel. Orale einmalige Einnahme ist gegenüber einer längeren lokalen Behandlung mit Scheidenzäpfchen zu bevorzugen. Keine fruchtschädigende Wirkung beim Menschen bekannt. **Abzuraten** während der Schwangerschaft. Wenn solche Mittel versehentlich in der Frühschwangerschaft verwendet werden, besteht jedoch kein Grund, die Schwangerschaft abzubrechen. Die Verwendung während der Stillzeit ist vertretbar, es kann jedoch zu einer Verringerung der Milchproduktion kommen (bis zu 40 %).
18.8. Androgene und Anabolika	(alle in Kap. 18.8. bewerteten Präparate)	**Abzuraten** in der Schwangerschaft und Stillzeit. Risiko von Hormonwirkungen (Vermännlichung) auf das Ungeborene bzw. den Säugling.
19. Krebs	siehe Tabelle 19.1.	Die Behandlung mit solchen Medikamenten ist ausschließlich spezialisierten Fachabteilungen vorbehalten.
20. Suchtmittel	**Alkohol**	**Abzuraten** Regelmäßiger Konsum von ca. 15 g Alkohol pro Tag (weniger als 0,2 l Wein oder weniger als 0,5 l Bier) kann bereits zur Schädigung des Kindes führen (Wachstumsstörungen, Missbildungen des Gesichts und der Gliedmaßen bis zu bleibenden Intelligenzdefekten). Auch in der Stillzeit ist regelmäßiger oder exzessiver Alkoholkonsum zu vermeiden. Gelegentlicher geringer Alkoholgenuss ist sowohl in Schwangerschaft als auch Stillzeit unbedenklich.

Kapitel	Wirkstoff (Präparate	Empfehlung
	Coffein (z. B. enthalten in Bohnenkaffee, Schwarztee, Kakao, Cola-Getränken)	Die regelmäßige Zufuhr großer Coffeinmengen (mehr als 600 mg pro Tag, entsprechend etwa 6 Tassen Bohnenkaffee oder mehr) kann zu erniedrigtem Geburtsgewicht und erhöhtem Risiko einer Fehl- oder Frühgeburt führen. In der Stillzeit Übererregbarkeit des Säuglings möglich.
	Rauchen (Nikotin)	**Abzuraten** während der gesamten Schwangerschaft und Stillzeit – Gefahr von schlechterer Durchblutung des Mutterkuchens, Mangelversorgung und -entwicklung des Kindes, niedrigerem Geburtsgewicht und erhöhtem Risiko einer Fehl- oder Frühgeburt oder eines »plötzlichen Kindestods«.
	Marihuana/Haschisch/ Cannabis	**Abzuraten** Häufiger oder regelmäßiger Konsum führt zur Verlangsamung des kindlichen Herzschlags, erhöhter Säuglingssterblichkeit und Entwicklungsverzögerung.
	Amphetamine/Ecstasy/Speed	**Abzuraten** Häufiger oder regelmäßiger Konsum in der Schwangerschaft und Stillzeit kann zu Durchblutungsstörungen und Entwicklungsverzögerung des Kindes führen.
	Opiate (Heroin, Codein, Morphine)	**Abzuraten** Bei regelmäßigem Konsum/Sucht tritt beim Neugeborenen ein Entzugssyndrom mit Atemnot, Zittern, Erregbarkeit, Krämpfen auf. Erniedrigtes Geburtsgewicht, erhöhtes Risiko für Fehl- oder Frühgeburt, erhöhte Säuglingssterblichkeit.

22. Kapitel: **Naturheilkunde und Alternativmedizin**

Heutzutage ist es nicht mehr so sehr der Teufel, den die Menschen fürchten, sondern das Waldsterben, die Umweltverschmutzung, die Globalisierung, die Gentechnologie oder generell alles Neue. Diese kollektiven Ängste, die sich besonders im deutschen Sprachraum auszubreiten scheinen, sichern Scharlatanen, selbst ernannten Zukunftspropheten und Geistheilern regen Zulauf.
Viele Menschen richten ihr Leben nach dem Mondkalender ein, trinken den eigenen Urin, glauben an fliegende Untertassen und schwören auf Medizinkonzepte exotischer Kulturen.
Das ist sicher auch Ausdruck der Unzufriedenheit mit der High-Tech-Medizin, mit der Arroganz und Unfähigkeit mancher Vertreter der ärztlichen Zunft und der mangelnden Zuwendung, die viele Patienten im Medizinbetrieb erfahren. Mit Überraschung müssen wir nach Analyse unserer Daten jedoch feststellen, dass kaum eine Marktverschiebung von konventionellen Arzneimitteln in Richtung zu Naturheilmitteln und Medikamenten der Alternativmedizin passiert ist. Nach wie vor vertraut ein Großteil der Patienten auf konventionelle Medikamente. Arzneimittel der Naturheilkunde und Alternativmedizin werden allerdings oft zusätzlich eingenommen, nach dem Motto: Doppelt genäht hält besser.
Ein typisches Beispiel dafür ist die Behandlung der Depressionen. Der Verbrauch an synthetisch hergestellten Antidepressiva ist in Deutschland im Lauf der vergangenen 15 Jahre relativ konstant geblieben: rund 13 Millionen Packungen pro Jahr. Zusätzlich werden neuerdings aber auch rezeptfreie Johanniskraut-Präparate gegen Depressionen geschluckt, und zwar rund 8 Millionen Packungen.
Liegt das nun daran, dass leichte depressive Verstimmungen in den vergangenen Jahren häufiger geworden sind? Oder dass Betroffene bei leichten depressiven Verstimmungen früher gar nichts genommen haben, jetzt aber zu Johanniskraut greifen? – Die Ursache dafür lässt sich anhand unserer Unterlagen nicht feststellen.
Bezogen auf die Gesamtzahl aller verkauften Medikamenten-Packungen in Deutschland – 1.600 Millionen Packungen im Jahr 2000 – lässt sich Folgendes sagen:

Der Anteil der Naturheilmittel und alternativen Arzneimittel (inklusive der homöopathischen Medikamente) am Gesamtmarkt beträgt nur etwa 20 Prozent. Diese Mittel verkaufen sich gut bei Beschwerden, bei denen auch die konventionelle Heilkunde keine überzeugend wirksamen Behandlungsmethoden und Medikamente zur Verfügung hat und wo Placebo-Effekte eine große Rolle spielen.

Kaum von Bedeutung sind Naturheilmittel und alternative Arzneimittel bei der Behandlung folgender Krankheiten oder Beschwerden: Schmerzen, Psychosen, Epilepsie, Parkinson, Muskelverkrampfung, Akne, Hautpilzerkrankungen, Ohrenkrankheiten, schwere Infektionen, Bluthochdruck, Angina pectoris, Herzrhythmusstörungen, niedriger Blutdruck, Thrombosen, Blutungen, Magengeschwüre, Übelkeit, Wurmbefall, Unfruchtbarkeit, Zuckerkrankheit, Schilddrüsenerkrankungen. Auch zur Empfängnisverhütung oder zur Impfung werden fast ausnahmslos konventionelle Arzneimittel verwendet.

Was sich als *Naturheilkunde* oder *Alternativmedizin* bezeichnet, ist oft nur ein neues Mäntelchen für eine altbekannte Sache. Früher nannte man es »Kneippen« oder »Hausmittel« – das klingt muffig und veraltet. »Natur pur«, »Arzneimittel aus der Apotheke Gottes« oder »sanfte Medizin« – das lässt sich wesentlich besser verkaufen. Unterstützt wird die Vermarktung meist durch Erfahrungsberichte einzelner Patienten. Die Wirksamkeit oder der Nutzen eines Mittels lässt sich damit allerdings nicht begründen. Denn ob die Heilung im Einzelfall tatsächlich auf die Wirkung des verwendeten Mittels zurückzuführen ist oder auf andere Ursachen – z. B. den Placebo-Effekt oder die Tatsache, dass viele Beschwerden und Krankheiten von alleine wieder verschwinden –, kann auch der beste Arzt oder der beste Heilpraktiker nicht feststellen. Dazu bedarf es vergleichender Untersuchungen an ganzen Gruppen von Patienten.

Genauso wie bei den synthetisch hergestellten Mitteln geht es letztlich auch bei den Naturheilmitteln und alternativen Medikamenten um eine Bewertung von Nutzen und Risiko. Auch Naturheilmittel können beträchtliche Nebenwirkungen haben. Manche von ihnen galten jahrzehntelang als harmlos und sind nun heftig umstritten. Z. B. das Pflanzenmittel Kava-Kava, das tödliche Leberschäden verursachen kann. Manche Risiken liegen eben nicht offen auf dem Tisch, sondern können nur durch systematische Untersuchungen und Kontrollen festgestellt werden. Das gilt sowohl für synthetisch hergestellte Mittel als auch für Naturheilmittel.

Sinnvolle Naturheilmittel waren immer schon wichtiger Bestandteil der konventionellen Medizin. Wir haben den Eindruck, hier wird von manchen Seiten gern ein Gegensatz konstruiert, den es oft gar nicht gibt.
Zweifellos ist der Einsatz mancher Hausmittel oder Naturheilmittel vor allem bei harmlosen Erkrankungen oft sinnvoller als jener von synthetisch hergestellten Arzneimitteln. Im Einzelnen wird in den entsprechenden Buchkapiteln darauf eingegangen (z. B. Kapitel 4: Grippe, Erkältung).

Sinnvolle Naturheilverfahren

Die Kneipptherapie enthält alle wesentlichen, sinnvollen Naturheilverfahren, die den Organismus kräftigen und die Selbstheilungskräfte anregen: Die Anwendung von warmem und kaltem Wasser, Bewegung, Pflanzenmittel, vernünftige Ernährung und Entspannung.
Die physikalische Therapie hat die Behandlungsmöglichkeiten durch Elektrotherapie, Ultraschall, Lichtwellen und Massagen erweitert, die Chirotherapie um verschiedene Muskelmanipulationen und Mobilisierungstechniken.

Alternativmedizin (biologische Medizin, alternative Heilkunde, Komplementärmedizin)

Alternativmedizin ist die Bezeichnung für eine Reihe sehr unterschiedlicher medizinischer Konzepte und Behandlungsweisen, die meist eines verbindet: Die Gegnerschaft zur wissenschaftlich begründeten Medizin und die Ablehnung von etablierten Standards zur Überprüfung von Wirksamkeit und Nebenwirkungen von Therapien und Medikamenten.
Auch manche Vertreter der Naturheilkunde nehmen für sich in Anspruch, »Alternativmedizin« anzubieten und damit in Opposition oder gar Feindschaft zur Schulmedizin zu stehen.
Die Stiftung Warentest ließ die derzeit gängigen alternativmedizinischen Verfahren auf ihren Nutzen und ihre Risiken überprüfen (Krista Federspiel und Vera Herbst, Die Andere Medizin, herausgegeben von der Stiftung Warentest, Ausgabe 1996).

Als sehr umstritten in Bezug auf einen Nutzen gelten:

Angewandte Kinesiologie, Aromatherapie, Autologe Arzneitherapie, Ayurveda, Bach-Blütentherapie, Baunscheidverfahren, Biochemie nach Schüssler, Bioresonanztherapie und verwandte Verfahren, Blutwäsche, Chelattherapie, Darmentgiftung, Eigenblutinjektionen, Eigenurinbehandlung, Elektroakupunktur nach Voll und verwandte Verfahren, Enzymtherapie, Fiebertherapie, Fußreflexzonenmassagen, Hildegard-Medizin, HOT, Hydrocolontherapie, Krebsdiäten, konservative Magnetbehandlung, Nosoden, Organotherapie, Orthomolekulare Medizin, Ozontherapie, Sauerstoffbehandlungen, Softlaserbehandlung, Spagyrik, Symbioselenkung, Traditionelle chinesische Medizin.

Manche dieser Behandlungsmethoden bergen außerdem erhebliche Risiken für Patienten. Wer sich auf alternativmedizinische Diagnoseverfahren verlässt – z. B. die Irisdiagnostik –, muss damit rechnen, eine falsche Diagnose zu erhalten und damit auch falsch behandelt zu werden. Der derzeit allein verantwortliche Autor dieser Ausgabe von »*Bittere Pillen*«, Hans Weiss, ließ sich gemeinsam mit einer Kollegin – Krista Federspiel – für eine Reportage der Zeitschrift »Stern« von verschiedenen Alternativmedizinern und Heilpraktikern in Deutschland untersuchen. Dabei wurden unterschiedliche alternative Diagnoseverfahren angewendet: Irisdiagnostik, Bioresonanzverfahren, Kinesiologie, Auraskopie und anderes.
Das Ergebnis: Obwohl sich die beiden Test-Patienten vollkommen gesund fühlten und sich dies auch nach sorgfältigen Untersuchungen durch Schulmediziner bestätigte, wurden sie von allen Alternativmedizinern als krank eingestuft. Die Diagnosen waren jedoch alle verschieden und reichten von Nieren- oder Leberschäden über schwere Allergien und Gehirnerkrankung bis zum Krebsverdacht. Als Therapie verschrieben die alternativen Heiler jede Menge Medikamente.
Unsere Schlussfolgerung: Alternativen Diagnoseverfahren ist nicht zu trauen.

Erfahrungen mit Naturheilmitteln

Naturheilmittel sind Arzneimittel pflanzlichen, tierischen und anorganischen Ursprungs. *Phytotherapeutika* bestehen aus Stoffen und Zubereitungen von Stoffen, die Pflanzen, Pflanzenteile und Pflanzenbestandteile in bearbeitetem oder unbearbeitetem Zustand enthalten.
Für die Zulassung von *Naturheilmitteln* werden vom Gesetzgeber nicht dieselben strengen Beweise gefordert, wie sie für synthetisch hergestellte Mittel gelten. Für Naturheilmittel sind meist keine Wirksamkeitsnachweise notwendig und die Dokumentationen über Risiken und Nebenwirkungen sind häufig sehr mangelhaft. Meist liegen

nur einzelne Erfahrungsberichte vor anstelle systematischer Untersuchungen.
Die Verwendung von Naturheilmitteln ist von Land zu Land verschieden. Sie beruht auf den traditionellen, oftmals jahrhundertealten Erfahrungen der Heilkunde, die auch als »Volksmedizin« bezeichnet wird.
Auch die wissenschaftliche Medizin, die so genannte »Schulmedizin«, setzt Naturheilmittel in manchen Bereichen als wesentlichen Bestandteil ihrer »rationalen« Arzneimittelbehandlung ein. Klassische Beispiele sind z. B. die Wirkstoffe Morphin zur Linderung sehr schwerer Schmerzen, Digitalisglykoside als Mittel gegen Herzschwäche (z. B. enthalten im Medikament Digimerck), Schweine-Insulin (diese Insuline wurden inzwischen abgelöst von gentechnisch hergestelltem Insulin), Penicillin, Reserpin als Mittel gegen Bluthochdruck (enthalten z. B. in den Medikamenten *Brinerdin*, *Briserin N*, *Modenol*). Auch Antibiotika stammen ursprünglich zum größten Teil aus der Natur.

Hauptsächlich werden Naturheilmittel aber bei Störungen des »Allgemeinbefindens« angewendet. Aus Pflanzen oder Pflanzenteilen werden Tees, Tinkturen, Abkochungen und andere Zubereitungen hergestellt und bei bestimmten Krankheitsbereichen mit Erfolg eingesetzt – etwa Baldrian bei Unruhe, Kamille bei entzündlichen Erkrankungen des Magen-Darm-Kanals, Tees aus Thymiankraut oder Spitzwegerichkraut bei Husten und Holunderblüten als schweißtreibendes Mittel bei Erkältungskrankheiten. Soweit es sich – wie bei den angeführten Beispielen – um die Umsetzung von altem, seit langem erprobten Erfahrungswissen handelt, ist die Verwendung von Naturheilmitteln zweifellos angebracht.

Solche Naturheilmittel sind in der Apotheke auch in speziellen Zubereitungen erhältlich, deren Qualität kontrolliert wird. Das Deutsche wie auch das Österreichische Arznei-Buch (DAB bzw. ÖAB) enthalten dazu genaue Bestimmungen. In der Apotheke sollte gefragt werden, ob die verkauften Mittel den Anforderungen des Arzneibuches entsprechen.

Natur in Pillen

Pharmafirmen haben längst entdeckt, dass mit Naturheilmittel viel Geld zu machen ist. So ist etwa unter dem Dach der etablierten Pharmafirma Nattermann die »Firma Paracelsus« ansässig, die sich aus-

schließlich dem Vertrieb von Naturheilmitteln in historisch aufgemachter Verpackung widmet. Auch der Weltkonzern Aventis (früher Hoechst) mischt mit seinen Tochterfirmen Cassella-Med bzw. Soledum mit, wenn es um die Vermarktung von Natur in Pillenform geht.
Eine industrielle Produktionsweise kann vorteilhaft sein, weil dadurch eine bessere Kontrolle des Anbaus der Pflanzen und einwandfreie hygienische Verhältnisse bei der Bearbeitung möglich werden.
Möglicherweise ist es bei den Pillen so wie bei den Eiern: Immer wieder stellen Konsumentenschutz-Organisationen fest, dass es sich bei den auf freien Bauernmärkten angebotenen Eiern von Freilandhühnern (»glücklichen Hühnern«) häufig um Eier aus industrieller Massentierhaltung handelt. Bei den in großen Lebensmittelketten angebotenen Freilandeiern hingegen handelt es sich meist tatsächlich um solche.

Doch gibt es das überhaupt – Natur in Pillen?

Eins und Eins ist Drei

In manchen Fällen werden Pflanzenmittel anhand von »*Leitsubstanzen*« standardisiert. Die Leitsubstanz ist der Inhaltsstoff, der für das untersuchte Naturheilmittel charakteristisch ist. Er muss in ausreichender Menge enthalten und analytisch leicht bestimmbar sein. Der Umweg über das Messen von Leitsubstanzen soll gewährleisten, dass eine bestimmte Naturheilmittel-Zubereitung *in gleich bleibender Qualität* angeboten werden kann.
Wie wichtig das ist, zeigt sich daran, dass bestimmte Pflanzenmengen bei weitem nicht immer dieselbe Wirkstoffmenge beinhalten. So wurde in Sennesfrüchten ein Sennosidgehalt von 1,3 bis 6 Prozent festgestellt, der Gehalt an ätherischem Öl schwankte in Fenchel zwischen 1,3 und 7,2 Prozent und in Pfefferminze zwischen 0,4 und 3,8 Prozent.
Diese großen Unterschiede treten nicht nur bei wild wachsenden Pflanzen, sondern auch bei einem systematischen Anbau auf. Sie sind auf genetische Unterschiede (Abarten) der Pflanzen, auf unterschiedliche Bodenbeschaffenheit, Klima, Lichtverhältnisse, Düngung und Schädlingsbefall zurückzuführen. Auch die Wahl des Erntezeitpunktes wie auch die Behandlung nach der Ernte (Waschen, Trocknen, Zerkleinern, Lagern) haben oft einen entscheidenden Einfluss.
So können Naturheilmittel in Pillenform trotz gleicher Bezeichnung außerordentlich schwankende Wirkstoffkonzentrationen enthalten – wie eben auch Tees und Aufgüsse. Bei nicht-standardisierten Mistel-

präparaten kann der Anteil des wirksamen Lectins bis zum Tausendfachen schwanken!

Wirksamkeit zweifelhaft?

Die Verwendung von Naturheilmitteln beruht auf der Beobachtungsgabe aufmerksamer Ärzte und Laien – also auf Erfahrungswissen – und ist bisher nur in wenigen Fällen wissenschaftlich untermauert worden.
Wenn schon ein eindeutiger Wirkungsnachweis nach heute akzeptierten Standards vielfach nicht erbracht wurde, so muss zumindest der Nachweis der Ungefährlichkeit gefordert werden. Untersuchungen über mögliche Erbschäden, bösartige Geschwülste (Krebs) und eventuelle Missbildung bei Kindern gibt es aber nur selten.

Unsinnige Mischungen

Obwohl es schon schwierig ist, die Wirkstoffe einer einzelnen Pflanze zu bestimmen und eine Standardisierung vorzunehmen, kombinieren viele Hersteller möglichst viele verschiedene Pflanzenextrakte in einem Präparat, ganz nach dem Motto: »Viel hilft viel«. *Harntee 400* enthält z. B. 12 verschiedene Extrakte.
Seriöse Naturheilkundler lehnen solche Mischungen ab, weil Wirkmechanismen und Risiken nicht mehr kontrollierbar sind.
Nicht sinnvoll ist auch die Vermengung von Naturheilmitteln mit homöopathischen Potenzen bzw. Verdünnungen. Es gilt hier genauso das Prinzip »entweder Pflanzenheilkunde – oder Homöopathie«. Siehe dazu auch Kapitel 23: Homöopathie und Anthroposophie.

Gefälschte Naturheilmittel

Manche Hersteller von »*Naturheilmitteln*« scheuen nicht davor zurück, der »*Natur*« auf die Sprünge zu helfen, indem sie heimlich synthetische Wirkstoffe beimischen. Bekannt wurde dies etwa bei den neuerdings so beliebten Grapefruchtkern-Extrakten, denen antibiotische Eigenschaften zugeschrieben werden. Sie werden als Nahrungsergänzungsmittel und Kosmetika vor allem in Reformhäusern, Apotheken, Naturprodukt-Läden und im Versandhandel angeboten. Als Arzneimittel sind sie in Deutschland nicht zugelassen.
Mehrere Untersuchungen haben ergeben, dass solchen Präparaten häufig Benzethoniumchlorid beigemischt ist – und zwar in Konzentrationen von teilweise mehr als 10 Prozent!

Benzethonium ist ein desinfizierend wirkender, synthetischer Stoff, der in kosmetischen Mitteln nur bis zu einer Konzentration von maximal 0,1 Prozent verwendet werden darf, aber keinesfalls als »Naturheilmittel« zum Schlucken. Dieser Wirkstoff kann an Augen, Haut und Schleimhäuten allergische Reaktionen verursachen.
Die antibiotische Wirkung von Grapefruchtkern-Extrakten ist in Wirklichkeit wahrscheinlich auf das beigemischte Benzethoniumchlorid zurückzuführen.
Riskant sind vor allem importierte Mittel. Sie enthalten häufig nicht deklarierte Bestandteile, die zu ernsten Schäden führen können – etwa Arsen, Blei, Quecksilber und andere Schwermetalle, aber auch Kortison.
In Belgien erlitten 100 Frauen schwere Nierenschäden, weil sie tibetischen Schlankheitsmitteln vertrauten. Einige starben, viele von ihnen sind nun auf ständige Dialyse angewiesen.
In der Fachliteratur gibt es auch mehrere Berichte über akutes Nierenversagen durch die Verwendung von traditionellen chinesischen Kräutern.

Unterschätzte und verschwiegene Nebenwirkungen

Die Werbung der Hersteller hat dazu geführt, dass heute viele Menschen glauben, Naturheilmittel seien selbstverständlich sanft und harmlos. Das ist ein unter Umständen gefährlicher Irrtum!
Obschon genaue Untersuchungen über die Auswirkungen von Naturheilmitteln selten durchgeführt werden, konnten doch in vielen Bereichen Nebenwirkungen beobachtet werden. Einige Beispiele:
– Die bis vor kurzem sehr beliebten *Echinacin*-Injektionen zur Steigerung der Abwehrkräfte galten als so harmlos, dass sie rezeptfrei erhältlich waren. Mit der Zeit stellte sich heraus, dass als Nebenwirkung zahlreiche lebensbedrohliche immunallergische Reaktionen auftraten. 1996 wurden diese Mittel – sie enthielten Extrakte aus dem Purpursonnenhutkraut (= Echinacea) – endlich vom Markt gezogen. Echinacea-Präparate in Form von Tropfen und Tabletten dürfen aber nach wie vor verwendet werden (z. B. *Echinacea-ratiopharm, Echinacea Stada, Esberitox mono, Esberitox N, Lymphozil*), obwohl der Nutzen zweifelhaft ist und es zahlreiche Verdachtsmeldungen über Nebenwirkungen gibt. Eine entsprechende Veröffentlichung im »Deutschen Ärzteblatt«, die vorab den Herstellern zuging, wollte die Firma Madaus durch Klageandrohung verhindern. Noch 1996 führte die Firma keinerlei Nebenwirkungen für Echinacin-Präparate an, die

geschluckt wurden. Erst jetzt wird auf die Möglichkeit von Überempfindlichkeitsreaktionen hingewiesen.

- Dass pflanzliche Abführmittel mit Sennesfrüchten, Aloe, Faulbaumrinde, Rhabarberwurzeln und Kreuzdornbeeren bei länger dauernder Einnahme möglicherweise ein erhöhtes Krebsrisiko mit sich bringen, wissen nur Eingeweihte – in den Packungsbeilagen wird dies verschwiegen. Und erst seit kurzem wird darauf hingewiesen, dass Kinder solche Mittel nicht nehmen dürfen.
- Dass die bei Husten so beliebten ätherischen Öle (enthalten z. B. in *Pinimenthol S mild Salbe*) vor allem bei Kindern häufig Hautausschläge verursachen, hat sich offenbar immer noch nicht herumgesprochen.
- Das Einreiben von mentholhaltigen Extrakten um Mund und Nase kann bei Säuglingen und Kleinkindern zu Atemstillstand führen.
- Teebaumöl kann kontaktallergische Ekzeme verursachen.

Kriterien für die Beurteilung von Naturheilmitteln

Die Empfehlung für die einzelnen Naturheilmittel findet sich in den Kapiteln über die jeweiligen Krankheitsbereiche, in denen die Hersteller dem Mittel heilende Wirkungen zuschreiben.
Die Kriterien für die Beurteilung ergeben sich aus den in diesem Kapitel dargestellten Zusammenhängen.

Als Naturheilmittel

werden von uns Präparate ausgezeichnet, wenn sie folgende Eigenschaften aufweisen:

- Es dürfen nur pflanzliche Inhaltsstoffe enthalten sein;
- es sind keine nennenswerten Nebenwirkungen zu erwarten;
- die therapeutische Wirksamkeit ist zwar nicht zweifelsfrei nachgewiesen, es gibt jedoch ein relativ gesichertes Erfahrungswissen, dass die Anwendung sinnvoll sein kann, wenn der Patient dadurch eine positive Wirkung verspürt;
- es wird vom Hersteller kein Anwendungsgebiet genannt, bei dem nach dem heutigen Stand der Medizin ein therapeutisch wirksames Medikament zwingend vorgeschrieben ist.

Bei schweren Erkrankungen sind Arzneimittel, deren Wirksamkeit wissenschaftlich bewiesen ist, den Naturheilmitteln ohne gesicherte Wirksamkeit vorzuziehen.

Als wenig zweckmäßig
werden Naturheilmittel dann eingestuft, wenn sie eine Kombination pflanzlicher, tierischer oder anorganischer Inhaltsstoffe mit unterschiedlichen Wirkspektren enthalten oder in Verbindung mit homöopathischen Potenzen angeboten werden.

Abgeraten
wird von Naturheilmitteln immer dann, wenn sie eine Kombination von pflanzlichen, tierischen oder anorganischen und künstlich hergestellten (chemisch-synthetisierten) Wirkstoffen enthalten. Abgeraten wird auch, wenn die Erkenntnisse über Nebenwirkungen von Naturheilmitteln so schwerwiegend sind, dass sie nach einer Abwägung des Nutzen-Risiko-Verhältnisses als nicht mehr vertretbar erscheinen. Naturheilmittel sind in vielen Bereichen eine wichtige Alternative zu den künstlich hergestellten Arzneimitteln. Dass trotzdem relativ viele Mittel negativ eingestuft werden mussten, liegt daran, dass die marktgängigen Präparate oft nicht auf dem gesicherten Erfahrungswissen der Naturheilkunde beruhen. Naturheilmittel, die diesen Namen auch verdienen, sind selten.
Achtung: Die Bezeichnung *Naturheilmittel* erhalten in »*Bittere Pillen*« nur jene Präparate, die von uns positiv bewertet werden. Eine große Zahl von Präparaten, die ebenfalls die Bezeichnung *Naturheilmittel* in Anspruch nehmen, von uns jedoch als »wenig zweckmäßig« oder gar »abzuraten« eingestuft werden, sind in »*Bittere Pillen*« meist nicht extra als *Naturheilmittel* ausgewiesen.

23. Kapitel: **Homöopathie und Anthroposophie**

Homöopathie und Anthroposophie erlebten in den vergangenen Jahren einen regelrechten oom. Bereits 75 Prozent der niedergelassenen Ärzte in Deutschland verschreiben zumindest gelegentlich homöopathische Mittel. Was sowohl die Homöopathie als auch die Anthroposophie so anziehend für viele Patienten macht, ist der Ruf, »sanft« und »risikolos« zu sein und Medikamente zu verwenden, die keine oder nur geringfügige Nebenwirkungen haben. Häufig lassen sich Patienten gleichzeitig von unterschiedlichen Medizinsystemen behandeln und schlucken sowohl konventionelle als auch homöopathische bzw. anthroposophische Medikamente. Anthroposophische Medizin wird von vielen Menschen gleichgesetzt mit Homöopathie, weil beide Medizinsysteme Arzneimittel verwenden, die stark verdünnt sind. Bei der Anthroposophie handelt es sich jedoch um ein von der Homöopathie vollkommen verschiedenes medizinisches und weltanschauliches Konzept.

Wie viele Packungen homöopathischer oder anthroposophischer Heilmittel tatsächlich verkauft werden, weiß man nicht, weil dieser Markt teilweise im Verborgenen blüht und viele Apotheker und Kleinfirmen solche Arzneimittel selbst herstellen. Branchenkenner schätzen, dass homöopathische Mittel drei bis vier Prozent Anteil am gesamten Arzneimittelmarkt haben – bezogen auf die Gesamtzahl aller verkauften Packungen.

Bei den ärztlichen Verordnungen ist der Anteil homöopathischer Mittel geringer: Seit Jahren unverändert beträgt ihr Anteil in Deutschland etwa ein Prozent. Es sind vor allem die Kinderärzte, die homöopathische Mittel verordnen. In Österreich beträgt der Anteil der homöopathischen Verordnungen bei Kindern und Jugendlichen im Alter zwischen 0–17 Jahren nur 2 Prozent der gesamten Verordnungen (Zahlen laut IMS Health, April 1999 bis März 2000).

Außer Ärzten verordnen oder verteilen auch Heilpraktiker (12.000 in Deutschland), Hebammen und andere in der medizinischen Versorgung Tätige homöopathische Mittel.

Im Gegensatz zu der weit verbreiteten Ansicht, dass homöopathische Behandlungen meist bei chronischen Beschwerden angewendet werden und wirksam seien, zeigt sich anhand der Verkaufszahlen, dass Homöopathie in erster Linie bei akuten, kurzfristigen, zur Selbstheilung neigenden Erkrankungen angewendet wird: Erkältung, Grippe, Schnupfen, Husten und Ähnlichem.

Wie funktioniert Homöopathie?

Homöopathie ist eine eigene, in sich geschlossene medizinische Lehre, die Körper und Geist als Einheit sieht.
Die Homöopathie geht davon aus, dass jedem Menschen eine ganz bestimmte, eigene »Lebenskraft« innewohnt. Krankheit entsteht dann, wenn die »Lebenskraft« durch äußere Faktoren wie Bakterien, Viren oder Umwelteinflüsse gestört wird.
Gesund wird man nicht durch Behandlung einzelner Symptome oder Organe, sondern dadurch, dass die »verstimmte Lebenskraft« durch eine homöopathische Arznei wieder »reguliert« wird.
Die Schwierigkeit liegt darin, die richtige Arznei herauszufinden. Seriöse Homöopathen gehen dabei nach folgenden Prinzipien vor:
Zunächst wird eine genaue Diagnose gestellt. Dies geschieht unter Zuhilfenahme aller verfügbaren technischen und physikalischen Hilfsmittel, also EEG, EKG, Röntgen, Laboruntersuchungen usw.
Erst nach einer exakten Diagnose, betont der Vorsitzende des Vereins zur Förderung der Homöopathie, Dr. Karl-Heinz Gebhardt, kann ein Homöopath entscheiden, welche Behandlungsweise in Frage kommt: Z. B. eine ursächliche Behandlung (mit anderen Worten: eine schulmedizinische Therapie), eine Operation oder eben die Homöopathie.
Die wichtigsten ärztlichen Vertreter der Homöopathie sehen diese Lehre damit keineswegs als eine, die allumfassend in jedem Fall angewendet werden soll. Das gilt nicht für Heilpraktiker, die entsprechend ihrer Orientierung entscheiden.
Fällt die Entscheidung zugunsten einer homöopathischen Behandlung, »so beginnt die eigentliche Arbeit erst«, schreibt Dr. Gebhardt. Und zwar mit einer genauen Befragung der oder des Kranken. Dieses erste Gespräch dauert normalerweise etwa 45 bis 60 Minuten.
Die Deutsche Homöopathie-Union zählt beispielhaft auf, was in Erfahrung gebracht werden muss:

- Wie ist die körperliche und seelische Verfassung des Patienten?
- Von welcher Art sind etwaige Schmerzen und Beschwerden und wo treten sie auf?
- Wie sehen die Umstände der Schmerzen oder Beschwerden aus? Durch welche Einflüsse – z. B. Wärme, Kälte, Nässe, Berührung, Bewegung, Ruhe – werden sie gebessert oder verschlimmert?

- Sind bestimmte »Leitsymptome« vorhanden – wie z. B. Furcht, große Unruhe, heftiger Durst, hohe Temperatur, bestimmter Puls, Angst, »brennender Charakter« und regelmäßige Wiederkehr aller Beschwerden?
- Bestehen außer den augenblicklichen Beschwerden bestimmte Anfälligkeiten wie etwa Migräne, Rachenkatarrh, Magenleiden, Stuhlverstopfung, Periodenstörung usw.?

Gemüts- und Geistessymptome stuft der Verbandsvorsitzende Gebhardt als »besonders hochrangig« ein. Auch ein bereits erfolgter »Arzneimissbrauch« soll besonders berücksichtigt werden.
Aus der Fülle der Symptome ergeben sich Grundzüge von Verhalten und Charakter des Patienten. In Kombination mit den Krankheitssymptomen wird das angeblich passende Medikament bestimmt, das die »Lebenskraft« wiederherstellen soll.
Homöopathen halten sich dabei an bestimmte Regeln, die auf Dr. Samuel Hahnemann (1755–1843), den Begründer der Homöopathie, zurückgehen. Dieser probierte an sich und einer Gruppe von Ärzten die Wirkung bestimmter Pflanzen, Mineralien und tierische Produkte aus. Er stellte fest, dass diese Stoffe bei gesunden Menschen Anzeichen (Symptome) hervorrufen, die oft den Anzeichen von Krankheiten gleichen.
Damit begründete er einen der zentralen Lehrsätze der Homöopathie: »Ähnliches wird mit Ähnlichem geheilt« (Similia similibus curantur).
Bei der Behandlung der Bronchitis bedeutet dies z. B., dass die Symptome dieser Erkrankung nicht mit einem geeigneten Wirkstoff *unterdrückt*, sondern *verstärkt* werden. Auf diese Weise soll die Selbstheilungskraft des Körpers angeregt und die »Lebenskraft« wiederhergestellt werden.
Kontrollen und vergleichende Versuche in den letzten Jahren haben allerdings ergeben, dass Zweifel an den angegebenen Wirkungen der verschiedenen Substanzen angebracht sind. So hat z. B. die Wiederholung des berühmten Chinarinden-Versuchs, mit dem Hahnemann das Behandlungsprinzip der Ähnlichkeit (= Simile-Prinzip) begründete, ein negatives Ergebnis gebracht:
In einer Vorlesung an der Universität Gießen schluckte der Pharmakologe Professor Ernst Habermann genau jene Menge an pulverisierter Chinarinde, die auch von Hahnemann in seinem Selbstversuch eingenommen wurde.

Entgegen der Erwartung – Hahnemann hatte als Reaktion eine Änderung der Befindlichkeit und das Auftreten von »Fieber« beschrieben – veränderte sich die Befindlichkeit nicht. Auch die Körpertemperatur und der Puls blieben konstant.
»Fieber« hatte zur Zeit Hahnemanns allerdings eine andere Bedeutung als heute. Damals wurde mit Fieber nicht ein Temperaturanstieg bezeichnet, sondern ein beschleunigter Puls.
So oder so: Bei der Wiederholung von Hahnemanns berühmtem Experiment zeigte sich, dass durch Einnahme von Chinin kein »Fieber« entsteht, weder im Sinne des 18. noch des 20. Jahrhunderts.
Professor Habermanns Schlussfolgerung: Die Grundlage der Homöopathie – das Simile-Prinzip – beruht offenbar auf einem Irrtum.

Anwendungsgebiete der Homöopathie

Die Homöopathie nimmt für sich in Anspruch, verschiedenste Krankheiten erfolgreich behandeln zu können. Es handelt sich vor allem um Befindlichkeitsstörungen, chronische Funktionsstörungen, entzündliche und degenerative Prozesse sämtlicher Gewebe, Allergien und Abwehrschwäche. Bei manchen Infektionskrankheiten wie etwa Gehirnhautentzündung, Diphtherie und Tuberkulose sind laut »Deutscher Homöopathie-Union« konventionelle medizinische Behandlungsmethoden vorzuziehen.

Wer ist ein Homöopath?

Der langjährige Präsident der weltweit tätigen »Gesellschaft zur Förderung der Homöopathie«, der Grieche George Vithoulkas, betont, dass »üblicherweise ein Arzt *drei Jahre intensive nachuniversitäre Ausbildung benötigt*, bevor er einiges Vertrauen in seine homöopathischen Fähigkeiten haben kann«.
Die Praxis sieht ganz anders aus. In Deutschland genügt Ärzten schon die Absolvierung eines ein bis drei Monate dauernden Kurses, um sich – behördlich dazu berechtigt – in der Praxis als homöopathisch kompetent ausweisen zu dürfen. In Österreich gibt es ein ärztliches Diplom für Homöopathie, das die Ärztekammer Mitgliedern verleiht, die eine Ausbildung bei einer der zwei homöopathischen Fachgesellschaften nachweisen können. Von den etwa 33.000 Ärzten in Österreich besitzt derzeit etwa jeder hundertste ein solches Diplom.
Homöopathisch tätig sind auch viele Nicht-Ärzte – z. B. Heilpraktiker, Hebammen, Krankenpflegepersonal. In der Praxis reduziert sich Homöopathie allerdings häufig auf das Kaufen einer homöopathischen

Arznei in der Apotheke (»Geben Sie mir bitte etwas Homöopathisches!«) beziehungsweise das bloße Empfehlen oder Weitergeben homöopathischer Arzneien (»Diese Kügelchen haben mir geholfen, die kann ich sehr empfehlen!«). Mit klassischer Homöopathie im Sinne Hahnemanns hat das nichts zu tun.
Achtung: Die Homöopathie gibt es inzwischen nicht mehr. Allein in Deutschland existieren mehr als ein Dutzend verschiedene homöopathische Schulen, die sich teilweise heftig bekämpfen. Dementsprechend gibt es auch unterschiedliche Auffassungen darüber, was in der Praxis eine richtige homöopathische Behandlung ist.

Welches Mittel?

Voraussetzung einer erfolgreichen homöopathischen Behandlung ist, dass das Krankheitsbild »in seiner Individualität« genau bestimmt und die Arznei mit dem passenden »Arzneibild« ausgewählt wird. Wegen dieser speziellen Zuordnungen ist es Herstellern homöopathischer Mittel sowohl in Deutschland als auch in Österreich gesetzlich untersagt, in den Beipacktexten Angaben über die Anwendungsgebiete der Mittel zu machen.

Die Arzneistoffe

Zur Herstellung homöopathischer Mittel werden pflanzliche, tierische und mineralische Stoffe, aber auch Produkte der chemischen Industrie verwendet.
Die homöopathischen Mittel sind als Pulver, Tabletten, Flüssigkeiten (Dilutionen, Injektionslösungen, Verdünnungen, Verschüttelungen), Zäpfchen und als Globuli (Streukügelchen) erhältlich. Es gibt auch homöopathische Salben zum Auftragen oder Einreiben auf der Haut.

Das Potenzieren

Samuel Hahnemann stellte fest, dass in starker Dosis verabreichte Arzneien häufig zunächst zu einer Verschlechterung der Krankheit führen können, und nannte das »Erstverschlimmerung«.
Um diesen unerwünschten Effekt zu vermeiden, verringerte Hahnemann die Arzneidosis. Zur Verdünnung vermischte er einen Teil eines flüssigen Arzneistoffs mit 99 Teilen Alkohol mittels zehn kräftiger Schüttelschläge in Richtung des Herzens. Feste Stoffe verrieb Hahnemann mit Milchzucker in einem Mörser, jeweils eine Stunde lang.

Heute wird in Deutschland und Österreich meistens im Verhältnis 1:10 verdünnt. Dazu wird 1 Teil Ursubstanz mit 9 Teilen Lösungsmittel verschüttelt. Das ergibt die Verdünnung D1. D2 entspricht einer Verdünnung von 1:100, D3 von 1:1.000 usw. Bis D6 spricht man von Tiefpotenzen, bis D12 von mittleren Potenzen, darüber von Hochpotenzen. Geschüttelt wird heute maschinell.
Ab etwa D23 sind von einer Substanz nur mehr einzelne oder gar keine Moleküle zu finden.
Homöopathen sind davon überzeugt, dass durch das Schütteln bzw. Verreiben besondere, verborgene medizinische Kräfte frei werden. Deshalb wird das Verdünnen als »Dynamisieren« oder als »Potenzieren« bezeichnet. Welche »Kräfte« das allerdings sein sollen, ist ungeklärt.
Hoöopathische Arzneimittel mit rezeptpflichtigen Inhaltsstoffen müssen bis D3 wie andere Arzneimittel auch Nutzen und Risiken belegen und brauchen eine Zulassung vom Bundesinstitut für Arzneimittel und Medizinprodukte.
Ab D4 müssen homöopathische Mittel nur noch registriert werden. Anstelle eines Beipackzettels tragen sie den Aufdruck:
»Registriertes homöopathisches Arzneimittel, daher ohne Angabe einer therapeutischen Indikation.«
Darüber hinaus gibt es zahlreiche homöopathische Mittel, die weder registriert sind noch irgendeinen Qualitätsnachweis oder gar einen Nutzen belegen müssen. Der Hersteller braucht lediglich anzugeben, dass er von dieser Arznei nicht mehr als 1.000 Packungen pro Jahr herstellt.

Die homöopathische Dosis

Wie oft soll bei welchem Krankheitsbild verdünnt bzw. »potenziert« werden?
Zu dieser Frage finden sich in der Fachliteratur unterschiedliche Angaben. Die weit verbreitete »Homöopathische Arzneimittellehre« von Fellenberg-Ziegler enthält detaillierte Richtlinien: »Im Allgemeinen gilt als Regel, dass bei den mineralischen und metallischen Mitteln mit wenigen Ausnahmen die höheren Potenzen (etwa D10) die wirksameren und bewährteren sind. Bei den Mitteln aus dem Tier- und Pflanzenreiche sind die tiefen Potenzen (z. B. bei Kampfer und Moschus) oft einzig wirksam.« »Am mildesten«, so die »Homöopathische Arzneimittellehre« weiter, »scheinen die mittleren Potenzen (D6 bis D10) zu wirken, die daher auch immer beliebter werden.« Auch akute Krank-

heiten erfordern demnach mittlere und niedere (D1 bis D5), chronische Leiden höhere Potenzen (D12 und höher), weil diese laut Fellenberg-Ziegler »im Allgemeinen tiefer wirken und ihre Wirkung meistens länger anhält«.
Ganz anders argumentiert die »Deutsche Homöopathie-Union« (DHU) in ihrem »Homöopathischen Repetitorium«. Da wird die Dosierungsfrage als »besonders schwieriges Kapitel der Homöopathie« eingestuft und betont, »dass es in der Homöopathie bekanntlich keine bindende Regel für die anzuwendende Potenzhöhe gibt«.
In der Praxis wird im Verlauf der Behandlung einer Krankheit das homöopathische Mittel oft in unterschiedlichen Dosierungen verordnet.

Der Heilungsvorgang

Ein allgemeiner Grundsatz in der Homöopathie lautet, dass nach Eintritt der Besserung im Befinden des Kranken das homöopathische Mittel abzusetzen ist. Homöopathen sind überzeugt, dass beim Heilungsvorgang die zuletzt aufgetretenen Krankheitszeichen normalerweise zuerst und die ältesten erst zum Schluss verschwinden. Der Regel von Hering zufolge, einem Schüler Hahnemanns, beginnt die Heilung bei den lebenswichtigen Organen und schreitet dann bis zur Haut fort (von innen nach außen, von den seelischen über die emotionellen zu den körperlichen Zentren).

Homöopathische Mischpräparate?

Homöopathische Lehrbücher nehmen dazu eindeutig Stellung: »Das Zusammenmischen zweier oder gar mehrerer Arzneistoffe ist unbedingt verwerflich und stets als eine Verletzung des Wesens der Homöopathie zu betrachten, und zwar deshalb, weil jeder Arzneistoff seine ihm allein eigentümlichen, von jedem anderen abweichenden Wirkungen hat, und nur einfache und unvermischte Arzneistoffe an Gesunden geprüft und in ihren wahren Wirkungen bekannt sind … Der Gebrauch von so genannten Komplexmitteln, in denen bis 20 und noch mehr Mittel gemischt sind, entspricht nicht den homöopathischen Anschauungen und gefährdet das Ansehen der Homöopathie.«
Diese eindeutigen homöopathischen Grundsätze hindern Firmen nicht, Mischpräparate (Komplexmittel) herzustellen und anzubieten. Zu den bekanntesten zählen die Präparate *Meditonsin* H und *Vertigoheel*. In »Hagers Handbuch der pharmazeutischen Praxis« werden der »Zeitmangel« und »die geringe Kenntnis der Arzneibilder«, die ho-

möopathisch tätige Ärzte oft haben, als Gründe für diese Entwicklung genannt.
Homöopathen mit praktischer Erfahrung halten dem entgegen, dass man sich nur in der »Hoch-Homöopathie«, bei lange dauernden, schwierigen, von vielen Faktoren abhängigen Krankheiten auf ein einzelnes Mittel beschränken könne. Daneben gäbe es aber auch noch eine »Homöopathie der bewährten Indikationen«, wo die Verwendung von Mischpräparaten berechtigt sei, z. B. bei Angina, Nasennebenhöhlen-Entzündungen (Sinusitis), Rückenschmerzen, Fieber bei Kindern, Migräne, Bronchitis.
Alle im Buch »*Bittere Pillen*« erfassten homöopathischen Heilmittel sind Mischpräparate – z. B. *Euphorbium, Meditonsin H, Monopax, Toxi Loges, Traumeel S, Vertigoheel* und viele andere. Die Empfehlungen zu diesen Mitteln finden sich in diesem Buch bei der Besprechung des jeweiligen Krankheitsbereichs, den die Hersteller hauptsächlich als Anwendungsbereich nennen.

Empfehlungen zu den homöopathischen Mitteln

Ein Präparat wurde als *homöopathisches Mittel* eingestuft, wenn es
- nur Inhaltsstoffe in homöopathischer Verdünnung enthält und
- vom Hersteller kein Anwendungsgebiet genannt wird, bei dem nach dem heutigen Stand der Medizin ein therapeutisch wirksames Medikament zwingend vorgeschrieben ist. Unserer Ansicht nach sollen bei ernsthaften Erkrankungen Medikamente, deren Wirksamkeit unzweifelhaft bewiesen wurde, vorgezogen werden. Dieser Nachweis fehlt bisher bei homöopathischen Mitteln.

Falls das Mittel nicht nur Inhaltsstoffe in homöopathischen Potenzen, sondern auch andere *pflanzliche* oder sogar künstlich hergestellte (chemisch synthetisierte) Wirkstoffe enthält, wurde es als *wenig zweckmäßig* bzw. als *abzuraten* eingestuft.

Kritik an der Homöopathie

Homöopathische Heilverfahren werden von konventionell orientierten Medizinern mit unterschiedlicher Heftigkeit abgelehnt. Die Kritik konzentriert sich auf den Nachweis der Wirksamkeit der homöopathischen Mittel, den die wissenschaftliche Medizin für nicht erbracht hält.
Der Zentralverbandsvorsitzende Gebhardt vergleicht die Probleme, die homöopathische Mittel mit dem Wirksamkeitsnachweis haben, mit

dem »guten Wort«, von dem jedermann weiß, dass es »sehr wohltun, ja heilen kann«. So wie das »gute Wort« eine hochgradige Individualisierung erfordere, so sei es auch bei den homöopathischen Mitteln. Gebhardt: »Jeder Mensch benötigt ein anderes, in streng individueller Dosierung und zur rechten Zeit. Eine Doppelblindstudie (als Wirksamkeitsnachweis – Anm. d. A.) scheidet daher aus. Es bleibt nur der intraindividuelle Vergleich. Und selbst dieser könnte jederzeit angezweifelt werden, denn natürlich wäre vielleicht gerade eben eine spontane Besserung eingetreten, die nur zufällig zeitlich mit dem guten Wort zusammenfiel.«

Nicht zuletzt aufgrund derartiger Argumentationen bezeichnen Kritiker die Homöopathie als »Placebo-Behandlung«, also als Behandlung mit Scheinarzneimitteln.

Heftig kritisiert wird auch die angeblich besondere Heilkraft der vielfach verdünnten (= hoch potenzierten) homöopathischen Mittel. Im Jahr 1988 wurde in der angesehenen Zeitschrift »Nature« vom Wissenschaftler Jaques Benveniste das Ergebnis eines Experiments veröffentlicht, das einen Beweis für die Wirkung des homöopathischen Prinzips der Verdünnung darstellen sollte.

Er verdünnte eine homöopathische Ursubstanz so stark, dass im Arzneimittel gar kein Wirkstoffmolekül mehr vorhanden war – trotzdem konnte er eine Wirkung zeigen.

Homöopathen galt dieses Experiment als erster handfester Beweis für die von ihnen aufgestellte Theorie, dass die Verdünnungen »Informationen« übertragen würden und auf diesem Weg ihre Wirkung entfalten.

Leider stellte sich kurze Zeit später heraus, dass Benvenistes Vorgangsweise unseriös gewesen war: Er hatte die Daten verfälscht.

1993 wurde dasselbe Experiment mit Unterstützung homöopathischer Arzneifirmen und homöopathischer Forschungseinrichtungen wiederholt. Das Ergebnis war eindeutig negativ.

Inzwischen wurden unter aktiver Beteiligung von Homöopathen mehrere so genannte Doppelblindstudien über die Wirksamkeit homöopathischer Behandlungen veröffentlicht: etwa bei Migräne, bei chronischen Kopfschmerzen, bei Rheuma, bei kindlichen Infekten, bei Schwellung und Schmerzen nach Operationen. Ergebnis: Bis jetzt gibt es keinen sicheren Beweis dafür, dass homöopathische Medikamente wirksamer sind als Placebos – also Scheinmedikamente ohne Wirkstoff. In manchen Fällen, z. B. bei Migräne, waren Placebos sogar wirksamer als homöopathische Medikamente.

Die Schärfe des abschließenden Urteils der Kritiker der Homöopathie ist dementsprechend:

- Die Homöopathie sei weder eine Wissenschaft noch eine Kunst, sondern eine Weltanschauung.
- Sie arbeite mit Magie. Das Ähnlichkeitsprinzip sei dem heute noch verbreiteten Analogiezauber verwandt.
- Etwaige therapeutische Erfolge seien auf Placebo-Effekte zurückzuführen.

Es liege an der Homöopathie, zu beweisen, dass diese Vorwürfe zu Unrecht bestehen. Auf jeden Fall sei auffällig, dass die Erfolge der Homöopathie bei jenen Erkrankungen am größten sind, bei denen Placebo-Effekte bei rund der Hälfte der Patienten nachgewiesen sind (z. B. bei Schlaflosigkeit, Verstopfung, Angina pectoris). In anderen Krankheitsgebieten – wie z. B. Infektionen und Leukämien –, bei denen wirksame Arzneimittel zur Verfügung stehen, haben homöopathische Methoden bisher nichts bewirkt.

Vorzüge der Homöopathie

Auch die schärfsten Kritiker erkennen an, dass ein Arzt, der die Homöopathie seriös betreibt, sich ausführlicher mit dem Patienten und dessen Lebensumständen beschäftigt als ein durchschnittlicher Schulmediziner. Die eingehende Betreuung eines Patienten ist in vielen Fällen schon der entscheidende Schritt zur Besserung, aber in den meisten Arztpraxen, wo die 3-Minuten-Medizin dominiert, alles andere als selbstverständlich.

Dieser »Vorteil« der homöopathischen Heilmethode geht jedoch verloren, wenn Ärzte, einem Trend folgend, zwar homöopathische Heilmittel verordnen, sich jedoch keine Zeit für eine genaue Untersuchung und ein ausführliches Patientengespräch nehmen.

Positiv wird im Regelfall auch gewertet, dass homöopathische Mittel, wenn sie schon nicht verlässlich helfen, so doch auch nicht schaden können. Es ist wohl kein Zufall, dass homöopathische Mittel hauptsächlich von Kinderärzten und in der Geburtshilfe verwendet werden.

Nebenwirkungen von homöopathischen Arzneimitteln

Es ist allerdings ein Irrtum, zu glauben, dass homöopathische Mittel keine Nebenwirkungen haben können. Auch Placebos (Scheinarzneimittel ohne jeden Wirkstoff) können gravierende Nebenwirkungen verursachen (Impotenz, Schlaflosigkeit, Bluthochdruck und anderes) – dies ist durch viele Untersuchungen belegt.

Die Gefahr von Nebenwirkungen besteht hauptsächlich bei homöopathischen Arzneimitteln, die niedrig potenziert sind (bis etwa D12). Denn die Homöopathie verwendet Gifte wie Quecksilber, Blei, Arsen, Kadmium und andere, die bei lang dauernder Verwendung den Körper chronisch vergiften können. In der Homöopathie werden außerdem immer noch Pflanzen oder Pflanzenextrakte verwendet, die wegen ihres erbgutschädigenden oder Krebs erregenden Potentials in der Schulmedizin längst verboten sind (z. B. Aristolochia).
Eine Gefahr besteht auch für Menschen, die auf bestimmte Stoffe allergisch sind. Dies gilt für Homöopathika bis zu einer Verdünnung von etwa D8.
Gefährlich kann es dann werden, wenn Krankheiten, die mit lebenswichtigen, konventionellen Arzneimitteln erfolgreich und relativ sicher bekämpft oder verhindert werden können, nur mit homöopathischen Mitteln behandelt werden – z. B. Scharlach ohne Penicillin zu behandeln oder zur Vorbeugung von Malaria ein homöopathisches Mittel zu verwenden. Wer sich an einen solchen Ratschlag hält, geht ein hohes Risiko ein, an Malaria zu erkranken.
Andererseits werden konventionelle Medikamente oft unnötig verwendet – das bedeutet auch unnötige Nebenwirkungen.

Anthroposophie

Wie eng die Auswahl und der Einsatz von Heilmitteln mit der Lebenseinstellung verknüpft sind, wird bei den Anthroposophen deutlich, die sich häufig, wenn auch keineswegs ausschließlich, homöopathischer Mittel bedienen. Die konventionelle Medizin ist bei Anthroposophen nicht verpönt, sondern gilt als die Basis therapeutischen Handelns. Die Anthroposophen sind Anhänger einer von Rudolf Steiner zu Anfang dieses Jahrhunderts begründeten, allumfassenden Weltanschauungslehre, die sich ziemlich wolkig anhört. Da ist z. B. vom »Ätherleib« und vom »Astralleib« die Rede. Anthroposophen finden ihre Arzneimittel, so wie die Homöopathen, durch ein »inneres Durchschauen der in der Natur wirkenden Kräfte«. Allerdings ist der Anspruch noch weitgehender. Aus der anthroposophischen Geisteswissenschaft soll sich ein neues »Menschenbild« ergeben, das zu einer Erweiterung der Medizin führt.
Nach Auffassung der Anthroposophen werden durch eine Behandlung keine biochemisch-stofflichen Vorgänge im Menschen beeinflusst, sondern wie in der Homöopathie innere Kräfte und Prozesse.

Stoffliches ist nebensächlich, daher wird auch oft die Verwendung hoher Potenzen als sinnvoll angesehen.
In der anthroposophischen Medizin werden auch Tiere oder Teile von Tieren zu Heilmitteln verarbeitet, etwa Ameisen, Bienen, Wespen, Kreuz- und Vogelspinnen, das Horn des Edelhirsches, Maulwurfsfelle, Analdrüsen des Stinktieres, Organe von Rindern und Schafen, Drüsensekrete von Kröten und anderes. Bei der Herstellung sollen übersinnliche Kräfte und kosmisch-irdische Rhythmen einbezogen werden.
Laut anthroposophischer Auffassung enthält beispielsweise das geröstete Skelett des Badeschwammes »astralische Kräfte«, womit ein »krampfhaftes falsches Einwirken des Astralleibes im Halsbereich« korrigiert werden kann.
Für Außenstehende klingt das alles ziemlich bizarr.
Ein typisches Arzneimittel der Anthroposophen ist die Mistel. Ihr werden immunstimulierende Wirkungen zugesprochen.
Es gibt im deutschen Sprachraum mehrere Firmen, die anthroposophische Arzneimittel herstellen. Die bekanntesten sind Weleda in Schwäbisch Gmünd und Arlesheim sowie die Firma Wala in Eckwäldern. Sie vertreiben 8.000 Präparate, die meisten davon sind im Homöopathischen Arzneibuch aufgelistet.

Krebsbehandlung in der anthroposophischen Medizin

Am Beispiel des Krebsmittels Iscador wird der Gegensatz zur Schulmedizin besonders deutlich. Während die herkömmlichen Behandlungsarten auf dem Grundsatz aufbauen, dass Krebs eine zelluläre Erkrankung ist, begreifen die Anthroposophen die bösartige Geschwulst als eine Erkrankung des Gesamtorganismus. Zwischen der Entstehung von Krebs und dem Zusammenbruch des Gleichgewichts innerhalb der Leib-Seele-Gliederung sehen die Anhänger Rudolf Steiners einen klaren Zusammenhang. Folgerichtig werden Krebskranke umfassend persönlich betreut. Unter anderem erhalten sie *Iscador* – einen Mistelextrakt (siehe dazu auch Kapitel 19: Krebs). Es gibt zwar keinen Nachweis, dass Krebs damit geheilt werden kann und eine Verwendung lebensverlängernd wirkt, aber einige Hinweise, dass Mistelpräparate den Allgemeinzustand verbessern und die eventuelle Neigung zur Bildung von Metastasen herabsetzen können.
Es besteht allerdings auch das Risiko, dass durch die Anregung der Immunabwehr das Tumorwachstum angeregt wird.
Zahlreiche Krebsspezialisten warnen davor, bei einer Krebserkrankung lediglich auf die Wirkung von Mistelpräparaten zu vertrauen und

deshalb andere nachweislich wirksame Behandlungsmethoden nicht anzuwenden.

Am häufigsten verwendete homöopathische Mittel in Deutschland (2000) – Anzahl der in Apotheken verkauften Packungen:

Meditonsin H	4.1. Grippemittel	4.200.000
Biochemie Dr. Schüßler	diverse Anwendungen	1.600.000
Contramutan	4.1. Grippemittel	1.300.000
Wala Heilmittel	diverse Anwendungen	1.300.000
Vertigoheel	13.4. Mittel gegen Schwindel	1.200.000
Traumeel S	3.1. Rheumamittel	800.000
Euphorbium comp.	4.3. Schnupfenmittel	700.000
Toxi Loges	10.4. Stärkung der Immunabwehr	700.000
Viburcol	4.1. Grippemittel	700.000
Traumeel S Salbe	3.1. Rheumamittel	700.000
Oligoplexe	diverse Anwendungen	600.000
Metavirulent	4.1. Grippemittel	600.000
Monapax	4.2. Hustenmittel	500.000
Regenaplex	diverse Anwendungen	500.000
Lymphomyosat	10.4. Stärkung der Immunabwehr	400.000
Sinusitis Hevert	4.3. Schnupfenmittel	400.000
Tonsiotren H	4.3. Schnupfenmittel	400.000
Homaccorde	diverse Anwendungen	300.000
Similiaplexe	diverse Anwendungen	300.000
Ginkgo biloba comp.	12.4. Durchblutungsmittel	300.000
Otovowen	9.2. Ohrenmittel	300.000
Gripp-Heel	4.1. Grippemittel	300.000

Im Vergleich zum Jahr 1997 zeigt sich insgesamt ein Rückgang an verkauften Packungen dieser häufig verwendeten homöopathischen Mittel um vier Prozent! Den stärksten Rückgang mussten Euphorbium comp, Contramutan, Vertigoheel, Oligoplexe, Monapax und Ginkgo biloba comp hinnehmen.
Nach den Verkaufszahlen zu schließen kann man sagen: Die Homöopathie ist in Deutschland auf dem Rückzug! Allein die Verkaufszahlen des Schmerzmittels Aspirin bzw. Aspirin C sind in Deutschland etwa so hoch wie die 22 meistverkauften Homöopathika.

Hauptsächlich verwendete Fachliteratur

Ammon, H. P. T. (Hrsg.), Arzneimittelneben- und Wechselwirkungen, 3. Auflage, Stuttgart 1991

Arzneimittelkommission der Deutschen Ärzteschaft (Hrsg.), Arzneiverordnungen, 19. Aufl., Köln 2000

Arzneimittel-Kursbuch 99–2000, Berlin 1999

Arzneiverordnungs-Report 2000, Hrsg. Schwabe, U. und Paffrath, D., Stuttgart, Jena 2001

Austria-Codex 2000/2001, Österr. Apotheker-Verlagsgesellschaft, Wien 2000

Dukes, M. N. G. (Hrsg.), Meylers Side Effects of Drugs, 13th Edition, Amsterdam 1996

FachInfo – Fachinformationsverzeichnis Deutschland, CD-Version, Ausgabe 2001, Aulendorf 2001

Federspiel, K. und Herbst, V., Die Andere Medizin, Nutzen und Risiken sanfter Heilmethoden, Stiftung Warentest, Berlin 1997

Forth, W., Henschler, D., Rummel, W., Starke, K., Allgemeine und spezielle Pharmakologie und Toxikologie, 7. Aufl., Heidelberg, Berlin, Oxford 1996

Fülgraff, G., Palm, D. (Hrsg.), Pharmakotherapie, Klinische Pharmakologie, 10. Aufl., Stuttgart, Jena, Lübeck, Ulm, 1997

Hänsel, R., Phytopharmaka, 2. Aufl., Berlin 1991

Handbuch der unerwünschten Arzneimittelwirkungen, Hrsg. Müller-Oerlinghausen, B., Lasek, R., Düppenbecker, H., Munter, K.-H., Jena 1999

Hentschel, H.-D., Naturheilverfahren in der ärztlichen Praxis, Köln 1991

Kursbuch Gesundheit, Verlag Kiepenheuer und Witsch, Köln 2001

Kuschinsky, G., Lüllman, H., Mohr, K., Pharmakologie und Toxikologie, 13. Aufl., Stuttgart, New York 1993

Martindale, The Extra Pharmacopoeia, 31. Aufl., London 1996

Mutschler, E., Arzneimittelwirkungen, 8. Aufl., Stuttgart 2001

Pschyrembel, Wörterbuch Naturheilkunde und alternative Heilverfahren, 2. Aufl., Berlin 1999

Rote Liste 2001 - Arzneimittelverzeichnis für Deutschland, Aulendorf 2001

Scholz-Datenbank auf CD-Rom, 2. Quartal 2001, Scholz Verlag GmbH, München 2001

Scholz, H., Schwabe, U. (Hrsg.), Taschenbuch der Arzneibehandlung, Angewandte Pharmakologie, 12. Aufl., München 2000

Werner, K. und Weiss, H., Schwarzbuch Markenfirmen, Deuticke Verlag, Wien 2001 (www.markenfirmen.com)

Zeitschriften und Internet-Datenbanken

arznei-telegramm, Berlin (www.arznei-telegramm.de); British Medical Journal (www.bmj.com); Clinical Pharmacology (www.cp.gsm.com), Der Arzneimittelbrief, Berlin; Deutsches Ärzteblatt (www.aerzteblatt.de); Drug and Therapeutics Bulletin, London; Journal of the American Medical Association; Münchner Medizinische Wochenschrift (www.mmw.de); New England Journal of Medicine (http://content.nejm.org); The Lancet (http://www.thelancet.com)

Abkürzungsverzeichnis

Amp.	Ampullen
A-O-N-Tropfen	Augen-Ohren-Nasen-Tropfen
Depotamp.	Depotampullen
Dep. Spritzamp.	Depot Spritzampullen
Doppelamp.	Doppelampullen
Dosier-Aer.	Dosier Aerosol
Drag.	Dragees
FDA.	Food and Drug Administration
Filmdrag.	Filmdragees
Filmtabl.	Filmtabletten
Forteamp.	Forteampullen
Fortedrag.	Fortedragees
Fortekaps.	Fortekapseln
Fortetabl.	Fortetabletten
Halstabl.	Halstabletten
Inh. Lsg.	Inhalationslösung
Injektionsfl.	Injektionsflaschen
Juniortabl.	Juniortabletten
Kap.	Kapitel
Kaps.	Kapseln
Kindertabl.	Kindertabletten
Kristallsusp.	Kristallsuspension
Liqu.	Liquidum (Flüssigkeit)
Lsg.	Lösung
Lutschtabl.	Lutschtabletten
Manteldrag.	Manteldragees
Manteltabl.	Manteltabletten
Mediz. Kopfwaschcreme	Medizinische Kopfwaschcreme
Mitekaps.	Mitekapseln
Mitetabl.	Mitetabletten
Mono-Amp.	Mono-Ampullen
Oblatenkaps.	Oblatenkapseln
Pastillen o. Menth.	Pastillen ohne Menthol

Retarddrag.	Retarddragees
Retardkaps.	Retardkapseln
Retardtabl.	Retardtabletten
Saft konzentr.	Saft konzentriert
Sirup f. Kdr.	Sirup für Kinder
Stufendrag.	Stufendragees
Susp.	Suspension
Susp. f. Kdr.	Suspension für Kinder
Tabl.	Tabletten
Tee tassenf.	Tee tassenfertig
TF-Tee-Pulver	Tassenfertiges Tee-Pulver
Tinktur fbl.	Tinktur farblos
Trockenamp.	Trockenampullen
Zäpfchen f. Erw.	Zäpfchen für Erwachsene

Medikamenten- und Wirkstoffregister, Stichwortverzeichnis

Die Autoren

Hans Weiss ist alleinverantwortlicher Autor dieser Ausgabe von *Bittere Pillen 2002–2004*. Hans-Peter Martin wird wieder allein verantwortlicher Autor der Ausgabe 2005–2007 sein.

HANS WEISS, Dr. phil., 1950 in Hittisau/Westösterreich geboren. Studium von Psychologie, Philosophie und Medizinsoziologie in Innsbruck, Wien, Cambridge und London.

Freier Journalist, Schriftsteller und Fotograf. Lebt in Wien. Mehr als ein Dutzend Buchveröffentlichungen als Autor oder Co-Autor, z. B. *Gesunde Geschäfte – Die Praktiken der Pharma-Industrie* (1981, 1982); *Kursbuch Gesundheit* (1990, Neuausgaben 1996, 2001); *Kriminelle Geschichten – Ermittlungen über die Justiz* (1987); *WER? – Ein Negativ-Who is Who von Österreich* (1988); *Arbeit – Fünfzig deutsche Karrieren* (1990, Die Andere Bibliothek, Frankfurt/Main); *Kulissen des Abschieds, Roman* (1999, Ullstein-Verlag, Berlin); *Schwarzbuch Markenfirmen – Die Machenschaften der Weltkonzerne* (2001, 2003, Deuticke-Verlag, Wien); *3 x täglich. Kritische Gebrauchsinformationen zu 11.000 Arzneimitteln* (2003).

HANS-PETER MARTIN, Dr. jur., Jg. 1957, geboren in Bregenz/Österreich. Stipendiat nach Kalifornien. Studium der Rechts- und Politikwissenschaften in Wien. Ab 1986 Redakteur beim deutschen Nachrichtenmagazin *»Der Spiegel«*, bis 1999 u. a. als Korrespondent in Südamerika, Prag und Wien, tätig. Seit Juli 1999 parteifreies Mitglied des Europäischen Parlaments, Mitglied im Verfassungsausschuss und im Grundrechte-Konvent.

Veröffentlichungen: *Nachtschicht* (1979), *Gesunde Geschäfte* (Mitautor; 1981), *Kursbuch Gesundheit* (Mitautor; 1990, Neuausgabe 2001), *Die Globalisierungsfalle – Der Angriff auf Demokratie und Wohlstand* (gemeinsam mit Harald Schumann, 1996. Übersetzungen in 27 Sprachen), *Der Kanzler wohnt im Swimmingpool* (Mitautor; Hrsg. von Doris Schröder-Köpf, Ingke Brodersen; 2001); *Wollen täten's schon dürfen* (Herausgeber, 2003, Deuticke-Verlag, Wien).

Mitarbeiter des BBC World Service, weltweite Vortragsreisen, TV-Dokumentationen, Dr. Karl-Renner-Preis für Publizistik (1980), Bruno-Kreisky-Preis für das politische Buch (1997), Co-Mitglied des Club of Rome, Gründer der Europäischen Transparenz-Initiative (*www.eti.info*).

KURT LANGBEIN ist bereits seit 1992 in keiner Weise mehr an Neuausgaben der *»Bitteren Pillen«* beteiligt und wird nur noch aus urheberrechtlichen Gründen auf dem Buchumschlag und im Inneren des Buches namentlich genannt.